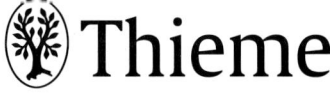

Nach der Geburt

Wochenbett und Rückbildung

Angela Heller

Mit einem Beitrag von Beate Carrière

500 Abbildungen

Georg Thieme Verlag
Stuttgart · New York

Angela Heller
Physiotherapeutin
Waldlichtung 63
68219 Mannheim

Beate Carrière
Physiotherapeutin
512 S. Euclid Ave. # 5
Pasadena
CA 91101, USA
http://home.earthlink.net/~beatec

Umschlaggestaltung: Thieme Verlagsgruppe
Umschlaggrafik: Renate Stockinger
Zeichnungen: Katharina Schumacher, München

Quelle des Umschlagbildes: Neues Reich,
Tänzerinnen mit Tamburinen 18./19. Dynastie,
Sakkara-Grabrelief (1200–1100 v. Chr.) aus
Sameh, W.-el-dine, Leben im Alten Ägypten.
München: Callwey; 1980

Die Deutsche Bibliothek –
CIP-Einheitsaufnahme

Ein Titeldatensatz dieser Publikation kann bei
Der Deutschen Bibliothek angefordert werden.

Wichtiger Hinweis: Wie jede Wissenschaft ist die Medizin ständigen Entwicklungen unterworfen. Forschung und klinische Erfahrung erweitern unsere Erkenntnisse, insbesondere was Behandlung und medikamentöse Therapie anbelangt. Soweit in diesem Werk eine Dosierung oder eine Applikation erwähnt wird, darf der Leser zwar darauf vertrauen, dass Autoren, Herausgeber und Verlag große Sorgfalt darauf verwandt haben, dass diese Angabe **dem Wissensstand bei Fertigstellung des Werkes** entspricht.

Für Angaben über Dosierungsanweisungen und Applikationsformen kann vom Verlag jedoch keine Gewähr übernommen werden. **Jeder Benutzer ist angehalten**, durch sorgfältige Prüfung der Beipackzettel der verwendeten Präparate und gegebenenfalls nach Konsultation eines Spezialisten festzustellen, ob die dort gegebene Empfehlung für Dosierungen oder die Beachtung von Kontraindikationen gegenüber der Angabe in diesem Buch abweicht. Eine solche Prüfung ist besonders wichtig bei selten verwendeten Präparaten oder solchen, die neu auf den Markt gebracht worden sind. **Jede Dosierung oder Applikation erfolgt auf eigene Gefahr des Benutzers.** Autoren und Verlag appellieren an jeden Benutzer, ihm etwa auffallende Ungenauigkeiten dem Verlag mitzuteilen.

© 2002 Georg Thieme Verlag
Rüdigerstraße 14
D-70469 Stuttgart
Unsere Homepage: http://www.thieme.de

Printed in Germany

Satz: Druckerei Sommer, Feuchtwangen
gesetzt auf 3B2, Version 6.05d/W

Druck: Universitätsdruckerei H. Stürtz AG,
Würzburg

ISBN 3-13-125041-0   1 2 3 4 5 6

Widmung

Für meine Mutter – die mich geboren hat,
Für meinen Sohn Henry – den ich geboren habe.

Vorwort

Jetzt, vier Jahre nach Erscheinen meines ersten Buches „Geburtsvorbereitung Methode Menne-Heller", liegt meine Arbeit „Nach der Geburt – Wochenbett und Rückbildung" vor. Für mich persönlich ist mit diesem Ergebnis nunmehr die schriftliche Dokumentation meiner beruflichen Lebensarbeit, d. h. über vier Jahrzehnte Schwangere auf ihre Geburt vorbereitet zu haben, Gebärende begleitet und Wöchnerinnen im Früh- und Spätwochenbett mit allen Facetten vom normalen Wochenbettverlauf bis zu pathologischen Abweichungen, aber auch Patientinnen mit Beckenbodendysfunktionen therapiert zu haben, abgeschlossen. Damit wird diese Arbeit gewissermaßen zum Schlussstein des Bogens.

Ich bin mir gewiss, es werden immer wieder aus gemachten Erfahrungen neue Erkenntnisse und daraus resultierend neue methodische Vorgehensweisen hinzugewonnen werden. Zugleich bin ich aber überzeugt, dass ein gutes Wissensfundament auch dafür eine Gewähr ist, Neues mit Erfolg auf dem Vorhandenen aufzubauen. So hoffe ich, dass auch meine Arbeit dieser Aufgabe gerecht wird.

In den zurückliegenden Jahren ist die Entwicklung, was den Tätigkeitsbereich meiner Berufsgruppe auf dem Felde der Leistungen um die Rückbildung der Frauen anbelangt, verstärkt in eine ungünstige Situation geraten. Die physiotherapeutische Leistung auf diesem Gebiet wird von den Kassen vieler Orts nicht honoriert, Physiotherapeuten werden so von jahrzehntelanger Arbeit mit Wöchnerinnen verdrängt, obwohl, wie ich in meinem Buch deutlich zeigen kann, ihr Einsatz oftmals dringend erforderlich wäre. Denn eine oft unzureichende oder gar falsche Behandlung aus körpertherapeutisch/orthopädischer Sicht der Frau im Wochenbett kann schließlich Spätfolgen hervorrufen, die, nur von der Kostenseite betrachtet, späterhin für die Kostenträger vielfach teurer werden können.

Ich bin der Meinung, dass die Leistungen der Hebammen im Bereich der individuellen Schwangerschaftsvorsorge, der Geburtshilfe und der Wochenbettbetreuung überhaupt nicht wegzudenken sind. Wer mein Buch aufmerksam liest, wird das bestätigt finden. Darüber hinaus aber sollte es m.E. keinen Wettbewerb um den ausschließlichen

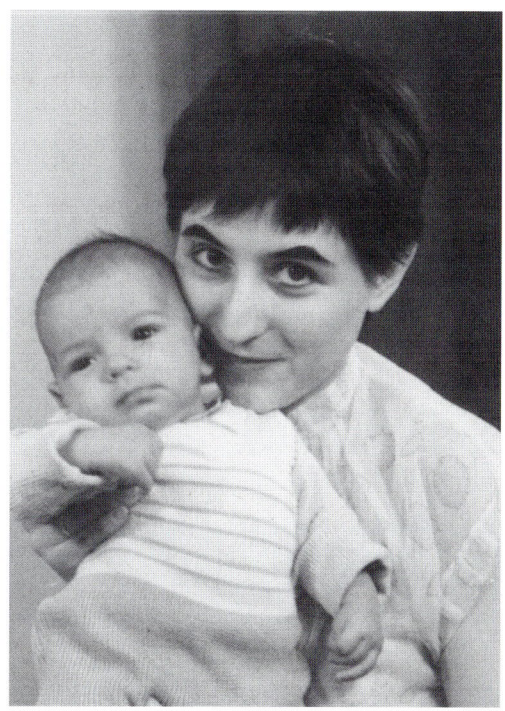

Zugang zu dem Tätigkeitsfeld der Rückbildungsgymnastik im Wochenbett geben. In meinen Fortbildungen versuche ich immer wieder den Blick dafür zu schärfen, dass es darum geht, die optimale Betreuung der Frauen im Wochenbett beiden Leistungserbringern zu überlassen, und zwar nach der Maßgabe des beruflichen Ausbildungsprofils und seiner daraus erwachsenden besonderen Stärken.

Mit meinem seit Jahrzehnten von mir vertretenen interdisziplinären Ansatz, habe ich dieses Buch wieder für beide Berufsgruppen der Physiotherapeuten und Hebammen geschrieben, wobei m.E. Gymnastiklehrerinnen mit pflegerischer Ausbildung durchaus eine Qualifikation haben, Rückbildungsgymnastikkurse anzubieten.

Selbstverständlich freue ich mich auch, wenn interessierte Laien sich durch dieses Buch „kämpfen", was dann durchaus eine anregende Lektüre sein kann.

Diese interdisziplinäre Aufgabenstellung hat letztlich auch dazu geführt, dass der ursprünglich geplante Umfang des Buches bei weitem überschritten wurde. In den einzelnen Ausführungen habe ich mich bemüht, eine Sachdarstellung zu finden, die es jeweils beiden Berufsgruppen erleichtert, gewisse ausbildungsbedingte Defizite auszugleichen. U.a. greife ich auf die eingeführten Begriffe der Funktionellen Bewegungslehre (FBL) immer wieder zurück, weshalb auch in den beiden Innenumschlagseiten wichtige Begriffe anhand von Zeichnungen für Hebammen erläutert werden.

Auch das Eingehen auf die vielen Facetten des Wochenbetts wäre mit einem ergänzenden Kapitel, wie im ersten Buch angedacht, nicht zu realisieren gewesen.

Wie kann das Buch richtig gelesen werden? Die Leserin, der Leser wird viele Querverweise zu korrespondierenden Kapiteln des jeweiligen Inhalts finden (Kapitel-Verweis). Das kann, wie ich aus eigener Erfahrung weiß, den Lesefluss unterbrechen. Diese Hürde ergibt sich aus dem Aufbau meines Buches in vier Säulen, die parallel abgehandelt werden:

1. Der theoretische Unterbau
2. Der normale Früh- und Spätwochenbettverlauf
3. Abweichungen von der Norm im Früh- und Spätwochenbett
4. Die Kaiserschnittentbindung.

Jeder Leserin, jedem Leser ist es überlassen, diese Kapitelverweise zu ignorieren.

Beim über das Lesen hinausgehenden Studium des Inhalts wird empfohlen, zur Verdeutlichung der Zusammenhänge den Querverweisen nachzugehen, um einen Gesamteinblick zu erhalten. In den Kapiteln 2. und 3. wird die Bündelung der vier Inhaltssäulen bei der „Befundaufnahme" und den „Zielsetzungen" hervorgehoben.

Wie ich weiß, ist die eine oder andere Leserin in der Art und Weise, wie sie angesprochen wird, sehr eigen und bedacht auf eine korrekte Berufs- oder Geschlechtsbezeichnung. Ich bitte um Nachsicht, falls ich das nicht durchgängig berücksichtigt habe. In diesem Zusammenhang ist mir auch wichtig, dass sich jede der beiden Berufsgruppen angesprochen fühlt, wenn ich in den Kapiteln mit therapeutischen Übungen und Behandlungen für alle Ausführenden von „Therapeuten" spreche.

Für erwähnenswert halte ich es auch, dass alle im Buch gezeigten fotografischen Abbildungen Frauen zeigen, welche Früh- und Spätwöchnerinnen waren oder den Zustand nach Sectio erlebt haben.

Eigentlich wird so ein Buch nie fertig. Mit jeder themenbezogenen Veröffentlichung kommen neue Ansichten und Einsichten zu Wort, neue Wege und Aspekte werden aufgezeigt. Irgendwann muss aber ein Schlussstrich gezogen werden und sei es nur aus ökonomischen Gründen. So endet auch mein Buch mit dem guten Willen, einen weit möglichst aktuellen Abschluss gefunden zu haben.

Während ich dieses Vorwort schreibe, begraben in New York die eingestürzten Trümmer des World-Trade-Centers Tausende von Menschen. Wie viele unschuldige ungeborene Kinder waren wohl dabei? Diesen Ungeborenen und ihrer Mütter möchte ich an dieser Stelle gedenken!

Mannheim im Herbst 2001   Angela Heller

Danksagung

Kein Buch kann ohne Hilfen geschrieben werden. Deshalb möchte ich all denen dafür danken, welche mir zu unterschiedlicher Zeit und zu den verschiedenen Themen meiner Ausführungen mit fachlicher Beratung und menschlicher Motivation zur Seite standen.

Meine tiefe Dankbarkeit gehört zuerst und vor allem *meinem Mann*, dem in so kurzem Zeitabstand der Entstehung zweier Bücher seine Freiräume zusammenschrumpften, wie er sich dies vor der Zeit seines Ruhestandes nicht erträumt hätte. Wieder unterstützte er mich mit allen denkbaren Hilfen und motivierte mich immer dann, wenn ich verzagt war.

Meine Kollegin *Roswitha Bodenstein-Lukate* (FBL-Instruktorin) stand mir jederzeit zur Seite. Ihr danke ich für ihre zeitaufwendige und kritische Durchsicht der Manuskript-Teile zur Rückbildungsgymnastik und ihre wertvollen Anregungen dazu; aber auch für ihre fürsorgliche Betreuung und Freundschaft während dieser ganzen Zeit.

Meine Kollegin *Elvira Braun* war immer wieder bereit, meine Texte gegenzulesen, besonders wenn es um Erlebensbereiche der Wöchnerinnen ging. Viele konstruktive Vorschläge und Anregungen und eine in 22 Monaten nicht nachlassende Motivationshilfe habe ich ihr zu danken. Ihre positive Einstellung zu meinen Texten baute mich immer wieder neu auf.

Meiner Kollegin *Beate Carrière* bin ich zu Dank verpflichtet, dass sie mir ihr umfangreiches Wissen zur Verfügung stellte und bereit war, im Kapitel 5 die Problematik in den späteren Lebensabschnitten der Frau zu beschreiben und Wege zur Abhilfe aufzuzeigen.

Meiner Kollegin *Inge Deichelbohrer* danke ich, dass sie bei der nicht einfachen Zusammenstellung der Kapitel 2 und 3 konstruktiv und kritisch, geduldig und hilfreich an meiner Seite war.

Mein großer Dank geht an die Hebamme *Gabriele Krüger*, die wieder, wie auch in meinem ersten Buch, bereit war, das Konzept für Stillen und Stillprobleme zu übernehmen und als erfahrene Hebamme die meisten Stillbilder dazu selbst fotografierte.

Hilfreiche Unterstützung bekam ich von meiner Wiener Kollegin *Elisabeth Frank-Strobl* und vom *Team der Pysiotherapeutinnen der Universitätsfrauenklinik Graz*, *Gabi Lippitt*, *Birgit Fauland* und *Edith Kozar*, welche für mich zu jeder Zeit ansprechbar waren.

Die Lehrhebamme *Anna Hübner*, Erlangen, war immer wieder bereit, meine hebammenspezifischen Ausführungen sorgfältig und kritisch durchzusehen und gab mir wertvolle Literaturempfehlungen. Ihrer fachlichen und menschlichen Unterstützung gilt mein besonderer Dank.

Auch den Hebammen *Lydia Weber* und *Emmy Herberth* danke ich, dass sie mich an ihrem reichen Erfahrungsschatz als Hebammen teilhaben ließen.

Ärzten, denen ich an dieser Stelle Dank sagen möchte:

Dem Frauenarzt *Dr. H. J. Krüger* für seinen profunden Beitrag zum Thema Kaiserschnitt mit den unterschiedlichen operativen Verfahren und den dazugehörenden Originalfotografien, auch darüber hinaus für seine Durchsicht meiner Ausführungen zu diesem Thema.

Der Frauenärztin *Dr. Maria Reihs* von der Universitätsfrauenklinik Graz verdanke ich die verschiedenen Röntgenbilder zur Symphysenproblematik. Darüber hinaus konnte ich mit ihr viele einschlägige Fragen abklären.

Einen Großteil der fotografischen Arbeit übernahm mein Mann. Es waren viele Fototermine notwendig, um in zeitaufwendiger Arbeit die von mir extra einbestellten Wöchnerinnen in allen Übungsstellungen abzulichten. Für Spätwöchnerinnen wurde mir dies in den Praxisräumen meiner Kolleginnen *Birgitt Jakob*, Ludwigshafen, *Eva Dumont*, Mannheim, *Petra Welz-Lechler*, Mannheim, in der Hebammen-Praxis *Manuela Kunze*, Mannheim und in den Physiotherapieräumen der Orthopädie am Klinikum Mannheim ermöglicht. Die Frühwöchnerinnen konnten wir in der Geburtsklinik Altendorf-Groh und in der St. Hedwigsklinik, beide Mannheim, fotografieren. Allen danke ich für ihre Hilfsbereitschaft, mir dazu ihre Räume zur Verfügung gestellt zu haben.

Von meiner Grazer Kollegin *Gabriele Lippitt* wurden die Befundsituationen bei Wöchnerinnen mit viel Fachkenntnis in der Grazer Universitätsfrauenklinik aufgenommen. Auch für diese für das Buch wertvollen Aufnahmen danke ich ihr.

Besonders danke ich jenen Wöchnerinnen für ihre Offenheit, mit der sie ihre physisch/psychisch belastete oder traumatisierte Wochenbettzeit für mein Buch aufschrieben oder mich aufzeichnen ließen.

All den Früh- und Spätwöchnerinnen, welche spontan bereit waren, sich für dieses Buch, teils mit ihren Babys ablichten zu lassen, muss ich ganz besonders danken. Erst durch sie bekommen die Ausführungen in meinem Buch Lebendigkeit und Dynamik.

Nicht ohne Dank lassen möchte ich die Mainzer Ägyptologin *Dr. Mechthild Schade-Busch*, die für mich die „Wochenlaube" aussuchte und bei allen Datierungen und Zuordnungen der in diesem Buch benutzten ägyptischen Abbildungen behilflich war.

Danken möchte ich auch den hier nicht namentlich genannten Helferinnen, die mich im Zusammenhang mit diesem Buch unterstützt haben.

... Last, but not least, möchte ich mich beim Team des Thieme Verlags für seine Professionalität und Geduld bedanken. Die Programmplanerin Rosi Haarer-Becker, die Buchherstellerin Dagmar Kleemann und Andrea Schwarz, welche als Sekretärin immer an meine Belange dachte, sind weitgehendst auf meine Wünsche und Gestaltungsvorschläge eingegangen.

Angela Heller

Inhaltsverzeichnis

Einleitung 1

1 Grundlagen zu Wochenbett und Rückbildung 3

1.1	Nach Schwangerschaft und Geburt: Wochenbett und Rückbildung	3
1.1.1	Was bedeutet Wochenbett?	3
1.1.2	Was bedeutet Rückbildung im Wochenbett	11
1.2	Physiologie des Wochenbetts	16
1.2.1	Physiologische Rückbildungsvorgänge nach Schwangerschaft und Geburt während des normalen Wochenbettverlaufs	16
1.2.2	Hormonelle Umstellung bis hin zur erneuten Ovarialfunktion, Menstruation, Fertilität	16
1.2.3	Genitale Rückbildungs- und Wundheilungsvorgänge (Involution) ...	17
1.2.4	Veränderte Physiologie bei Zustand nach Sectio caesarea	22
1.3	Extragenitale Rückbildungs- und Anpassungsvorgänge (Involution und Adaptation)	35
1.3.1	Körpergewicht, Körpertemperatur und Puls im Wochenbett	35
1.3.2	Kreislauf, Herz, Wasserretention	35
1.3.3	Hämodynamische Veränderungen an den venösen Blutgefäßen	37
1.3.4	Haut	40
1.3.5	Nieren- und Harnblasenfunktion (Harntrakt)	42
1.3.6	Darm- und Analfunktion	48
1.3.7	Funktionseinheit abdominopelvine Leibeshöhle (Rumpfkapsel)	52
1.3.8	Knöchernes Becken und seine Bedeutung für die Geburt	84
1.3.9	Laktation: Stillen	90
1.4	Beschwerden und Probleme im Früh- und Spätwochenbett	95
1.4.1	Rückbildungsstörungen des Uterus	95
1.4.2	Verstärkte vaginale Blutungen/ Hämatome	96
1.4.3	Erhöhte Temperatur bis Fieber (Puerperalfieber)	98
1.4.4	Wundheilung und Wundheilungsstörungen	99
1.4.5	Störungen und Erkrankungen der Bein- und Beckenvenen	105
1.4.6	Stillprobleme	110
1.4.7	Miktionsstörungen	113
1.4.8	Defäkationsstörungen	116
1.4.9	Funktionsstörungen im Vaginalbereich	123
1.4.10	Funktionseinschränkungen an der Bauchmuskulatur	128
1.4.11	Psychische Störungen	136
1.4.12	Beschwerden und Probleme am knöchernen Beckenring	140
1.5	Ernährung, Körperpflege, Sexualität und Partnerschaft	162
1.5.1	Einführung	162
1.5.2	Körperpflege	164
1.5.3	Sexualität und Partnerschaft	165
1.6	Finden in die Elternrolle	167
1.6.1	Leben mit dem Neugeborenen/ Säugling	167
1.6.2	Abweichung von der normalen Entwicklung erkennen	178
1.6.3	Wenn Kinder zu früh geboren werden .	188
1.6.4	Geburtsverarbeitung/unverarbeitete Geburtserlebnisse	193
1.7	„Gute Hoffnung – jähes Ende"	196
1.7.1	Hilfestellungen für betroffene Wöchnerinnen/Eltern	199
1.7.2	Plötzlicher Kindstod	200
1.8	Die Nachsorgehebamme und ihre Aufgaben	202
1.8.1	Spezielle Aufgaben beim Wochenbettbesuch	205
1.9	Begleitende Anwendungs- und Behandlungsmethoden im Wochenbett .	206
1.9.1	Akupunktur	206
1.9.2	Homöopathie	207
1.9.3	Reflexzonentherapie am Fuß	208
1.9.4	Babymassage	209

2   Befundaufnahme 211

2.1   Anamnese 211
2.2   Befundaufnahme Frühwochenbett 212
2.2.1 Vaginale Geburt 212
2.2.2 Befunderhebung bei Wöchnerinnen
      nach Sectio für die postoperativen
      Tage 1 bis 3 214
2.3   Befundaufnahme Spätwochenbett 215
2.3.1 Befragen – Inspizieren – Palpieren 215
2.3.2 Abweichungen von dem normalen
      Befinden einer Spätwöchnerin 216

3   Behandlungsziele für die Rückbildung 217

3.1   Frühwochenbett (1. bis 10. Tag
      post partum) 217
3.1.1 Allgemeine Ziele 217
3.1.2 Hinweise bei Abweichungen
      von der Norm 217
3.1.3 Ziele für die ersten Tage bei Zustand
      nach Sectio caesarea 218
3.2   Spätwochenbett 218
3.2.1 Allgemeine Ziele 218
3.2.2 Hinweise bei Abweichung von der Norm 219

4   Therapiekonzepte zur Rückbildung im Früh- und Spätwochenbett 220

4.1   Grundlagen der Behandlungs- und
      Bewegungsangebote für Früh- und
      Spätwöchnerinnen nach der Geburt ... 220
4.1.1 Arbeitsweise der Muskulatur 220
4.1.2 Kriterien zur Auswahl der
      therapeutischen Übungen 225
4.1.3 Bewegung vermitteln und anleiten ... 229
4.2   Behandlung im Frühwochenbett 232
4.2.1 Behandlung bei normalem
      Wochenbettverlauf 232
4.2.2 Behandlung bei Zustand
      nach Sectio caesarea 266
4.2.3 Behandlung bei Problemen im
      Früh- bis Spätwochenbett 289
4.2.4 Übungsanleitung nach Klinikent-
      lassung bis zum Besuch der
      Rückbildungsgruppe oder zum
      Eigenüben 308
4.3   Rückbildungsgymnastik
      im Spätwochenbett 313
4.3.1 Anwendung von Lagerungshilfen,
      Spürhilfen und Übungshilfen 314
4.3.2 Schwerpunkte der
      Rückbildungsgymnastik 320
4.3.3 Ausblick für die Zeit nach der
      Rückbildungsgymnastik 390

5   Beckenbodendysfunktion in späteren Lebensabschnitten der Frau
(Carrière) 393

5.1   Neurophysiologie des Beckenbodens .. 393
5.1.1 Zusammenwirken von Urethra
      (Harnröhre) – innerem Blasenschließ-
      muskel – äußerem Blasenschließ-
      muskel – Harnblase und deren
      autonomer Kontrolle 393
5.1.2 Innervation beim Ablauf einer
      normalen Miktion 394
5.2   Urogynäkologische Störungen bei
      Speicherung und Entleerung der Blase 397
5.2.1 Ursachen für unterschiedliche
      Störungen 398
5.2.2 Störungen bei der Blasenfüllung
      und Entleerung 400
5.3   Proktologische Störungen/
      Defäkationsstörungen 402
5.4   Gynäkologische Störungen –
      Senkungen (Deszensus) bis Prolapse
      von Uterus und Vagina 403
5.4.1 Symptome und Beschwerden bei
      Senkungen und Prolaps von
      Uterus und Vagina 403
5.4.2 Mögliche Operationen bei Prolaps 406
5.5   Physiotherapeutische Maßnahmen ... 407
5.5.1 Übersicht der Behandlungsmöglich-
      keiten 408
5.5.2 Übungen bei Harninkontinenz 409
5.5.3 Übungen bei Stuhl- und
      Windinkontinenz 411
5.5.4 Biofeedback und Elektrotherapie 413

6 **Gestaltung der Rückbildungsgymnastik** 416

6.1 Kursleitung 416
6.1.1 Trainingstherapie und zu
beachtende Prinzipien 416

6.1.2 Einige Anmerkungen zu Gruppenleitung und Gesprächsführung 418
6.2 Organisation der Rückbildungskurse .. 419

7 **Schlussbetrachtung** 423

Literatur 428

Sachverzeichnis 432

Einleitung

Das vorliegende Buch „Nach der Geburt – Wochenbett und Rückbildung" ist eine weiterführende Ergänzung zu meinem Buch „Geburtsvorbereitung Methode Menne-Heller", wie ich dies schon in meinem damaligen Vorwort angekündigt hatte.

Obwohl ich bei der Abhandlung der beiden eng miteinander verzahnten Themen meiner Intention treu geblieben bin, ist es dennoch eine eigene abgeschlossene Arbeit, die ohne Kenntnis meines ersten Buches verstehbar ist. Darüber hinaus aber gilt: Was ich als Grundlagenwissen für die Geburtsvorbereitung für richtig halte, ist ebenso das Basiswissen für die Rückbildung.

Mit diesem Buch wende ich mich an all jene, die Frauen im Wochenbett betreuen und begleiten, an Hebammen, an Physiotherapeuten, an Ärztinnen und Ärzte der Geburtshilfe. Vor allem letzteren könnten meine Ausführungen eine Orientierungshilfe dafür sein, dass funktionell richtige Rückbildungsbehandlung und Rückbildungsgymnastik zum Vorteil für jede Wöchnerin, dringend aber für jene ist, die mit funktionellen und strukturellen Problemen nach der Geburt nicht allein gelassen werden sollten.

Für Lehrende und Lernende an den Schulen für Hebammen und Physiotherapeuten aber auch für Gymnastiklehrerinnen mit Schwerpunkt im prophylaktischen und therapeutischen Bereich soll es ein Leitfaden sein.

Mein Hauptanliegen ist aber, den vielen Kursteilnehmerinnen meiner Fortbildungskurse, auch den Hebammenschülerinnen, die ich unterrichte, damit eine Arbeitsunterlage an die Hand zu geben.

Ein wichtiges Anliegen ist mir auch, dass meinen Lesern bewusst wird, wie sie erfolgreich therapieren können aber ebenso, welche risikobehafteten Übungen sie besser zum Wohle der Wöchnerinnen unterlassen sollten.

Prämissen für mein Buch sind: Helfende Information und Orientierung. So werden für alle, welche mit der Terminologie der funktionellen Begriffsbestimmungen in Anlehnung an die Funktionelle Bewegungslehre von Klein-Vogelbach nicht vertraut sind, einige wichtige Begriffe in einer Übersicht aufgezeigt um die manchmal unerlässliche Funktionssprache zu verstehen. Ebenso dienen dieser Absicht eine tabellarische Übersicht zur Befundaufnahme sowie eine gestraffte Darstellung der Behandlungsziele, um schließlich die Auswahl zielgerichteter Übungen und Behandlungen zu erleichtern.

Während die von mir in meinem ersten Buch aufgezeigte Geburtsvorbereitung mit dem Ziel eines geburtserleichternden Verhaltens für die Gebärende die Bündelung verknüpfender Maßnahmen erforderte, stellen sich hier im Wochenbett für eine optimale Rückbildung die Maßnahmen als eine facettenreiche breite Fächerung von physiotherapeutischen Behandlungen und Übungen dar, die sich den unterschiedlichsten Rückbildungsbedingungen anpassen und auf Dysfunktionen und Dysbalancen eingehen.

Dabei kommen Methoden und Techniken im Früh- und Spätwochenbett zur Anwendung, deren Vielfalt ihre Wurzeln in der langen Geschichte von der Heilgymnastik bis zur heutigen Physiotherapie haben.

Zunächst wird der Vorgang der Rückbildung nach der Geburt behandelt, die im Normalverlauf eine Periode ist, in der sich strukturelle und funktionelle Veränderungen, die unter der Schwangerschaft und Geburt eingetreten sind, wieder in den nichtschwangeren Zustand umwandeln bzw. zurückbilden.

In einem weiteren Schritt werden die von mir durch mehrere Jahrzehnte bei Wöchnerinnen im Früh- und Spätwochenbett erprobten und mit Erfolg eingesetzten physiotherapeutischen Maßnahmen zur Unterstützung und Förderung des Vorganges der Rückbildung aber auch Behandlungskonzepte bei Beschwerden und Problemen vorgestellt. Dabei war und ist es für mich eine Selbstverständlichkeit, meine Arbeit da, wo es notwendig ist, immer wieder den neuen Erkenntnissen anzupassen, zu ergänzen und das, was funktionell nicht mehr dem aktuellen Wissensstand entspricht, wegzulassen.

Jahrzehnte hatte ich in der Frauenklinik Gelegenheit durch learning by doing von meinen besten Lehrmeisterinnen, den Wöchnerinnen, besonders bei den mich zum Nachdenken und Ausprobieren zwingenden „Spezialfällen" wie z.B. extrem breite Rektusdiastase, Symphysenproblematik, tiefe Dammverletzung u.a. zu lernen. Für diese extremen körperlichen Probleme konnte ich nicht auf griffige festgeschriebene Therapiekonzepte zurückgreifen und suchte nach neuen Wegen. Die dabei von mir gewonnenen Ergebnisse und gemachten Erfahrungen stelle ich in diesem Buch vor.

Ein weiterer Schwerpunkt ist, nach operativer Geburtsbeendigung auch bei diesen Wöchnerinnen gezielte physiotherapeutische Maßnahmen einzusetzen, um strukturelle und funktionelle Veränderungen aufzufangen, bzw. richtig zu behandeln.

Die in Kapitel 1.5 bis 1.9 behandelten Themen schienen mir eine unerlässliche Ergänzung im Zusammenhang mit Wochenbett und Rückbildung und Mutterschaft zu sein.

Mit meinen Ausführungen will ich auch einen deutlichen Akzent auf die Prävention setzen, besonders was die weiteren Lebensabschnitte der Frau betrifft. Die negativen Auswirkungen einer unterlassenen oder nicht fachgerechten, falschen Behandlung im Wochenbett können die Rekonvaleszenz nach der Geburt erheblich verstören oder pathologische Spätfolgen hervorrufen, welche die so betroffenen Frauen gar nicht selten zu urogynäkologischer oder proktologischer Operation oder zu medizinischer Dauerbehandlung zwingen; in jedem Fall einen hohen psychophysischen Leidensdruck bewirken können.

Unter den Spätfolgen habe ich einen besonderen Platz der Beckenbodendysfunktion eingeräumt, weil dieses Thema immer aktueller wird und die Zahl der Betroffenen wächst, bzw. Betroffene beginnen, offener darüber zu sprechen.

Hinter dieser Arbeit stehe ich nicht allein und so war es mir wichtig, das derzeitige kollektive Wissen zu diesem Thema zu nutzen, schon allein deshalb, um nicht dem Verdacht einer einseitigen Sichtweise ausgesetzt zu sein. Es ging mir aber auch um eine kompetente Darstellung der neurophysiologischen Zusammenhänge dieses Problems. Ich denke, dass dies meiner Kollegin Beate Carrière im Kapitel 5 gut gelungen ist.

Zwei Hinweise zum Abschluss:

Zum Ersten biete ich kein starres Übungsprogramm an, sondern die hier vorgestellte Arbeit lebt von der Entwicklung der Therapiekonzepte, welche kritisch auf Funktionalität, individuellen Befund, spezielles Verhalten und Erleben der Wöchnerin abgestimmt sein sollten.

Zum Zweiten: Rückbildungsarbeit im Wochenbett ist weder ein einseitiges Betätigungsfeld für Hebammen noch für Physiotherapeutinnen, sondern gehört in die Hand derjenigen, die diese Arbeit zum Wohle aller Wöchnerinnen am fachgerechtesten und einfühlsamsten vermitteln können, dazu können auch besonders ausgebildete Gymnastiklehrerinnen gehören. Entscheidend ist die fachliche Kompetenz. Um diesem Anliegen gerecht zu werden, vertrete ich in diesem Zusammenhang seit Jahren die interdisziplinäre Zusammenarbeit. Die habe ich immer angestrebt wie ich dies auch versuche im vorliegenden Buch zu vermitteln.

1 Grundlagen zu Wochenbett und Rückbildung

1.1 Nach Schwangerschaft und Geburt: Wochenbett und Rückbildung

Aufbruch

Die Geburt ist ein Sturm – ein mächtiger Strudel,
er greift uns und bringt uns in diese Welt.
In diesem wilden tobenden Meer ist das
Neugeborene ein winziges Boot,
das versucht, durch den Wahnsinn
hindurchzusegeln.
Wenn es vorbei ist, wenn sich die rasende See
ausgetobt hat
und der Wind nicht mehr heult,
dann ist plötzlich Stille, Schweigen.
Die Zeit setzt aus.
Der Augenblick, wenn der kleine Abenteurer seinen
Fuß an unser Ufer setzt,
ist einfach unbeschreiblich.
Als täte sich plötzlich ein Spalt auf.
Ein Spalt, durch den das Kind zu uns schlüpft.
Ein Spalt, durch den uns die Ewigkeit berührt.
Um das zu erleben, müssen wir schweigen und ganz
still werden.
So wie es der Größe, Würde und Gewichtigkeit
dieses Augenblicks entspricht.
Meist aber geschieht etwas ganz anderes:
Ein Sturm bricht los – Lachen und Weinen –
Explosionen von Emotionen.
Das Kind ist auf der Schwelle zum Leben,
doch dann beginnt es ganz von allein ruhig zu
atmen,
es erwacht zum Leben.
Die Nabelschnur hört auf zu pulsieren.
Das Kind braucht diese lebenswichtige Verbindung
zur Mutter nicht mehr.
Die Plazenta wird mit einer letzten Wehe geboren.
Das Kind aber wendet sich nicht mehr um. Es hat
seine Vergangenheit hinter sich gelassen.
Es ist endgültig an unserem Ufer angekommen und
begrüßt diese Welt.
(aus „Das Fest der Geburt" von Frédérik Leboyer)

Nachdem Schwangerschaft und Geburt in meinem Buch „Geburtsvorbereitung Methode Menne-Heller" ein Hinführen zum Gebären mit Vorteilen für Mutter und Kind beschrieb, sollen die poetischen Worte Leboyers zur Geburt des Kindes auf das *Wochenbett* mit all seinen unterschiedlichen Facetten überleiten.

Die Geburt eines Kindes und alles, was diesem Ereignis nachfolgt, ist für die Mutter ein fundamental herausragendes Ereignis in ihrem Leben.

Dieses Ereignis zu bewältigen, vermag sie nicht allein, dazu braucht sie Hilfen, tatkräftigen Beistand. Es ist deshalb wünschenswert, dass all diejenigen, die, in welcher Rolle und Funktion auch immer, an dem komplexen Geschehen von Schwangerschaft – Geburt – Wochenbett helfend beteiligt sind, sich des immer wiederkehrenden aber dennoch jedes mal einzigartigen Geschehens bewusst bleiben.

Denn bei aller verständlichen Routine des Berufsalltags sollte die Hochachtung vor der Leistung der Mutter, diesem Prozess des Werdens eines Menschen, ihr Gebären und sein Geborenwerden mit dem notwendigen Respekt begegnet werden.

Dies gilt gleichermaßen auch für die Rehabilitationszeit des Wochenbetts, denn die junge Mutter wird in dieser Zeit nicht nur von positiven sondern oft auch von negativen Erlebnissen und Erfahrungen geprägt, die sie während der Schwangerschaft und Geburt machte und mit ins Wochenbett bringt oder Problemen, die sich erst im Wochenbett zeigen. Hier gilt für alle, die Beistand leisten, geduldiges Zuhören, Verständnis zeigen für die jeweilige Situation, Beraten und Ermutigen. Nicht zuletzt will mein Buch die Sinne meiner Leser dafür schärfen, den Wöchnerinnen und ihrem Neugeborenen mit aller Aufmerksamkeit und Achtsamkeit einfühlsam, behutsam dabei aber kompetent gegenüber zu treten.

1.1.1 Was bedeutet Wochenbett?

Lat. Puerperium, was sich von puerpera = Wöchnerin ableitet.

„Wochenbett" bedeutet ursprünglich nach altem Brauch die Zeit, welche die Frau nach der Geburt ihres Kindes im „Kindbett" oder „Wochenbett" bleiben sollte; aus der Bezeichnung Wöchnerin lässt sich die Zeit von *einer Woche* Bettruhe unschwer ableiten.

Das Wochenbett beginnt für die Frau nach der Geburt der Plazenta (Nachgeburt oder auch Mutterkuchen) und der Versorgung der jungen Mutter, zu der auch das Nähen möglicher Verletzungen oder operative Vorgehensweisen gehören.

In vielen alten Kulturen wurde und wird heute noch „die Plazenta geboren" und als Nachgeburt nicht einfach „entsorgt", war sie doch für das neuangekommene Kind Lebens- und Wachstumsquelle im Mutterleib. Bereits bei den Pharaonen existiert für das Wort Uterus ein zweites Wort „Menschen-Mutter", das soll nach Meinung von R. Hartge (1995) offensichtlich die Funktion der Gebärmutter/Plazenta ausdrücken. Im Alten Reich (4./5./6. Dynastie) gab es den Brauch, dass des Pharaos Plazenta als „Bündel des Lebens" bei Prozessionen als Amulett vor dem Herrscher hergetragen wurde und bei seinem Tode sein Plazentabündel ihm mit ins Mumiengrab gegeben wurde. Dieser Brauch erhielt sich bis in Ptolomäische Zeit. (ca. 325 v. Chr.) Auch im Alten Testament ist im 1. Buch Samuel XXV/29 die Rede von der Zusammengehörigkeit der *Plazentaseele* und der *Körperseele*. Der Brauch, einen Teil der Plazenta oder Nabelschnur als Amulett in mumifizierter Form in einen Lederbeutel eingenäht zeitlebens bei sich zu tragen, ist heute noch in manchen Gegenden Nordafrikas zu finden (Hartge 1995). In Papua-Neuguinea, so berichtet Weiss (1995), wird heute noch die Nachgeburt in eine Kokosnussschale gelegt, diese in ein Netz getan und Kindern zum Vergraben überreicht.

Diese wenigen Beispiele zeigen, welche Bedeutung und Kraft der Nachgeburt von Alters her zukam und zukommt, in unserem Kulturkreis wird sie „entsorgt".

Der medizinische Begriff „Ausstoßung der Plazenta" geht auf die Kontraktionsleistung der Gebärmutter zurück, welche diese jetzt nach der Geburt des Kindes entbehrliche und zum Fremdkörper gewordene Nachgeburt aus dem Körper der Frau „ausstößt".

Nach der Plazentageburt beginnt eine abrupte Umstellung aller schwangerschaftsbedingten Regulationen im Körper der Frau. So gilt als *Wochenbett* die Zeit nach der Geburt, in der sich bei der Mutter die körperlichen Veränderungen durch die Schwangerschaft und durch die Geburt wieder zurückbilden mit dem Ziel, dass die Frau in den nächsten Wochen und Monaten annähernd ihren körperlichen Zustand von vor Beginn der Schwangerschaft wiedererlangt.

Das *Wochenbett* umfasst etwa einen Zeitraum von acht bis zwölf Wochen (wird nicht einheitlich angegeben) nach der Geburt. Bis dahin sind aber keinesfalls alle Rückbildungs- und Umstellungs-

prozesse abgeschlossen. Die mit den *Rückbildungs-*(Involutions-) und *Anpassungs-*(Adaptations-) *Vorgängen* nach der Geburt verbundenen Belastungen und Anforderungen an die junge Wöchnerin werden meist, auch von ihr selbst, unterschätzt.

Mit der Rückanpassung setzt gleichzeitig nach der Geburt die *Laktation* (Milchbildung in den Brustdrüsen) ein, um das Kind selbst nähren zu können. Stillen war in früheren Zeiten für das Kind überlebenswichtig, weshalb es, wenn die leibliche Mutter nicht stillen konnte oder aus gesellschaftlichen Gründen nicht wollte, immer Ammen gab, die zu ihrem eigenen Kind noch das fremde Kind nährten.

In den vergangenen Jahrzehnten hatten leider junge Mütter immer mehr den Zugang zum Stillen ihres Kindes verloren, weil sie schlecht oder nicht informiert und nicht zum Stillen motiviert wurden.

Künstlicher Ernährung mit angepriesener adaptatierter Muttermilchqualität wurde der Vorzug gegeben. Etwa seit zwei Jahrzehnten gibt es eine Rückbesinnung zum Selbstnähren des Kindes, zum Stillen. Motiviert und unterstützt durch Hebammen und Laktationsberaterinnen ist jungen Müttern die psychophysische Bedeutung des Stillens für Mutter und Kind wieder bewusst geworden.

Unterteilt wird die Wochenbettzeit in:

Die Phase des Frühwochenbetts

Diese währt etwa bis zum 10. Tag nach der Geburt. Die ersten drei Stunden nach der Geburt werden als *Postplazentar-Periode* besonders überwacht, um in dieser Zeitspanne eine mögliche Blutungsgefahr nicht zu übersehen.

In der Frühwochenbettphase sollen die Geburtswunden abheilen, die Milchbildung soll in Gang kommen, das Stillen des Kindes soll eine innige Verbindung zwischen Mutter und Kind fördern.

Die Entlassung der Wöchnerin aus der Klinik erfolgt nach komplikationsloser vaginaler Geburt nach 3–5 Tagen. Bei Kaiserschnittgeburt und anderen problematischen Wochenbett-Verläufen entsprechend später. Eine Nachsorgehebamme sollte dann Mutter und Kind daheim betreuen (siehe Kap. 1.8).

Viele junge Frauen bevorzugen heute eine *Hausgeburt* oder eine *ambulante Geburt*, bei letzterer verlassen Mutter und Kind wenige Stunden nach der Geburt die Entbindungsklinik in die Obhut ihrer Nachsorgehebamme. Diese Frauen wollen das Wochenbett in vertrauter, heimeliger Umgebung erleben, jedoch muss dann die Nachsorge durch eine Hebamme und einen Kinderarzt gewährleistet sein.

Aus geburtsmedizinischer Sicht sollten (nach Stockhausen 1997) bei der Klinikentlassung der Wöchnerin und ihres Kindes – vor allem bei Erstgebärenden – folgende Punkte gesichert sein:

- Das Kind muss in einem stabilen Allgemeinzustand sein
- Die Mutter muss über das Stillen bzw. die Ernährung des Kindes aufgeklärt sein
- Die Mutter muss körperlich und psychisch in der Lage sein, ihr Kind zu versorgen oder auf entsprechende Hilfen daheim zurückgreifen können.

Die Phase des Spätwochenbetts

Diese Phase schließt an die Frühwochenbettphase (10. Tag post partum) an. Das Ende des Wochenbetts kann – physiologisch gesehen – mit der Wiederaufnahme der Ovarialfunktion (Produktion von Östrogenen) gleichgesetzt werden (Wagenbichler 1995), so ist meist das Ende des Wochenbetts mit acht Wochen post partum angegeben. Bis jedoch der körperliche Zustand der Frau von vor Beginn der Schwangerschaft wieder hergestellt ist, vergehen – und das von Wöchnerin zu Wöchnerin unterschiedlich – viele Monate. Der Volksmund sagt zu recht: „Neun Monate kommt es und neun Monate geht es." Und selbst da gibt es noch Einschränkungen „ denn nach Rockenschraub (1979) gibt es eine völlige Wiederherstellung des Zustandes vor der Geburt nicht. „Jede Geburt hinterlässt mehr oder weniger ihre Spuren."

Von der Vielzahl und Unterschiedlichkeit dieser „Spuren" bei Frauen, die ihr Kind ausgetragen und dann, auf welchem Wege auch immer, zur Welt brachten, wird in nachfolgenden Kapiteln ein umfassender Einblick gegeben.

Die Wöchnerin ist in ihrer körperlichen hormonell gesteuerten Rückanpassungszeit enormen Hormonschwankungen ausgesetzt. Nicht nur körperliche sondern auch *seelische Umstellungsprozesse*, wie die Auseinandersetzung und das Identifizieren mit dem Mutter-Sein, sich in der Verantwortung für das Kind zu fühlen, sind neue Findungsabschnitte in dieser Zeit.

Kurzzeitige, durch hormonelle Umstellungsschwankungen ausgelöste Stimmungsänderungen können bei Wöchnerinnen nicht nur Glück und Freude sondern auch Ängste vor der neuen Lebenssituation auslösen, wozu die Anpassungsprozesse für das Leben mit dem Kind, partnerschaftliche, wirtschaftliche und auch die eigene Körperlichkeit betreffende Bewältigungsängste eine Rolle spielen.

Auch auf *körperlicher Ebene* werden von Wöchnerinnen *Umstellungsprozesse* recht unterschiedlich empfunden. So vermissen manche Frauen nach der Geburt anfangs die Fülle und Größe ihres Bauches. Es gibt eine ganze Reihe von Frauen, die sehr gern schwanger sind und diesen Zustand als Hoch-Zeit ihres Lebens empfinden. Andere junge Mütter reagieren, wenn ihr Bauch nun leer und schwabbelig ist, auf Muskelanspannung nicht „gehorcht", wenn sie zunächst weiterhin ihre Umstandskleidung tragen müssen, weil nichts „von früher" passt, sehr enttäuscht. Die kosmetische Seite ihres Aussehens ist für viele Wöchnerinnen so bedeutungsvoll, dass sie oft viel zu frühzeitig mit überdosierten Übungen im Fitness-Studio beginnen, um schnell wieder schön und schlank zu sein. Bei falschem Üben werden die Rückbildungsprozesse nicht zugelassen, die ihre naturgegebene Rückbildungszeit brauchen.

Leichte Stimmungsschwankungen im Wochenbett erklären sich auch daraus, dass die Frau sich monatelang fast ausschließlich auf das Ziel Geburt konzentriert hatte und das „danach" mehr oder weniger verdrängte, was nun plötzlich Realität ist.

Jetzt muss sie, nachdem dieses angestrebte Ziel geschafft ist, zukunftsorientiert denken. In ihrem Erlebnisbereich ist die Wöchnerin um die Erfahrung der Schwangerschaft und Geburt bereichert, manchmal auch durch ein schweres Geburtserlebnis oder ein nicht glückhaftes Geburtsende für das Kind an Körper und/oder Seele verletzt.

Auch das Kind muss in seiner Anpassung aus dem beschützenden Mutterleib in das Leben außerhalb, mit der Zwischenstufe einer oft recht unsanften Geburt, etwas bewältigen, wozu es Zeit, Zuwendung und Nähe zu seiner Mutter/Eltern braucht. Oft haben beide, Mutter und Kind Erlebtes oder auch Erlittenes dann in der Zeit des Wochenbetts zu verarbeiten.

Für die Wöchnerin gibt es verschiedene Phasen:

- Die Phase ihrer Erholung
- Die Phase der Begegnung mit ihrem Kind
- Die Phase der Rückanpassung ihres Körpers und
- Die Phase der Wiederfindung in ihre Umwelt.

Dieses Wiederfinden in ihrem normalen Leben schließt zunächst ein, dass sie sich oft überfordert und müde fühlt, auch die Auseinandersetzung mit dem Kind kann konfliktreiche Situationen haben, bis sich der Rhythmus zwischen ihr und dem Kind eingespielt hat. Langsam erwacht dann ihr Interesse, wenn die neue Situation mit dem Kind Routine wird, für alles das, was sonst in ihrem Interessen- und Lebensbereich wichtig ist und war. Sie wird jetzt jedoch dazu selbstverständlich in ihrem Denken und Planen das Kind mit einbeziehen.

Diese Neuorientierung schaffen die meisten jungen Mütter mit Geduld und gutem Willen, mit Zuversicht, Vertrauen und mit einer Neugier auf ihre Mutterrolle und auf die Entwicklungsschritte ihres Kindes. Die Mehrgebärende weiss, was auf sie zukommt und so ist es bei ihr mehr das Umorientieren auf den neuen Familienzuwachs.

Wenn das Kind nicht als „Sorgenkind" zur Welt kam – aber oft auch dann – hat in der Erinnerung jeder Frau, die ein Kind zur Welt gebracht hat, bis in die späten Lebensjahre die Zeit des Wochenbetts einen unauslöschbaren Platz in ihrem Leben.

Was oft erstaunt, ist die Tatsache, wie wenig Beachtung, auch Hochachtung der Wöchnerin oft in unserer Gesellschaft entgegengebracht wird. Der Bauch ist verschwunden, ein Kinderwagen wird dafür geschoben. Das ist es, was die Umgebung wahrnimmt ohne darüber nachzudenken, dass sich für die junge Mutter Positives oder schicksalhaft Negatives hinter den Offensichtlichkeiten verbergen kann.

1.1.1.1 Das Wochenbett in vergangener Zeit und wie es sich für die Wöchnerin heute verändert hat

Das Brauchtum, dass eine Wöchnerin sich im Bett und in der Wochenstube eine Woche und länger von den Strapazen der Geburt erholen soll, ist von alters her überliefert. Sie soll sich ausruhen dürfen nach der Zeit der Schwangerschaft und der oft Kräfte zehrenden Geburtsarbeit, ihre Geburtswunden sollen abheilen können und der Milchfluss zum Nähren des Kindes soll in Gang kommen.

1739 wird die Wöchnerin im „Nutzbaren, galanten und curieusen Frauenzimmer-Lexikon" so beschrieben: „Kindbetterin heisst dasjenige Weib, so nach geschehener Entbindung sich drey Wochen lang in dem Wochenbette, drey Wochen aber außerhalb demselben und also zusammen sechs Wochen in der Wochenstube, reinlich und nett aufgeputzt und angekleidet aufhält, den Gevatter- und Wochenbesuch binnen solcher Zeit annimmt und gebräuchlichermaßen abwartet."

Aus dem Brauchtum des alten Ägypten – also Jahrtausende zurück – ist uns überliefert, dass neben dem Haus oder auf dem Dach die *Wochenlaube* (Abb. 1.1) aufgeschlagen wurde, in der die Frau am Boden oder auf Gebärziegeln hockend, das Kind zur Welt brachte und wo sie sich während der Zeit des Wochbetts aufhielt. Im Wochenbett war sie dann von Amme und Wärterin umgeben (Brunner-Traut 1984).

War das Kind geboren, wurde aus seinen Regungen geschlossen, ob es überleben werde oder nicht. G. Feucht (1995) schreibt: „So wurde von einem Kind, das am Tage seiner Geburt „njj" sagte, angenommen, es werde leben, sagte es aber „mbj" so werde es sterben. Ebenso sollte ein bestimmter Lautklang der Stimme (vielleicht ein Ächzen) oder das Wenden des Gesichtes nach unten den Tod anzeigen, desgleichen, wenn das Kind ein Klümpchen Plazenta, verrieben in Milch, nicht bei sich behalte", und weiter: „Zur Geburt eines Kindes konnte sich der Vater freinehmen. War das Kind gesund geboren, wurden ihm Geschenke an Essen und Getränken gebracht, die offensichtlich für die Feier der Geburt bestimmt waren. Die Mutter musste sich einer vierzehntägigen Reinigungszeit unterziehen."

Mit einem Einblick in Sitten und Gebräuche in häusliche Wochenstuben vergangener Jahrhunderte in unserem Kulturkreis soll die Geburts- und Wochenbetthilfe durch Hebammen und deren Helferinnen gezeigt werden, die uns durch Abbildungen und Texte aus Mittelalter und Renaissance überliefert sind. Diese Abbildungen zeigen *heilige* und *profane* häusliche Wochenstuben, wobei in der sakralen Kunst von „dem Zustand danach" gesprochen wird.

Zur Wiedergabe der Gebräuche in den Wochenstuben jener Epoche gehört fast immer das *Erste Bad* des Neugeborenen in einem Badezuber und die Prüfung der Wassertemperatur mit Hand oder Fuß (Abb. 1.2a), was aber ebenso in einer japanischen Wochenstube des 18. Jhdts. geschieht (Abb. 1.2b).

Die Wöchnerinnen liegen häufig nackt im Bett. Das Bett ist prächtig oder einfach, fast immer mit Baldachin. Gestützt mit vielen Kissen im Rücken sitzen die Wöchnerinnen halb- oder ganz aufgerichtet. Stets wird die Wöchnerin von hilfsbereiten Mägden betreut, die Speisen, Getränke oder eine Schale zum Waschen der Hände bringen. Häufig ist es die Hebamme, die der jungen Mutter das Neugeborene überreicht, das nannte man die „Hinführung" (Abb. 1.3).

Auffallend sind in den Wochenstuben der vergangenen Jahrhunderte die vielen anwesenden Personen. Nach v. Zcglinicki handelt es sich dabei um Hebamme, Pflegerin, Hebammenlehrmägde, Beifrauen, Bademägde, Wickelfrauen, Wiegeschauklerinnen und Kindbett-Kellnerin. Hinzu kam, dass die Wochenstube auch Treffpunkt neugieriger Besucherinnen aus dem Umfeld der Wöchnerin waren. Diese „Kindbettgespräche", wobei eine Besucherin die nächste ablöste, waren ein wichtiges Ritual (Abb. 1.4).

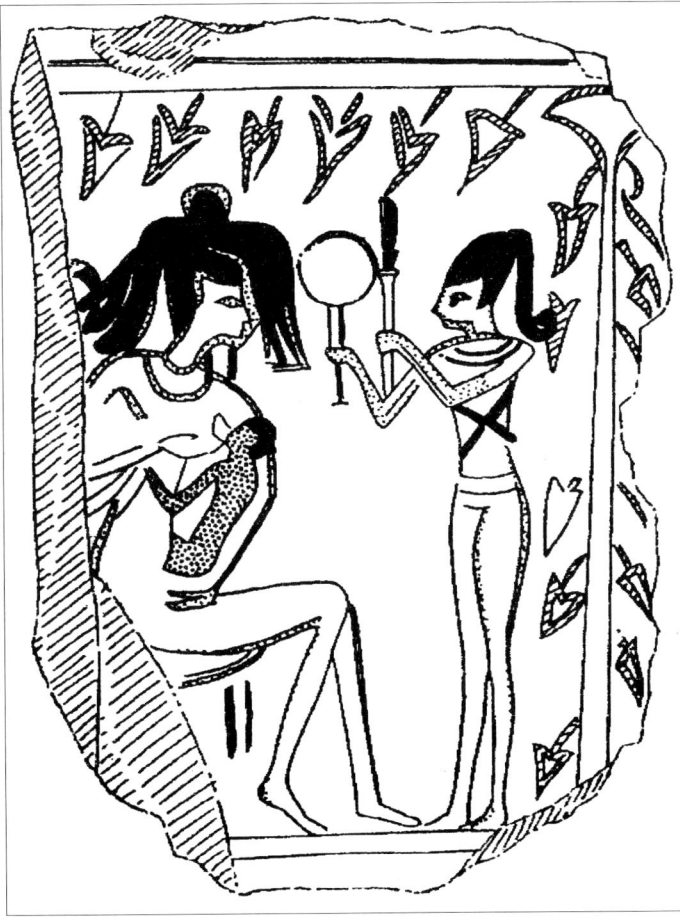

Abb. 1.1 Stillende in der Wochenlaube.
Bemaltes Kalksteinostrakon aus Deir-el-Medine. 20. Dynastie, um 1200–1100 v. u. Z.
Frisur und Nacktheit gehören zur „Tracht" der ersten Stillzeit. Die Wochenbettfrisur zeigt vom Kopf gelöstes Haar (keine Perücke), weil das eine Wohlspannung des Kopfes bewirkt. Die unbekleidete Mutter wird mit ihrer Wochenbettfrisur immer dann gezeigt, wenn sie tatsächlich stillt.
(Text aus: Die Wochenlaube. v. Emma Brunner-Traut. Bild aus Steffen Wenig: Die Frau im alten Ägypten. Leipzig 1967)

Unsere heutigen Wöchnerinnen erhoffen sich von den Wochenbett-Tagen viel Ruhe, wenige Besuche und dann nur von nächsten Angehörigen, um sich erholen zu können, ihr Kind ungestört kennen zu lernen und von der Hektik des Alltags Abstand zu haben. Einmal nicht für die Haushaltsführung und die übrige Familie verantwortlich zu sein, dafür selbst einmal umsorgt zu werden, um für die bevorstehenden neuerlichen Alltagsbelastungen wieder genügend Kräfte sammeln zu können, dass ist der große Wunsch Mehrgebärender.

Wie viele Wöchnerinnen konnten (und können) sich in der Zeit des Klinikaufenthaltes nicht ausreichend erholen, zu sich selbst finden, wenn die Bettnachbarin – weil es die früher streng geregelten Besuchszeiten nicht mehr gibt – nahtlos am Tag besucht wird. Deshalb wollen viele ruhebedürftige Wöchnerinnen baldmöglichst nach Hause. Allerdings ist von dem Brauchtum vergangener Zeiten manches verloren gegangen, wo familiärer Zusammenhalt, Bewusstsein für die Großfamilie

der Wöchnerin alle erdenklichen Hilfen zukommen ließ. Viele dieser Aufgaben kommen heute der Nachsorgehebamme und den jungen Vätern zu, denn unverändert ist geblieben, dass jeder Wöchnerin in ihrer Wochenbett-Zeit allumfassender Schutz und Hilfen zu Teil werden sollten.

Dies benötigen ganz besonders die Wöchnerinnen, deren Geburtsarbeit dramatisch verlief, von Anstrengung und körperlichen Verletzungen geprägt war, auch die Wöchnerinnen, deren Geburt nicht mit glücklichem Ausgang eines gesunden Neugeborenen endete.

Das Wochenbett im andinen Raum zeigt die Abbildung einer ekuadorianischen Wochenstube der Indegenas (Eingeborene) (Abb. 1.5).

Deren Bräuche sind: Die Ruhezeit der Wöchnerin dauert acht Tage absoluter Ruhe, gefolgt von 15 Tagen leichter Aktivitäten. Etwa einen Monat später übernimmt die junge Mutter wieder ihre normale Arbeit. In dem Zeitraum der Abgeschlossenheit und Zurückgezogenheit hat sie verschie-

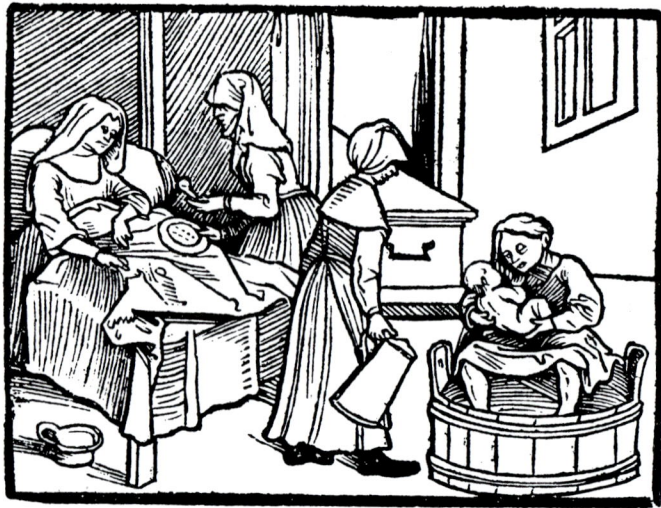

Abb. 1.**2a** Holzschnitt um 1509 in Augsburg.
Spätmittelalterliche Wochenstube.
Die Hebamme versorgt die Wöchnerin. Die Bademagd hockt auf dem Rand eines großen Zubers, mit beiden Füßen prüft sie die Wassertemperatur. (aus: F. v. Zcglinicki. Geburt und Kindbett im Spiegel der Kunst und Geschichte. Aachen 1990)

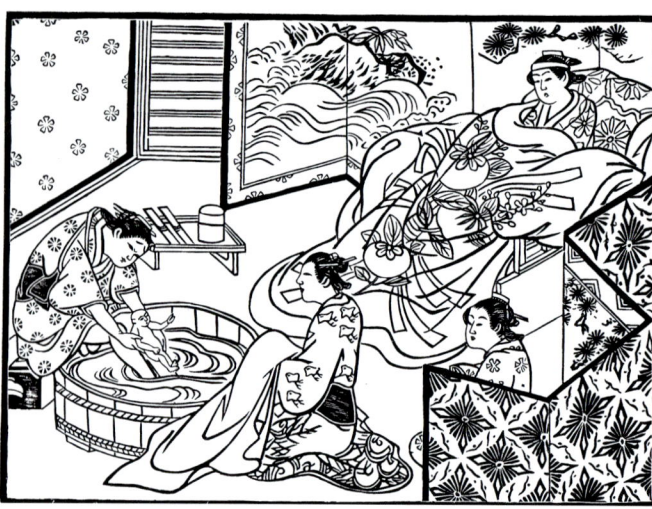

Abb. 1.**2b** Holzschnitt (Künstler unbekannt) einer japanischen weltlichen Wochenstube des 18. Jahrhunderts.
Auch in diesem Kulturkreis prüft die Badefrau mit dem Fuß die Wassertemperatur, ehe sie das Neugeborene behutsam in der Wasser gleiten lässt. Die Wöchnerin sitzt im Bett mit abgestütztem Rücken. (aus: F. v. Zcglinicki. Geburt und Kindbett im Spiegel der Kunst und Geschichte. Aachen 1990)

dene restriktive Normen bezüglich Nahrung, Sexualität und Verhalten zu beachten (Lingan 1995, Mc Kee 1982).

1.1.1.2 Semmelweis – Retter der Mütter

Studiert man einmal aufmerksam die uns vom Mittelalter bis in die Neuzeit hinein überlieferten genealogischen Stammbäume, welche leider nur von Adelsgeschlechtern und hochgestellten Bürgerfamilien überliefert sind, fallen bei den Geburts- und Sterbedaten vieler verheirateter weiblicher Personen deren kurze Lebenszeit auf. Forscht man in den Quellen nach, heißt es oftmals „sie verstarb im Kindbett". Diese Todesursache

war nicht nur auf die Angehörigen der sozialen Unterschicht beschränkt sondern betraf alle Teile der Gesellschaft, wenngleich die Sterblichkeit in den Geburtsspitälern größer gewesen zu sein scheint als bei häuslicher Geburt, welche in den Städten von Frauen mit gesichertem Wohlstand bevorzugt wurde. Vorwiegend war der Grund für die hohe Sterblichkeit der Wöchnerinnen im *Kindbettfieber* zu suchen.

Diese hohe Sterblichkeit im Kindbett hielt bis weit in die zweite Hälfte das 19. Jahrhundert hinein an. So war die Situation, als der junge Arzt, Ignaz Philipp Semmelweis 1846 als Assistenzarztanwärter in der geburtshilflichen Abteilung des Wiener Allgemeinen Krankenhauses seinen

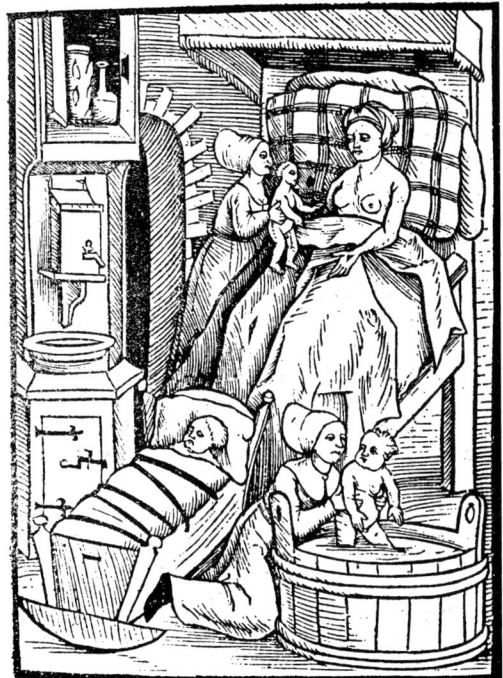

Abb. 1.3 Drei Wochenbettszenen sind auf dem mittelalterlichen Holzschnitt (15. Jhdt.) in einem gefasst (simultan).
Die Wöchnerin sitzt nackt, halbaufgerichtet mit vielen Kissen im Rücken gestützt im Bett. Die erste Hebamme bringt der Mutter das Kind, „HINFÜHRUNG" genannt.
Die zweite Helferin badet das Kind in der Bütte einer hölzernen Waschwanne, wie sie zu jener Zeit als Badegefäß üblich war (rechts vorn).
Daneben (simultan gefasst) liegt das Kind festgeschnallt in einer einfachen hölzernen Kufenwiege.
Links eine damals gebräuchliche Wascheinrichtung, die bemerkungswert ist, weil Körperhygiene zu jener Zeit eher selten erfolgte.
(aus: F. v. Zcglinicki. Geburt und Kindbett im Spiegel der Kunst und Geschichte. Aachen 1990)

Dienst antrat. Semmelweis war als Deutsch-Ungar 1818 in Budapest geboren und hatte dort sein Medizinstudium absolviert. Zu jener Zeit war die geburtshilfliche Abteilung, in der Semmelweis arbeitete, geradezu eine „Brutstätte" des Kindbettfiebers (Puerperalfieber) und als „Abteilung des Todes" verschrien.

In dieser Klinik wurden die so genannten „Armenfälle" entbunden und solche Frauen, die wie man damals sagte, „ohne Segen der Kirche" ihre Kinder zur Welt brachten. Wie schon oben erwähnt, brachten damals in Wien Frauen aus besser situierten Kreisen ihre Kinder als Hausgeburt

zur Welt und da trat weniger häufig das gefürchtete Kindbettfieber auf.

Es wird berichtet, dass es dem jungen Semmelweis nicht gleichgültig blieb, als er die vielen jungen Mütter an Kindbettfieber sterben sah. So wurde in seinen Gebärsälen eine Sterblichkeit innerhalb eines Monats von 36 Todesfällen auf 208 Mütter registriert. Auch der Anblick der verzweifelten Väter mit den zurückgelassenen Neugeborenen habe Semmelweis betroffen gemacht.

Zu jener Zeit wusste man gar nichts über die Ursache des Kindbettfiebers, ebenso wenig über die Entstehung der chirurgischen Wundkrankheiten wie „Eiterfieber", Rotlauf, Wundstarrkrampfseuchen und alle Wundkrankheiten.

Aus solcher Unkenntnis heraus nahm man an, dass das Kindbettfieber für viele Wöchnerinnen ein „unabwendbares Schicksal" sei. Es hieß in den Lehrbüchern jener Zeit, „dass als Folgeerscheinung der Geburt eine akut verlaufende Erkrankung eintreten kann, welche bei der Prädisposition eines Individuums, aber auch durch allgemeine Schädlichkeiten, wie durch Gemütserschütterung, Erkältungen u. a. hervorgerufen werden kann." Vor allem aber glaubte man, dass „durch eigentümliche epidemische und endemische Einflüsse, wodurch die Blutmasse in Gärung versetzt wird", die Ursache zu finden sei.

Kurz gesagt, man wusste nichts über das gefürchtete Kindbettfieber, welches so vielen jungen Müttern das Leben kostete und nichts über dessen ursächliche Zusammenhänge zwischen dem Auftreten des Fiebers und dessen möglichen Auslöser.

Semmelweis schrieb in dieser Zeit: „Alles war unerklärt, alles war verzweifelt, nur die große Anzahl der Toten war eine unzweifelhafte Wirklichkeit." Verzweifelt suchte Semmelweis nach Ursachen und machte dabei eine Beobachtung, die ihn weiterführen sollte: Die geburtshilfliche Abteilung des Allgemeinen Krankenhauses in Wien hatte zwei Unterabteilungen, in der Abteilung, in der auch Semmelweis arbeitete, wurden in der Regel Medizinstudenten in Geburtshilfe ausgebildet, wo hingegen in der zweiten Abteilung keine Studenten eingesetzt waren. Hier wurden angehende Hebammen geschult. Dabei fiel ihm auf, dass die erste Abteilung einen erheblich höheren Prozentsatz an Sterbefällen durch Kindbettfieber aufwies als die zweite Abteilung. Da nur eine geringe räumliche Trennung zwischen beiden Abteilungen bestand, war er der Ansicht, dass ein epidemisches Auftreten beide Abteilungen hätte gleichermaßen treffen müssen. Semmelweis sah bald die unterschiedlichen Gegebenheiten darin, dass die Studenten der ersten Abteilung auch andere Berührungen hatten, nämlich mit Toten beim Sezieren

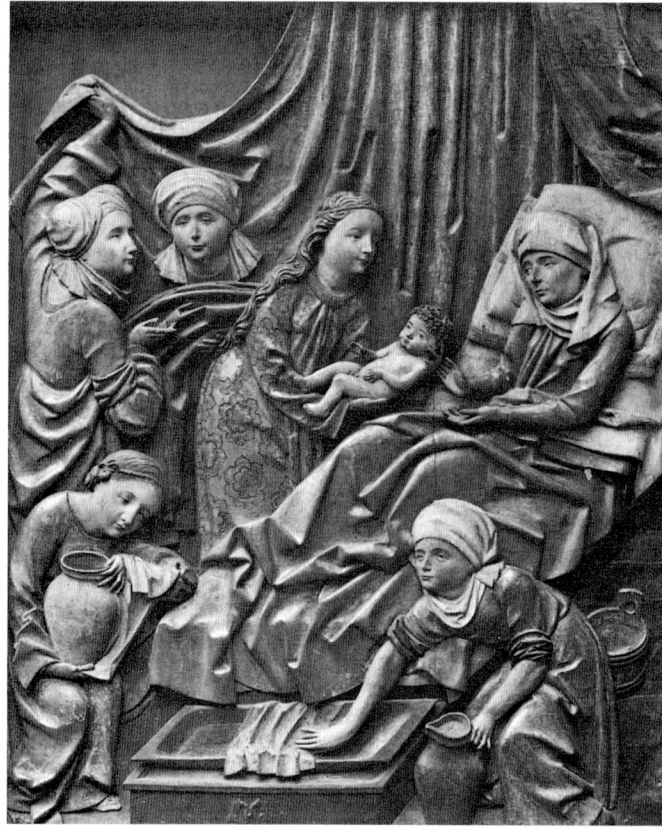

Abb. 1.4 Sakrales Überreichungs-motiv (15. Jhdt.) (Johannesaltar Nürnberger Kreuzkirche) „Geburt Johannes des Täufers"
Der aufgerichteten Wöchnerin wird von der Hebamme das Kind über-reicht. Davor eine backtrogartige Wanne. Zwei Gehilfinnen oder Ba-defrauen bereiten für das neugebo-rene das erste Bad vor.

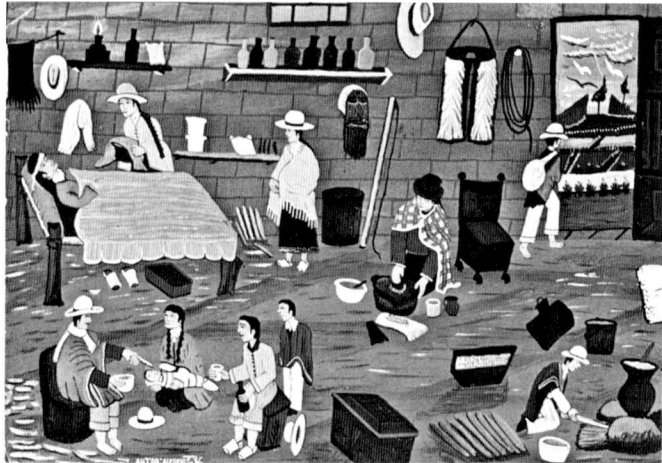

Abb. 1.5 Wochenstube im andinen Raum (Ekuador).

von Leichen. Daraus schloss er, dass das gefürchtete Kindbettfieber eine Folge der Übertra-gung von, noch sehr allgemein formuliert, „Anste-ckungstoffen" sei, wobei die Übertragung der An-steckungsstoffe durch die untersuchenden Hände von Ärzten und Studenten erfolgen müsse, welche zuvor die Leichen verstorbener Wöchnerinnen se-ziert hatten, um der „frauenmordenden Krankheit" nachzuforschen. Ohne danach ihre Hände ausrei-chend gesäubert zu haben, untersuchten sie danach sorgfältig Schwangere, die in Kürze gebären sollten, wie auch die Gebärenden und Wöchnerinnen und übertrugen so fieberauslösende Stoffe auf diese Frauen. Die Sterberate ist in der Abteilung von Semmelweis so hoch, dass sich die armen Frauen verzweifelt wehrten, in der „Abteilung des Todes" ihr Kind zur Welt zu bringen. Alle wollten in der Hebammenabteilung entbinden, weil hier weitaus weniger Mütter an Kindbettfieber starben.

Mit der Annahme möglicher Übertragung von „Ansteckungsstofffen" war Semmelweis der richtigen Ursache für das Auftreten des Kindbettfiebers auf der Spur, stand aber mit seiner Annahme vor 150 Jahren im Widerspruch zur medizinischen Lehrmeinung jener Zeit. Er forderte eine strenge Säuberung der Hände mit Chlorwasser (Chlorkalk), ehe die Frauen der Gebärabteilung untersucht wurden. Für diese Forderung wurde Semmelweis in seinem Kollegium zunächst verhöhnt und verlacht. Erst 1848 nach vielen verzweifelten Rückschlägen konnte Semmelweis den Erfolg vorweisen, dass von 3556 Gebärenden nur noch 45 Wöchnerinnen starben. Alle, die mit Wöchnerinnen in Kontakt kamen, mussten sich immer wieder von Patientin zu Patientin ihre Hände gründlich reinigen, bürsten und in Chlorlauge waschen.

Trotz seiner Erfolgszahlen hatten es die Mediziner/Wissenschaftler der damaligen Zeit schwer, die Forderungen von Semmelweis zur Händedesinfektion als Prophylaxe des gefürchteten Kindbettfiebers zu akzeptieren. Enttäuscht und verbittert durch die Anfeindungen aus dem Kollegium verlässt Semmelweis Wien und beginnt in Budapest erneut als Leiter einer Gebärabteilung den Kampf gegen das Kindbettfieber und für die *Händedesinfektion* zu führen. Erst fünf Jahre vor seinem Tode schreibt er einen Aufsatz: „Die Ethiologie, der Begriff und die Prophylaxe des Kindbettfiebers". Aber Überheblichkeit, Starrheit und Einseitigkeit der damals anerkannten „medizinischen Götter" verhindern immer noch, dass Semmelweis gehört wird. So zieht er sich mehr und mehr aus der Wirklichkeit zurück. Er wird in ein Irrenhaus eingeliefert, hatte sich aber bei einem seiner letzten ärztlichen Eingriffe eine kleine Verletzung am Finger zugezogen und stirbt 1865 mit 47 Jahren an *Sepsis*.

„Der erste Mensch, der das Geheimnis von Sepsis und Asepsis begriff, starb selbst an Sepsis." (Thorwald 1967)

Dr. Ignaz Semmelweis verdanken seit jener Zeit unzählige Wöchnerinnen ihr Leben, weil er als erster das Problem der Kontaktinfektion erkannte und in der Praxis diese zum ersten Mal weitgehend überwinden konnte.

Was Semmelweis, den man mit Recht „Retter der Mütter" nennt, entdeckte, hat heute in der Geburtshilfe einen nicht wegzudenkenden Platz: Die Desinfektion der untersuchenden Hände zum Schutz von Mutter und Kind.

1.1.2 Was bedeutet Rückbildung im Wochenbett

Die physischen und psychischen Belastungen einer Wöchnerin sind beeinflusst durch die Rückbildungsvorgänge der tief greifenden physiologischen Veränderungen aus der Schwangerschaft und sehr oft durch traumatische Geburtsverletzungen. Durch die hormonalen Umstellungen und die naturgegebenen körperlichen Rückbildungs- (= Involution) und Anpassungs- (= Adaptation) Vorgänge und durch die zusätzliche Beanspruchung durch das Stillen werden bei der Wöchnerin starke psychische Schwankungen ausgelöst. Kommen Rückbildungsstörungen im Frühwochenbett und körperliche Dysfunktionen, die bis ins späte Wochenbett und darüber hinaus anhalten können, hinzu, beeinflussen diese – besonders weil auch das kosmetische Anliegen der meisten Frauen besteht, baldmöglichst eine gute Figur und das vorherige Ausgangsgewicht wieder zu erlangen – Körper und Seele gleichermaßen.

Es bedarf neben der ärztlichen, medikamentösen und der in Kap. 1.9 aufgezeigten Begleittherapien noch weiterer Therapiekonzepte, um kompetent die naturgegebenen strukturellen und funktionellen Rückbildungsprozesse zu unterstützen und auch auf Rückbildungsstörungen und Dysfunktionen eingehen zu können.

Dies sind die *physiotherapeutischen Behandlungs- und Bewegungskonzepte*. Bis zu ihrem heutigen Erfahrungsstand kann diese medizinische Körpertherapie auf eine langjährige Entwicklung zurückblicken.

1.1.2.1 Die Anfänge der Rückbildungsgymnastik im Wochenbett – ein Blick zurück

Der Entwicklungsweg von der Heilgymnastik zur Krankengymnastik und zur heutigen Physiotherapie wird nachfolgend unter der Benutzung der Quelle A. Hüter-Becker (1997) „Von der Heilgymnastik zur Physiotherapie" aufgezeigt, um Einblick in die lange Tradition physiotherapeutischer Behandlung im Fachbereich Gynäkologie und Geburtshilfe zu geben.

Als *Heilgymnastik* beginnt in Deutschland die Geschichte des heutigen Berufs der Physiotherapeuten in der Mitte des 19. Jahrhunderts. So wurde die Verbindung aus Gymnastik und Turnen damals genannt. Vor allem orthopädische Ärzte wollten die statisch – dynamische Behandlung von Haltungsschäden durch eine aktive - dynamische Therapie ablösen. So wurden Haltungsschäden, vor allem bei Kindern, die man bisher bei verkrümmter Wirbelsäule in starre Korsetts steckte und mit Druckpelotten zurechtbog, nach ausgeklügelten, strengen, muskelkräftigenden Konzepten behandelt. Schwung und Rhythmus im Turnsaal waren aber verpönt. Kurz nach der Jahrhundertwende wurde 1900 die erste Lehranstalt für Heilgymnastik und Massage in Kiel (Dr. Lubinus) gegründet, die Lerninhalte in dieser Schule waren vor allem Turnen und medizinische Gymnastik als eng umgrenzte Einzelbewegungen nach schwedischem Vorbild. Dazu wurde die neuerdings von der Medizin akzeptierte Massage gelehrt. Nach Beendigung einer zweijährigen Ausbildung arbeiteten die Heilgymnastischen Helferinnen überwiegend in der Orthopädie und orthopädischen Chirurgie. Im 1. Weltkrieg müssen Heilgymnastinnen Dienst in Lazaretten tun. Von 1919 – 1921 bildet die erste staatliche Schule, die Sächsische Staatsanstalt für Krankengymnastik und Massage in Dresden Heilgymnasten aus. Anatomie, Physiologie und Pädagogik der Leibesübungen kommen hinzu. Jetzt beeinflussen auch andere Bewegungszweige, wie z. B. Tänzerische Gymnastik (Mary Wigman), aus der sich viel später die Tanz- und Bewegungstherapie entwickelte, die Heilgymnastik. Die freien Bewegungsformen von Elsa Gindler (1885 – 1961) und anderer Gleichgesinnter, welche in den 20iger Jahren die mechanische Art des Übens in der „Leibesertüchtigung" veränderten, weil für sie der bewegte Mensch als Einheit, als Ganzes wichtig war, auch neue Entspannungstherapien und Atemgymnastik hinzukamen, versetzten die Heilgymnastik schon damals in die Lage, sich nicht nur mit Orthopädie und Chirurgie zu beschäftigen. Heilgymnastik wird auf Innere Medizin und *Frauenheilkunde* ausgedehnt. Hede Kallmeier (geb. 1881) ist eine der großen Pionierinnen der Frauengymnastik („Unterleibsgymnastik") dieser Zeit. Ihre Arbeit schrieb sie in dem Buch „Heilkraft durch Atem und Bewegung" auf, aus welchem heute noch einige Übungen in der Rückbildungsgymnastik für Wöchnerinnen hilfreich und wirkungsvoll sind (siehe Kap. 4). Kallmeiers Leitmotiv: *Die Ganzheit des Menschen beruht auf der harmonischen Entwicklung von Leib, Seele, Geist. Zur Heilkraft der Bewegung gesellt sich die Heilkraft des Atems und des Tons.* Was für sie bereits in den 20iger Jahren ein wichtiges Anliegen war, ist heute, 80 Jahre später, hochaktuell, um z. B. in der Geburtsvorbereitung, für die Rückbildung im Wochenbett und in vielen anderen Fachbereichen funktionsrichtige Körperarbeit weitergeben zu können.

In den 30iger Jahren wird das Arbeitsfeld der Heilgymnastik um die Neurologie erweitert. Entwickelt werden z. B. Bindegewebsmassage, für die „Frauenprobleme" die wichtige Hockergymnastik, das haltungskorrigierende Klapp"sche Kriechen; die Entspannungs- und Atemtherapie wird verfeinert. Auch im 2. Welkrieg müssen Heilgymnastinnen in ganz Europa in Lazaretten Patienten behandeln. Nach Kriegsende werden Turnsport und Gymnastik eindeutig ihrem Arbeitsfeld, der Pädagogik und *nicht der Medizin* zugeordnet. Die *medizinische Heilgymnastik* heisst ab jetzt *Krankengymnasik*, während nichtmedizinische Zweige, z. B. die TurnlehrerInnen, die GymnastikklehrerInnen, ebenso wie die Masseure, ohne die notwendige Ausbildung dafür zu haben, in die Arbeitsbereiche der Krankengymnastik drängen. Deshalb wurde 1946 der erste krankengymnastische Landesverband, wenig später der überregionale Zentralverband der Krankengymnasten (ZVK) gegründet, der sich 1951 mit anderen nationalen Verbänden der WCPT (World Confederation for Physical Therapie) zusammenschloss. Nachdem 1958 die Ausbildung zum Krankengymnasten nach einer bundeseinheitlichen Ordnung durchgeführt wird, ist seitdem die Berufsbezeichnung geschützt.

Vom Ausland kommen neue krankengymnastische Methoden nach Deutschland, z. B 1952 PNF (Propriozeptive Neuromukuläre Fazilitation) mit ihren diagonalen Pattern aus USA, aus England 1960 die Entwicklungsneurologische Behandlung für frühkindlich hirngeschädigte Kinder durch das Ehepaar Bobath (siehe Kap. 1.6.2.2). Ab etwa 1960 werden z. B. Konzentrative Bewegungstherapie (KBT, die ihre Wurzeln bei Elsa Gindler hat), Konzentrative Entspannung, Kommunikative Bewegungstherapie und Lösungstherapie (Alice Schaarschuch) in die Krankengymnastik integriert, die alle in der Behandlungs- und Bewegungstherapie mit Frauen (Gynäkolgie und Geburtshilfe) ihren festen Platz gefunden haben. Aber auch in der Inneren Medizin und Psychiatrie werden sie eingesetzt, weil Atmung und Entspannung in diesen Fachbereichen schon immer von Bedeutung waren.

Zum krankengymnastischen Arbeitsbereich kamen in den 60iger Jahren die Psychomotorische Übungsbehandlung, es folgen Behandlungsmethoden von den Norwegern wie Manuelle Therapie (auf die Behandlung durch Manualtherapeuten wird in Kap. 1.4.12 immer wieder hinge-wiesen). Aus der KG-Behandlungsmethode der Stemmführungen nach R. Brunkow werden einige Übungen auch in der Arbeit mit Wöchnerinnen in Kap. 4 beschrieben. Die entwicklungskinäsiologische Behandlung von Dr. V. Vojta bereicherte zunächst als Behandlung bei CP-Kindern (siehe Kap. 1.6.2.2), später auch als Vojta-Therapie bei Erwachsenen das krankengymnastische Behandlungsspektrum. In den 70iger Jahren wurde durch Susanne Klein-Vogelbach die Krankengymnastik um die Funktionelle Bewegungslehre (FBL) bereichert. Ohne dieses von Klein-Vogelbachs FBL geprägte Denken ist auch Rückbildungsgymnastik nach funktionellen Gesichtspunkten undenkbar. Auch in die Geburtsvorbereitung habe ich für Körper- und Geburtsarbeit dieses FBL-Konzept integriert. Die A. Brügger-Therapie gibt in den 80iger Jahren neue Ansätze zur Körperhaltung und viele andere hier nicht erwähnte Therapiekonzepte folgen.

Seit 1994 im wiedervereinigten Deutschland heisst die Krankengymnastik jetzt Physiotherapie, passte sich so der Berufsbezeichnung des internationalen Standes (WCPPT) an.

Heute orientiert sich das neue Denkmodell Physiotherapie nicht mehr an den Fachgebieten der klinischen Medizin, sondern an den *Organsystemen*, an denen physiotherapeutische Behandlung ihre primären Wirkungen entfaltet:

– am Bewegungssystem,
– an den inneren Organen,
– an Bewegungsentwicklung und Bewegungskontrolle und
– am Verhalten und Erleben.

Dieser letzte Zweig, der das Berufsbild gerundet hat, wurde erst 1996/97 offiziell in die Physiotherapie integriert.

Wie sehr wir alle, die Rückbildungsbehandlung und Rückbildungsgymnastik als passive und aktive Maßnahmen an Wöchnerinnen weitergeben, für die Körperarbeit auf den Schultern ungezählt vieler Pionierinnen und Pioniere stehen, die weltweit das passive und aktive Behandeln und Bewegen am Patienten auf den Weg brachten, sollte an Hand dieser sehr kurz gefassten Entwicklung von der Heilgymnastik bis zur Physiotherapie aufgezeigt werden. Wir benutzen heute selbstverständlich diese Konzepte und Methoden, deren Wirkungsweisen seit ihrer Entwicklung bis zum heutigen aktuellen Stand immer wieder kritisch überprüft wurden und werden.

Die etwa über 80 Jahre hinweg gewachsenen (heil)gymnastischen Erfahrungen im Fachbereich Geburtshilfe und Gynäkologie schließt von Anfang an bis heute die Rehabilitation der Wöchnerinnen ein, besonders dann, wenn das Wochenbett für die Frau mit strukturellen und funktionellen Problemen an Muskel-, Faszien-, Knochen- und Gelenkstrukturen gezeichnet ist, weil sich das wiederum im Verhaltens- und Erlebensbereich der Wöchnerin auswirken wird.

Eine ganzheitliche Therapie sollte deshalb immer das Konzept der Wahl sein.

1.1.2.2 Unterstützung der Rückbildungsvorgänge durch Körpertherapie (Physiotherapie)

Die Rückbildungsprozesse im Wochenbett können durch ganzheitliche physiotherapeutische Behandlungs- und Bewegungskonzepte unterstützt werden (siehe Kap. 4).

Wenn jede Wöchnerin über ihre schwangerschaftsbedingten körperlichen Veränderungen und deren Rückbildungschancen im Früh- und im Spätwochenbett aufgeklärt wird, ihr aber auch für bleibende Veränderungen (z. B. Striae gravidarum) keine falschen Versprechungen gemacht werden, hat das günstige Auswirkungen. Sie ist für die Rückbildungs-Körpertherapie motivierter und unterstützt durch ihre Mitarbeit, zunächst unter Anleitung, später dann auch ohne Anleitung über die Zeit des Wochenbetts hinaus durch selbständiges, funktionsrichtiges Üben den Therapieerfolg. Damit kann die Rückbildungsgymnastik eine Prävention für eventuell erneute Schwangerschaftsbelastung aber auch eine Selbsthilfe bei auftretenden Problemen sowie eine Prävention bis in spätere Lebensabschnitte sein.

Leitmotiv aller, die Rückbildungsgymnastik verordnen und an Wöchnerinnen vermitteln, muss sein:

Die therapeutische Behandlung und die therapeutischen Übungen zur Unterstützung der körperlichen funktionellen und strukturellen Rückbildungsprozesse nach der Geburt sind eine medizinisch-orientierte Hilfe für Wöchnerinnen, welche in Deutschland mit dieser Begründung von den Kassenträgern erstattet wird.

Ziel soll sein, den körperlichen Zustand der Frau von vor Beginn der Schwangerschaft aber auch geburtsbedingte körperliche Veränderungen, weitgehendst zurückzubilden und wieder herzustellen.

Um dieses Ziel erfolgversprechend zu erreichen, bedarf es einer qualifizierten Ausbildung und ständiger Weiterbildung all derer, die für Wöchnerinnen Rückbildungsgymnastik anbieten.

Die anzuwendenden Techniken und Maßnahmen müssen auf den individuellen Befund der Wöchnerin angepasst sein und auf allgemeine und spezielle Zielsetzungen, welche sich aus Abweichung von dem „Normalen" ergeben, abgestimmt werden.

Merke: Für Früh- und Spätwochenbett gilt gleichermaßen: *Aus dem allgemeinen und dem individuellen Befund einer Wöchnerin (siehe Kap. 2) und den allgemeinen und speziell dem Befund angepassten Zielsetzungen (siehe Kap. 3) wird das Behandlungs- und Bewegungskonzept (siehe Kap. 4) für die Wöchnerin abgeleitet.*

1.1.2.3 Risiken durch fehlende oder falsche Rückbildungsgymnastik während des Wochenbetts

Mit zunehmender Tendenz muss beobachtet werden, dass in dem breiten Angebotsspektrum der Rückbildungsgymnastik die Aufmerksamkeit für mögliche körperliche Dysfunktionen und Dysbalancen, die eine Frau aus Schwangerschaft und Geburt mit ins Wochenbett bringt und bringen kann, die sich aber auch oft erst in den folgenden Wochen nach der Geburt herausstellen können, viel zu *wenig beachtet werden* oder gar *zu wenig bekannt sind.* Die Auswirkungen daraus bedeuten für nicht- oder falsch behandelte Wöchnerinnen meist Minderung ihrer Lebensqualität, nicht selten bis in ihre späteren Lebensabschnitte hinein. In den folgenden Kapiteln werden dazu mehrere Fallbeispiele aufgezeigt.

Das *Unterlassen* einer Rückbildungsbehandlung, vor allem, wenn es Rückbildungsstörungen oder Verletzungen durch die Geburt gab, hat Auswirkungen auf das statisch-dynamische Gleichgewicht z. B. bei Beckenringproblemen wie auch bei breitbleibender Rektusdiastase. Schwäche der Rumpfwandmuskulatur hat Auswirkungen zum Ort des geringsten Widerstandes, z. B. auf den oft noch strukturverletzten Beckenboden, auf die Atemsituation, auf das statiksichernde Stabilisieren. Diese und weitere in den folgenden Kapiteln aufgezeigten Situationen können zum Langzeitproblem für die Frau werden.

Für eine Wöchnerin ohne, aber vor allem mit o. g. Problemen ist aber ein weitaus folgenschwereres Risiko, wenn sie mit *unfunktioneller überfordernder Power-Gymnastik* im Wochenbett behandelt wird. Zum Beispiel sind unfunktionelles Bauchmuskeltraining, funktionsfalsches Beckenbodentraining, Verzicht auf funktionsrichtiges Atmen beim Üben, Überdosierung bezüglich Tempo und Dauer beim Üben für die rekonvaleszierende

Wöchnerin eher schädlich als von Nutzen. Derartige Trainingsangebote, die keine Rücksicht auf die noch geschwächte oder gar noch strukturverletzte Muskulatur und auf den derzeitigen Leistungsstand der Wöchnerin nehmen, Übungen, bei denen die Frau nur mit unökonomischem Kraftaufwand und körperlichem Fehlverhalten, mit Ausweichbewegungen und Atemanhalten (Pressatem) in der Lage ist, die Überdosierung zu kompensieren, solche Übungsangebote können körperliche Dysbalancen und Dysfunktionen verstärken. Oft vermag die Wöchnerin nicht, z. B. mit geschwächtem Beckenboden die Übungen überhaupt nachzuvollziehen. Ihre Erschöpfung, oft auch Verstärkung der Beschwerden nach einer sie überanstrengenden, schweißtreibenden Rückbildungsstunde sind für sie nicht motivationsfördernd. Ihr Unvermögen, in der Gruppe, die meist auch noch Wöchnerinnen mit zeitlich unterschiedlichen Abständen nach der Geburt zusammenfasst, gut mitzuhalten, bezieht manche Frau auf sich selbst. Lustlos und unmotiviert brechen diese überforderten Wöchnerinnen nicht selten den Rückbildungskurs ab.

Merke: Eine Wöchnerin soll und muss in der Rückbildungsphase keine größere Fitness erreichen, als sie vor Schwangerschafsbeginn hatte!

Anmerkung: Die stark zunehmenden Fitness-Angebote mit Aerobic, Power-Gymnastik in Sportstudios, sogar neuerdings Angebote zur Ausbildung als sog. Rückbildungstrainerinnen entsprechen zwar dem Zeitgeist, sind aber für Wöchnerinnen während der Rückbildungsphase im Spätwochenbett nicht geeignet, weil auf den Leistungsstand und Befund der einzelnen Wöchnerin viel zu wenig Rücksicht genommen wird.

Mit der Begründung der „Überforderung" wird jetzt immer häufiger der Zeitpunkt des Beginns der Rückbildungsgymnastik einfach nach hinten verschoben, erst am Ende des Wochenbetts begonnen, um dann die Frauen mit Power-Gymnastik fit zu machen, was viele von ihnen dann immer noch überfordert. Meines Erachtens geht das am Sinn und Auftrag für Rückbildungsgymnastik im Wochenbett vorbei, weil die Frau auch Wochen später ohne kontinuierlich trainierten funktionellen Muskelaufbau die geforderte Leistung nicht unbeschadet umsetzen kann.

In den dazwischen liegenden Wochen vom Ende des Frühwochenbetts (10. Tag) bis zum Rückbildungskursbeginn, ca. 8 Wochen post partum, bleibt diese Wöchnerin mit allen körperlichen Belastungen durch Baby und Stillen, durch Pflichten mit vorhandenen Kindern und ihrem Haushalt ohne körpertherapeutische Begleitung für ihr aus Schwangerschaft und Geburt mitgebrachtes geschwächtes Muskelkorsett der gesamten Rumpfkapselmuskulatur.

Hier muss erinnert werden, dass es Anliegen der Rückbildungsgymnastik ist, die naturgegebene hormonelle Umbauphase mit funktionsrichtiger Behandlung und entsprechend dosierten Übungen zu unterstützen und auf Beschwerden und Probleme in dieser Zeit einzugehen. Bei so sanften Übungskonzepten fühlen sich auch die Wöchnerinnen bei Z. n. Kaiserschnitt gut aufgehoben.

Das Leitmotiv muss sein: Rekonvaleszieren und Anfordern – nicht Überfordern!

Und das zum richtigen Zeitpunkt! Dieser *richtige* Zeitpunkt für den Beginn der Rückbildungsgymnastik im Spätwochenbett ist zwischen der 3. und 4. Woche nach der Geburt, wird von leichten zu schwierigeren Übungen gesteigert und muss eine gute Balance zwischen anforderndem Üben und Ruhephasen haben. In Kapitel 6.1.1 sind die Prinzipien der Trainingstherapie aufgezeigt, die beachtet werden müssen, wenn eine stabile strukturelle und funktionelle Anpassung in der Rehabilitation durch Training erzielt werden soll.

Seit mehr als 40 Jahren werden Wöchnerinnen von mir, von vielen Physiotherapeutinnen, Gymnastinnen und Hebammen so zu ihrem normalen körperlichen Leistungsniveau innerhalb der vom Kassenträger erstatteten Stunden begleitet, fühlen sich nie überfordert, üben deshalb zu Hause mit und kommen regelmäßig, weil sie ihre Leistungssteigerung am eigenen Körper positiv erfahren.

Hinweis: Welche Fitness- und Sportangebote eine Frau am Ende des Wochenbetts nach Beendigung des Rückbildungskurses in Anspruch nimmt (siehe Kap. 4.4.3.3) liegt außerhalb unserer Kompetenz und Verantwortung, die Kassenleistung kann sie dafür nicht in Anspruch nehmen.

1.2 Physiologie des Wochenbetts

1.2.1 Physiologische Rückbildungsvorgänge nach Schwangerschaft und Geburt während des normalen Wochenbettverlaufs

Das Wochenbett beginnt mit der Geburt der Plazenta (Nachgeburt). Es ist nach Monate währender Schwangerschaft und der Geburt des Kindes eine Phase, in der sich die anatomischen und physiologischen Veränderungen aus diesem „Ausnahmezustand im Leben einer Frau" wieder zum Normalen rückbilden, wobei jede Schwangerschaft und Geburt im Körper der Frau ihre Spuren hinterlässt. Im Wochenbett geschehen außerdem die Wundheilungsvorgänge. Die Milchbildung (Laktation) kommt in Gang, beim Stillen sollte anfangs die junge Mutter unterstützt werden, um den Milchfluss für das Kind in ausreichender Menge zu erhalten. Ist doch das Stillen ein wichtiger Beitrag, die Mutter-Kind-Beziehung von Anfang an zu fördern.

Wenn dann die Wiederaufnahme der Ovarialfunktion beginnt, sind die wichtigsten Rückbildungsvorgänge im Früh- und Spätwochenbett abgeschlossen (vgl. Kap. 1.1.2).

1.2.2 Hormonelle Umstellung bis hin zur erneuten Ovarialfunktion, Menstruation, Fertilität

Welche Hormone bewirken was, wenn von der „hormonellen Umbauphase" oder von „hormonell gesteuert" im Zusammenhang mit dem Wochenbett die Rede ist?

Wenn die Plazenta (Nachgeburt) geboren ist, kommt es bei der jungen Mutter zum raschen Absinken aller von der Plazenta produzierten Hormone (z. B. Östrogen, Progesteron, HPL und HCG). Dieser im Blut und Harn nachweisbare Hormonabfall ist der Auslöser für die Rückbildungsvorgänge nach der Geburt, wobei die meisten Um- und Rückbildungen im Frühwochenbett geschehen.

1.2.2.1 Prolaktin

Prolaktin ist das Schlüsselhormon für die am 3. Tag post partum einsetzende Laktation. Das Prolaktin wird im Hypophysenvorderlappen (HVL) durch den Abfall des Östrogens gebildet. Durch den Stillvorgang bleibt dann das Prolaktinniveau hoch, bei jedem Stillen (Saugreiz) wird die neuerliche Prolaktinausschüttung angeregt. Während der Stillzeit bleibt so die Wiederaufnahme der Ovarialfunktion bei 80 % der Wöchnerinnen gehemmt (Breckwoldt 1999).

Nicht vor der 30. Woche post partum ist bei stillenden Müttern mit der Reifung eines neuen Follikels zu rechnen. Stillt eine Frau nicht, normalisiert sich innerhalb von 2 – 3 Wochen nach der Geburt ihr Prolaktinspiegel. Dadurch könnte die erste Menstruation (Regelblutung) etwa 8 Wochen post partum wieder einsetzen. Weil Prolaktin von Anbeginn der Schwangerschaft bis zum Ende des Wochenbetts ein grundwichtiges Hormon für den gesamten Anpassungsstoffwechsel der Frau ist, wird es auch als Schwangerschaftshormon (Gestationshormon) bezeichnet.

Auch einem anderen Hormon kommt nach der Geburt eine bedeutende Aufgabe zu:

1.2.2.2 Oxytozin

Oxytozin wird im Hypophysenhinterlappen (HHL) gebildet und bewirkt nach der Geburt:

– eine Steigerung der Kontraktionskraft (Nachwehen) an der Uterusmuskulatur und somit die Rückbildung der Gebärmutter, wobei sich die Haftstelle (jetzt Wundfläche) der Plazenta verkleinert und die Nachblutungsgefahr verringert wird.
– am muskulären Anteil des Brustdrüsengewebes bewirkt Oxytozin das In-Gang-Kommen des Milchflusses, besonders während des Stillens fördert Oxytozin die Milchbildung.

> **Wichtig:** Durch stimulierende Reize auf den Uterus (z. B. passive Bauchlagerung, Bauchatem, Bauchmassage) ebenso beim Saugreiz an der Mamille wird die Oxytozinausschüttung angeregt. Im Frühwochenbett begünstigt somit das Stillen die Rückbildung der Gebärmutter. Die Stillende verspürt beim Saugen ihres Kindes ein Ziehen in ihrer Gebärmutter.

Der Wiederbeginn der Ovarialfunktion, die erste Follikelreifung im Eierstock, der erste Eisprung (Ovulation), die erste Regelblutung (Menstruation) ist vom nun wieder beginnenden Zusammenspiel des hormonellen Regelkreises vom HVL (Hypophysenvorderlappen) und den Ovarien (Eierstöcke) und vom Stillverhalten der Frau abhängig.

> **Beachte:** Bei Blutungen vor der 8. Woche post partum handelt es sich um anovulatorische Blutung, hier fand kein Eisprung statt.

Die physiologische Phase der Unfruchtbarkeit, das Ausbleiben der Menstruation, welche erstmals nach der Geburt in einem individuell unterschiedlich langen Zeitraum wieder zurückkehrt und während der Stillzeit durch die Laktation aufgeschoben wird, bezeichnet man als *Laktationsamenorrhoe*. Stillt die Mutter ihr Kind voll, stellt das trotzdem *keinen vollen Verhütungsschutz* vor einer neuen Schwangerschaft dar.

Die Fertilität (Fruchtbarkeit) ist zwar herabgesetzt aber nicht aufgehoben. Eine Wöchnerin kann, da der erste Eisprung (Ovulation) schon vor der ersten Menstruation geschieht, schon vor ihrer ersten Regelblutung wieder schwanger werden.

Eine *Anti-Konzeptions-Beratung* durch die Hebamme (Nachsorge) oder Klinikarzt bzw. behandelnden Frauenarzt sollte unbedingt erfolgen, nicht nur, wenn die Frau von sich aus nachfragt.

1.2.3   Genitale Rückbildungs- und Wundheilungsvorgänge (Involution)

Was bedeutet Involution? Von Involution spricht man, wenn ein Organ, welches durch Hypertrophie und/oder Hyperplasie vergrößert war, infolge von Hypotrophie und/oder Hypoplasie in seine ursprüngliche (normale) Größe zurückgebracht wird (Rockenschraub).

1.2.3.1 Rückbildung der Gebärmutter (Uterus)

Ein typisches Beispiel für *Hypotrophie* und *Hypoplasie* ist nach der Geburt die Rückbildung des Uterus. Andere ebenso gebräuchliche Bezeichnungen sind Gebärmutter oder Fruchthalter, die auf die Aufgabe dieses weiblichen Organes hinweisen. Das geschieht im Frühwochenbett durch Nachwehen, Lochialfluss und Abbau der Muskelsubstanz.

Der normale Uterus und seine Anpassung an Schwangerschaft und Geburtsarbeit

– Der *nichtschwangere Uterus* ist ein dickwandiges, birnenförmiges muskuläres Hohlorgan, etwa 7–9 cm lang, er wiegt etwa 60 g.
Die regelrechte Lage des Uterus im kleinen Becken ist eine *Anteversio*, im Isthmusanteil eine *Anteflexio*. Das bedeutet, dass die Gebärmutter insgesamt nach ventral Richtung Harnblase geneigt ist, in Höhe des Isthmus(Hals) nach vorn abgebeugt ist (Abb. 1.**6**).
– Die Uteruswand besteht aus 3 Schichten:
  – der äußeren Schicht, dem *Perimetrium,*
  – die dicke mittlere Schicht ist das *Myometrium,*
  – die innere Schleimhautauskleidung, in der sich das befruchtete Ei einnistet, ist das *Endometrium.*

In Anpassung des Uterus an eine Schwangerschaft beträgt die Größenzunahme, am Beginn mit einer geringen Breitenzunahme, dann vornehmlich mit Längenwachstum nach 40 Schwangerschaftswochen, also am Ende der Tragzeit, etwa 30 cm Uteruslänge bei einem Gewicht von etwa 1000 g. Aus der kleinen Gebärmutter ist ein stabiler Fruchthalter und für die Geburt ein Arbeitsmuskel geworden. Die Dicke der Gebärmutterwand liegt dann bei 3–5 cm.

Diese Größenzunahme während der Schwangerschaft geschieht durch

– Hypertrophie: Das ist ein aktives Wachstum bereits vorhandener Muskelzellen, es wird ausgelöst durch hormonelle und physikalische (Fruchtwasserdruck) Reize und führt zur Vergrößerung des Uterus.
– Hyperplasie: Das ist ein passives Wachstum durch Neubildung (Vermehrung) von Muskelfasern aus Bindegewebszellen, damit sich der Uterus an das wachsende Kind anpassen kann.

Die Anordnung der Muskelfasern im Myometrium (mittlere Uterusschicht) ist ein schräg zur Längsachse des Uterus verlaufender spiraliger Aufbau, die Goerttler mit „Uhrfederspiralen" vergleicht (Abb. 1.**7**).

– Längsfasern (Stratum supravasculare) in der äußeren dünnen Schicht,
– Spiral- oder Netzfasern (Stratum vasculae) in der mittleren Schicht als dreidimensionales Netzwerk,
– Ringfasern (Stratum subvasculae) in der inneren Schicht.

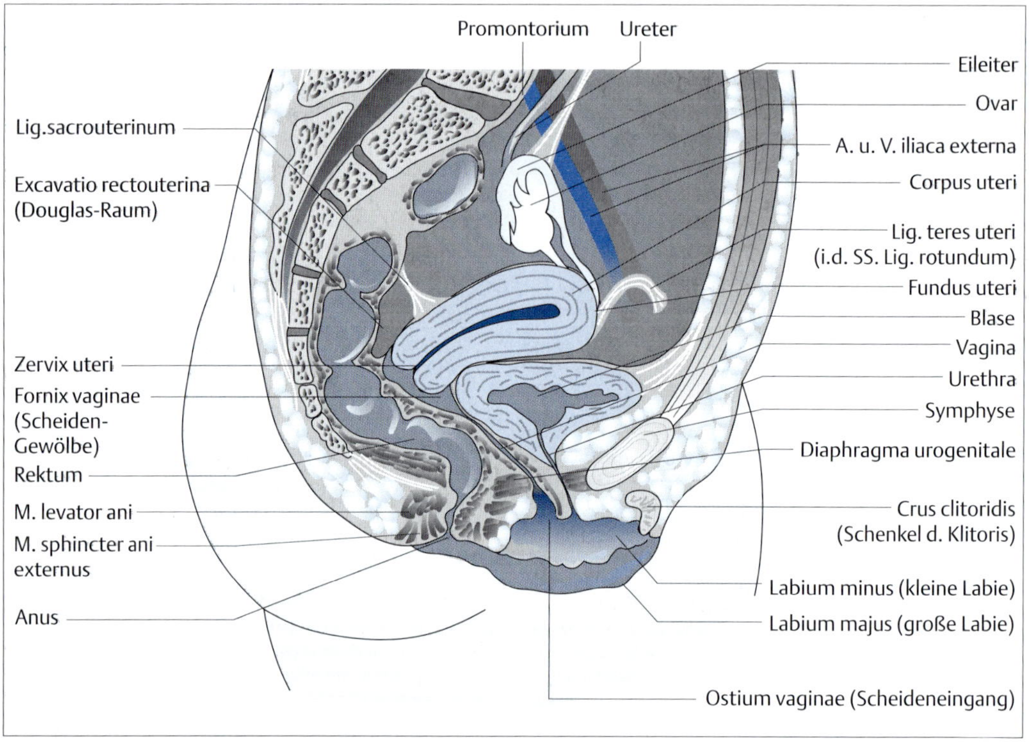

Promontorium   Ureter

Eileiter

Ovar

A. u. V. iliaca externa

Lig.sacrouterinum

Corpus uteri

Excavatio rectouterina
(Douglas-Raum)

Lig. teres uteri
(i.d. SS. Lig. rotundum)

Fundus uteri

Blase

Vagina

Zervix uteri

Urethra

Fornix vaginae
(Scheiden-
Gewölbe)

Symphyse

Diaphragma urogenitale

Rektum

Crus clitoridis
(Schenkel d. Klitoris)

M. levator ani

M. sphincter ani
externus

Labium minus (kleine Labie)

Anus

Labium majus (große Labie)

Ostium vaginae (Scheideneingang)

Abb. 1.6 Sagittalschnitt durch das weibliche Becken. Lage der Gebärmutter in Anteversio/flexio und ihre Beziehung zu den Nachbarorganen. Nach der Geburt soll die Involution des Uterus durch Bauchlage unterstützt werden, die dem Uterus in seine regelrechte Position innerhalb des kleinen Beckens bringt. (nach Netter)

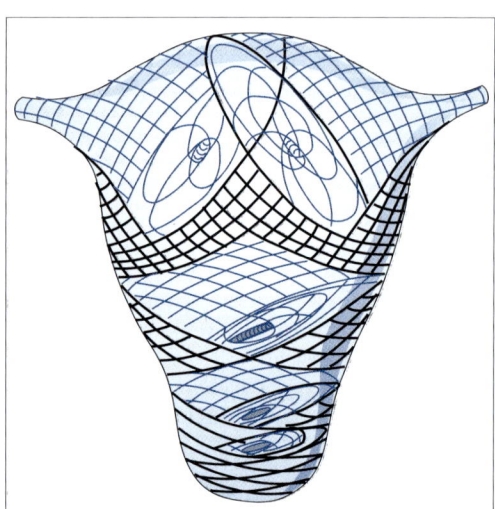

Abb. 1.7 Modellvorstellung des Verlaufs der Muskelfasern in der Uteruswand. „Uhrfederspirale" (nach Goerttler)

Beste Voraussetzungen sind der Gebärmutter durch die Anordnung der Muskelfasern zur dreidimensionalen Größenzunahme geschaffen, um dem Kind in der Gebärmutterhöhle Wachstum zu sichern aber auch in der Austreibungsphase das Herausschieben des Kindes mit *Fundaler Dominanz* zu ermöglichen. In der postpartalen Phase muss sich die Gebärmutter nun schnellstmöglich wieder verkleinern, zurückbilden. Unmittelbar nach der Geburt von Kind und Plazenta wiegt der Uterus noch etwas 1000 – 1200 g. Er hat noch eine Länge von 16 – 18 cm. Die Wandstärke des Uterus, vor allem des Myometriums beträt noch etwa 3 cm.

Bereits am Ende der ersten Woche post partum wiegt die Gebärmutter noch 500 g und 6 Wochen nach der Geburt weniger als 100 g (einige Autoren geben 50 g an, damit hat sie dann ihr normales Gewicht zurück).

In den ersten drei Tagen nach der Geburt formieren sich die Zervix uteri (Gebärmutterhals) und die Portio uteri (Muttermund) wieder, nach 8 – 10 Tagen ist der innere Muttermund gerade noch so weit geöffnet, dass die Lochien abfließen können.

Interessant: Die Portio (Muttermundsöffnung) einer Frau, die nicht geboren hat, ist rund. Nach einer Geburt hat der Muttermund die Form eines Querspaltes.

Involution der Muskulatur des Uterus post partum

Die Involution des Uterus geschieht durch Abbau der Muskelsubstanz der in der Schwangerschaft hyperplastisch gewachsenen Gebärmutter. Durch den raschen Östrogen- und Progesteronabfall werden bestimmte Enzyme, z. B. das Enzym Kollagenase ausgedrückt (exprimiert), das bewirkt dann den raschen Abbau der Muskelsubstanz.

Kontraktionen (Nachwehen)

Die Involution des Uterus geschieht auch durch Kontraktionen, den sog. Nachwehen. Das Myometrium des Uterus kann sich aufgrund der o. g. Anordnungen der Muskelfasern kontrahieren. Auslöser dazu ist eine Oxytozin-Hormonausschüttung aus dem Hypophysenhinterlappen (HHL), reflektorisch werden diese Kontraktionen auch durch den Saugreiz des Kindes an der Mamille ausgelöst.

Unterschiedlich starke Uteruskontraktionen komprimieren die Blutgefäße im Bereich der Stelle, wo die Plazenta vor der Geburt mit der Uterusinnenwand verbunden war. So bewirken die Kontraktionen einen verminderten Blutverlust post partum. Die Wundfläche, vorher Haftstelle der Plazenta, verkleinert sich durch Uteruskontraktionen gleich nach der Geburt von Kind und Nachgeburt auf mehr als die Hälfte. Ebenso unterstützen die Kontraktionen, die im Wochenbett von der Frau oft als *schmerzhafte* Nachwehen empfunden werden, das Abfließen der Lochien (Wochenfluss).

So sind die Nachwehen wirkungsvoll:

– Die Blutstillung wird forciert
– Die Plazentahaftstelle verkleinert sich
– Die Rückbildung der muskelstarken Gebärmutter auf normale Größe und Gewicht wird unterstützt.
– Das Abfließen des Wund- oder Lochialsekrets wird wirkungsvoll unterstützt.

Es werden drei Arten der Nachwehen unterschieden:

– *Dauerkontraktionen* als ein im Wochenbett physiologischer Vorgang, werden auch als „tonische Retraktionen" (lat. retrahiere = zurückziehen) bezeichnet.

Beginn: Mit der Geburt der Plazenta; Dauer: Etwa 4 – 5 Tage post partum.
– *Spontane, rhythmische Kontraktionen*, die zusätzlich zu den Dauerkontraktionen *oben aufgesetzt* auftreten.
Beginn: Wenige Stunden nach der Geburt; Dauer: Diese Nachwehen treten erst in kürzeren, dann länger werdenden Intervallen auf und hören nach 2 – 3 Wochenbett-Tagen auf.
Hinweis: Diese Nachwehen sind vor allem für Mehrgebärende äußerst schmerzhaft (die Wöchnerin ist nach der Geburt nicht mehr motiviert, noch Schmerzen auszuhalten). Nach der Geburt des ersten Kindes werden Nachwehen selten schmerzhaft gespürt.
– *Reizwehen* sind rhythmische Kontraktionen, die im Verlauf des Frühwochenbetts durch Reizauslöser hervorgerufen werden. Das können sein: Bauchmassage, Wochenbettübungen, Druck auf den Uterus z. B. Bauchlage.
In die Gruppe der Reizwehen gehören auch
a. die beim Stillen, beim Ansaugen des Kindes an der Mamille, auch nach dem Stillen ausgelösten Uteruskontraktionen. Sie heißen *Stillwehen* und helfen bei der Uterusrückbildung.
b. die durch Wehenmittelgaben ausgelösten Reizwehen.

Für die Rückbildung der Gebärmutter im Frühwochenbett ist eine wichtige Kontrolle das Palpieren des Fundusstandes (Abb. 1.**8**–1.**10**).

Über die Fixpunkte Nabel und Symphyse wird der Höhenstand des Fundus uteri getastet.

– Unmittelbar post partum wird der Fundusstand 2 Querfinger (QF) breit unterhalb des Nabels getastet.
– Bedingt durch das Nachlassen der Uteruskontraktionen, der einsetzenden Straffung und Tonisierung von Scheide und Beckenboden, durch Auffüllen der Speicherorgane Blase und Darm steigt der Fundus uteri am Tag nach der Geburt wieder nach oben, er befindet sich etwa in Nabelhöhe.
– Täglich soll sich dann der Fundus uteri um 1 QF in Richtung Symphyse absenken, bis er etwa am 10. Tag, was etwa auch das Ende des Frühwochenbetts ist, hinter der Symphyse im kleinen Becken verschwindet und von außen nicht mehr getastet werden kann.

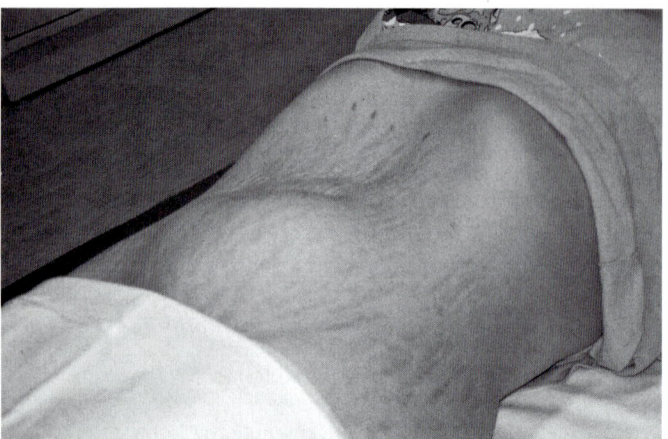

Abb. 1.8 Uterus nach der Geburt.

Wundheilung, Lochialfluss u. Regeneration des Endometriums

Wundheilung in der Gebärmutterhöhle:

Nach der Ablösung der Plazenta und Eihäute befindet sich in der Gebärmutterhöhle eine große

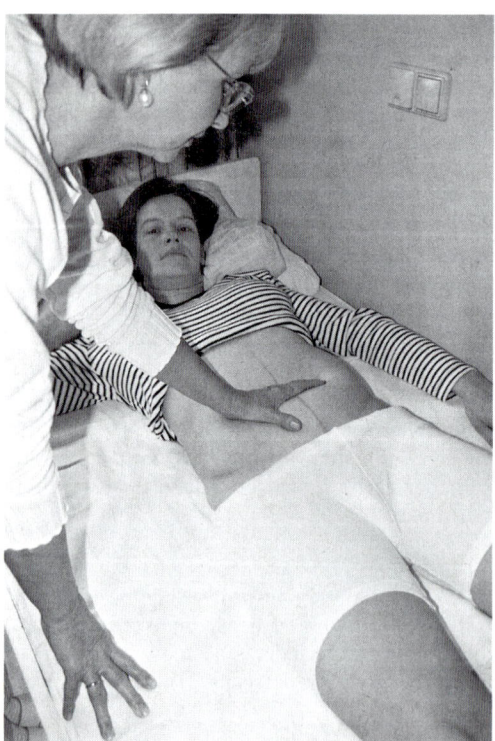

Abb. 1.9 Hebamme tastet am Tag nach der Geburt den Fundusstand in Nabelhöhle.

Wundfläche. Im Bereich, wo die Eihäute sich ablösten, ist diese Wundfläche nahezu glatt. Wo die Plazenta haftete, ist die Wundfläche rau und uneben, dort hat sie einen Durchmesser von etwa 12 cm. Bedeckt ist diese Wundfläche mit Thromben, mit nekrotisierendem Gewebe aus Drüsenresten, auch mit Zottenresten.

Leukozyten (Granulozyten und Lymphozyten) und Phagozyten (Fresszellen) wandern über den Blutweg in das Wundgebiet ein und lösen die Gewebsreste auf. Es bildet sich in Verbindung mit Fibrin ein Wundschutzwall, der die innere Wunde vor Keimen schützt und uterine Um- und Abbauprodukte mit den Kontraktionen des Uterus als *Lochien* ausscheidet.

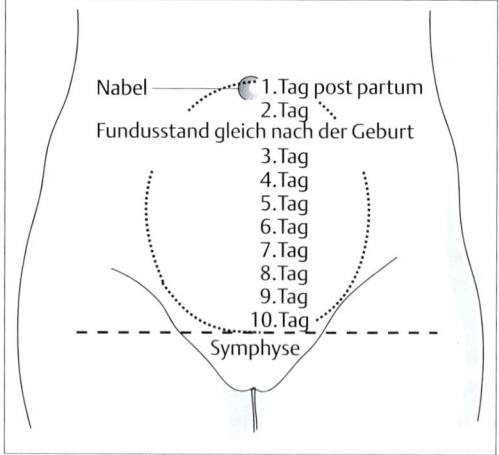

Nabel ——— 1. Tag post partum
2. Tag
Fundusstand gleich nach der Geburt
3. Tag
4. Tag
5. Tag
6. Tag
7. Tag
8. Tag
9. Tag
10. Tag
Symphyse

Abb. 1.10 Der Fundusstand der Gebärmutter senkt sich ab dem 1. Tag post partum täglich 1 Querfinger vom Nabel in Richtung Symphyse.

Lochien, (griech. lochios = zur Geburt gehörend) auch Lochial- oder Wochenfluss:

Es ist die Bezeichnung für das Wundsekret, welches aus der Wunde stammt, die vor der Geburt Haftstelle der Plazenta zur Uterusinnenwand war. Die Lochien werden auch als „Spiegel der Wundheilung" bezeichnet, sie müssen abfließen.

Bestandteile der Lochien sind: Blut, Lymphe, Eihautreste, Gewebsreste aus der Dezidua (= das während der Schwangerschaft weiterentwickelte Endometrium zur Funktionalis) verflüssigtes nekrotisches Gewebe, vermischt mit Bakterien und Schleim.

Menge: Sie variiert im gesamten Rückbildungszeitraum von 200 ml bis 500 ml (zum Vergleich: Menstruation insgesamt 50 bis 80 ml.)

Farbe: in der 1. Woche post partum blutig, in der 2. Woche braun-rot, allmählich gelb, in der 3. Woche hell werdend, das bleibt dann für etwa 4 bis 6 Wochen.

Geruch: anfangs süßlich-fade, beim allmählichen Versiegen geruchlos.

Menge, Farbe und *Geruch* der Lochien sind Hinweise, wie die Wundheilung der Plazentahaftfläche und die Regeneration des Endometriums voranschreiten. Die Wunde in der Gebärmutterhöhle heilt ab. Bereits 2 Wochen post partum hat sich die Haftstelle der Plazenta auf einen Durchmesser von 5 cm verkleinert.

Die Epithelisierung der großen Wundfläche mit Differenzierung in Epithelzellen als Deckzellen und Stromazellen als bindegewebiges Stützgewebe geht von den verbliebenen Endometriumsdrüsen aus. Das Endometrium in der Gebärmutterhöhle bildet sich neu. Das Regenerieren ist nach 6 bis 8 Wochen abgeschlossen.

Am weichen Geburtsweg z. B. an der Zervix uteri, an der Vagina und Vulva, am Perineum können bei jeder Geburt kleinste Einrisse, Quetschung an der Muttermundslippe, Abschürfungen, oberflächliche Verletzungen an der Scheide geschehen. Durch Verklebung und Granulation des Gewebes heilen diese in der Regel schnell ab (vgl. Kap. 1.4.4).

1.2.3.2 Rückbildung der Gebärmutterbänder

Alle inneren Genitalorgane des kleinen Beckens wie Uterus, Ovarien, Tuben (Adnexe) sind durch bindegewebige Strukturen (parametrane Gewebszüge) und durch Bänder (Ligamenten), welche grundsätzlich entweder rund wie eine Sehne oder flach wie ein Band beschaffen sind, im kleinen Becken elastisch aufgehängt und befestigt.

Die physiologische Aufgabe dieser Bandverbindungen ist, den Uterus im kleinen Becken einerseits zu halten, zu stützen, zu lagern, ihm auch so viel Beweglichkeit zu sichern, dass er je nach Füllzustand seiner Nachbarorgane Blase und Darm nach ventral, dorsal und kranial ausweichen kann (Abb. 1.**11**).

Den „schwebenden Halt" in der Mitte des kleinen Beckens sichern dem Uterus neben dem Beckenbindegewebe (Parametrien) und den Ligamenten die Faszie des Beckenbodens. Diese *endopelvine Faszie* verankert den Uterus und die obere Vagina oberhalb des Diaphragma pelvis an der Beckenwand. Nach Walters und Karram sind die Ligg. cardinalia und sacrouterina strukturelle Anteile der endopelvinen Faszie.

Die *Ligg. cardinalia* (Mackenrodt), die vom Seitenrand der Vagina und Zervix uteri über den Beckenboden zur seitlichen Beckenwand ziehen, führen die Gefäße, die den Uterus versorgen und

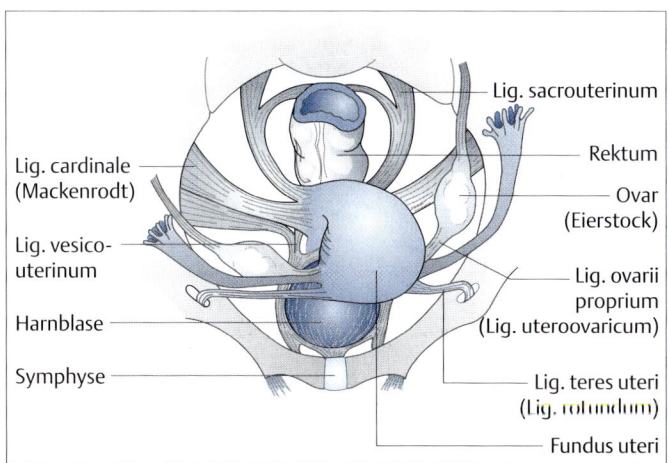

Lig. cardinale (Mackenrodt)

Lig. vesico-uterinum

Harnblase

Symphyse

Lig. sacrouterinum

Rektum

Ovar (Eierstock)

Lig. ovarii proprium (Lig. uteroovaricum)

Lig. teres uteri (Lig. rotundum)

Fundus uteri

Abb. 1.11 Bandverbindungen der inneren Organe

verhindern gemeinsam mit den nachfolgend aufgezeigten Bändern das Ausweichen des Uterus während der Geburtsarbeit nach oben. Nach der Geburt ist das Lig. cardinalia, welches den Uterus schwebend trägt und stützt, in seiner *Haltefunktion* für die Gebärmutter *geschwächt*.

Die ventrale Halterung für eine regelrechte Uteruslage (Anteversio/-flexio) sichern die *Ligg. teres uteri*. In der Schwangerschaft hypertrophieren diese vorderen Gebärmutterbänder zu bleistift-/kleinfingerdicken runden „Mutterbändern" und heißen jetzt *Ligamenta rotunda*. Ihr Längenwachstum nimmt um das 3- bis 4fache ihrer ursprünglichen Länge zu, ihre Verlaufsrichtung wird in der Schwangerschaft steiler, sie sind stärker gestreckt, um den starken Zügeleffekt für die unter der Geburt arbeitende Gebärmutter zu gewährleisten. Die Ligg. rotunda setzen beidseits vorn an den uterinen Tubenecken an und verlaufen bogenförmig nach vorn durch den Leistenkanal, um sich beidseits am oberen Schambeinast zu befestigen.

In kaudal-dorsaler Zugrichtung sichern dem Uterus seine Normallage in Anteversio/flexio die beiden hinteren Bänder, die kräftigen *Ligg. sacrouterina,* die von der Kreuzbeinwand kommend, halbbogenförmig das Rektum umfassen und sich an der Hinterwand des unteren Uterus (Zervix) befestigen. Auch diese hinteren Bänder hypertrophieren in der Schwangerschaft.

Schwangerschaftsbedingte Veränderungen am Haltesystem des Uterus im kleinen Becken müssen sich wieder zurückbilden. Die *Rückbildung der Ligamente im Wochenbett* bis auf ihre ursprünglich normale Länge braucht mehrer Monate. Besonders die vorderen „runden" Mutterbänder, die bei Fundusstand am Rippenbogen ein beachtliches Längenwachstum hatten, haben eine lange Rückbildungszeit. Ihre Fähigkeit, den Uterus nach ventral in Anteversio/flexio zu halten, ist während der Wochenbettzeit lange noch ungenügend. Auch die Ligg. sacrouterina, die hinteren Bänder müssen wieder hypotrophieren.

Hinweis: Es ist einleuchtend, dass sich aus o. g. Gründen im Frühwochenbett bei Rückenlage einer Wöchnerin die gewichtige Gebärmutter mit der Schwerkraft nach retroversio (dorsal) verlagert. Das kann sich ungünstig auf das Abfließen der Lochien und auf das Kontrahieren des Uterus, also auf die Rückbildung von Uterus und Ligamenten auswirken. Im Frühwochenbett sollte die Wöchnerin Rückenlage vermeiden, dafür häufig Bauchlage einnehmen (siehe Kap. 4.2.1.1).

1.2.3.3 Rückbildung von Vagina und Vulva

Vagina

Nach der Geburt ist die Vagina (Scheide) überdehnt, ödematös und hat kleinste Einrisse, am Scheideneingang (Introitus vaginae) kann sie blutunterlaufen sein.

Als Zeichen des Östrogenmangels ist die Vaginalschleimhaut in der 1. Woche post partum empfindlich, auch gerötet. Sie regeneriert sich aber rasch und problemlos. Nach 3 bis 4 Wochen hat die Vagina wieder einen guten Tonus, die Querfältelung bekommt wieder ihre Form. Begünstigt wird die rasche Engerstellung und Verkürzung der Vagina post partum „durch eine deutliche Zunahme der Muskulatur der Vaginalwand während der Schwangerschaft durch Zellhyperthrophie, möglicherweise auch Hyperplasie" (Cretius 1980). Der Zustand vor der Schwangerschaft wird aber *nur annähernd* wieder erreicht (siehe Kap. 1.4.9).

Vulva

Die Labien sind nach der Geburt geöffnet, der ganze Vulvabereich oft angeschwollen. Da die Tonisierung der Scheidenwände schnell wieder aufgebaut wird, liegen die Labien im Normalfall bald wieder aneinander.

1.2.4   Veränderte Physiologie bei Zustand nach Sectio caesarea

1.2.4.1 Einführung in die Geschichte des Kaiserschnitts

Die abdominale Schnittentbindung ist derzeit die am häufigsten durchgeführte größere Operation bei Frauen (Hirsch/Käser/Ikle 1999).

Die Sectiorate variiert zwischen den einzelnen Ländern, Städten und gynäkolgisch/geburtshilflichen Abteilungen der Krankenhäuser von <10 % bis über 30 % und mehr! In Deutschland haben wir derzeit (2000) mehr als 20 % Sectio-Entbindungen mit steigender Tendenz. Obwohl das Hochschnellen der Sectionen in den letzten Jahren selbst von vielen Geburtshelfern (Ärzte wie auch Hebammen) beklagt wird, ist ein Ende dieser Entwicklung nicht absehbar. Der wissenschaftliche Konsens „evidence-based" ist, dass eine Sectiorate von 7 % aller Geburten ausreicht, „dass bei höherer Frequenz keine besseren perinatalen Ergebnisse zu erwarten sind" (Enkin et al., Schücking, Vortrag 1999).

> **Merke:** Sollte die Zahl der Frauen mit Zustand nach abdominaler Schnittentbindung weiter anwachsen, was bedeutet, dass etwa ¼ aller Wöchnerinnen Sectio-Wöchnerinnen sind, haben Hebammen/Physiotherapeuten im Früh- und auch Spätwochenbett immer mehr abdominal operierte Frauen zu behandeln und in den Rückbildungsgymnastikkursen zu betreuen. Um bei diesen Wöchnerinnen die geeigneten Maßnahmen anwenden und hilfreiche Tipps geben zu können, informiere ich etwas ausführlicher über das Thema Kaiserschnitt.

Zur Geschichte des Kaiserschnitts (auch Schnittentbindung – Sectio caesarea): Die Bezeichnung Kaiserschnitt soll angeblich mit der Geburt des G. Julius Caesar (110–44 v. Chr.) in Verbindung gebracht worden sein, was heute jedoch nicht mehr aufrecht erhalten wird, da zu der damaligen Zeit diese Entbindungsart immer mit dem Tod der Mutter verbunden war, Caesars Mutter Aurelia aber noch lebte, als dieser Gallien eroberte.

Logischer ist, dass der Begriff Kaiserschnitt als Sectio caesarea ein pleonastischer Ausdruck (= überflüssige Worthäufung wie z. B. weisser Schimmel) ist. Sectio heisst lateinisch Schnitt, caesarea stammt vom lateinischen Verb caedere, was schneiden heisst. „A caeso matris utero" bedeutet „aus der aufgeschnittenen Gebärmutter der Mutter".

Anderen Quellen zufolge wurde die Bezeichnung Sectio caesarea oder Kaiserschnitt erst von dem Jesuitenpater Theophilus Raynaudus im 17. Jahrhundert geprägt, um den bis dahin gebräuchlichen Begriff Schnittentbindung gegenüber dem Wort „Section", dem Eröffnen einer Leiche, aus naheliegenden Gründen abzugrenzen.

Man kann weit in die Historie zurückgehen, genau lässt es sich nicht festmachen, seit wann die abdominale Schnittentbindung durchgeführt wurde. Allerdings erfolgte diese zunächst nur an der toten oder sterbenden Mutter, wohl aus religiös motivierten Gründen im Mittelalter, um das Kind zu taufen.

Bekannt ist die abdominale Schnittentbindung bereits in der Antike, in altägyptischer, persischer, chinesischer, griechischer, römischer und anderen Kulturen. Aus der griechischen Mythologie ist u. a. eine Schnittentbindung in einem medizinischen Buch des 16. Jahrhunderts überliefert, welche die Entbindung des kleinen Asklepios (Aeskulap) zeigt, der von seinem Vater Apollon aus dem Leib seiner Mutter Koronis geholt wird (Abb. 1.**12**).

Gesichert ist, dass die Etrusker bzw. die Römer seit dem 6. Jh. v. Chr. mit dieser Entbindungsform vertraut gewesen sein müssen. Von dem oströmischen Kaiser Justinian wurde im 6. Jh. n. Chr. die abdominale Schnittentbindung an der Sterbenden oder Toten dem Arzt durch Gesetz zur Pflicht gemacht. Man nimmt an, dass damals auch an den Lebenden Schnittentbindungen durchgeführt wurden, ob Mutter und Kind das überlebten, ist nicht überliefert.

Zu Beginn des 13. Jahrhunderts galt die Vorschrift: „Stirbt eine Frau während des Gebärens oder glaubte man, dass das Kind lebe, so muss man sie aufschneiden und ihr dabei den Mund öffnen". Man glaubte, die Atmung für das Kind so zu ermöglichen (Abb. 1.**13**).

Schon 1452 hat der Rat der Stadt Regensburg in der Regensburger Hebammenordnung die Hebammen ausdrücklich zur Sectio in mortua verpflichtet. Im Jahre 1610 gelang dem Chirurgen Jeremias Trautmann erstmals in Deutschland ein erfolgreicher Kaiserschnitt an einer Lebenden. Die Frau überlebte den Eingriff 25 Tage, das Kind blieb am Leben. Dieses Ereignis ging als der „Wittenberger Fall" in die Medizingeschichte ein.

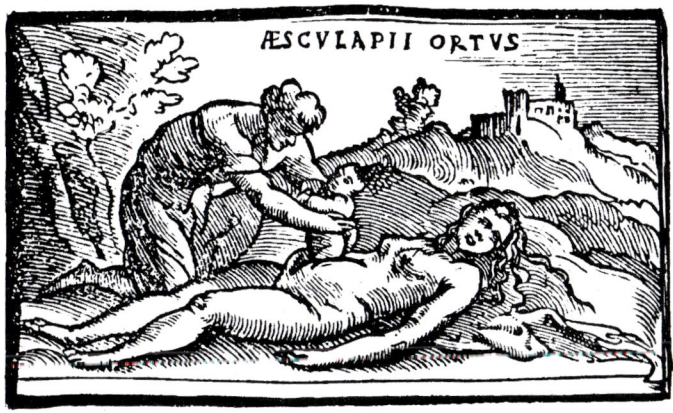

Abb. 1.**12** Die Entbindung des kleinen Asklepios (Aeskulap), der von seinem Vater Apollon aus dem Leib seiner Mutter Koronis geholt wird. (aus: F. v. Zglinicki, Geburt und Kindbett im Spiegel der Kunst und Geschichte. Aachen 1990)

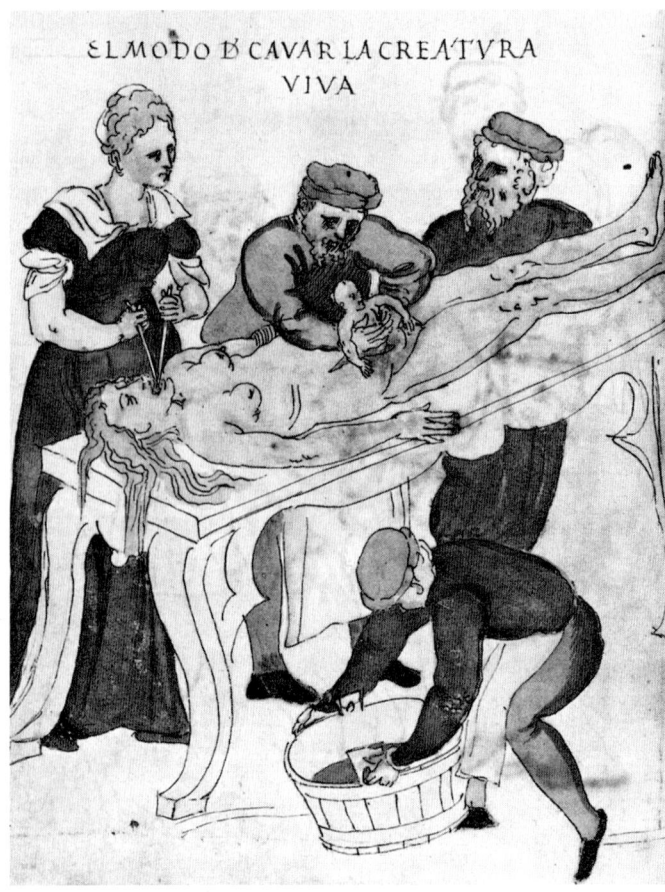

ELMODO Ɖ CAVAR LA CREATVRA VIVA

Abb. 1.13 Stirbt eine Frau während des Gebärens oder glaubte man, dass das Kind lebe, so muss man sie aufschneiden und ihr dabei den Mund öffnen. Man glaubte, die Atmung für das Kind so zu ermöglichen.
(aus: F. v. Zcglinicki. Geburt und Kindbett im Spiegel der Kunst und Geschichte. Aachen 1990)

In Fachbüchern erscheint seit dem 17. Jhdt. mehrmals der Kaiserschnitt an der lebenden Frau, empfohlen wird der Längsschnitt von der Symphyse bis zum Nabel. Da dieser Eingriff ohne jegliches Opiat erfolgte, „sollte auf die Konstitution der Frau Rücksicht genommen werden, da nicht jede Frau einem solchen Eingriff standhalten könne".

Die Erfolgsraten waren bei Kaiserschnitt an lebenden Frauen äußerst gering, besonders da der Uterusschnitt nicht vernäht wurde. So blieb es auch noch im 18. bis ins 19. Jahrhundert. In Paris überlebte z. B. zwischen 1787 und 1876 nicht eine Frau einen Kaiserschnitt.

Erst am Ende des 19. Jahrhunderts gelang dem Heidelberger Gynäkologen F. A. Kehrer (1837 – 1914) der Durchbruch. Er führte am 25.9.1881 in Meckesheim bei Heidelberg eine Schnittentbindung durch, bei der er erstmals einen Querbogenschnitt im supracervikalen Bereich und eine uterine Doppelnaht von Muskulatur und Peritoneum vornahm. Kehrers Methode setzte sich weltweit durch. Die Müttersterblichkeit nahm ab, nicht nur

durch die neue Operationsmethode sondern auch durch andere wegweisende Entdeckungen dieser Zeit, z. B. bessere Narkosemethoden (Chloroform) und der von Ignaz Semmelweis (1818 – 1865) entdeckten Asepsis (siehe Kap. 1.1.1), sowie den antiseptischen Verhaltensmaßregeln (Vernichtung der Wundinfektionserreger in der Wunde) des britischen Chirurgen Josef Lister (1827 – 1912). Hinzu kam die Lockerung kirchlicher Dogmen, wonach ggf. die Mutter zugunsten des Kindes geopfert werden sollte. Endlich wandelten sich vor etwas 100 Jahren die Kaiserschnittergebnisse zum Positiven.

Heute, zu Beginn des 21. Jahrhunderts scheint die dramatische, leidvolle Geschichte ungezählt vieler schwangerer Frauen, die mit ihrem oder beider Leben zahlen mussten, fast vergessen. Die Geburtshilfe kann auf dieses so unschätzbar wichtige, nur noch mit relativ geringem Risiko behaftete Öffnen der Bauchhöhle nicht mehr verzichten. Dennoch bin ich der Auffassung, diese Entbindungsmethode doch den aus dem Geburtsgeschehen sich entwickelnden Indikationen vorzubehalten.

1.2.4.2 Indikationen für abdominale Schnittentbindung

Es wird zwischen einer *absoluten* Indikation und einer *relativen* Indikation für eine Schnittentbindung unterschieden. Unter einer absoluten Indikation verstehen wir das Erkennen und Entscheiden für eine Sectio bei dem Vorliegen eines mütterlichen und kindlichen Geburtszustandes, der unmittelbar bei Fortschreiten oder dem Beginn der Geburt zu einer Lebensbedrohung von Mutter und Kind führt. So lässt bei der Entbindung eine Placenta praevia totalis dem Geburtshelfer keine andere Wahl, als sich für eine Sectio zu entscheiden. Ein Nabelschnurvorfall in der Eröffnungsphase wäre ein anderes Beispiel.

Unter den heutigen Bedingungen ist der Anteil der absoluten Sectio-Indikationen eher der kleinere Anteil an der Gesamtrate der Sectio-Indikationen. Wahrscheinlich ist die Rate der absoluten Indikationen über die letzten vier Jahrzehnte gleich geblieben. Im Gegensatz dazu haben sich bei den relativen Indikationen weitreichende Veränderungen ergeben. Das sprunghafte Ansteigen der Sectiozahlen in allen Ländern ist Ausdruck der Zunahme der relativen Indikationsstellungen. Dies weist darauf hin, dass noch andere Faktoren eine Rolle spielen. Steigende Sectioraten über 20 % und die *neue Diskussion über die Wunsch-Sectio* aktualisieren den Bedarf nach einer Neubesinnung, um zu einer gesellschaftlich akzeptierten Definition der *relativen* Indikation zu gelangen.

Neben den Wandlungen der geburtshilflichen Paradigmen werden auch die Veränderungen der sozialen, technischen und letztendlich die veränderte Rolle der Frau zu betrachten sein (H. J. Krüger, 2000).

Von einer *primären* Sectio caesarea spricht man, wenn die Schnittentbindung vor Beginn der Wehentätigkeit durchgeführt wird. Bei einer *sekundären* Sectio wird aus dem Geburtsverlauf heraus der Entschluss zur Schnittentbindung gefasst.

In Anlehnung an M. Krause (2000) gibt es folgende absolute Indikationen zur primären Sectio:

- intrauterine Wachstumsretardierung mit schwerer fetaler Kreislaufdekompensation, unabhängig vom Gestationsalter (Schwangerschaftsalter) oder von der Poleinstellung des Kindes. therapierefraktäres bzw. nicht medikamentös beherrschbares HELLP-Syndrom bzw. Eklampsie/Präeklampsie.

- Frühgeburten, bei denen zusätzliche Risikofaktoren vorliegen, wie: Vorzeitiger Blasensprung mit beginnender/nachgewiesener Infektion, beginnendes/manifestes Amnioninfektionssyndrom, unreifer Muttermundsbefund – unabhängig von der Poleinstellung des Kindes und des Gestationsalters.
- eineiige Zwillings-Schwangerschaft (monochoriale Geminigravidität) bei unterschiedlichem (diskordantem) Wachstum der Kinder.
- einige fetale Fehlbildungen, z. B. Steissbeinteratom, Hydrozephalus internus.
- Placenta praevia partialis bzw. totalis.
- geburtsbehindernde Uterusanomalien z. B. große Zervixmyome.
- HIV-Infektion der Mutter.

Nicht die absoluten Sectio-Indikationen, sondern die *relativen* Sectio-Indikationen bedingen das stetige Ansteigen der Sectio-Zahlen. *Relativ* heißt, dass hierbei der Entschluss zur Schnittentbindung durch Abwägen von Nutzen und Risiko erfolgt. Die relative Indikation unterliegt einem permanenten Wandel, Veränderungen innerhalb der Medizin und der Gesellschaft beeinflussen sie stetig. Beispiele dafür sind: Die Schnittentbindung bei Beckenendlage, auch die Wiederholungssectio.

In diesem Zusammenhang zitiere ich aus dem Kurzbericht der WHO (1985), Pkt. 14: „Es gibt keinen Beweis dafür, dass ein Kaiserschnitt erforderlich ist, wenn bei einer früheren Entbindung ein transversaler Kaiserschnitt im unteren Uterinsegment vorgenommen wurde. Eine vaginale Entbindung nach einer vorangegangenen Sectio-Entbindung sollte in der Regel immer dann gefördert werden, wenn im Notfall chirurgische Eingriffsmöglichkeiten zur Verfügung stehen".

Die *Wunschsectio* als Indikation definiert A. Staudacher (1999) so: „Die schwangere Frau will ohne medizinische Risiken ihre Spontangeburt durch Sectio ersetzt haben. Der Begriff „Wunschsectio" liegt nur dann vor, wenn er aus nichtmedizinischen Gründen geäussert wird z. B. *wie* subjektive Angst vor der Geburt, Angst vor Schädigung des Beckenbodens oder aus organisatorischen Gründen zur Bestimmung des Geburtstermins u. ä."

So sucht die Frau vom behandelnden Arzt für ihre psychosomatischen Ängste und Probleme, aber auch für ihre Vorstellungen zum Thema Wunschsectio, Beratung und Hilfe. Oft sind es die Einflüsse Dritter (Familie, Freunde, Kollegen), die den Entschluss zur Wunschsectio in ihr reifen lassen.

In der Geburtshilfe wird die Wunschsectio derzeit kontrovers diskutiert. Bisher wurde der von Menschen für Frauen in höchster Not gefundene

Kaiserschnitt aus medizinischer Indikation eingesetzt, wobei das Thema Indikationsstellung – so
fordern viele Geburtshelfer und Hebammen –
einer neuen Klärung bedarf. Noch nie waren einerseits die regelgerechte vaginale Geburt, andererseits die geplante primäre Sectio so problemlos
und ungefährlich für die Frauen gewesen, wie
jetzt (Wagenbichler 1999).

Anmerkung: Wenn eine Frau nach 9 Monaten
Schwangerschaft diesen Sectio-Wunsch ohne medizinische Indikation äußert, weist das sicher häufig
auf Unsicherheit und ein Betreuungsdefizit, in welcher Form auch immer, hin. Hier fehlte eine Schwan-
gerenbetreuung und Geburtsvorbereitung, in welcher der Frau das „Gebärenkönnen aus eigener
Kraft" vermittelt wurde. Sie erfuhr nicht, dass der
Gebärcode (Heller 1998) in ihr geweckt werden
kann und dadurch das Zutrauen zu ihren ursprünglich vorhandenen, unverbildeten Verhaltensweisen
für das Gebären wächst. So scheint dieser Frau der
Weg der Wunsch-Sectio der für sie annehmbarste zu
sein. Das ist m. E. ein Rückzug, sich dem Gebären aus
eigener Kraft und auf natürlichem Wege stellen zu
wollen.

Kann die Sectio eine Beckenbodeninsuffizienz verhindern?

Die Sectio-Indikation als Präventivmaßnahme zur
Verhinderung einer postpartalen Beckenboden-
Dysfunktion wird seit geraumer Zeit diskutiert.
Die Befürworter plädieren wegen der bekannten
Risikofaktoren nach vaginalen Entbindungen, wie
z. B. Forzeps, DR III/IV°Grades, Episiotomie, protra-
hierter Geburtsverlauf, großes Kind über 4000 g,
für ein großzügigeres Angebot der Sectio.

Nach Meinung anderer Autoren ist aufgrund
vorhandener Literaturdaten (in denen epidemio-
logische Daten noch fehlen), diese erhöhte Sectio-
Indikation derzeit als Präventivmaßnahme für Beckenbodendysfunktion als Spätfolge der vaginalen
Geburt nicht zu rechtfertigen (Hanzal 1998). Es
bedarf in Zukunft vieler Untersuchungen zur Er-
langung gesicherter Daten, um den Stellenwert
der Sectio zum Schutze des Beckenbodens besser
beurteilen zu können.

Meines Erachtens sollten hierbei Untersuchungen einbezogen und veröffentlicht werden, in denen die muskulären und funktionellen Nachteile
und Spätschäden für den Beckenboden bei vaginalen Entbindungen in klassischer Gebärstellung
(Steinschnittlage) mit Atemanleitung zum Valsalva-Pressdruck gegenübergestellt werden dem Gebären aus eigener Kraft in vertikalen/halbvertika-
len Positionen, wobei der Beckenboden auf

physiologische Weise langsamer und kontinuierlicher gedehnt wird (Pressen versus Schieben, Heller 1998).

1.2.4.3 Herkömmliche (konventionelle) Sectio-Methode

Die Notwendigkeit für eine Sectio kann sich ergeben

– noch in der Schwangerschaft, vor Geburts-
  beginn als geplante oder primäre Schnittentbindung oder
– erst nach Wehenbeginn während des Geburtsverlaufs als sekundäre Schnittentbindung mit
  Besonderheit der Not-Sectio bei akuter Gefährdung von Mutter und/oder Kind. Diese Sectio
  soll innerhalb der E-E-Zeit, d. h. vom Erkennen
  (E) der Notsituation bis zur Entwicklung (E) des
  Kindes in kürzester Zeit (nicht länger als 20 Minuten) erfolgen.

Eine Sectio dauert bis zur Geburt des Kindes etwa
3 bis 10 Minuten, das Verschließen von Uterus
und Bauchdecke ca. 30 Minuten, bei Komplikationen länger.

Die Vorgehensweise:

– Die Lagerung der Mutter erfolgt im OP in leicht
  linker Steinschnitt-Seitlage, um die Kompression der Vena cava inferior durch den schwangeren Uterus zu verhindern.
– Narkoseform: siehe Kap. 1.2.4.5
– Entleerung der Harnblase entweder durch Katheterisieren oder durch Einlage eines Blasen-
  dauerkatheters.
– Das Eröffnen der Bauchdecke (Laparotomie) erfolgt in der Regel durch einen etwa 12 – 15 cm
  langen suprasymphysären Querschnitt nach
  Pfannenstiel (Gynäkologe, 1862 – 1909). Dieser
  Schnitt wird auch Faszien- oder Aponeurosen-
  querschnitt genannt. Er stellt nach Düring/Har-
  der (1999) einen ausreichend großen Zugang
  dar und sichert gute kosmetische Ergebnisse bei
  primärer Wundheilung (siehe Abb. 1.**14a – g**).
– Nach der Längseröffnung des Peritoneums wird
  die Bauchdecke entweder manuell durch
  Bauchhaken oder durch das Einsetzen eines
  Bauchdeckenspreizers auseinandergehalten (Abb.
  1.**14a**).
– Das Peritoneum, welches die vordere Uteruswand und die Harnblase überzieht, wird im
  Bereich der vesikouterinen Umschlagsfalte, wo
  es nur locker anliegt, quer eröffnet. Das Blasenperitoneum wird etwas nach kaudal abgescho-

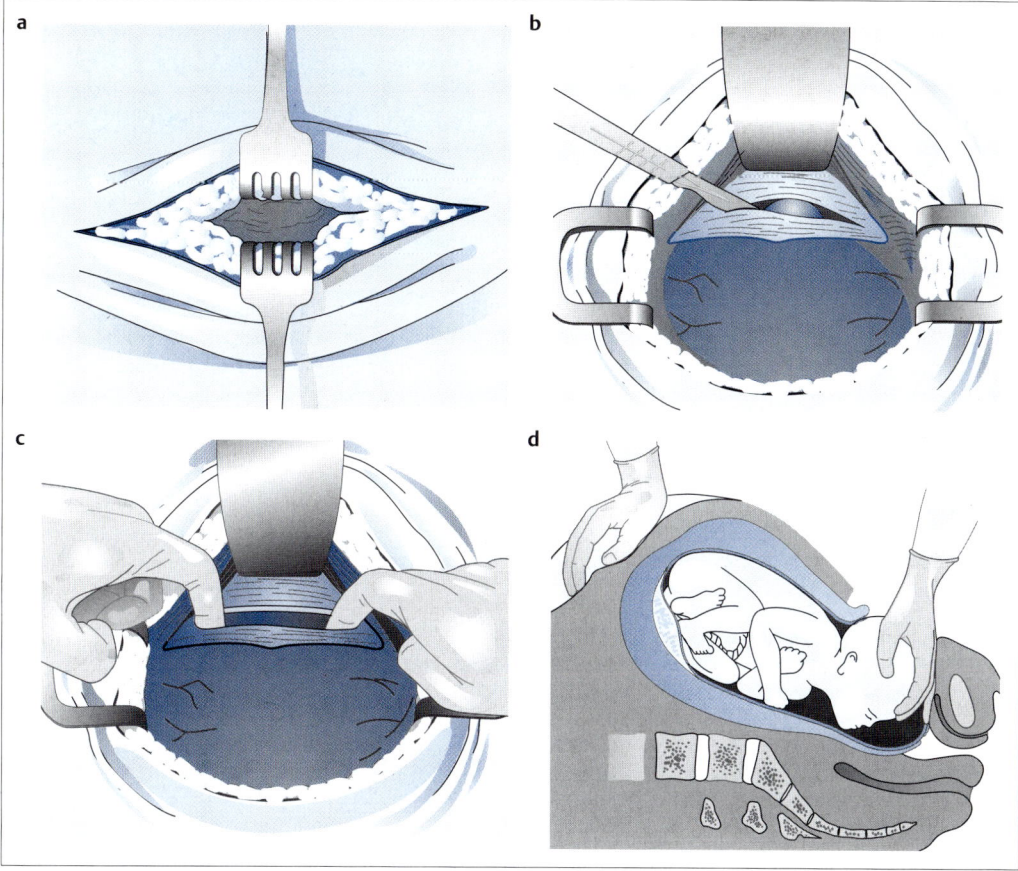

Abb. 1.**14a – g** Sectio caesarea
a Eröffnung der Bauchdecke
b Querinzision des Uterus

c stumpfe Erweiterung der Uterotomie
d Entwicklung des Kindes

ben und somit das untere Uterinsegment freigelegt.
– Der Uterus wird quer im unteren Uterinsegment mit dem Skalpell eröffnet. Der Schnitt wird nach lateral entweder digital oder scharf mit Schere oder Messer erweitert. Wenn möglich, wird das Amnion dabei geschont (Uterotomie). Da nur im unteren Uterinsegment genügend Bindegewebe vorhanden ist, ist hier eine gute Narbenbildung gewährleistet (Pfleiderer 2000) (Abb. 1.**14b** u. **c**).

Anmerkung: Der früher übliche Uteruslängsschnitt wird kaum mehr durchgeführt, da das Risiko einer Uterusruptur bei einer nachfolgenden Schwangerschaft erheblich größer ist als bei dem unteren Querschnitt. Sollte der untere Querschnitt platzmäßig nicht ausreichen, das Kind schonend zu entwickeln, muss der Querschnitt T-mäßig nach oben erweitert werden. Dies könnte z. B. bei einem sehr kleinen

Frühgeborenen, welches in Beckenendlage liegt, eintreten, wenn das untere Uterinsegment noch keine ausreichend große laterale Ausdehnung besitzt (Abb. 1.**15a – c**).

– Das Kind wird nun, wenn es in Schädellage liegt, manuell oder mit der Vakuumglocke oder Sectio-Zange entwickelt. Bei einer Beckenendlage bzw. Querlage wird das Kind über den Steiss oder den Fuß entwickelt (Abb. 1.**14d**).
– Das Kind wird gleich abgenabelt und abgesaugt (Fruchtwasser).
– Die Plazenta wird manuell gelöst und mit den Eihäuten entfernt (Abb. 1.**14e** u. **f**).
– Dann wird die Uteruswunde mit einer fortlaufenden, einschichtigen Naht verschlossen. Eine anatomisch korrekte Vereinigung (Adaptation) der Wundränder mit dieser Naht und eine gute Wundheilung sichern eine optimale Belastbar

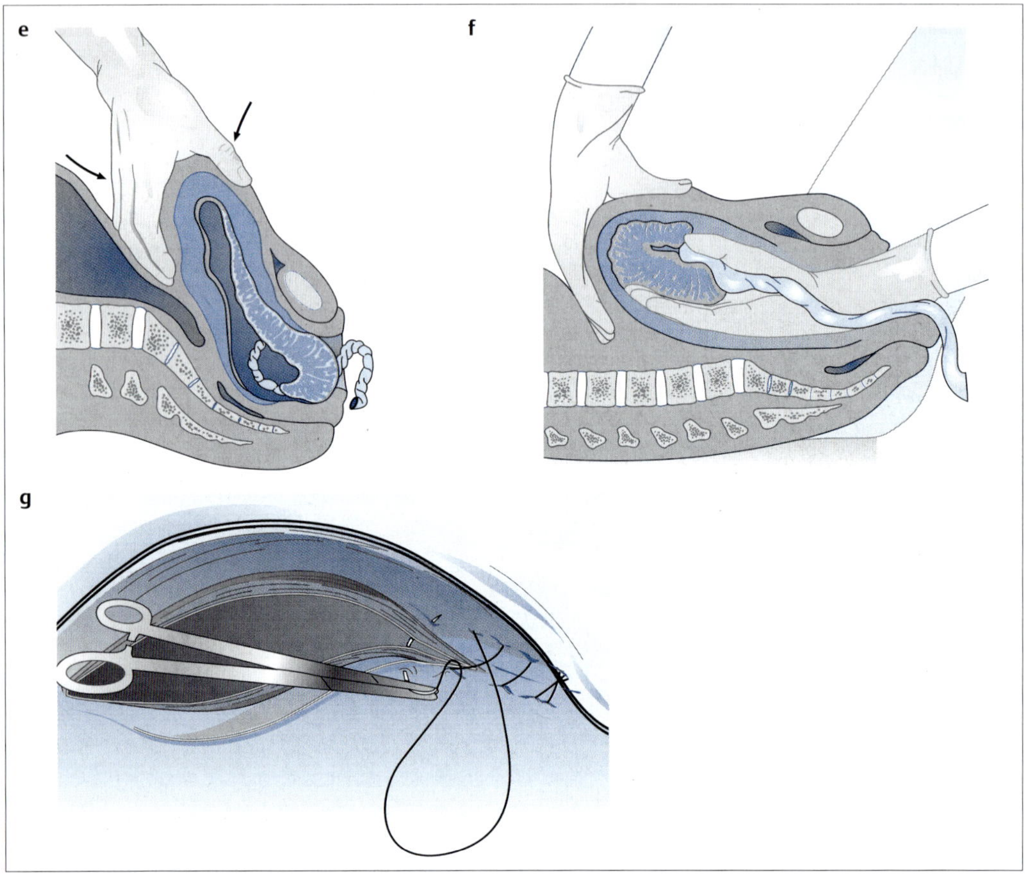

Abb. 1.**14a–g** (Fortsetzung)
e Credé-Handgriff

f manuelle Plazentalösung
g Naht der Uterotomie.

keit der Narbe bei späteren Schwangerschaften und Geburten (Hirsch/Käser/Ikle 1999) (Abb. 1.**14g**).
– Das Wundgebiet wird wieder mit dem Blasenperitoneum gedeckt.
– Dem schichtweisen Verschluss der Bauchdecken geht die Inspektion der Adnexe und eine sog. *Bauchtoilette* voraus. Dabei werden möglichst vollständig mit feuchten Kompressen (oder Sauger) Blut- und Fruchtwasserreste entfernt.

Anmerkung: Am Tag nach der Sectio-OP klagen viele Frauen über Schmerzen am Oberbauch und den Rippenbögen, auch über Atembeschwerden am unteren Thoraxrand. Diese Beschwerden können durch die Bauchtoilette, durch das Lagern im OP, auch durch das Management beim Entwickeln des Kindes aus der Gebärmutter ihre Ursache haben (s. Kap. 4.2.2.6, Behandlung dieser Beschwerden)

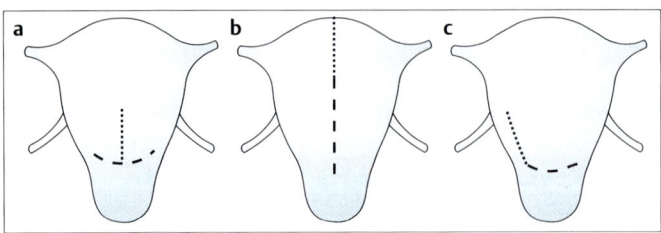

Abb. 1.**15a–c** Verschiedene Uterotomieschnitte (gestrichelt) mit Erweiterungsmöglichkeiten (gepunktet):
a isthmischer Querschnitt mit T-förmiger Erweiterung
b isthmischer Querschnitt mit J-förmiger Erweiterung
c isthmokoporaler Längsschnitt

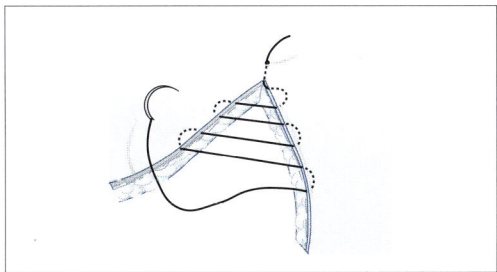

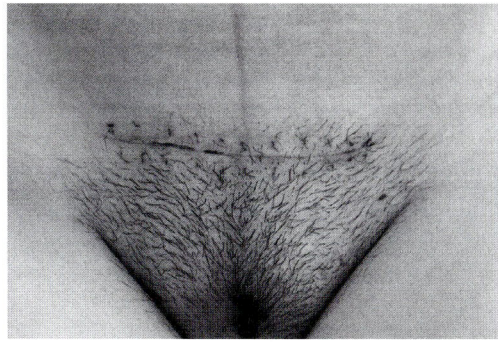

Abb. 1.17 Zustand nach Sectio-Einzelknopfnaht. (Foto U. Harder)

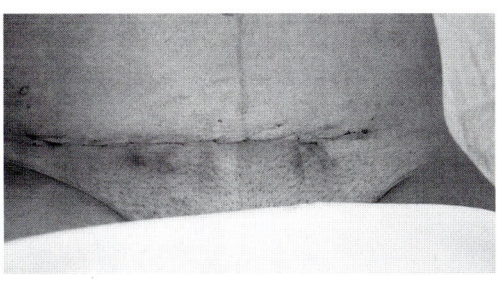

Abb. 1.16a u. **b**
a Intrakutane Hautnaht mit atraumatischer Nadel und monofilem Kunststofffaden
b Intrakutannaht

– Der Verschluss der Bauchdecke wird schichtweise vorgenommen. Dabei wird das Peritoneum längs, wie es eröffnet wurde, und die Faszie quer mit einem fortlaufenden resorbierbaren Faden verschlossen. Muskel und subkutane Schicht werden üblicherweise nicht mehr genäht. Unter die Faszie wird eine Redondrainage zur Ableitung des Wundsekretes gelegt.
– Der Hautverschluss erfolgt:
  – meist durch eine fortlaufende Intrakutannaht (Abb. 1.**16a** u. **b**)
  – mit Einzelknopfnaht (EKN) = einzelne Stiche und Fäden (Abb. 1.**17**)

– Einmalhautklammern (Abb. 1.**18**)
– selten: Klammern

Faden- oder Klammerentfernung erfolgt ab 6. Tag postoperativ.
Zu Wundheilung und Wundheilungsstörungen siehe Kap. 1.4.4.4.
Zu Narbenbehandlung siehe Kap. 4.2.2.10.

1.2.4.4 Misgav Ladach-Methode
H. J. Krüger

Entwickelt wurde die Misgav Ladach-Methode Anfang der 90er Jahre durch Dr. Michael Stark, Leiter der Geburtshilflichen-Gynäkologischen Abteilung des Misgav Ladach-Krankenhauses in Jerusalem (hebr. misgav ladach = ein Schutz im Zeichen der Not) M. Stark bezeichnet sich selbst als ästhetischen Minimalisten. Nach einer kritischen Analyse der konventionellen Sectio-Technik ließ er all diejenigen Operationsschritte weg, von denen er annahm, dass sie keine relevante medizinische Bedeutung haben. Für die Baucheröffnung wählte M. Stark die Technik nach Prof. S. J. Joel Cohen. In

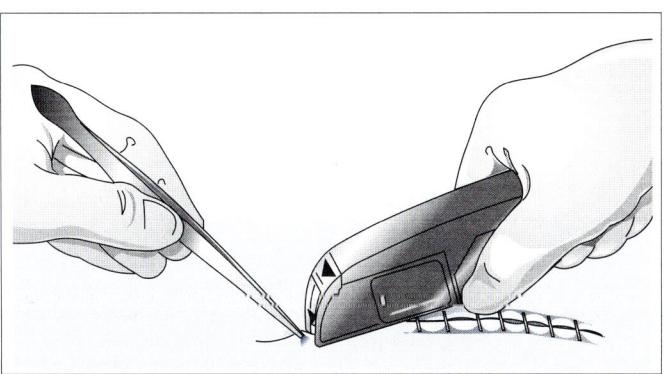

Abb. 1.**18** Hautverschluss mit Einmalklammern.

Deutschland wird nach der Misgav Ladach-Methode seit 1996 operiert.

Vorgehensweise

- Vorbereitung wie bei der herkömmlichen Sectio.
- Suprasymphysärer Hautschnitt, wobei nur die Haut mit dem Skalpell durchtrennt wird. In der Mittellinie wird in eine Breite von 2 – 3 cm auf die Faszie vorgedrungen und diese über 2 cm eröffnet (Abb. 1.**19a** u. **b**).
- Die Faszie wird nach der Seite hin weiter mit der Schere gespalten.
- Durch digitalen Zug nach kranial und kaudal wird nun die Bauchdecke aufgedehnt, das Subkutangewebe und die Rektusmuskulatur wird dadurch auseinandergedrängt. Die Gefäß- und Nervenverbindungen zwischen Faszie und Muskulatur werden dabei nicht wie bei der konventionellen Sectio durchtrennt (Abb. 1.**19c**).
- Eröffnung des Peritoneums
- Eröffnung des Peritoneums über dem unteren Uterinsegment mit Schere oder Skalpell. Erweiterung nach lateral, Abschieben der Harnblase.
- Quere Incision im unteren Uterinsegment bis auf das Amnion (Eihäute). Erweiterung der Uterotomie nach lateral, digital oder mit der Schere. Wenn möglich, wird das Amnion dabei erhalten (Abb. 1.**19d**).
- Zur Entwicklung des Kindes werden keine Bauchspreizer oder Bauchdeckenhalter benötigt. Nach Abnabelung des Kindes wird die Plazenta manuell gelöst, der Uterus mit der Hand ausgetastet und mit einem Tuch ausgewischt (Abb. 1.**19e**).
- Zum Verschluss der Uterotomie wird der Uterus vor die Bauchdecke gebracht und mit einer einschichtigen fortlaufenden Naht verschlossen. Viscerales und parietales Peritoneum werden nicht verschlossen (Abb. 1.**19f**).
- Der Verschluss der Bauchdecke durch eine fortlaufende Naht der Faszie und in Deutschland durch eine fortlaufende intrakutane Naht der Haut. Eine Redondrainage wird nicht gelegt (Abb. 1.**19 g**).

Die *Vorteile der Misgav Ladach-Methode* sind*:*

- geringere Traumatisierung des Gewebes, da weniger geschnitten und genäht wird.
- geringerer Blutverlust, da die Operationsdauer kürzer ist und weniger Gewebstraumatisierung entsteht.
- Im Vergleich zur konventionellen Sectio (dem bisherigen Standard) sind keine postoperativen Nachteile zu erkennen. Es wird eher darüber berichtet, dass der postoperative Heilungsverlauf mit einer geringeren Hämatombildung und geringeren Beschwerden verbunden sei.

> **Merke:** Die Sectio nach Misgav Ladach wurde von M. Stark nie als sanfte Sectio-Methode bezeichnet. Auch sie bleibt eine operative Schnittentbindung mit der Durchtrennung intakter Strukturen der Bauchwand und deren nachfolgender narbiger Verheilung.

In vielen Ländern wurde die konventionelle Sectio-Technik durch diese neue Methode ersetzt, da das zugrunde liegende Konzept überzeugend ist. Zu hoffen ist, dass dabei wichtige Techniken der konventionellen Sectio nicht in Vergessenheit geraten, da diese unter schwierigen narbigen Verhältnissen immer noch benötigt werden.

Erleichternde Bedingungen bei Sectio-Entbindung heute

Unabhängig von der Operationsmethode wird heute in den Krankenhäusern versucht, den Frauen, die durch einen Kaiserschnitt entbunden werden, diesen Eingriff akzeptabler zu gestalten. Dazu gehören:

- Schaffung einer nicht angstbesetzten, persönlichen Atmosphäre, in welcher mit der Frau und ihrem Partner über den notwendigen Kaiserschnitt gesprochen wird. Die Indikation zur Sectio sollte in einer einfühlenden, die Selbstverantwortung der Frau unterstützenden Weise erfolgen. Ist eine primäre Sectio geplant, findet das Vorgespräch etliche Tage vor dem Eingriff in der Klinik statt.
- Die Möglichkeit, rund um die Uhr eine Sectio in Regionalanästhesie (siehe nachfolgend) durchführen zu können. PDA und Spinalanästhesie sichern den Wachzustand der Patientin während der Operation. Auch bei einer sekundären Sectio kann ohne großen Zeitverlust eine Spinalanästhesie (als Regionalanästhesie) vorgenommen werden.
- Die Anwesenheit einer familiären Bezugsperson bei der Sectio ist möglich.
- Regionalanästhesie oder Analgetika sichern der Frau eine schmerzarme Zeit nach der Operation, um die Phase des *Bondings* mit dem ersten Anlegen des Kindes ungestört verbringen zu können. Während dieser Zeit (4 – 5 h) bleiben Mutter, Kind und PartnerIn im Kreisssaalbereich.
- Die Dauer der Infusionstherapie sollte so kurz

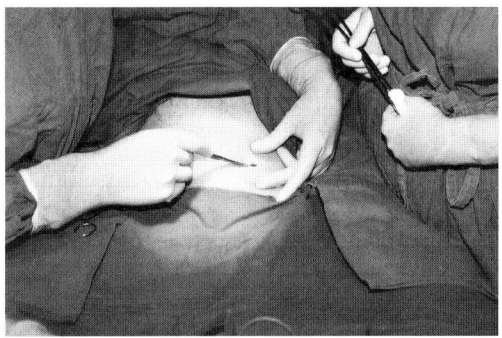

Abb. 1.**19a** Hautschnitt

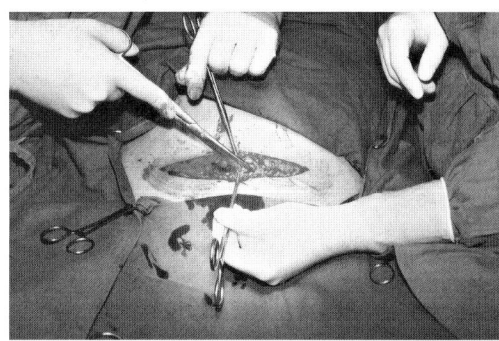

Abb. 1.**19b** Faszienschnitt

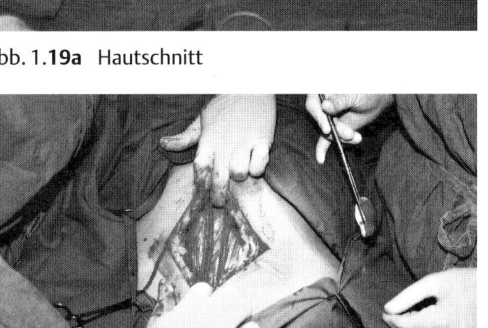

Abb. 1.**19c** Aufziehen der Bauchdecke

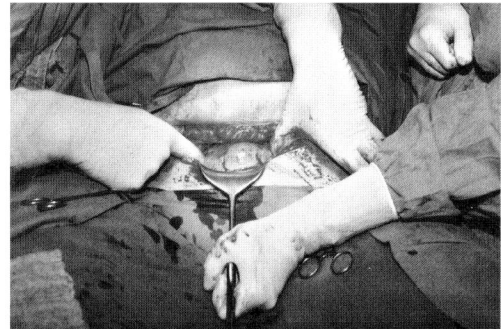

Abb. 1.**19d** Eröffnung des Uterus

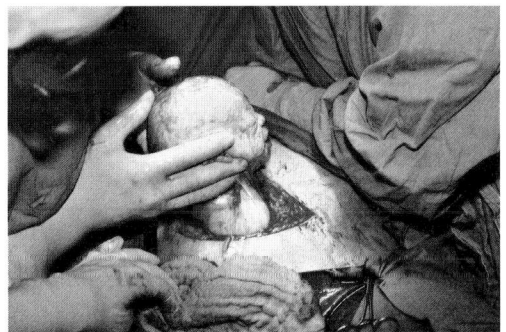

Abb. 1.**19e** Entwicklung des Kindes

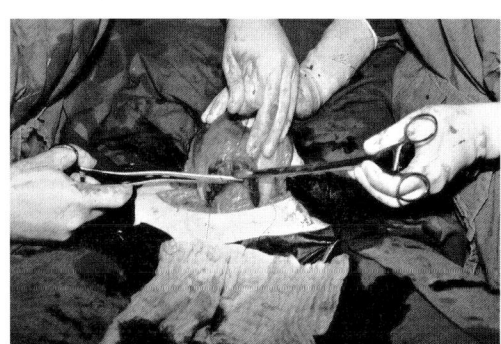

Abb. 1.**19f** Verschluss des Uterus

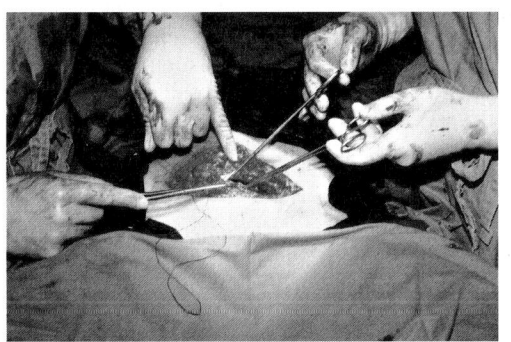

Abb. 1.**19g** Verschluss der Faszie

(Originalfotos H. J. Krüger)

wie möglich sein, der Blasenkatheter maximal für 12 Stunden liegen. Die Nahrungsaufnahme richtet sich nach den Wünschen der Patientin (kein Nahrungsaufbau). Keine Abführmaßnahmen auf der Wochenstation. Keine prophylaktische postoperative Gabe von Kontraktionsmitteln (Uterus).

– Frühzeitige Mobilisierung. Keine speziellen Regeln für Sectio-Wöchnerinnen auf der Wochenstation. Der Entlassungszeitpunkt richtet sich nur nach dem Wohlbefinden von Mutter und Kind.

1.2.4.5 Narkoseformen

Die Anästhesieform bei abdominaler Schnittentbindung für die herkömmliche Kaiserschnitt-Methode, wie auch für die Misgav-Ladach-Methode kann sein:

Allgemeinanästhesie

In den letzten Jahren ist diese Narkose immer mehr von der Regionalanästhesie verdrängt worden. Bei Notfallindikationen zur Schnittentbindung hat die Mutter keine Wahl, wegen der kurzen Einleitungszeit wird dann die Allgemeinanästhesie bevorzugt. Aber auch bei geplanter Sectio ohne Zeitdruck wünschen etwa 10 % der Frauen, die Schnittentbindung nicht bei Bewusstsein mitzuerleben.

Nachteile der Vollnarkose:
– Die Aspirationsgefahr: Durch den Intubationstubus kommt es häufig zu Sekretstau. Um diese Sekretpartikel später aus der Trachea in den Mundraum und nach außen zu befördern, ist ein großes Luftvolumen (Hustenstoß) erforderlich. Zum Abhusten wird aber die Bauchpresse, da der Bauch schmerzt, gar nicht oder uneffektiv eingesetzt.
Deshalb: Eine der ersten Maßnahmen an der Wöchnerin für Hebammen/Physiotherapeuten post sectionem muss die Hilfe beim Abhusten des Sekrets sein (siehe Kap. 4.2.2.3).
– Mütter berichten oft, dass sie, wenn sie aus der Narkose aufwachen, Schwierigkeiten haben, ihr Kind sofort voll anzunehmen, weil sie den Schritt zwischen „Einschlafen mit Kind im Bauch" und „beim Aufwachen das Kind (hoffentlich) in Sichtweite vor sich" erst völlig realisieren müssen. Deshalb brauchen Mutter und Kind jetzt viel Zeit und Ruhe, um sich kennen zu lernen. Das Baby sollte bei seiner Mutter sein, damit sie es betrachten, mit ihm sprechen, es streicheln kann. Auch an die Brust anlegen ist wichtig.

– Die erste Bonding-Begrüßungsphase zum Neugeborenen entfällt für die junge Mutter, weil bei ihr die Wundverschlussoperation geschieht und sie noch in Narkose ist.
Bei Anwesenheit des Vaters sollte dieser jetzt voll involviert werden, damit er stellvertretend für die Mutter des Neugeborene mit Haut-Haut-Kontakt auf seinen nackten Oberkörper legt, um dem Kind Nähe, Wärme, vertrauten Geruch und vertraute Stimme zur Begrüßung zu geben. Er übernimmt die Bonding-Phase.
– Nachwirkungen von Narkose und Operation können sein: Übelkeit, Schmerzen, unangenehme Nachwehen, Atemprobleme, das Gefühl „völlig fertig zu sein" u. a. mehr. Sind das Kind und der Vater jetzt bei der Mutter, erlebt sie die ersten für sie oft schlimmen Stunden nach dem Kaiserschnitt positiver. Es kommen Erleichterung, dass alles überstanden ist und Glück und Zufriedenheit, wenn ihr Kind gesund ist, hinzu. Erfordert der Zustand des Neugeborenen ein Verlegen in die Kinderklinik (intensivmedizinische Betreuung), ist das für die Mutter „wie das Fallen in ein tiefes Loch" (Aussage einer Betroffenen).

Regionalanästhesie: Periduralanästhesie (PDA) und Spinalanästhesie

Die **PDA** ist eine Leitungsanaesthesie, bei der ein feiner Katheter in den Periduralraum zwischen L2/L3 oder L4/L5 eingeführt wird (auch Epiduralanästhesie). Über diesen wird das Lokalanästhetikum dann injiziert. Bei der **Spinalanästhesie** wird das Medikament direkt über eine feine Hohlnadel in den Liquorraum gespritzt. Die Spinalanästhesie hat den Vorteil, dass sie einfacher durchzuführen und rascher wirksam ist.
Zu beiden Regionalanästhesieverfahren sitzt die Frau senkrecht mit gerundeter Wirbelsäule auf einer Trage oder Liege. Je nach Anästhesieart und verwendetem Medikament wirkt nach 5 – 15 Minuten die Betäubung für den Becken-/Bauchraum.
Nachteile der Regionalanästhesie können sein:

– Blutdruckabfall
– Wenn die Regionalanästhesie nicht oder nicht ausreichend wirkt, gibt es doch noch eine Vollnarkose
– Gelegentliches Auftreten von postoperativen Kopfschmerzen

Vorteile der Regionalanästhesie sind:

– Bereits nach der Geburt des Kindes kann die junge Mutter sofort ihr Kind hören, sehen, be-

rühren, streicheln, mit ihm sprechen. Das Kind erkennt die Stimme seiner Mutter und empfindet diese als beruhigend.
- Bonding zwischen Mutter und Kind ist möglich.
- Das Kind kann bereits im Operationsraum an die Brust der Mutter angelegt werden (Es gibt viele Kliniken, in denen das praktiziert wird.)
- Die Frau ist meist sehr zufrieden, die Geburt ihres Kindes bei vollem Bewusstsein erlebt zu haben.

Insgesamt sind die Sectio-Wöchnerinnen nach Regionalanästhesie wieder schnell auf den Beinen und können ihr Kind, vor allem nach einer Misgav Ladach-Operation sehr bald selbst versorgen. Einige Frauen haben anfangs einen Druckschmerz in der Lumbalgegend, wo der Katheter eingeführt wurde, der aber bald verschwindet.

1.2.4.6 Postoperative Beschwerden und Probleme bei der Sectio-Wöchnerin

Bei Zustand nach Sectio-Entbindung müssen, ähnlich wie nach anderen abdominalen Unterbauchoperationen, zusätzliche, die Sectio-Wöchnerin belastende Veränderungen berücksichtigt werden (siehe auch Kap. 3.1.3 u. 4.2.2 sowie Kap. 1.3). Bedacht werden muss, dass die Sectio-Wöchnerin in der Regel eine gesunde junge Frau ist, die mit dieser Bauchoperation nicht eine Krankheit oder ein Leiden therapiert bekam, sondern ihr Kind(er) auf diesem Wege zur Welt gebracht hat, welches sie nun so schnell wie möglich selbst versorgen möchte.

Das postoperative psychosomatische Problem:

Folgt die Schnittentbindung einer lange währenden schweren Geburtsarbeit, ist die Wöchnerin zusätzlich erschöpft. Bestanden bereits vor Schwangerschaftsbeginn oder in der Schwangerschaft erworbene Probleme, z.B. Diabetes mellitus, Praeeklampsie/HELLP-Syndrom, Varikosis/Thromboseneigung, Asthma bronchiale, Herzprobleme oder orthopädische Probleme wie z.B. eine ausgeprägte Skoliose, Beckenringprobleme (z.B. Iliosakralgelenk-Symphyse), Bandscheibenprobleme, Karpaltunnelsyndrom u.a., so wird die Sectio-Wöchnerin durch „ihre" Vorgeschichte zusätzlich belastet.
   Wenn das Kind(er) mit Problemen zur Welt kam, in die Kinderklinik verlegt werden musste und die Prognose für das Kind gar noch ungünstig ist, oder wenn das Kind nicht lebt oder überlebt,

unterscheiden sich diese Sectio-Wöchnerinnen noch einmal gravierend von den Sectio-Müttern, die ein gesundes Neugeborenes haben und so in ihrer Körper-Seele-Balance nicht durch Zusatzprobleme belastet sind.
   Während die erste Gruppe nur sehr schwer für die anfangs so notwendige physiotherapeutische Behandlung (z.B. Pneumonieprophylaxe, Thromboseprophylaxe) zu motivieren ist, geht es den Müttern der zweiten Gruppe sehr bald relativ gut. Sie sind recht früh motiviert, wieder auf die Beine zu kommen, wollen ihre Mutterrolle wahrnehmen und ihr Baby selbst versorgen. Aber trotz allem können die Sectio-Wöchnerinnen ihrem Baby in den ersten Stunden und Tagen nicht die Aufmerksamkeit und Pflege (Rooming in) widmen, wie sie es vorher erhofft hatten.

Körperliche Beschwerden und Probleme in den ersten Tagen post sectionem

Atembeschwerden

Tief-Durchatmen-Können ist anfangs schmerzhaft, es wird durch flache höherfrequente Atmung nach kostosternal ersetzt. Ein Sekretstau nach Inkubationsnarkose, der nicht abgehustet werden kann (schmerzhafte geschwächte Bauchdecke und damit fehlender Hustenstoß), kann quälend sein (siehe Kap. 4.2.2.3).

Wundschmerz

Der Wundschmerz wird durch Nachwehen verstärkt, ebenfalls bei Wundinfektion/gestörter Wundheilung (siehe Kap. 1.4.4.4). Ein Hämatom im Wundgebiet ist umso schmerzhafter, je größer es ist.

Nachwehen-Schmerz

Dieser wird im Vergleich zur vaginalen Geburt als intensiver empfunden.
Wichtig zu wissen:. Nach Sectio bleibt der Fundus uteri länger hochstehend tastbar, ohne dass dies auf eine Rückbildungsstörung hinweist. Zur Beurteilung, ob eine verzögerte Uterusinvolution vorliegt, sind die Beschwerden der Mutter, das Lochialverhalten und die Temperatur zu beachten (siehe Bauchlagenstand, Kap. 4.2.2.8).

Schmerzen im Oberbauch

Blähungen, Windschmerzen aber auch durch die sog. „Bauchtoilette" (siehe Sectio-Operation) schmerzt der meist etwas aufgeblähte Oberbauch.

Nach dem Abführen (erster Stuhlgang) spürt die Wöchnerin Erleichterung (Kap. 4.2.2.6).

Schmerzen im Unterbauch

Atypische Schmerzen im Unterbauch mit entsprechender Überempfindlichkeit, die sich beim Bewegen noch verstärken, geben einige Sectio-Wöchnerinnen an. Schmerzursache ist eine mögliche Schwellung des N. ilioinguinalis oder des N. iliohypogastricus, die dann bei der Pfannenstielincision eingeklemmt wurden. Dieses *Nerve entrapment syndrome* wurde bereits 1942 erstmals beschrieben (vgl. L. Livingstone 1999 in Womens Health, S. 241). Nach Abschwellen des Nerves verschwinden die Beschwerden wieder.

Starke lokale Ödeme

Diese bestehen vor allem bei Sectio-Wöchnerinnen nach toxischer Vorschädigung in der Schwangerschaft, z. B. EPH Gestose (manuelle Lymphdrainage zum Abbau des Lymphstaus).

Schmerzen in den Beinen

Diese müssen – wie bei jeder Bauchchirurgie – sehr ernst genommen werden. Der Arzt muss immer verständigt werden.

- Verdacht auf beginnende Thrombophlebitis (akute Phlebitis)
- Verdacht auf tiefe Beinvenenthrombose (Phlebothrombose)
- Verdacht auf Beckenvenenthrombose; Thrombosedruckpunkte an den unteren Extremität müssen bekannt sein (siehe Kap. 1.3.3 und 1.4.5)!

Rücken- und Kreuzschmerzen

Diese sind postsectionem, besonders nach der klassischen Sectio-Methode die Folge von stunden-/tage-/nächtelangem Liegen auf dem Rücken mit erhöhtem Kopfteil des Bettes. Zwischen der unteren BWS bis LWS und dem auf dem Bett abgelegten Gesäß ergibt sich ein Hohlraum, das „Kreuz bricht fast durch" (Kreuzschmerzbehandlung siehe Kap. 4.2.2.5).

Bewegungsunlust

Die frischoperierte Sectio-Wöchnerin hat zunächst wenig Bewegungsantrieb, der Bauch schmerzt und zusätzlich engen der Redon, ein Plastikschlauch, der zum Abfluss des Wundsekrets in der OP-Wunde liegt und der Venenzugang (Braunüle) für Infusionen ihre Bewegungsfreiheit ein. In den ersten 1 – 2 Tagen nimmt sie freiwillig keine Seitlage ein. Zitat einer dreimal sectionierten Wöchnerin: „Da hatte ich das mir unangenehme Gefühl, meine Gebärmutter kugelt wie ein Kürbis in meinem Bauch, je nachdem, wie ich mich legte." (siehe Kap. 4.2.2.1).

1.3 Extragenitale Rückbildungs- und Anpassungsvorgänge (Involution und Adaptation)

1.3.1 Körpergewicht, Körpertemperatur und Puls im Wochenbett

1.3.1.1 Körpergewicht

Die erste Gewichtsreduktion von etwa 6 kg geschieht unmittelbar nach der Geburt des Kindes und der Entleerung der Gebärmutter von Plazenta, Nabelschnur und Fruchtwasser, außerdem durch Blutverlust und starkes Schwitzen (siehe Wasserretention).

Ein weiterer Gewichtsverlust erfolgt dann im Frühwochenbett, wo die während der Schwangerschaft entstandenen Wassereinlagerungen durch verstärkte Diurese (Harnausscheidung) und durch starkes Transpirieren über die Haut abgebaut werden. Die Rückbildung der muskelstarken Gebärmutter und der Lochialfluss reduzieren weiter das Körpergewicht und am Ende des Wochenbetts hat die Frau ihr Körpergewicht wieder um etwa 10 bis 12 kg reduziert.

1.3.1.2 Körpertemperatur und Puls

Eine Körpertemperatur von 36,5 ° bis 37,0 °C ist im Wochenbett normal. Durch verstärkte Stoffwechelaktivitäten, z. B. die Resorption von verletztem Gewebe, von Hämatomen oder Wundsekret kann es in den ersten Tagen zu einem aseptischen *Resorptionsfieber* zwischen 37,1 °C und 37,9 °C kommen. Beim Milcheinschuss (Laktation) steigt die Körpertemperatur ebenfalls leicht an. Manche der Wöchnerinnen frösteln nach der Geburt, was eine Nachwirkung der großen körperlichen Anstrengung, auch eines Wärme- oder Blutverlustes sein kann. Von Fieber wird im Wochenbett ab 38 °C gesprochen (siehe Kap. 1.4.3.1).

Der Puls liegt bei der Wöchnerin normal zwischen 60 bis 80 Schlägen pro Minute (spm). Eine veränderte Pulsfrequenz, z. B. erhöhter Ruhepuls, treppenförmiges Ansteigen des Pulses sind Anzeichen für ein Problem.

1.3.2 Kreislauf, Herz, Wasserretention

Unser Kreislauf besteht aus einem geschlossenen System *elastischer Röhren*, den Gefäßen. Aus dem Herz treten große Arterien aus und verzweigen sich in Arteriolen und dann weiter in Kapillaren. Im Kapillarbett findet der Stoffaustausch statt. Anschließend sammelt sich das Blut in Venolen und erreicht in großen Venen wieder das Herz (Abb. 1.**20**) (U. Wehrstein, 2000).

1.3.2.1 Herz und Kreislauf

In Anpassung an eine Schwangerschaft und Geburt unterliegen viele physiologische Vorgänge, so auch das *Herz-Kreislauf-System* funktionellen Veränderungen.

Es kommt zu einer Tonusabnahme der glatten Muskulatur in den Venen und Ariolen und so zu einer verminderten Ansprechbarkeit auf vasokonstriktorische Reize. Der periphere Gefäßwiderstand nimmt ab.

Das zirkulierende Blutvolumen nimmt um 30 bis 40 % zu, ebenso das Herzminutenvolumen. Die Gesamtflüssigkeitszunahme in der Schwangerschaft beträgt ca. 8 l, davon entfallen 1,5 l auf den intravasalen Raum.

Die Herzgröße, besonders des linken Ventrikels, nimmt zu. Durch Höhersteigen des Fundus uteri und das Wachstum des Kindes wird das Herz und das Zwerchfell, mit dem der Herzbeutel Verbindung hat, nach oben gedrängt. Aufgrund der veränderten Lage des Herzens kommt es gelegentlich zu kardialen Beschwerden.

Die Zunahme des Venendrucks, vor allem in den unteren Extremitäten und der Vena cava inferior hat ihre Ursache in der mechanischen Belastung des schwangeren Uterus.

Die *Kreislaufrückanpassung im Wochenbett* ist geprägt durch teils rasch erfolgende, teils auch längerwährende hämodynamische Rückbildungsprozesse, die gleich nach der Geburt beginnen und sich innerhalb von 2 bis 3 Wochen, manche längerwährend, nach der Geburt wieder normalisieren. Ursache für die plötzliche Umstellung der Kreislaufverhältnisse nach der Geburt sind:

- Das Absinken des intraabdominellen Drucks nach der Entleerung der Gebärmutter, welche gleich nach der Plazentageburt beginnt, ihre Muskelmasse wieder abzubauen.
- Der Wegfall des Plazentakreislaufs sowie der

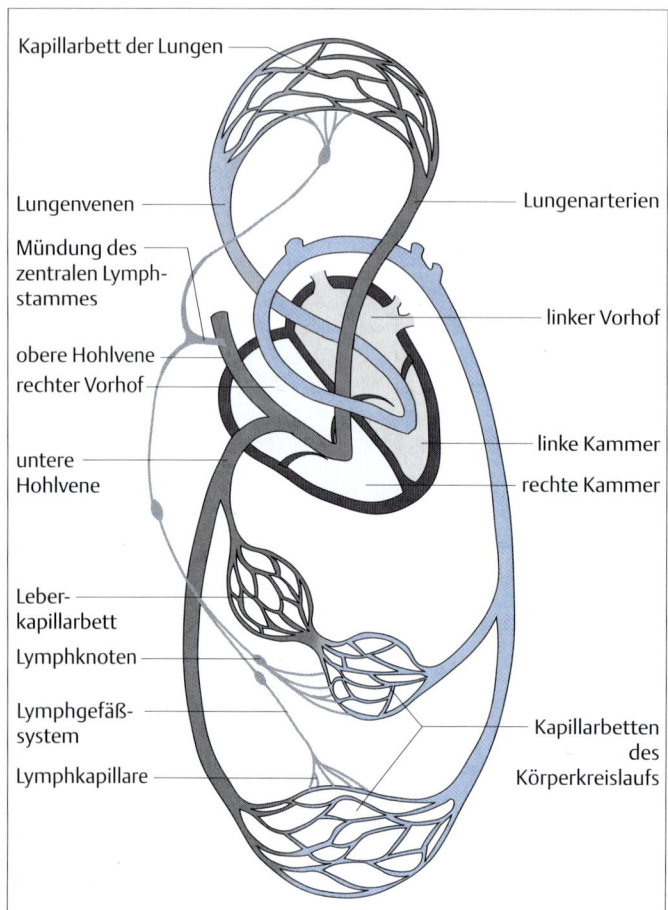

Abb. 1.20 Schematische Darstellung des Kreislaufs.

Kapillarbett der Lungen

Lungenvenen

Mündung des zentralen Lymph-stammes

obere Hohlvene

rechter Vorhof

untere Hohlvene

Leber-kapillarbett

Lymphknoten

Lymphgefäß-system

Lymphkapillare

Lungenarterien

linker Vorhof

linke Kammer

rechte Kammer

Kapillarbetten des Körperkreislaufs

Wegfall der erhöhten Kompression der Vena cava inferior durch den schwangeren Uterus erhöht unmittelbar nach der Geburt das Herzminutenvolumen um bis zu 30 %. Im Laufe des Wochenbetts sinkt dieser Wert dann wieder in den Normalbereich.

– Der arterielle Blutdruck sinkt unmittelbar nach der Geburt rasch ab. Im Laufe des Wochenbetts sind Blutdruckwerte recht schwankend, beobachtet wird eine Kreislauflabilität. Besonders beim Stehen haben viele Wöchnerinnen eine orthostatische Fehlregulation; das kann sogar zu Kollaps führen. Diese orthostatische Fehlregulation stabilisiert sich erst später im Wochenbett.

– Veränderung des venösen Rückstroms durch schwangerschaftsbedingte Hydrämie, z. B. erhöhter Wassergehalt des Blutes und erhebliche Wasserretention in den Geweben. Der periphäre Venendruck normalisiert sich in den oberen und unteren Extremitäten, wenn die Geburt beendet ist. Durch starke Vordehnung der Venen

in der Schwangerschaft bleiben bei vielen Frauen im Wochenbett Varizen unterschiedlicher Ausprägung erhalten (siehe Kap. 1.4.5).

Alle Rückbildungsregulationen post partum belasten den Kreislauf, je rascher diese Vorgänge einsetzen, um so größer ist die Kreislaufbelastung. Besonders am 1. bis 2. Tag post partum/post sectionem kann es beim Wechsel vom Liegen in die aufrechte Körperhaltung (Orthostase) zur Abnahme der zirkulierenden Blutmenge kommen, weil das Blut in den Beinvenen und im Splanchnikusgebiet (griech. Splanchnon = Eingeweide) versackt. Die Anzeichen der zerebralen Minderversorgung sind dann Schwarzwerden vor den Augen, Ohrensausen, Schwindelgefühl, evtl. Kollaps (Ohnmacht). Sympatikotone Gegenreaktionen sind z. B. Tachykardie (erhöhte Herzfrequenz), Schweißausbruch, auch Angstgefühl.

Hinweis: Um diese orthostatischen Fehlreaktionen zu verhindern, solllten mit der Wöchnerin bereits am erstenTag post sectionem/post partum Sympatikus-aktivierende (kreislaufanregende) Übungen zum Verbessern des Muskeltonus durchgeführt werden (Übungen zur Schnelligkeitsausdauer siehe Kap. 4.2.2.2).

Für die *Herzarbeit* und *Herzleistung* tritt nach der Geburt innerhalb von 3 bis 5 Tagen ein langsamer Rückgang zur Norm ein. Jedoch erreicht das Herz seine ursprüngliche Größe erst nach vielen Wochen wieder, während das Blutvolumen den Ausgangswert nach ca. 8 Wochen wieder erreicht hat.

Der Blutdruck verändert sich im Wochenbett kaum, er ist eher etwas niedriger als in der Schwangerschaft.

1.3.2.2 Wasserretention (Wassereinlagerung)

Die verstärkte Wasserretention während der Schwangerschaft beruht größtenteils auf einer gesteigerten Aldosteronsekretion, (Hormon mit besonderer Wirkung auf den Mineralstoffwechsel) welche eine verstärkte Natrium- und Wassereinlagerung in allen Geweben zur Folge hat. *Ödeme* sind sichtbare und tastbare Schwellungen durch Ansammlung von Flüssigkeit im Interstitium (Zwischenzellraum). Diese interstitialen Wassereinlagerungen sind auch nach der Geburt noch an Händen/Fingern, Füßen/Beinen und im Gesicht trotz verstärkter Transpiration und häufigem Wasserlassen – man spricht sogar von einer Harnflut nach der Geburt – deutlich sichtbar. Sie normalisieren sich nicht gleich, weil durch das Einströmen von Flüssigkeit aus den Geweben in die Blutbahn, der interstiellen Flüssigkeit, das zirkulierende Blutvolumen zunächst erst erhalten bleibt. Diese Blutverdünnung lässt den Hämatokritwert (Verhältnis von festen Blutbestandteilen zum Blutplasma) in den ersten Wochenbetttagen etwas absinken. Die Normalisierung des erhöhten Blutvolumens ist nach 3 bis 8 Wochen erreicht (hier schwanken die Aussagen verschiedener Autoren), die Wasserretention verschwunden.

1.3.3 Hämodynamische Veränderungen an den venösen Blutgefäßen

1.3.3.1 Einführung

Im Zusammenhang mit Schwangerschaft, Geburt und Wochenbett interessiert die problemlose physiologische Involution des Venensystems, weil vor allem die tiefen Bein und Beckenvenenthrombosen ein erhebliches Risiko im Frühwochenbett darstellen. Das *Thromboserisiko* gegenüber Nichtschwangeren ist um das 5 bis 6fache erhöht. Die Thrombose- und Embolierate prä-, vor allem aber postpartal liegt bei 0,1 %. Der mütterliche Tod durch Embolie steht als Todesursache nach wie vor an erster Stelle (Hillemanns und Prömpler 1995).

Ziel meiner Ausführungen zu diesem wichtigen Thema soll sein, die physiologischen und pathophysiologischen Veränderungen bei der Wöchnerin vor allem an den Bein- und Beckenvenen zu verstehen, zu erkennen und mit komplexer physikalischer Thromboseprophylaxe behandeln zu können sowie rechtzeitig an den Arzt abzugeben.

Wir wissen, dass Venen und Arterien ausschließlich dem Bluttransport (nicht dem Stoffaustausch) dienen. Aufgrund des unterschiedlichen Blutdrucks in den Blutgefäßen wird ein vom Herzen wegführendes arterielles Hochdrucksystem und ein zum Herzen hinführendes venöses Niederdrucksystem unterschieden. Innerhalb des Venensystems besitzen die peripheren Venen Venenklappen. Diese taschenartigen Venenklappen wirken wie Ventile, die den Blutstrom zum Herzen lenken und den Rückstrom verhindern. Der venöse Rückstrom aus den Extremitäten erfolgt so gegen die Schwerkraft „bergauf". Unterscheiden muss man zwischen oberflächlichen (subkutanen) Venen und tiefen Leitvenen, über die in etwa zu 90 % der normale venöse Rückstrom eines Beines erfolgt. Oberflächliche und tiefe Venen werden verbunden durch die *Venae communicantes* bzw. *performantes* (Abb. 1.**21a** u. **b**).

Die Venenwand ist aus drei Schichten aufgebaut. Außen umschließt die Adventitia die beiden inneren Schichten. Die mittlere Schicht ist die Media, innen ist das Gefäß mit der Intima ausgekleidet, die aus einer einzigen Schicht Endothelzellen (für den Stoffaustausch) besteht.

Der Querschnitt einer Vene kann durch unterschiedliche Tonuslage und eine hohe Dehnbarkeit stark variieren (Abb. 1.**22**).

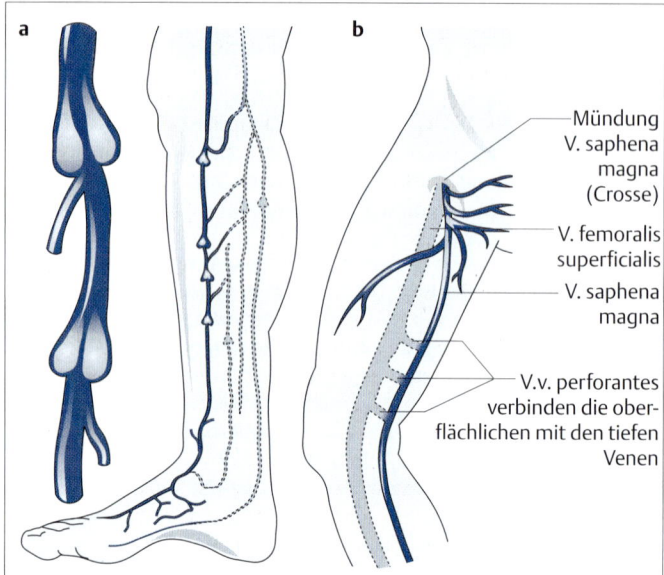

Abb. 1.21a u. b
a Darstellung der oberflächlichen und tiefen Venen mit den verbindenden Venae perforantes. Links Venenklappen im Detail
b „Crosse" = Mündung der Vena saphena magna mit Seitenästen (Venenstern) in die Vena femoralis unterhalb des Leistenbandes (in der Leistenregion), mod. nach Salzmann 1979 (nach Ehrenberg)

1.3.3.2 In der Schwangerschaft

In der Schwangerschaft nimmt, bedingt durch den körpereigenen Progesteronanstieg, die Dehnbarkeit der Venen durch Senkung des Venentonus um 20 % bis 30 % zu. Der venöse Rückstrom verlangsamt sich. So kann die Weiterstellung der Venen eine funktionelle Störung des Venenklappenverschlusses bewirken und zu einer Pumpinsuffizienz führen. Die Gerinnungsfaktoren sind durch den erhöhten Progesteronanteil vermehrt.

Im fortgeschrittenen Stadium der Schwangerschaft erfolgt eine Zunahme des Venendrucks besonders in der unteren Körperhälfte durch die mechanische Kompression von Kind/Uterus auf die Vena cava inferior.

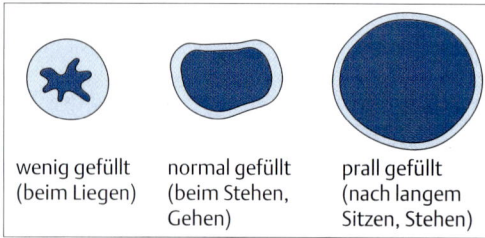

| wenig gefüllt (beim Liegen) | normal gefüllt (beim Stehen, Gehen) | prall gefüllt (nach langem Sitzen, Stehen) |

Abb. 1.22 Venenquerschnitt mit unterschiedlichem Füllungszustand in Abhängigkeit von der hydrostatischen Belastung.
(nach Ehrenberg, Krankengymnastik bei peripheren Gefäßerkrankungen, München 1987, dort aus: Sanol-Schwarz Informationen „Venen-Erkrankungen")

Bei entsprechender Veranlagung der Schwangeren, auch durch andere Ursachen wie Alter, Parität, Konstitution (z. B. Adipositas) und Lebensweise (z. B. Rauchen, Essgewohnheiten, langes Stehen/Sitzen im Beruf) kann sich an den Beinen, im Vagina-Vulva-Bereich, auch an der Hämorrhoidalzone im Anus bereits in der Schwangerschaft eine leichte bis ausgeprägte Varikosis entwickeln (siehe Kap. 1.4.5). Durch diese Faktoren ist die Thrombose-/Emboliegefahr im Wochenbett erhöht.

1.3.3.3 Nach der Geburt

Nach der Geburt im Anschluss an die Nachgeburtsphase kontrahiert sich die „entleerte" Gebärmutter. Das Gefäßbett an der vorherigen Plazentahaftstelle im Uterus wird zwar stark verkleinert, ist aber zunächst eine große Wunde, die abheilen muss (siehe Kap. 1.2.3.1). Der venöse Blutrückstrom kann jetzt nach der Entlastung der Vena cava inferior an der unteren Körperhälfte wieder unbehindert erfolgen, der Venendruck reguliert sich in den ersten 3 bis 5 Tagen wieder.

Merke: Das Risiko für Wöchnerinnen mit entsprechender Prädisposition aus der Schwangerschaft, z. B. Varikosis, Übergewicht aber auch nach geburtraumatischen Verletzungen, z. B. nach Sectio, bzw. anderen operative Eingriffen an den Urogenitalorganen, bei Symphysenproblem mit Ruhigstellung, eine oberflächliche Thrombophlebitis (akute Phlebitis) oder gar eine tiefe Bein- oder Beckenvenenthrombose (Phlebothrombose) mit Gefahr für Embolie zu entwickeln, ist hoch. In diesen Fällen können alle möglichen Thrombose-Ursachen der *Virchow-Trias* zutreffen.

Neben herabgesetztem Venenwandtonus und verlangsamter Blutflussgeschwindigkeit besteht bei der Wöchnerin zusätzlich in der ersten Woche post partum/post sectionem bei erhöhter Thrombozytenzahl und erhöhtem Fibrinogengehalt (Wundheilung) eine erhöhte Gerinnungsneigung des Blutes (Hyperkoagulabilität).

Das *Abschätzen einer Thrombosegefährdung* orientiert sich, um daraus dann eine wirksame Prophylaxe bzw. Therapie abzuleiten, an folgenden drei Faktoren der sog. *Virchow-Trias.*

– 1. Faktor: Die Strömungsgeschwindigkeit des Blutes,
– 2. Faktor: Gefäßwandschädigung
– 3. Faktor: Erhöhte Gerinnungsneigung des Blutes/Veränderung der Blutzusammensetzung.

Jeder Faktor kann für sich allein, aber auch im Zusammenwirken mit anderen Faktoren, die sich gegenseitig bedingen und verstärken können, Auslöser einer Phlebothrombose sein.

1. Faktor: Strömungsgeschwindigkeit

Der Blutstromverlangsamung kommt nach der Geburt eine vordergründige Bedeutung zu. Ist doch die Strömungsgeschwindigkeit in den tiefen Beinvenen abhängig von 1. der Körperlage (Bettruhe, Ruhigstellung) und von 2. den Gelenk- und Muskelbewegungen (Pumpkraft aus der Peripherie), die auf die tiefen Beinvenen wirken, 3. aber auch von dem vermehrten Blutangebot, welches sich nach der Geburt, da die Rückflussbehinderung zur Vena cava behoben ist, normalisiert.

Merke: Bettruhe, langes Sitzen, auch zu langes Stehen auf einem Fleck reduzieren die venöse Strömungsgeschwindigkeit in den Beinvenen. Überwiegt das Liegen, so bedeutet das für die Frühwöchnerin eine erhöhte Thrombosegefahr. Übersehen wird oft auch, dass die Wöchnerin vielleicht schon eine langewährende Liegezeit, z. B. bei protrahierter Geburt, bei Wehentropf zur Anregung der Wehentätigkeit, bei vaginal-operativer (Forzeps-Vakuumextraktion) oder abdominal-operativer Geburtbeendigung, hinter sich hat.

In diesem Zusammenhang weist P. Wagenbichler darauf hin, dass die Rate der Embolie-Todesfälle nach vaginal-operativer Entbindung gegenüber der Spontangeburt deutlich erhöht ist und nach Schnittentbindung sogar um ein Vielfaches. Kritisch muss auch bei einem Symphysenproblem (siehe Kap. 1.4.12.3) eine längerzeitige, erzwungene völlige Ruhigstellung der Wöchnerin gesehen werden.

Gerade im Frühwochenbett ist auf den Faktor *Strömungsgeschwindigkeit* durch frühzeitiges Aufstehen der Wöchnerin (welches noch weit ins vergangene Jahrhundert hinein gar nicht selbstverständlich war) und durch Physiotherapie, z. B. Aktivieren der Muskelpumpen (Waden- auch Armpumpe) am einfachsten Einfluss zu nehmen, um den thrombembolischen Komplikationen entgegenzuwirken.

2. Faktor: Gefäßwandschädigung

Die innerste Schicht der Vene ist die Intima und besteht aus Endothelzellen. Besteht eine Innenwandschädigung, kann hier, meist in Verbindung mit der Blutstromverlangsamung, eine Thrombose ausgelöst werden. Ursachen für die Gefäßwandschädigung (Verletzung) können komprimierte Hämatome, Operationen und traumatische Verletzungen sein. Eine primäre Thromboseentstehung im Beckenbereich ist oft Folge einer örtlichen Verletzung des venösen Plexus der Urogenitalorgane.

Merke: Nach komplizierten Entbindungen kann es zu Endothelschädigungen an der Intima kommen. Aber gerade die Wöchnerinnen, deren Geburt kompliziert verlief, haben nach der Geburt oder der Schnittentbindung ein erhöhtes Ruhebedürfnis. So ist hier die Blutstromverlangsamung in horizontaler Körperstellung mit einer Gefäßwandschädigung an Bein- oder Beckenvenen als erhöhtes Thromboserisiko zu sehen.

3. Faktor: Erhöhte Gerinnungsneigung des Blutes/ Veränderung der Blutzusammensetzung

Bereits in der Schwangerschaft sind die Gerinnungsfaktoren (Fibrinogen) vermehrt, eine deutlich erhöhte Gerinnungsbereitschaft des Blutes bleibt in der ersten Woche post partum bestehen. Ein normaler Vorgang bei jeder Wunde, hier die Wunde in der Gebärmutter an der ehemaligen Plazentahaftstelle. Die erhöhte Gerinnungsneigung des Blutes ist ein Thrombose-Risikofaktor, weil aus der Plazentahaftstelle und Wunde zusätzlich das Einschwemmen von thromboplastischen Substanzen aus der Plazenta, der Dezidua (das ist die in der Schwangerschaft weiterentwickelte Funktionalis des Endometriums in der Gebärmutter) und dem Fruchtwasser in die mütterliche Blutbahn erfolgen kann.

> **Merke:** Die Erhöhung des Fibrinogengehaltes und der Thrombozytenzahl im Blut stellt in Verbindung mit der verlangsamten Blutzirkulation in Bein- und Beckenvenen und der vermehrten Wasserausscheidung der Wöchnerin (durch die sich die in der Schwangerschaft erworbene Plasmaverdünnung vermindert) ein erhöhtes Thromboserisiko im frühen Wochenbett dar.

Versucht man, die Thrombosegefährdung eines Patienten abzuschätzen und eine wirksame Prophylaxe durchzuführen, ist die *Virchow-Trias* eine *Orientierungshilfe* (Kirsten/Ehrenberg, siehe Kap. 1.4.5).

1.3.4   Haut

„Die wichtigste Funktion der Haut ist, Grenze zwischen der Außenwelt (milieu exterieur) und dem Körperinneren (milieu interieur) zu bilden. Ohne diese Grenze wäre unser Leben in dieser Form nicht möglich" (F. v. d. Berg 1999).

Unsere Haut hat durch einen hohen Anteil an elastischen Fasern mit der Anordnung eines kollagenen Netzwerkes eine große Elastizität und auch Mobilität. Das ist in der Schwangerschaft von großem Nutzen, weil sich die Bauchhaut, oft auch die Haut der Brüste extrem dehnen muss. Nach der Geburt und nach Beendigung der Stillzeit kann die Haut nicht immer (siehe Striae distensae) in ihre ursprüngliche Form zurückkehren.

1.3.4.1 Die Schichten der Haut

Die Schichten der Haut sind in verschiedenen Körperbereichen unterschiedlich dick (0,1 bis 1,5 mm). Die Haut besteht aus drei Schichten.

– Oberhaut oder Epidermis (embryonal aus dem Ektoderm stammend),
– Lederhaut oder Dermis (auch Korium),
– Unterhaut oder Hypodermis (auch Subkutis). Die Unterhaut besteht aus einer Bindegewebsschicht, die vorwiegend aus Fettgewebe besteht (Abb. 1.**23**).

1.3.4.2 Aufgaben der Haut

Die Haut ist eines der wichtigsten Sinnesorgane des Menschen, über viele Rezeptoren werden dem Zentralnervensystem (ZNS) Informationen aus der Haut gegeben. Diese reagieren auf Druck-, Zug- und Berührungsreize. Rezeptoren sind Merkel-Zellen in der Epidermis: Pacini- und Ruffinikörperchen und in der Dermis: Meissner-Tastkörperchen. In der Dermis sind außerdem viele freie Nervenendigungen, die u. a. sensorische Aufgaben, wie Schmerz-, Wärme- und Kältereize übernehmen bzw. weiterleiten.

Von den verschiedenen Hautschichten wahrgenommen Aufgaben der Haut sind:

– Temperaturregulation, z. B. der Körpertemperatur durch Erweitern bzw. Verengen von Hautgefäßen.
– Regulierender Schutz vor Flüssigkeitsverlust sowie über Hautdrüsen kontrollierte Abgabe von Flüssigkeit (Schwitzen) und von Salzen.
– Sinnesreize werden durch Schmerz-, Temperatur-, Druck- und Tastrezeptoren aufgenommen und entsprechend weitergeleitet.
– Immunfunktion der Haut, weil in der Haut ein großer Anteil spezifischer Abwehrzellen vorhanden ist (im Wochenbett wichtig für die Wundheilung der Damm-/Sectionaht).

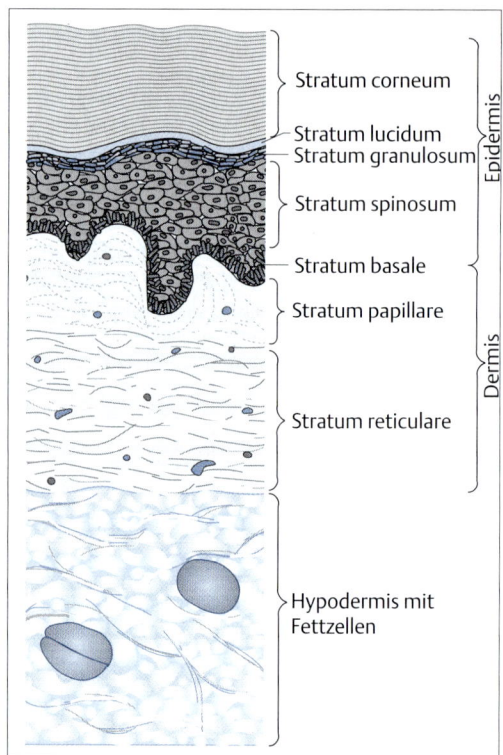

Abb. 1.**23** Aufbau der Haut:
– Epidermis (nicht durchblutetes Epithelgewebe)
– Dermis (gut durchblutetes Bindegewebe)
– Hypodermis (gut durchblutetes Bindegewebe)

- Hautdrüsen (Talg und Schweiß) sowie Haare und Nägel als Hautanhangsgebilde helfen, die Haut zu schützen.
- Eine vegetative Reaktion unsere Haut ist z.B. das „Erröten" oder „Erblassen", besonders der Gesichtshaut.

1.3.4.3 Veränderungen der Haut

Schwangerschaftsbedingte Pigmentierung:

Die Haut schützt unseren Körper durch das Produzieren von Melanin (Pigmentstoff). Pigmentzellen oder *Melanozyten* befinden sich in der untersten Schicht der Epidermis und können abhängig von der Menge der UV-Strahlung, die auf unsere Haut einwirkt, Melanin produzieren, welches unsere Haut dunkler und damit strahlungsundurchlässiger macht. Melaninablagerungen stellen so eine Schutzschicht gegen Schädigungen der Haut dar.

Während der Schwangerschaft entsteht unter Einfluss einer Überproduktion des melanozytenstimulierenden Hormons (MHS) und des adrenokortikotropen Hormons (ACTH) aus dem Hypophysenvorderlappen (HVL) eine verstärkte Melaninablagerung. Diese verstärkte Pigmentierung der Haut findet sich:

- *im Gesicht als Chloasma uterinum,* einer sich schmetterlingsförmig von der Nase auf das Gesicht ausbreitenden Pigmentierung, die nicht bei jeder Schwangeren auftritt, bei entsprechender Veranlagung aber nicht verhindert werden kann und sich bei Sonneneinwirkung noch verstärkt. Beobachtet wurde, dass nach Einnahme der Antibabypille (Ovulationshemmer) ebenfalls ein Chloasma uterinum auftreten kann, ebenso, dass die in der Schwangerschaft entstandene Gesichtspigmentierung bleibt, wenn nach dem Wochenbett sehr bald wieder Ovulationhemmer eingenommen werden. Es wird daraus gefolgert, dass die Pigmentstoffeinlagerung offenbar östrogenabhängig ist.
- *an den Brüsten* (Mamillen) während der Stillzeit,
- im Vulva und Analbereich,
- an der Mittellinie am Bauch, der „linea alba", diese heißt dann *Linea fusca.* Es ist eine mittel- bis schwarzbraune Linie, die im Nabelbereich häufig eine Hyperpigmentierung aufweist (Abb. 1.**24**).

Diese Pigmentierungen bilden sich im Verlauf des Wochenbetts von alleine wieder zurück.

Merke: Im frühen Wochenbett kann aus der in der Bauchmitte vom Xyphoid (Brustbeinspitze) bis zur Symphysenmitte verlaufenden Linea fusca, wenn deren Verlauf rechts- oder linkskonvexe Abweichungen zeigt, auf die Stellung des Kindes in der Gebärmutter geschlossen werden, z.B. ein mehr rechtskonvexer Verlauf der Linea fusca ist ein Hinweis für eine I. Stellung des Kindes in der Gebärmutter und umgekehrt (Abb. 1.**25**).

Zur Erinnerung:
- I. Stellung = Rücken des Kindes auf linker mütterlicher Seite
- II. Stellung = Rücken des Kindes auf rechter mütterlicher Seite (Geburtsmechanische Begriffe sind ausführlich in meinem Buch „Geburtsvorbereitung Methode Menne-Heller" beschrieben)

Wichtig: Die Stellung des Kindes in utero wird bedeutsam, um ein Übungskonzept zu erstellen, bei dem Ziel sein muss, die Schwäche der einen Bauchseite, welche ausgedehnter war, zu berücksichtigen (siehe auch Bauchmuskulatur Kap. 1.3.7.2 und Bauchformen Kap. 1.4.10.1).

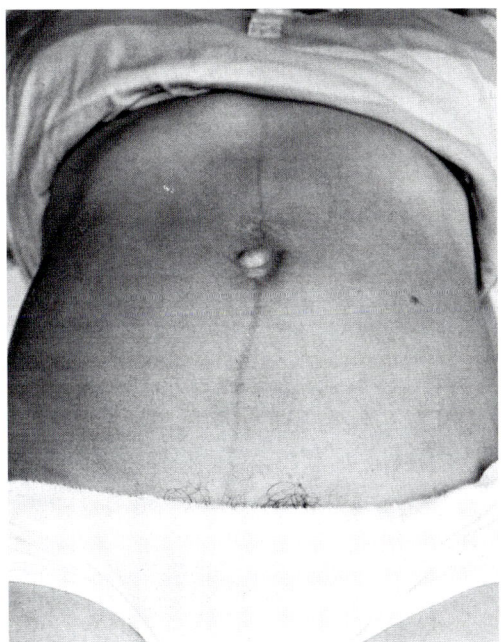

Abb. 1.**24** Wöchnerin mit Linea fusca

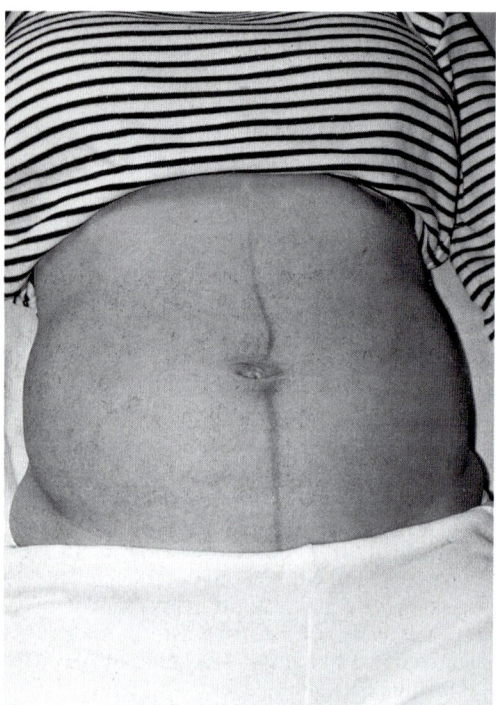

Abb. 1.**25** Abweichungen der Linea fusca nach links.

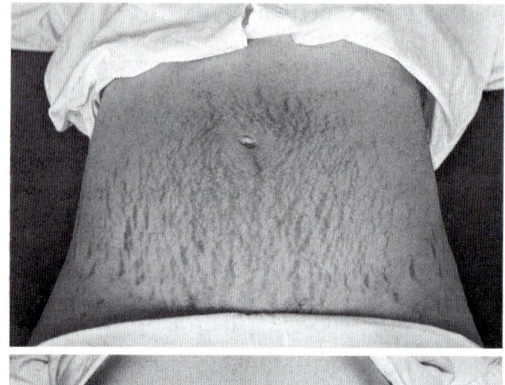

a

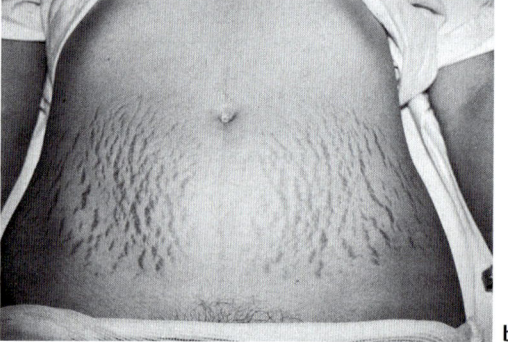

b

Abb. 1.**26a** u. **b** Striae distensae bei zwei Erstgebärenden.

1.3.4.4 Striae gravidarum

Die Dehnungs- (Striae distensae) oder Schwanger-
schaftsstreifen treten bei vielen Schwangeren (etwa 70 %) am Bauch, an den Hüften, dem Gesäß
und/oder an den Brüsten auf. Auch beim Milcheinschuss im Frühwochenbett können sich an den
Brüsten noch Striae entwickeln. Die Ausbreitung
kann von vereinzelten Striae (oft zählen die
Wöchnerinnen die Anzahl) bis zu unzählbar vielen Striae reichen (Abb. 1.**26a** u. **b**).

Die Dehnungsstreifen entstehen durch die mechanische Dehnung, vor allem der Bauchhaut, und
durch Veränderungen an den elastischen Fasern in
der Haut, bedingt durch vermehrte Kortikoidpro-
duktion während der Schwangerschaft. Eine mögliche, aber nicht überzubewertende Rolle spielt
dabei die Elastizität der Bauchmuskulatur. Die
Striae gravidarum sind also trotz Versprechen der
Kosmetikbrache und intensivem Einölen der
Bauchhaut in der Schwangerschaft wohl nicht be-
einflussbar.

Frisch entstandene Striae sind von blau-roter
Färbung, weil durch das Auseinanderweichen der
Unterhaut (Dermis und Hypodermis) die Blutgefä-
ße durchschimmern. Alte, vernarbte Striae sind

verblasst und schimmern perlmuttfarbig durch
die Epidermis durch. Der Turgor (Hautspannung)
wird bei ausgeprägten Striae vor allem am Bauch
immer herabgesetzt bleiben.

> **Merke:** Die Bauchseite der Mutter, wo der Rü-
> cken des Kindes in der Gebärmutter lag (Stellung
> I oder II), kann vermehrte und ausgeprägtere
> Striae distensae haben. Bei Mehrgebärenden
> kann man so feststellen, ob die Striae alt und ver-
> narbt, also aus einer vorangegangenen Schwan-
> gerschaft stammen, oder ob es frische Striae sind.

Hinweis: Hautverletzungen durch Schnitt und Riss
siehe unter Wundheilung Kap. 1.4.4.

1.3.5   Nieren- und Harnblasenfunktion (Harntrakt)

1.3.5.1 Einführung

Miktionsstörungen im Frühwochenbett, die ich in
Kap. 1.4.7 beschreibe, begünstigen Blasenentzün-
dungen, welche wiederum infolge schwangerschaftsbedingter Atonie der Harnleiter zur aufstei-

genden Infektion des Harntraktes führen können. Wegen dieses Problems im Wochenbett wird nachfolgend im Überblick der Weg des Harnsystems, bereits im oberen Harntrakt beginnend, aufgezeigt.

1.3.5.2 Nieren – Oberer Harntrakt

Das Harnsystem wird eingeteilt in den *oberen Harntrakt*, zu dem die zwei Nieren (Renes) und die zwei Harnleiter (Ureteren) gehören. Zum *unteren Harntrakt* zählen die Blase (Vesica urinaria) und die Harnröhre (Urethra).

Aufgabe des Harnsystems ist, dass die Nieren ständig aus dem Blutstrom Flüssigkeit filtern. Hierbei werden für den Körper wichtige Substanzen dem Blut zurückgegeben, die Wasserstoffionenkonzentration (zur Aufrechterhaltung des Blut-pH-Wertes) wird konstant gehalten, während Gifte und alle schädlichen Stoffwechselabfälle (Schlackstoffe) zusammen mit Wasser zu Harn (Urin) aufbereitet werden. Der Urin wird dann durch die zwei Ureter (Harnleiter) zur Harnblase geleitet. In der Harnblase wird der Urin gespeichert und dann durch die Harnröhre ausgeschieden (Abb. 1.27).

Die Nieren haben eine bohnenförmige Gestalt, sind etwa 10 cm lang, 5 cm breit und 4 cm dick. Eine Niere wiegt zwischen 120 g und 300 g. Beide Nieren liegen extraperitoneal hinter der Bauchhöhle rechts und links der Wirbelsäule. In diesem Retroperitonealraum, der kranial bis zum Zwerchfell reicht, befinden sich außer den Nieren die Nebennieren, Harnleiter, Vena cava inferior und die Bauchaorta mit ihren Ästen (Abb. 1.28).

Die eingedellte Nierenpforte (Hilum renalis) liegt zur Wirbelsäule gerichtet in Höhe des ersten Lendenwirbels. Die 12. Rippe zieht schräg über die Nieren hinweg, das obere Drittel wird durch das Zwerchfell bedeckt.

> **Merke:** Bei funktionsrichtiger kostodiaphragmaler Einatmung und entsprechend langsamer Ausatmung, die auf den in der Körperlängsachse eingeordneten Körperabschnitten basiert, auch bei allen möglichen Bewegungskomponenten in Brust- und Lendenwirbelsäule, erfahren die Nieren, die nach Meinung von Versprille-Fischer (1995) 3 cm Spielraum nach unten haben können, in alle dreidimensionale Richtungen Stimulationen.

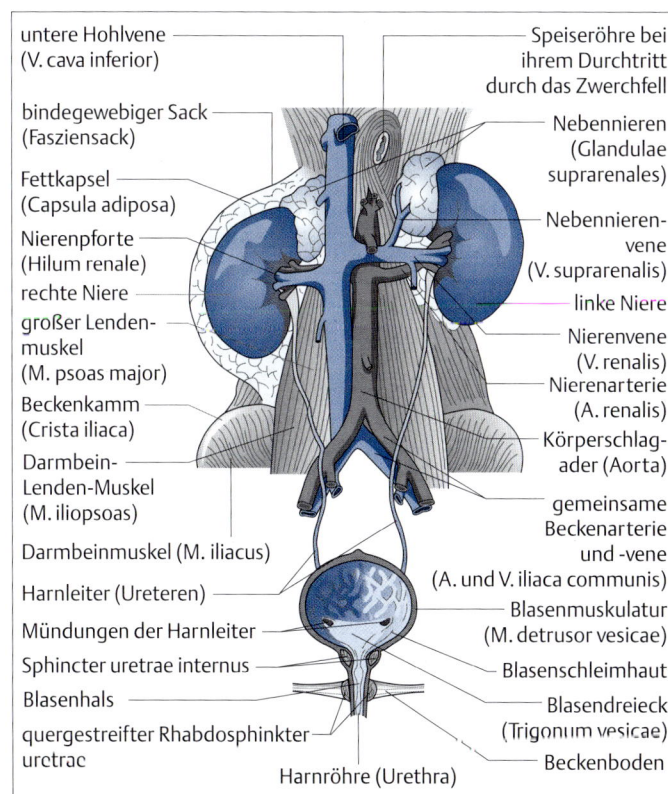

untere Hohlvene (V. cava inferior)
bindegewebiger Sack (Fasziensack)
Fettkapsel (Capsula adiposa)
Nierenpforte (Hilum renale)
rechte Niere
großer Lendenmuskel (M. psoas major)
Beckenkamm (Crista iliaca)
Darmbein-Lenden-Muskel (M. iliopsoas)
Darmbeinmuskel (M. iliacus)
Harnleiter (Ureteren)
Mündungen der Harnleiter
Sphincter uretrae internus
Blasenhals
quergestreifter Rhabdosphinkter uretrae
Harnröhre (Urethra)

Speiseröhre bei ihrem Durchtritt durch das Zwerchfell
Nebennieren (Glandulae suprarenales)
Nebennieren- vene (V. suprarenalis)
linke Niere
Nierenvene (V. renalis)
Nierenarterie (A. renalis)
Körperschlag- ader (Aorta)
gemeinsame Beckenarterie und -vene (A. und V. iliaca communis)
Blasenmuskulatur (M. detrusor vesicae)
Blasenschleimhaut
Blasendreieck (Trigonum vesicae)
Beckenboden

Abb. 1.27 Weibliche Harnorgane (nach Faller)

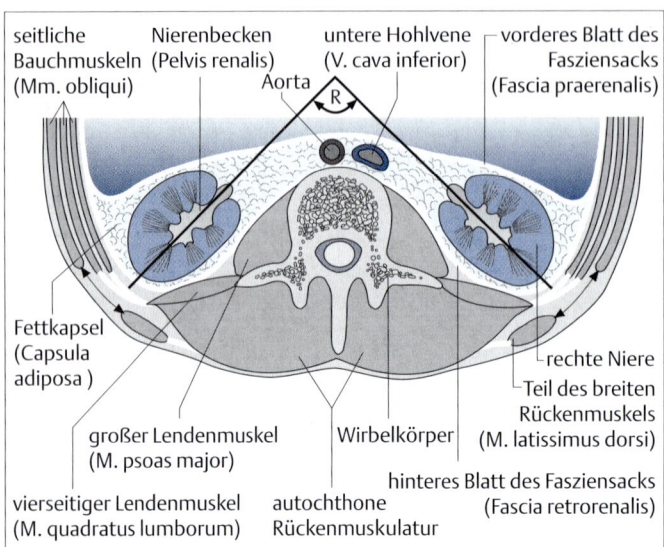

seitliche Bauchmuskeln (Mm. obliqui) — Nierenbecken (Pelvis renalis) — Aorta — untere Hohlvene (V. cava inferior) — vorderes Blatt des Fasziensacks (Fascia praerenalis)

Fettkapsel (Capsula adiposa) — rechte Niere — Teil des breiten Rückenmuskels (M. latissimus dorsi)

großer Lendenmuskel (M. psoas major) — Wirbelkörper

hinteres Blatt des Fasziensacks (Fascia retrorenalis)

vierseitiger Lendenmuskel (M. quadratus lumborum) — autochthone Rückenmuskulatur

Abb. 1.28 Nieren, Fettkapsel und Fasziensack in ihrer Lage zur Muskulatur von Bauchdecke und Rumpfwand.

Wegen der Leber steht die rechte Niere etwas tiefer als die linke. Umgeben sind die Nieren von einer Fettkapsel und von einer kräftigen Faszie. Auf den Nieren sitzen die ebenfalls von dieser Fettkapsel umschlossenen Nebennieren auf. Durch die Nierenpforte gelangen an der konkaven Seite der Niere Blutgefäße in die Nieren; aus den Nieren heraus führen die Harnleiter (Ureter).

Das Nierengewebe besteht, im Längsschnitt gesehen, aus einer etwa 8 mm breiten Rindenschicht (Cortex renalis) und aus einer inneren Markschicht (Medulla renalis), die in Form von 10 bis 15 Pyramiden pro Niere angeordnet ist (Abb. 1.29).

Die Spitzen der Pyramiden (Papillae renalis) ragen in die kleinen Nierenkelche (Calyx renalis minores), welche sich zu 2 bis 3 großen Nierenkelchen vereinigen und gemeinsam das Nierenbecken (Pelvis renalis) bilden. Im Nierenbecken sammelt sich der Urin. Ganz dicht liegt dem Nierenbecken der sich verjüngende Ureter an; dieser mündet in die Harnblase.

In Nierenrinde und Nierenmark liegen kleine Nierenkanäle, die Nephrone. Sie bilden die kleinste funktionelle Einheit der Niere. In jedem der 1,2 Mio. Nephrone pro Niere befinden sich kleinste Harnkanälchen und ein Gefäßknäuel, der Glomerulus. Hier wird in der glomerulären Filterbarriere

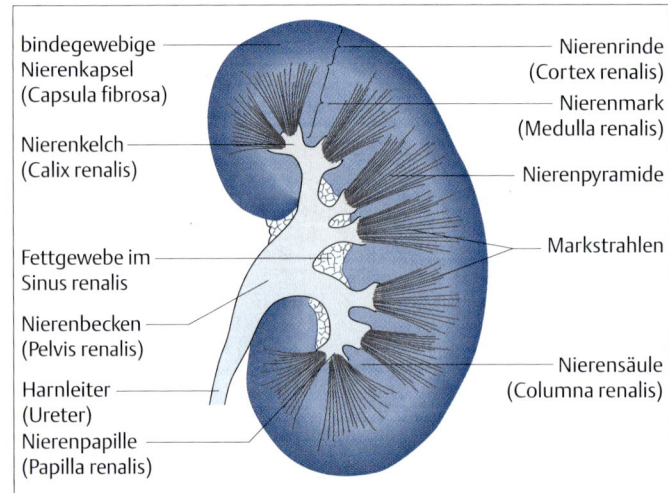

bindegewebige Nierenkapsel (Capsula fibrosa) — Nierenrinde (Cortex renalis)

Nierenmark (Medulla renalis)

Nierenkelch (Calix renalis) — Nierenpyramide

Markstrahlen

Fettgewebe im Sinus renalis

Nierenbecken (Pelvis renalis)

Harnleiter (Ureter) — Nierensäule (Columna renalis)

Nierenpapille (Papilla renalis)

Abb. 1.29 Vereinfachter Mittelschnitt durch eine Niere (nach Faller).

(Harnfilter) das Blut gefiltert und der Primärharn den Harnkanälchen zugeführt. In diesen Sammelröhrchen erfolgt die Rückresorption an das Blut, der nun verbleibende Endharn wird weiter transportiert und ausgeschieden.

Treibende Kraft für den Filterungsprozess ist der Blutdruck in den Kapillarschlingen der Glomeruli. Die Nierendurchblutung ist selbstreguliert, d. h. durch den konstanten Blutdruck eines Menschen (wobei gewisse Schwankungen ausgeglichen werden können), bleibt die Filtrationsrate konstant. Bei Blutdruckabfall (Hypotonie) unter 80 mmHg fällt auch die Nierendurchblutung ab und somit die glomuläre Filtration.

> **Merke:**
> – Die glomuläre Filtrationrate als Maß für die Ausscheidungsfähigkeit der Nieren (Clearance) beträgt normal 100 bis 120 ml/min. In der Schwangerschaft 145 ml/min, was in der ersten Woche post partum bestehen bleibt.
> – Ist eine große Anzahl von Glomeruli entzündet, besteht eine akute Nephritis, die in eine chronische Nephritis übergehen kann, wenn die akute Nephritis unbehandelt bleibt.
> Bei einer Nephrose werden die Glomeruli für Eiweiße durchlässig, Einweiß wird dann mit dem Urin ausgeschieden (Albuminurie).

Durch die *zwei Harnleiter* (Ureter), die glatte Muskulatur haben, wird der Urin, wenn er das Nierenbecken verlässt, in kleinen Portionen peristaltisch in die Harnblase transportiert.

1.3.5.3 Der untere Harntrakt

Hinweis: Der untere Harntrakt besteht aus Harnblase und Harnröhre in Verbindung mit spezifischer Muskulatur am Beckenboden. Im letzten Jahrzehnt wächst das allgemeine Interesse für alle Beckenbodendysfunktionen, z. B. die Speicher- und Entleerungsstörungen von Blase und Darm durch unterschiedlichste Ursachen, auch perineale und vaginale Probleme nach Geburten, nach Operationen von Genitalsenkungen u. a. Die Enttabuisierung der Harninkontinenz, vor allem bei den Betroffenen, nimmt zu. Daher wird diese Thematik heute international und interdisziplinär von den verschiedensten Berufsgruppen diskutiert. Die Bedeutung der Behandlung durch Physiotherapie/Manualtherapie/Osteopathie nimmt zu und wird oft mit Medikamenten kombiniert (vgl. Kap. 5).

Operative Maßnahmen kommen da zum Einsatz, wo die Grenzen der Physiotherapie erreicht sind. Hinzuzufügen ist dazu, dass die Behandlungskonzepte dringend einer Koordination nach funktionsrichtigen Gesichtspunkten bedürfen.

Innerhalb der Funktionseinheit der Harnorgane muss die *Harnblase* als „vorübergehendes" Speicherorgan und gleichzeitig als Entleerungsorgan in Verbindung mit der *Harnröhre* und der *Beckenbodenmuskulatur* gesehen werden.

Die Harnblase (Vesica urinaria) ist ein muskuläres Hohlorgan und liegt im kleinen Becken unmittelbar hinter der Symphyse. An der Harnblase werden Blasenkörper und Blasengrund unterschieden. Während der kraniale Blasenkörper (Corpus vesicae) seitlich und vorn von lockerem Bindegewebe umgeben wird, in dem Blutgefäße und Nerven verlaufen, liegt der kaudale Anteil, der Blasengrund (Fundus vesicae) auf dem Beckenboden auf. Der Blasengrund verjüngt sich zum Blasenhals (Cervix vesicae), der in die Harnröhre (Urethra) mündet.

Die Blase als Speicherorgan wechselt ihre Größe mit ihrem Füllzustand. Bis zur Entleerung (Miktion) sammelt sie den Harn. Die gefüllte Harnblase steigt nach kranial auf und kann dann von außen getastet werden. In sagittaler Ebene liegen bei der Frau hinter der Blase die Gebärmutter und Vagina, dem schließt sich das Rektum (Enddarm) an (Abb. 1.**30a**).

Die Blasenwand hat drei Hauptschichten:

– Die innerste Schicht, gebildet aus *Mukosa und Submukosa* (aus Epithel von Transitionalzellen, Blutgefäßen und Lymphknoten bestehend). Diese Schleimhautschicht ist bei leerer Blase faltig, bei voller Blase ist sie glatt und flach.
– Die mittlere *Muskelschicht Detrusor vesicae* besteht aus miteinander verflochtenen glatten Muskelfasern. Diese werden wiederum in eine innere und äußere Längsmuskelfaserschicht und eine mittlere zirkuläre oder ringförmige Schicht glatter Muskelfasern unterteilt. Dieses Muskelsystem kann sich, dem jeweiligen Füllzustand entsprechend, weiter oder enger stellen.
– Ganz außen besteht die Blase aus einer fibrösen Adventitia, deren elastische Systeme an der Weiterstellung der Harnblase mitwirken.

Im Blasengrund befinden sich

– zwei Einmündungen für die von den Nieren kommenden Harnleiter (Ureter)
– eine Ausmündung zur Harnröhre (Urethra).

Die Uretereinmündungen in die Blase sind schlingenförmig umgeben von äußeren Muskelzügen. Kontrahieren sich diese Muskelbündel, wird die

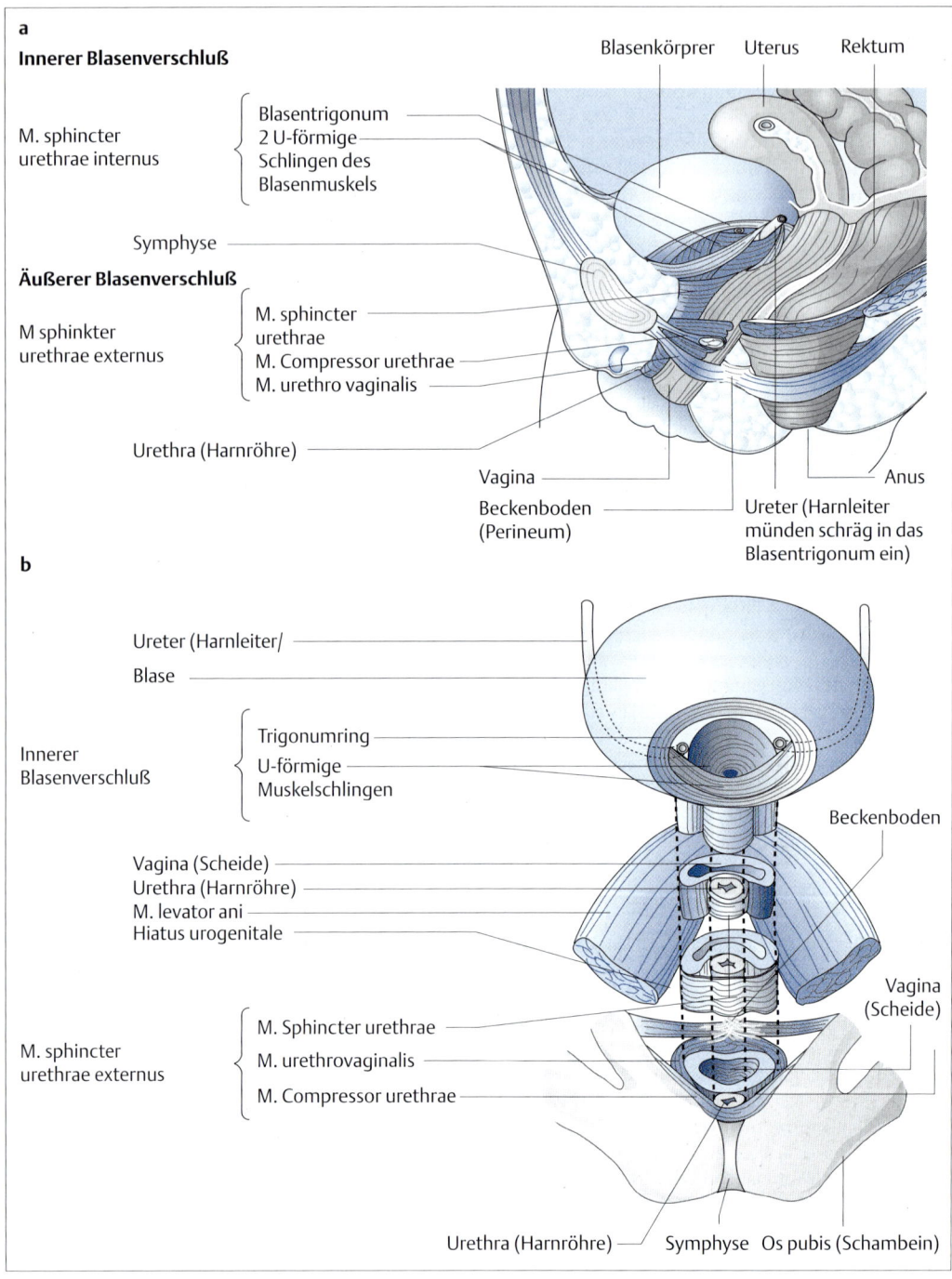

a

Innerer Blasenverschluß

M. sphincter
urethrae internus

{ Blasentrigonum
2 U-förmige
Schlingen des
Blasenmuskels

Symphyse

Äußerer Blasenverschluß

M sphinkter
urethrae externus

{ M. sphincter
urethrae
M. Compressor urethrae
M. urethro vaginalis

Urethra (Harnröhre)

Blasenkörprer   Uterus   Rektum

Vagina
Beckenboden
(Perineum)

Anus
Ureter (Harnleiter
münden schräg in das
Blasentrigonum ein)

b

Ureter (Harnleiter/
Blase

Innerer
Blasenverschluß

{ Trigonumring
U-förmige
Muskelschlingen

Beckenboden

Vagina (Scheide)
Urethra (Harnröhre)
M. levator ani
Hiatus urogenitale

Vagina
(Scheide)

M. sphincter
urethrae externus

{ M. Sphincter urethrae
M. urethrovaginalis
M. Compressor urethrae

Urethra (Harnröhre)   Symphyse   Os pubis (Schambein)

Abb. 1.**30a** u. **b** Lage und Verschluss der Harnblase (nach Clincal Symposia, Ciba).

Einmündung angehoben und geöffnet (heißt: Öffnungsschlinge). Zwischen den beiden Einmündungen der Ureter verlaufen ebenfalls Muskelschlingen, die die Einmündungen nach unten ziehen und verschließen (heißen: Verschlussschlingen).

Zwischen den beiden Harnleitereinmündungen und dem Blasenhals an der Ausmündung (orificium internum urethrae) zur Harnröhre befindet sich ein kleiner, getrennt vom Detrusor (Blasenmuskel) angelegter glatter Muskel, der M. trigonalis. Dieser Bereich ist das Blasendreieck oder Trigonum vesicae (Abb. 1.30a u. b). Das Trigonum besteht aus zwei Muskelschichten – der tiefen, hufeisen- oder U-förmig um den Blasenausgang verlaufenden, glatten Muskelschicht und einer oberflächlichen Schicht, welche mit längsverlaufenden Muskelfasern in die innere Detrusorschicht verläuft. Mit einem Zäpfchen (Uvula) mündet diese Schicht in den Blasenhals. *Das Trigonum vesicae ist der autonome Schließmechanismus des Blasenhalses.*

Die Harnblase wird durch Beckenbodenmuskulatur, aber auch durch Bänder gehalten und gestützt. Zwischen Blase und Uterus stützt der intermediäre Blasenpfeiler. Der Blasenhals ist durch pubourethrale Bänder gespannt. Von der Blasenkuppel zum Nabel zieht das Lig. umbilicale, der „Hosenträger" der Blase (Lason/Peeters 1994). Von der Symphyse zur Blase ziehen die pubovesikalen Bänder (beim Mann puboprostatische Bänder).

Die Blutversorgung der Blase erfolgt vom vorderen Ast der inneren Beckenarterie verästelnd zur oberen und unteren Blasenarterie. Über die inneren Beckenvenen erfolgt der Abfluss des venösen Blutes. Der Lymphabfluss der Blase erfolgt zu den Beckenlymphknoten und von dort zu den paraaortalen Lymphknoten (v. Kampen 2000).

Die *Harnröhre* (Urethra) verläuft zwischen Symphyse und Vaginalwand, um mit der äußeren Harnröhrenöffnung zwischen Vaginalöffnung und Klitoris nach außen zu münden. Sie leitet den Harn aus der Blase in einer dünnwandigen Röhre, die 6 bis 8 mm Durchmesser hat und deren Wand aus einer *Längsschicht glatter Muskulatur* besteht, nach außen. Während die männliche Harnröhre 20 bis 25 cm lang ist, ist die Harnröhre bei der Frau mit 3 bis 4 cm deutlich kürzer. Sie ist schwach gebogen und durch fibröses Bindegewebe fest mit der vorderen Vaginalwand verbunden.

Die innere, von der Blase abführende Harnröhrenöffnung beginnt unmittelbar über dem Beckenboden, mit dem sich aus dem Detrusormuskel verdichteten M. sphincter urethrae internus (Sphinkter = griech. Schnürer). Dieser Lissosphinkter besteht aus glatter (instrinsicher) unwillkür-

lich arbeitender Muskulatur und verschließt den Blasenausgang, um die Kontinenz zu sichern.

Die Harnröhre durchquert dann den muskulären, willkürlichen, extrinsischen Beckenboden. Dort wird die distale Harnröhre von einem sie ringförmig umschließenden quergestreiften Willkür-Schließmuskel, dem M. sphincter urethrae externus (auch Rhabdosphinkter genannt) mit slow twitch (= langsam zuckenden) Muskelfasern umgeben.

> **Merke:** Die Aufgabe von Harnblase und Harnröhre bei Speicherung und Entleerung ist abhängig von
> – intrinsischer glatter Muskulatur in Blase, Blasenhals und Harnröhre (proximaler Harnröhrenverschluss)
> – extrinsischer quergestreifter Willkürmuskulatur des Sphinkter urethrae externus als distaler Harnröhrenverschluss in Verbindung mit
> – der willkürlich arbeitenden Beckenbodenmuskulatur: M. levator ani und Diaphragma urogenitale (siehe Kap. 1.3.7.3).
> Die beiden letztgenannten Faktoren ermöglichen z. B. das Unterbrechen des Harnstrahls.
> Ist die Speicherung von Urin (und Stuhl), aber ebenso die konsequente Entleerungsmöglichkeit von Urin (und Stuhl) aus den entsprechenden Speicherorganen nicht gesichert, kommt es zu Dysfunktionen (siehe Kap. 5).

Das *Beckenbodensystem* ist eine der komplexesten Einheiten unseres Körpers, spielen hier doch autonomes und willkürliches (somatisches) Nervensystem für lebenswichtige Prozesse zusammen:

– Der N. sympathicus (Nn. hypogastrici), der in Höhe von Th11 – L2 aus dem Rückenmarkskanal austritt, ist für das Speichern und Verschließen der Blase verantwortlich.
– Der N. parasympathicus (Nn. pelvici) ist für die Öffnung und Entleerung aus den Speicherorganen verantwortlich.
– Der N. pudendus aus dem sakralen Segment S1 – S4 ist für die Willküranspannung des Beckenbodens zuständig.
  (R. Tanzberger empfiehlt, als „Eselsbrücke" sich einzuprägen:" Es ist sympathisch, kontinent zu sein.")

1.3.5.4 Harnfunktion im Wochenbett

Nach U. Retzke (1982 in „Urogynäkolgie für Klinik und Praxis") weiss man, dass „Nieren und absteigende Harnwege zu jenen extragenitalen Organsystemen gehören, deren Funktion und Morphe

(Erscheinungen) während der Schwangerschaft in markanter Weise verändert werden".

Schwangerschaftsbedingte physiologische Adaptationen normalisieren sich im Wochenbett. Pathologische, nephro-urologische Geschehen in der Schwangerschaft, die im Wochenbett noch Auswirkungen haben, bedürfen immer individueller Absprachen zwischen dem Arzt und den Therapeuten, die die Rückbildungsgymnastik im Wochenbett durchführen.

Nach der Geburt dauert es oft Stunden, manchmal Tage, bis die Harnblase wieder normal funktioniert. Die schwangerschaftsbedingte progesteronabhängige Tonusminderung der Hohlorgane, hier Harnleiter, Harnblase und Harnröhre, lässt im Frühwochenbett zunächst die Speicherkapazität der Harnblase (glatte Muskulatur des Detrusor) erhöht sein, ohne dass der Miktionsdrang wahrgenommen wird. Die Entleerungsfunktion ist beeinträchtigt. Andererseits ist die Harnproduktion nach der Geburt gesteigert. Die vermehrte Diurese (Harnausscheidung) erfolgt, weil die schwangerschaftsbedingten Wasserretentionen zum Teil über die Miktion wie auch durch das Schwitzen über die Haut normalisiert werden. Die ausgeschiedene Harnmenge beträgt in den ersten Tagen in der Regel 2 bis 4 l täglich.

> **Merke:** Für ihre regelmäßige Blasenentleerung muss die Frühwöchnerin aufgeklärt und dazu angehalten werden. Auch ohne Harndrang sollte sie alle 3 bis 4 Stunden die Harnblase entleeren.

Miktionsstörungen im Früh- bis Spätwochenbett, siehe Kap. 1.4.7, als Dysfunktion in späteren Lebensabschnitten, siehe Kap. 5.

1.3.6   Darm- und Analfunktion

1.3.6.1 Einführung

In Zusammenhang mit der Involution im Wochenbett, aber auch für Probleme der Darm- und Analfunktion im Wochenbett (siehe Kap. 1.4.8) und über das Wochenbett hinaus und in späteren Lebensabschnitten der Frau (siehe Kap. 5) wird, soweit es zum Verstehen der Ausführungen notwendig ist, aus dem komplexen Organsystem des Verdauungstraktes vorrangig auf Darm- und Analfunktion als Speicher- und Ausscheidungsorgan eingegangen. So besteht der Verdauungstrakt aus Mund- und Rachenhöhle, Speiseröhre, Magen und schließlich Dünn- und Dickdarm mit dem Anus. Dazu kommen die Verdauungsdrüsen: Mundspeicheldrüse, Leber, Gallenblase und Bauchspeicheldrüse.

Im Verdauungstrakt wird die Nahrung aufgenommen, transportiert, in kleine Bausteine zerlegt und entsprechend an Blut, Lymphe und Ausscheidungsorgane weitergeleitet. Hierbei ist in unserem Zusammenhang die Darmfunktion wichtig (Heesen 2000) (Abb. 1.**31**).

1.3.6.2 Darmtrakt : Dünndarm

Der Dünndarm beginnt außerhalb des Magenpförtners (Pylorus) und ist unterteilt in **Zwölffingerdarm** (Duodenum), **Leerdarm** (Jejunum) und **Krummdarm** (Ileum). Jejunum und Ileum füllen zum großen Teil die Bauchhöhle aus. Die Bauhin-Klappe (Valvula ileocolica) verbindet das Ileum mit dem Dickdarm. Der Dünndarm ist, abhängig von seinem Kontraktionszustand, ca. 3 bis 5 m lang. Obwohl jeder Anteil seine Aufgaben hat, wirken die Dünndarmfunktionen (Verdauung der Nahrung, Resorption) als Ganzes. Vom Dickdarm ist der Dünndarm „wie eine Girlande" umrahmt.

> **Merke:** Viszerosomatische Zusammenhänge ergeben sich aus der Lage des Dünndarms, dieser kann dadurch auf die gesamte Lendenwirbelsäule einwirken. Sind kombiniert lumbale Rückenbeschwerden, Schwächung des M. rectus abdominis (dieser Muskel ist post partum immer in seiner Spannkraft herabgesetzt) auch andere Veränderungen im Bauch vorhanden, kann das Auswirkungen auf die Statik haben. Auch thorakale und sakrale Beschwerden können mit dem Dünndarm zusammenhängen (Heesen 2000).

1.3.6.3 Darmtrakt: Dickdarm (Kolon)

Im rechten Unterbauch mündet der Dünndarm (Anteil Ileum) mit einer Verschlussklappe, der Valvula ileocolica in den Dickdarm (Kolon). In den Dickdarm gelangen nur noch unverdaute und nicht absorbierbare Teile, die dann eingedickt und als Stuhl ausgeschieden werden. Außerdem wird dem Inhalt im Dickdarm noch Wasser entzogen (hier werden täglich etwa 400 bis 700 ml Wasser resorbiert). Die Bakterien im Dickdarm können unverdaute Speisereste benutzen, um z. B. Vitamin K zu produzieren – ein wichtiger Grund, ballaststoffreiche Nahrung zu sich zu nehmen. Der Dickdarm ist etwa 1,5 bis 1,8 m lang, zum überwiegenden Teil seines Verlaufes ist er in der Bauchhöhle tastbar, das ist z. B. bei einer Bauchmassage im Frühwochenbett als Obstipationsprophylaxe oder Therapie hilfreich.

Der girlandenähnliche Verlauf des Dickdarms (siehe Abb. 1.**31**) nimmt seinen Anfang am rechten Unterbauch mit dem sackförmigen Blinddarm

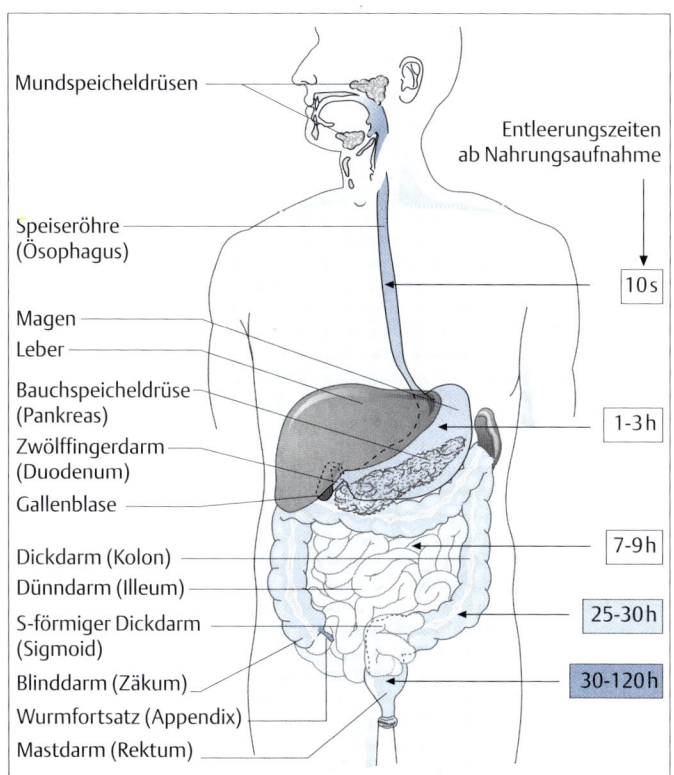

Abb. 1.**31** Verdauungstrakt

Mundspeicheldrüsen

Entleerungszeiten
ab Nahrungsaufnahme

Speiseröhre
(Ösophagus)

10 s

Magen
Leber

Bauchspeicheldrüse
(Pankreas)

1-3 h

Zwölffingerdarm
(Duodenum)

Gallenblase

Dickdarm (Kolon)

7-9 h

Dünndarm (Illeum)

S-förmiger Dickdarm
(Sigmoid)

25-30 h

Blinddarm (Zäkum)

30-120 h

Wurmfortsatz (Appendix)

Mastdarm (Rektum)

(Caecum) an dem sich der Wurmfortsatz (Appendix vermiformis) befindet, welcher im Volksmund als Blinddarm bezeichnet wird. Dem Blinddarm (Caecum) schließt sich der auf der rechten Seite aufsteigende Dickdarmabschnitt, das **Colon ascendens** an. Unterhalb der Leber biegt an der Flexura coli dextra das Colon ascendens zum querverlaufenden Anteil des Dickdarms, dem **Colon transversum** ab. Der querverlaufende Anteil ist eine freibewegliche, meist etwas nach unten durchhängende Schlinge, die auf der linken Seite in Höhe der Darmbeinschaufel über die Flexura coli sinistra zum absteigenden Dickdarm, dem **Colon descendens** verläuft. Dieser absteigende Anteil geht in den S-förmigen Anteil des Dickdarms über, das **Colon sigmoideum** (Sigmoid), welches auf der Höhe des 2. bis 3. Sakralwirbels endet. Das Sigmoid ist ebenso freibeweglich wie das Colon transversum. Intraperitoneal, d. h. innerhalb des Bauchraumes, befinden sich Colon transversum und Sigmoid, hinter dem Bauchfell (retroperitoneal) haben an der dorsalen Leibeswand Colon ascendens und Colon descendens ihren Bauchfellüberzug verloren.

Merke:
- Da der Dickdarm an verschiedenen Stellen des Diaphragma pulmonale (Zwerchfell) angeheftet ist, könnten Veränderungen im Atemmuster auch einen Zusammenhang zu Dickdarmproblemen haben.
- Da die Lendenwirbelsäule besonders in Höhe von L4/L5 und die Iliosakralgelenke (ISG) mit dem Kolon verbunden sind, hat z. B. eine Störung der Darmflora (Dysbiose) mit der Folge eines dicken Blähbauches Auswirkung auf die Körperstatik.

Die Dickdarmwand besteht aus
- einer äußeren Längsmuskelfaserschicht, die von drei starken Längsmuskelstreifen (oder -bändern), den *Tänien*, welche außen um das Kolon angeordnet sind, gebündelt ist. Diese Tänien (Taenia coli) können den Dickdarm verkürzen und der Länge nach raffen, sodass Einschnürungen und Ausbuchtungen entstehen (siehe Abb. 1.**31**).
- einer inneren Ringmuskelfaserschicht, diese kann durch Kontraktionen die typischen Einschnürungen und Buckel in der Darmwand verstärken.

Ausgekleidet ist das Kolon innen mit einer Schleimhautschicht, die intensiv Wasser resorbieren kann und so den Stuhl eindickt.

Ständige Bewegungen des Kolons sind selbstregulierte Prozesse, durch die der Darminhalt im Kontakt mit der Darmschleimhaut bleiben kann.

- Peristaltische Wellen Richtung Mastdarm (Rektum), im Wechsel von Kontrahieren und Erschlaffen, schieben fortlaufend den Darminhalt über eine Strecke weiter, die 20 cm betragen kann.
- Transportbewegungen, die den Darminhalt in das Rektum befördern.

Merke: Für den Erhalt der Bewegungen des Kolons ist wichtig, dass
- mit der täglichen Nahrung genügend unverdauliche Bestandteile (Ballaststoffe) aufgenommen werden,
- durch Bewegungsreize von innen (Zwerchfelldynamik) und von außen (Körperbewegungen) peristaltische Darmbewegungen unterstützt werden,
- dass psychische Dysbalancen, z. B. Stress (nach Versprille-Fischer „life event"), Unregelmäßigkeiten wie Verdrängen des Stuhldranges, vermieden werden.

1.3.6.4 Rektum (Mastdarm) und Analkanal

Das Rektum ist nach dem Sigmoid der fixierte letzte Anteil des Dickdarms und etwa 15 cm lang. Es folgt dem Verlauf des Kreuz- und Steißbeins bis unter die Steißbeinspitze (Os coccygis), wo es mit dem Anus (After) endet.

Bei der Frau grenzt das Rektum nach ventral an die Vagina, beim Mann an Blase und Prostata. Viszerale Bauchfell- und Beckenbodenadhäsionen sind bindende Elemente dazu (siehe endopelvine Faszie, Kap. 1.3.7.3 und Kap. 5).

Im Rektum wird unterschieden:

- Ein erweiterter Abschnitt, die dehnfähige *Ampulla recti* (Ampulle), in der Stuhl bis zur Entleerung (Defäkation) „lagern" kann (Abb. 1.**32**).
- Ein Endabschnitt, der *Canalis analis* (Analkanal), der in den muskulären Beckenboden eingefügt ist.

Die Ringmuskulatur des Rektums verstärkt und verdickt sich in dem Endabschnitt des Rektums und bildet den aus glatter Muskulatur bestehenden, unwillkürlich, also autonom arbeitenden, M. sphincter ani internus. An dieser Verdickungsstelle befinden sich auch einige querverlaufende Schleimhautfalten: Plicae transversales recti, die größte dieser Falten ist vom Anus aus sogar tastbar. Durch die etwas verstärkte Ringmuskulatur entsteht an dieser Stelle noch ein unvollständiger innerster Sphinkter, der zusätzlich die Speicherung des Stuhls in der Ampulle sichern hilft.

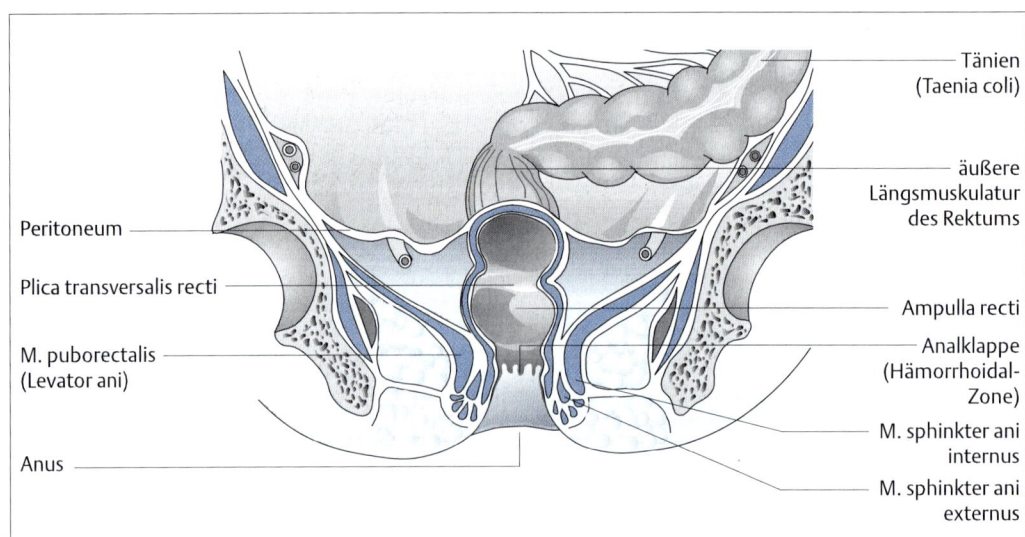

Abb. 1.**32** Einbau des Rektums in den Beckenboden/Analkanal (Schnittansicht von vorn nach Littmann).

Je mehr Stuhl sich in der Ampulle sammelt (wobei diese sich so sehr erweitern kann, dass auch die Plicae-Schleimhautfalten verstreichen), umso imperativer wird der Entleerungsdrang. Wird diesem „natürlichen Reiz" nicht nachgegeben (z. B. bei Stress und anderen negativen Umständen), verliert sich das Dranggefühl oft für viele Stunden wieder. So kann sich eine Obstipation entwickeln. Kreuz- und Rückenschmerzen können die Folge eines übervollen Rektums sein, weil Druck auf das benachbarte Os sacrum (Kreuzbein) besteht (Versprille-Fischer 1997).

Die Rektumwanddehnung bewirkt, dass der innere Sphinkter sich reflektorisch entspannt. Wird dem automatischen Vorgang der Darmentleerung nachgegeben, wobei beim Dranggefühl die willkürlichen Beckenbodenmuskeln entspannt werden, wird dies unterstützt von der aktivierten Bauchmuskulatur, dem aktivierten Zwerchfell und der Bauchpresse.

Der äußere Verschluss der Analöffnung besteht aus zwei, eine funktionelle Einheit bildenden Muskeln:

– Der quergestreifte M. sphincter ani externus, der als äußerer „Auf- und Zuschnürer des Anus" neben autonomer auch willkürliche Speicher- und Entleerungsfunktion hat. Bei Stuhldrang und Winden sichert und schließt der M. sphincter ani externus den Afterausgang reflektorisch.
– Oberhalb und in Verbindung mit dem inneren und dem äußeren Sphinkter unterstützt und sichert hebend„ schnürend und verschließend, aber auch nachgebend öffnend und hergebend der kontraktile quergestreifte *Beckenbodenmuskel Levator ani*, vor allem mit seinem medial gelegenen Anteil, dem M. puborectalis die Speicher- und Entleerungsfunktion des Darmes. Dieser wichtige Kontinenzmuskel verläuft von den Innenflächen des rechten und linken Os pubis jeweils entlang der Vaginalwand, um sich mit beiden Anteilen hinter dem Rektum schlingenförmig zu verschmelzen und dorsal und lateral mit dem M. sphincter ani externus zu fusionieren. Er wirkt so als wichtigster Analschließmuskel, der als verlängerter Zügel des M. sphincter ani bis zum Schambein reicht (siehe Kap. 1.3.7.3).

Merke: Die geburtstraumatische Verletzung der Puborektalisschlinge des Levator ani, z. B. bei tiefem Dammriss III/IV Grades, auch bei einer großen lateralen Episiotomie, stellt ein erhöhtes Risiko für eine spätere Beckenbodendysfunktion, d. h. eine anale Stuhl- oder/und Windinkontinenz dar (vgl. Kap. 1.4.8 und Kap. 5).

– In Höhe des Sphinkter ani tragen zum kompletten Verschluss der Analöffnung charakteristische Längsfalten mit nischenartigen Vertiefungen bei. Durch Gefäßgeflechte werden diese Falten aufgeworfen; es ist die klassische *Hämorrhoidalzone*.

Blutversorgung des Darmes

Vom Blinddarm (Caecum) *bis zum Colon transversum* sind es Abzweigungen von der aus der Aorta kommenden A. mesenterica superior und aus deren Ästen A. iliocalica und A. colica dextra.

Ab Colon transversum ist es die A. mesenteria inferior mit den Ästen A. colica sinistra und Aa. sigmoidae superior.

Analverschluss: A. rectalis inferior als ein Ast aus der A. pudenda interna.

Innervation

Darm: Die Zweiteilung erfolgt hier im mittleren Teil des *Colon transversum*. Der erste Teil wird innerviert durch den Plexus coeliacus, Plexus mesentericus superior und inferior. Der zweite Teil wird innerviert vom Plexus hypogastricus superior (sympathisch) und Nn.splanchnici pelvini.

Anusverschluss: Nervus pudendus

Die Speicherung und Entleerung des Stuhls wird ebenso wie die Miktion reguliert (vgl. Kap. 5):

– parasympatisch-sakral S2 bis S4,
– sympatisch-thorakal Th10 bis L2 und
– somatomotorisch vom N. pudendus.

1.3.6.5 Darmfunktion im Wochenbett

In der Befindlichkeit der Wöchnerin ist vor allem im Frühwochenbett das Thema „tägliche Verdauung" ein Wichtiges.

Ursachen für die herabgesetzte Darmmotilität (das sind subkortikal vegetativ oder reflektorisch gesteuerte Bewegungen) post partum sind:

– Während der Schwangerschaft war unter Einfluss von Progesteron auf die glatte Muskulatur der Tonus an den Wänden von Hohlorganen herabgesetzt und so die Peristaltik besonders des Dickdarms (Kolon) verlangsamt. Durch den am 2./3. Wochenbetttag abfallenden Progesteronspiegel normalisiert sich der Tonus, die Peristaltik kommt wieder in Gang.
– Schwangerschaftsbedingte veränderte Platzverhältnisse im Bauchraum, Dünn- und Dickdarm hatten Lageveränderungen erfahren müssen,

stellen sich nach der Geburt nur langsam wieder auf natürliche Raumverhältnisse ein.
– Die Bauchpresse als unterstützende Defäkationskraft muss sich auf die veränderten intraabdominellen Druckverhältnisse nach der Geburt erst wieder einstellen. Die Leistungskraft der geschwächten hypotonen Bauchmuskulatur ist vermindert. Das Atemdiaphragma (Zwerchfell) ist post partum durch schwangerschaftsbedingten Hochstand ebenfalls geschwächt und kann die Bauchpresse nicht genügend unterstützen.

Ursachen für eine verzögerte Darmentleerung postpartum sind:

– geringere oder keine Nahrungsaufnahme während der Geburtsarbeit (evtl. ein kleiner Einlauf während der Geburt)
– vermehrte Flüssigkeitsausscheidung (siehe Kap. 1.3.2.2)
– Trotz Frühaufstehens bewegt sich die Wöchnerin zunächst weniger, sie hat nach der Geburt ein verstärktes Ruhebedürfnis. Der Anreiz auf Peristaltik fehlt somit.
– Eine ballaststoffarme Krankenhauskost, auch falsche Ernährung, z. B. Kuchen und Pralinen (als Belohnungseffekt), zu wenig Flüssigkeitszufuhr (Trinken) begünstigen eine Obstipation.
– Nach einem Dammriss/Dammschnitt, bei einer Sectionaht kommt vor der ersten Stuhlentleerung Ängstlichkeit hinzu, die Naht könne aufgehen, der Stuhlgang schmerzhaft sein. Dammnaht, auch Hämatom im Vulvabereich sowie schmerzhafte Hämorrhoiden können eine Obstipation begünstigen (siehe Kap. 1.4.8.2).

> **Merke:** Es ist wichtig, die Frühwöchnerin aufzuklären, dass die erste Stuhlentleerung erst am 2. oder 3. Wochenbetttag erfolgen muss; das ist „normal".

Innerhalb von 2 bis 4 Wochen hat sich bei der Wöchnerin die Darmfunktion in der Regel wieder normalisiert.

1.3.7 Funktionseinheit abdomino-pelvine Leibeshöhle (Rumpfkapsel)

Nach Kurt Richter „verkörpern die funktionelle Einheitlichkeit und wechselseitige Abhängigkeit von Rumpfwand und Rumpfinhalt das oberste und wichtigste Regulationsprinzip des weiblichen Urogenitalsitus, dem alle physiologischen und pathologischen Teilfaktoren unterworfen sind." (1985)

Funktionelles Zusammenwirken dieses geschlossenen Systems:

Die Wandungen der Rumpfkapsel bilden mit den in der Bauchblase befindlichen Bauchorganen und den Urogenitalorganen (Blase, Uterus, Rektum), die sich gegenseitig in ihrer normalen Lage halten, aber auch durch die knöcherne Beckenhöhle einen zusätzlichen Halt finden, eine **funktionelle Einheit.**

Die Bauchblase des Menschen kann verglichen werden mit einem nicht komprimierbaren, flüssigkeitsgefüllten Raum. Wir wissen: Flüssigkeiten sind nicht komprimierbar, aber bei elastischer Hülle verschiebbar (Bruzek, Bieber-Zschau, Herz 1995). Umschlossen wird dieser Raum von den elastischen Wänden der Rumpfkapsel:

– *nach kranial* das kuppelförmige Diaphragma pulmonale (Zwerchfell, siehe nachfolgendes Kap.)
– *nach ventral-lateral-dorsal* das Vergurtungssystem von geraden und schrägen Bauchmuskeln als *globales* Muskelsystem und dem querverlaufenden ringförmig die Bauchblase umgebenden queren Bauchmuskel als *lokales* Muskelsystem (siehe nachfolgend Bauchmuskeln) und die Rückenmuskulatur.
– *nach dorsal* lassen knöcherne Anteile von Wirbelsäule und Becken weniger Bewegungsspiel zu, z. B. beim Atmen.
– *nach kaudal* das dreischichtige korbförmig das knöcherne Becken abschließende System des Beckenbodens mit den drei Auslässen bei der Frau, zwei beim Mann.
– Diese Rumpfkapselwände und der von ihnen umschlossene Inhalt (Bauchblase) sind durch vielfache Wechselwirkungen miteinander verknüpft (Richter 1985) (Abb. 1.**33a – c**).
– Durch unterschiedliche Auslöser nimmt dieses „geschlossene System" Einfluss auf Lage und Funktion der Bauch- und Urogenitalorgane, aber auch auf unseren Atem, denn Zwerchfell, Bauch und Beckenboden müssen aktiv und passiv, willkürlich und autonom alle intraabdominalen Druckveränderungen (z. B. Statik) und Druckschwankungen (z. B. Husten, Niesen) auffangen und regulieren. Innerhalb der Bauchblase sind die Bauch- und Urogenitalorgane auf die ihre Funktionen stimulierenden Druckverschiebungen angewiesen. Diese erfahren sie über das Zusammenspiel der Rumpfkapsel-Muskulatur unter Einbeziehung der Glottis mit ihren Funktionen „Öffnen" und „Verschließen" (siehe nachfolgend).

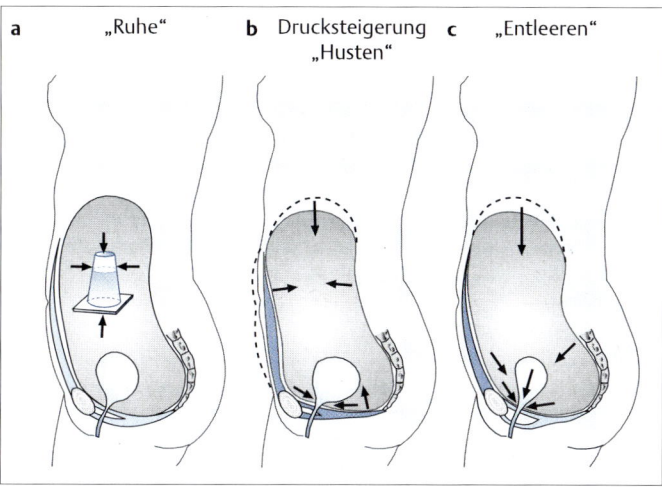

a   „Ruhe"   b   Drucksteigerung   c   „Entleeren"
                      „Husten"

Abb. 1.**33a – c**
a „Ruhe". Sind alle muskulären Umhüllungen der Bauchblase funktionstüchtig, halten sich die Organe gegenseitig in normaler Lage. Der ‚Wasserglasversuch' von W. Langreder (1961) veranschaulicht, dass die gleiche Sogwirkung, die z.B. den Uterus vor einem Absinken schützt, auch hilft, die volle Blase zu verschließen. Die Abdichtung von unten mit einem Blatt Papier genügt, damit der Umgebungsdruck den Flüssigkeitsaustritt verhindert. Der Beckenboden hat seinen Eutonus oder Ruhetonus und ist bereit, auf a oder b zu reagieren – er ist im „Bereitschaftstonus"

b Drucksteigerung durch „Husten". Alle intraabdominalen Drucksteigerungen beim Husten (auch beim Pressen mit geschlossener Glottis) werden von der Bauchwand- und Beckenbodenmuskulatur durch Tonussteigerung (ein „Sicherheitstonus" für die Ausscheidungsorgane) beantwortet
c „Entleeren". Bei Miktion, Defäkation und beim Gebären entspannt sich die Beckenbodenmuskulatur. Der „Öffnungs- oder Hergebetonus" wird bei geöffneter Glottis müheloser erreicht. Das Herausschieben des Kindes braucht als maximale Entleerungsleistung die geöffnete Glottis.

Merke: Das harmonische, physiologische Zusammenspiel der abdomino-pelvinen Leibeshöhle ist wichtig in Ruhe und beim Bewegen, bei psychischen und physischen Belastungssituationen jedes Menschen.

Unfunktionelle Belastungshaltungen können, besonders bei Wöchnerinnen, durch den rundum geschwächten Muskeltonus und möglicherweise traumatisierter, bindegewebiger, muskulärer und faszialer Strukturen nach Schwangerschaft und Geburt, Lage- und Druckveränderungen sowie Funktionsveränderungen/-storungen an und innerhalb der Rumpfkapsel bewirken (siehe Kap. 1.4.7, 1.4.8 und 1.4.10).

Merke: Aufgabe der Physiotherapie im Wochenbett muss es sein, mit geeigneten Maßnahmen dem Zwerchfellmuskel seine elastische Kraft sehr schnell zurückzugeben, weil (wie nachfolgend beschrieben) die Beckenbodenmuskulatur ihre dynamische Kraft über ein kraftvolles Atmungsdiaphragma erfährt und beide, Zwerchfell und Beckenboden, auf die Bauchmuskulatur als global und lokal stabilisierendes Muskelsystem und als Ausatemmuskulatur angewiesen sind (Rumpfkapselsynergismus). Das Einbeziehen gelöster Kiefergelenke und bewusstes Einsetzen der Glottisöffnung gehören dazu, weil es wichtig ist, den Wöchnerinnen zu helfen, ihre Atembewegungen nach kostoabdominal (Bauchatmung) zu finden und gegen die post partum oft dominierenden Atembewegungen nach kostosternal (Brustatmung) einzuwechseln.

1.3.7.1 Zwerchfell, Glottis und Atem

Kenntnis vom Ein- und Ausatemverhalten des *Zwerchfells* ist eine Voraussetzung für funktionsrichtige Rückbildungsgymnastik im Früh- und Spätwochenbett (und darüber hinaus!). Durch Zwerchfellhochstand am Ende der Tragezeit hat zu Beginn des Wochenbetts der Brustkorb einen Teil seiner Elastizität eingebüßt und das Zwerchfell weniger elastische Kraft für seine kaudal-kranialen Atemexkursionen.

Zunächst muss eine funktionswichtige Ergänzung, die *Glottis* als unterstützende Funktionshilfe für den Luftweg beim Atmen aufgezeigt werden.

Glottis (Stimmritze)

A. Stampa betont, dass es „für das Atmen bedeutungsvoll ist, dass die Öffnung der Glottis an die Zwerchfellanspannung gekoppelt ist". Das autonome Atemgeschehen braucht das unverkrampfte Spiel von Zwerchfell und Glottis, weil durch die Anspannungsbewegung, d.i. das Kontrahieren des Zwerchfellmuskels die Stimmritze geöffnet wird.

Gleichzeitig verhalten sich über die Bauchwandmuskulatur das Zwerchfell (Diaphragma pulmonale) und der Beckenboden (Diaphragma pelvis) funktionssynergistisch. In diesen Synergismus ist bei gleichmäßigem ruhigen Atem die Glottis mit einbezogen.

Ein „Schlüssel" für das Öffnen der Glottis ist unsere **Zunge** (Lingua), bestehend aus freibeweglicher Zungenspitze (Apex linguae), dem Zungenkörper (Corpus linguae) und dem bis zur Epiglottis (Kehldeckel) reichenden Zungengrund (Radix linguae). Fest verbunden mit der Zungenwurzel (Zungengrund) hängt die Zunge am Mundboden, ihr Zungenkörper bis Zungenspitze ist freibeweglich, kann locker im Mundraum liegen. „Lange" Zungen haben evtl. ihre Spitze an den oberen hinteren Schneidezähnen ohne Druck angelegt. Weil die Zungenwurzel festverbunden am Mundboden hängt, hilft sie den Atemweg zu öffnen und zu verschließen.

Beim Schlucken wird die Zungenwurzel vergleichbar einem Stempel ruckartig nach hinten oben bewegt und drückt gleichzeitig den Kehldeckel (Epiglottis) herunter, so dass der Eingang zu den Atemwegen verlegt ist, die Stimmritze (Rima glottidis oder Glottis) geschlossen ist, Flüssigkeit oder Speisebrei mühelos über die Speiseröhre den Magen erreicht. Für das Verengen der Glottis sorgen *viele* Muskeln, während nur ein *einziger* Muskel, der M. cricoaritaenoideus posterior, als „Öffner" der Stimmritze funktioniert, um diese für die Atemluft freizugeben (Abb. 1.**34a** u. **b**).

Nach hinten schließt der an der Schädelbasis befestigte **Schlund** (Pharynx) die stockwerkartig untereinander sitzende Nasen- und Mundhöhle nach hinten ab. Luft- und Speiseröhre liegen aber voreinander, d. h. Luftweg und Speiseweg treffen sich im Schlund, wo sie sich überkreuzen (siehe Abb.). In den Schlund ragt von unten der Kehlkopfeingang mit dem Kehlkopfdeckel hinein, dessen Schließen und Öffnen abhängig von der jeweiligen Funktion erfolgt:

- Schluckvorgang: Glottis geschlossen, Zunge stempelartig im Gaumen,
- Atem: Glottis geöffnet, entspannter Zungenkörper – bis Zungenspitze zwischen Mundmitte und Mundboden.

Anmerkung: Gleichzeitiges Schlucken (Essen) und Atmen gelingt nicht, weil die Glottis für beide Funktionen eine entscheidende Hilfe ist:
- für den Luftweg beim Atmen, indem sie den Atemweg sichert und vom Speiseweg abtrennt,
- für den Speiseweg beim Schluckvorgang, indem

sie die unteren Atemwege vom Speiseweg abtrennt.
Der Verschluss der Stimmritze bewirkt einen vorübergehenden Atemstillstand. So kann derjenige, der beim Essen redet, sich verschlucken, etwas „in die falsche Kehle bekommen".

Die Koordination dieses komplizierten Schluckreflexes erfolgt im Schluckzentrum im Gehirn, in der Medulla oblongata.

Kehlkopf (Larynx)

- Der **Kehlkopf** (Larynx) hat mehrere wichtige Funktionen:
- Er schützt den Eingang des Atemtraktes beim Schlucken, indem der Kehldeckel die Glottis verschließt (s. o.).
- Umgekehrt ermöglicht die geöffnete Glottis ein müheloses Atmen (s. o.).

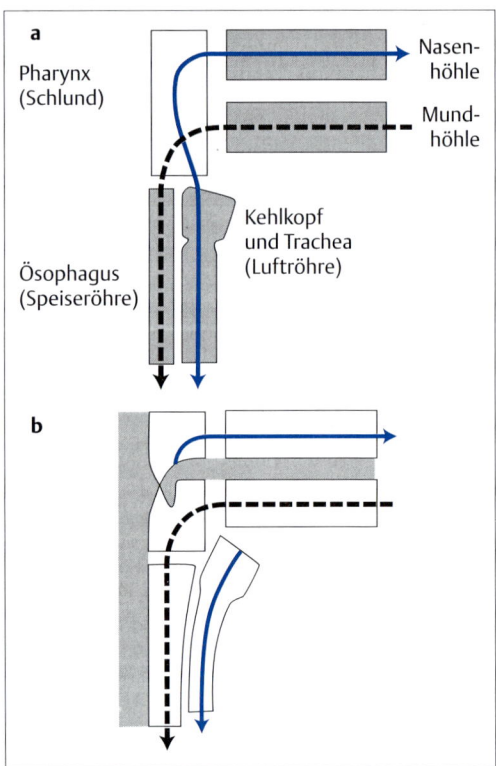

Abb. 1.**34a** u. **b** Formveränderungen der Räume des Luft- und Speiseweges beim Schlucken. Durchgezogene Linie: Luftweg, gestrichelte Linie: Speiseweg
a ruhige Atmung
b Schlucken
(nach Rohen)

– Bei allen intrathorakalen Druckerhöhungen, z. B. Hustenstoß, beim Pressen (mit Valsalva-Atemanhalten) verschließt der Kehldeckel die Glottis.
– Als tonerzeugendes Organ ist der Kehlkopf der „Edelstein" unseres Körpers, er ermöglicht uns Menschen das Sprechen. Das Frei-Schwingen-Können des Kehlkopfs im Halsraum ist von der Körperhaltung abhängig. Eine Belastungshaltung, z. B. nicht „im Türmchen" eingeordnete Körperabschnitte (vgl. Kap. 4.2), verändern die Kopfhaltung, das beeinflusst die Tonbildung, das Sprechen.

Anmerkung: Von unserer vorhandenen/nicht vorhandenen inneren Gelassenheit ist die Platzierung unserer Zunge im Mundraum abhängig. Immer mehr Menschen versichern, dass sie ihre Zunge (Zungenkörper bis Zungenspitze) stets im Gaumengewölbe angelegt tragen und meinen, da gehöre sie hin. Gelassenheit korrespondiert aber mit gelösten Kiefergelenken, dem locker hängenden Unterkiefer und dem locker im Mundboden liegenden Zungenkörper und so mit dem „Geöffnetsein" der Stimmritze zum mühelosen Atmen.

Wenn die Glottis geöffnet sein kann, ist sie ein „Schlüssel" für unseren wichtigsten Atemmuskel, das Zwerchfell. Bedingt durch das in der Schwangerschaft wachsende Kind und den raumfordernd nach kranial steigenden Uterus nimmt der Zwerchfellhochstand in dieser Zeit kontinuierlich zu, dadurch wird der Zwerchfellmuskel geschwächt.

Zwerchfell (Diaphragma pulmonale)

Das Zwerchfell ist auf die Elastizität des Brustkorbs, dessen gelenkige Verbindungen zur Wirbelsäule, zu Brustbein und Schultergürtel angewiesen, um mit seiner elastischen Kraft als wichtigster Einatemmuskel für die gesamte abdominopelvine Leibeshöhle wirken zu können.
Lage und Wirkungsweise des Zwerchfells: Für den Brustraum ist das Zwerchfell der kaudale Abschluss, für den Bauchraum die kraniale Begrenzung und wirkt so wie ein Dynamikgeber im Sog-Druck-Prinzip abwechselnd für Brust- und Bauchraum. Es wölbt sich in Form einer hohen Doppelkuppel weit in den Brustraum hinein und trennt Brust- und Bauchhöhle vollständig gegeneinander ab. Die quergestreiften Muskelbündel des Zwerchfells (siehe Abb.) entspringen ringförmig an der knöchernen Brustkorböffnung und werden entsprechend ihrer unterschiedlichen Ursprünge unterteilt in

– einen Rippenteil – *Pars costalis* (Innenflächen der Rippen 7–12)
– einen Brustbeinteil – *Pars sternalis* (Processus xiphoideus) als schmalster Anteil (in der Abb. nicht sichtbar)
– einen Lendenteil – *Pars lumbalis*, der u. a. langgezogene Muskelzipfel bis zum 3. Lendenwirbel hat und mit 2 Sehnenbögen die Muskeln der dorsalen Bauchwand überspannt: Die Quadratusarkade über dem M. quadratus lumborum und die Psoasarkade über dem M. psoas major (Abb. 1.**35**).

Alle Muskelbündel des Zwerchfells strahlen bogenförmig aufwärts in eine zentrale Sehnenplatte, in das *Centrum tendineum* (Ansatz des Zwerchfells). Durchlassöffnungen sind vom Brustraum in den Bauchraum nur für Aorta und Speiseröhre und von unten kommend nur für die große Hohlvene (Vena cava) vorhanden (Abb. 1.**36**).
Innervation des Zwerchfells: N. phrenicus des Plexus cervicalis (C3–C5).

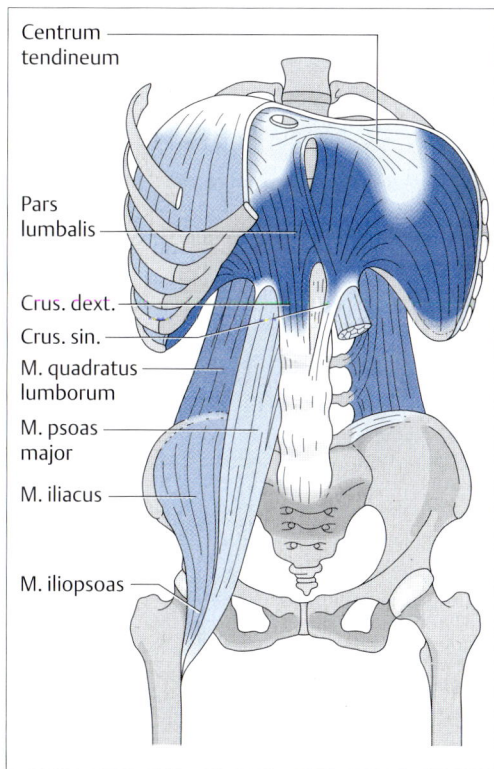

Centrum tendineum

Pars lumbalis

Crus. dext.

Crus. sin.

M. quadratus lumborum

M. psoas major

M. iliacus

M. iliopsoas

Abb. 1.**35** Zwerchfell von vorn (nach Faller)

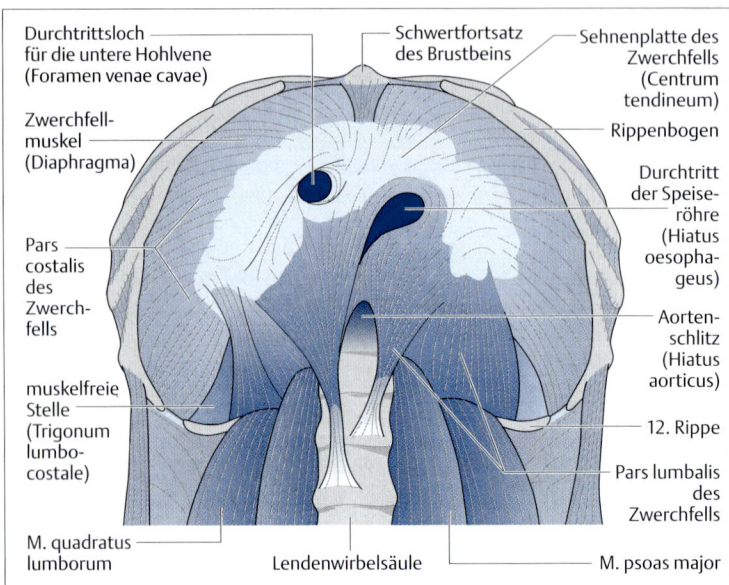

Abb. 1.36 Zwerchfell von unten (nach Faller)

Labels on figure:
- Durchtrittsloch für die untere Hohlvene (Foramen venae cavae)
- Zwerchfell- muskel (Diaphragma)
- Pars costalis des Zwerch- fells
- muskelfreie Stelle (Trigonum lumbo- costale)
- M. quadratus lumborum
- Schwertfortsatz des Brustbeins
- Lendenwirbelsäule
- Sehnenplatte des Zwerchfells (Centrum tendineum)
- Rippenbogen
- Durchtritt der Speise- röhre (Hiatus oesopha- geus)
- Aorten- schlitz (Hiatus aorticus)
- 12. Rippe
- Pars lumbalis des Zwerchfells
- M. psoas major

Atem (Atembewegungen)

Atembewegungen sind Bewegungen des Brust-korbs (Thorax/Rippen) und des Zwerchfells (Diaphragma), die zur dreidimensionalen Vergrö-ßerung (Erweiterung) bzw. Verkleinerung (Ver-engung) des Brustkorbes führen. Die Lunge kann als elastisches Organ diesen Bewegungen durch den Unterdruck in der Pleuralspalte folgen (die Pleuralspalte trennt die Lunge von der Brustraum-innenwand). Die Wirkung dieser Bewegungen ist eine Vergrößerung oder Verkleinerung des Lun-genvolumens (Abb. 1.37a – c).

Atembewegungen sind von 3 Phasen bestimmt:

- Inspiration (Einatmung)
- Exspiration (Ausatmung) und
- endexspiratorische Pause (Atempause)

Die Hauptatemmuskeln für die **Einatmung** sind:

- das Zwerchfell (Diaphragma pulmonale) als Dy-namikgeber zwischen Bauch- („unten") und
- Brustraum („oben") sowie
- die Mm. intercostales externi (Rippenheber) und
- die Mm. scaleni (Treppensteigermuskeln), die sich während der Einatmung kontrahieren und damit den Brustraum erweitern helfen.

Die **Ausatmung** wird durch folgende Muskelgrup-pen unterstützt:

- Bauchmuskulatur, wobei zunächst das selektive Aktivieren des M. transversus abdominis die Zwerchfellatmung unterstützen sollte, ehe die globale Bauchmuskulatur übermäßig aktiv wird (siehe Kap. Bauchmuskulatur)
- Mm. intercostales interni (Rippensenker) und
- Teilen der thorakolumbalen Rückenmuskulatur (M. quadratus lumborum), welche sich beson-ders bei langem und forciertem Ausatmen be-teiligen. Der lange M. erector spinae soll in Ko-kontraktion mit den schrägen Bauchmuskeln das Heben des Brustkorbs verhindern.

Erklärung für das Zustandekommen kostoabdominaler Atembewegungen nach ventral lateral lumbo-dorsal kaudal bei der Inspiration (Einatmung)

- Wenn sich die Muskelfasern des Zwerchfells kontrahieren, senkt sich das Centrum tendi-neum nach kaudal ab und der Brustraum ver-größert seinen vertikalen Durchmesser.

Auswirkung: Kostoabdominale Atembewegungen nach *ventral* und *kaudal*. Nach kaudal, weil die Atemwelle den Beckenboden erreicht und die Be-ckenbodenzwerchfelle sanft mitschwingen.

- Wenn das Centrum tendineum seinen „Tief-stand" erreicht hat, wird es zum Punctum fixum und die von ihm ausgehenden Muskelfasern he-ben die unteren Rippen an, der transversale

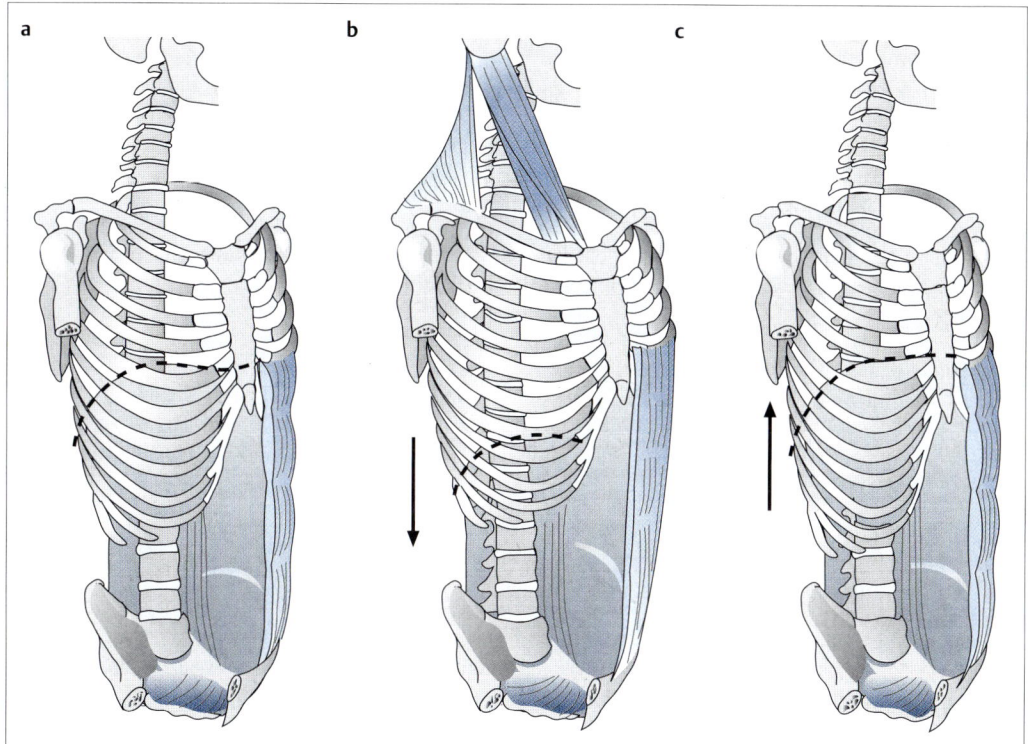

Abb. 1.**37a – c** Atmung und Zwerchfellbewegung:
a expiratorische Gleichgewichtslage bei normaler Ruheatmung

b tiefste Einatmung, Zwerchfell steht tief
c tiefste Ausatmung, Zwerchfell steht höher als in der Gleichgewichtslage

(quere) Durchmesser des unteren Brustkorbabschnitts wird vergrößert.

Auswirkung: Kostoabdominale Atembewegungen nach *lateral* und *lumbodorsal*.

– Gleichzeitig hebt das Zwerchfell über den sternalen Anteil auch die oberen Rippen, und auch der sagittale Brustkorbraum wird erweitert.

Auswirkung: Kostoabdominale Atembewegungen nach ventral sowie kostodiaphragmale Atembewegungen zur Belüftung der oberen Lungenabschnitte, weil die Lunge den Zwerchfell-Bewegungen folgen kann (Heller 1998).

Was geschieht bei der Ausatmung (Expiration)?

Die Ausatmung wird durch Abspannen („Zurückschwingen") des Zwerchfells herbeigeführt, weil dieses mit Beginn der Ausatmung eine starke Tonusminderung erfährt. Es gibt damit dem Druck der Bauchorgane nach, die sich nach oben ausdeh-

nen. Unterstützt wird dieser Vorgang durch die Arbeit der Bauchmuskelwand. Wenn die Bauchmuskeln sich kontrahieren, senken sie den unteren Thorax, der Bauchraum verkleinert sich. Das *Centrum tendineum* steigt nach oben, der intraabdominale Druck wird erhöht.

Folge: Der Brustraum wird verkleinert, die Lunge faltet sich zusammen und entlässt die Luft nach außen – sie strömt aus. Nach Hodges et al. (1997) wird bei übermäßiger Aktivität globaler Muskulatur (siehe Kap. Bauchmuskulatur) eine normale Zwerchfellatmung schwieriger. Die Bauchmuskeln helfen dem Zwerchfell, je nachdem, ob der Ausatem in Ruhe oder forciert erfolgt, sich ruhig oder kraftvoll (vgl. Phonationsatem/Abspannlaute, Kap. 4.3.2.5) zurück in seine expiratorische Gleichgewichtslage abspannen zu können. Es folgt die Atempause.

Atempause (endexspiratorische Pause)

Für einen Augenblick wird die Atembewegung angehalten – die Atmung ruht! Die Atemruhelage am Ende der Ausatmung bewirkt, dass alle Atemmuskeln entspannen, bis der neue Atemimpuls vom Atemzentrum in der Medulla oblongata ausgeht. Die neuerliche Einatmung (Inspiration) erfolgt mühelos/unwillkürlich. Muhar (1992) empfiehlt: „Man sollte nie Luft holen, sondern sich „inspirieren" lassen!" Dieser natürliche dreiteilige Eigenrhythmus des Atems (Ruheatem) ist ungestört meist nur noch im Schlaf erhalten!

Zwerchfell und Bauchmuskulatur haben ein antagonistisch-synergistisches Muskelspiel, welches man folgendermaßen erklären kann:

Antagonistisches Muskelverhalten
Bei der Einatmung:
- Zwerchkontraktion verstärkt sich zunehmend, das Zwerchfell spannt an
- Bauchmuskelaktivität vermindert sich.

Bei der Ausatmung:
- Zwerchfelltonus nimmt kontinuierlich ab, abhängig von Ruhe- oder forciertem Ausatem. Das Zwerchfell spannt ab.
- Bauchmuskeln kontrahieren sich zunehmend, verstärkt bei forcierter Ausatmung (ein Prinzip bei Rückbildungsübungen!).

Synergistisches Muskelverhalten zwischen Bauchmuskeln und Zwerchfell erklärt Kapandji so: „Obwohl diese Muskeln offensichtlich antagonistisch arbeiten, sind sie gleichzeitig Synergisten, weil die Wirkung des Zwerchfells bei Nichtvorhandensein der Bauchmuskeln wenig effektiv wäre."

Veränderungen seiner Lage, Form und Dynamik erfährt das Zwerchfell:

- durch die Atmung, z. B. Atemrichtung/Frequenz/Zugvolumen
- durch die Haltung (Statik), z. B. bei starker Hyperlordose erreicht die Atemwelle den Beckenboden nicht.
- durch unterschiedliche Ausgangsstellungen
- durch maximalen Füllzustand von Blase und Darm
- im Wochenbett in hohem Maße durch den schwangerschaftsbedingten wochenlangen Zwerchfellhochstand.

Merke: Durch immer wiederkehrenden Atemdruckwechsel infolge inspiratorischer Zwerchfellanspannung mit Atembewegungen nach ventral, nach lateral, nach lumbodorsal und nach kaudal und expiratorischer Zwerchfellabspannung zurück in seine Ruhelage schwingt der Beckenboden – abhängig von der dynamischen Kraft des Zwerchfellmuskels – mehr oder weniger, bei Fehl-

atem eher gar nicht, mit. Auch die Stimulation der Bauch- und Beckenorgane innerhalb der Bauchkapsel ist vom dynamischen kraftvollen Einsatz des Zwerchfells abhängig.

Ein wesentliches Prinzip der Rückbildungsgymnastik muss sein:

- dem Zwerchfellmuskel seine dynamische Kraft zurückgeben (vgl. Phonationsatem Kap. 4.2 und 4.3) und
- während jeder Übung, als Voraussetzung für effektive Wirkungsweise (Statik, Stabilisieren, Kräftigen der Muskulatur) eine normale Zwerchfellatmung nach kostoabdominal mit Ausatmung während des Übens einsetzen. Das verhindert das Luftanhalten während der Übung.

1.3.7.2 Ventrale-laterale-dorsale Rumpfwandmuskulatur

Innerhalb der abdominopelvinen Leibeshöhle kommt dem „Vergurtungssystem" der ventral-lateral-dorsalen Wandungen der Rumpfkapsel, welches aus einem kompakten, umschließenden Muskel-Sehnen-Mantel besteht, große Bedeutung zu in Bezug auf

- Sichern der Körperstatik
- die Körperdynamik
- segmentale und globale Stabilisierung des Rumpfes
- das ventrale Aufrichtesystem
- Schutz und Stimulierung innerer Organe
- die Atmung mit ausreichender Belüftung der Lunge

Zwerchfell *pulmonale* als kraniale, Beckenbodenzwerchfell als *kaudale* Begrenzung sind in das Zusammenspiel dieser Muskel-Sehnen-Vergurtung des Rumpfes eingebunden. Durch ihren Tonus und die Tonusschwankungen beeinflussen alle Muskelwandungen die Druckunterschiede innerhalb der Bauchkapsel. Erfährt ein Anteil in dem System eine Funktionsschwäche, hat das Auswirkung auf das ganze System (Abb 1.**38** und 1.**39**).

Die Bauchwandmuskulatur spannt sich zwischen Thorax und oberen Beckenrand in unterschiedlichen Richtungen aus. Jeder der Bauchmuskeln hat seinen eigenen Ursprung und seinen getrennten Verlauf, aber alle strahlen in einen zentralen, zugfesten Teil, in dem sich ihre Sehnenfasern so miteinander verflechten, und mit Bindegewebe untereinander verweben, dass eine funktionelle Trennung kaum möglich ist (vgl.

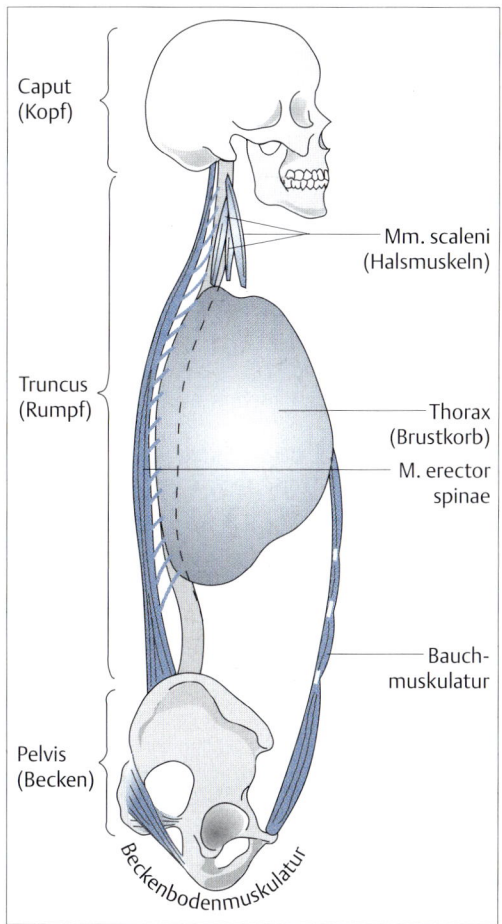

Caput
(Kopf)

Mm. scaleni
(Halsmuskeln)

Truncus
(Rumpf)

Thorax
(Brustkorb)

M. erector
spinae

Bauch-
muskulatur

Pelvis
(Becken)

Beckenbodenmuskulatur

Abb. 1.**38**   Körperabschnitte und Hauptmuskelsysteme des Rumpfes (nach Benninghoff)

nachfolgendes Kap. Muskelfunktionsprüfung). Deshalb wirkt die Bauchwand als funktionelle Einheit.

Alle nachfolgend aufgezeigten ventrolateralen schrägen und queren Bauchmuskeln gehen vorn in flächenhafte Sehnenplatten, die *Aponeurosen* über, die den ventralen Bauchmuskel *Rectus abdominis* einscheiden. Eine entsprechende Verankerung dorsal geschieht durch die Fixierung der Bauchmuskulatur an der *Fascia thoracolumbalis*, die wiederum mit einem tiefen und oberflächlichen Blatt die Rückenmuskulatur umgreift und sich nach oben am knöchernen Thorax befestigt.

Die kaudale Befestigung geschieht durch die beiden unteren *Mm. obliquii interni* und *M. transversus abdominis*, die durch die Sehnenfasern vom *M. pyramidalis* an das Schambein gekettet sind. Entsprechend ihrem Muskelverlauf haben die einzelnen Bauchmuskeln unterschiedliche Faserverläufe und dadurch unterschiedliche Kombinationsmöglichkeiten für kinetische Ketten.

Ventrale Bauchwandmuskulatur

Die ventrale Bauchwandmuskulatur wird gebildet aus zwei seitlich von der Mittellinie, der **Linea alba** gelegenen langen Muskelbändern, deren Faserbündel *vertikal* verlaufen:

– *M. rectus abdominis* (gerader Bauchmuskel)
  Verlauf: Er entspringt an den sternalen Enden und den Knorpeln der 5.–7. Rippe und des Processus xiphoideus, dem Brustbeinspitzchen. Beide Muskelbäuche des Rectus abdominis nehmen von oben nach unten kontinuierlich an Breite ab. Durch Schaltsehnen (Intersectiones tendinae) sind beide Muskelbäuche mehrfach unterbrochen. Diese Sehnen sind fest mit der Aponeurose verwachsen. Zwei dieser Schaltseh

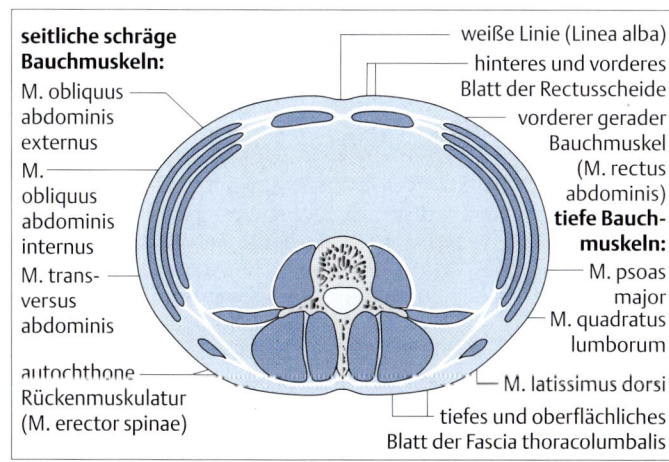

seitliche schräge Bauchmuskeln:

M. obliquus abdominis externus

M. obliquus abdominis internus

M. transversus abdominis

autochthone Rückenmuskulatur (M. erector spinae)

weiße Linie (Linea alba)

hinteres und vorderes Blatt der Rectusscheide

vorderer gerader Bauchmuskel (M. rectus abdominis)

tiefe Bauch-muskeln:

M. psoas major

M. quadratus lumborum

M. latissimus dorsi

tiefes und oberflächliches Blatt der Fascia thoracolumbalis

Abb. 1.**39**   Schematischer Querschnitt durch den Rumpf zur Darstellung der Bauchmuskeln (nach Faller)

nen liegen oberhalb, eine in Nabelhöhe, eine unterhalb des Nabels. Dadurch gehen die Muskelfasern eines jeden Rectus-Abschnittes in Sehnen über, die dann gerade oder gegabelt in die Aponeurose einstrahlen, wodurch der Rektus mit seinen Schaltsehnen den lateralen Bauchmuskeln und ihren Sehnen verhaftet ist. Das bedeutet, dass der Rektus auf die schräge Bauchmuskulatur wirkt, aber auch von deren Muskelspiel beeinflusst wird.

Merke: Für die Rückbildung im Wochenbett ist es wichtig zu wissen, dass innerhalb dieses Systems nie ein Muskel für sich allein wirkt. Wie bei allen großen Muskeln können unterschiedliche Anteile verschiedene Funktionen ausüben.

Beide Rektusbäuche oberhalb des Nabels sind etwas weiter von der Mittellinie (Linea alba) entfernt als unterhalb des Nabels. Sie sind eingescheidet in die Rektusscheide (vaginae m. recti abdominis). Jede Rektusscheide wird gebildet von den Aponeurosen der seitlich von beiden Recti gelegenen lateralen Bauchmuskulatur (Abb. 1.**40 a** u. **b**).

Die Muskelbäuche unterhalb des Nabels sind kleiner als die oberhalb gelegenen, weil da bereits die kräftige Sehne beginnt, die am Oberrand des Os pubis und an der Symphyse ansetzt (Crista pubica) Auch zum kontralateralen Schambein ziehen schräge Sehnenausläufer.

Funktionen der Rektusmuskulatur sind:

– Rumpfbeugen: Dabei nähern sich Brustkorb und Becken an. Z. B. bei feststehendem Becken bewegt sich der Brustkorb in Richtung Becken oder umgekehrt, wenn der Brustkorb keine Bewegung macht, kann sich das Becken Richtung Brustkorb bewegen.
– Beteiligung an der Bauchpresse.

Hinweis: Aufgrund der mehrfachen Schaltsehnen des M. rectus abdominis haben Ursprung und Ansatz des Muskels beim Üben keine so herausragende Bedeutung.

– *M. pyramidalis*
Dieser kleiner, von der Symphyse kommender Muskel hilft die aktive Verspannung der Linea alba und der Rektusscheide zu sichern. Beim

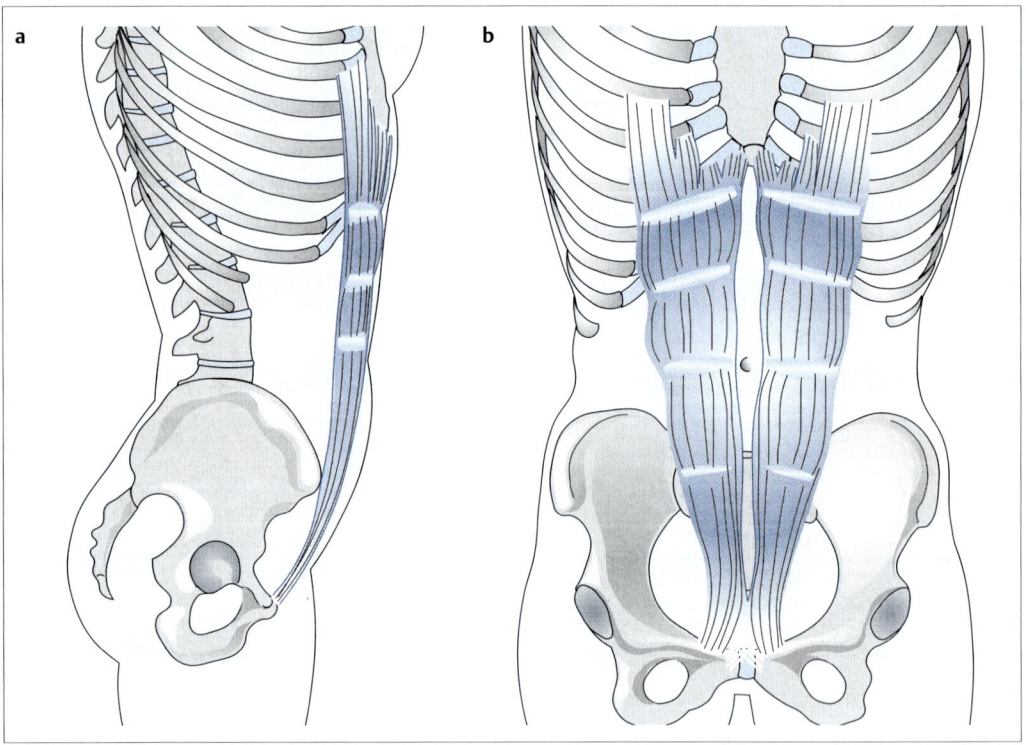

Abb. 1.**40a** u. **b** M. rectus abdominis
a von der Seite

b von vorn
(nach Kapandji)

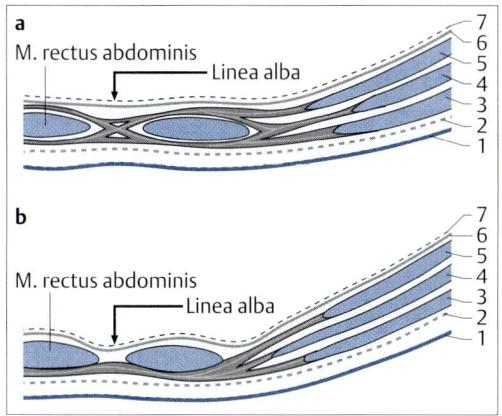

Abb. 1.**41a** u. **b** Schichten der Bauchwand
a oberhalb der Linea arcuata. Die Interunsaponeurose spaltet sich am vorderen und hinteren Blatt der Rektusscheide
b unterhalb der Linea arcuata. Alle drei lateralen Bauchmuskeln gehen in das Blatt der Rektusscheide über. (nach Rohen)
1 = Haut, 2 = Fascia superficialis abd., 3 = M. obliquus ext., 4 = M. obliquus int., 5 = M. transversus abd., 6 = Fascia transversalis, 7 = Peritoneum

aufrechtgehenden Menschen ist er rudimentär. Im Zusammenhang mit Rückbildungsgymanstik im Wochenbett ist er eine unterstützende Hilfe für die Unterbauchspannung.

Ventrolaterale Bauchmuskeln

Die 3 ventrolateralen Bauchmuskeln bilden 3 aufeinander liegende Muskelschichten, die Aponeurosen dieser 3 Muskeln bilden ventral die Rektusscheide und die Linea alba (Abb. 1.**41a** u. **b**).

– *M. obliquus externus abdominis* (äußere schräge Bauchmuskulatur)
Es ist die obere bzw. äußere Schicht der lateralen Bauchmuskulatur. Die Muskelfasern verlaufen *schräg* von seitlich oben nach unten und zur Mitte.
Verlauf: Mit 8 Zacken entspringt er an den Außenflächen der 5. bis 12. Rippe (Abb. 1.**42a**) Seine Muskelplatte geht fächerförmig von der lateralen Bauchwand parallel zum Außenrand des M. rectus abdominis in die Aponeurose der Rektusscheide über. Da verflechtet er sich mit den Faserrn der Aponeurose des M. obliquus inter-

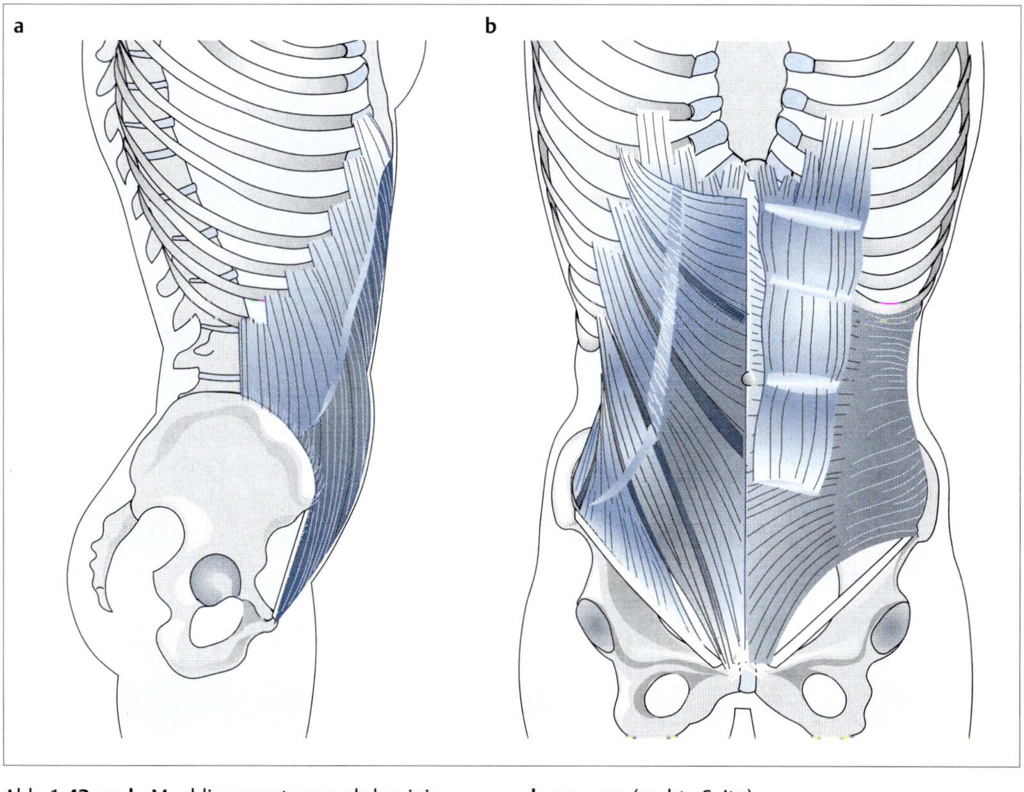

Abb. 1.**42a** u. **b** M. obliquus externus abdominis
a von lateral

b von vorn (rechte Seite).
(nach Kapandji)

nus der Gegenseite. Die von der 9. Rippe kommende Muskelzacke zieht bis zum Schambein der gleichen und der Gegenseite und setzt an der Crista iliaca (Labium ext.) an (Abb. 1.**42b**)

– Seine Funktionen sind: Drehen des Rumpfes zur Gegenseite, Rumpfbeugen, Heben des Beckens, er ist an der Bauchpresse beteiligt.

– *M. obliquus internus abdominis* (innere schräge Bauchmuskulatur)
Er ist die mittlere Schicht der lateralen Bauchmuskulatur. Die Muskelfasern verlaufen *schräg* von vorn und seitlich unten fächerförmig nach schräg oben (Abb. 1.**43a** u. **b**).
Verlauf: Er entspringt an der Crista iliaca, am tiefen Blatt der Fascia thoracolumbalis und an der Spina iliaca anterior superior. Fächerförmig geht er zur Mittellinie, beteiligt sich an der Bildung der Rektusscheide und geht in die Aponeurose, die am Knorpel der 10. Rippe und dem Proc. xiphoideus befestigt ist. In der Linea alba durchflechten sich die Fasern des „Externus" der Gegenseite. Kaudale Anteile des „Internus" formen mit kaudalen Anteilen des M. transversus abd. das Leistenband und setzen an der oberen Symphyse an.

Seine Funktionen sind:
– Rumpfdrehung (Rotation) und Rumpfneigung (Lateralflexion) zur gleichen Seite.
– sonst wie der „Externus": Drehen des Rumpfes zur Gegenseite, Rumpfbeugen, Heben des Beckens,
– er ist an der Bauchpresse beteiligt.

– *M. transversus abdominis*
Er bildet die tiefstliegende und dünnste (3 mm) Schicht der lateralen Bauchwandmuskulatur und ist eine *quere* Vergurtung für Bauchwand und Bauchorgane (Abb. 1.**44a** u. **b**).
Verlauf: Dieser breitflächige Muskel nimmt seinen Ursprung von den Segmenten der Lendenwirbelsäule mit der *Fascia thoracolumbalis* und von den Innenseiten der 6 unteren Rippen, wo einige Zacken mit denen des Zwerchfells ineinandergreifen und von den vorderen drei Vierteln der Crista iliaca (Labium medianum). Mit all seinen Muskelfasern verläuft er nach vorn, wo diese an der seitlichen Kante der rechten und linken Rektusmuskelbäuche (Linea semilunaris) in eine breite Sehnenplatte übergehen. Dann unterscheidet sich sein Verlauf zwischen Oberbauch und Unterbauch. Im *oberen Ab-*

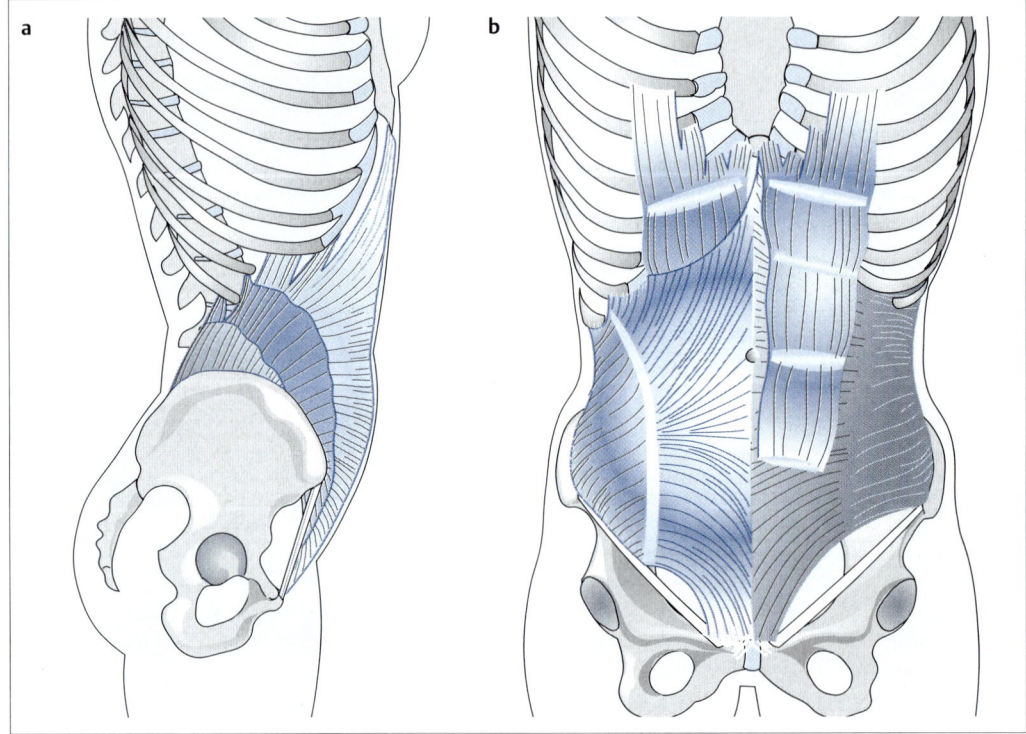

Abb. 1.**43a** u. **b** M. obliquus internus abdominis   **b** von vorn (rechte Seite)
a von lateral   (nach Kapandji)

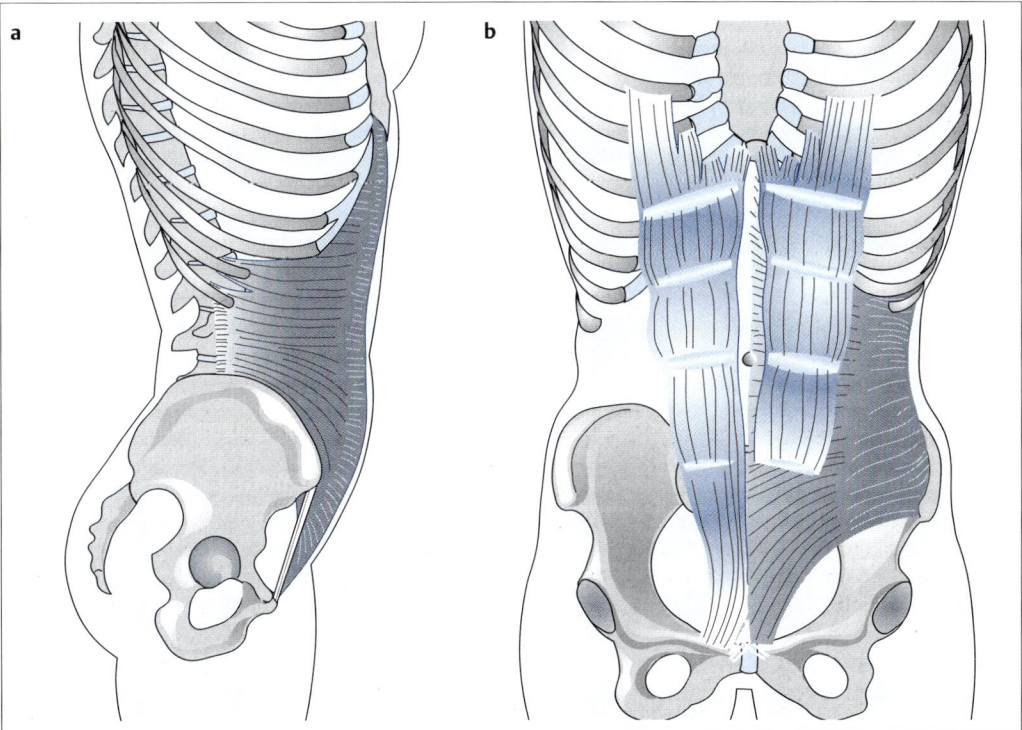

Abb. 1.**44a** u. **b** M. transversus abdominis
a von der Seite

b von vorn
(nach Kapandji)

schnitt spaltet sich die rechte und linke Aponeurose der Rektusscheide in ein oberflächliches und ein tiefes Blatt. Damit umhüllen beide den Rektusmuskel ihrer Seite. Die Überkreuzung beider Blätter erfolgt in der Linea alba, sie werden hier durch die Aponeurosen der Mm. obliqui ext. und int. unterstützt.
Unterhalb des Nabels liegt die Aponeurose des M. transversus vor dem M. rectus abdominis, der sie an der Linea arcuata durchbricht, um sich dann an der Bildung der Rektusscheide zu beteiligen.

Hinweis für die Praxis: Aus diesen anatomischen Gegebenheiten wird in der Regel bei einer Wöchnerin eine Rektusdiastase im Bereich des Oberbauches breiter zu tasten sein, als im Unterbauchbereich (vgl. Kap. 4.2.3.7).

Seine Funktionen sind:
– Stützen der Bauchorgane
– Der obere Anteil hilft bei der Ausatmung, indem er den epigastrischen Winkel verkleinert
– Beteiligung an der Bauchpresse
– Unterstützen der Aktivität des M. pubococcy-

geus des Beckenbodens (Sapsford u. Hodges 2000) in Verbindung mit anderen Bauchmuskeln.
– in Verbindung mit den Mm. obliquii ext. und int., dem Diaphragma pelvis der Beckenbodenmuskulatur und der nicht komprimierbaren Bauchblase gehört er zum *ventralen Aufrichtesystem* (Studie R. Bruzek, M. Bieber-Zschau, A. Herz in Manuelle Medizin 1995).
– Stabilisieren in den Lendenwirbelsegmenten in Verbindung mit den Mm. multifides, um übermäßige Bewegungen zwischen den Gelenkoberflächen der Lendenwirbel zu begrenzen. Beide Muskeln gehören in dieser Funktion zum *lokalen Muskelsystem.*

Dorsaler Abschluss der Rumpfwand

Der dorsale Abschluss der Rumpfwand erfolgt hauptsächlich durch den M. quadratus lumborum.

M. quadratus lumborum
Verlauf: Er spannt sich geradlinig aus zwischen dem Brustkorb, wo er an der 12. Rippe und den Querfortsätzen der Lendenwirbelsäule L1 – L4 an-

setzt, und dem Beckenkamm (Crista iliaca, Labium internum) sowie am *Lig. iliolumbale*, wo er seinen Ursprung hat. Im oberen Anteil wird er vom Zwerchfell überspannt (sog. Quadratusarkade). Dieser Muskel ist die muskuläre Unterlage für die Organe des Retroperitonealraumes (Nieren, Nebennieren).

Seine Funktionen sind:
- Beteiligung an der Expiration durch Senken der 12. Rippe.
- Beteiligung an der Inspiration durch Unterstützten der kostoabdominalen Atembewegungen nach lateral.
- Beteiligung an der Lateralflexion des Rumpfes
- Beteiligung an der Bauchpresse

Die *Innervation* aller Bauchmuskeln erfolgt von den Nn. intercostales zwischen Th6 – Th12, die lateralen Bauchmuskeln außerdem vom N. iliohypogastricus und N. ilioinguinalis.

Erklärungsmodell für den Therapieansatz bei muskulären Dysfunktionen

Zwischen den Bauchmuskeln als ventrolaterales System und den langen Rückenmuskeln M. erector spinae auf der dorsalen Körperseite wird der Rumpf dynamisch verspannt.

Die spezifischen Aufgaben der Rumpfmuskulatur haben in letzter Zeit zur Unterteilung in 2 Muskelsysteme der Rumpfwandmuskulatur geführt (vgl. Hamilton, Richardson 2000), wobei sich die Unterteilung durch Bergmark (1989) an den *anatomischen und funktionsentsprechenden* Eigenschaften der Rumpfmuskulatur bei der Stabilisierung der Wirbelsäule orientiert:

- globales Muskelsystem
- lokales Muskelsystem.

Merke: Obwohl alle Rumpfmuskeln einerseits zur Mobilität der Wirbelsäule beitragen, helfen diese Muskeln ebenso, die Stabilität zu sichern. Im Wochenbett kommt der Rumpfstabilisierung zunächst die größere Bedeutung zu, um aber dabei die neuen Untersuchungen der zuerst lokalen, dann erst globalen Stabilisierung der Rumpfwände zu verstehen, werde ich nachfolgend die Unterschiede erklären, damit die Auswahl des Therapieansatzes klar zu erkennen ist.

Das Globale Muskelsystem

Globale Muskeln sind im Allgemeinen lange, oberflächliche Muskeln zwischen Brustkorb und Becken. Sie sind, um *Gleichgewicht* und *Bewegung* wirkungsvoll zu regulieren, anatomisch gut angeordnet (Hamilton 2000).

Dieses *globale* Muskelsystem des Rumpfes soll das Gleichgewicht des Körpers halten können, auch Belastungen entgegenwirken können, also helfen, dass wir das Gleichgewicht bei auf den Körper einwirkenden Unbalancen „ausbalancieren" können. Dazu brauchen die globalen Rumpfwandmuskeln rundum ihre Muskelkraft. Diese ist z. B. durch eine oder mehrere Schwangerschaften ins Problem gekommen, das Ergebnis ist bei mehr oder weniger allen Wöchnerinnen zu sehen: Ungleichgewicht der Rumpfmuskulatur, Stabilisierungsverlust.

Was nützt das Training der globalen Rumpfmuskulatur, wenn das lokale Muskelsystem schwach ist?

Als wichtigste Rumpfbeweger werden *globale Muskeln,* wie der M. erector spinae (pars thoracis), der M. rectus abdominis und der M. obliquus externus abdominis angesehen (Bergmark 1989).

Muskelschwäche dieser starken Muskeln verringert die Fähigkeit, die Wirbelsäule und damit den Rumpf zu stabilisieren. Ein starker Muskel kann einfach besser Gleichgewicht halten.

Muskelschwäche der globalen Muskulatur wird üblicherweise als ein symptomatischer Hinweis bei Rückenschmerzen angegeben. Unterschiedlichste Untersuchungen (vgl. Hamilton 2000) ergaben aber, dass zwischen einer Dysfunktion *globaler Muskeln* und dem Auftreten von Rückenschmerzen *kaum* ein Zusammenhang besteht. So wird das Gleichgewichtsmodell zur Kräftigung der *globalen* Rumpfmuskulatur dem „komplexen und multisegmentalen Charakter der Wirbelsäule" nicht allein gerecht. Die Stabilisation der einzelnen Wirbelsegmente wird erst durch das *lokale* Muskelsystem ermöglicht.

Das Lokale Muskelsystem

Das sind kleine, tief liegende Muskeln, welche von ihrer Lage her kaum Bewegung und Gleichgewicht steuern können aber „gut ausgestattet zur Stabilisierung und zum Schutz von Gelenken" sind (Hamilton).

Diese Muskeln sollen durch *segmentales Stabilisieren* übermäßige Bewegungen zwischen der Gelenkoberfläche beschränken (Panjabi et al. 1989, Hogan 1990). Nur dicht am Gelenk ansetzende lokale Muskeln können diese Funktion übernehmen (Abb. 1.**45a-f**).

Im Bereich der Lendenwirbelsäule gehören dazu die *segmentalen Mm. multifides* und als tiefer dorsaler Rumpfmuskel der *M. transversus abdominis*, weil dessen fast horizontal verlaufende Muskelfasern von der Linea alba und den inneren Oberflächen der unteren Rippen über die thorakolumbale Faszie zu den Segmenten der Lendenwirbelsäule verlaufen. Beide Muskeln werden effektiv bei der Stabilisierung der Lendenwirbelsäule wirksam.

Hamilton fasst die Aussage vieler Autoren dazu zusammen: „Lokale Muskeln der Lendenwirbelsäule weisen die Eigenschaft zu segmentaler Stabilisierung auf, weil sie:

– anatomisch geeignet liegen
– zusätzlich einen Gelenkhalt bieten können
– ausreichend ausdauernd sind
– auf vielfältige Bewegungen und Stellungen reagieren können und
– gut koordiniert sind."

Merke: Dysfunktionen (Schwäche) lokaler Muskeln der Lendenwirbelsäule stehen in direktem Zusammenhang mit Schmerzen im Lumbalbereich.

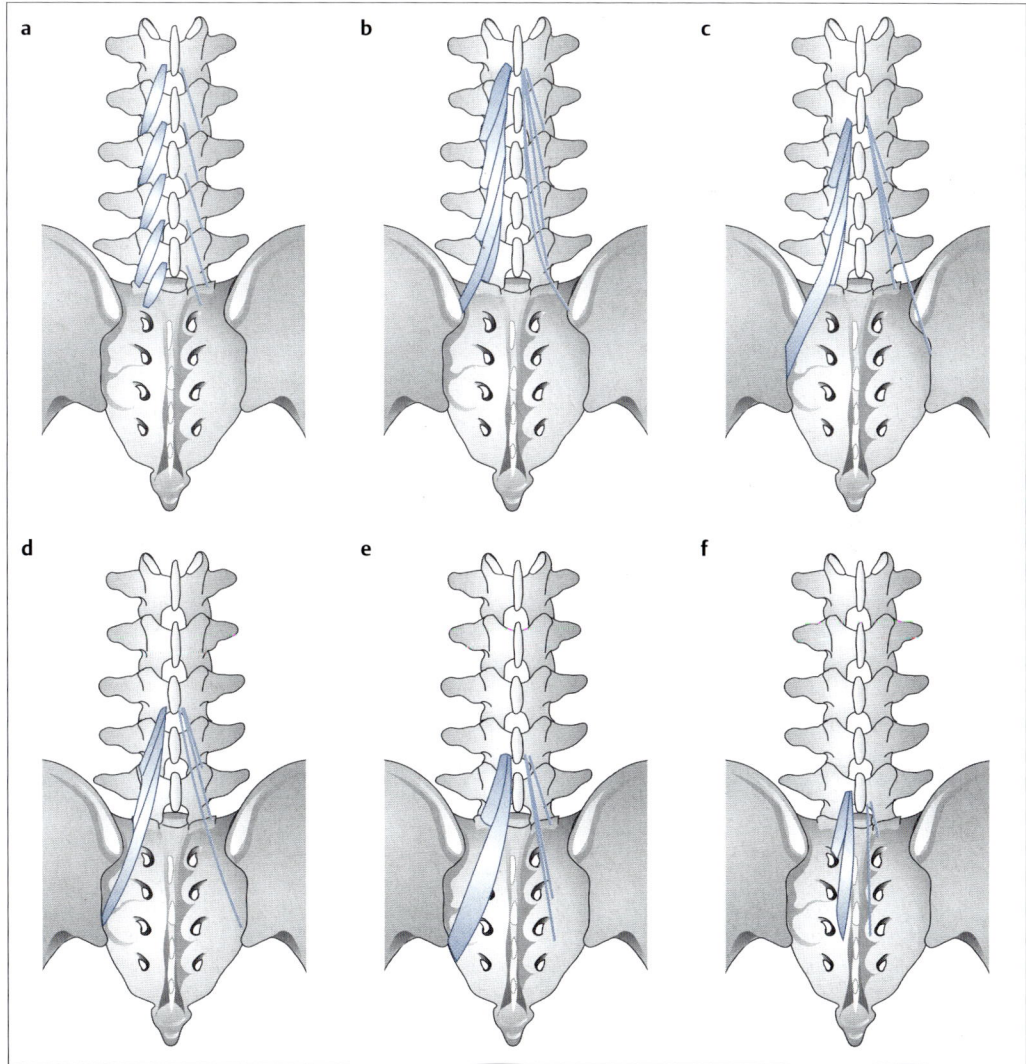

Abb. 1.**45a–f** Anordnung der Fasern des M. multifidus: **a** tiefe Fasern des M. multifidus brevis.

b–f von den Fasern L1-5 ausgehendes Faserbündel (nach Bugduk u. Twomey)

Tests zum Feststellen der Muskelkraft beider Systeme der Rumpfwandmuskulatur

In verschiedenen klinischen Tests durch Sonografische und EMG-Messungen konnte ein Zusammenhang zwischen auftretenden lumbalen Rückenschmerzen und einer Dysfunktion der Mm. transversus abdomini und Mm. multifidi nachgewiesen werden.

Ein physiotherapeutischer Test für das willkürliche selektive Aktivieren der *lokalen Muskeln* unabhängig von oberflächlich liegenden globalen Rumpfmuskeln ist bislang schwierig:

Der isolierte *Test für die Mm. multifidi* sollte durch Palpieren erfolgen, die langsame, gleichmäßig-beidseitige isometrische Kontraktion auf jeder segmentalen Höhe der Lendenwirbelsäule tastbar sein.

Der Test für den *M. transversus abdominis* (nach Richardson, Full, Hamilton, Hides et al. zwischen 1995 und 1999) kann unterschiedlich erfolgen:

– PBU (Pressure Biofeedback Unit): Diese Untersuchung kann gleichzeitig Behandlung sein.
Testposition Bauchlage: Unterlagerung des Bauches in Nabelhöhe mit kleinem Luftkissen (anstelle des PBU kann ein wenig aufgepumpter Overball zur Therapie verwendet werden). Willkürliches Einziehen der Bauchdecke zum Hohlbauch, dabei soll der Bauch in der Ausatemphase vom Luftkissen weggezogen werden, ohne sichtbare Wirbelsäulenflexion.
– Bewegungsbeobachtung
Testposition Sitzen (Hocker)
Voraussetzung: Körperklötzchen im Türmchen eingeordnet, Fuß- und Beinachsen sind achsengerecht eingestellt. Patienten- oder Therapeutenhände liegen lateral-dorsal an dem unteren Rippenrand, bis hin zur Lendenwirbelsäule. Durch Hustenstoß wird eine intrabdominale Druckerhöhung provoziert (Abb. 1.46a u. b).

Sichtbare Reaktion bei diesem Test:
Norm: Findet segmentales Stabilisieren statt, bleiben die „Klötzchen im Türmchen“, der Ab-

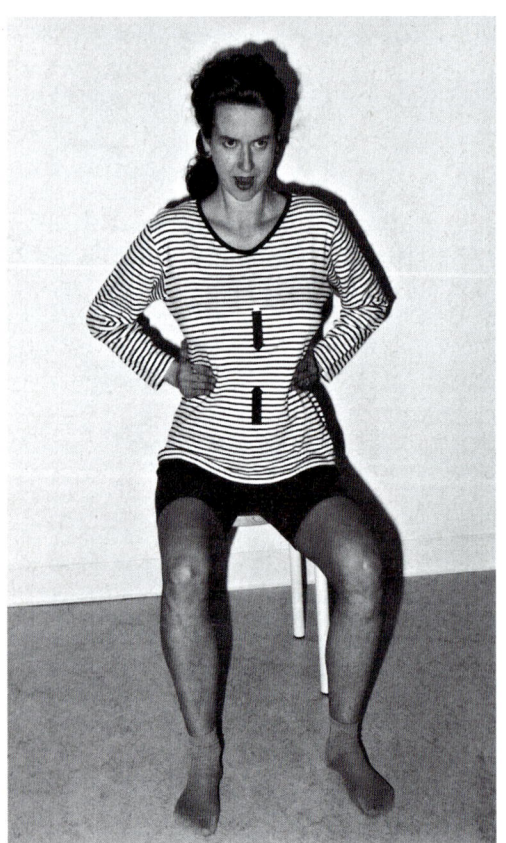
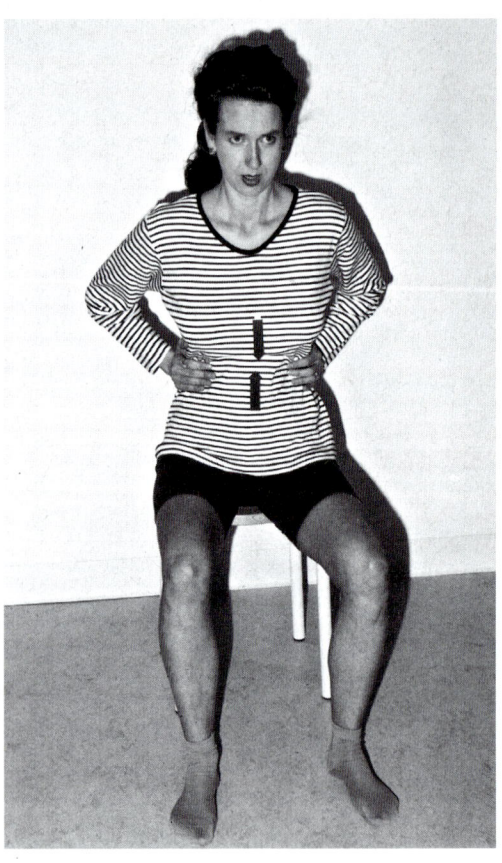

a
b

Abb. 1.**46a** u. **b** Beim Hustenstoßtest den Pfeilabstand zwischen **a** u. **b** beachten.

stand zwischen Xiphoid und Nabel bleibt in seiner Distanz gleichlang erhalten (Abb. **1a**).

Abweichung: Bei geschwächtem segmentalen Stabilisieren wird bei jedem Hustenstoß der Abstand Xiphoid und Nabel verkürzt (Abb. **1b**), der epigastrische Winkel verbreitert sich, das „Klötzchen-Türmchen" bricht ein, d. h. die untere Brustwirbelsäule und die Lendenwirbelsäule werden durch jeden Hustenstoß kyphosiert. Vorhandene Rückenschmerzen können sich verstärken.

Wirkungseffekt durch den Hustenstoß:

– Norm: Mm. multifidi und M. erector spinae wirken beide auf die aktive Rumpfstreckung, jedoch unterschiedlich. Während der M. erector spinae mit seinen verschiedenen Strängen der „Rumpfaufrichter" ist, wirken die Mm. multifidi stabilisierend und gegen einseitige *Rotation* in den lumbalen Segmenten. Der vom M. transversus abdominis durch den Hustenstoß hervorgerufene intraabdominale Druck übt auf den „Schlussstein" dieses Lordosebogens Druck aus, dadurch werden die stabilisierenden Eigenschaften gesteigert.
Abweichung: Können flexorische und einseitige rotatorische segmentale Bewegungen im Lumbalbereich sein.

Hinweis: Auch das „Trippeln" in Vierfüßler nach Klein-Vogelbach kann zum Kontrollieren einseitiger rotatorischer Instabilität des M. multifidus verwendet werden.

Test für globale Bauchmuskeln

Muskelfunktionsprüfung (MFP)

Hier modifiziert für Wöchnerinnen, um die ventrale und laterale Bauchwandmuskulatur nach der Geburt einschätzen zu können.

Nach Kendall (1985) scheinen teils anlagebedingt, teils erworben, die Bauchmuskeln „bevorzugt" weniger Kraft zu haben. Zur anlagebedingten Schwäche kommt als erworbene häufig die haltungsabhängige Schwäche hinzu. Bei der Wöchnerin kommen zusätzlich ein- oder mehrmalige Schwächungen der Bauchmuskulatur hinzu, deren Kraftzuwachs durch fragwürdige Rückbildungsgymnastik (vgl. lokales und globales stabilisierendes System) oft infrage gestellt ist. So bleibt oft eine latente Schwäche der Bauchmuskeln mit ihren manigfaltigen Auswirkungen zurück.

Da jeder der Bauchmuskeln bei einer spezifischen, seinem Faserverlauf entsprechenden Bewegung der „Hauptmuskel" ist, z. B.

– der M. rectus abdominis: gerader/vertikaler Faserverlauf
– die Mm. obliquii externi et interni: schräger/transversaler Faserverlauf
– der M. transversus abdominis: querer/horizontaler Faserverlauf

wird bei der MFP versucht, die Kraft des getesteten Muskels in eine Bewertung von 0–5 (Kendall) einzuordnen.

Durch die enge Beziehung der Muskeln untereinander können beim Test andere Muskeln synergistisch, stabilisierend aber auch kompensatorisch (z. B. bei Schwäche) tätig werden.

Werte unter 3 kommen bei Wöchnerinnen äußerst selten vor, siehe dazu Kap. 1.4.10, Bauchform IV (Wert 0 = gar keine Kontraktion, 1= Zuckung des Muskels, 2 = zu schwache Kontraktion des Muskels, der nicht gegen die Schwerkraft arbeiten kann).

Im Frühwochenbett ist *nur* bei Verdacht auf diese Bauchform IV die MFP angezeigt oder wenn die Therapeutin die partielle Muskelschwäche bei einer Wöchnerin herausfinden will. Im Spätwochenbett gibt der Test über die Defizite der Muskelkraft der Bauchwandmuskulatur bei einzelnen Wöchnerinnen die Möglichkeit, befundbezogen und individuell das Übungskonzept festzulegen.

Für alle MFP gilt: Der Test sollte drei mal hintereinander durchgeführt werden können.

MFP für den M. rectus abdominis als Rumpfbeuger

Der *Rectus abdominis* ist bei der Flexion des Rumpfes *Hauptmuskel*, alle drei lateralen Bauchmuskeln sind durch ihre enge Beziehung zueinander (Aponeurose der Rektusscheide/Linea alba) mit an der Rumpfbeugung beteiligt.

Hinweis: Unter Berücksichtigung der speziellen Bauchmuskelsituation der Wöchnerin wird der Test für den M. rectus abdominis mit ausgestreckten Beinen durchgeführt, um den Bauchmuskel – Beckenboden – Synergismus beurteilen zu können (siehe Kap. 2).

Wert „3" = ausreichend:
Ausgangsstellung (ASTE): flache Rückenlage, die Arme jeweils neben den Rumpf abgelegt. Die Frau hebt langsam den Kopf, die Schultern und Schulterblätter von der Unterlage ab.

Wert „4" = gut:
ASTE wie 3, jedoch beide Arme vor dem Brustkorb verschränken, die Hände liegen auf der Gegenschulter auf. Die Frau hebt langsam den Kopf,

die Schultern nur bis zur mittleren Brustwirbelsäule von der Unterlage ab

Wert „5" = normal:
ASTE wie 3, jedoch beide Hände hinter dem Kopf gefaltet. Die Frau hebt langsam Kopf und Schultern nur bis zur mittleren Brustwirbelsäule von der Unterlage ab.
Schwäche der Rumpfbeuger bedeutet eine Hyperlordosierung der Lendenwirbelsäule und ein Kippen des Beckens (=FLEX i. Hüftgelenk und EXT der Lendenwirbelsäule), Der Zwerchfell-Beckenbodensynergismus ist gestört (siehe nachfolgend), die Atemwelle erreicht den Beckenboden nicht, das Atemvolumen verringert sich. Bei schwacher Bauchmuskulatur unter Wert 3 wird der Oberkörper sofort auf die Unterlage zurücksinken. Die Schwäche der Bauchmuskulatur wird sofort durch Lordose der Lendenwirbelsäule (Hohlkreuz) kompensiert.

MFP für die schrägen Bauchmuskeln M. obliquus externus und internus als Rumpfdreher

Die äußeren und inneren schrägen Bauchmuskeln sind vor allem, wenn sie im „Scherengitterprinzip" miteinander arbeiten, an der Rotation des Rumpfes beteiligt (Hauptmuskeln). Sie werden aber auch dem Schrägsystem der Extensoren (Strecker) der Wirbelsäule zugeordnet, an der Rumpfflexion sind sie ebenfalls beteiligt.
Einseitig arbeitend sind sie an der Lateralflexion der Wirbelsäule in Ko-Beteiligung mit dem M. erector spinae, dem M. rectus abdominis, dem M. latissimus dorsi und dem M. quadratus lumborum (der als „dorsaler" Bauchmuskel gilt) beteiligt.
Die Testbewegung ist eine Kombination von Rotation (ROT) und Flexion (FLEX) der Wirbelsäule. Der M. obliquus externus arbeitet mit dem M. obliquus internus der Gegenseite und mit dem Rectus abdominis.

Wert „3" = ausreichend:
ASTE: Rückenlage, Beine angestellt, die Therapeutin fixiert das Becken der Frau mit ihren Händen an den Beckenkämmen. Die Frau legt ihre Hand der vermuteten muskelkräftigeren Seite (das ist stellungsabhängig, wo der Rücken des Kindes in der Mutter gelegen war) auf ihre gegenüberliegende Schulter, z.B. rechte Hand der „besseren" (kräftigeren) Seite auf die linke Schulter. Jetzt wird die rechte Brustkorbseite etwas angehoben und zur (linken) Gegenseite gedreht. Der Kopf wird beim Drehen mit abgehoben. Dann Seitenwechsel. Beobachten, welche Seite müheloser arbeitet und wohin der Nabel abweicht.

Wert „4" = gut:
ASTE wie 3: Die Frau verschränkt beide Arme und legt die Hände auf der Schulter der Gegenseite ab. Die entsprechend zu drehende Brustkorbseite einschließlich des Schulterblattes bis zum unteren Rippenrand zur Gegenseite drehen. Der Kopf wird beim Drehen mit abgehoben.
Dann Seitenvergleich!

Hinweis: Immer mit der vermutlich kräftigeren Seite beginnen. Die Frau kann dann ihre schwächeren Seite besser einordnen, sie kommentiert das mit „geht schwerer".

Wert „5" = normal:
ASTE: wie 3: Test wie 4, wobei jetzt die Therapeutin an der vorderen Schulter der zu drehenden Brustkorbseite einen Widerstand gegen die Drehbewegung gibt. Der Kopf wird dabei mit abgehoben.
Bei Schwäche der schrägen Bauchmuskeln:

– als Rotatoren wirkt sich die Schwäche vor allem auf das Gangbild aus.
– als Lateralflexoren (einseitig schwach) wirkt die Schwäche destabilisierend für den Rumpf. Oft ist eine skoliotische Haltung der ganzen Wirbelsäule und Standbeinbelastung der schwächeren Seite zu beobachten.

Hinweis: Für das Schließen einer Rektusdiastase (s. Kap. 1.4.10) kann dieser Test eine wirkungsvolle Übung sein!

Zusatzbeurteilung bei MFP

Die *Abweichung des Nabels* bei Ungleichgewicht der Bauchmuskeln kann beobachtet werden. Bei ausgeprägter Schwäche und unterschiedlicher Kraft zwischen rechten und linken lateralen Bauchmuskeln bzw. oberem und unterem Abschnitt des M. rectus abdominis (Oberbauch und Unterbauch) kann der Nabel in Richtung des *kräftigeren* Muskels ziehen, d.h. sich vom schwächeren Muskel wegbewegen:

– nach rechts oder links
– Richtung Oberbauch oder Unterbauch.

Diese Zusatzbeurteilung bei der MFP für den M. rectus abdominis wird von mir zur Beurteilung des *Zusammenspiels Bauchmuskulatur – Beckenboden* seit Jahrzehnten bei Wöchnerinnen und bei Patienten mit Beckenbodendysfunktion vorgenommen. Beim funktionsgesunden Beckenboden ist der nachfolgend beschriebene Synergismus zur

Bauchmuskulatur sichtbar. Beckenbodenschwäche in unterschiedlicher Form konnte mir von Patientinnen, deren „Schwäche" mir vorher nicht bekannt war, aufgrund dieser Zusatzbeurteilung bei der MFP für gerade Bauchmuskulatur bestätigt werden. Die Testausgangsposition ist die Rückenlage (1.**47a** u. **b**).

Schon beim Prüfen des Wert 3 (mit dem immer begonnen wird), wird sichtbar, ob und mit wieviel Kraft der Beckenboden beim Abheben von Kopf, Schultern und Brustwirbelsäule gegenhalten kann. Bei guter (ausreichender) Muskelkraft des Beckenbodens bewegt sich mit der von kranial eingeleiteten Rumpfflexion das Schambein Richtung Nabel. Das Becken richtet sich etwas auf (LWS-Flexion), da die Längsfaserzüge der von der Symphyse zum Steiß verlaufenden Beckenbodenmuskulatur sich kontrahieren (M. pubococcygeus – paarig angeordnet). Hüftflexoren und Hüftadduktoren lassen während des Kopf- und Brustkorbhebens (Rumpfbeugens) eine leichte Adduktorenanspannung erkennen. Weil transversal verlaufende Beckenbodenmuskulatur (M. iliococcygeus, M. coccygeus) sich mit den Hüftaußenrotatoren jeweils seitlich außen verschlingen, geben mit statischer (isometrischer) Muskelarbeit die Hüftaußenrotatoren dem transversal verlaufenden Beckenboden Halt, der wie-

derum den Synergismus zur Bauchmuskulatur hat. Bei Schwäche des Beckenbodens fehlt der Gegenhalt vom Beckenboden, weder Unterbauch noch die sichtbare Adduktorenspannung sind vorhanden. Auch Asymmetrien der Muskelkraft des Beckenbodens sind bei diesem Test zu erkennen.

> **Merke:** Das bei einer Wöchnerin gestörte funktionelle Zusammenwirken der Rumpfkapselwände insgesamt, im Kontext dieses Kapitels der **ventral-lateral-dorsalen Rumpfwandmuskulatur** wirkt sich immer auf das Gleichgewicht (Stabilisation), die Statik und die Bewegung (Mobilisation) des Rumpfes aus. Kreuz- und Rückenschmerzen müssen im Zusammenhang mit den Dysbalancen aller Wandungen gesehen werden. Wenn das oben aufgezeigte lokale Muskelsystem als stabilisierendes Element nicht wirksam ist, kann das globale Muskelsystem nicht effektiv arbeiten. So gibt es leider eine große Anzahl von Rückbildungsübungen, bei denen sich übend die Rücken- und Kreuzschmerzen verstärken.

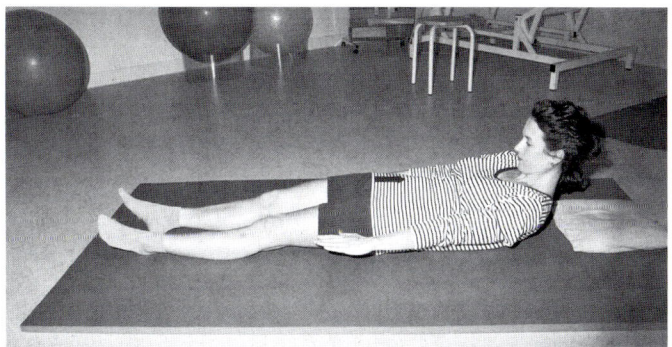

Abb. 1.**47a** u. **b** Muskelfunktionsprüfung Rektus-Beckenboden-Synergismus

a

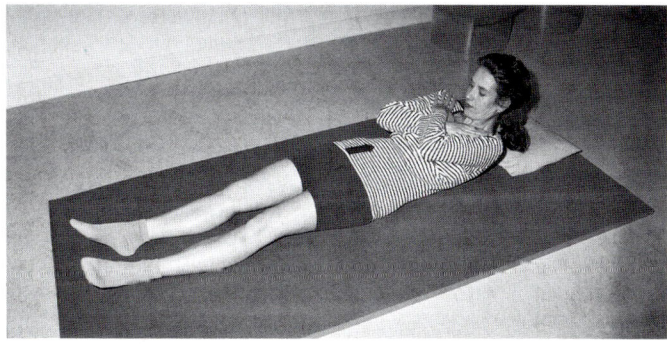

b

1.3.7.2 Beckenbodensystem

Funktionelles Zusammenwirken

Der Beckenboden als *kaudaler* Abschluss der Rumpfkapsel besteht aus einem System mehrerer übereinandergeschichteter Muskeln, Faszien und Bindegewebsanteilen, die alle in sehr komplexe Aufgaben eingebunden sind. Bedingt durch die aufrechte Körperhaltung des Menschen entsteht durch Einwirken der Schwerkraft ein nach kaudal ausgerichtetes Ungleichgewicht auf den Beckenboden, welches aber durch alle anderen Wandungen der Rumpfkapsel Entlastung erfährt. Die braucht der Beckenboden, weil er eine Doppelfunktion erfüllen muss, nämlich eine *hergebende* und *öffnende* und eine *zurückhaltende* und *verschließende*. Um beiden Funktionen gerecht zu werden, muss sich der Beckenboden ständig in einer abgestuften Art und Weise über Reflexkontraktionen (reflektorisch und reaktiv) und Willkürkontraktionen (aktiv) anspannen und abspannen können, sich aber immer wieder in seinem Gleichgewicht einfinden können. Das Gleichgewicht ist sein *Eutonus,* der auch Wartetonus oder Bereitschaftstonus genannt werden kann, aus dem heraus er bereit ist, entsprechend seiner Doppelfunktion zu reagieren. Der anatomische und physiologische Aufbau und die Form des Beckenbodens (Korb-Mulde), ebenso seine dynamische Kraft und Ausdauer ermöglichen die Doppelfunktion „Öffnen – Verschließen", helfen aber auch Druckverschiebungen auszugleichen.

Der *„hergebende"* Beckenboden öffnet sich an den Durchlässen für Enddarm beim Stuhlgang und Harnröhre beim Wasserlassen. Bei der Frau kommt eine weitere Öffnung, die Scheide (Vagina) hinzu. Diese weibliche Öffnung muss wiederum einer Doppelfunktion gerecht werden: Sexualität und „empfangen" sowie Gebären und „hergeben". Nach einer vaginalen Geburt wird die Öffnung der Scheide, der *Hiatus genitalis,* für Blase, Darm und Uterus häufig eine „Schwachstelle" im Beckenboden. Die auf Verschließen ausgerichtete Funktion des Beckenbodens ist in ihrem Gleichgewicht dadurch oft empfindlich gestört.

In seiner *„zurückhaltenden"* und *„verschließenden"* Funktion hilft der Beckenboden die Organe im kleinen Becken und im Bauchraum mitzustützen und mitzutragen. Bei gutem Muskelgleichgewicht innerhalb der Rumpfkapsel erfährt der Beckenboden jedoch Entlastung, er muss die Organe nicht allein stützen und tragen. Blase, Uterus und Darm werden innerhalb des kleinen Beckens in ihrer Mittelstellung gehalten durch Bänder, Bindegewebe, auch durch gleichzeitig Gefäße und Nerven einbindende faszienartige Strukturen, die sich zum Ligamentum cardinalia (Mackenroth) und dann zu der großen Fascia pelvis visceralis verbinden. Sie „zügeln" und begrenzen alle Bewegungen der Organe im kleinen Becken. Zusätzlichen Halt geben den Organen die Bauchwand- und Becken auskleidenden Muskeln. So sind die Organe des kleinen Beckens „einem in Kunststoffkügelchen gelagertem Postgut ähnlich" fest in das Eingeweidepaket eingebunden (K. Richter) und entlasten damit die Tragefunktion des Beckenbodens. Dieser soll mit seiner „zurückhaltenden" und „verschließenden" Funktion verhindern, dass Harn, Stuhl und Winde unkontrolliert aus den entsprechenden Öffnungen austreten können.

Von kranial hält das Zwerchfell die inneren Organe des Bauch- und Beckenraumes durch Sog in der Schwebe, welche dadurch nicht ständig Druck auf den Beckenboden ausüben. Durch physiologische kostoabdominale Atembewegungen besonders nach kaudal, gibt das Zwerchfell den Bauch- und Beckenorganen und auch der „Basis" innerhalb der Rumpfkapsel, dem Beckenboden, ständige anregende Stimulationen. Dieser Zwerchfell-Beckenboden-Synergismus wird verstärkt z. B. durch kraftvolles Sprechen, wirkungsvolle Konsonanten-Vokalverbindungen, durch Lachen, Räuspern, Niesen, Husten u. a. intraabdominale Druckerhöhungen. Das geschieht über das Zusammenwirken der muskulären und faszialen Strukturen, z. B. wird beim Husten, Niesen das Anspannen der Bauchmuskulatur von einem reflektorischen Anspannen des Beckenbodens begleitet. Ein muskel- und strukturgesunder Beckenboden reagiert auf alle plötzlichen intraabdominalen Drucksteigerungen wie ein „Sicherheitsgurt", welcher die Aufhängestruktur vor Überlastung schützt und die glatten und quergestreiften Sphinkter beim Verschließen unterstützt. Als Patienteninformation, z. B. beim Husten wird empfohlen, „den Beckenboden nach innen zu husten."

Eine physiologische Beckenbodenstimulation ist zunächst von intakten Strukturen des Beckenbodens abhängig, ebenso z. B. von der Statik, von unterschiedlichen Körperpositionen, von der Wirbelsäulen- und Beckenstellung, von den Kiefergelenkspannungen (vgl. Gottis) aber auch von der Entspannungsfähigkeit des Beckenbodens, der Koordination zu anderen Muskelgruppen (z. B. Hüft-/ Rumpfwandmuskulatur), von einem kraftvollen Zwerchfell und vom funktionsrichtigen Atmen, damit die Atemwelle den Beckenboden erreicht.

Anatomischer Aufbau des Beckenbodens

Die Muskulatur des Beckenbodens ist durch Bindegewebe, Ligamente und Faszien verbunden, hineingebunden sind Nerven und Blutgefäße. Eingebunden in dieses System sind auch die Auslässe des Beckenbodens: Urethra (♀ ♂) Vagina (♀), Rektum (♀ ♂).

Diese Organe werden durch muskuläre und fasziale (Abb. 1.**48a** u. **b**) Strukturen gestützt, bindegewebig werden sie verbunden.

Das Beckenbindegewebe ist ein mächtiges komplexes Gebilde, welches mit fibroelastischem Bindegewebe und Faszien Vernetzungen zu Bändern (Ligamente), Sehnen, glatter Muskulatur, Nerven- und Lymphgefäßen hat und so die Organe umhüllt.

Dazu gehört das Peritoneum (Bauchfell), welches die Gleitfähigkeit der Organe innerhalb der Bauch- und Beckenhöhle ermöglicht und den Überzug für Harnblase, Darm und Gebärmutter (heißt hier Perimetrium) bildet. Das Beckenbindegewebe besteht aus zwei verschiedenen Arten:

– Geformtes straffes Bindegewebe, dazu gehören:
  – Faszien: bindegewebige Muskelhüllen, die aus kollagenen Fasern bestehen und die Muskelfasern einhüllen
  – Lamellen: faszienähnliche Bindegewebsstrukturen, welche die Räume wie Tapeten auskleiden.
  – Ligamente: Bänder, die vorwiegend die Organe verankern sollen. Ihre Zusammensetzung besteht nicht nur aus kollagen-elastischen Fasern, sondern oft auch aus glatten Muskelfasern.
  – Septen (sing. Septum): bindegewebige, plattenähnliche Gebilde zwischen den einzelnen

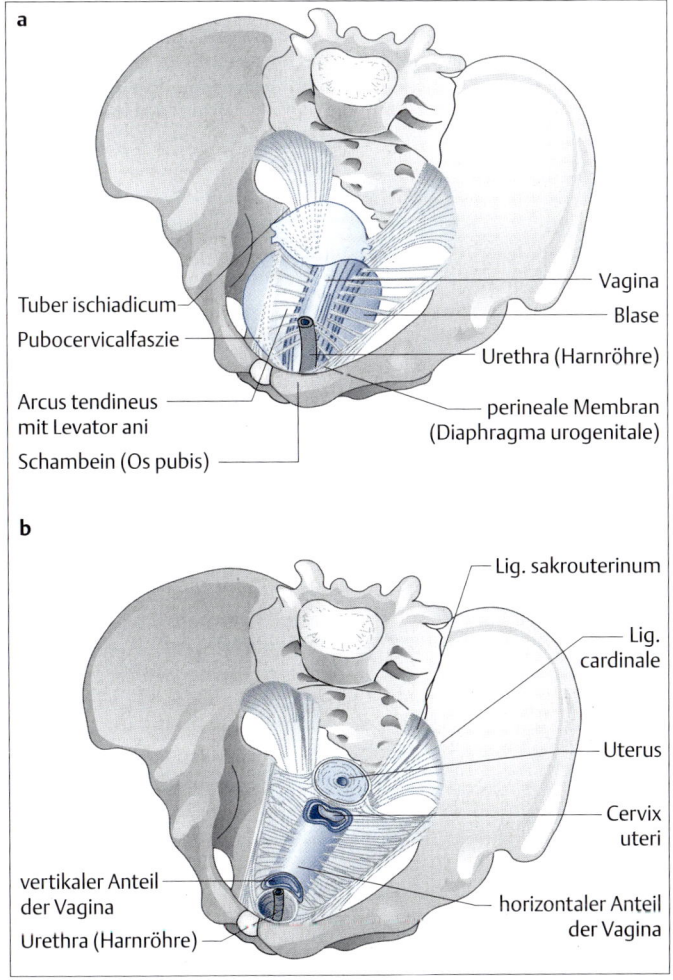

a

Tuber ischiadicum

Pubocervicalfaszie

Arcus tendineus
mit Levator ani

Schambein (Os pubis)

Vagina

Blase

Urethra (Harnröhre)

perineale Membran
(Diaphragma urogenitale)

b

Lig. sakrouterinum

Lig.
cardinale

Uterus

Cervix
uteri

vertikaler Anteil
der Vagina

Urethra (Harnröhre)

horizontaler Anteil
der Vagina

Abb. 1.**48a** u. **b** Die Lage der Pubocervicalfaszie als vorderer Anteil der endopelvinen Faszie verdeutlicht die Verletzungsanfälligkeit durch die Geburt.

Hohlräumen, z. B. am Harntrakt das Septum urethrovaginale, am mittleren Verdauungstrakt das Septum rektovaginale, am Genitaltrakt das Septum supravaginale.

– Lockeres ungeformtes Bindegewebe, welches als sehr zartes Verschiebegewebe kleine oder größere Räume (Spatien) ausfüllt. Dadurch können sich die Hohlorgane (Blase, Scheide/Gebärmutter, Darm) bei Füllung gut ausdehnen. Lockeres Bindegewebe neigt eher dazu insuffizient zu werden als straffes (Kerl 1990).

Angesichts der funktionellen und anatomischen Einheit erscheint (nach Richter und Frick 1985) der Begriff *Fascia pelvis visceralis* nach internationaler Nomina anatomica bestgeeignet für dieses periviscerale Gewebslager (identisch: endopelvine Fascie siehe Kap. 5) Diese große Beckenfaszie (deren weitere Namensunterteilungen nachfolgend hier nur teilweise aufgezeigt sind) verankert oberhalb des Diaphragma pelvis die obere Vagina und den Uterus an der Beckenwand und umhüllt die Beckenorgane. Diese werden miteinander durch Bindegewebsverdichtungen, sog. Bindegewebspfeiler (Blasenpfeiler, Zervixpfeiler, Rektumpfeiler), verbunden, um sie in ihrer Verschiebbarkeit zu sichern. So sind durch Bindegewebe mit eingelagerter glatter Muskulatur die Hohlorgane des Beckens verbunden. Eine Stützfunktion nach unten, um die Organe zu sichern, erfolgt durch die Beckenbodenmuskulatur (Abb. 1.**49**).

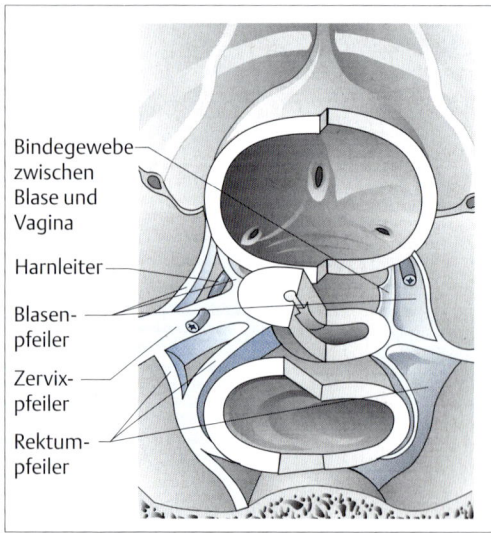

Bindegewebe zwischen Blase und Vagina

Harnleiter

Blasenpfeiler

Zervixpfeiler

Rektumpfeiler

Abb. 1.**49** Schematischer Schnitt durch Harnblase, Uterus und Vagina, Rektum und das verbindende Bindegewebe.

Merke: Im Zusammenhang mit Geburt kann es immer wieder zu okkulten (lat. occultus = verborgen) Traumatisierungen des Beckenbodens kommen. Anatomische Kenntnis der Beckenbodenmuskeln ist *ein* Anteil, der *andere* die verbindenden bindegewebig-faszialen Strukturen der Genitalorgane, um die Anfälligkeit für Verletzungen des Ganzen zu verstehen. In der Therapie mit Beckenbodenpatienten muss unterschieden werden: Handelt es sich

– um muskuläre Schwäche oder Verletzung der Muskelstruktur
– um Bindegewebsverletzungen (Faszien, Ligamenten)
– um nervale Verletzungen (Dehnung- oder Strukturverletzung).

Beckenbodenmuskulatur

Hinweis: Ihre funktionellen Verbindungen innerhalb der abdominopelvinen Leibeshöhle, ihre Verbindungen zu den Speicher- und Entleerungsorganen sind in den Kapiteln 1.3.5, 1.3.6, und 5 aufgezeigt.

Beim Therapieren des Beckenbodens sind folgende Fakten zu beachten:

– Der muskuläre Beckenboden wird in drei Schichten eingeteilt, die mit dem oben beschriebenen Beckenbindegewebe verbunden sind.
– Die Muskulatur des Beckenbodens ist paarig angelegt
– Die Muskulatur des Beckenbodens besteht aus
  – *quergestreifter Willkürmuskulatur,* das ist Muskulatur des quergestreiften Diaphragma pelvis und urogenitale und der beiden äußeren (extrinsischen) Verschluss-Sphinkter. In diesem quergestreiften Skelettmuskelgewebe werden lange, zylinderförmige Einzelfasern mit peripher gelegenem Kern von lockerem Bindegewebe zu einem Muskelfaserbündel zusammengefasst. Prinzipiell kann von der Dicke eines Muskels auf seine Kraft geschlossen werden. Diese quergestreifte Muskulatur ist willkürlich steuerbar (somatisch vom N. pudendus aus Sakralwurzel S2 – S4).
  – *glatter autonomer Muskulatur* (instrinsische Strukturen des inneren unteren Harn- und Enddarmtraktes), die unwillkürlich vom vegetativen Nervensystem gesteuert wird: parasympathisch vom N. pelvici aus S2 – S4, sympathisch vom N. hypogastricus und vom Grenzstrang Th 10 – L 2. Die Zellen sind spindelförmig mit zentral gelegenem Kern und mit längsverlaufenden Myofibrillen ohne Querstreifung.

– Die Muskelfasern des Beckenbodens, die jeweils ihr für sie typisches, mechanisches Verhalten aufweisen, werden unterteilt in:
  – *Tonische Muskelfasern,* die dünn und rot sind. Der Farbunterschied zu Typ II entsteht durch den Myoglobingehalt. Diese roten Fasern sind gekennzeichnet durch langsame Kontraktions- und Erschlaffungsphasen und werden deshalb **Typ I** oder **Slow-Twitch-Fasern (ST)** genannt. Diese langsam zuckenden, langsam kontrahierenden Fasern werden von kleineren, mit längeren Entladungsserien reagierenden Alfa-Motoneuronen versorgt und haben eine niedrige Kraftentwicklung.
  – *Phasische Muskelfasern,* die dicker als bei Typ I sind und eine blass-weiße Farbe aufweisen. Diese „weißen" Muskelfasern (weniger Myosin) sind durch hohe Kontraktions- und Erschlaffungsgeschwindigkeit gekennzeichnet und werden **Typ II** oder **Fast-Twitch-Fasern (FT)** genannt. Diese schnell zuckenden, schnell kontrahierenden Fasern werden von großen Motoneuronen innerviert. Sie besitzen ein geringeres Ausdauervermögen, haben aber eine höhere Kraftentwicklung. Jede motorische Einheit besteht jeweils nur aus einer Faserart. Nach J. Cabri (1999) zeigen neuere Untersuchungen, dass Typ II (FT-Fasern) in drei Gruppen unterteilt werden können (Typ II a-b-c).

Jeder Muskel kann sich aus allen Faserarten zusammensetzen. Die willkürliche Beckenbodenmuskulatur setzt sich zu 70 % aus Slow-Twitch-Fasern (ST) und zu 30 % aus Fast-Twitch-Fasern (FT) zusammen (Well et al. 1993).

Nach Bump et al. (1991) setzt sich der quergestreifte Levator ani (der das Diaphragma pelvis bildet) aus Slow- aber auch aus Fast-Twitch-Fasern (ST u. FT) zusammen, während der äußere Sphinkter vorwiegend aus Slow-Twitch-Fasern besteht. Auch der innere Sphinkter (auch Rhabdo-

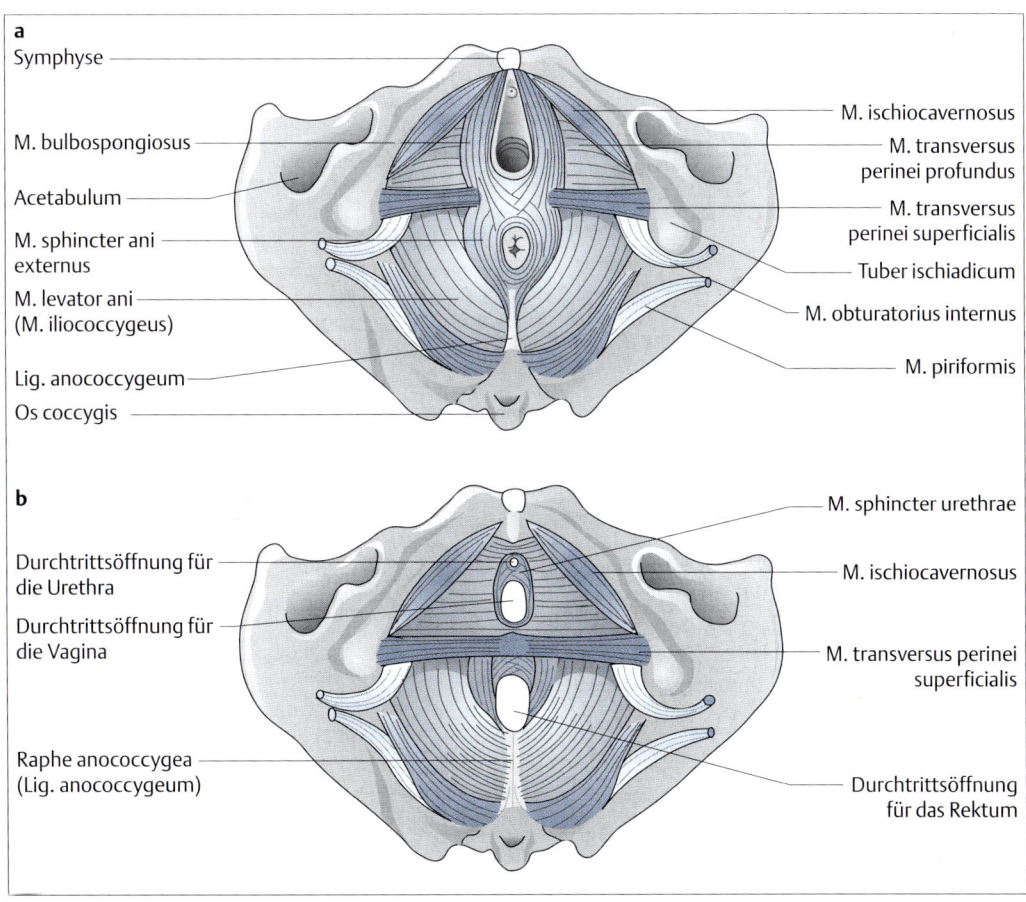

Abb. 1.**50a – d** Schichten des Beckenbodens

sphinkter genannt) hat vorwiegend Slow-Twitch-Fasern.

Merke: Durch die unterschiedlichen **ST**- und **FT**-**Fasern** kann die Beckenbodenmuskulatur beides tun. Sie ist in der Lage, über einen langen Zeitraum als Dauerleistung der Slow-Twitch-Fasern (ST) den Muskeltonus zu halten, wiederum kann die Muskulatur des Beckenbodens bei allen intraabdominalen Drucksteigerungen dank der Fast-Twitch-Fasern (FT) schnell reagieren, z. B. beim Husten als „Sicherheitsgurt" zur Sicherung der Entleerungsorgane.

Die 3 Schichten des Beckenbodens (Abb. 1.50a–d)

Diaphragma pelvis (Tiefe Schicht)

Diese tiefst liegende Muskelschicht ist das „Zwerchfell" des kleinen Beckens und besteht aus dem **Mm. levator ani** und dem **Mm. coccygeus**, beide sind oben und unten von Faszien bedeckt. Diese bindegewebigen straffen Faszienschichten (Pubozervikalfaszie/endopelvine Faszie) fixieren die Beckenorgane an der Innenseite des knöchernen Beckenrings.

Mm. levator ani

Er ist ein paariger, vom Schambein (Os pubis) zum Steißbein (Os coccygis) verlaufender Muskel, der im Wesentlichen aus 3 Muskelindividuen besteht. Halbkreisförmig entspringt der M. levator ani mit seinen Anteilen von der Innenseite der Symphyse (Arcus tendineus) jeweils an der seitlichen Beckenwand, an den verdickten Faszienstrukturen des M. obturatorius internus. Der Levator ani ist in Verbindung mit Anteilen des knöchernen Beckenrahmens der hauptsächliche Stützmuskel des Beckenbodens, auf ihm lagern die Beckenorgane für die er Kontinenz sichern hilft. Die Region des Le-

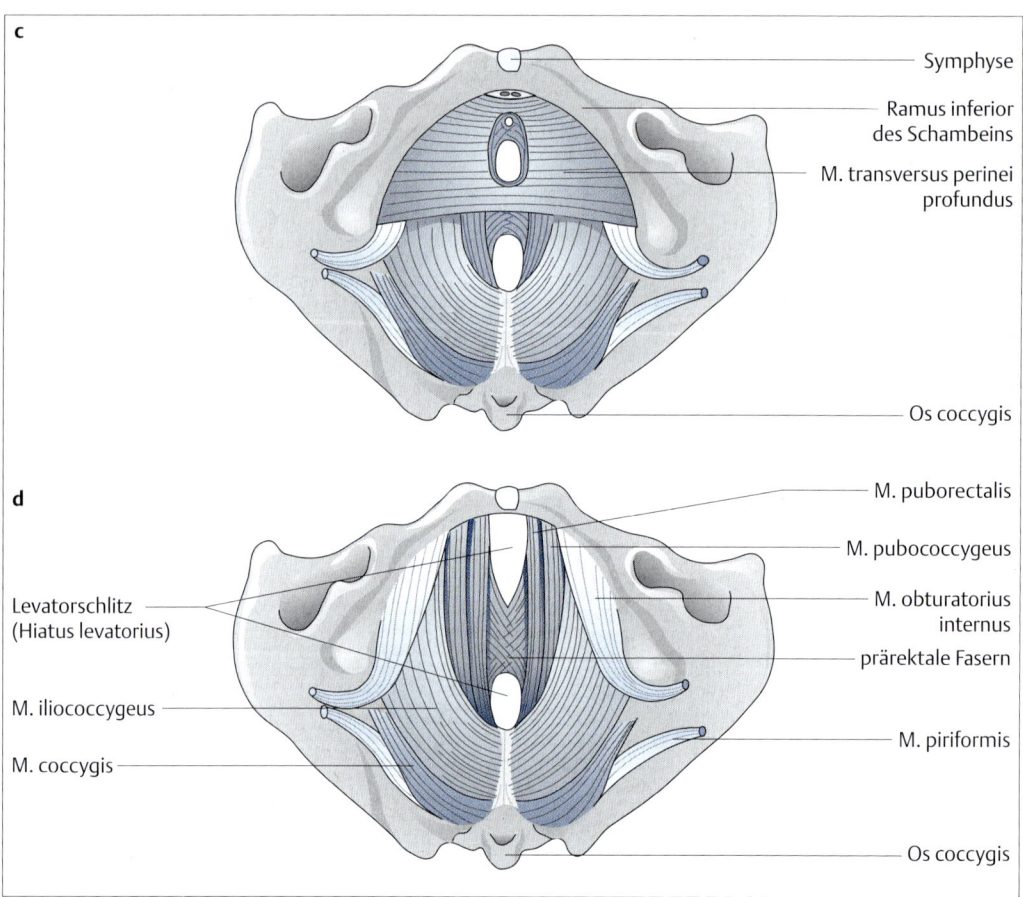

c

Symphyse

Ramus inferior des Schambeins

M. transversus perinei profundus

Os coccygis

d

M. puborectalis

M. pubococcygeus

Levatorschlitz (Hiatus levatorius)

M. obturatorius internus

prärektale Fasern

M. iliococcygeus

M. piriformis

M. coccygis

Os coccygis

Abb. 1.**50a–d** (Fortsetzung)

vator ani zwischen Anus und Steißbein, die kräftige *Levatorplatte,* wird vom *Ligamentum anoccygeum* gebildet.

Die *3 Muskelanteile* des Levator ani sind:

– *Mm. puborectales:* Dies sind die am weitesten medial gelegenen Anteile, entspringen von der Innenfläche der absteigenden Schambeinäste, und begrenzen rechts und links als sog. Levatorschlitz die Vaginalwände, um sich schlingenförmig hinter dem Rektum, mit dem sie eng verbunden sind, mit dem Muskel der Gegenseite zu vereinigen. Sie wirken von beiden Seiten wie ein fester Gurt um den Enddarm und sichern durch ihr Anspannen, welches den Analkanal nach vorn bringt, die Stuhlkontinenz. Durch die Rektum-Umschlingung ist dieser Teil mit dem Sphinkter ani eng verflochten. Geburtsverletzungen in diesem Puborektalis-Anteil können sich für die Frau noch lange nach der Geburt folgenschwer durch Wind/Stuhlprobleme auswirken. In der Beckenbodentherapie (siehe Kap. 4.3.2.6) werden speziell vom hinteren Beckenboden (Anus und Steiß) ausgehende Bewegungen aufgezeigt.

Ergänzung: Fasern des Puborektalis, die in die Vaginalwand ziehen, werden als *M. pubovaginalis* bezeichnet.

– Die *Mm. pubococcygei* (auch M. pubourethralis genannt) schließen sich jeweils nach lateral an die Puborektalis-Schlinge an. Diese paarigen Muskeln bilden die Hauptfläche der Muldenoder Korbform des Beckenbodens und verlaufen jeweils von der Innenfläche des Schambeins zum Steißbein, wo sie in die anococcygeale Naht oder Raphe (Lig. anococcygeum) und in die Vorderseite des Steißbein als „breiter Gurt" in dichter Beziehung zum Rektum einmünden.
– Die *Mm. iliococygei* schließen sich wiederum jeweils seitlich nach außen an und ergänzen den mulden/korbförmigen Beckenboden. Sie entspringen in Höhe der Spina iliaca posterior superior der Fascia obturatum bis an die Spina ischiadica und strahlen ebenfalls in die anococcygeale Naht (Raphe) und das Steißbein ein. Damit verstärken sie die Levatorplatte zwischen Anus und dem Steißbein.

Mm. coccygeus (Ischiococcygeus)

Auch dieser Muskel, der den muskulären Beckenboden nach dorsal vervollständigt und zum Diaphragma pelvis gehört, entspringt jeweils an der Spina ischiadica und am Lig. sacrospinale, verläuft nach hinten in Richtung M. iliococcygeus und setzt am Steißbein und am unteren Anteil des Kreuzbeins (Os sacrum) an. Er hat eine dreieckige Form. Dieser dorsale Muskel hat sich in der Entwicklungsgeschichte der Menschen vom Levator ani abgegliedert, er war der ehemalige „Schwanzwedler". „Der M. coccygeus ist mangels Schweifwirbel ein verhinderter Schwanzmuskel und dementsprechend variationsfreudig" schreibt K. Richter, F. Heinz, V. Terruhn (1998). Zur Kräftigung des hinteren Beckenbodens gibt es mit diesem Muskel und entsprechenden Phantasiehilfen viele Variationen (siehe Kap. 4.3.2.6)! Mit seinem Verlauf vervollständigt er die Beckenbodenmulde/-korb.

Die innerste Beckenbodenschicht bekommt im dorsalen Anteil einen kräftigen Halt durch die o. g. Levatorplatte zwischen Anus und Steißbein. Der beidseits längs bis zum Schambein verlaufende Levator ani gibt den Spalt (Levatorschlitz/Levatortor) für die Auslässe Anus, Vagina, Harnröhre frei.

> **Merke:** Alle vom Schambein sagittal (längs) zum Steißbein verlaufenden Muskelanteile des Diaphragma pelvis werden entsprechend ihrem Längsverlauf therapiert. Die vom Tuber ischiadicum transversal (quer) zum Steißbein verlaufenden Muskelanteile werden entsprechend ihrer queren Verlaufsform therapiert.

Innervation: Von kaudalen Fasern des ventralen Astes des 3. und 4. Sakralnerves, N. pelvicus: Der M. iliococcygeus und der M. coccygeus. Der N. pudendus (S2 – S4) versorgt das übrige Diaphragma pelvis und die äußeren Sphinkter. (Es gibt Auffassungen, die den M. puborectalis (a) und den M. pubococcygefus (b) der Versorgung durch Äste des Plexus pelvicus zuordnen. R. Tanzberger 1999.)

Diaphragma urogenitale (mittlere Schicht)

Das Diaphragma urogenitale wird vereinzelt in der Literatur auch p*erineale Membran* genannt.
Auf die unterschiedliche anatomische Nomenklatur der mittleren Beckenbodenschicht muss hier hingewiesen werden:
Zunächst zitiere ich K. Richter, F. Heinz, V. Terruhn (1998) aus „Gynäkologische Chirurgie des Beckenbodens", (s. 7): „Henle beschrieb 1862 und 1866 das *Diaphragma urogenitale* als einen von zwei Faszienblättern begrenzten Raum des tiefen Dammes, welcher quergestreifte Muskulatur aufweist und fasste diese unter der Bezeichnung *M. transversus perinei profundus* zusammen. Nach Meinung von Oelrich (1983) wurde Henle damit

nicht nur zum Schöpfer eines zwar nie bestätigten, jedoch von Lehrbuchautoren mit unfehlbarer Genauigkeit stets wiederholten Konzepts, sondern auch zum Urheber einer heillosen Konfusion." Weiter schreiben die Autoren „für manche Autoren ist das Diaphragma urogenitale eine feste Grundlage des Beckenbindegewebes (V. Hayek u. a.), andere halten es für eine belanglose, nicht einmal präparatorisch nachweisbare Struktur" (Langreder 1956). Und weiter stellt eine Fußnote der *Nomina anatomica* (1981) fest, dass „das gewöhnlich beschriebene und abgebildete sandwichartige Diaphragma urogenitale nicht existiert!"

„Nach DeLancey soll die Nomenklaturänderung (vom Diaphragma urogenitale zur perinealen Membran) der Tatsache Rechnung tragen, dass es sich nicht„ wie früher angenommen, um eine zweischichtige Faszienstruktur mit eingeschlossener Muskulatur handelt. Die Perineale Membran ist vielmehr eine dreieckige Struktur aus dichtbepackten fibromuskulären Gewebsanteilen, welche die ventrale Hälfte des Beckenausganges überspannt." (Tanzberger 1999).

So versuche ich die mittlere Beckenbodenschicht für dieses Buch zu fassen, wie diese in der neueren Literatur immer noch recht unterschiedlich beschrieben wird.

Die mittlere Beckenbodenschicht spannt sich zwischen beiden Tuber ischiadicum (Sitzbeinen) und dem Schambeinwinkel als dreieckige Struktur aus. Diese Schicht müssen Harnröhre und Scheide passieren, sie werden in dieser Schicht auch verankert, die untere Vagina wird hier stabilisiert (vgl. Bindegewebspfeiler).

Tiefe Muskeln in der mittleren Beckenbodenschicht/perineale Membran

Folgende Muskeln sichern den Verschluss der Harnröhre:

- mit *glatten* Muskelfasern am Übergang Harnröhre/Harnblase, der *M. detrusor vesicae,* der auch *M. sphincter urethrae* internus genannt wird (siehe Kap. 1.3.5 und 5).
- mit *quergestreifter* Muskulatur, der *M. sphincter urogenitalis* mit seiner Unterteilung in einen äußeren Anteil, bestehend aus den Skelettmuskelfasern des Diaphragma pelvis und dem Pars urethrovaginalis, als innerer Anteil, der sich dicht an und in der Harnröhrenwand befindet (Abb. 1.**51a** u. **b**).

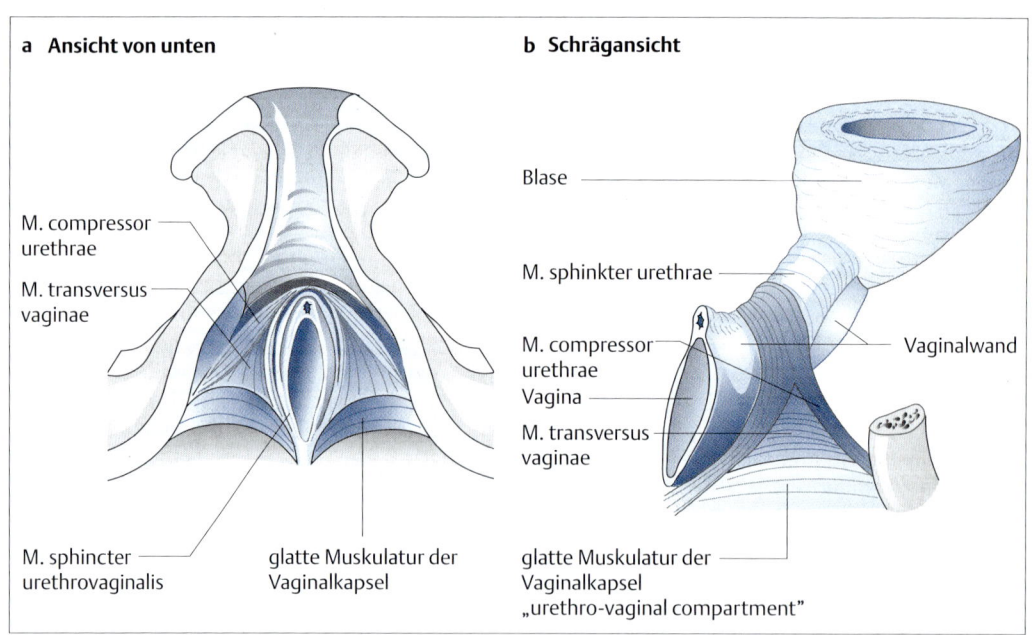

a Ansicht von unten

M. compressor urethrae

M. transversus vaginae

M. sphincter urethrovaginalis

glatte Muskulatur der Vaginalkapsel

b Schrägansicht

Blase

M. sphinkter urethrae

M. compressor urethrae

Vagina

M. transversus vaginae

Vaginalwand

glatte Muskulatur der Vaginalkapsel „urethro-vaginal compartment"

Abb. 1.**51a** u. **b** Tiefe Muskeln der mittleren Beckenboden schicht (perineale Membran)
a Ansicht von unten

b Schrägansicht
(nach Richter, Heinz, Terruhn)

Das *Pars urethrovaginalis* besteht aus:

- *M. sphincter urethrovaginalis* (in der Literatur überwiegend als M. transversus perinei profundus bezeichnet, siehe einführenden Hinweis). Dieser quergestreifte dreieckige Muskel besteht aus zwei Muskelbündeln. Er enthält auch glatte Muskelfasern. Die Menge der elastischen kollagenen Fasern scheint abhängig von Alter und Geburtenzahl zu sein (J. Kerl 1990). Er entspringt am vorderen Schambein (Ramus inferior ossis pubis) und dem Sitzbein (Ramus ossis ischii), verläuft zunächst frontal, dann bogenförmig um das untere Drittel der Harnröhre herum zu deren ventraler Seite. Nach kranial geht dieser Muskel fächerförmig in den

- *M. compressor urethrae* über. Dieser ist der mittlere Anteil, zieht ebenso fächerförmig an die Vorderseite des untere Harnröhrendrittels.

- Der *M. transversus vaginae* umfasst als Pars urethrovaginalis Harnröhre und Scheide. Parallel zum M. compressor urethrae fächert er sich auf und zieht zur Seitenwand der unteren Scheide. Kontinuierlich gehen der M. compressor urethrae und dieser Muskel ineinander über. „Einen M. transversus perinei profundus konnte Oelrich* nicht finden." (K. Richter, F. Heinz, v. Terruhn 1998).
  * Oelrich wurde 1980 in die Internationale anatomische Nomenklaturkommission berufen.

- *M. sphincter urethrae* schließt sich proximal an. Er umgibt die oberen zwei Drittel der Harnröhre. Ein quergestreifter Muskel, der in Kap. 1.3.5 und Kap. 5 mit seinen Funktionen beschrieben ist. In einer Länge von 1,5 cm erstreckt er sich abwärts und setzt sich kaudal im M. compressor urethrae fort. Seine Ringfasern umfassen beim Kind die ganze, bei Erwachsenen vor allem die ventrale Harnröhre. Durch Bindegewebe werden seine Muskelfasern vom Slow-Twitch-Typ (ST) zusammengehalten. Dadurch ist der Sphincter urethrae für tonischen Harnröhrenverschluss und „passive" Kontinenz besonders befähigt (Gosling et al.).

Merke: *Die tiefen Muskeln der mittleren Beckenbodenschicht (perineale Membran/Diaphragma urogenitale) sind für den Harnröhrenverschluss und somit für die Kontinenz eine wichtige funktionelle Einheit, die vorwiegend aus Slow Twitch-Fasern besteht, um die Kontinenz der gefüllten Blase durch Aufrechterhaltung des Tonus willentlich sichern zu können.* Oelrich nennt diese System „den quergestreiften urogenitalen Sphinkter", der aber immer noch unter dem Begriff Sphinkter urethrae externus als Rhabdosphinkter beschrieben ist. *Die quergestreifte äußere Schließmuskelschicht der Harnröhre* ist der urogenitale Sphinkter. Er besteht aus den 3 Muskeln M. sphincter urethrae, M. compressor urethrae und M. sphincter urethrovaginalis.

Hinweis: Verletzungen an muskulären und faszialen Strukturen dieser Beckenbodenschicht können zur Inkontinenz führen, auch, wenn z. B. der Levator ani bei der Geburt unverletzt bleibt. Bedingt durch die enge Nachbarschaft der Endopelvinen Faszie (lt. Nomina anatomica heute *Fascia pelvis viceralis*) kann diese geburtstraumatisch, z. B. durch Forzeps, Symphysenverletzung aber ebenso durch Verletzungen im knöchernen Beckenring (wo sich Beckenbodenmuskulatur befestigt) geschädigt sein. Aber auch ohne Geburtseinflüsse kann, wie in Kap. 5 beschrieben, eine Verletzung in dieser Beckenbodenschicht ein Auslöser für Inkontinenz sein.

Oberflächliche Muskeln des Beckenbodens

Die oberflächlichen Muskeln des Beckenbodens bilden die *äußere* Beckenbodenschicht. Die *Regio perinealis* wird nach K. Richter in zwei Dreiecke eingeteilt:

- Regio urogenitalis
- Regio analis.

Eine gedachte Linie von einem zum anderen Tuber ischiadicum, das Perineum einschließend, teilt beide Regionen ab (Abb. 1.**52**)

Regio urogenitalis

Der paarige *M. transversus perinei superficialis* entspringt über dem M. ischiocavernosus (siehe dort) an der Innenfläche der aufsteigenden Sitzbeinäste und verstärkt jeweils die dorsale Kante des Diaphragma urogenitale, um transversal verlaufend im Damm zu enden und hier zur Festigkeit des Perineums beizutragen. In der Tiefe über dem urogenitalen Hauptdreieck (Abb.) erstreckt sich das bis zur *perinealen Membran* reichende Spatium (= Zwischenraum) perinei superficiale, dem sich kranial das Spatium perinei profundus anschließt. Die derbe Faszie abdominalis superficialis (engl. Scarpa's fascia) setzt sich unter Aufnahme feiner oberflächlicher Bindegewebslamellen (Camper's fascia) in die Fascia perinei superficialis der Dammregion (Colles fascia) fort. Diese Fascie grenzt den Zwischenraum Spatium perinei superficiale gegen die Oberfläche ab und setzt seitlich am Scham- und Sitzbein, dorsal an der Kante des Diaphragma urogenitale an (Richter) 3–4 cm oberhalb der Symphyse bildet sich

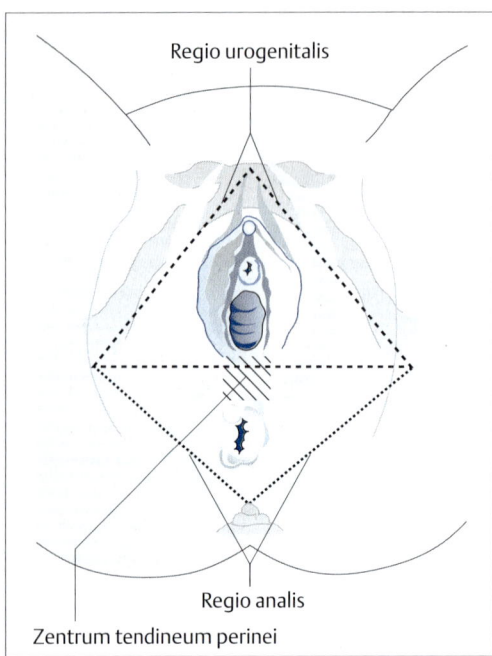

Abb. 1.**52** Die perineale Region unterteilt in Regio urogenitalis und Regio analis bei einer Frau, die geboren hat. (nach Richter et al.)

ein elastisches, den Klitorisschaft umfassendes Band (Abb. 1.**53**).

Aus der Linea alba und der Aponeurose der Bauchmuskulatur (siehe dort) entwickelt sich das straffe Lig. suspensorium clitoridis, welches die Klitoris an der Symphyse fixiert. Über Fascienverbindungen hängen das Periost der Schambeinäste, das Ligamentum suspensorium clitoridis, die Schambeinfuge, der Bereich der Mm. bulbospongiosi und die perineale Membran zusammen.

Zwei Hinweise:
– Bei   Symphysenverletzungen/Schambeinastverschiebungen ist immer die Verletzungsgefahr der urogenitalen Region zu bedenken (vgl. „Fall C“ in Kap. 1.4.12.3)
– Der Unterbauch – Beckenboden – Synergismus wird in Abbildung 1.**54a** und **b** deutlich.

Ein Test im Stand: Hände auf den Unterbauch legen. Beim Hustenstoß ziehen Unterbauch und Regio urovaginale gleichzeitig nach innen. Bei Wöchnerinnen und Beckenbodenpatienten zeigt dieser Hustentest, dass diese bei Schwäche ihren Bauch nach außen-unten husten (Abb. **b**).

M. bulbospongiosus (auch M. bulbocavernosus genannt): Die den Scheideneingang (Introitus vaginae) beidseits umgebenden breiten Muskelbänder kommen aus dem *Centrum tendineum perinei* (Perineum/Damm), bedecken den venösen Schwellkörper des Scheidenvorhofes und die Bartholinischen Drüsen. Am Ligamentum suspensorium clitoridis und an der hinteren Klitoris ist der Muskel angeheftet. Seine wesentliche Funktion ist die sphinkterartige Verengung des Scheideneinganges und er sorgt durch Kompression auf eine tiefe dorsale Vene für die Erektion der Klitoris. Die Erektion resultiert aus erhöhter arterieller Durchblutung, während der Kompression der Venen

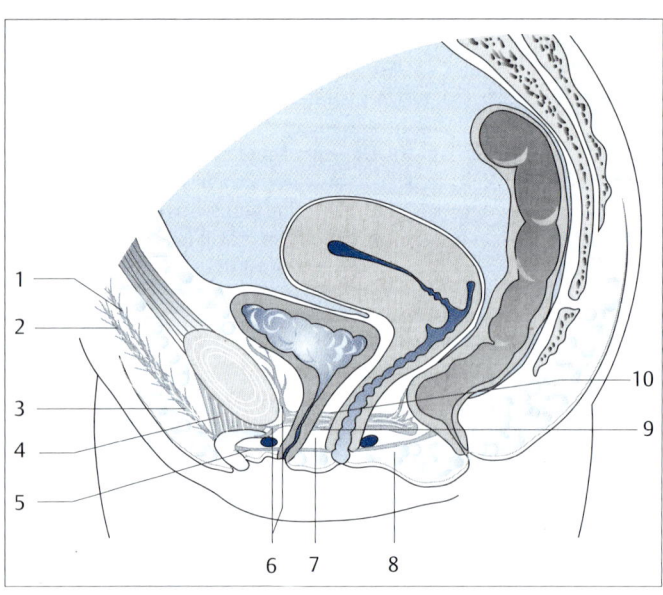

Abb. 1.**53** Bei Symphysenverletzungen/Schambeinastverschiebungen besteht Verletzungsgefahr für die urogenitale Region
1 Fascia abdominalis superficialis (engl. Scarpa's fascia)
2 Camper's fascia
3 Lig. fundiforme clitoridis
4 Lig. suspensorium clitoridis
5 Fascia perinei superficialis (engl. Colles fascia)
6 Ligg. pubourethralia anterior et posterior
7 Spatium perinei superficiale
8 Centrum tendineum
9 Fascia diaphragmatica urogenitalis inferior (Membrana perinei)
10 Fascia diaphragmatica urogenitalis superior
(vgl. Kap. 1.4.12) (nach Richter et al.)

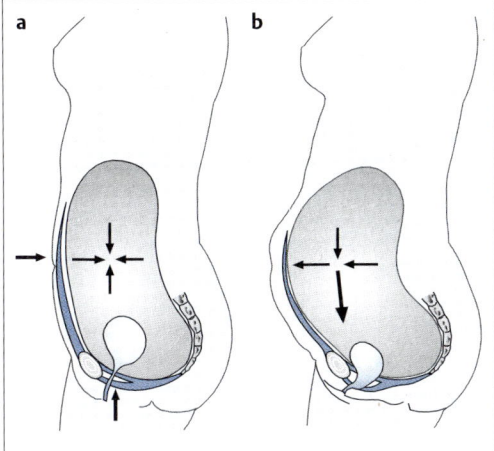

Abb. 1.54a u. b Intraabdominaler Druck
a bei einem funktionsgesunden Beckenboden wird jeder intraabdominale Druckanstieg aufgefangen
b bei funktionsgeschwächtem Beckenboden entsteht ein nach kaudal wirkendes statisch-dynamisches Ungleichgewicht (nach Richter/Käser)

wird der Rückfluss minimiert (van Kampen 2000) Der M. bulbospongiosus umschließt über das kräftige Perineum (siehe dort) mit dem in der Regio anale befindlichen Sphinkter ani externus (siehe dort) in Form einer horizontal liegenden Acht den äußeren muskulären Beckenboden.

Hinweis: Daraus können Beckenbodenübungen abgeleitet werden, siehe Kap. 4.3.2.6.

Der M. bulbospongiosus ist ein Muskel mit sexueller Funktion bei Frau und Mann.

Anmerkung: Beim Mann bedeckt er den Penisschaft und trägt zur Erektion, bei der Ejakulation zum Samentransport bei. Er sorgt beim Mann auch für das Herausdrücken des letzten Urin-Tropfens aus der Harnröhre.

M. ischiocavernosus: Dieser paarige, an der lateralen Beckenbodenschicht anschließende Muskel entspringt jeweils an der Innenseite der Sitzbeinäste und an der tuberositas ossis ischii und läuft zum Schwellkörper der Klitoris an eine Sehnenplatte. Seine sexuelle Funktion ist es, bei Frau und Mann die Erektion von Klitoris und Penis zu halten.

Regio analis

M. sphincter ani externus: Dieser anale Muskel liegt als wichtiger Kontinenzmuskel im hinteren Teil der äußeren Beckenbodenschicht (sphincter: griech. Schnürer). Die „schnürende" Funktion wird diesem Muskel gerecht, das sollte im Therapiekonzept die Instruktion „zusammenkneifen" unbedingt ablösen. Nach ventral ist der Sphinkter ani externus zwischen Scheide und Rektum im Perineum (Damm) verflochten, nach dorsal zum Steißbein über das Lig. anococcygeum verbunden. Er hat drei Anteile, mit denen er den Anusverschluss und die willentliche Kontrolle bei der Defäkation sichert:

– mit seinem subkutanen Anteil ist er ein Hautmuskel
– mit seinem mittleren verhältnismäßig mächtigen Anteil (Pars superficialis) ist er am Lig. anococcygeum zum Steißbein verankert.
– mit seinem tiefen Anteil (Pars profundus) wird der Analkanal komplett umschlungen, er ist mit diesem Anteil aber auch in der Puborectalis-Muskulatur der tiefen Levatorschicht verschlungen.

Der *quergestreifte* M. sphincter ani externus steht über das Centrum tendineum perinei (siehe dort) mit der Beckenbodenmuskulatur der *Regio urogenitalis* in Verbindung.

Über den M. puborectalis des Levator ani (den man mit „Heber des Anus" übersetzen kann) besteht Verbindung vom Sphinkter ani externus zu den Schambeinbögen, auch zur benachbarten Scheide. Der M. sphincter ani internus besteht aus *glatter* intrinsischer Muskulatur und sichert die Kontinenzleistung des Enddarmes autonom.

Centrum Tendineum Perinei

Zwischen After und Scheide sind, vergleichbar einem Knotenpunkt (welcher nach K. Richter entwicklungsgeschichtlich im Wesentlichen das Ergebnis eines Verschmelzungsprozesses im kaudalen Körperende ist), bindegewebig-sehnige Strukturen aber auch quergestreifte und glatte Muskelelemente miteinander „verlötet". Im Perineum, auch Perinealkeil genannt, zwischen Darm- und Urogenitaltrakt gelegen, kommen aus allen drei Beckenbodenschichten zusammen:

Die sehnigen Übergänge des M. bulbospongiosus, des M. perinei superficialis, Muskeln vom Diaphragma pelvis- und urogenitale sowie elastische Gewebsenden aus dem venenreichen Bindegewebsnetz zwischen Rektum und Levator. Einge-

bunden in das Perineum sind auch die bindegewebigen Hüllen von Harnröhre, Scheide und Anus.

Merke: Das Centrum tendineum perinei bildet
für die verschiedenen Muskeln des Beckenbodens ein Punktum fixum, seine Stützfunktion
wird hier verstärkt (van Kampen 2000). Bei Beckenbodenkontraktionen des funktionsgesunden
Beckenbodens steigt das Centrum tendineum
nach oben, bei der Entleerungsfunktion gibt dieses aber auch nach.

Hinweis: Bei Beckenbodenpatienten soll das Üben
mit dem Perineum, z. B. mit Phonationsatem „ mit
Explosivlauten u. a. in die Therapie einbezogen sein
(siehe Kap. 4.3.2.5 u. 6).

Die *Blutversorgung* des Beckenbodens erfolgt über
die Aa iliaca interna und deren verzweigende Äste
(Aa. pudendae) zum Beckenboden (Abb. 1.**55**
rechts).

*Innervation der Beckenbodenmuskeln
(siehe Abb. 1.**55** links)*

Autonomes Nervensystem: Die vegetative Versorgung der autonomen glatten Muskulatur der Spei-
cher- und Entleerungsorgane (siehe B. Carriere
Kap. 5).
  Motorisches Nervensystem: Die somatische Versorgung der willkürlichen quergestreifen Musku-

latur des Diaphragma pelvis und urogenitale und
der externen Sphinkter urethrae und ani aus dem
sakralen Abschnitt S2-S4: N. pudendus mit seinen
3 Ästen N. perinealis, N. rectalis inferior, N. dorsalis clitoridis.

Hinweis: Das Rückenmark endet in Höhe L1 (L2). Danach enthält der Wirbelkanal nur noch Wurzeln der
unteren Spinalnerven (Cauda equina) (Abb. 1.**56**):

– das Lendengeflecht: Plexus lumbalis/lumbale
  Spinalnerven 1 – 5
– das Kreuzbeingeflecht: Plexus sacralis/sakrale
  Spinalnerven 1 – 5
– den coccygealen Spinalnerv Co1.
– So ist die Regionalanaesthesie bei Sectio (siehe
  Kap. 1.2.4.5) nicht, wie Laien annehmen, eine
  „Rückenmarkspritze".

Anmerkung: Zwei Nerven aus L1, (siehe Abb. 1.**56**)
haben einen Verlauf, der die Weiterleitung des We-
henschmerzes ermöglicht aber auch post partum/
post sectionem bei Verletzung von Bedeutung sein
kann:
– N. hypogastricus verläuft in der Haut der Hüfte, in
  der seitlichen Bauchwandmuskulatur zur Haut
  über der Symphyse.
– N. ilioinguinalis verläuft über die seitliche Bauchwandmuskulatur, die Haut der medianen Leistengegend, den angrenzenden Oberschenkel in den
  Mons pubis und die großen Schamlippen.

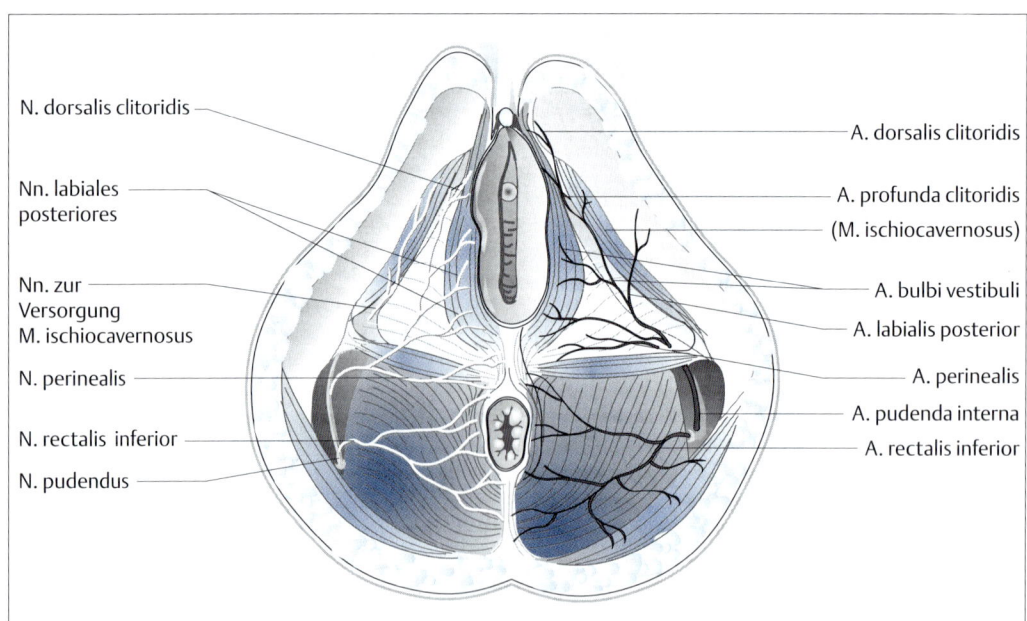

Abb. 1.**55** Verzweigungen des N. pudendus und der Aa. pudenda (nach Reiffenstuhl/Platzer/Knapstein)

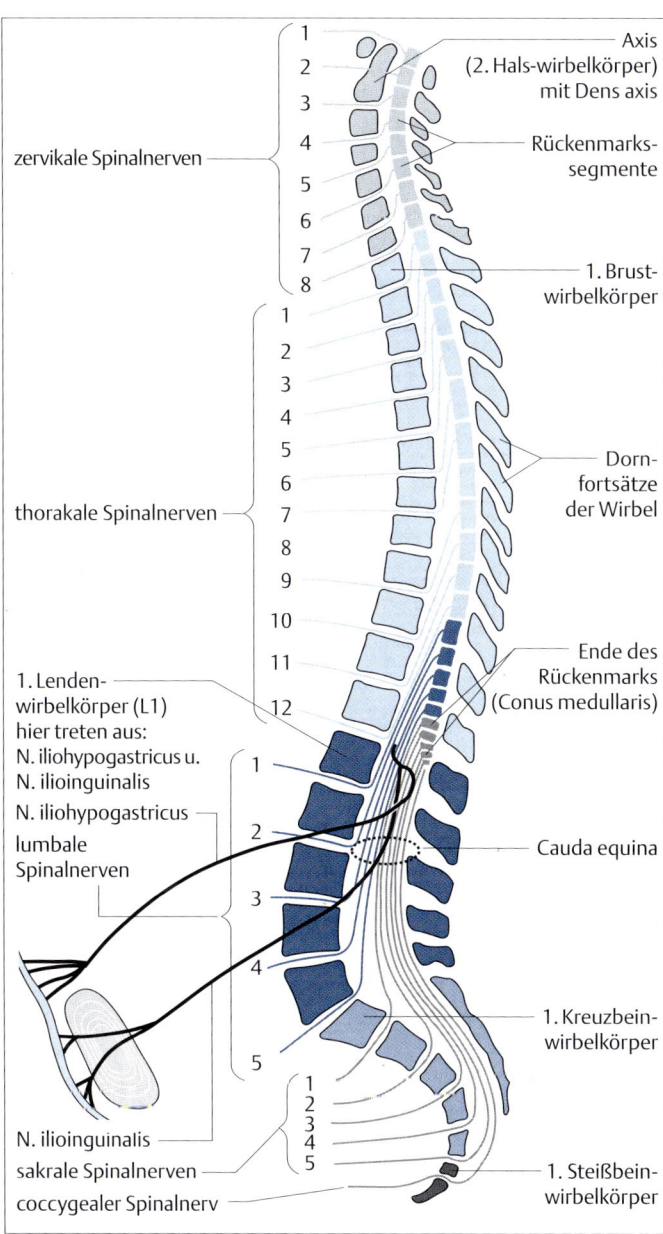

Abb. 1.56 Schematischer Längsschnitt durch Wirbelsäule und Rückenmark (nach Rohen)

Beckenboden und Geburt

Für die Organe innerhalb der Bauchblase ist die Unversehrtheit des ganzen Beckenbodensystems, dem kaudalen Abschluss der Rumpfkapsel, mit seinen muskulären, bindegewebigen, faszialen, nervalen Strukturen und seiner Blut- und Lymphversorgung eine wichtige Voraussetzung für Lebensqualität (Abb. 1.57).

In der Schwangerschaft wird das kollagene Beckenbodenbindegewebe durch vermehrte Wassereinlagerungen elastischer. Die Beckenbodenmuskulatur hyperthrophiert, sie gewinnt dadurch an Dehnbarkeit und kann sich am „Levator-Tor", dem Auslass für das Kind bei dessen Geburt gut öffnen. Durch die Vielzahl der trotz allem möglichen geburtstraumatischen Verletzungen am/im Beckenboden sind post partum und als Spätfolge funktionelle aber auch topografische Veränderungen möglich (vgl. Kap. 5). Die nach der Geburt vorlie-

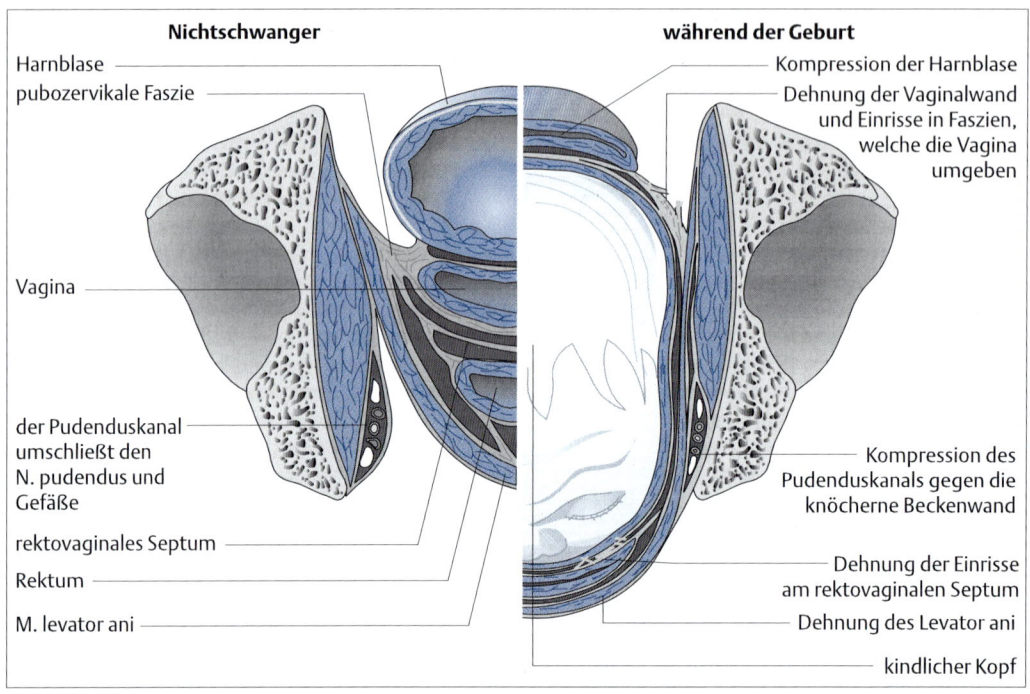

Nichtschwanger	während der Geburt
Harnblase	Kompression der Harnblase
pubozervikale Faszie	Dehnung der Vaginalwand und Einrisse in Faszien, welche die Vagina umgeben
Vagina	
der Pudenduskanal umschließt den N. pudendus und Gefäße	Kompression des Pudenduskanals gegen die knöcherne Beckenwand
rektovaginales Septum	Dehnung der Einrisse am rektovaginalen Septum
Rektum	Dehnung des Levator ani
M. levator ani	kindlicher Kopf

Abb. 1.57 In diesem Schnitt durch das kleine Becken werden gegenübergestellt:
links: **„Nichtschwanger"** mit regelrechten Lageverhältnissen von Blase, Vagina und Rektum zueinander, die von den Aufhängestrukturen (Ligamenten, Faszien) gesichert werden.

rechts: **„während der Geburt des Kindes"** zeigt die Dehnung der Vaginalwand und des Beckenbodens, wobei alle Nachbarorgane und deren Aufhängestrukturen, ebenso die Muskulatur, Nerven und Blutgefäße komprimiert werden. Das kann zu okkulten (unsichtbaren) Traumatisierungen führen. (nach Clincal Symposia, Ciba)

genden Beckenbodenschäden können bindegewebig, faszial, muskulär oder neurogen sein, allein oder in Kombination.

Am *Bindegewebe* sind es biochemische oder traumatische Veränderungen (B. Schüssler et al. 1992). Nach Gauruder-Burmester (1999) kommt es primär zur Ruptur, sekundär zur Überdehnung im Bindegewebe. Die *Muskulatur* kann durch direktes Muskeltrauma in Form von Rissen (Faserrisse quer zum Faserverlauf) indirekt aber auch durch Störung der neuromuskulären Einheit durch partielle *Denervierung* der N. pudendus, z. B. durch Überdehnung oder Verletzung des Nervs, geschädigt sein.

Geburtsfolgen von vorangegangenen Geburten oder Spätfolge nach einer traumatischen Geburt können z. B. bis zum Schambeinast reichende Narben, alte Hämatome, völlige Einrisse des hinteren vaginalen Schlussringes (Perineum), Schäden am Diaphragma urogenitale aber auch atrophische Muskulatur am Diaphragma pelvis sein (Richter, Heinz, Terruhn 1998).

Mögliche Funktionseinbußen können sein:

– Verlust von Muskelkraft, verminderte oder fehlende Beckenbodenkontraktion.

Hinweis: Bereits nach der Spontangeburt des ersten Kindes kommt es zur Abnahme der Muskeldicke des Levator ani verbunden mit Zunahme der Weite am Hiatus genitalis (Harms 2000).

– Miktionsstörungen (siehe Kap. 1.4.7)
– Defäkationsstörungen (siehe Kap. 1.4.8) Miktions- und Defäktionsstörungen kommen häufiger bei Frauen, die geboren haben, vor.
– Funktionsstörungen im Vaginalbereich (siehe Kap. 1.4.9)
– Teil- bis Totalprolaps genitalis (siehe nachfolgend und Kap. 5.4).

Der *Teil- bis Totalprolaps* von Uterus und Vaginalwänden ist nicht nur, wie oft angenommen, ein Problem in späteren Lebensabschnitten der Frau.

Während Schwangerschaft und Geburt kommt er zwar eher selten vor, aber K. Richter, F. Heinz, V. Terruhn (1998) haben die erste Beschreibung einer Schwangerschaft mit vorgefallener Gebärmutter durch W. Harvey bis in das Jahr 1653 zurückverfolgen können. „Länger, als sieben Monate ist bei vorgefallenem Uterus noch keine Schwangerschaft gediehen!" heißt es dort weiter.

Immer waren (sind) Mehrgebärende, oft mit vielen Geburten, betroffen. Das gilt für Teil- und Totalprolaps, weil „ein traumatisierter, seiner Verbindung zum Diaphragma pelvis beraubter Damm einen substanzarmen Perinealkeil aufweist, der an Höhe abnimmt und sich verschmälert" (K. Richter et al.).

Prädispositionen für dieses einschneidende Ereignis eines deszendierenden schwangeren Uterus sind: z. B. mehrere vorangegangene schwierige Geburten, große/gewichtige Kinder, Adipositas, vorangegangene Sturzgeburt, vor der Schwangerschaft bestehende Senkung des Genitales, Zystozele sowie chronische Erkrankungen der Atemwege (z. B. permanate Beckenbodenbelastung durch Hustenstoß, kein Atemdiaphragma-Beckenboden-Synergismus bei obstruktiven Atemwegserkrankungen.).

Bei Teilprolaps in der Schwangerschaft wird versucht, mit einem Zervixring und Bettruhe mit erhöht gelagertem Becken, zusätzlicher Kräftigung der Beckenbodenmuskulatur (Physiotherapie) den Zustand bis zur Geburt zu überbrücken. Mehr als die Hälfte dieser Kinder kommen vaginal zur Welt.

Bei Totalprolaps des schwangeren Uterus wird wegen des erhöhten Risikos das Kind in der Regel mit Kaiserschnitt geholt. Durch die schwere Beeinträchtigung des genitalen Zustandes kommt es zu einer relativ hohen Häufigkeit von Frühgeburten (Richter et al. 1998).

Im Wochenbett droht nach dieser Vorgeschichte der Wöchnerin vor allem Infektionsgefahr. Ein Risiko dafür sind Geschwüre an der Portio uteri. Einige der Teilprolapse entfalten sich post partum zum Totalprolaps (vgl. Kap. 5). Viele der Teilprolapse bilden sich aber nach der Geburt oft so gut zurück, dass sie gar nicht mehr diagnostiziert werden können.

» Fallbeispiel: Eine Wöchnerin berichtet am Tag nach der Geburt des zweiten Kindes, dass sie bereits nach der ersten Geburt eine Gebärmuttersenkung mit den typischen Deszensusbeschwerden: Druckgefühl nach unten, als ob alles „herauskäme", aber ohne Inkontinenzprobleme der Ausscheidungsorgane, hatte. Der Arzt riet ihr

dringend von einem dritten Kind ab. Während des Klinikaufenthaltes wurde die Wöchnerin physiotherapeutisch behandelt, erfuhr richtiges Miktions- und Defäkationsverhalten sowie beckenbodenschonendes, ökonomisches Alltagsverhalten für Aufstehen. Heben. Tragen. Husten usw. Die Bauchlage-Lagerung mit zwei Kissen unter dem Bauch als Entlastungstellung für den Beckenboden in Verbindung mit entsprechenden Übungen und Atmung macht die Frau nach der Entlassung weiter. Drei Wochen nach der Geburt besucht sie den Rückbildungskurs, danach noch eine Beckenbodengruppe. Die Senkung bildet sich fast vollständig zurück, der Arzt meinte, es spricht nichts mehr gegen ein drittes Kind. Nach dem dritten Kind hatte sie, weder in der Zeit zwischen den Kindern noch während der dritten Schwangerschaft Probleme mit dem Beckenboden. Ohne die gelernte Übungstherapie und das ökonomische Alltagsverhalten hat sie keinen Tag mehr vergehen lassen. **«**

Diagnostische Untersuchungen bei Funktionsverlusten und topografischen Veränderungen des Beckenbodens:

1. Inspektion des Beckenbodens
2. Palpation, z. B. Dammnaht, innerliche Narben ertasten, evtl. Scheidenwand/Uterussenkung, Blasensenkung
3. Testen der *Muskelkraft* für den Beckenboden kann mit dem *Oxford-Schema* nach dem modifizierten Oxford-Grading nach Joe Laycok im Beckenboden überprüft werden, um seine Funktionsfähigkeit einordnen zu können. Die Prüfung erfolgt durch Palpation in der Vagina. Die Einteilung der Muskelkraft erfolgt in 5 Grade:
   Grad 0 = keine tastbare Kontraktion
   Grad 1 = leichte, kaum spürbare Kontraktion
   Grad 2 = schwache, aber gut spürbare Kontraktion
   Grad 3 = gut tastbare Kontraktion mittlerer Kraft, es kommt zu leichtem Heben des Beckenbodens
   Grad 4 = gut tastbare Kontraktion gegen leichten Widerstand
   Grad 5 = gut tastbare Kontraktion gegen kräftigen Widerstand.

Hinweis: Mit dem „Tasting" sollten alle Beckenbodentherapeuten vertraut sein (die meisten Physiotherapeuten außerhalb Deutschlands haben keine rechtlichen Probleme, die Beckenbodenmuskulatur digital zu testen, weil der Beckenboden Skelettmuskulatur ist, führt B. Carrier 2000 aus.) Je nach Schwere des Verlustes der Muskelkraft, oft in Verbindung mit anderen Funktionseinbußen oder beginnenden topografischen Veränderungen, muss dann die Beckenbodentherapie erfolgen (z. B. Einzel- oder Gruppenbehandlung, in Verbindung mit Biofeedback, Elektrostimulation, siehe Kap. 5).

Vorschlag zum Eigentasten: Eine Orientierungshilfe für die Frau und ihre Therapeutin kann die Selbsteinschätzung der Muskelkraft des Beckenbodens sein: Mit ihrem eigenen Finger in der Vagina „schnürt" die Frau ihre Scheide kraftvoll „zu und auf" und benotet diese Kraft zwischen 1–10, wobei 10 die stärkste Schnürkraft ist. Bei Sphinkterschwäche kann der gleiche digitale Eigentest im Anus erfolgen.

Weitere diagnostische ärztliche Untersuchungsverfahren für den Beckenboden bei Dysfunktionen nach der Geburt sind (nach Schüssler/Dimpfl/Hepp 1992):

– EMG, um geburtsbedingte Schädigung der Innervation des Beckenbodens festzustellen,
– Nervenleitungsmessung; bei Störungen der neuromuskulären Einheit ist die Nervenleitgeschwindigkeit vermindert
– Kinesiologische Verfahren durch EMG: Aufzeichnung verschiedener Aktivitätszustände des M. levator ani bezüglich Willkür- und Reflexkontraktionen. Auch im Seitenvergleich sind normale Reaktionen und Abweichungen von der Norm feststellbar.
– Transvaginale Sonografie, Endosonografie
– Biofeedback, Perineometer (werden auch zur Therapie eingesetzt.).

Die Ergebnisse dieser Untersuchungen und die nachfolgende interdisziplinäre Absprache (Arzt/Physiotherapie) für gezielte Therapiekonzepte können konkrete Hilfen bei Beckenbodenproblemen für betroffene Frauen nicht nur nach der Geburt sein (siehe Kap. 4.3.2.6 und 5.5).

> **Merke:** Der Erfolg einer konservativen Beckenbodentherapie ist sehr von der motivierten Mitarbeit der Patientin abhängig. Die Therapie muss *regelmäßig* über eine längeren Zeitraum von Fachphysiotherapeuten angeleitet werden. Dabei soll die Patientin lernen, alle ihren Beckenboden belastenden Alltagssituationen durch funktionelle Haltungs- und Bewegungsabläufe und funktionsrichtiges Atmen zu korrigieren und später zu automatisieren.

1.3.8   Knöchernes Becken und seine Bedeutung für die Geburt

1.3.8.1 Anatomisch und funktionell

Der knöcherne Beckenring bildet die Basis des Rumpfes. Bauch- und Beckenorgane begrenzen das Becken nach unten, über die Hüftgelenke steht es mit den unteren Extremitäten in Verbindung, nach oben mit seinem dorsalen Anteil zur Wirbelsäule (Abb. 1.**58**).

Der in sich geschlossene Beckenring, der dem Kind bei seiner Geburt als „Durchtrittsraum" zur Verfügung steht, wird gebildet aus drei Gelenkverbindungen. Die knöchernen Anteile sind:

– Beide Hüftbeine (Os coxae), die symmetrisch angeordnet sind. Jedes Os coxae besteht wiederum aus:
  – dem Darmbein (Os ileum)
  – dem Sitzbein (Os ischii)
  – dem Schambein (Os pubis).
– Das Kreuzbein (Os sacrum), welches aus der Verschmelzung von 5 Kreuzwirbeln (S1–S5) besteht. Wie ein Keil verjüngt sich das Kreuzbein von oben nach unten und ist zwischen beiden Darmbeinen eingefügt, um sich bei zunehmender Belastung fester zu „verkeilen" (Abb. 1.**59**).

Beide Darmbeine sind durch kräftige Bandstrukturen (Ligg. sacroiliaca dorsalia) mit dem Kreuzbein fixiert.

Das Kreuzbein ist zum Steißbein (Os coccygis) durch Synchondrose (Knorpelfuge) verbunden. Zwischen Kreuz- und Steißbein können Flexions- und Extensionsbewegungen als *passive* Bewegungen stattfinden, welche für die Darmentleerung und als „Raumgewinn" bei der Geburt wichtig sind.

Durch das Kreuzbein ist die Wirbelsäule fest im Beckenring verankert und diese überträgt *von oben* Kräfte auf das knöcherne Becken. Das auf dem 5. Lendenwirbel lastende Körpergewicht verteilt sich zu gleichen Teilen über die zwei Iliosakralgelenke auf die beiden Hüftgelenke.

Die *von unten* auf das Becken kommenden Gegenkräfte wirken von den Füßen über die Beine ebenfalls auf die Hüftgelenke. Ein Kraftanteil wird, von den Oberschenkeln kommend, beidseits über die Schambeinäste in die Schambeinfugen geleitet. Karpandji schreibt dazu (1985): „Der Kraftfluss ist ein ringförmiger, materialisiert durch den Beckenring."

Anmerkung: Mit diesem Kraftfluss von *oben* und *unten* auf den knöchernen Beckenring sollte jeder

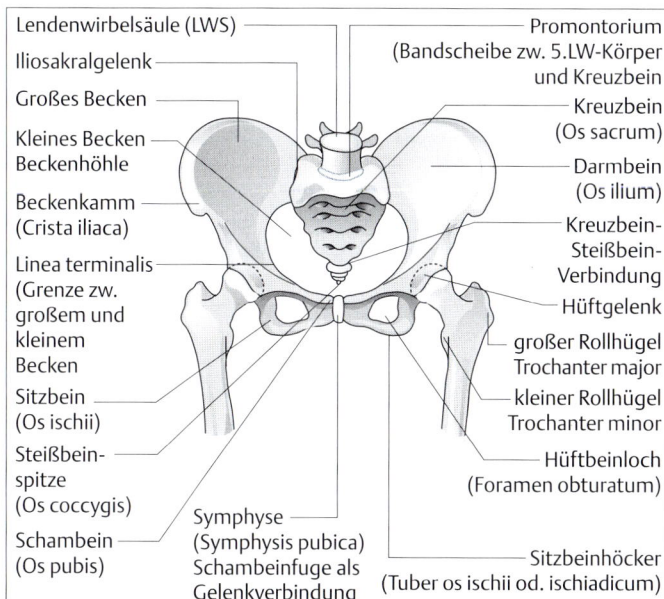

Lendenwirbelsäule (LWS)

Iliosakralgelenk

Großes Becken

Kleines Becken
Beckenhöhle

Beckenkamm
(Crista iliaca)

Linea terminalis
(Grenze zw.
großem und
kleinem
Becken

Sitzbein
(Os ischii)

Steißbein-
spitze
(Os coccygis)

Schambein
(Os pubis)

Promontorium
(Bandscheibe zw. 5.LW-Körper
und Kreuzbein

Kreuzbein
(Os sacrum)

Darmbein
(Os ilium)

Kreuzbein-
Steißbein-
Verbindung

Hüftgelenk

großer Rollhügel
Trochanter major

kleiner Rollhügel
Trochanter minor

Hüftbeinloch
(Foramen obturatum)

Symphyse
(Symphysis pubica)
Schambeinfuge als
Gelenkverbindung

Sitzbeinhöcker
(Tuber os ischii od. ischiadicum)

Abb. 1.58 Knöchernes Becken

Mensch bei sich selbst, während einer Geburt jeder Geburtshelfer, zum Vermeiden von Verletzungen bei der gebärenden Frau, sorgsam und funktionsrichtig umgehen, wobei hier ein selbstbestimmtes und selbstgesteuertes Gebären aus eigener Kraft für die Frau und ihre knöchernen Becken- und Weichteilstrukturen sicher das schonendste Verfahren ist.

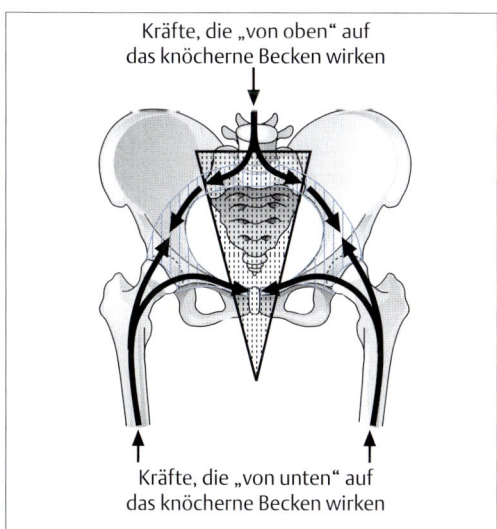

Kräfte, die „von oben" auf
das knöcherne Becken wirken

Kräfte, die „von unten" auf
das knöcherne Becken wirken

Abb. 1.59 Bau des Beckenrings und einwirkende Kräfte (nach Karpandji)

Die 3 Gelenkverbindungen, die wenig Beweglichkeit aufweisen, sind:

– hinten die beiden Iliosakralgelenke (ISG oder SIG = Sakroiliacalgelenke), die das Kreuzbein rechts und links mit den beiden Darmbeinen verbinden
– vorn die Schambeinfuge (Symphysis pubica), welche die beiden Schambeine (Os pubis) vereinigt und als Synchondrose (Knorpelfuge) nur minimale Bewegung erlaubt.

Diese Gelenkverbindungen im Beckenring haben bei allen Menschen für die Statik des Rumpfes im Stand, beim Gehen und beim Sitzen, bei Schwangerschaft und Geburt wichtige sichernde Aufgaben.

Merke: Diese Aufgaben weisen nach der Geburt ein Defizit auf, weshalb stabilisierende, statiksichernde Maßnahmen in der Rückbildungsgymnastik im Wochenbett ein zentrales Thema sind.

Das Becken wird unterteilt in
– das *große Becken*, für welches die knöcherne Grundlage beide flächenhaften Darmbeinschaufeln sind. Der obere Beckenrand verbreitert sich zur *crista iliaca*, an der sich einige, die Stabilisation sichernde Rumpfwandmuskeln befestigen.
– das *kleine Becken* wird vom großen Becken durch die *Linea arcuata* getrennt. Diese Linie setzt sich dorsal auf das Kreuzbein fort und

heißt dann als zusammenhängende Grenzlinie *Linea terminalis*. Bei der Geburt ist dies der Beckeneingang für das Kind. Das kleine Becken wird vom Os pubis, Os ischii und Os sacrum umschlossen. Dieser untere Teil des Beckens ist nicht völlig verknöchert, sondern weist auf jeder Seite ein durch eine Membran, die *Membrana obturatoria*, abgeschlossenes Loch, das von Schambein und Sitzbein gebildete *Foramen obturatum* auf.

Gestalt und Form des menschlichen Beckens hat sich im Laufe der biologischen Evolution den Belastungsverhältnissen des aufrechten Ganges angepasst: Das Becken wurde enger (geschlechtsspezifisch unterschiedlich), die Muskelansätze am knöchernen Beckenrahmen bauten sich durch knöcherne Umlagerungen und Veränderungen funktionsentsprechend um (Preuschaft 1999).

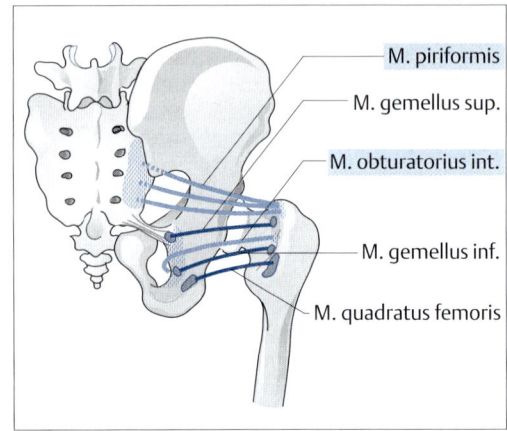

Abb. 1.**60** Lage und Verlauf des Außenrotatoren des Hüftgelenks (nach Rohen)

1.3.8.2 Verflechtung von knöchernen und Weichteilstrukturen des Beckens

Im Zusammenhang mit dem knöchernen Becken und seinen Gelenkverbindungen muss immer beachtet werden, dass die Wände des Beckens rundum von Weichteilen wie Muskeln, Faszie, Ligamente, Bindegewebe, Gefäße und nervale Strukturen umgeben sind, die teilweise das Becken auskleiden, die Beckenwände auspolstern. Ihren Funktionen entsprechend verankert das Beckenbodensystem, die Hüftmuskulatur, Anteile der Rumpfwandmuskulatur an oder im knöchernen Beckenrahmen (vgl. Kap. 1.3.7).

Die muskuläre Auskleidung des hinteren Beckens erfolgt durch 2 paarig angeordnete Muskeln, dem *M. piriformis* und dem *M. obturatorius internus*, die beide „primär außerhalb des Beckens entstehen, dann aber in das Becken durch ihr jeweiliges Foramen (Loch) einwandern, um sich ausgedehnte Ursprungsflächen zu erschließen" (Rohen 1984, Abb. 1.**60**).

Von Bedeutung sind beide Muskeln in Verbindung mit den Muskeln des Beckenbodens für die Statik und Dynamik der Organe im unteren Beckenraum, ebenso beim Geburtsvorgang.

M. piriformis (birnenförmiger Muskel)

Der paarige M. piriformis verläuft von der Vorderfläche des Kreuzbeins durch das Foramen ischiadicum majus (durch dieses Foramen treten auch der N. pudendus und die Aa. pudendae ins Becken ein) zur Spitze des Trochanter major (Rollhügel,

siehe Abb.). Nach *oben hinten* wird das Diaphragma pelvis durch den M. piriformis abgeschlossen, zusammen bilden diese paarigen Muskeln den Geburtskanal. Einige Fasern des M. piriformis strahlen in das Lig. anococcygeum, welches vom Steißbein zum Anus zieht und so zu den longitudinalen Faserzügen der Beckenbodenmuskulatur – M. pubococcygeus – Verbindung hat. Durch seinen Ansatz am Rollhügel ist der M. piriformis an der Außenrotation und Abduktion im Hüftgelenk beteiligt und wirkt mit anderen Hüftextensoren an der Extension des Oberschenkels im Hüftgelenk mit. Seine Innervation bekommt er aus direkten Ästen des Plexus sacralis.

Ein- oder beidseitige Verkürzungen/Verspannungen im M. piriformis haben Auswirkung, z. B. auf das ISG, auch auf den Beckenboden, z. B. können Asymmetrien im knöchernen Becken zu unterschiedlichsten Beschwerden im Beckenboden- und Vulvabereich führen, auf unterschiedlichste Kausalitäten wird in einigen Kapiteln dieses Buches eingegangen.

M. obturatorius internus (innerer Hüftlochmuskel)

Der M. obturatorius int. polstert fächerförmig die Seitenwände des Beckens aus. Seinen Ursprung hat dieser Muskel an der Innenseite der Membran des Foramen obturatum, zieht durch das Foramen ischiadicum minus und setzt an der Fossa trochanterica des Trochanter major an (siehe Abb.). Nach *lateral* wird das Diaphragma pelvis durch den M. obturatorius internus begrenzt. Auch dieser Muskel ist durch seinen Ansatz am Trochanter major an der *Außenrotation* im Hüftgelenk beteiligt, seine Innervation bekommt er aus dem Plexus sacralis.

Der transversale Beckenboden, (z. B. M. coccygeus) und die Hüftaußenrotatoren bilden eine fortgesetzte Muskelschlinge mit transversaler Verlaufsrichtung, sie arbeiten synergistisch und helfen, die Iliosakralgelenke zu stabilisieren, wodurch das Kreuzbein zwischen den beiden Hüftbeinen gut verkeilt wird (s. o.). Die synergistische Ko-Kontraktion der Außenrotatoren zum Beckenboden kann durch die Geburt, z. B. durch Weichteilverletzungen, gestört werden.

Merke: Die einzelnen Elemente des knöchernen Beckengürtels sind voneinander abhängig, jede Störung beeinträchtigt die mechanische Festigkeit des Beckenrings. Die Auswirkungen der Störungen können dann ebenso die Weichteilstrukturen mit einbeziehen, wie umgekehrt Verletzungen/Überdehnungen der Weichteilstrukturen (zu denen auch die Organe des kleinen Beckens gehören) massive Beschwerden und Probleme an den Gelenkverbindungen des knöchernen Beckenringes zur Folge haben können (vgl. Fallbeispiel in Kap. 1.4.12.3 „Der Fall C").

1.3.8.3 Becken und Geburt

Weil sich das menschliche knöcherne Becken, welches bei den meisten Säugetieren einen geraden, zylindrischen Geburtskanal bildet, durch den aufrechten Gang den neuen biomechanischen Erfordernissen anpassen musste, engte sich für die Geburt der Spielraum zwischen kindlichem Kopf und mütterlichem Becken ein. So muss sich das Kind mit seinem vorangehenden Teil (Kopf oder Steiß) bei seiner Geburt von einer querovalen Beckeneingangsebene zur runden Beckenhöhle (Beckenmitte) und weiter zur längsovalen Beckenausgangsebene hindurchrotieren.

Die Gelenkverbindungen innerhalb des knöchernen Beckenrings sind

- durch die Platzverhältnisse im kleinen Becken
- durch die unterschiedlichen Formen des knöchernen Geburtsweges
- durch die variierende Kopfgröße des Kindes

während des Geburtsvorganges maximalen Belastungen ausgesetzt. Bereits während der Schwangerschaft ist auf natürliche Weise durch hormonelle Einflüsse (Östrogene) für Gewebsveränderungen, wie vermehrte Durchblutung und Durchsaftung, Auflockerung durch Zellhypertrophie gesorgt, und das nicht nur für das Genitale,

sondern auch für Halte- und Stützgewebe, für Ligamente und Gelenke des kleinen Beckens.

So geben während der Geburt eine minimale Beweglichkeit der Hüftbeine (Os coxae) gegenüber dem Os sacrum dem knöchernen Becken mehr Dehnfähigkeit, auch das Gelenk zwischen Kreuz- und Steißbein (sacrococcygea) wird beweglicher, die Schambeinfuge erlaubt geringe Scher- und Seitbewegungen. Die Synovia (Gelenkschmiere) ist ebenfalls vermehrt. Alle diese Veränderungen sollen dem Kind einen „Raumgewinn" durch das mütterliche Becken sichern. Andererseits sind diese strukturellen Auflockerungen der Gelenkverbindungen im Beckenring, der Iliosakralgelenke und der Symphyse bereits in der Schwangerschaft, vor allem aber unter der Geburt anfälliger für Veränderungen und Verletzungen der sonst festgefügten Beckenstruktur.

In der Austreibungsphase sollte dieser Tatsache unbedingt Beachtung zukommen durch:

- vertikale Gebärposition unter Ausnutzung der Schwerkraft
- Stellung des Beckens innerhalb der Körperlängsachse zum „gestreckten, für das Kind fast kurvenlosen Geburtskanal", das forderte H. Kirchhoff bereits 1983. Diese Gebärstellung des Beckens muss gleichermaßen von der Lendenwirbelsäule (LWS) und den Hüftgelenken (HG) erfolgen.
- Beckenbewegungen in LWS und HG durch Beckenkreis- und Beckenschaukelbewegungen ausnutzen
- Zulassen der passiven Nutationsbewegung zwischen Kreuz- und Steißbein, welche durch das Kippen der Kreuzbeinspitze nach dorsal und die dadurch mögliche Extension des Steißbeins, den anterior-posterioren Durchmesser des Beckens um ungefähr 20 % (Pacionrnik 1992) vergrößert. Diese Nutation ist nur in Abhängigkeit von der Gebärposition möglich.
- Beachten eines aus der Schwangerschaft mitgebrachten Problems im knöchernen Beckenring, z. B. ISG-Blockade, Ischiasproblem, Symphysenschmerz.

Bereits während der Schwangerschaft klagen 40–50 % der Schwangeren (B. Maggi 1999) über Beschwerden/Probleme im Beckenring, die als starke Kreuzschmerzen, Ischiasbeschwerden oder als Symphysenschmerz wahrgenommen werden (vgl. Geburtsvorbereitung Methode Menne-Heller 1998).

Nach der Geburt können sich diese Beschwerden, besonders an Symphyse, Kreuz und Steiß, verstärken aber auch erst zu diesem Zeitpunkt auftreten.

Ursachen können sein:
- Unter der Geburt wird der M. piriformis je nach Gebärposition durch den kindlichen Kopf quer zu seinem Faserverlauf mehr oder weniger stark belastet oder gedehnt. Bei mangelnder Extensionskomponente im Hüftgelenk (HG) bringt eine maximale Flexion im HG über den Trochanterpunkt (TP) und das Hüftgelenk ein Problem für das ISG.
  Hatte die Schwangere bereits eine Bewegungseinschränkung der Extension und Außenrotation im HG und wird an der Verbesserung dieser Bewegung in der Geburtsvorbereitung nicht durch aktives Üben und passives Dehnen (z. B. des M. piriformis) gearbeitet, kann es bei dem Elastizitätsdefizit der Muskulatur während einer „klassischen" Rückenlagegeburt (Steinschnittlage), bei der passiv von der Gebärenden ein maximales Abspreizen und Flexieren in den Hüftgelenken erzwungen wird, zu postpartalen Schmerzen/Problemen an den Gelenkverbindungen des knöchernen Beckenringes aber auch zu strukturellen Weichteilverletzungen kommen.
- Besteht bei der Schwangeren eine mangelnde Dehnfähigkeit/Verkürzung der *Beinadduktoren* und wird während der letzten Geburtsphase ein maximales Abspreizen der Beine in den Hüftgelenken passiv erzwungen (oft noch mit einer innenrotatorischen Beineinstellung in den Hüftgelenken verbunden), kann es post partum zu Schmerzen an den Gelenkverbindungen ISG und Symphyse kommen. Die Beinadduktoren haben alle ihren Ursprung an kleinen Flächen des Os pubis und Os ischii, bogenförmig um das Foramen obturatum, um mit kräftigen, flächenhaften Muskelbäuchen in mehreren Schichten am Oberschenkelknochen (Linea aspera des Femur) anzusetzen (vgl. Abb. 1.**61**).

Bei Kontrakturen der Beinadduktoren, ebenso der Beinabduktoren (z. B. M. priformis) besteht stets eine unphysiologische Belastung, die verstärkt beim Entbundenwerden in Steinschnittlage zur Überlastung einzelner Strukturen führen kann.

)) Fallbeispiel: Mit folgendem *Fallbeispiel* einer Wöchnerin und den drei radiologischen Aufnahmen ihres Beckenrings möchte ich die o. g. Ausführungen verdeutlichen. Der Ärztin und der Physiotherapeutin, die mir dabei behilflich waren, danke ich. Die Aufnahmen Abb. 1.**62a** und **b** entstanden 4 Tage post partum, die Aufnahme **c** fünf Monate später.
  Es handelt sich um eine 155 cm große 24-jäh-

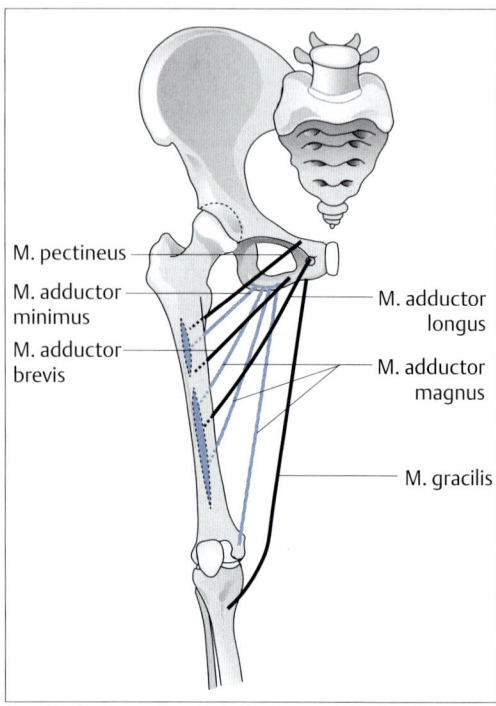

Abb. 1.61 Lage und Verlauf der Adduktoren am Oberschenkel und ihre Beziehung zum knöchernen Beckenring (nach Rohen)

rige Zweitgebärende. Geburt des 1. Kindes mit 21 Jahren, spontan, ohne Dammschnitt, Geburtsgewicht des Kindes 4000 g, 54 cm lang. Geburt 2. Kind spontan in Steinschnittlage, Kristeller-Handgriff, Geburtsgewicht des Kindes 5250 g, 54 cm lang, Kopfumfang 37 cm.
  Post partum klagt die Wöchnerin über starke Schmerzen im Beckenring, vor allem an Symphyse, Leisten und beiden Oberschenkeln, links mehr als rechts. Da sie an einem Donnerstag entbindet, zunächst wegen Blutverlust Infusionen bekommt, bleibt sie das folgende Wochenende im Bett, da sie ihre Füße nur unter großen Schmerzen beim Gehen über den Boden schleifen kann. Bis zum 4. Tag nach der Geburt hat sie unfreiwilligen Harnabgang im Bett, sie verspürt keinen Drang zur Entleerung. Stuhldrang ist vorhanden. Am Montag, also 4 Tage post partum, wird der radiologische Befund (siehe Abb. **a** und **b**) erhoben und Physiotherapie angeordnet. Sofortmaßnahmen der Physiotherapie: Versorgung mit Beckengürtel nach Dr. Richter, der in der Frauenklinik vorhanden war. Kompressionsstrumpf-Versorgung und Thromboseprophylaxe. Alle physiotherapeutischen diagnostischen (siehe Kap. 1.4.12) und therapeutischen

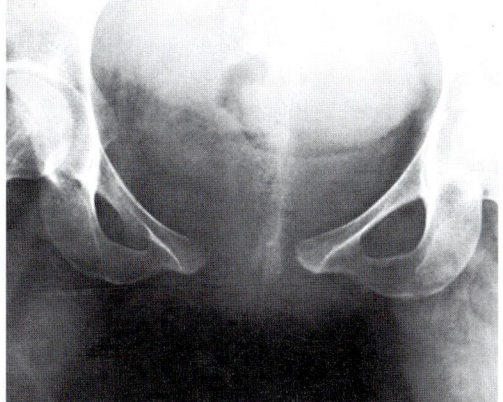

a

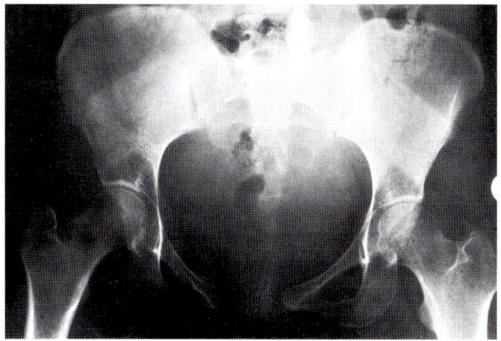

b

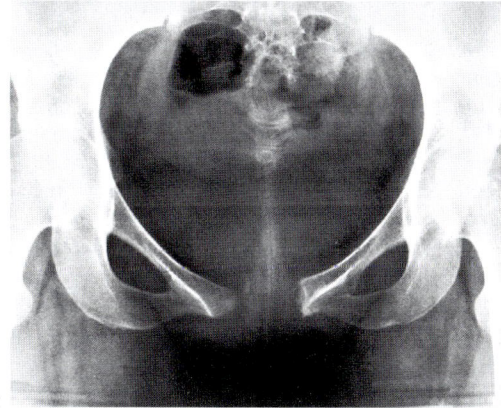

c

Abb. 1.**62a – c** Röngten-Beckenübersichten
a und **b** 4 Tage post partum
c 5 Monate post partum
 (**a** von ventral, **b** von dorsal)

(siehe Kap. 4.2.3.6) Maßnahmen erfolgten täglich, zuerst im Liegen. Zwei Tage später kann die Patientin ohne Unterstützung mit kleinen Schritten, jedoch ohne Abrollphase, allein gehen. Die Beschwerden sind erträglich. Nach sieben Tagen post partum konnte sie ihr Kind selbst versorgen, aller-

dings ohne Rooming in. Am 9. Tag post partum verlässt die Wöchnerin mit leichtem Hinkmechanismus nach links, wo sie mehr Beschwerden hat, ohne Unterstützung die Klinik. Der Ehemann soll und will ihr helfen, die von der Physiotherapeutin gezeigten Übungen allein daheim durchzuführen, sie nimmt zunächst keine ambulante Nachbehandlung in Anspruch. Bei Entlassung hat sie eine Stressinkontinenz, spürt aber ihren Beckenboden wieder. Den Beckengurt trägt sie daheim Tag und Nacht, außer beim Duschen. Nach 6 Wochen kann sie ohne Beckengurt sein, hat aber noch leichte Schmerzen. 4 Monate nach der Geburt ist sie schmerzfrei.

5 Monate später erfolgt, ohne zwischenzeitliche Verlaufskontrollaufnahmen, auf Anraten der Physiotherapeutin das Kontrollröntgen (siehe Abb. **c**). Zu diesem Zeitpunkt hat sie eine Stressinkontinenz entwickelt und vertraut der Physiotherapeutin an, dass sie beim Verkehr Harn verliere und wieder Schmerzen in der linken Leiste bei Abscherbewegungen hat. Nach nur drei Beckenbodenbehandlungen wird die Therapie jedoch abgebrochen. 5 Monaten später nimmt sie die Behandlung wieder auf, weil sich der Harnverlust bei jeder Belastung massiv verstärkt hat. **«**

Dieses Fallbeispiel zeigt auch, über welch langen Zeitraum hinweg urogynäkologische und orthopädische Probleme und Beschwerden nach geburtstraumatischer Symphysendehiszenz zurückbleiben, wenn diese nicht in Kontinuität behandelt werden.

Merke: Die Folge aller Verletzungen im knöchernen Beckenring, hier im Zusammenhang mit Schwangerschaft, Geburt und Wochenbett, können Funktionsstörungen in den Bewegungselementen des Beckens: der Lendenwirbelsäule, der Iliosakralgelenke, des Kreuzbein-Steißbein-Gelenkes, der Symphyse und auch der Hüftgelenke bis zu den Gelenken der unteren Extremitäten sein.

Knöcherne Probleme und mögliche Verletzungen der Weichteilstrukturen, mögliche Dysfunktionen an den Speicher- und Entleerungsorganen, auch Sexualprobleme sollten immer als ganzheitliches Geschehen beachtet und entsprechend behandelt werden.

1.3.9   Laktation: Stillen

Hinweis: Für das Thema „Stillen im Rahmen der Rückbildungsgymnastik" konnte ich wieder die Hebamme Gabriele Krüger gewinnen, welche in meinem Buch „Geburtsvorbereitung Methode Menne-Heller" den Abschnitt Stillvorbereitung verfasst hatte. Dieser Abschnitt soll Kursleiterinnen, die keine Hebammen sind, einen Überblick geben. Für vertiefende Informationen sind, nachfolgend zahlreiche Literaturempfehlungen aufgezeigt.

Bedeutung des Stillens innerhalb des Rückbildungskurses

Stillen ist nicht ausdrücklich Thema eines Rückbildungskurses, wird aber auch da immer präsent sein, da das Leben der jungen Mutter sehr davon bestimmt wird.

Entscheidet sich eine Frau dazu, ihr Kind zu stillen, lässt sie sich auf einen sehr intensiven Lebensabschnitt ein. Es gibt keinen besseren Weg mit seinem Kind in engen Kontakt zu treten, es sowohl auf körperlicher und emotionaler Ebene optimal zu nähren und auch sich selbst den Moment der „Stille" zu gönnen.

Stillen kostet aber auch physische und psychische Kraft, das heisst:

- Stillen und Milchbildung ist eine körperliche Leistung
- nicht aggressiv auf die Fremdbestimmung durch die direkt angemeldeten Bedürfnisse des Kindes zu reagieren, sondern sich dabei auf die enge Bindung einzulassen.
- Selbstbewusstsein haben, um kritische Kommentare aus der Umgebung auszuhalten.
- seine eigenen Bedürfnisse trotzdem wahrzunehmen und zu pflegen
- die Beziehung zum Partner nicht zu vernachlässigen.

Wird ein Kind mit der Flasche ernährt, haben die Eltern zwar Gewissheit über die Menge der aufgenommenen Nahrung und die Flasche kann auch von anderen Personen gegeben werden. Die Hoffnung, durch die Gabe von künstlicher Säuglingsnahrung ein pflegeleichteres Kind zu haben, wird aber meist enttäuscht. Trotz intensiver Bemühungen der Industrie wird die künstliche Nahrung nie die Qualität der Muttermilch erreichen, weil

- ungesättigte Fettsäuren förderlich für die geistige Entwicklung des Kindes sind
- die Muttermilch Antikörper zur Immununterstützung enthält
- das Kind kein artspezifisches Fremdeiweiß, welches Allergien begünstigt, zu sich nimmt
- Muttermilch feinausflockende Substanzen hat, die den Verdauungstrakt nicht belasten.

All diese Vorteile sollten Hebammen, Kursleiterinnen u. a. motivieren, eine stillfördernde Begleitung zu bieten, jedoch sollte sich dadurch keine Frau unter Druck gesetzt fühlen.

Jeder Tropfen Muttermilch ist kostbar. Aber eine ständig unglückliche, erschöpfte, gereizte und manchmal körperlich leidende Frau hat das Recht, sich zum Einschränken oder Beenden der Stillbeziehung zu entscheiden. Vor dieser Entscheidung sollten jedoch alle Ressourcen, wie Unterstützung durch Partner und Familie, Freunde und eine Stillberatung durch eine Fachfrau ausgeschöpft sein. Auch im Rückbildungskurs sollte eine Wachheit für dieses Thema vorhanden sein.

Wo findet die junge Mutter Stillberatung?

Es ist notwendig, dass die Hebamme oder eine andere fachkundige Kursleiterin in der Lage ist, kompetent über das Stillen zu informieren und beraten zu können. Dazu ist ein breites Grundlagenwissen erforderlich, welches ständig durch Literatur und Weiterbildung auf dem aktuellen Stand sein sollte. Von großem Vorteil ist praktische Erfahrung in Stillbegleitung und -beratung.

Zunächst bildet der Rückbildungskurs selbst Raum für ausführliche Informationen und Fragen zum Stillen, vorausgesetzt, die Kursleiterin verfügt über die o. g. Kompetenz. Liegt der Schwerpunkt im Kurs bei der körperlichen Rückbildung, gibt es andere Möglichkeiten für individuelle Beratung zum Stillen, z. B. durch eine Nachsorgehebamme.

Krankenkassenleistung: zwei Stillberatungen und zweimal telefonische Stillberatung bis zum Ende der Stillzeit oder durch eine Laktationsberaterin.

Um sich mit anderen Müttern auszutauschen und Rückhalt zu finden, kann ein „Stilltreff" (Stillgruppe) besucht werden. Es kann auch bei Interesse ein Extra-Treff angeboten werden, z. B. auch zu einem bestimmten Stillthema.

Je nach Kursform (mit oder ohne Kind) sollte die Kursleiterin mit der Gruppe zu Beginn klären, wie während der Stunde mit Rückzug und den Bedürfnissen der Kinder umgegangen werden soll. Sind die Kinder anwesend und die Kursleiterin kann direkt Beratung geben, z. B. zum Finden einer günstigen Stillposition, dann werden durch die vorherige gemeinsame Absprache Unsicherheiten im Umgang mit solchen Unterbrechungen vermieden. Auch Mütter, die ohne ihr Kind in die Rückbildungsgymnastik kommen, haben den Wunsch und das Bedürfnis, sich mit den anderen Müttern auszutauschen. Dabei geht es um Fragen zu Stillmanagement, um Stillprobleme aber auch diese

Frauen möchten ihre Stillzufriedenheit in der Gruppe zum Ausdruck bringen.

Hinweis: Bei der Auswahl und Durchführung der Rückbildungsübungen (siehe Kap. 4) sollte berücksichtigt werden:
– die Empfindlichkeit der Stillbrust bei Übungen, z. B. Druck in Bauchlage, Schwingen der Brust auf dem Pezziball, Milchfluss im Vierfüßlerstand.
– Entgegenwirken den Verspannungen im Nacken-Schulterbereich, entstanden durch ungünstige Stillhaltung, Tragen des Kindes, Stress, und andere unökonomische Bewegungsmuster und Belastungen entgegenwirken.

Eine *Literaturliste oder eine Bibliothek* zum Schmökern sowie Info-Broschüren sind sehr hilfreich und finden bei den Frauen immer Interesse.
   Broschüren, die im Rückbildungskurs ausgelegt werden können:
   „Babys trinken Muttermilch", AFS (Arbeitsgemeinschaft freier Stillgruppen e. V.)
   „Stillen – Der beste Start ins Leben", BDH (Bund Deutscher Hebammen e. V.)
   Info-Broschüre Nr. 3 „Stillen oder Flasche!", BDH e. V.
   „Von klein auf Vollwerternährung" UGB (Verein für unabhängige Gesundheitsförderung, Kipplerstr. 1, 35300 Gießen)
   „Von Anfang an" DGE (Deutsche Gesellschaft für Ernährung, Postfach 930201, 60457 Frankfurt)
   „Stillen" (Fa. Medela, Postfach 1148, 85378 Eching)

Grundlagenwissen

Aus dem hier aufgelisteten Grundlagenwissen werden nachfolgend lediglich einige thematische Schwerpunkte kurz angesprochen. Für eine weiterführende Information wird auf die am Ende dieses Kapitels aufgeführte Literatur verwiesen.
   Über folgende Themen sollte ein profundes Wissen vorhanden sein, um in allen Stillphasen kompetent begleiten zu können:

– chronologische Stillphasen)*
– Anatomie der Brust
– Physiologie der Laktation, Milchbildung und Milchspendereflex
– Mutter-Kindbeziehung und die psychosozialen Aspekte des Stillens
– Stillvorbereitung und Brustpflege
– Stilltechnik und Anlegepositionen)*
– Umgang mit Stillhilfen (Brustschild, Brusthütchen, Milchpumpe)

– besondere Stillsituationen (Sectio, Frühgeborene, Zwillinge, Trennung vom Kind)
– Stillprobleme: Ursachen und Behandlung (siehe Kap. 1.4.6) *
– Ernährung in der Stillzeit (siehe Kap. 1.5)
– Medikamente und Genussgifte in der Stillzeit
– Abstillen
– Säuglingsernährung
* diese Themen werden nachfolgend angesprochen

Stillphasen

Je nachdem, in welcher Phase sich die Stillbeziehung befindet, wechseln Interessensschwerpunkte und Fragen/Probleme der Frauen. Nachfolgende Einteilung dient der Orientierung, die Zeitspannen sind individuell variabel.

   1. Vorphase:
   Beginn der Milchbildung = Laktogenese bereits am Ende der Schwangerschaft. Milchsekretion erfolgt häufig am Ende der Schwangerschaft.
   Entscheidung in der Schwangerschaft zum Stillen, Suche nach Informationen zum Stillen, z. B. im Geburtsvorbereitungskurs, Vorgespräch mit Hebamme, Kontaktaufnahme zu einer Stillgruppe, Broschüren und Bücher, Austausch und Unterstützung durch Partner, Familie, Freunde.

   2. Stillbeginn:
   Seelisch und körperlich eine sehr intensive und sensible Phase.
   Mutter und Kind nehmen nach der Geburt Kontakt auf, diese Zeit ist die Bondingphase.
   Körperliche Umstellung durch Involution, Adaptation und Laktation. Milchbildung, Milchspendereflex und Gewöhnung der Brustwarzen an das kindliche Saugen fallen in diese Phase. Das Kind entdeckt und nutzt sein Saugvermögen (ca. 1. Lebenswoche).

   3. Frühe Stillphase:
   Mutter und Kind haben sich aufeinander eingelassen.
   Finden des individuellen Stillmanagements, Entspannungsphasen für die Mutter sind wichtig.
   Der mütterliche Körper hat sich auf das Stillen eingestellt, das Kind hat jetzt eine gute Stillfähigkeit entwickelt (ca. 2. und 3. Lebenswoche).

   4. Stillfindung:
   Stillen wird selbstverständlich und ist integriert und akzeptiert im Alltag der Mutter, der Familie und der Umgebung. Das Vertrauen in die Stillbeziehung hat sich gefestigt.

Flexibler Umgang und Anpassung an wechselnde kindliche Bedürfnisse, z. B. Wachstumsschub, Krankheit aber auch Anpassung an die Bedürfnisse der Mutter, z. B. mehr Freiräume, später auch Berufstätigkeit (ca. ab der 3. bis 5. Lebenswoche).

5. Stillbeendigung:
Phase der Lösung: Das Kind entwickelt Neugier auf andere Nahrungsquellen, die motorische Fähigkeit des Kauens entwickelt sich, die Mutter möchte die Stillbeziehung aus körperlichen, emotionalen und/oder organisatorischen Gründen beenden.

Stillrhythmus

Viele Frauen sind sich unsicher über die Häufigkeit des Anlegens und die Dauer einer Stillmahlzeit. Je starrer die Regelung der Stillzeit in der Klinik ist und weiter dann daheim durch die Mutter (Familie) fortgeführt wird, umso mehr leidet die Mutter unter dem Zeitzwang, das Kind findet schwerer seinen Eigenrhythmus. Schon Säuglinge haben unterschiedliche Bedürfnisse und Fähigkeiten, d. h. in welchem Zeitabstand und in welcher Menge sie Nahrung brauchen. Dies wird wiederum beeinflusst durch die gerade vorhandene Milchmenge und den Milchfluss. Bedürfnis des Kindes und eine angepasste Milchmenge können sich am besten einspielen, wenn die Mutter versucht, dem Rhythmus des Kindes zu folgen. Weil nicht immer Hunger das Kind weinen lässt, sollte das Brustgeben nicht ausschließlich als Trostspender angeboten werden.

Anlegepositionen

Viele Stillprobleme lassen sich vermeiden, wenn beim Anlegen des Kindes bewusst auf die bequeme Position der Mutter und des Kindes geachtet wird:

– Eine entspannte Stillposition der Mutter hilft Verspannungen im Rücken-Schulter-Nackenbereich zu vermeiden und hat positive Wirkung auf den Milchfluss. Die Mutter sollte grundsätzlich Ablege- und Stützhilfen einsetzen, um nicht selbst das Gewicht des Säuglings in der Stillposition halten zu müssen (Abb. 1.**63a** u. **b**).
– Der Säugling sollte den Brustwarzenhof mit seinem Mund gut umfassen und nicht nur an der Brustwarze nuckeln. Dadurch werden wunde

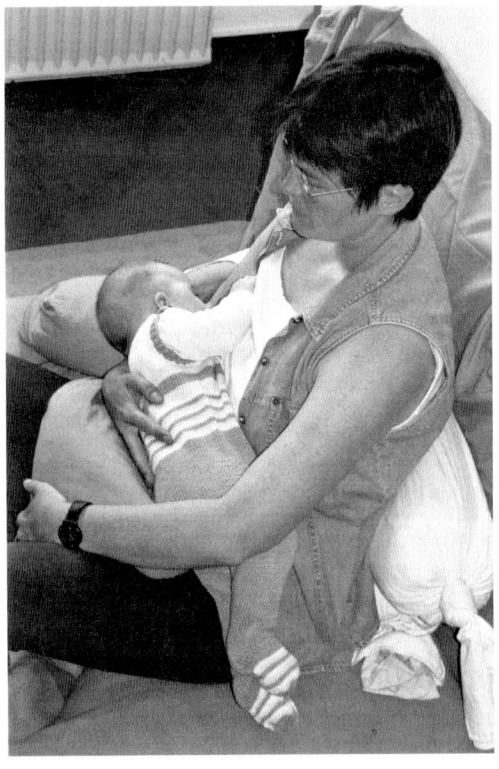

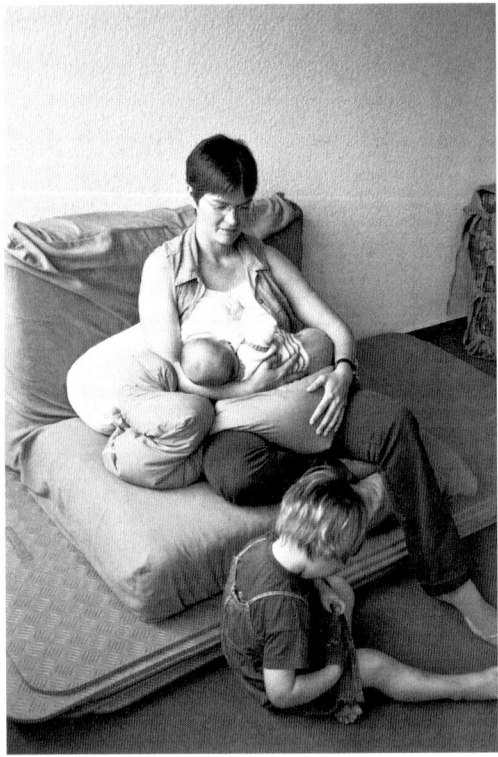

a   b

Abb. 1.**63a + b** Entspannte Stillpositionen

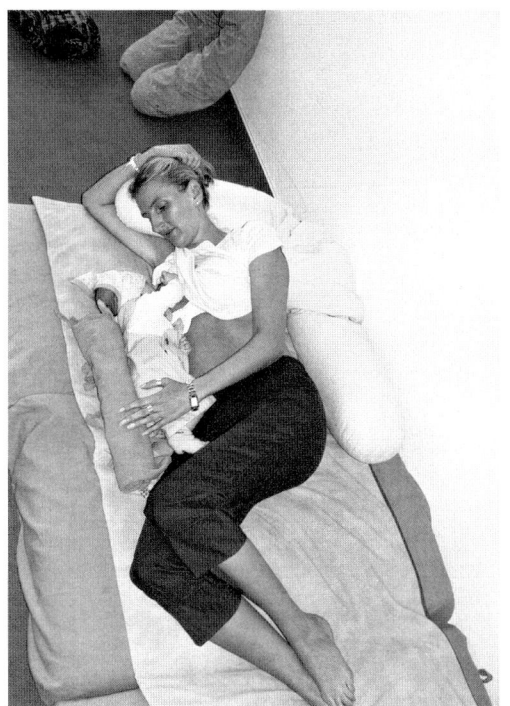
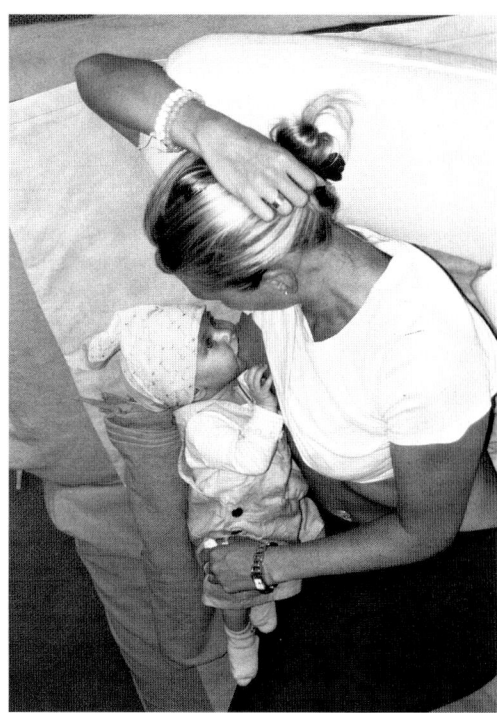

a   b

Abb. 1.**64a + b** Das Kind liegt Bauch an Bauch mit der Mutter

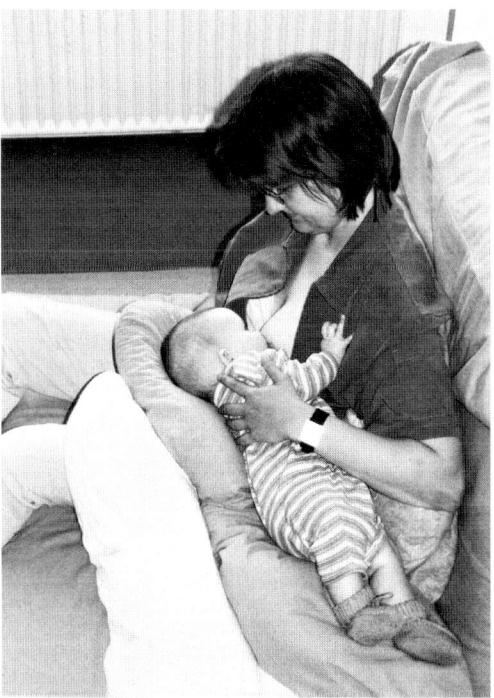
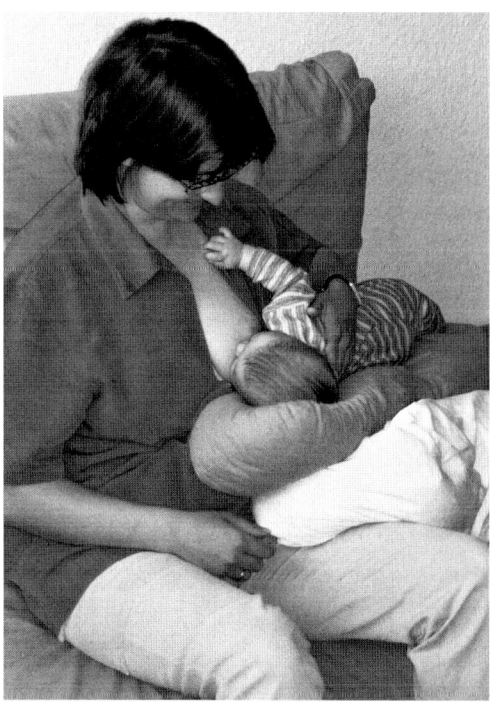

a   b

Abb. 1.**65a + b** Stillpositionen sollen gewechselt werden, um die einseitige Beanspruchung des Brustwarzenbereichs zu verhindern.

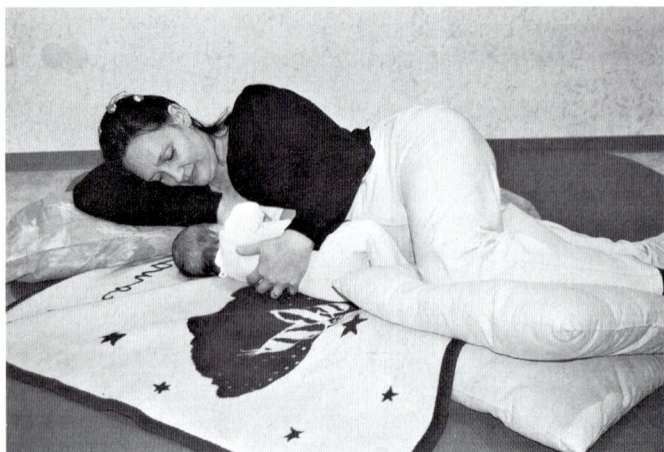

Abb. 1.**66a** u. **b** Stillen im Rückbildungskurs

a

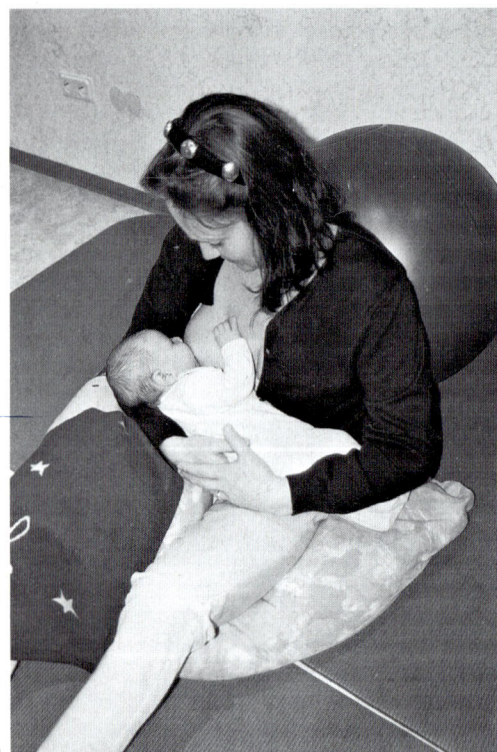

b

Brustwarzenbereiches zu verhindern. Dadurch wird das Brustareal, an dem der Unterkiefer des Kindes liegt, am besten entleert (Abb. 1.**65a** u. **b**).
– Stillen im Rückbildungskurs zeigt Abbildung 1.**66a** u. **b**.

Stillprobleme/Mastitis siehe Kap. 1.4.6.

Empfohlene Literatur

Für Eltern:
Lothrop, Hannah, Das Stillbuch, Kösel-Verlag 1997
Kitzinger, Sheila, Ich stille mein Baby, Kösel-Verlag 1999

Fachliteratur:
Arbeitsgemeinschaft Freier Stillgruppen (Hrsg.), Stillen und Stillprobleme, Bücherei der Hebamme, Bd.1, Sttgt. 1993
Arbeitsgemeinschaft Freier Stillgruppen (Hrsg.), Die physiologischen Grundlagen der Säuglingsernährung, Sttgt. 1994
Dornes, Martin, Der kompetente Säugling, Frankfurt 1994
Kleinebrecht J., Fränz J., Windorfer A., Arzneimittel in der Schwangerschaft und Stillzeit, Stuttgart 1999
Stadelmann, Inge, Die Hebammensprechstunde S.306 – 351, Kempten 1994

Kontaktadressen:
Arbeitsgemeinschaft Freier Stillgruppen (AFS), Gertraudgasse 4, 97070 Würzburg, Tel. 0931/57349 – 3 Fax 57349 – 4
Bund Deutscher Hebammen e.V., (BDH), Postfach 1724, 76006 Karlsruhe, 0721/98189 – 0, Fax 98189 – 20
Bund freiberuflicher Hebammen Deutschlands (BfHD), Am alten Nordkanal 9, 41748 Viersen, Tel. 02162/352149, Fax 358592
La Leche Liga (LLL), Tel. 06851/2524, E-Mail Beratung lalecheliga.de

Brustwarzen vermieden und eine gute Entleerung und Stimulation der Milchmenge gefördert.
– Der Körper des Kindes sollte Bauch an Bauch eng bei der Mutter liegen, ein Zug an der Brustwarze durch seitlich gedrehten Kopf wird so vermieden (Abb. 1.**64a** u. **b**).
– Abundzu sollen die Stillpositionen gewechselt werden, um einseitige Beanspruchung des

1.4   Beschwerden und Probleme im Früh- und Spätwochenbett

Aus den nachfolgend aufgezeigten genitalen und extragenitalen Beschwerden und Problemen, die im *frühen Wochenbett* auftreten, können sich, besonders wenn nicht gleich beim Erkennen des Problems die entsprechende Therapie erfolgt, pathologische Formen entwickeln, die z. T. das Befinden der Wöchnerin nicht nur bis ins *Spätwochenbett*, sondern noch weit darüber hinaus beeinträchtigen können. Es gibt aber auch Beschwerden und Probleme, die überhaupt erst im Spätwochenbett auftreten und ebenso in diesem Kapitel aufgezeigt werden.

Infektionen des Genitaltraktes post partum, Blutungen im Wochenbett, Thromboembolien und Eklampsie sind heute noch die häufigsten Ursachen der Müttersterblichkeit im Wochenbett.

Ein Langzeitproblem kann für eine Wöchnerin sein: z. B. eine psychische Störung (Wochenbettpsychose), Narbenprobleme an Damm- oder Sectionaht, urogenitale und anale Beckenbodendysfunktionen, Sexualstörungen, nichtbehandelte Verletzung am knöchernen Beckenring mit bleibenden Kreuz- und Rückenschmerzen.

Nicht bei allen, aber doch bei einer Vielzahl der Probleme und Beschwerden ist, wenn ärztliche Diagnostik und Therapie erfolgt ist, die physiotherapeutische Behandlung und Begleitung der Wöchnerin für jede der betroffenen Frauen eine Chance, ihren Alltagsbelastungen in absehbarer Zeit wieder ohne Beschwerden gewachsen zu sein. Diese Begleitung im Früh- und Spätwochenbett und darüber hinaus, sollte durch eine Befundaufnahme gesichert werden (siehe Kap. 2).

Der Nachsorgehebamme kommt mit ihrem täglichen Besuch der Wöchnerin nach Klinikentlassung durch ihr Beobachten und Sprechen mit der Wöchnerin eine sehr wichtige Aufgabe zu: Sie kann rechtzeitig bei auftretenden oder vorhandenen Problemen reagieren, Beschwerden behandeln oder wenn nötig, an entsprechend fachkompetente Helfer (z. B. Arzt/Physio-/Manualtherapeuten) weiterleiten.

Unser aller Aufgabe muss sein: Abweichungen von der Norm frühzeitig erkennen können!

1.4.1   Rückbildungsstörungen des Uterus

Darunter sind zu verstehen eine verzögerte oder ungenügende Rückbildung der Gebärmutter nach der Geburt (siehe Kap. 1.2.3.1). Symptome sind:

– der Fundus uteri bleibt hochstehend
– der Lochialfluss entspricht nicht der Norm, es kann zuviel oder zuwenig sein.

Unterschieden wird
– die Subinvolutio uteri als unkomplizierte aber mangelhafte Rückbildung des Uterus und
– die Lochialstauung.

1.4.1.1 Subinvolutio uteri

Ursache für die Subinvolutio uteri kann eine starke Uterusüberdehnung nach Mehrlingsschwangerschaften, einem sehr großen Kind, einem Hydramnion sein, aber auch eine Kontraktionsschwäche der Uterusmuskulatur, aus der bereits während der Geburt ein protrahierter Geburtsverlauf resultierte. Nach einem Kaiserschnitt (Sectio) bleibt der Uterus länger groß, der Fundusstand hoch, ohne, dass dies auf eine Rückbildungsstörung hinweist (vgl. Kap. 1.2.4.6). Fehlende endokrine Stimulation, wenn die Mutter nicht stillt, kann eine weitere Ursache sein.

Therapie: Zum Unterstützen der Kontraktionen (Nachwehen) wird als medikamentöse Maßnahme das die Uteruskontraktionen stimulierende Oxytozin als Nasenspray, intramuskulär oder als Infusion gegeben. Die danach vermehrt und oft heftig einsetzenden Kontraktionen des Uterus werden von vielen Wöchnerinnen als *schmerzhafte Nachwehen* empfunden.

Physiotherapie: Als unterstützende Maßnahme kommt hier z. B. die kissenunterlagerte Bauchlage zur Anwendung, bei Z. n. Sectio der Bauchlagenstand und alle in Kap. 4.2 aufgezeigten Maßnahmen. Bei verzögerter Uterusrückbildung s. nachfolgend Lochialstauung.

Stillen: Die Bedeutung des Saugreizes auf den Uterus und somit das Stillen als Involution für den Uterus sollte allen jungen Müttern schon vor der Geburt bekannt sein (siehe Kap. 1.3.9).

1.4.1.2 Lochialstauung

Ursache: In seltenen Fällen können Blutkoagel oder Eihautreste den inneren Muttermund verlegen, das Abfließen der Lochien wird behindert, es kommt zum Lochialstau.

Symptome: Auch hier bleibt der Fundus uteri hochstehend, der Lochialfluss ist gering oder fehlt. Die Lochien haben einen unangenehmen (fötiden) Geruch. Die Gebärmutter bleibt groß und ist druckempfindlich: *Kantenschmerz.* Ein bei Lochialstau möglicher Körpertemperaturanstieg geht oft mit Kopfschmerz, typisch hier als Stirnkopfschmerz einher.

Therapie: Auch hier wird zur Unterstützung der Uteruskontraktion Oxytozin, außerdem Spasmolytikum zum Entspannen des verengten Gebärmutterhalses (Cervix uteri) gegeben.

Physiotherapie: Die frühzeitig häufig eingenommene Bauchlage begünstigt das Abfließen der Lochien (siehe Kap. 4.2.1.1 und Kap. 4.2.2.8). In Bauchlage ist der Uterus in seiner regelrechten Anteversio-Lage eingestellt während in Rückenlage die Retroversio-Lage des schweren Uterus eine Abflussbehinderung begünstigen kann. Zusätzlich zu o. g. Behandlungsmaßnahmen kann Wärmeanwendung, z. B. ein erwärmtes Kirschkernsäckchen, als natürliche Wärmflasche auf den Unterbauch platziert, das Abfließen der Lochien unterstützen. Eine Bauchmassage mit Wochenbettöl und Uterustonikum (von E. Stadelmann, Hebamme), aber auch Rückbildungstee sowie Homöopathie wird empfohlen.

Aus der Subinvolutio uteri, wie auch durch eine nicht rechtzeitig behandelte Lochialstauung, kann es zu Puerperalfieber (siehe Kap. 1.4.3) kommen; es kann sich auch eine Endometritis puerperalis entwickeln.

1.4.2 Verstärkte vaginale Blutungen/ Hämatome

1.4.2.1 Postpartale Frühphase

In der postpartalen Frühphase, welche die Nachgeburtsphase und die ersten 24 Stunden nach der Geburt einbezieht, sind verstärkte vaginale Blutungen als *frühe (akute) Blutungen* eine der häufigsten und *sehr ernsten* Gefahren für die frühe Wöchnerin. Ursachen dafür können sein:

– Blutungen aus der Zervix, aus Vaginal- oder Dammrissen, auch Blutungen aus der Episiotomie.
Therapie: Diese Blutungen müssen immer chirurgisch versorgt werden.

– Blutungen bei unvollständiger Entleerung der Gebärmutterhöhle, z. B. verbliebene Plazentareste oder wandständige Koagel (Blutgerinnsel – Gerinnungsstörung).
Therapie: Vorsichtige manuelle Nachtastung oder Kürettage (mit Kürette=scharfer Löffel zum Ausschaben), um diese Reste aus der Gebärmutterhöhle zu entfernen. Verliert die Frau viel Blut, muss der Volumenmangel aufgefüllt werden: Blutersatzmittel z. B. Plasma, Erykonzentrat, gefrorenes Frischplasma.

– Blutungen bei Atonie des Uterus, nachdem die Plazenta und Eihäute vollständig ausgestoßen sind.

Ursachen für eine Atonie des Uterus können sein: Kontraktionsstörungen durch Uterusüberdehnung, z. B. großes Kind, Mehrlinge, Hydramnion, mehrere Schwangerschaften, Wehenschwäche, protrahierter Geburtsverlauf, geburtshilfliche Operation (z. B. Schnittentbindung) auch eine Plazenta praevia.

Symptom: Typisch für die atonische Nachblutung ist, dass nach der Plazentageburt zunächst ein blutungsfreier Intervall besteht. Dann erfolgt die Blutung verstärkt und schubweise, weil der Uterus immer wieder erschlafft, ehe er wieder vollblutet.

Therapie zur Blutstillung: Kontraktionsmedikamente als intravenöse Gabe. Um die Plazentahaftstelle, aus der es blutet, rasch zu verkleinern, wird von außen mit der flachen Hand gleichzeitig der Fundus Uteri ausgedrückt und durch manuelles Massieren von außen die Kontraktilität des Uterus stimuliert.

Die Harnblase wird geleert. Blutersatz, evtl. Plasma, Erykonzentrat, gefrorenes Frischplasma sowie Gabe von Gerinnungsfaktoren sollen die Kontraktionsschwäche des Uterus und den oft sehr großen Blutverlust auffangen.

> **Merke:** Wöchnerinnen nach Uterusatonie haben an den ersten Wochenbett-Tagen durch den Blutverlust eine große Müdigkeit und Mattigkeit. Das bedeutet, dass sie für physiotherapeutische Maßnahmen wenig motivierbar sind. Um aber dem Uterus zu einer guten Involution zu verhelfen, sind Maßnahmen wie Bauchmassage, Bauchatmung, und Bauchlage neben allen in Kap. 4.2 aufgezeigten Therapiemaßnahmen im Frühwochenbett für die Wöchnerin sehr wichtig.

1.4.2.2 Spätblutungen

Spätblutungen sind Blutungen, welche nach den ersten 24 Stunden post partum auftreten. Am häufigsten werden Spätblutungen zwischen den 5. bis 15. Tag nach der Geburt beobachtet. Ursachen sind: Geburtsverletzungen und Plazenta- und Eihautreste in der Gebärmutter.

Ein verbliebener Plazentarest kann einen Plazentapolypen, der immer Blutung und Infektion zur Folge hat, bilden. Dieser Plazentapolyp kann einen für die Frau lebensbedrohlichen Blutverlust nach sich ziehen (Breckwoldt 2000). Die starke Blutung tritt meist erst im Verlauf der zweiten Woche nach der Geburt auf, d. h. die Frau ist schon daheim.

Eine Endometritis puerperalis als Entzündung an der vorherigen Plazentahaftstelle und des Endometriums ist oft Ursache einer starken Blutung, die wenige Tage nach der Geburt auftritt. Gegen Ende des Wochenbetts kann es zu dysfunktionellen Blutungen kommen.

> **Merke:** Nach der Klinikentlassung muss die Frau bei allen Blutungen aus der Vagina unverzüglich ihre Nachsorgehebamme oder ärztliche Hilfe herbeirufen, oder die Klinik aufsuchen.

1.4.2.3 Hämatome

Hämatome sind Blutungen aus Gefäßverletzungen in die Weichteile und Zwischengewebsräume. Die Vulva- und Scheidenhämatome entstehen paravaginal/pararektal meist am Ende der Geburt, vor allem nach vaginal-operativen Entbindungen und ungenügender Blutstillung der Nähte nach Dammriss/Dammschnitt. Hinzu kommt, dass bei Varikosis der Vulva, bei Bluthochdruck sowie bei einer erhöhten Blutungsneigung anderer Genese Hämatome häufiger auftreten (Hirsch 1989). Ausgedehnte Hämatome lassen die Schamlippen stark aufschwellen.

Nach abdominaler Schnittentbindung kann es zu parametranen Hämatomen kommen. Diese können durch die Bauchdecke getastet werden, was jedoch durch die Sectio-Wunde erschwert ist.

Man unterscheidet je nach Lokalisation des Hämatoms zwischen äußerlich sichtbaren, im weichen Gewebe der Vulva befindlichen Hämatomen und den höher, innerhalb des kleinen Beckens gelegenen, sich rasch in die Weichteile ausbreitenden Hämatomen.

Infralevatorelles Hämatom oder Vulvahämatom

Das Hämatom befindet sich *unterhalb* des Levator ani. Es handelt sich hierbei um Blutergüsse im Bereich des Dammes (Perineum), der Vulva und im lockeren Bindegewebe (Parametrien) seitlich der Vagina.

Die Blutung erfolgt in der Regel aus der Arteria pudenda, die verletzt wurde, z. B. durch eine Forzeps-/Vakuumextraktion oder auch durch eine nicht vollständig erfolgte Blutstillung bei der Nahtversorgung des verletzten Dammes.

Symptome: In kurzer Zeit entsteht nach der Gefäßverletzung eine Einblutung in das Gewebe im Vulvabereich. Es ist eine sich vorwölbende, prallwerdende, bläuliche Anschwellung. Die Frau hat zunehmend Schmerzen im Vulvabereich. Das Hämatom ist sichtbar und tastbar. Im Laufe der nächsten Zeit wechselt es dann seine Farbe von blaurot zu gelbrot bis hin zu grünlicher Farbe, ehe es verblasst.

Therapie bei kleinen Hämatomen: Kompression und Kühlung oder Arnica (nicht beides gleichzeitig) zur Blutstillung und Schmerzlinderung. Ein kleines Hämatom resorbiert sich von selbst. Um das Abschwellen zu beschleunigen, werden antiphlogistische Mittel gegeben.

Therapie bei großem Vulvahämatom: Dieses muss in der Nachgeburtsphase eröffnet werden, das blutende Gefäß unterbunden und die Haut wieder verschlossen werden (evtl. liegt eine Drainage). Diese Wöchnerinnen haben in den ersten postpartalen Tagen große Schmerzen und Probleme am gesamten Beckenboden. Sie können das Hämatom, die Dammnaht, evtl. Hämorrhoiden nicht differenzieren, ihr ganzes Allgemeinbefinden ist beeinträchtigt. Physiotherapie (siehe Kap. 4.2.3.3). Große Hämatome im Vulvabereich stellen sogar eine Abflussbehinderung für die Lochien dar.

Supralevatorelle Hämatome oder Scheidenhämatome

Diese Hämatome entstehen *oberhalb* des Levator ani und werden, da sie nicht sichtbar sind, oft erst spät festgestellt. Die Blutung kommt hier aus einem Ast der A. uterina, die Hämatome bilden sich retroperitoneal aus und können in die Fossa ischiorectalis infiltrieren. Dort sind Hämatome großen Ausmaßes beschrieben worden, die sich bis ins Gesäß ausbreiten können. Auch diese innerlichen, nicht sichtbaren Hämatome sind oft sehr schmerzhaft.

Manchmal besteht ein Druck auf den Darm. Bei

vaginaler Untersuchung, die bei Verdacht immer erfolgt, wird das Hämatom ertastet. Die frischentbundene Wöchnerin kommt ohne sichtbare Blutungszeichen nach außen in einen posthämorrhagischen Schockzustand. Anzeichen sind, Tachykardie, Hypotonie, Blässe, Fieber (Hirsch, 1989).

Therapie: Scheidenhämatome müssen operativ eröffnet und völlig entleert werden. Die Heilung kann häufig nur über eine zunächst gelegte Drainage erfolgen.

Auch ein großes Hämatom bei Z. n. Sectio muss eröffnet und entleert werden. Das bedeutet für die Sectio-Wöchnerin eine Nachoperation.

Physiotherapie nach Absprache mit Arzt, Pneumonieprophylaxe/Thromboseprophylaxe/Obstipationsprophylaxe.

Vulva- und Scheidenhämatome während und nach der Geburt dürfen nicht übergangen werden, sie können bei Ausbreitung Anlass schwerer Schockzustände sein (Netter/Oppenheimer 1987).

Aus infizierten Hämatomen können sich gelegentlich Abszesse entwickeln.

1.4.3 Erhöhte Temperatur bis Fieber (Puerperalfieber)

Erhöhte Körpertemperatur ist stets ein Symptom für eine krankhafte Veränderung des Allgemeinzustandes und verbunden mit den Symptomen: Mattigkeit, einem „krank-sein"-Gefühl„ Pulsbeschleunigung als wichtiger Hinweis auf ein Problem, Appetitlosigkeit, Atembeschleunigung, Kopfschmerzen, evtl. Erbrechen.

Fieber (lat. febris) wird unterteilt:

- 38 bis 39 °C mäßiges Fieber
- 39 bis 40 °C hohes Fieber
- über 40 °C sehr hohes Fieber.

Verlauf: Zuerst *Fieberanstieg,* evtl. Schüttelfrost, dann folgt die Fieberhöhe und dann wieder der *Fieberabfall.* Im Wochenbett ist das Leitsymptom 38 °C rektal gemessen. Bei Fieber verfällt die Wöchnerin mehr und mehr. Puerperalinfektionen werden mit einer Häufigkeit von 8 bis 10 % angegeben, besonders häufig nach Schnittentbindung (Breckwoldt 2000).

Mit dem Begriff *Puerperalfieber* (auch Wochenbett- oder Kindbettfieber) werden alle post partum von den Genitalorganen ausgehenden Infektionen zusammengefasst.

Ursachen und entsprechende Symptome des Puerperalfiebers sind:

- Eine Infektion der inneren Unterbauchorgane: Es kann an der Innenfläche des Uterus durch eine Infektion der Geburtswunde die *Endometritis puerperalis* entstehen, welche sich auf die Adnexe als *Adnexitis puerperalis* , auch auf das Bauchfell als *Peritonitis puerperalis* ausbreiten und zu einer *Puerperalsepsis* (dem früher so gefürchteten Wochenbettfieber) führen kann.

  Die Symptome sind sehr hohes Fieber (mit Fieberzacken), hohe Ruhepulsfrequenz (130/min), unruhige Atmung, Stirnkopfschmerzen, Übelkeit, Druckschmerz auf den Uterus, der sich schlecht zurückbildet, wobei die Lochien fötid riechen, sowie ein ausgeprägtes Krankheitsgefühl. Je nach Auftreten der Infektion werden Wehenmittel und Antibiotika eingesetzt. Bei Sepsis puerperalis folgt eine Intensivüberwachung der Wöchnerin.

- Infektion und Wundheilungsstörung an einer Damm/Scheidenwunde nach Episiotomie und/oder Riss ebenso an einer Sectio-Wunde/Naht. Symptome sind starke Schmerzen im Wundgebiet mit den Entzündungszeichen Schwellung und Rötung, Bewegungsunlust, Fieber, gelegentlich Schüttelfrost. Die Wunde kann eitern (siehe Kap. 1.4.4 – Wundheilungsverzögerung).

Andere Ursachen für Fieber können z. B. sein:

- Harnwegsinfektion mit Fieberschub bei Pyelonephritis puerperalis (siehe Kap. 1.4.7.2).
- Mastitis puerperalis als fieberhafter Prozess im Wochenbett (siehe Kap. 1.4.6).

Hinweis: Auf die tragische Geschichte des Kindbettfiebers, die eng mit dem Namen des Wiener Frauenarztes Ignaz Philipp Semmelweis (1818–1865) verbunden ist und der als „Retter der Mütter" bis in unsere Zeit nicht vergessen ist, bin ich in Kap. 1.1 ausführlich eingegangen.

Physiotherapie: Fieber über 38 °C ist zunächst eine Kontraindikation für Wochenbettgymnastik. Mit dem behandelnden Arzt muss abgesprochen werden, ob z. B. aktive/passive Thromboseprophylaxe, Atemtherapie, Lochialflussanregung angezeigt sind. Bei Temperaturrückgang sind die entsprechenden in Kap. 4 aufgezeigten Maßnahmen anzuwenden.

1.4.4   Wundheilung und Wundheilungsstörungen

Für eine Vielzahl aller Wöchnerinnen ist ihre Frühwochenbettzeit mit einem Wundheilungsprozess nach Geburtsverletzung verbunden. Die Wundheilung in der Gebärmutter, die alle Wöchnerinnen betrifft, habe ich in Kap. 1.2.3.1 aufgezeigt. Die Lokalisationen geburtsbedingter innerer und äußerlicher Gewebsverletzungen und erforderlicher Wundheilung sind

– der Beckenboden nach Dammschnitt/Dammriss und deren Nahtversorgung,
– der innere Beckenboden nach okkulter (nicht sichtbarer) Traumatisierung der Muskulatur, Faszien, Bindegewebe, Ligamenten im Bereich der Vagina und der beiden Ausscheidungsorgane für Harn und Stuhl.
– der Unterbauch nach einer Schnittentbindung.

Alle Hebammen und Physiotherapeuten sollten den Ablauf eines Wundheilungsprozesses mit den verschiedenen Phasen kennen, um die Wöchnerinnen im Frühwochenbett auch in Bezug auf den Umgang mit der Wundheilung effektiv behandeln zu können.

Besonders zum Thema Wundheilung und der damit verbundenen Frage: „*Darf man mit dem Beckenboden im Frühwochenbett, vor allem nach Geburtsverletzungen und Nähten üben oder soll der Beckenboden absolut ruhig gestellt sein?*" werden derzeit unterschiedlichste Auffassungen diskutiert. Entsprechend divergiert das Behandlungskonzept von *gar nicht üben* bis zum Kräftigen des Beckenbodens *mit Gesäß anspannen und After und Scheide fest in sich hineinziehen.*

Nachfolgende Ausführungen sollen helfen, eine Antwort zu finden.

1.4.4.1 Physiologische Wundheilung

Grundlage meines in diesem Buch vorgestellten Konzeptes sind Veröffentlichungen verschiedener Autoren zum Thema physiologische Wundheilung und ihre Bedeutung für die Physiotherapie. Nach Ausführungen von Berg (1999) stellt sich die Frage, ist Wundheilung

– Heilung durch Regeneration (Neuaufbau) des verletzten Gewebes oder/und
– Heilung durch Reparatur des verletzten Gewebes, bei dem das Originalgewebe durch Ersatzgewebe (= Granulationsgewebe), dem späteren Narbengewebe ersetzt wird.

Berücksichtigt werden müssen für Heilungszeit und Heilungsergebnis der Wunde

– die Gewebsart, die verletzt wurde, z. B. Bindegewebe, Ligament, Faszie, Muskulatur, Haut und
– die Größe/Tiefe der zu heilenden Fläche.

Für die Frage, ob es nach Verletzung zu einem Neuaufbau von Originalgewebe (Regeneration) kommt oder ob Narbengewebe (Reparatur) entsteht, sehen die meisten Autoren ein wesentliches Kriterium: nämlich wie groß die Anzahl *physiologischer Reize* ist, die das Gewebe während der Wundheilungszeit erfährt.

> **Merke:** Je besser physiologische Reize während der Wundheilungszeit auf das heilende Gewebe einwirken können, umso günstiger und rascher kann eine Heilung mit normalem Gewebe, d. h. mit weniger Narbengewebe entstehen. Dann ist dies Heilung durch Regeneration, nicht durch Reparatur des verletzten Gewebes.

Das für verletztes Gewebe durch Regeneration ersetzte neue Gewebe hat ähnliche funktionelle und morphologische Eigenschaften wie das Originalgewebe (L. Gifford 2000).

Die Wundheilung wird in mehrere Phasen eingeteilt:

– Entzündungs- oder Reizungsphase
– Proliferationsphase
– Umbau- oder Reifungsphase.

Entzündungsphase

Die Entzündungsphase (auch Reizungsphase genannt) dauert vom Tag 0–5 und wird anfangs von Schmerzempfinden und Gewebsschwellung begleitet.

Der Heilungsprozess beginnt zunächst mit der *vaskulären Phase,* in der die Gerinnung stattfindet und die Reparatur des Gefäßsystems beginnt. In den ersten 48 Stunden gelangen Leukozyten und Makrophagen, gesteuert über Sauerstoffkonzentration, in das Verletzungsgebiet. Durch die erhöhte Sauerstoffkonzentration setzen die aktivierten Makrophagen einen Reiz für die Fibroblasten, die sich zu teilen beginnen und neue Zellen bilden. Ab dem 2. bis 5. Tag spricht man von der *zellulären Phase,* jetzt wandern die neugebildeten Myofibrillen mit den Makrophagen zusammen in das Verletzungsgebiet. Schon ab dem 3. Tag beginnt die Kollagensynthese vom Typ III. Kollagene werden unterteilt in Kollagen-Typ I bis XVII. Die

Verbindungen zwischen den verschiedenen Kollagentypen sind die *Crosslinks,* z. B. kann Kollagen-Typ II mit Kollagen-Typ IX und XI diese Crosslinks eingehen, weil diese Kollagentypen in Knorpel, Bandscheibe, Menisken u. a. zu finden sind. Auf diese Weise kann das kollagene Netzwerk stabilisiert werden. Das ist bei allen Wundheilungsprozessen wichtig. Den Kollagen-Typ III (früher als retikuläre Fasern bezeichnet) findet man vor allem in der Haut und Unterhaut, innerhalb und zwischen inneren Organen und *in allen Geweben, in denen gerade eine Wundheilung stattfindet.* Anfangs wird die Wunde mit einem dreidimensionalen Netz noch nicht geordneter kollagener Fasern gefüllt. Kollagen-Typ III besteht aus dünnen Fasern, um zunächst ein weiches Narbengewebe zu bilden. Das ist eine wichtige Voraussetzung, damit die Wunde von außen wirkenden Kräften standhalten kann (z. B. Hustenstoß für Beckenboden und auch Bauch). In der ersten Woche fehlt es der Wunde jedoch an Festigkeit für Zug und Druck.

Hinweis: Starke mechanische Reize, wie z. B. Narbenbehandlung sollte nicht vor Ende der 1. Woche post sectionem beginnen.

Merke: In der Entzündungsphase (ca. 1 Woche) sind zur besseren Heilung des *Beckenbodengewebes* physiologische Reize wichtig! Kontraindiziert (absolut!) sind in diesem Zeitraum *alle* mechanischen Druckbelastungen nach kaudal (z. B. Pressen, tiefe Hocke) einschließlich der den Wundheilungsprozess verstörenden Beckenboden-Anspann- und Gesäß-Kneifübung!

Proliferationsphase

Diese dauert vom 5. bis 21. Tag. In dieser Phase schließt dieses dünne Kollagen Typ III die Wunde. Erst im späteren Stadium wird dieses Kollagen Typ III durch den eigentlichen funktionsfähigen Kollagentyp ersetzt. Die Zahl der Monozyten, Leukozyten, Lymphozyten und Makrophagen werden allmählich abgebaut. 14 Tage später findet man nur noch Fibroblasten und Myofibroblasten in dem neugebildeten Gewebe. Das Gewebe gewinnt Festigkeit. Die Neubildung des Kollagen und die Ausrichtung der noch dünnen kollagenen Fasern ist davon abhängig, ob das Gewebe während der Wundheilung seine normalen physiologischen Belastungsreize erhält. *Ohne diese Reize ist die Neubildung und Ausrichtung nicht gut.* Berg schreibt dazu: „Das Gewebe braucht für die Organisation und die Ausrichtung seiner produzierten kollagenen Moleküle unbedingt Belastungsreize. Wird das Gewebe während dieser Phase innerhalb physiologischer Grenzen belastet, so sieht man, dass die Organisation gut ist und ein normales funktionsfähiges Gewebe aufgebaut wird."

Merke: Auch in dieser Wundheilungsphase gilt: Schonung aber nicht Ruhigstellung! Eine dosierte Belastung ist ein wichtiger Reiz für das heilende Gewebe. In der Proliferationsphase sind Wöchnerinnen wieder daheim und es dominiert der Alltag mit seinen neuen Belastungen, für manche Wöchnerinnen Überbelastungen. Für physiologisch richtige Belastung des Beckenbodens und ökonomisches Bewegungsverhalten auch bei Zustand nach Sectio sollte die Wöchnerin bei Entlassung aus der Klinik, oder durch ihre Nachsorgehebamme physiotherapeutische Hilfen für die Zeitspanne bis zum Beginn der Spätwochenbett-Rückbildungsgymnastik ab 3–4 Wochen post partum erfahren.

Umbau- oder Reifungsphase

Diese dauert ab dem 21. Tag etwa ¼ Jahr. Das neugebildete Kollagen stabilisiert sich mehr und mehr, die Belastbarkeit des Gewebes und seine Elastizität nehmen deutlich zu, die Kollagenfasern werden dichter und stabiler. Der Kollagen-Typ III baut in das eigentliche, belastungsstabile Kollagen um.

Merke: Die Gewöhnung des Gewebes (Muskel-, Bindegewebe) an Alltagsbelastungen steht jetzt im Vordergrund und ist *eine* Aufgabe der Rückbildungsgymnastik im Spätwochenbett.

Regeneration und Heilung des Bindegewebes

Regeneration und Heilung des Bindegewebes z. B. nach Traumatisierung

- am sichtbaren und nichtsichtbaren Beckenboden durch die vaginale Geburt, die vaginale operative Geburtsbeendigung (Forzeps-/Vakuumextraktion)
- nach abdominaler Schnittentbindung.

Die nach der Verletzung (Traumatisierung) in wahlloser Anordnung im Bindegewebe befindlichen kollagenen Fasern mit ihren Mikrofibrillen und Fibrillen orientieren sich bei ihrem Aufbau und in ihrer Ausrichtung an der auf die entsprechende Struktur (auch Myofibrille) zukommende Belastung (Abb. 1.**67**).

Bei immer gleichwirkender Belastung aus der selben Richtung entsteht geformtes Bindegewebe mit parallelen kollagenen Fibrillen und Fasern, die

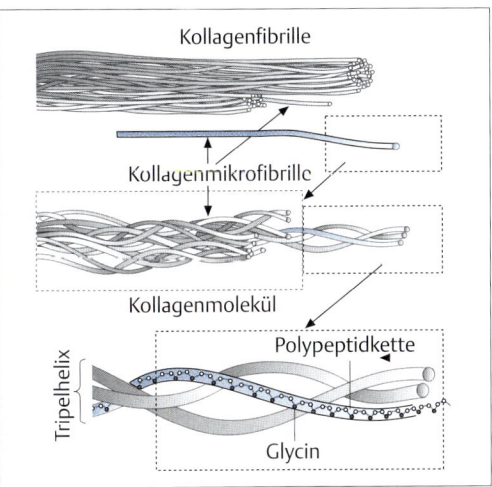

Abb. 1.**67** Aufbau einer kollagenen Faser aus spiralig umeinander gedrehten Kollagenfibrillen und Mikrofibrillen, mikroskopisch aus dem eigentlichen Kollagenmolekül. Kollagen hat durch seinen spezifischen Aufbau eine extrem hohe Zugfestigkeit. Kollagene Fasern sind im Aufbau einem Stahlseil ähnlich

auf die Kraftrichtung ausgerichtet sind. Erfolgt die Belastung aus wechselnden Richtungen, entsteht ungeformtes Bindegewebe, die Fibrillen und Fasern verlaufen dabei kreuz und quer (v. d. Berg 1999). *Bei funktionell richtiger Belastung werden sich die kollagenen Fasern wieder parallel funktionsrichtig einordnen.*

Wird in dieser Zeit *nur* Ruhigstellung erfahren, fehlen die Reize zur Organisation und Ausrichtung des Gewebes. Die kollagenen Strukturen erfahren einen Verlust ihrer mechanischen Belastbarkeit, der auch bei späterem Belastungsbeginn nicht mehr ganz rückgängig gemacht werden kann (Goodship et al. 1994 bei L. Gifford 2000 in Angewandte Physiologie, Bd. II).

Merke: Bei *völliger Ruhigstellung* des traumatisierten Beckenbodens während der ersten postpartalen Wundheilungsphase *fehlen* physiologische Belastungsreize, welche die Bildung eines Gewebes fördern, das im Aufbau und für seine Belastbarkeit (als kaudaler Abschluss der Rumpfkapsel mit all ihren Funktionen) so normal wie möglich sein sollte.

Regeneration und Heilung des Muskelgewebes

Dieser Prozess erfolgt z. B. bei Zustand nach mediolateraler (lateraler) auch erweiterter medianer Episiotomie oder nach Dammriss III./IV. Grades, wobei Muskulatur verletzt wurde.

Gleichzeitig mit der Wundheilung des Bindegewebes kommt es zur Regeneration des verletzten Muskelgewebes. Dabei unterscheidet man zwischen einer **1. kontinuierlichen Regeneration**, für die eine physiologische Aktivität während der Regenerationszeit wichtig ist, denn wie auch das Bindegewebe *benötigt das Muskelgewebe* für sein Regenerieren *funktionelle Reize.* Myoblasten des Muskelgewebes und Fibroblasten des Bindegewebes beginnen nach der Heilung von beiden Seiten her eine neue Basalmembran aufzubauen, um den Heilungsprozess abzuschließen. Wurde auch Nervengewebe in der Beckenbodenmuskulatur geschädigt, beginn das Muskelgewebe erst nach der Reinnervierung die spezifische Funktion der Muskelfasern, ob „fast-twitch" (Typ I oder phasische Fasern) oder „slow-twitch" (Typ II oder tonische Fasern) zu bestimmen. In der Muskulatur des Beckenbodens finden sich etwa 70 % „slow-twitch"- und 30 % „fast-twitch"-Fasern (vgl. Kap. 1.3.7.3) mit unterschiedlicher funktionsentsprechender Verteilung in den einzelnen Muskeln.

So versetzt die kontinuierliche Regeneration den Muskel wieder in die Lage, sich den Belastungen als kaudaler Abschluss der Rumpfkapsel für alle Funktionen erneut anzupassen und durch Übungen wieder trainierbar zu sein.

Das größte Problem während der Wundheilung des Muskelgewebes ist **2. die nicht kontinuierliche Regeneration**, eine im Muskel stattfindende bindegewebige Veränderung: Hierbei wird Muskelgewebe durch Bindegewebe ersetzt. Der Grund dafür ist einmal das *Fehlen* oder der *Mangel* an *physiologischen Reizen* während der Regeneration von Muskel- und Bindegewebe. Der andere Grund für den Umbau von Muskel- in Bindegewebe besteht in Rissen in der Muskulatur, nach geburtstraumatischen Ereignissen auch quer zum Muskelfaserverlauf. Dadurch gelangen Fibroblasten durch die Basalmembran in das Muskelgewebe und produzieren hier jetzt Bindegewebe. Auch diese bindegewebigen Einwachsungen ins Muskelgewebe durch Verletzung der Basalmembran werden während der Wundheilung gefördert, wenn physiologische Belastungsreize fehlen!

Für die Beckenbodenmuskulatur bedeutet das einen Kontraktilitätsverlust für willkürliche und autonome (reflektorisch, z. B. Niesen, Husten u. a. Druckbelastungen nach kaudal) Beckenbodenarbeit.

Merke: Die physiologische Wundheilung für Bindegewebe und Muskulatur am Beckenboden nach traumatischen sichtbaren und unsichtbaren (okkulten) Verletzungen dieser Gewebe ist auf *physiologische Reize* für eine kontinuierliche Regeneration angewiesen. Ziel muss sein, sowenig als möglich Ersatz durch Narbengewebe zu erhalten. Narbenspangen in und am Beckenboden führen zu Kontraktilitätsverlust (die betroffenen Frauen sagen: „Er gehorcht mir nicht!"), zu Schmerzen und auch zu Sexual- und Partnerproblemen.

Ein frühzeitiges sanftes Stimulieren des Beckenbodens als physiologischer Belastungsreiz zur Förderung der Wundheilung wird post partum *dringend* empfohlen. Maßnahmen sind z. B. kostoabdominale Atmung und Sprechatem unter Einsatz des Synergismus von Unterbauch und Beckenboden (siehe Kap. 4.2.1.4). Man kann davon ausgehen, dass der Beckenboden so gut wie nie absolut ruhiggestellt werden kann, weil er vitale Funktionsreize erfährt. Dagegen können Überbelastungen die kontinuierliche physiologische Regeneration der Wunde verstören.

Regeneration und Wundheilung der Haut

Dies erfolgt z. B. bei Sectio-Narbe, Damm-Narbe. Bei der Wundheilung der Haut können die Wundheilungsprozesse gut beobachtet und verfolgt werden. Hierbei wird unterschieden

– Heilung des *gut durchbluteten* Bindegewebes der Dermis und Hypodermis, welche alle drei Stadien der Wundheilung durchläuft.
– Regeneration der Epidermis, das ist Heilung des *nicht durchbluteten* Epithelgewebes der Epidermis. Dieses Gewebe durchläuft *nicht* die drei Phasen der Wundheilung.

Wenn die Wunde nicht groß ist, kann das Epithelgewebe die Wunde abdecken. Ist die Wunde so abgedeckt und an der Innenseite mit Bindegewebe gefüllt, beginnen Keratinozyten (sie sind die größte Zone der in der Epidermis vorhandenen Zellen und bilden Plattenepithel) und die Fibroblasten von beiden Seiten eine neue Basalmembran zu bilden. Wenn dieser Prozess abgeschlossen ist, ist ein neues funktionsfähiges Gewebe entstanden.

Oft, besonders nach Sekundärheilung nach Wundheilungsstörung, kann das Epithelgewebe nicht von allen Seiten die Wunde mit der Epidermis-Schicht abdecken. Dann wird der Raum zwischen den Epidermis-Anteilen von Bindegewebe der Dermis gefüllt. Dieses Gewebe sieht deutlich anders aus als das Epidermis-Gewebe. Der veränderte Hautbezirk wird als Narbe bezeichnet.

Narbengewebe (Bindegewebe der Dermis) besitzt weder Drüsen noch Haare oder Pigmentzellen, wodurch es sich deutlich heller von der umgebenden Haut abhebt. Je nach Heilungsverlauf stellt sich die Narbe dann als auffällig oder unauffällig dar, was für junge Frauen – und nicht nur für diese – kosmetisch von Bedeutung ist.

1.4.4.2 Wundheilung und Eisanwendung

Eisanwendung ist als akute Versorgung z. B. nach einem Trauma, auch um eine Blutung zu hemmen und so die Größe eines Hämatoms in Grenzen zu halten, unbestritten sinnvoll. Post partum kommt Eis nach Verletzungen an Damm/Scheide/Beckenboden in der Nachgeburtsphase zum Einsatz. Ebenso auf dem Bauch als Eisblase zur ersten Involution des Uterus.

Nach heutigem Wissensstand ist aber der Einsatz von Eis im Heilungsprozess der Wundheilungsphase umstritten.

– Wie wirkt Eis auf die Durchblutung? Zur besseren Wundheilung versucht der Körper, um ausreichend Sauerstoff und Nährstoffe im Wundgebiet anzubieten, dort die Durchblutung zu optimieren. Zu diesem Zweck werden im Verletzungsgebiet Entzündungsmediatoren (lat. mediatore = vermitteln) freigesetzt, diese bewirken eine Vasodilatation und Durchlässigkeit der Gefäße. Eisanwendung bewirkt hingegen eine Vasokonstriktion der Gefäße und Kapillaren.
– Wie wirkt Eis bei Schmerzen? Das heilende Gewebe wird vor möglichen Überlastungen und erneuter Schädigung, wozu alle abdominalen Druckerhöhungen wie z. B. Pressen, Hustenstoß u. a. gehören, durch Schmerzmediatoren, die freigesetzt werden, geschützt. Diese Mediatoren senken als Warnsignal die Reizschwelle der Schmerzrezeptoren im und in der Umgebung des Schmerzgebietes. Eisanwendung hemmt die Aktivität des Warnsystems, das Signal wird nicht oder verzögert weitergeleitet.

Insgesamt zeigen neueste Untersuchungen, dass durch Langzeit-Eisanwendung während der Wundheilung nicht nur die Mediatoren für Durchblutung und Schmerz ihre Reizschwelle senken, auch zu irreversibler Schädigung peripherer Nerven kann es kommen.

Bei Untersuchungen an der Freien Universität Brüssel haben verschiedene Wissenschaftler (Leduc 1979, Lieveus 1984, Meeuwsen 1986) herausgefunden, dass „längere Eisanwendungen häufig auch Ödeme verursachen, die durch Schädigung der Wand der Lymphgefäße entstehen", schreibt Berg 1999.

Hinweis: Diese Aussage tangiert weniger das Wochenbett, sollte aber z. B. in der Nachversorgung und Nachbehandlung bei Mamma-Chirurgie Beachtung finden. Werden doch viele operierte Mamma-Patientinnen immer noch postoperativ mit Eis therapiert.

Merke: Eisanwendung in der Nachgeburtsperiode ist eine kurzzeitig sinnvolle ergänzende Maßnahme zur Blutstillung.

Eisanwendung im Frühwochenbett, also in der postpartalen Entzündungsphase der Wundheilung (Tag 0 bis 5), muss kritisch gesehen werden. In der frühen vaskulären Entzündungsphase wird das Wundgebiet durch Immunzellen gesäubert, langanhaltende Eiskühlung würde die Säuberungsphase unterbrechen und/oder verzögern.

Seit Jahren empfehle ich den Wöchnerinnen, weil sie die verordnete Eisanwendung im Vulvabereich ("Eiskrawatte") nach Schmerzen und Hämatom als "aggressiv kalt" zurückmeldeten, ein gekühltes Kirschkernsäckchen zu verwenden. Dieses wird nie als "eiskalt" empfunden, lindert jedoch Beschwerden und beruhigt das heilende Wundgebiet ohne den Heilungsprozess zu verstören.

1.4.4.3 Wundheilungsstörung am Beckenboden nach Dammschnitt/Dammriss

Schmerzen und Schwellungen an der Naht der Schnitt- und/oder Risswunde können bei 10 % bis 45 % (Hirsch 1989) der Wöchnerinnen am Tag nach der Geburt auftreten. Die Beschwerden reichen oft über den dritten Tag hinaus, sind aber auch abhängig

- von der Schnittführung, z. B. mediane Episiotomie, die weniger Beschwerden bereitet als die mediolaterale Episiotomie
- ob eine Muskeldurchtrennung bei der Episiotomie oder bei einem Dammriss III/IV° erfolgte
- von der Nahttechnik, z. B. macht die fortlaufende Intrakutannaht der Haut weniger Beschwerden/Schmerzen als transkutane Einzelknopfnähte,
- auch das verwendete Nahtmaterial spielt eine Rolle.

Die *primäre Wundheilung* der Damm-Naht wurde oben beschrieben.

Die Wundinfektion der Nähte nach Schnitt oder/und Riss (die Episiotomie kann während der Geburt des Kindes weiterreissen) wird in ihrer Häufigkeit mit 0,3 % bis 3 % angegeben (Hirsch 1989) und entsteht durch Kontakt mit Darm- und Scheidenbakterien (Kontamination).

Wenn eine Infektion des genähten Wundgebietes erfolgte, treten die ersten Zeichen dafür am 3. bis 4. Tag nach der Geburt auf. Symptome sind: Verhärtung am Damm, eine ödematöse Schwellung, Rötung der Wundränder und Schmerzen an der Naht.

Je nach Tiefe und Ausbreitung der Naht-Infektion werden unterschieden: Zunächst die einfachste und häufigste Wundnaht-Infektion, welche nur die Haut und das darunterliegende Fettbindegewebe betrifft. Gehen die ausgedehnten Infektionen in die Tiefe um die Fascia superficialis", können diese sogar auf Gesäß, Oberschenkel und Bauch übergehen. Auch tiefe Infektionen, die vor allem die Dammmuskulatur betreffen, sind (seltene) Komplikationen.

Bei der häufigsten Nahtinfektion, die Haut und das darunter liegende Fettbindegewebe betreffend, ist die Naht gerötet und ödematös. Durch die Schwellung hat die Wöchnerin das Gefühl, die Fäden der Naht "zerschneiden" ihr das Gewebe. Häufig geht die Wunde spontan auf, klaffende Wundränder entstehen. Fieber, auch Schüttelfrost treten auf. Aus den Stichstellen kann eitriges Sekret austreten. Die Wunde muss, wenn aus der Tiefe der Eiter nicht abfließt, noch mal aufgemacht werden. Für die Wöchnerin bedeutet das Operationsraum und Vollnarkose. Die Wunde muss gereinigt werden, devitalisiertes Gewebe wird nochmal angefrischt (Abb. 1.68).

Jetzt muss die Infektion abklingen, Fadenreste und Nekrosen müssen immer wieder entfernt werden (Warme Sitzbäder sollen den Heilungsprozess begünstigen) Etwa am 5. bis 6. Tag ist die Wunde gesäubert und mit gesundem Granulationsgewebe bedeckt. Jetzt werden die Wundränder mit einer nicht unter Spannung stehenden *Sekundärnaht* neu vernäht.

So sollen der Frau möglichst wulstige Nähte und Narbenverwachsungen, die ihr bei der Kohabitation Schmerzen bereiten, erspart bleiben.

Nachbehandlung der Dammnähte

Primärnaht

Noch im Kreisssaal bekommt die Frau feucht Tupfer ("feuchte Krawatte") auf die Naht, dadurch wird die Dammwunde komprimiert. Darüber

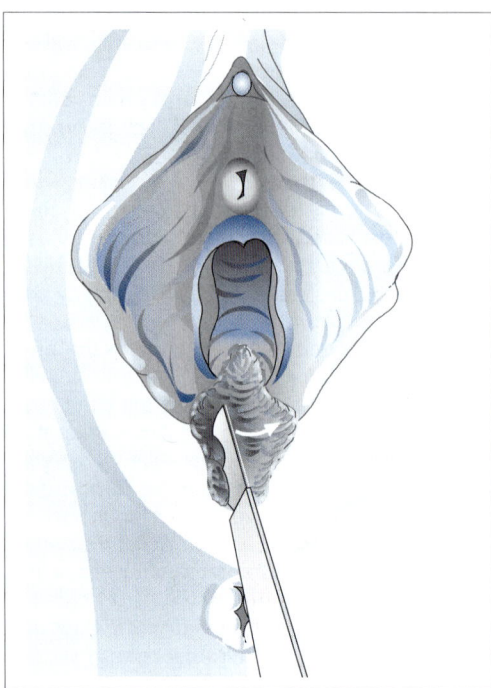

Abb. 1.68 Anfrischen der klaffenden Dammwunde durch Abschaben mit dem Skalpell bis gesundes Granulationsgewebe zum Vorschein kommt (nach Hirsch)

kommt die Vorlage und in Rückenlage überkreuzt die Frau ca. 1/2 Stunde ihre Beine.
Nahtpflege im Wochenbett und bei Wundheilungsverzögerung (s. Kap. 4.2.3.2).

Sekundärnähte

Diese sind für Infektionen anfälliger. In der Wundheilungsphase sollte zunächst das Sitzen, auch jedes „Mit-Pressen" auf der Toilette vermieden werden.
Physiotherapie: Als physiologischen Wundheilungsreiz stimulierende Atembewegungen nach kostoabdominal).

Sekundärheilung

Die Sekundärheilung der Dammnähte in Verbindung mit einem Vulva-Hämatom (siehe Kap. 1.4.2.3) kann die Schmerzen verstärken, auch eine Obstipation und/oder ein Harnverhalten postpartum auslösen, weil die Frau dem Harn- und Stuhldrang aus Angst vor Schmerzen noch weniger nachgeben will als bei einer primärheilenden Naht. Die Sekundär-Wundheilung kann sich bis

weit in das Spätwochenbett hinein verzögern. Narbenbeschwerden begleiten manche Frauen ein Leben lang, z.B. Adhäsionen (Verwachsungen oder fibrinöse Verklebungen), auch Keloidbildung an der Narbe (Nahtpflege siehe Kap. 4.2.3.2).

1.4.4.4 Wundheilungsstörung am Bauch bei Zustand nach Sectio caesarea (Narbenprobleme im Spätwochenbett)

Hinweis: Die Schnitttechniken: Supra-symphysärer Querschnitt nach Pfannenstiel und unterer Medianschnitt als Längsschnitt, ebenso die Hautverschlussmöglichkeiten der Einzelknopfnaht, Intrakutannaht, Einmalklammern sind in Kap. 1.2.4 beschrieben.

Eine ungestörte primäre Wundheilung der Bauchnaht steht im Zusammenhang mit:

– einer weitgehenden Asepsis, also der Keimfreiheit aller Gegenstände (auch Hände), die bei der Operation mit der Wunde in Berührung kommen.
Interessant: Als „Vater" der Asepsis gilt der Glasgower Chirurg *Josef Lister* (1827–1912), der erkannte, dass die Wundinfektions-Erreger in einer Wunde mit Desinfektionsmitteln (er nahm vor 150 Jahren Karbolsäure) bekämpft werden müssen. Vor dem Durchbruch seiner Entdeckung 1850 war der Kaiserschnitt noch mit fast 100 %iger Sterblichkeit der Mütter verbunden, im Jahr 1890 waren es noch ganze 3 Prozent!
– mit der Blutstillung im Operationsgebiet.
Ein größeres Bauchdeckenhämatom mit Frühsymptom starker lokaler Schmerzen wird mit einer Wundrevision durch Spreizen der OP-Wunde und Abpunktieren des Hämatoms entleert. Durch ein Hämatom, welche sich durch eine Verletzung des Muskelgewebes, des Bindegewebes, der Gefäße bildet, kann eine Infektion der Wunde entstehen. Mit einer Sekundärnaht wird die Wunde wieder verschlossen.
– der Schonung des Gewebes beim Nähen.
So trägt eine sorgfältige Nahttechnik zur ungestörten Wundheilung bei, z.B. verursachen zu fest geknüpfte Einzelknopfnähte Durchblutungsstörungen, Nekrosen und Wundinfektionen. Haut- und Fasziennaht sollte deshalb nicht auf Spannung geknüpft werden. „Die Wundheilung erfolgt nicht auf Pressdruck, sondern ist ein aktiver biologischer Vorgang. Dieser setzt jedoch eine einwandfreie Durchblutung voraus." (Dürig u. Harder 1999).

Eine Redon-Drainage als aktive Saug-Drainage bewirkt nach der Operation, dass durch Sog die Wundränder aneinanderliegen, eine Drainage soll ein Hämatom vermeiden helfen.

Wundheilungsstörungen treten bei Z. n. Sectio weniger häufig auf, als nach Damm/Scheidennähten.

Nach der Primär- aber auch Sekundärwundheilung können Störungen im Narbengebiet auftreten:

- Sensibilitätsstörung etwa 1 – 2 cm beidseits der Narbe. Da periphere Hautnerven verletzt wurden, geben die Wöchnerinnen ein „pelziges" oder „taubes" Gefühl in diesem Bereich an.
- Keloidbildung, d. h. es entwickelt sich, manchmal nur partiell, eine Wulstnarbe. Das ist eine derbe, bindegewebige, strangförmige, oft auch juckende Hautwulst, die sich auf der Narbe obenauf bildet.
  Da Vitamin E die Zellmembran gegen Angriffe freier Radikaler schützt, weil es eine starke antioxidative Wirkung hat, wird es zum Vorbeugen von Keloidbildung nach Hautverletzungen empfohlen. Junge Frauen legen als Wöchnerinnen großen Wert auf eine kosmetisch einwandfreie, später möglichst nicht mehr sichtbare Sectio-Narbe. Vitamin E-Gabe hat dabei einen positiven Effekt.

Nach erfolgter primärer Wundheilung der Sectio-Wunde, etwa 1 Woche nach dem Bauchschnitt, sollte vor der Klinikentlassung der Wöchnerin eine Narbenpflege und Narbenbehandlung (siehe Kap. 4.2.2.9) gezeigt werden. Bei sekundärer Wundheilung wird die Nachsorgehebamme, wenn die Wunde verheilt ist, der Wöchnerin die Narbenbehandlung bei ihrem Hausbesuch zeigen.

Eine *Narbenhernie* ist ebenfalls Folge einer Wundheilungsstörung, die manchmal entlang der OP-Narbe mehrere Bruchpforten haben kann. Der Bruchsack ist mit der Haut und der Bauchdecke verwachsen. Nach erfolger Wundheilung ist die Adhäsiolyse schwierig (Abb. 1.**69**).

1.4.5 Störungen und Erkrankungen der Bein- und Beckenvenen

Siehe auch Kap. 1.3.3; 4.2.1.3; 4.2.2.4 u. 4.2.3.5

Komplikationen, die über das Venensystem im Wochenbett hinaus auftreten, stellen für die Wöchnerin eine besonders große Gefährdung dar, welche unterschieden werden nach Lokalisation:

- im oberflächlichen Venensystem der Beine als *Varizen* (Varikosis) oder *akute Phlebitis* = Varikophlebitis der Beine (auch oberflächliche Thrombophlebitis) (Abb. 1.**70a** u. **b**),
- im tiefen Venensystem als *Phlebothrombose* (tiefe Beinvenen- oder Beckenvenenthrombose) mit Gefahr für eine *Lungenembolie* als eine lebensbedrohende Komplikation im Wochenbett.

Die gesteigerte Thrombose-Emboliegefährdung der Wöchnerin hat folgende Gründe:

- Die Hyperkoagulabilität, bereits in der Schwangerschaft auftretend, bleibt über die Geburt hinaus in den ersten Wochen post partum bestehen
- Gewebsreste aus der Plazenta, Dezidua und Fruchtwasser können in die mütterliche Blutbahn eingeschwemmt werden.
- Die Blutzirkulation in den hormonell weitgestellten Venen von Beinen und Becken ist verlangsamt; bei Bettruhe (z. B. Zustand nach Sectio, Symphysenproblem) verstärkt
- Mögliche Gefäßwandschäden nach komplizierter Entbindung.

1.4.5.1 Störungen im oberflächlichen Venensystem (Subcutanvenen)

Varizen oder Krampfadern

Die Bezeichnung „Krampfader" kommt aus dem Mittelhochdeutschen (Krumbader).

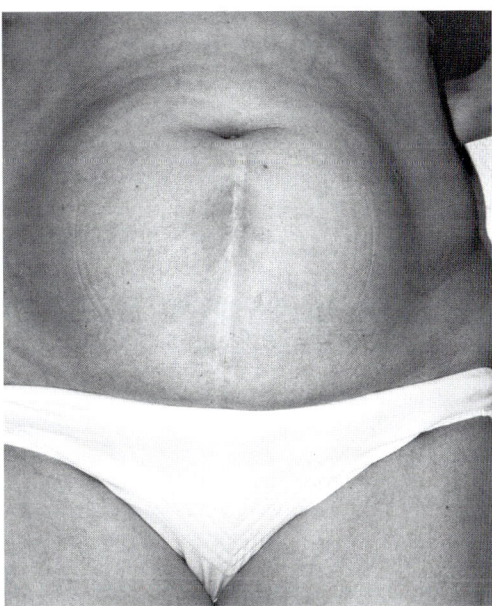

Abb. 1.**69** Längsschnitt nach Sectio

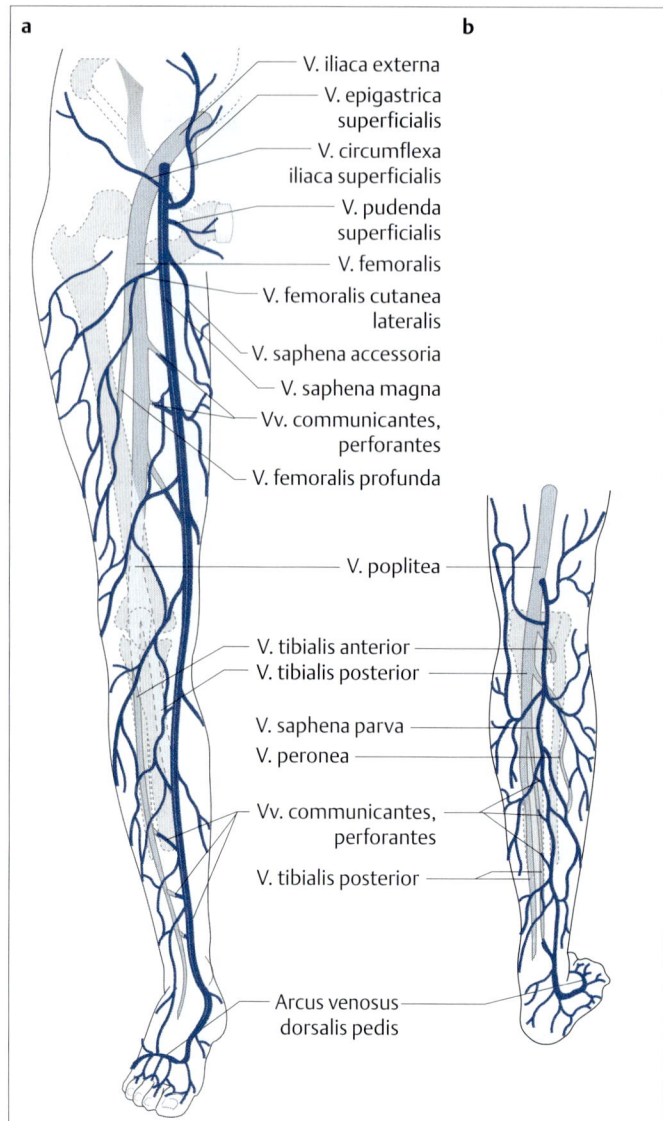

a   b

V. iliaca externa

V. epigastrica
superficialis

V. circumflexa
iliaca superficialis

V. pudenda
superficialis

V. femoralis

V. femoralis cutanea
lateralis

V. saphena accessoria

V. saphena magna

Vv. communicantes,
perforantes

V. femoralis profunda

V. poplitea

V. tibialis anterior

V. tibialis posterior

V. saphena parva

V. peronea

Vv. communicantes,
perforantes

V. tibialis posterior

Arcus venosus
dorsalis pedis

Abb. 1.70a u. b Anatomie der Beinvenen (dunkelblau: oberflächliche
Venen, hellblau: tiefe Venen)
a ventrale Beinseite
b dorsale Seite
(nach Ehrenberg/v. Ungern-Sternberg)

Die Voraussetzung für Krampfadern ist eine Ge-
fäßwandschwäche, die Quer- und Längselastizität
der Vene ist herabgesetzt.

Varizen sind dauerhafte Erweiterungen von
oberflächlichen Venen und oft mit Schlängelun-
gen verbunden.

Hinweis: „Nicht jede sichtbare Vene ist eine Varize
und nicht jede Varize muss behandelt werden."
(Kristen 1987).

Varizen begünstigen aber Thrombosen sowie auch
umgekehrt Thrombosen die Krampfaderbildung
fördern.

Unterschieden werden *primäre* und *sekundäre*
Varizen: *Primäre Varizen* sind eine vererbbare An-
lageschwäche. Die Entstehung und Verstärkung
der Krampfadern kann kontinuierlich, aber auch
schubweise erfolgen. Frauen sind häufiger als
Männer davon betroffen. *Sekundäre Varizen* entstehen durch Überlastungen der oberflächlichen
Venen durch vorangegangene Schädigung des tiefen Venensystems z. B. beim postthrombotischen
Syndrom (siehe nachfolgend).

Die Verschlimmerung von Krampfadern kann durch endogene und exogene Faktoren beschleunigt werden, z. B. durch Ovulationshemmer, durch Bewegungsmangel (Sitz-/Stehberuf) auch durch Adipositas.

In der Schwangerschaft kommt es durch Strukturveränderungen und den hormonell ausgelösten Tonusverlust der Venen vermehrt zur Varizenbildung bzw. zur Ausprägung vorhandener Varizen. Auch die Beckenvenen erfahren durch Druckeinwirkung eine mechanische Rückflussbehinderung (Vena-cava-Kompressionssyndrom) mit Rückwirkung auf die Beinvenen.

> **Merke:** In der Schwangerschaft erworbene Varizen bilden sich, vor allem nach der 1. Geburt, innerhalb des ersten Jahres nach der Geburt wieder zurück. Aus diesem Grund sollte mit chirurgischem Veröden oder Strippen der Varizen dieser Rückbildungszeitraum abgewartet werden.

Vier Haupttypen von Varizen werden an den Beinen unterschieden:

- Stammvarizen aus der Vena saphena magna oder parva, gleichzeitige Insuffizienz der Mündungsklappe in Leiste/Kniekehle
- netzförmige Nebenastvarizen
- insuffiziente Venae perforantes (siehe Abb. in Kap. 1.3.3).
- Besenreiservarizen (haben als direkt unter der Haut verlaufende, erweiterte kleinste Venen nur kosmetische Bedeutung).

Anmerkung: „Kosmetisch" kann natürlich für eine Frau jede Krampfader ein Problem sein!

Primärsymptome bei Varizen und deren Ausprägung zur Varikosis können sein: Sog. „schwere Beine", Belastungsödeme mit Spannungsbeschwerden, Beschwerden bei Witterungswechsel und bei Wärme, oft auch prämenstruell.

Zunächst ist das Hochlagern der Beine oft als Therapie ausreichend.

Bei ausgeprägten Varizen (Varikosis) kommt einer Insuffizienz der Venenklappen als Sekundärfolge große Bedeutung zu. Mit ständiger Zunahme der Varizen entwickelt sich schrittweise durch Blutrückstau ein subkutanes Gewebsödem, eine stauungsbedingte Ernährungsstörung der Haut kann über Atrophie und Hyperpigmentation bis zur Geschwürbildung (Ulcus cruris) führen. Die chronisch-venöse Insuffizienz (CVI) kann so Spätfolge sein.

Ziel der Therapie muss rechtzeitige Verminderung der Stauung und Senkung des erhöhten Venendrucks sein.

Maßnahmen sind: Vermeiden von langem Stehen auf einem Fleck, Spazierengehen und Schwimmen, häufiges Hochlagern der Beine, keine heißen Bäder nehmen, evtl. vorhandenes Übergewicht reduzieren und einen festen Kompressionsstrumpf (siehe Kap. 4.2.1.3 und 4.2.3.5) tragen.

Eine chirurgische Behandlung durch Veröden der Varizen oder Venenstripping hat einen medizinischen und einen kosmetischen Aspekt.

Akute Phlebitis

Diese Varikophlebitis der Beine wird auch „oberflächliche Thrombose" oder „oberflächliche Thrombophlebitis" genannt. Es handelt sich hierbei um eine aseptische Entzündung an einer varikös veränderten Varize. Symptome sind ein oberflächlicher druckschmerzempfindlicher Knoten bzw. eine strangförmige Verhärtung. Haut und Gewebe darüber sind erwärmt, gerötet und geschwollen. Das Allgemeinbefinden ist durch den Entzündungsschmerz reduziert. Die Körpertemperatur bleibt unter 38 °C.

> **Hinweis:** Ein periphäres Stauungsödem *fehlt bei akuter Phlebitis*. Das ist ein wichtiges Unterscheidungsmerkmal zu einer tiefen Beinvenenthrombose (siehe nachf.).

Die Therapie der Akuten Phlebitis besteht aus drei Hauptmaßnahmen (siehe Kap. 4.2.3.5):

- Kompression
- Mobilisieren
- entzündungshemmende Medikamente: Antiphlogistika, heparinhaltige Salben.

Ziel ist die Beschleunigung der venösen Strömungsgeschwindigkeit in den kaudalen Venen.

1.4.5.2 Störungen im tiefen Venensystem

Phlebothrombose (tiefe Bein- und Beckenvenenthrombose)

Es handelt sich hierbei um einen akuten, völligen oder teilweisen Verschluss einer Vene durch ein Blutgerinnsel (Thrombus). Die Folge ist eine entsprechende venöse Rückflussstörung. Die größte Gefahr bei einem thrombotischen Geschehen ist, dass sich ein größerer oder kleinerer Teil des Thrombus von der Gefäßwand ablöst und mit dem

Blutstrom in die Lunge gespült wird. Es kommt dann zu einer Lungenembolie.

Die drei klassischen, von Rudolf Virchow beschriebenen Thrombose-Entstehungsursachen (in Kap. 1.3.3 beschrieben) haben als sog. *Virchow-Trias* in der Diagnostik ihren festen Platz:

- Verlangsamung des venösen Rückflusses, der durch einen protrahierten Geburtsverlauf mit langer Liegedauer nochmals begünstigt wird, besonders wenn die Geburt dann vaginal operativ oder abdominal mit Kaiserschnitt beendet werden muss.
- Veränderungen an der Veneninnenwand
- erhöhte Gerinnungsneigung des Blutes.

Symptome, die auf eine tiefe Bein- und Beckenvenenthrombose (Phlebothrombose) hinweisen, sind:

- subfebrile (bis 38 °C) Temperatur
- treppenförmiger Anstieg der Pulsfrequenz ohne Fieber (Kletter-Puls = Mahler-Zeichen)
- akuter tiefer Venenschmerz
- Druckschmerzempfindlichkeit (siehe nachfolgende Thrombosedruckpunkte) des erkrankten Beines im Verlauf der großen Beinvenen (Adduktorenbereich) und in der Leistengegend.
- bei Wadenkompression auf der betroffenen Beinseite Druckschmerzhaftigkeit, bei Dehnung der Wade Bewegungsschmerz
- schmerzhaftes Anschwellen des betroffenen Beines mit Zunahme des Beinumfanges
- bläuliche (livide) Verfärbung des ganzen Beines
- Temperaturunterschiedlichkeit zwischen dem gesunden und dem erkrankten Bein
- Fußsohlenschmerz und/oder schmerzhafte Druckpunkte beidseits hinter den Fußknöcheln (neben Achillessehne)
- vermehrte Füllung des Umgehungskreislaufs im Bereich der V. epigastrica superficialis (Breckwoldt 2000)
- das linke Bein ist häufiger betroffen als das rechte (Wagenbichler 1995).

Hinweis: Die meisten tiefen Beckenvenenthrombosen beginnen am Unterschenkel und steigen über die Kniekehle zum Oberschenkel, oft sogar bis zu den Beckenvenen auf. Bei Druckschmerzhaftigkeit und ödematösen Schwellungen in der Leistengegend ist an eine Beckenvenenthrombose zu denken.

Eine *primäre* Thromboseentstehung im *Beckenbereich* ist Folge von örtlichen Kompressionseinwirkungen (Initialgeschehen am örtlichen Plexus)

z. B. durch gynäkologische Eingriffe während oder kurz nach der Geburt, Eingriffe an den Urogenitalorganen, auch orthopädische Geschehen wie Symphysenverletzung mit nachfolgender Ruhigstellung verstärken das Risiko einer Beckenvenenthrombose.

Das Risiko für eine Phlebothrombose an Bein- und Beckenvenen erhöht sich bei schwerer Varikosis und bereits durchgemachten Thrombosen.

Diagnostische Maßnahmen zum Nachweis einer tiefen Bein- oder Beckenvenenthrombose unter Beachtung der vorgenannten Frühsymptome:

Merke: Der akute tiefe Venenschmerz ist eines der wichtigsten Frühsymptome der Thrombose. Bei Verdacht auf aktive Thrombosedruckpunkte muss sofort ein Arzt hinzugezogen werden.

1. Thrombosedruckpunkte als Schmerzpunkte und Früherkennungszeichen beachten, ggf. prüfen. Zum Zeitpunkt des ersten Verdachts ist das Bein (Leiste) oft noch weitgehendst unauffällig. Deshalb sollten Hebammen, welche Wöchnerinnen nach ambulanter oder Hausgeburt daheim betreuen, ebenso Nachsorgehebammen die Thrombosedruckpunkte an den Beinen erkennen, um bei Verdacht sofort

- die richtigen Stellen zu inspizieren (Entzündungszeichen)
- ggf. auf Schmerzhaftigkeit zu prüfen
- bei Thromboseverdacht sofort einen Arzt hinzuziehen.

Ein Frühzeichen neben dem Schmerz im Bein kann ein pergamentartiger Hautglanz oder eine verstärkte Venenfüllung entlang der Tibia (Schienbein) sein.

Vorsicht! **Sind bereits o. g. Frühsymptome für eine Phlebothrombose deutlich sichtbar vorhanden, werden *keinesfalls* am betroffenen Bein Thrombosedruckpunkte palpiert, um nicht durch Druck einen (Teil-)Thrombus abzulösen!**

Beachte:
1. Ein Verdacht auf *Beckenvenenthrombose* ist *schwierig zu beurteilen*, da Wöchnerinnen auch Unruhe-Schmerz in der Leiste und im Unterbauch angeben, der ebenso Folge der Geburt und eventueller Geburtsverletzungen sein kann. Auf eine Schwellung des Oberschenkels sollte deshalb geachtet werden. Bei einseitigem Leistenschmerz darf auf der Gegenseite der Leistendruckpunkt geprüft werden (Konsensuelle Reaktion).
2. Bei Verdacht auf Symphysendehiszenz (evtl.

Ruptur) muss durch eine mögliche Strukturverletzung und schmerzbedingte Ruhigstellung mit erhöhter Gefährdung für eine Beckenvenenthrombose gerechnet werden. Hier ist frühzeitige Sicherung der Diagnose wichtig, da sich Symphysen- und Beckenvenenschmerzen im gleichen Bereich lokalisieren (deshalb wird in Rückenlage die Funktionsprüfung der *reziproken Ab-/Adduktion im Hüftgelenk* wie in Kap. 1.4.12.3 beschrieben, zur Abklärung empfohlen).

Thrombosedruckpunkte als Schmerzpunkte und Früherkennungszeichen sind (Abb. 1.**71**):

– Fußsohlenschmerz
  – bei Druck (Payr-Zeichen)
  – spontan ohne Druck (Dennecke)
– beidseits neben der Achillessehne (hinter den Malleolen, Bisgard'sche Kulisse)
  – Kulissendruckschmerz
– Wadenschmerz
  – Zugschmerz in der Wade bei Dorsalextension im Fußgelenk (Homan-Zeichen)
  – Druckschmerz zwischen den Wadenmuskeln (Gastrognemiusköpfen, Tschmarke)
– Im Verlauf der Vena tibialis media Druckschmerz beim Entlangstreichen (Meyer Druckpunkte)
– Kniekehlenschmerz
– Druckschmerz im Bereich des Adduktorenkanals (Hiatus adductorius)
– Leistenschmerz (Rielander)

zusätzlich:
– beim Husten Schmerz im Bein (Louvel).

2. Apparative Diagnostik als *ärztliche* Maßnahme
   Ultraschallverfahren: Duplex- und Farbdoppler-Sonografie

Hinweis: Eine Phlebographie (röntgenologische Darstellung der Vene durch Injektion eines Kontrastmittels) kommt nur noch als Ausnahme bei sehr adipösen Patienten in Betracht (Huck 2000).

Therapie: Der behandelnde Arzt bestimmt die Vorgehensweise. Ziel ist, eine weitere Ausdehnung des Blutgerinnsels und eine Lungenembolie zu verhindern sowie durch Fibrinolyse den Thrombus im Blut möglichst aufzulösen. Bei frischen Thromben ist das aussichtsreich. Die sofortige Heparinisierung muss aber nahtlos überlappend übergehen auf ein Cumarinpräparat (z. B. Marcumar).
   Die betroffene Wöchnerin wird in der Regel eine knappe Woche immobilisiert. Die *Bettruhe* erfolgt unter *Kompressionsbehandlung beider Beine* bis zur Leiste (um den Befall des gesunden Beines durch die Ruhigstellung zu vermeiden) und durch *Hochlagern der Beine* (siehe Kap. 4.2.1.3 + 4.2.3.5).
   Das betroffene Bein darf zunächst nicht bewegt werden (Krankengymnastik), auch tiefe kostoabdominale Atmung muss wegen der Emboliegefahr zunächst unterbleiben (vgl. Saug-Druckpum-

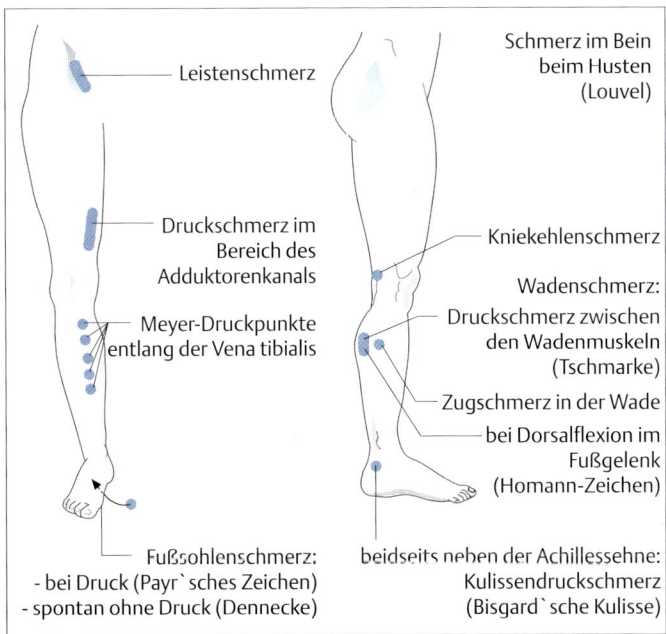

Schmerz im Bein
beim Husten
(Louvel)

Leistenschmerz

Druckschmerz im
Bereich des
Adduktorenkanals

Meyer-Druckpunkte
entlang der Vena tibialis

Kniekehlenschmerz

Wadenschmerz:
Druckschmerz zwischen
den Wadenmuskeln
(Tschmarke)

Zugschmerz in der Wade
bei Dorsalflexion im
Fußgelenk
(Homann-Zeichen)

Fußsohlenschmerz:
- bei Druck (Payr`sches Zeichen)
- spontan ohne Druck (Dennecke)

beidseits neben der Achillessehne:
Kulissendruckschmerz
(Bisgard`sche Kulisse)

Abb. 1.**71**   Schmerzpunkte (Thrombosedruckpunkte) und Früherkennungszeichen

pe mit Wirkung auf die Hämodynamik der unteren Extremitäten, Kap 4.2.3.5).

Etwa fünf Tage nach der Thromboseentstehung beginnt junges Bindegewebe aus der Gefäßwand in das Gerinnsel einzusprossen und fixiert es. Eine Embolie ist dann nicht mehr möglich, vorausgesetzt, die medikamentöse Therapie erfolgt lückenlos (Kristen 1987).

Unter Beachtung der aktuellen medizinischen Erkenntnisse darf dann in Absprache mit dem Arzt das Mobilisieren der Wöchnerin unter Kompressionsbehandlung der Beine beginnen.

Physiotherapie mit Wöchnerinnen bei Zustand nach tiefer Bein- Beckenvenenthrombose siehe Kap. 4.2.3.5.

Eine gefürchtete Komplikation durch eine tiefe Bein- und Beckenvenenthrombose ist eine

Lungenembolie

Werden große Äste der Lungenarterie durch einen aus der Peripherie eingeschwemmten Thrombus (= Embolus) verstopft, ist das eine lebensbedrohliche Komplikation im Wochenbett.

Die Schwere einer Lungenembolie ist abhängig von der Lokalisation und der Größe des abgelösten Embolus. Ein *großer* Embolus blockiert die zentrale Lungenzirkulation. Das geschieht oft „aus heiterem Himmel", ohne dass die Thrombose vorher richtig erkannt wurde. Symptome sind dann plötzlicher Schmerz im Brustkorb, Schweißausbruch, Atemnot bis zur Zyanose, Schocksyndrom, Kollaps und Todesangst. Innerhalb kurzer Zeit kann die Frau sterben.

Kleinere Embolien können in Schüben ablaufen, Symptome sind hier subfebrile Temperatur, Atemnot, Verschlechterung des Allgemeinzustandes mit blutigem Auswurf. Das Bild des Lungeninfarktes mit Schmerzen beim Atmen und blutigem Auswurf wird dann durch eine dafür typische Röntgenaufnahme bestätigt.

Hinweis: Bei einer Lungenembolie ist intensiv-medizinische Diagnostik und Therapie dringend erforderlich. Aus diesem Grund müssen in jedem Kreissaal und auf jeder Wochenstation erforderliche Medikamente und das sog. Emboliebesteck bereitgehalten werden (Breckwoldt 2000).

Das postthrombotische Syndrom (PTS)

Das postthrombotische Syndrom (PTS) als chronisch peripherer Stauungszustand ist Folge eines unzureichenden Behandlungserfolgs einer tiefen Beinvenenthrombose (Phlebothrombose). Das verbliebene Gerinnsel organisiert sich unter Ein-

sprossung von Kapillaren bindegewebig um. Diese kleinen Gefäße finden später Anschluss an das Venenlumen. Die thrombotisch vorgeschädigte Vene wird so innerhalb von ca. 2 Jahren zu etwa 90 % rekanalisiert, die narbigen Unebenheiten und somit Einengungen der Vene bleiben. Die Venenklappen gehen im Bereich des Thrombus zugrunde. Mit dem Klappenverlust fehlt in dem Venenabschnitt der durch Muskel- und Gelenkpumpe aktiv nach oben gerichtete Bluttransport. Aus dem Klappenverlust und dem daraus resultierenden nicht mehr behebbaren, normalen, venösen Rückstromes entsteht ein chronischer peripherer Stauungszustand, das *postthrombotische Syndrom*.

Das PTS entwickelt sich über Jahre, Ödeme und Schwellungen der Beine führt zu Spätfolgen. Spätfolgen sind sekundäre Varizen, Druckschäden der Haut, Ulcus cruris, welche berufsbedingt, alterungsbedingt und durch andere Krankheiten verstärkt werden können. 1 – 2 Millionen Menschen in Deutschland leiden an einem postthrombotischen Syndrom.

1.4.6 Stillprobleme

Eine Mastitis puerperalis (Brustdrüsenentzündung der Wöchnerin) ist heute eher seltener geworden, da deren Ursache oft einfache Stillprobleme sind. Diese werden frühzeitiger erkannt und können besser behandelt werden. Die Hebamme Gabriele Krüger führt dazu aus:

Psychische und soziale Hintergründe

Bei allen Stillproblemen müssen neben den körperlichen Ursachen unbedingt mögliche psychische und soziale Stressfaktoren der Stillenden abgeklärt werden.

– *Fühlt die Mutter sich überlastet, erhält sie genügend Unterstützung?*
  Vielen Frauen ist gerade in der vierten Stillphase, der Stillfindung, nicht bewusst, welche körperliche und emotionale Leistung das Stillen ist und sie gönnen sich zu wenig Ruhe- und Erholungsphasen. Eine Entlastung der Mutter von Alltagsaufgaben kann manchmal schon die Lösung für ein Stillproblem sein. Sind schon Geschwisterkinder da, ist dies ohne Unterstützung des Partners/der Großfamilie oder einer Haushalthilfe kaum zu verwirklichen.
– *Wird Stillen als alleinige Ursache für seelisches Wohlbefinden und körperliches Gedeihen des Säuglings verantwortlich gemacht?*
  Entspricht das Verhalten und Temperament des

Kindes nicht den Erwartungen, wird als Ursache oft die Muttermilch herangezogen. Entweder ist diese dann in der Menge zuwenig oder zuviel, vielleicht sogar von schlechter Qualität. Stets wird das Stillen, z. B. für Unruhe und Schreiphasen, für Blähungen, für Reflux des Kindes verantwortlich gemacht. Unter Druck kann keine Quelle fließen!

– *Überwiegen positive Empfindungen das Stillerlebnis oder wird es nur als Belastung erlebt?*
Um Stillprobleme konstruktiv zu lösen, sollte die „Lust zum Stillen" vorhanden sein. Stillt die Mutter nur noch aus Zwang, aus welchen Gründen auch immer, ist eine dauerhafte Lösung des Stillproblems sehr schwierig.

Häufig auftretende Stillprobleme

Milchmenge nicht ausreichend

Bei Stillbeginn ist das Kolostrum (Vormilch) von der Menge her gering, aber sehr nahrhaft. Der Magen eines Neugeborenen ist nicht auf große Mengen eingestellt. In der weiteren Stillzeit kann sich eine nicht ausreichende Milchmenge durch ein ständig unzufriedenes und die Brust suchendes Kind oder durch mangelnde Gewichtszunahme des Kindes zeigen. Beachtet werden sollte, dass die von der Kinderheilkunde verwendeten Gewichtskurven nicht auf Stillkinder ausgerichtet sind, und man das Augenmerk auch auf den Allgemeinzustand des Kindes und den familiären Konstitutionstyp legen sollte.

Das Kind sollte regelmäßig angelegt werden, wünschenswert ist aller drei Stunden. Dabei sollte es an beiden Brüsten jeweils 10 min trinken, um die Prolaktinbildung (Milchbildungshormon) ausreichend zu stimulieren. Ist das Kind trinkfaul (z. B. bedingt durch eine Krankheit), kann die Milchbildung auch durch Abpumpen angeregt werden.

Therapie:
– Erholungsphasen und Zuspruch für die Stillende.
– regelmäßige und protein- und kohlehydratreiche Ernährung der Stillenden, z. B. viel Getreide, selbst zubereitete Hühnersuppe, außerdem Milchbildungstee (Fenchel, Kümmel, Anis, Brennnessel zu gleichen Teilen), Milchbildungsöl (Olium lactagogum von Weleda), Malzbier, Kakaoschalentee, Milchbildungskugeln (Stadelmann in „Hebammensprechstunde")
– individuelle Unterstützung durch Homöopathie, TCM: Akupunktur und chinesische Kräutertherapie.

Milchmenge zu reichlich

Spannung/Schwellung der Brust, knotige Milchdrüsen auch noch nach dem Anlegen. Das Kind kann die Brust schlecht fassen, da der Bereich um den Warzenhof zu prall ist. Es verschluckt sich, da es von dem reichlichen Milchfluss überfordert ist.

Ein zu großes Angebot an Muttermilch finden wir vor allem zu Stillbeginn und in der frühen Stillphase. Späterhin kann dies auftreten, wenn das Kind z. B. krank ist und dadurch weniger Appetit oder plötzlich längere Schlafphasen hat.

Therapie:
– Ruhe, Entlastung der Mutter
– Angebot regelt sich durch Nachfrage, d. h. das Kind zum regelmäßigen Trinken animieren und möglichst pro Stillmalzeit an beiden Brüsten trinken lassen. Die Brust muss nicht vollständig entleert und weich sein, durch die Spannung wird physiologisch die Milchproduktion gedrosselt. Wird bewusst nur eine Brust angeboten, erhält diese das Signal, viel Milch zu liefern, während die andere Brustseite doppelt so lange auf die Entleerung warten muss und so der Milchfluss durch den Völledruck behindert wird. Das Schmerzempfinden für eine prall gefüllte Brust ist von Frau zu Frau unterschiedlich. Auf das mechanische Abpumpen der Milch sollt nur zurückgegriffen werden, wenn der Völleschmerz zu groß ist, da durch das zusätzliche Pumpen die Milchproduktion paradoxerweise noch gefördert wird. Erleichterung, ohne die Milchbildung groß anzuregen, kann durch Ausmassieren und anschließendem „Ausdrücken" der Milch erreicht werden.
– Milchreduzierend wirken: Salbeitee (besonders griechischer Bergsalbei), Pfefferminztee, Petersilientee, Eisenkraut/Zitronenverbene, (aus Drogerie oder Teeladen, weil in der Apotheke nur der Stengelverschnitt nach Apothekenordnung verkauft wird), außerdem Phytolacca-Urtinktur oral oder als Umschläge. Wichtig ist immer die Dosierungs- und Mengenrücksprache mit der Hebamme.
– Gegen das Völlegefühl der Brust helfen kühlende Umschläge mit Quark, vorgekochten Kohlblättern, Kirschkernsäckchen, Retterspitzlösung, Lavendel/Rosenwasser.

> **Achtung:** Die Brust nicht zu sehr auskühlen, sonst wird der Milchspendereflex und damit der Milchfluss behindert.

– Individuelle Unterstützung durch Homöopathie, TCM: Akupunktur und chinesische Kräutertherapie.

Wunde Brustwarzen

Zuerst gerötet, dann wund und rissig, oft mit tiefen Rhagaden und blutigen Verkrustungen. Wunde Brustwarzen können feucht oder trocken auftreten und sich an der Brustwarzenspitze oder am Rand und am Übergang zum Warzenhof befinden. Wunde Brustwarzen sind meist sehr schmerzhaft!

Therapie:
– Ruhe, Entlastung der Mutter
– je nach Lokalisation Überprüfen der Anlageposition und des Saugverhaltens des Kindes
– wundheilungsfördernde Maßnahmen: Muttermilch/Speichel des Kindes auf die wunde Brustwarze, Luft, evtl. kurze Sonnenbäder, Rotlicht, Föhnen bei feuchten Wundstellen. Pflege mit Wollfettprodukten oder Pflanzenölen ohne Aromazusätze (z. B. Rosamosqueta Ölkapseln von Primavera), Seidenstilleinlagen sind wirkungsvoller als Einmalstilleinlagen, letztere können eine feuchte Kammer bewirken.
– Stillschalen als Brustwarzenschutz, damit werden diese luftig und frei von Berührung gehalten.
– Zinnhütchen: Schützt vor Reibung, die Brustwarze wird in Muttermilch gebadet.
– Förderung des Milchspendereflexes, damit das Kind die Warze gut fassen und die Brust gut entleeren kann durch feuchtwarme Umschläge vor dem Anlegen, Ausmassieren der Brust, Nacken- und Rückenmassage für die Mutter.
– Individuelle Unterstützung durch Homöopathie, TCM: Akupunktur und chinesische Kräutertherapie.

Milchstau

Eine mangelhafte Entleerung der Brust ist bedingt durch zu reichliche Milchmenge (s. o.) oder ungenügenden Milchfluss, dafür kann die Ursache sein: Kälteeinwirkung, mechanischer Stau (Einschnürung durch Stillbüstenhalter), körperlicher und psychischer Stress der Mutter.

Meist lokale Verhärtungen und Milchknötchen, oft ist nur eine Brust betroffen. Die Symptome treten akut auf: Neben Völlegefühl der Brust können lokale Druckschmerzempfindlichkeit, Rötung der Haut, Kopf- und Gelenkschmerzen und eine leicht erhöhte Körpertemperatur auftreten.

Therapie: Je rechtzeitiger desto erfolgreicher!
– Bettruhe, Entlastung von allen Alltagspflichten
– individuelle Unterstützung durch Homöopathie, TCM: Akupunktur und chinesische Kräutertherapie
– Förderung des Milchspendereflexes: Feuchtwarme Umschläge vor dem Anlegen, vorsichtiges Ausmassieren, um entzündliche Prozesse nicht zu provozieren, Nacken- und Rückenmassage für die Mutter. Regelmäßiges Anlegen, bequeme Stillposition, Unterkiefer des Kindes in Richtung der betroffenen Stellen, um gute Entleerung zu fördern.
– evtl. Reduktion der Milchmenge (siehe bei: Milchmenge zu reichlich)
– zur Vorbeugung eines entzündlichen Prozesses: kühler Quark, auch Kombination mit ätherischen Ölen, wie z. B. Rosen-, Lavendel-, Teebaum-Essenz möglich, Retterspitzlösung, vorgekochte Weißkohlblätter, rohe geriebene Kartoffeln.

Brustentzündung (Mastitis puerperalis)

Aus einem Milchstau kann sich eine Brustentzündung entwickeln, eine Abgrenzung ist oft schwierig. Deshalb sollte ein Milchstau ernst genommen und sofort behandelt werden. Manchmal findet man auch die Kombination mit zu reichlicher Milchmenge und/oder wunden Brustwarzen, die ein Eindringen von pathogenen Keimen begünstigen. Die unter *Milchstau* beschriebenen Symptome sind sehr viel heftiger, meist Fieberkurven über 40 °C, die Temperatur sinkt selten unter 38 °C. Die betroffene Wöchnerin leidet unter einem grippeartigen Krankheitsgefühl mit Gelenkschmerzen, Kopfschmerzen, Kreislaufproblemen. Bleibt die Temperatur länger als 24 bis 36 Stunden über 38 °C, sollte antibiotisch behandelt werden. Zu einer Abszesseinschmelzung, die chirurgisch behandelt werden muss, kommt es nur äußerst selten.

Eine Brustentzündung (Mastitis) kann während der gesamten Stillzeit auftreten, eine Häufung findet man in der 2. bis 3. Woche nach der Geburt.

Therapie (siehe Milchstau): Das Kind weiterhin anlegen! Der Magen/Darmtrakt des Säuglings kommt mit evtl. Keimen gut zurecht. Die Verdauung und der Zustand des Kindes muss gut beobachtet werden. Manche Kinder verweigern die Milch, deren Geschmack sich durch den Krankheitsprozess verändern kann. Da aber die Brust regelmäßig entleert werden soll, muss die Brust, wenn das Kind die Milch verweigert, ausmassiert oder mit einer elektrischen Milchpumpe entleert werden.

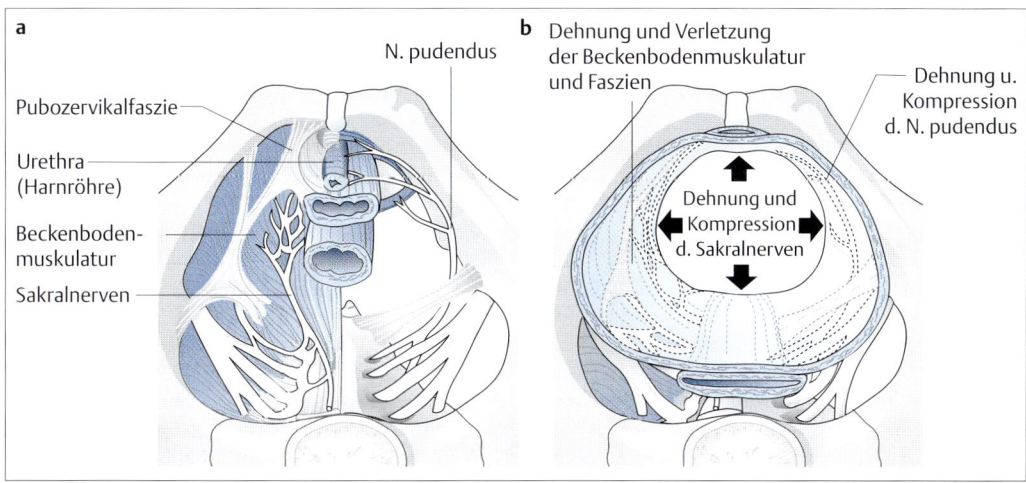

a

Pubozervikalfaszie

Urethra
(Harnröhre)

Beckenboden-
muskulatur

Sakralnerven

N. pudendus

b Dehnung und Verletzung
der Beckenbodenmuskulatur
und Faszien

Dehnung u.
Kompression
d. N. pudendus

Dehnung und
Kompression
d. Sakralnerven

Abb. 1.72 Endopelvine Faszie, Muskeln und Nerven des internen und externen Sphinkter uraethra sind bei der Geburt anfällig für Verletzungen

1.4.7 Miktionsstörungen

Im Frühwochenbett liegt der Schwerpunkt der Miktionsstörungen beim Harnverhalten, einer Entleerungsstörung, im Spätwochenbett bei dem unkontrollierten Harnabgang, einer Speicherstörung (siehe auch Kap. 5).

Blasenentleerungsstörungen nach der Geburt (besonders am 1. Tag post partum) kommen bei

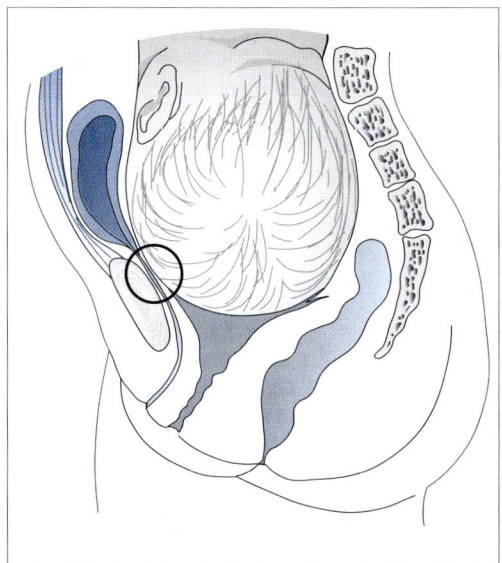

Abb. 1.73 Druckzone der Blase bei protrahierter vaginaler Entbindung (nach Fischer)

einer Erstgebärenden häufiger vor als bei einer Mehrgebärenden (Abb. 1.73).

1.4.7.1 Harnverhalten (Harnretention)

Die verschiedenen Ursachen für das Problem des postpartalen Harnverhalts im *Frühwochenbett* sind:

– Schwangerschaftsbedingter herabgesetzter Wandtonus der glatten Blasenmuskulatur (Detrusor), dadurch erhöhte Blasenkapazität aber verminderter Miktionsdrang.
– Geburtsverletzungen durch Forzeps/Vakuumextraktion (Zange/Saugglocke) wie Quetschungen, Ödeme und Blutungen im Blasenhalsbereich und an der Harnröhre (Suggilation) erschweren die Miktion (s. Abb. 1.72).
– Massive Beckenbodenverletzungenn durch Dammrisse/Episiotomie, protrahierter Geburtsverlauf mit Kristellerhandgriff in „klassischer" Rückenlageposition unter Valsalva Pressdruck, ein großer kindlicher Kopf, der Blase und Harnröhre gegen die knöcherne Beckenwand presst.
– Schmerzen an der Dammnaht, Hämatom im Vulvabereich können im Blasenhals und der Harnröhre den Miktionsreflex bei der Wöchnerin hemmen.
– Eine Periduralanaesthesie (PDA) kann eine vorübergehende Störung der Blasenfunktion bewirken (Wagenbichler 1995)
– Eine nicht primär geplante Sectio kann vorübergehende Miktionsstörungen verursachen, wenn der Kopf des Kindes bereits die Beckenhöhle er-

reichte. Durch die Operationstechnik und Entwicklung des Kindes kann es ebenso zu Harnverhalt kommen.

Im Frühwochenbett kann es zum Überlaufen der
vollen Harnblase kommen (sog. Überlaufblase),
wenn die übermäßige Speicherung von Harn nicht
bemerkt wird. Die Wöchnerin hat Schmerzen
beim Wasserlassen und berichtet, dass es trotz
voller Blase nur zum Harnträufeln weniger Tröpfchen kommt. Eine volle, nicht entleerte Blase hat
mehrere Risiken:

- Die Rückbildung der Gebärmutter ist gestört,
  die übervolle Blase verdrängt den Uterus nach
  kranial. Der Fundusstand bleibt hoch, die Kontraktilität (Nachwehen) sind behindert, die Lochien fließen ungenügend: Das kann sogar eine
  Atonie des Uterusmuskels zur Folge haben. Daraus resultierend kann eine Fehleinschätzung
  der Involution des Uterus möglich sein.
- Eine übervolle Harnblase kann bei erschwerter
  Entleerung mit verbleibendem Restharnvolu-
  men eine Blasenentzündung, die *puerperale
  Zystitis* und weiter eine Keimaszension (also
  eine aufsteigende Infektion) über die tonus-
  geschwächten ableitenden Harnwege (Ureter)
  bis in die Nieren begünstigen (Pyelonephritis
  puerperalis).

Hilfen bei Miktionsstörungen im Frühwochenbett
sind:

- Frühzeitiges Aufstehen und Mobilisieren (siehe
  Kap. 4.2 Behandlung im Frühwochenbett)
- Wärme auf die Blase, z.B. erwärmtes Kirsch-
  kernsäckchen
- Für warme Füße sorgen
- Beim Duschen den warmen Wasserstrahl auf
  den vorderen Vulvabereich rieseln lassen
- Regelmäßige Blasenentleerung auch ohne Harn-
  drang, alle 3 bis 4 Stunden, die Wöchnerin daran
  erinnern
- Miktionsverhalten beim Sitzen auf der Toilette
  besprechen (siehe Kap. 4.2.1.12)
- Bei Hämatom und zur Schmerzlinderung der
  Dammnaht Kühlung z.B. mit Kirschkernsäck-
  chen, nicht mit Eis.
- Medikamentös: Spasmolytika
- Eine notwendige Restharnbestimmung sollte
  nach Meinung von Wagenbichler (1995) über
  Ultrasonographie erfolgen, um der Wöchnerin
  das Katheterisieren zu ersparen.

1.4.7.2 Puerperale Harnwegs- und Niereninfektion

Eine *puerperale Zystitis* (Blasenentzündung) und
ihre häufigsten Ursachen sind:

- eine geburtstraumatische Schädigung der Blasenschleimhaut
- bestehendes Harnverhalten mit Restharnbil-
  dung und, weil die Spontanmiktion schwierig
  ist, häufiges Katheterisieren.

In beiden Fällen kann die Wöchnerin daraus eine
Blasenentzündung entwickeln.
Symptome sind: Schmerzen beim Wasserlassen,
häufiger Miktionsdrang aber geringe Harnmenge.
Die Wöchnerin sollte reichlich Nieren/Blasentee
trinken und als natürliche Wärmflasche ein ange-
wärmtes Kirschkernsäckchen auf die Blasenregion
legen; evtl. Antibiotikatherapie (vom Arzt verordnet).
Eine *Pyelitis* (Nierenentzündung) oder *Pyelonephritis puerperalis* (Nierenbeckenentzündung)
ist meist ein aus der Schwangerschaft mitgebrachtes Rezidiv. Infektionen von Niere und ableitenden
Harnwegen sind eine der häufigsten Komplikationen in der Schwangerschaft.
Bei etwa 5 bis 10% aller Schwangeren werden
im Harn Bakterien ohne klinische Symptome einer
Harnwegsinfektion festgestellt. Bleiben diese unbehandelt, so kann dies bei 30 bis 60% der
Schwangeren, die bereits in der Schwangerschaft
eine akute Pyelonephritis hatten, im Wochenbett
wieder aufflammen (Retzke 1982).
Für eine aus der Harnblase aufsteigende Infektion wirkt post partum begünstigend die noch bestehende progesteronabhängige Weitstellung der
Harnleiter.
Symptome sind: Fieber, klopfschmerzempfind-
liche(s) Nierenlager.
Eine gezielte Antibiotika-Therapie unter ärztlicher Kontrolle und Bettruhe sind erforderlich.
Physiotherapie: Mit Arzt absprechen.

1.4.7.3 Unkontrollierter Harnabgang

In den ersten Frühwochenbett-Tagen ist meist
durch den postpartalen Harnverhalt, der bei vielen Wöchnerinnen besteht, noch nicht beurteilbar,
ob sich später doch eine Harninkontinenz, also ein
unwillkürlicher Harnverlust entwickelt. In diesem
Fall muss der Wöchnerin dringend Rückbildungsgymnastik mit Schwerpunkt Übungen für den Beckenboden empfohlen werden. In Verbindung mit
Symphysen- und anderen Strukturverletzungen
während der Geburt kann es post partum zu un-

kontrollierbarem Harnverlust kommen, wie das Fallbeispiel mit Röntgenabbildung in Kap. 1.3.8.3 zeigt.

Im *Spätwochenbett* stellt sich sehr häufig für die Wöchnerin das Problem der Blasenverschlussinkontinenz, hier als *Stressinkontinenz* (SIK). Die postpartale SIK-Rate wird von 3,7 % bis 15,2 % Betroffener angegeben (Schüßler/Baesler 1998). Bei Frauen, die geboren haben, tritt diese Inkontinenzform (Speicherstörung) wesentlich häufiger auf, als bei Frauen, die nicht geboren haben.

Stressinkontinenz heisst, dass unfreiwillig ohne den geringsten Harndrang bei intraabdominellen Druckerhöhungen, also unter Einwirkung eines „Stresses", durch den die Kontinenz des Blasenverschlusses verloren geht,in schwacher bis ausgeprägter Form Harn abgeht. Dieser „Stress" der Blase wird in drei Schweregrade unterteilt:

- I. Grades: Harnverlust bei Husten, Niesen, Lachen
- II. Grades: Harnverlust bei leichter Belastung, z. B. Heben des Kindes, Treppen abwärtssteigen, Hüpfen, Laufen mit gleichmäßig intraabdominalen Druckanstieg, auch beim Pressen (Stuhl)
- III. Grades: Harnverlust beim Stehen (nicht aber bei Ruhe im Liegen).

Anmerkung: Ein Harnverlust bei voller Blase, beim Aufstehen und bei jedem Lagewechsel spricht für eine gemischte Inkontinenz von Stress und Drang (Urge, siehe auch Kap. 5.1).

Merke: Unfreiwilliger Harnabgang ist für die betroffenen Spätwöchnerinnen einerseits ein heikles Thema, andererseits so störend und belastend, dass sie darüber sprechen wollen und sich von der Kursleiterin und deren angebotener Rückbildungsgymnastik Hilfe erwarten. Auch der behandelnde Gynäkologe/In wird eine Beckenbodentherapie als erstes Mittel der Wahl verordnen, bei leichter Form in der Gruppe, bei starkem Harnverlust als Einzeltherapie, auch über das Wochenbett hinaus. Bei I° bis II° kann eine konservative physiotherapeutische Behandlung erfolgreich sein (Fischer 1995) Abzuklären wäre dann immer, ob eine Strukturverletzung oder eine Muskelschwäche die Ursache für die postpartale Inkontinenz ist (vgl. Beckenboden in Kap. 4 und 5).

Faktoren, die zu einer postpartalen Stressinkontinenz führen können, sind:

- Traumatisierung der bindegewebigen, muskulären und nervalen Strukturen des Beckenbodens

unter der Geburt, z. B. Senken des Blasenbodens (Diaphragma urogenitale und vorderer Anteil des Diaphragma pelvis) mit funktioneller Schwäche des willkürlichen Blasensphinkter (vgl. Ursachen in diesem Kapitel)
- Multiparität, auch Veranlagung, z. B. erbliche Beckenbodenschwäche
- Unterschiede im geburtshilflichen Management spielen wahrscheinlich eine Rolle, so gibt es (nach Dimpfl, Hepp, Schüßler) in einzelnen geburtshilflichen Zentren Handhabungen, die eine postpartale Stressinkontinenz begünstigen,

- z. B. ist das Risiko für eine postpartale SIK bei Gebärenden mit einer Austreibungsphase von über 30 min deutlich geringer (3,8 %) als bei den Frauen mit einer kürzeren Austreibungsphase (7,5 %) (Schüßler, Dimpfl, Hepp 1992). Der Beckenboden wird langsamer gedehnt.
- z. B. wurde auch aufgezeigt, dass ein DR III° oder IV° mit hoher Wahrscheinlichkeit mit einer Stressinkontinenz verknüpft ist.
- z. B. ist auch nach Forzeps/Vakuumextraktion die Stressinkontinenz postpartal gegenüber der Spontangeburt erhöht.
- z. B. wurde auch der Zusammenhang von Periduralanästesie (PDA) während der Geburt und postpartaler Stressinkontinenz aufgezeigt (Schüßler et al 1988).
- z. B. beim Vergleich Sectio- /vaginale Entbindung zeigten nur primär durchgeführte Kaiserschnitte keinen negativen Einfluss auf das Beckenbodensystem und so auf eine postpartale Stressinkontinenz (Dimpfl et al. 1991).

Merke: Van Geelen et al. (1984) fanden aber *keinen Zusammenhang* zwischen Vorhandensein oder Fehlen einer Episiotomie und der Entstehung einer postpartalen Stressinkontinenz.

Ein weiteres Problem ist *unfreiwilliger Harnverlust bei der Kohabitation*: Im Spätwochenbett und darüber hinaus suchen Frauen, die während des Verkehrs mit dem Partner Harn verlieren, Rat und Hilfe, vertrauen sich zu diesem heiklen Thema aber lieber einer Frau an. Zwei Fallbeispiele: 1. Eine Wöchnerin, die post partum einen 3 cm breiten Symphysenspalt aufwies, hat 4–5 Monate nach der Geburt beim Verkehr Harnverlust. 2. Eine Frau Mitte vierzig kann den Harn in der Orgasmusphase nicht halten (wurde als psychovegetatives Problem eingestuft). Ich befragte einen Urogynäkologen (Prof. W. Fischer, Berlin) und Urologen (Dr. H. Radler, Mannheim) zu diesem wenig bekannten Phänomen.

Grundsätzlicher **Hinweis**: Die Frau muss vor dem Verkehr die Blase entleeren.

– Verliert die Frau trotz vorheriger Blasenentleerung während des Verkehrs Harn (Fall 1), muss an einen Harnwegsinfekt, vor allem aber an eine Zystocele (in Kap. 5.4 beschrieben) gedacht werden. Postpartale Zystocelen kommen häufig vor (Lason/Peeters 1994).
– Verliert die Frau beim Orgasmus Harn (Fall 2), dann ist der innere Sphinkter urethrae zu stark relaxiert, hier handelt es sich um eine Blasendestabilisation.

In jedem Fall muss das Problem ärztlich abgeklärt werden. Physiotherapie, Osteopathie und Manuelle Therapie als konservative Maßnahmen sollten vor operativen Maßnahmen angewendet werden.

Hinweis: Die Risikofaktoren für die postpartale Harninkontinenz werden in der Literatur recht kontrovers beurteilt. Ist doch die Geburt des Kindes immer ein Zusammenwirken von vielen Abläufen und Störfaktoren, die nach der Geburt nicht immer zu trennen sind. Ich habe hier einige Risikofaktoren, die ich Studien entnahm, aufgezeigt. Seit geraumer Zeit wird eine engagierte Fachdebatte pro und kontra Kaiserschnitt in Bezug auf Beckenbodenschonung und Prophylaxe für eine postpartale Harninkontinenz geführt (vgl. Kap. 1.2.4.2). Mir ist wichtig, dass ein komplexes und funktionsrichtiges physiotherapeutisches Beckenboden-Behandlungskonzept für betroffene Spätwöchnerinnen angeboten wird. Siehe dazu Kap. 4. und 5.

1.4.8   Defäkationsstörungen

Im Zusammenhang mit den anorektalen Beschwerden oder/und Problemen im Wochenbett sollen hier aufgezeigt werden.

– anale Inkontinenz, d. h. unkontrollierter Abgang von Stuhl und Winden und ihre Ursachen
– Obstipationsbeschwerden, die besonders für Frauen bei Zustand nach Sectio caesarea quälend sein können
– beim Gebären entstandene bzw. bei Vordisposition sich verstärkende Hämorrhoiden.

Jeder der einzelnen Punkte stellt nach der Geburt für die Wöchnerin, für ihr Freude – und Glücksgefühl, es endlich geschafft, das Kind zur Welt gebracht zu haben, eine neuerliche Belastung dar. Sprich doch über ein Problem in diesem intimen Bereich kein Mensch gern.

In Kapitel 1.3.6.5 schließe ich mit dem Satz „innerhalb von zwei bis vier Wochen hat sich bei der Wöchnerin die Darmfunktion *in der Regel* wieder normalisiert."

Erst in jüngster Zeit beschäftigen sich mit größerer Aufmerksamkeit Gynäkologen/Proktologen mit den geburtsbedingten Defekten am Beckenboden, die A. H. Sultan in zahlreichen Studien (1993/94/96/97) beschrieben hat. Er gibt eine Inzidenz von bis zu 6 % für Analsphinkterrisse mit Beschwerden und eine Häufigkeit von 40 % für okkulte Risse nach vaginalen Geburten an (Gauruder-Burmester 1999).

Zur Sicherstellung der Diagnose wird heute die relativ schmerzlose Endoanalsonographie, auch die endovaginale MR-Tomographie verwendet. Damit können Defekte im Bereich der Mm. sphincter ani externus und internus nachgewiesen werden.

1.4.8.1 Anale Inkontinenz (unkontrollierter Abgang von Stuhl/Winden)

Die anale Kontinenz wird gewährleistet einerseits durch „das enge Segment des M. sphincter ani internus und andererseits durch den Schnür- und Tamponverschluss des M. sphincter ani externus. Der M. puborectalis (zum Levator ani gehörend) verstärkt als Kontinenzmuskel den Knick zwischen Rektum und Analkanal, weil er das Rektum umschlingt. Eine weitere Kontinenzsicherung ist der Schwellkörperverschluss durch das Corpus cavernosum recti. Der maximale Willkürdruck ist bei Frauen niedriger als bei Männern und nimmt im Alter vor allem bei Frauen ab. Als Hauptursache gelten Schädigungen des N. pudendus durch die vaginale Geburt (Harms 2000). Bedingt durch die unmittelbare Nachbarschaft des Geburtskanals, also der Vagina, zum anorektalen Kontinenzorgan Rektum und Anus, ist die Geburt ein erheblicher Risikofaktor für eine anale Inkontinenz.

Risikogruppen nach vaginalen Geburten sind:

– Erstgebärende, vor allem mit langer Austreibungsphase, großem Kind
– Zustand nach Forzeps- aber auch nach Vakuumentbindung.
  Für diese beiden Gruppen ist nach Meinung von Perl und Helms (2000) das Tempo der Entbindung entscheidend, sie fordern: „mit größtmöglicher Sanftheit und extremer Langsamkeit (Millimeterarbeit) soll die Geburt geleitet sein, um mütterliche Läsionen minimal zu halten."
– Zustand nach Dammriss III./IV. Grades (auch Dammriss II. Grades erfragen)

– Zustand nach lateraler/mediolateraler und erweiterter medianer Episiotomie
– Wundheilungsstörungen an Sphinktern/Nähten.

Das Problem für die analen Funktionseinbußen, wie gehäufter Stuhldrang (Urge), unkontrollierter Abgang von Stuhl und/oder Winden ist nicht auf das Frühwochenbett begrenzt, im Gegenteil, meist entwickelt sich diese Schwäche schleichend und so sind viele der betroffenen Frauen erst im Spätwochenbett und oft darüber hinaus damit konfrontiert. Mit zunehmendem Alter kann die anale Inkontinenz zu einem großen, die Lebensqualität mindernden psychophysischen Problem werden. Weil nach der Geburt eine Harninkontinenz wesentlich früher auftritt, war ein Zusammenhang zur Geburt schon lange bekannt. Anders bei der zunächst latenten anorektalen Kontinenzschwäche, bei der erst in den letzten Jahren ein Zusammenhang mit einem Geburtstrauma erkannt wurde. Auch spricht die heutige Frauengeneration „ihr" Problem eher an und erwartet Hilfe.

Während des Geburtsvorganges wird das Gewebe der Weichteile des Beckenbodens extrem geweitet: Wenn das Kind Richtung Beckenboden ausrotiert, kommen zusätzliche Druckkräfte auf die Verschlussmuskulatur um Blase (siehe dort) und Darm, also auf den

– M. sphincter ani internus (parasympathisch innervierte glatte Muskulatur mit Kontrolle des autonomen Nervensystems. Dieser Muskel besitzt einen Dauertonus) und auf die als Funktionseinheit wirkenden
– M. sphincter ani externus und die Puborektalisschlinge des M. levator ani (beides quergestreifte,vom N. pudendus innervierte willkürlich beeinflussbare Muskulatur)
– Auch alle anderen bindegewebigen und muskulären Strukturen des Beckenbodens sowie die Reizleitung der Äste des N. pudendus können geschädigt werden.

Trotz Dammschutz durch die Hebamme beim Durchtritt des kindlichen Kopfes durch den mütterlichen Beckenboden kann es zu einem Damm-, Scheiden-, Labien-, Klitoriseinriss kommen, weil die Druckverschiebungen innerhalb der Rumpfkapsel „zum Ort des geringsten Widerstandes" erheblich sind.

Selbst *ohne* sichtbare Sphinkterverletzungen können bereits nach der ersten Geburt Funktionsprobleme mit der anorektalen Kontinenz auftreten, Stuhlinkontinenz, Windstörungen (Flatus analis) in wenig oder stark ausgeprägter Form, wobei es sicher viele junge Frauen gibt, die aus

Gründen der „Peinlichkeit" darüber nicht sprechen!

Verschiedene Ursachen für die anorektale Inkontinenz werden unterteilt in:

Direkte mechanische Traumen

– Bei Dammriss (DR) III. Grades: Einriss des gesamten Dammes (Perineum), einschließlich des M. sphincter ani externus (mindestens 50 % der Fasern sind durchtrennt), evtl. ist die Rektumvorderwand einbezogen. In der Regel ist ein Scheidenriss dabei (bei DR II° ist der M. sphincter ani intakt oder nur oberflächlich lädiert) (Abb. 1.**74a – d**).
– Bei Dammriss IV. Grades : Diese Unterteilung wird in mancher Literatur aufgezeigt, dann ist zum M. sphinkter ani externus die Rektumvorderwand (Mukosa) *immer* mit eingerissen. Der DR IV erfordert eine gesonderte Naht der Schleimhaut.
– Bei *mediolateraler Episiotomie*, deren Schnittführung an der Mitte der hinteren Kommissur beginnt und M. bulbospongiosus und M. transversus perinei superficialis durchtrennt werden, der Levator ani (Puborektalis) oft angeschnitten wird. Ist diese mediolaterale Epi ausgedehnt (sie kann bis zur mit Fettgewebe ausgefüllten Fossa ischiorectalis reichen, dort sind Hämatome großen Ausmaßes beschrieben worden), werden von der Seite kommende Gefäße und Nerven des Dammes mitdurchschnitten. Als Folge entsteht hier erhöhter Blutverlust„ oft Wundkomplikationen, Schmerzen, Hämatome, als Spätfolge oft Kohabitationsschmerzen (Dyspareunien).

Anmerkung: Bei lateraler Episiotomie (die in Deutschland kaum mehr angewendet wird) wird seitlich in Richtung tuber ischiadicum geschnitten: Durchtrennt werden die Mm. bulbospongiosus, transversus perinei superficialis, der Levator ani (Puborektalis) und die Gefäße der pudenda interna. Die laterale Episiotomie blutet stärker, hat oft Hämatome und Wundheilungsprobleme, laterale Narbenschmerzen, Stuhl/Windstörungen.

– Bei *medianer Episiotomie*, deren Schnittführung an der Mitte der hinteren Kommissur beginnt und in der Mitte des Centrum tendineum, in der bindegewebigen Raphe (Naht) an der beidseits die paarigen M. bulbospongiosus und M. transversus perinei superficialis ansetzen, den Damm spaltet, ohne die Sphinkter ani zu verletzen. Vorteil ist, dass bei der medianen Episiotomie keine Muskeln, größere Blutgefäße, Nerven

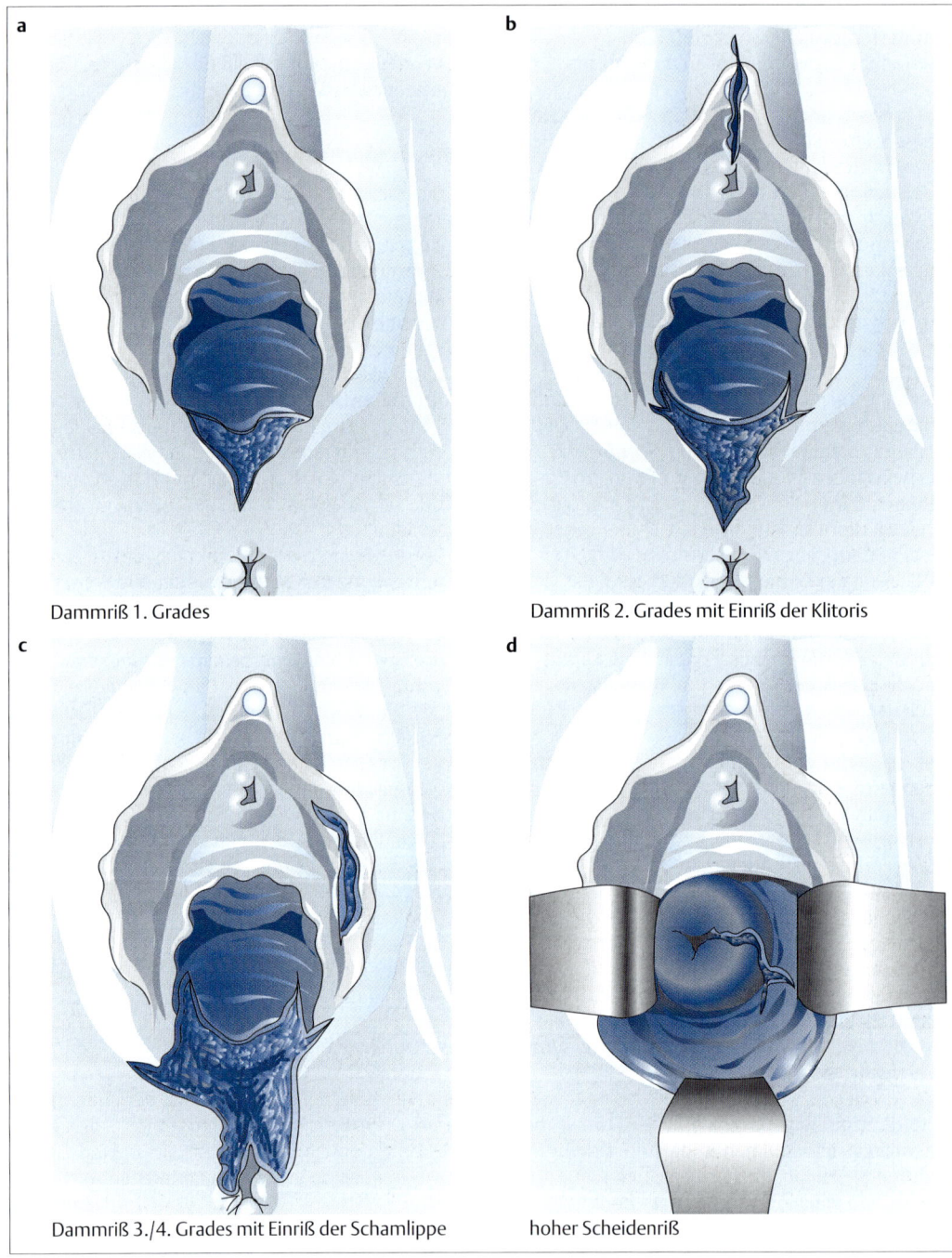

a

Dammriß 1. Grades

b

Dammriß 2. Grades mit Einriß der Klitoris

c

Dammriß 3./4. Grades mit Einriß der Schamlippe

d

hoher Scheidenriß

Abb. 1.**74a – d** Verletzungen der Scheide, des Damm und der Vulva (nach Netter)

und das Fettgewebe in der Fossa ischiorectalis durchtrennt werden. Sie blutet geringer, hat symmetrische Wundflächen und heilt gut mit wenig Beschwerden und Problemen für die wil-

lentliche Anspannbarkeit des kontraktilen Beckenbodens. Sie sieht kosmetisch besser aus und bereitet bei der Kohabitation selten Probleme.

Wurde aber die mediane Episiotomie um den Anus herum nach lateral J-förmig erweitert, weil der M. sphinkter ani zu zerreissen droht, so ist wieder ein gefäß- und nervenreiches Gebiet betroffen. Diese Wundflächen müssen sorgfältigst vernäht werden, um späterhin keine Funktionseinbuße zu haben. Eine andere Erweiterungsmöglichkeit der medianen Episiotomie ist die komplette Perineotomie. Wenn der Sphinkter ani zu zerreißen droht, wird er durchtrennt; häufig dazu die Vorderwand des Analkanals und die vordere Rektumwand, um größeren Raumgewinn zu erzielen. Der Vorteil ist, dass nur der Sphinkter ani durchtrennt wird. Geringere Blutung, gute Heilungschance und wenig Komplikationen, ähnlich wie bei der medianen Episiotomie, sind zu erwarten (Hirsch 1989).

Hirsch betont aber ausdrücklich, wie wichtig eine sorgfältige OP-Technik ist, weil andernfalls Wind- und Stuhlinkontinenz sowie rektovaginale Fisteln häufiger vorkommen als bei den sphinktererhaltenden Episiotomien.

Hinweis: Hier scheint mir wichtig anzumerken, dass eine *Deszensusprophylaxe* durch eine Episiotomie nicht bewiesen ist (Harms 2000 in „Sexualmedizin für den Arzt").

Merke: Frühwöchnerinnen mit Dammnähten nach Muskeldurchtrennung haben mehr Schmerzen am Damm, diese können für manche Frauen noch Wochen nach der Geburt anhalten. Das sollte jede Therapeutin bei der Rückbildungsgymnastik im Wochenbett berücksichtigen (siehe Wundheilung Kap. 1.4.4). Nach Abklingen der Schmerzen und Abheilung der Naht haben viele Wöchnerinnen erst einen längeranhaltenden beschwerdefreien Intervall, ehe eine anale Inkontinenz auftritt.

– Bei vaginal operativer Geburtsbeendigung durch Zange oder Saugglocke, die immer mit einer Episiotomie einhergeht, gibt Egarter (1998) bei einer Vergleichsstudie mit 47 vaginaloperativen Entbindungen an, dass 81 % der Frauen nach Forzeps- (Zange-)Entbindung und etwa 21 % der Frauen nach Vakuum- (Saugglocke-) Entbindung später anale Sphinkterdefekte aufwiesen. 38 % der Frauen nach Forzeps-Entbindung und 12 % der Frauen nach Vakuum-Entbindung entwickelten später Stuhlinkontinenzsymptome, es konnte ein Sphinkterdefekt nachgewiesen werden. Ein heilungsgestörter Sphinkter, dessen Nahtverschluss z. B. durch Infektion, Hämatom, Fadenunverträglichkeit und anderen Ursachen

nicht primär heilt, kann bei sekundärer Naht einen Verlust der Sphinktersubstanz erleiden. Das kann für betroffene Frauen lebenslang eine anale Kontinenzeinbuße bedeuten.

Das okkulte mechanische Trauma

1993 wies die Arbeitsgruppe A. H. Sultan et al. in einer Studie mit 202 Frauen in bezug auf *okkulte Schädigungen* sowohl des *externen* und *internen Sphinkter ani* als auch des *N. pudendus* nach, dass 6 bis 12 Wochen nach der Geburt immerhin 35 % der Erstgebärenden und 44 % der Mehrgebärenden okkulte Traumen an den analen Sphinktern aufwiesen und 13 % der Erstgebärenden bzw. 23 % der Mehrgebärenden eine sog. „Faecal Urgency" entwickelten. Das heißt, die Frau ist nicht in der Lage, die Defäkation hinauszuzögern, was (nach Gee und Durdey) vor allem als Auswirkung einer Schädigung des quergestreiften Sphinkter ani externus angesehen wird.

Die okkulten analen Sphinkterdefekte treten besonders am internen glatten Sphinkter, aber auch in Kombination mit dem quergestreiften äußeren Sphinkter auf. Bei Messungen hatte der interne anale Sphinkter einen niedrigeren Ruhedruck, in Verbindung mit dem äußeren Sphinkter fehlte der maximale Pressdruck. Als Hauptrisikofaktor gilt hier die Forcepsentbindung. Es wird durch die Zange größere Dehnung und mehr Druck auf Muskulatur, Nerven und Bindegewebe ausgeübt.

Merke: Für Wöchnerinnen mit okkulten Beckenbodentraumen als Komplikation nach der Geburt und den Symptomen des gehäuften Stuhldrangs (Urge), einer Stuhlinkontinenz oder Windstörungen (Flatus vaginalis) bedeutet das immer ein großes Problem, weil dieses nicht rechtzeitig erkannt wird.

Neurogenes Trauma

Eine Kompression oder zu starke Dehnung der pelvinen Nerven (N. pudendus) unter der Geburt hat Auswirkung auf die quergestreifte Muskulatur des Diaphragma pelvis, insbesondere auf den *Puborektalis* (Levator ani) und auf den *Sphinkter ani externus*. „Willkürliches" Verschließen ist problematisch oder gar unmöglich.

Hauptursache dafür sind die Forzeps-Entbindung, Dammriss III/IV°, auch eine verlängerte Austreibungsphase, wobei hier sicher die „klassische" Rückenlage mit hochgezogenen, weit abduzierten Beinen im Hüftgelenk, falsche Atemanleitungen zum Valsalva Pressdruck und zusätzlich das immer noch praktizierte Kristellern in dieser für den Beckenboden kritisch zu beurteilenden Ausgangsstellung eine wichtige Rolle spielen (vgl. A. Heller 1998).

Es konnte mittels Elektromyolographie (EMG) am Nervus pudendus gezeigt werden, dass diese Frauen zum Teil einen progredienten Prozess zu Flatus (Wind)- bzw. Stuhlinkontinenz mit eingeschränktem Pressdruck beim Stuhlgang entwickelten, aber auch – und das ist für alle, die mit derart betroffenen Wöchnerinnen arbeiten, wichtig zu wissen – dass sich die sensorischen Störungen am Perineum und Anus, in den meisten Fällen innerhalb von 6 Monaten post partum wieder normalisieren (Egarter 1998). Langzeitig belastender als eine mögliche nervale Traumatisierung wird die muskuläre Schädigung der Analsphinkter eingestuft.

Auch kombinierte mechanische und neurogene Traumen sind als Ursache der analen Inkontinenz möglich.

Flatus analis oder Windstörungen haben ihre Ursache in der Schwächung oder Verletzung (auch okkulter) der Mm. sphincter ani durch die Geburt, es kommt zum unfreiwilligen Abgang der Winde. Das Kolon enthält stets Gase, die unter Einwirkung von Mikroorganismen entstehen und abhängig von Darmflora und Nahrung einen unterschiedlichen Geruch haben und über den Anus kontrolliert entweichen können. Unkontrollierbarer Abgang von Winden stellt aus diesem Grunde nach der postpartalen Harninkontinenz die häufigste Einschränkung dar, welche bei einigen Frauen über einen langen Zeitraum nach der Geburt weiterbestehen kann.

> **Merke:** Im Frühwochenbett hat im Leben der Wöchnerin die Wundheilung, die Gebärmutterrückbildung mit vielleicht schmerzhaften Nachwehen, das „Sich-selbst-Neufinden", das Verarbeiten des Geburtserlebnisses, auch das Begrüßen, Bestaunen, das Stillen des neugeborenen Kindes absoluten Vorrang. Deshalb ist sie kaum beunruhigt, wenn Winde entweichen und der Stuhlgang noch nicht im normalen Rhythmus abgeht. Das Problem des unkontrollierten Stuhlabganges oder der unfreiwilligen Winde wird der Frau erst in der Spätwochenbettphase bewusst.

Die Frau sucht dann Hilfe bei ihrer Hebamme, ihrem Arzt/Ärztin, ihrer Therapeutin in der Rückbildungsgymnastik, wenn:

– unfreiwillig Winde abgehen
– unfreiwillig flüssiger oder fester Stuhl abgeht
– Stuhl beim ersten Drang (Urge) nicht zurückgehalten werden kann

– für den Beckenboden, vor allem für Anus und Perineum kein Gefühl für Anspannbarkeit besteht, die Frau sagt: „ist pelzig", „gehorcht mir nicht", „wie tot".
– Frau Kohabitationsschmerzen/Probleme (Sexualstörungen) hat.

Das Therapiekonzept (chirurgische Versorgung ausgenommen) nach Sicherung der Diagnose eines Sphinkterdefektes, der häufig mit einem Defekt des Puborektalis verknüpft ist:

– z. B. Überprüfen der Beckenbodenkraft nach dem Oxford-Schema (siehe Kap. 1.3.7.3)
– z. B. Physiotherapie mit Biofeedback (siehe Kap. 5.5.4)
– z. B. Physiotherapie mit Elektrostimulation (siehe Kap. 5.5.4)
– z. B. physiotherapeutische Behandlung des Beckenbodens, welche die funktionelle Anatomie, die Muskelphysiologie des Beckenbodens innerhalb des geschlossenen Systems der abdominopelvinen Leibeshöhle einbezieht (siehe Kap. 4.3. und Kap. 5.5).

1.4.8.2 Obstipationsbeschwerden

Eine Stuhlverstopfung im Wochenbett kann auf verschiedene Ursachen zurückgeführt werden, wobei zu unterscheiden ist zwischen

– dem Zurückhalten bzw. „Verdrängen" des Stuhldranges (der eine lange Zeit unterdrückbar ist) und
– es wird gar kein Stuhldrang gespürt.

> **Merke:** Stuhlspeicherung und Stuhlentleerung (ebenso wie die Miktion) werden parasympathisch, sympathisch und willentlich gesteuert. Der Entleerungsvorgang wird von der Bauchmuskulatur und dem Zwerchfell unterstützt, das Dranggefühl läuft durch Druck und Dehnung des Rektums über den Levator ani (Reizung der sensorischen Nervenendungen im M. levator ani) und die analen Sphinkter ab.

Wie in Kap. 1.3.6.5 bereits geschrieben, wird die Wöchnerin ihre erste Stuhlentleerung kaum vor dem 2. bis 3. Wochenbett-Tag haben, dann allerdings haben soll, da sonst die Gefahr besteht, dass sich eine Obstipation entwickelt. Ursachen dafür können sein:

– Unterdrücken des Stuhldranges bei Schmerzen an der Dammnaht (Nähten) besonders im Analbereich.

– Angst, die Naht könne bei der Stuhlentleerung aufgehen.
– Schmerzen durch im inneren und/oder äußeren Analbereich befindliche Hämorrhoiden.
– Bei Zustand nach Sectio caesarea wird der Stuhldrang aus Angst unterdrückt, die Naht könne aufgehen oder sehr weh tun bei der Stuhlentleerung, manchmal fehlt auch der Drang. Die Folge ist dann ein geblähter Bauch (Stauung von Gasen im Kolon), was wiederum massive Bauchschmerzen verursacht.
– Durch die noch wirksame progesteronabhängige Gefäßwandweitstellung auch im Rektoanalbereich, ebenso durch die geburtsmechanische Dehnung und Schwächung des inneren und äußeren Sphinkter ani und des Levator ani nach vaginaler Geburt fehlt das Dranggefühl ganz oder ist nur sehr schwach vorhanden.
– Das Kolon muss nach der Verdrängung durch Kind und Gebärmutter nach der Geburt seinen angestammten Platz im Bauchraum erst wieder finden und einnehmen.
– Die Bauchpresse muss sich erst wieder in ihre Funktion zurückfinden (Rumpfkapselsynergismus)
– Das Einnehmen von Eisenpräparaten, auch falsche Ernährung begünstigen ebenfalls eine Obstipation.
– Eine starke psychische Anspannung, ein einschneidendes Ereignis, nach Versprille-Fischer (1997) ein „life event", z. B. wenn
  – die Frau eine sehr schwierige Geburt erlitt und diese nicht gut verarbeiten kann
  – es dem Kind nach der Geburt nicht gut geht, auch die Tatsache, dass das Kind nicht gesund ist oder tot auf die Welt kam (siehe Kap. 1.7)
  – das Kind zu früh geboren wurde, was für die junge Mutter bereits im Frühwochenbett ein Hin-und Herpendeln zwischen „ihrem Wochenbett" und der Kinderklinik bedeutet, können ins Spätwochenbett hinein und darüber hinaus Ursachen für eine Obstipation sein.

Es werden 2 Arten der Obstipation unterschieden:

– die atonische (schlaffe) Form, bei der die Erregbarkeit der Darmnerven herabgesetzt ist. Hier ist die Peristaltik verlangsamt, größere Stuhlmengen sammeln sich vor allem im Blinddarm (caesum), im Colon ascendens und im Enddarm.
– die spastische Form, bei der die Darmnerven übererregt sind. Durch ein krampfhaftes zusammenziehen, vor allem im Colon transversum und Colon descendens staut sich der Stuhl in diesen Abschnitten. Häufig kann man die verkrampften Darmpartien durch die Bauchdecke spüren.

Verbleibt der Stuhl zu lange im Rektum (Ampulle) und wird das „Signal" aus o. g. Ursachen übergangen, schließt sich der innere Sphinkter ani wieder, auch der Muskeltonus des Beckenbodens vom „Hergebe- oder Öffnungstonus" (vgl. Beckenboden, Kap. 1.3.7.3) wird zum Eutonus oder „Bereitschaftstonus" wieder hergestellt. Auch die nicht nach außen abgegebenen Gase steigen wieder ins Kolon, z. T. werden sie dort absorbiert, z. T. blähen sie den Bauch auf. Der nicht abgesetzte Stuhl bleibt jedoch im Rektum (über lange Zeit kann sich so ein Megakolon entwickeln) und wird durch Wasserresorption immer weiter eingedickt.

Es formen sich feste, schafskotähnliche, dunkelfarbige Ballen oder bleistiftdicke, plattgedrückte Formen. Durch den Wasserentzug und den langen Verbleib im Rektum entspricht der Stuhl bei der Entleerung subjektiv gar nicht mehr der Menge der Nahrungsaufnahme. An diesen „festen" Stuhlballen kann aus der oberen Darmetage dünnerer Stuhl vorbeisickern, dann spricht man auch beim Darm von einer Überlaufinkontinenz (in der Wäsche als Flecken oder sog. Stuhlschlieren sichtbar).

> **Merke:**
> – Aus einer akuten kann sich eine chronische Obstipation entwickeln und als Spätfolge am Ende des Wochenbetts (oder schon vorher) eine Rektozele (siehe Kap. 5.4) entstehen.
> – Beschwerden im Colon ascendens können ein direkter Reiz für die benachbarten M. iliacus und M. quadratus lumborum sein, welche mit Hypertonie reagieren. Die Folge können lumbale Rückenschmerzen und Veränderungen der Statik sein (Heesen 2000).
> – Hilfen und Behandlung einer Obstipation im Wochenbett muss immer im Zusammenhang mit der Ursache gesehen werden.

Unterstützende Maßnahmen und Obstipationshilfen sind, auch für Zustand nach Sectio, in Kap. 4 aufgezeigt. Hier in Stichworten: Bauchmassage im Verlauf des Kolons – bei Sectio-Wöchnerin: Bauchlagestand, kostoabdominale Atmung – richtiges Sitzen auf der Toilette – Ernährungsberatung. Aber auch: „aktives Zuhören", wenn es sich bei der Wöchnerin um eine Obstipationsursache „life event" handelt.

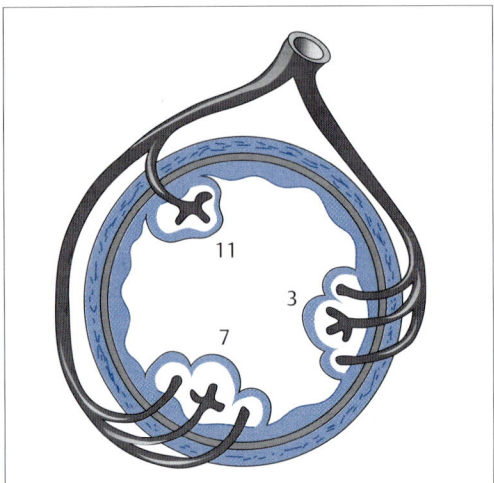

Abb. 1.**75**   Hämorrhoiden: Verteilung der inneren Hä-
morrhoidenknoten bei 3, 7 und 11 Uhr in Steinschnittlage

1.4.8.3 Hämorrhoiden

(griech.: haimorrhoideis phlebes = „blutfließende
Adern")

Am Übergang vom Rektum zum Anus befindet
sich in Höhe der beiden analen Sphinkter die bereits erwähnte Hämorrhoidalzone mit arteriellen
und venösen Blutschwellkörpern, welche zu unterschiedlich großen, knotenartigen Erweiterungen neigen. In Steinschnittlage werden die meisten Hämorrhoiden an drei typischen Stellen, bei 3,
7 und 11 Uhr getastet, siehe Abbildung 1.**75.**
Unterschieden werden:

– Äußere also sichtbare Hämorrhoiden. Das sind
  perianale Hämatome, die aus den Venen der Pe-
  rianalhaut stammen und erbsen- bis haselnuss-
  groß werden. Bei Anstrengung der Bauchpresse,
  z. B. als Folgeerscheinung der oben beschriebenen Obstipation durch harte, feste Stuhlballen
  und starkes Pressen können die Hämorrhoidalknoten rissig werden und zerreissen. Das gilt
  auch für die
– Inneren, also unsichtbaren Hämorrhoiden. Sie
  sind oft noch größer, bis wallnussgroß und werden häufig erst festgestellt, wenn mit dem
  Stuhlentleeren mehr oder weniger viel Blut
  (meist hellrote Blutung) abgeht oder wenn sie
  sich entzünden.

Je nach Schweregrad erfolgt hier die Einteilung
von

– leichtes Vorwölben in den Analkanal über
– prolabierende Hämorrhoide beim Pressen, die
  aber spontan (von allein) zurückgeht zu
– der Hämorrhoide, die ebenfalls prolabiert, sich
  aber nicht spontan (von allein) reponiert, sondern digital reponiert werden muss.

So ein Hämorrhoidenprolaps kann mit einer
Thrombose einhergehen (die nicht digital repo-
nierbaren Hämorrhoiden, meist bei älteren Menschen auftretend, müssen operativ versorgt werden).
   Symptome sind:

– Behinderung bis heftige Schmerzen bei der
  Stuhlentleerung . Kommentar einer Wöchnerin
  vor vielen Jahren: „Bei jedem Stuhlgang habe
  ich in den ersten Wochen nach der Geburt meines Kindes vor Schmerzen in ein Taschentuch
  gebissen, bis ich endlich Hilfe bekam. Eine alte
  Bademeisterin sagte, ich solle eine Schüssel mit
  kaltem Wasser füllen und mich mehrmals ganz
  kurz hineinsetzen – mir hat es geholfen."
– starkes Brennen, Juckreiz, auch Nässen im Analbereich
– dumpfer, schmerzhafter Druck im Enddarm
– äußerst schmerzhaft ist, wenn der innere Hämorrhoidalknoten bei der Stuhlentleerung mit
  nach außen gepresst wird und beim nachfolgenden äußeren Sphinkterverschluss des Anus
  eingeklemmt wird.

Ursachen für die Entstehung von Hämorrhoiden
im Wochenbett:

– Es besteht eine Disposition außerhalb der
  Schwangerschaft oder die Wöchnerin hat bereits während der Schwangerschaft entstandene
  Hämorrhoiden, die sich durch die Geburtsarbeit
  verstärkt haben.
– Eine vermehrte Blutfülle post partum im Becken
  (Gefäßwandweitstellung) einerseits, andererseits eine venöse Abflussbehinderung durch Bewegungsmangel im Frühwochenbett, ebenso
  durch zu-viel/zu langes Sitzen.
– Darmträgheit durch hormonelle Wandweitstel-
  lung, auch durch eine aus der Schwangerschaft
  mitgebrachte Obstipation (vergl. dort!) mit an-
  gestrengtem „Pressen müssen" auf der Toilette,
  sowie falsches und/oder zulange währendes Sitzen auf der Toilette (siehe Kap. 4.2.1.12, richtiges
  Defäkationsverhalten).
– Während der Austreibungsphase zu starkes,
  prolongiertes Mitpressen in „klassischer" Stein-
  schnitt-Rückenlageposition mit angehaltenem
  Atem (Valsalva-Pressdruck).

Merke: Schmerzhafte entzündete Hämorrhoiden können das Allgemeinbefinden einer Wöchnerin erheblich beeinträchtigen. Solange die Wöchnerin akute Hämorrhoidenprobleme hat, sollte sie alle Druckbelastungen auf den Beckenboden, wie z. B. kräftiges Pressen auf der Toilette aber auch zu langes Sitzen (keine übergeschlagenen Beine!) vermeiden und für eine regelmäßige und weiche Stuhlentleerung sorgen. Ziel muss neben der in Kap. 4.2.3.4 aufgezeigten Hämorrhoidenbehandlung sein, jeder vermehrten Blutfülle im kleinen Becken sowie jeder Abflussbehinderung entgegenzuwirken.

1.4.9 Funktionsstörungen im Vaginalbereich

In diesem Kapitel werden, nachdem Miktions- und Defäkationsstörungen in den vorangegangenen Kapiteln behandelt wurden, einige Störungen in und an der Vagina„ dem mittleren der drei Auslässe am weiblichen Beckenboden und dessen Umgebung, dem Vulvabereich, aufgezeigt.

1.4.9.1 Varizen im Vulvabereich

Varizen im Vulvabereich treten meist während der Schwangerschaft oder auch als Folge wiederholter Schwangerschaften auf. Meist besteht gleichzeitig eine Varikosis der Beinvenen.

Vulvavarizen entstehen, weil während der Schwangerschaft auch der Vulvabereich stärker durchblutet ist, ebenso Wasserretentionen möglich sind. Die Gewebe von Vulva und Vagina werden aufgelockert. Weitgestellte Venenwände in Scheide und Vagina können sich als gestaute Venen durch den erhöhten Venendruck und gleichzeitig verminderten Rückstrom zu Varizen entwickeln. Wenn diese bei der Geburt verletzt werden, kommt es zu heftiger Blutung aus dem entsprechenden Gefäß.

Die Varizen entwickeln sich in der Scheide, ein- oder beidseitig an den großen Labien und am Introitus vaginae (Abb. 1.**76**).

Sie können sich, vor allem bei Mehrgebärenden, bleistiftdick, besonders in aufrechter Körperhaltung vorwölben. Im Liegen sind sie weniger sichtbar, bei intraabdominalen Druckerhöhungen wie Husten, Niesen wölben sie sich wiederum vor. Im Wochenbett bilden sich diese Vulvavarizen„ vor allem nach der ersten Geburt meist zurück. Mehrgebärende leiden häufiger unter dem Schwere- und Staugefühl „nach unten", haben manchmal sogar leichte Schmerzen und befürchten, dass bei Stuhlentleerung die Varizen aufplatzen können.

Obstipation und Hämorrhoiden können die Folge sein.

Vorschläge zum Lindern dieses Problems:

Passive Maßnahme: Zur Druckentlastung mehrmals täglich in Rückenlage das Becken mit einem Kissen oder Keil höher lagern und die Beine auf einen Ball oder Sessel hochlagern. Zusätzlich ein gekühltes Kirschkernsäckchen auf den Vulvabereich legen.

Aktive Maßnahme: In o. g. Entlastungsstellung aktivierend mit dem Beckenboden üben, z. B. „Zwinkern" mit der Scheide und mit dem Anus und andere in Kap. 4.2 und 4.3 aufgezeigte aktivierende Beckenbodenübungen.

Duschen ist besser als Baden (Sitzbäder vermeiden!). Dabei den kühlen bis kalten Duschstrahl (nach Gewöhnung!) auf den Vulvabereich halten und dabei mit der Vorstellung, man wolle „ausatmend alle Wasserstrahlen in die Scheide hineinsaugen" üben.

Eine *Kompression* der Vulvavarizen zur Unterstützung der o. g. Maßnahmen ist zunächst sinnvoll.

Vorschlag: Den gutansitzenden Slip im Schritt durch eine feste, stützende Einlage (z. B. 2 – 3 Vorlagen übereinander) unterstützen.

Bei Varikosis der Beinvenen sollte bei Wöchnerinnen unbedingt eine Kompression durch Stützstrümpfe erfolgen.

Richtiges *Toilettenverhalten* (siehe Kap. 4.2.1.12), um Druckerhöhung bei der Stuhlentleerung

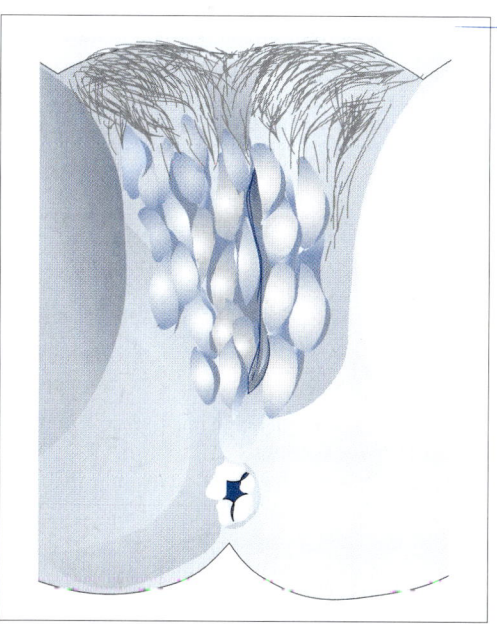

Abb. 1.**76**   Vulvavarizen (nach Netter)

zu vermeiden, muss mit den betroffenen Wöchnerinnen besprochen werden. Auch eine ballaststoffreiche Ernährung sollte angesprochen werden.

1.4.9.2 Unzureichender Verschluss des Introitus vaginae bis zum Flatus vaginalis

Der Zustand der Scheide von vor Beginn der Schwangerschaft wird nach der Geburt nur annähernd wieder erreicht. Die Scheide besteht aus einem feinmaschigen Netz glatter Muskulatur mit elastischen Sehnen, welche ihre Elastizität ermöglichen.

Mit zwei Dritteln ihrer Länge ragt die Scheide in die Bauchhöhle, nur das untere Drittel der Scheide ist eng umgeben von Beckenbodenmuskulatur, dem Levator ani (Diaphragma pelvis) und dem Diaphragma urogenitale. Nach der Geburt klaffen Vulva und Scheideneingang (Introitus vaginae) auseinander. Beim Pressen können eventuell sogar die Scheidenwände sichtbar werden. Eine geschwächte, möglicherweise traumatisierte Beckenbodenmuskulatur braucht Zeit, sich rückzubilden, bei unverletztem Damm etwa 6–8 Wochen, sonst oft länger.

Jedoch, so schreibt A. Pfleiderer (2000), haben geburtshilfliche Verletzungen nicht selten störende, anatomische und funktionelle Konsequenzen. Neben den nachfolgend beschriebenen Narbenspangen mit Kohabitationsbeschwerden und geburtstraumatischen Defekten des Beckenbodens zum Descensus uteri et vaginae (siehe Kap. 5) ist der *Flatus vaginalis* für Betroffene ein Problem.

Durch den unzureichenden Verschluss des Scheideneingangs (Introitus vaginae) und der nicht genügend rückgebildeten Vaginalwand kommt es durch das Entweichen von Luft aus der Scheide zu einem hörbaren Geräusch. Ist die Scheide in den oberen zwei Dritteln bei Mehrgebärenden „geräumiger" geworden, kann da entsprechend mehr Luft gespeichert werden, die durch geschwächte, das untere Drittel der Scheide und den Introitus vaginae umgebende Beckenbodenmuskulatur, ungewollt und hörbar entweichen kann.

Dieses Luftentweichen aus der Scheide, welches von der Wöchnerin nicht unterdrückt werden kann, ist für die Frau irritierend, wenn ihr *dieses* in der Öffentlichkeit (z. B. Rückbildungsgruppe) passiert, ist das äußerst peinlich für sie. Frauen berichten, dass dieser Flatus vaginalis weit über die Wochenbettzeit hinaus anhält. Besonders bei Veränderungen ihrer Körperhaltung, z. B. in der Gymnastikstunde, aber auch beim Hausputz u. a. entweicht, für alle hörbar, Luft aus der Scheide. Das Zusammensein mit dem Partner kann ebenfalls dieses Geräusch der Luftentleerung bewirken. Intensives Üben mit der Beckenbodenmuskulatur ist hier ebenso angezeigt wie beim Flatus analis, der analen Windstörung.

1.4.9.3 Kohabitationsbeschwerden und Sexualprobleme

Für viele Spätwöchnerinnen ist die Wiederaufnahme des Geschlechtsverkehrs, die Kohabitation (lat. cohabitare = zusammenwohnen, gleichzeitig ein Synonym für Koitus = lat. coire: zusammengehen), mit Missempfinden oder Schmerzen in der Scheide oder/und am Damm verbunden. Diese Kohabitationsschmerzen heißen Algopareunie (griech. für schmerzhaftes Zusammengehen), aus dem englischen Sprachgebrauch wurde das „algos" = Schmerz durch „Dys" ersetzt, und so wird bei Kohabitationsbeschwerden das Wort Dyspareunie benutzt (Eicher 1991).

Unter Dyspareunie werden auch andere Störungen beim Koitus verstanden, im Rahmen dieses Buches werden die häufigsten Möglichkeiten nach einer Geburt aufgezeigt:

1. Kohabitationsschmerz, 2. Vaginismus, 3. Lost Penis Syndrom.

Ursachen für Dyspareunie können sein:
- die vaginal-operative Geburt nach Forzeps-/Vakuumextraktion
- nach Dammschnitten, Damm-/Scheidenrissen
- innere (okkulte) Traumatisierungen von Muskulatur, Bindegewebe, Nervengewebe im Beckenbodensystem.

Nach erfolgter Wundheilung kommt es beim Koitus durch Narbenspangen zu Missempfindungen oder Schmerzen in/an der Scheide, die das Sexualleben der Frau oft sehr beeinträchtigen. Nur wenige Frauen suchen wegen ihres sexuellen Problems Hilfe, sie berichten davon in der Regel nur, wenn sie danach gefragt werden. In einer Studie über das Sexualverhalten von Frauen nach der Geburt (Zusammenfassung K. Stahl HeLiDi7 (1) 1999) wurde festgestellt, dass die befragten Frauen bei der 6–8 Wochen nach der Geburt stattfindenden Abschlussuntersuchung durch ihren Arzt/Ärztin weitaus häufiger auf Verhütung und Familienplanung angesprochen als nach der Wiederaufnahme der Kohabitation und möglichen Beschwerden/Schmerzen gefragt wurden.

Weil das Sexualleben der Frau ebenso wie alle anderen Funktionen zu ihrer Lebensqualität und zu ihrer Gesundheit gehört, sollte die Frau auf mögliche Dyspareunie angesprochen und ihr indi-viduell Hilfen aufgezeigt werden. Für das oft ver-unsicherte Paar kann es eine große Hilfe sein, wenn auch der Partner in die Beratung mit ein-bezogen wird.

Kohabitationsschmerzen

Die Wiederaufnahme der Kohabitation nach einer Geburt ist zeitlich sehr unterschiedlich (vgl. Kap. 1.5.3) Blieb der Damm bei der Geburt intakt oder gab es einen kleinen Dammriss, der gut ver-heilte, sind für diese Frauen Beschwerden/ Schmerzen bei Aufnahme des Koitus weniger, meist jedoch nach geraumer Zeit gar nicht mehr vorhanden.

80 bis 90 Prozent der Frauen, die bei der Geburt mit einem Dammschnitt oder größerem Damm-riss entbunden wurden, haben erst nach etwa 8 Wochen den Verkehr mit dem Partner aufgenom-men (Hirsch 1989). Immer wieder wird fest-gestellt, dass nach Dammriss und Naht beim Ko-itus weniger Probleme auftreten als nach einer geschnittenen und genähten Episiotomie und die Frauen nach Dammriss und Naht weniger Schmer-zen beim Verkehr angeben als nach dem Damm-schnitt (die median geschnittene Episiotomie be-reitet weniger Probleme als die mediolaterale Episiotomie). Von Bex (1987) wurde festgestellt, dass Frauen nach einer Episiotomie im Vergleich zu Frauen mit Rissverletzungen lange Zeit weniger häufig mit dem Partner zusammen waren.

Zwei Monate post partum haben weit mehr als die Hälfte der Frauen nach Dammverletzungen noch Schmerzen beim Verkehr. Zu diesem Zeit-punkt erreichen wir die Spätwöchnerinnen in der Rückbildungsgymnastik, Aufgabe der Kursleiterin in der Gruppe sollte sein, auch über dieses Thema zu sprechen, um Betroffenen helfen zu können.

Bei Erstgebärenden, besonders bei alten Erst-gebärenden treten häufiger Dyspareunien auf, wiederum öfter nach Episiotomie als nach Damm-rissen.

Nach Beendigung der Wochenbettzeit können Dyspareunien auch gynäkologische Erkrankun-gen als Ursache haben, z. B. können Scheidenent-zündungen, Eileiterentzündungen, besonders wenn Verwachsungen zurückbleiben, in der Tiefe der Vagina und ihrer Umgebung zu chronischen Kohabitationsschmerzen führen. Beim Koitus kommt es durch die Stoßbewegungen gegen das Narbengewebe zu Schmerzen, in der Tiefe des Scheidengewölbes zu einem für die Frau oft uner-träglichen Gebarmutterverschiebeschmerz. Wur-de die Gebärmutter, die Ligamenten und Faszien durch schwierige Geburt(en) traumatisiert, tra-gen neben den abgeklungenen Entzündungen die entstandenen inneren Verwachsungen zu Dys-pareunien bei.

Wenn Schmerzen beim Zusammensein mit dem Partner dominieren, kommt für die Frau die Angst vor dem immer wiederkehrenden Schmerz hinzu. Die Befeuchtung der Scheide (Lubrikation) bleibt aus, diese ist in der Stillzeit sowieso vermindert, der Schmerz beim Koitus verstärkt sich, weil die Gleitfähigkeit vermindert ist. Eine trockene Schei-de ist wiederum gefährdeter für mechanische Ver-letzungen. Bei steten Kohabitationsschmerzen/-beschwerden lässt das sexuelle Interesse der Frau nach, die Partnerschaft kann dadurch problema-tisch werden. Nicht selten führt das zu einer Krise bis hin zum Partnerwechsel.

Ohne sexuelles Interesse, entstanden aus Angst vor Schmerzen beim Verkehr, ist die Folge eine ge-störte oder nicht mehr vorhandene Erregung, es wird kein Orgasmus erreicht. Eicher (1991) schreibt: *Der Orgasmus ist ein physiologisch ablau-fender Reflex, der bei Frauen häufiger gestört ist als beim Mann. Orgasmusfähigkeit setzt aber auch eine intakte Beckenbodenmuskulatur z. B. des Levator ani, M. puborectalis, M. pubovaginalis, M. bulbo-spongiosus (Schwellkörpermuskel) sowie die Intakt-heit der pelvinen Nervenenden (N. pudendus) vo-raus.*

Durch funktionsrichtiges Üben mit der geburts-bedingt geschwächten/verletzten Beckenboden-muskulatur sollte im Spätwochenbett im Rahmen der Rückbildungsgruppe den Frauen eine Hilfe, nicht nur für das Funktionieren ihrer Speicher- und Entleerungsorgane, sondern auch für ihren seelischen Erlebnisbereich gegeben werden; das bedeutet, ihre Lustgefühle und ihre Befriedigung im Koitus mit dem Partner wieder zu erreichen.

Vaginismus

Wenn die Kohabitation und oft schon das Einfüh-ren des Penis in die Vagina nach einer Geburt 1. erschwert, 2. verhindert ist, kommen als Ursache in Betracht:

1. Wurde die Scheide nach Episiotomie oder Riss am Introitus vaginae zu eng zusammengenäht, können die Schmerzen beim Koitus quälend sein. Dazu ein Fallbeispiel:

Eine Frau hatte bei der Geburt ihres ersten Kin-des einen kleinen Riss direkt am hinteren Schei-deneingang, kurz bevor der Damm beginnt. Der Riss wurde genäht. Schon die Nachsorgehebamme regte sich auf, wie straff und mit wie viel „tausend Knoten ich zusammengeflickt wurde". Das ist die Aussage dieser jungen Mutter, als sie mich ein Jahr nach der Geburt ansprach, weil sie immer noch

Schmerzen beim Verkehr hatte. Empfohlene Maßnahmen siehe Ende des Kapitels.

2. Aus dem zuerst physischen Abwehrreflex kann sich ein seelischer Abwehrreflex entwickeln: Ständige Angst vor dem „zu eng sein" und Angst vor dem Schmerz. Die Sexualität wird problematisch, denn bei dem Abwehrreflex verkrampft sich die gesamte Beckenbodenmuskulatur. Bleibt diese Form des Vaginismus unbehandelt (wie jeder Vaginismus, der nicht im Zusammenhang mit Geburt steht und für den auf weiterführende Literatur verwiesen wird), leidet die Frau„ das Paar, manchmal viel zu lange im Stillen. Das Paar braucht dringend Hilfe. Dazu ein Fallbeispiel:

In ihrer tiefen Verzweiflung über monatelangen nicht vollziehbaren Verkehr mit dem Partner wandte sich ein Paar 6 Monate nach der Geburt des Kindes an mich. Der zuvor konsultierte Arzt versicherte bei der Untersuchung „es sei alles in Ordnung, alles gut verheilt". Die Hilfe/Rat zum Sexualproblem des Paares blieb aus. Beide Partner wirkten unglücklich und deprimiert, In ihren Gesichtern spiegelte sich der Leidensdruck wider. Eine Frauenärztin (gleichzeitig Psychotherapeutin) und meine physiotherapeutischen Maßnahmen verhalfen dem Paar in kurzer Zeit zu dem, was in einer jungen Partnerschaft und Familie einfach zur Lebensqualität dazugehört, das ist zumindest eine schmerzfreie Sexualität.

Lost Penis Syndrom

Eine andere Form einer Kohabitationsstörung kann durch Schädigung des Gewebes und Schwächung der Muskulatur von Scheide und Beckenboden das „Lost Penis Syndrom" sein. Der klaffende Introitus vaginae, die geburtsbedingt erweiterte Vagina (vor allem bei Mehrgebärenden), der muskelgeschwächte Beckenboden können das sexuelle Interesse aneinander verlieren lassen, weil der Kontakt zwischen Vagina und Penis seine Intensität verloren hat. In diesem Fall handelt es sich nicht um Dyspareunie, es ist jedoch nicht minder problembehaftet für die Betroffenen und ihre Sexualität.

Kritische Anmerkung: Postpartale vaginale Störungen (Flatus vaginalis, Lost Penis-Syndrom) aber ebenso Störungen der Nachbarorgane (Miktion/Defäkation) erhalten seit 1999 ein neues postpartales Störungsrisiko durch einen sog. Geburtstrainer (Epi no). Das bedeutet: Die schwangere Frau soll sich einen aufpumpbaren konischen Ballon ab der 38. Schwangerschaftswoche einmal täglich für 15–20 Minuten in ihre Vagina einführen und in situ bis zu einem maximalen Durchmesser von 10 cm aufpum-

pen (am Gerät ist ein Schlauch mit Manometer) um anschließend aus der Scheide den kindskopfgroßen Ballon herauszupressen. Versprochen wird den Schwangeren z. B. kürzere Austreibungsphase, Vermeiden einer Episiotomie, Abbau der Geburtsangst, weniger Schmerzen.

Da während der Geburt die *natürliche* Dilatation des Geburtsweges durch hormonelle Steuerung vorgesehen ist, ist eine mehrwöchige vorgeburtliche tägliche maximale Vordehnung der glatten Scheidenmuskulatur und der sie umgebenden bindegewebigen Strukturen in Bezug auf deren Rückbildung nach der Geburt sicher in Frage zu stellen.

Nach Rücksprache mit F. van den Berg (Autor u. Herausgeber „Angewandte Physiologie" Bd. 1 – 3, 1999/2000) ist mit dem *Epi-no-Geburtstrainer* bei länger anhaltender Dehnung, die zwar im weitesten Sinne der Bindegewebsphysiologie entspricht, ein Aufdehnen des Muskels, vor allem des Bindegewebes des Muskels bzw. der Vagina wahrscheinlich tatsächlich möglich. Dagegen sehr schwierig, wahrscheinlich kaum mehr möglich wird sein, nach der Geburt die Vagina wieder annähernd in ihre ursprüngliche Größe zurückzubringen. Darüberhinaus scheint es F. v. d. Berg fraglich, dass die Benutzung des Gerätes zum postpartalen muskulären Beckenbodentraining ausreichen würde, das Bindegewebe zu stabilisieren.

Meines Erachtens ist auch nicht auszuschließen, dass sich die o. a. postpartalen vaginalen Störungen durch Anwendung dieses Geburtstrainers noch verstärken. Bei seiner unsachgemäßen bzw. übertreibenden präpartalen Anwendung sind Verletzungen, auch unsichtbar-kleine im Muskel- und Bindegewebe, an den Faszien und nervalen Strukturen möglich. Eine erweiterte Vagina und geschwächte oder strukturverletzte Beckenbodenmuskulatur können nach der Geburt die Sexualität der Frau (und ihres Partners) stören und dabei zu einem körperlichen und seelischen Langzeitproblem werden.

In meinem Buch „Geburtsvorbereitung Methode Menne-Heller" (1998) wurden von mir alle Nachteile unphysiologischer Gebärhaltungen für den Beckenboden aufgezeigt. In der Steinschnittlage wird der Beckenboden völlig überdehnt und daraus resultiert die höhere Dammschnittrate. Kann eine Gebärende jedoch ihren Beckenboden entspannen (bewusst und durch physiologisch günstige Gebärstellung), welches sie durch entsprechende psychophysische Geburtsvorbereitung erfährt, wächst das Zutrauen zu sich selbst, auch das mit dem Schmerz beim Gebären umgehen zu wollen und zu können. Diese ihr Selbstbewusstsein fördernden Maßnahmen sind m. E. geeigneter als ein mit möglichen Spätfolgen behaftetes mechanisches Aufdehnen der Vagina mit einem Geburtstrainer zu üben. Die ethische Seite, mit dem kindskopfgroß-aufgeblasenen Gummiballon in den letzten Wochen vor der Geburt täglich das Herausgebären zu üben, will ich hier nicht ansprechen.

> **Merke:** Ursachen für Kohabitationsbeschwerden nach der Geburt(en) können sein:
> – Geburtsverletzungen – Narbenspangen – sehr enger Introitus vaginae – zu enges Scheidenrohr – Schmerzen beim Koitus – Angst vor neuerlichem Schmerz beim Verkehr – trockene Scheide – Partnerprobleme
> oder:
> – zu weite Scheide – klaffender Introitus vaginae, geschwächte Beckenbodenmuskulatur – Flatus vaginalis, Lost-Penis-Syndrom – Partnerprobleme

Die Nachbarn der Vagina, nach ventral Harnblase und Harnröhre, nach dorsal Rektum und Anus können ihre eigenen Probleme nach der Geburt (Harninkontinenz, Stuhl- und Windstörungen) haben, aber ebenso in das vaginale Störungssyndrom einbezogen sein.

Sexualprobleme sind damit vorbereitet; die Frau, oft das Paar, brauchen Hilfe. Bei Kohabitationsbeschwerden, vor allem, wenn diese chronisch werden, verliert sich das sexuelle Verlangen. Da viele Frauenärztinnen inzwischen eine psychotherapeutische Zusatzausbildung haben, sind diese Probleme zwischen Soma, Psyche und Partnerschaftsbeziehung oft auch in der gynäkologischen Praxis zu behandeln.

Welche Ratschläge und Hilfen kann die Kursleiterin im Rückbildungskurs Frauen mit Kohabitationsbeschwerden geben?

Das Thema Dyspareunie und die möglichen Ursachen dafür sollte die Kursleiterin immer innerhalb der Gruppe ansprechen, denn besonders nach der ersten Geburt meinen manche jungen Frauen, dieses intime Problem hätten nur sie allein, sie sind froh, wenn sich das nicht bestätigt. In diesem Gruppenrahmen sollte sich die Kursleiterin auch für ein Einzelgespräch anbieten oder wenn sie das überfordert, Kontaktadressen für kompetente Beratung bereithalten. Nicht alle Betroffenen möchten dieses intime Thema in der Gruppe verbalisieren.

Empfehlungen:
– Vor dem Verkehr Gleitcreme oder Gel (z. B. Femilind, ein fettfreies Lubrikativum-Gel) oder andere Produkte anwenden.
– Eine erfahrene Hebamme empfiehlt vor dem Verkehr Mandelrosenöl, die Naht äußerlich und in der Scheide damit massieren (Penis ebenfalls damit einölen)
– Positionswechsel beim Verkehr: Verschiedene Stellungen mit dem Partner ausprobieren, in welcher die Narbe entlastet wird, die Beschwerden gemildert werden. Nicht selten muss man konkrete Vorschläge machen. Koitus-Positionen, die den „Gräfenberg Spot", d. i. eine kleine erogene Zone entlang der vorderen Scheidenwand (von Gräfenberg beschrieben), besonders stimulieren (Eicher 1991) Lustgewinn dominiert den Schmerz!
– Selbstmassieren der Narbe am Damm / in der Scheide: mit Rescue Salbe (Bachblüten), mit Ringelblumensalbe (Calendula), mit östrogenhaltiger Salbe (z. B. Ovestin) nach Verordnung durch die Ärztin/Arzt
  Empfehlung: Die Narbe dehnend von außen und innen mit einem Salbenstrang massieren, evtl. in einer Ausgangsstellung mit Vordehnung, indem ein Bein erhöht auf einem Hocker abgestellt wird.
– Täglich mehrmals mit weit abgespreizten Beinen im Hüftgelenk in die tiefe Hocke gehen. In dieser Ausgangsstellung bis zur jeweiligen Endstellung das Becken kippen = Hohlkreuz und aufrichten = rundes Kreuz. Die Hände haben dabei festen Halt, z. B. an der Tischkante.
– Sitzbäder, z. B. mit Lavendelöl (1 Tropfen pro Liter). Siehe dazu „Hebammensprechstunde", I. Stadelmann.
– TCM (Traditionelle Chinesische Medizin), vor allem Akupunktur sollte bei Dyspareunie eingesetzt werden, z. B. Ohr: Störherd Episiotomie u. a.
– Neuraltherapie: Lokale Infiltration mit Lokalanaesthetikum (Arzt)
– Seit vielen Jahren empfehle ich Frauen mit Dyspareunie die „ri-no-tama"-Vaginal-Kugeln (Abb. 1.77a u. b).

Diese kamen vor vielen hundert Jahren ursprünglich aus dem ostasiatischen Raum (Birma) und fanden von dort aus in die Intimgemächer Ostasiens ihre Verbreitung. Unter dem Namen „ri-no-tama" gebrauchen Japanerinnen diese zwei Hohlkugeln, die im Inneren je eine kleinere Kugel aus Eisen haben. Früher waren die Vaginalkugeln aus Gold/Silber, heute sind sie aus Plastikmaterial (Buchheit 1985). Im Beate-Uhse-Shop kann man

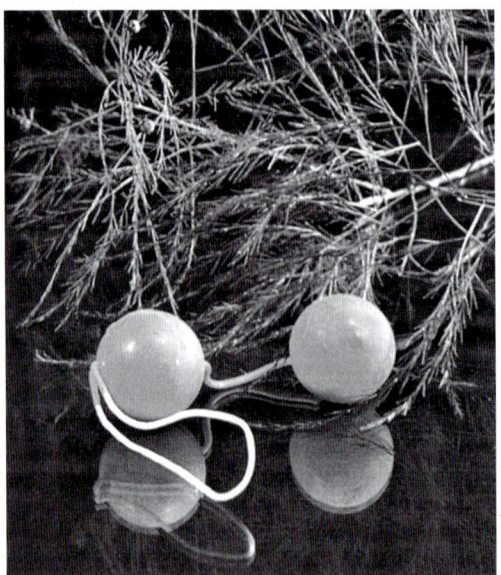

a

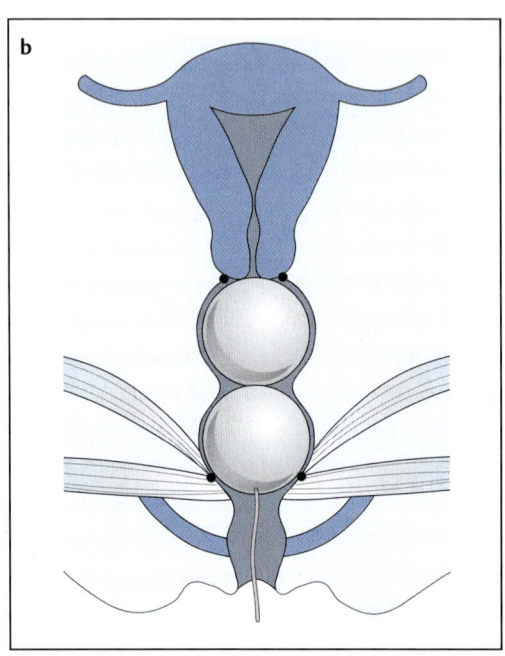

b

Abb. 1.**77**a u. **b** **a** ‚ri-no-tama'-Vaginalkugeln
b Lage der Vaginalkugeln in situ

bei uns diese Vaginalkugeln kaufen, es sollten aber, wie abgebildet, Plastikkugeln sein. Ich empfehle den Frauen diese Kugeln mit Gleitcreme oder Gel (s. o.) oder, nach Absprache mit der Ärztin, mit östrogenhaltiger Salbe (Ovestincreme zur lokalen Behandlung) vor dem Einführen in die Scheide zu umgeben. Die Frau kann so selbst die schmerzhaften Narbenspangen dehnen und die weniger oder nicht schmerzhaften Stellen in ihrer Scheide finden.

Bei postpartaler Beckenbodenschwäche mit leichten Senkungserscheinungen von Gebärmutter und Scheide, unwillkürlichem Harnverlust bei Husten, Niesen usw., empfehle ich mehrmals täglich die „ri-no-tama" (Synonym: Liebeskugeln) zu tragen, weil die willkürliche Levator ani – Muskulatur die Kugeln halten muss und dadurch Kräftigung erfährt. Als Übung kann die Frau am äußeren Fädchen (siehe Abb.) ziehen, ohne die Kugeln aus der Vagina herzugeben. Auch beim Lost Penis-Syndrom kann dieses „Spiel", welches beim Verkehr mit dem Partner auf das Festhalten des Penis erweitert wird, hilfreich sein. Auf die „Liebeskugeln" können sich die Spätwöchnerinnen besser als auf die Femina-Konen, das sind fünf tamponförmige Vaginalkonen von gleicher Größe aber unterschiedlichem Gewicht, einlassen.

1.4.10   Funktionseinschränkungen an der Bauchmuskulatur

Die Wöchnerin bringt aus der Schwangerschaft, wo sich die Bauchmuskeln dem Wachstum von Uterus und Kind anpassen müssen, eine mäßige bis maximale Überdehnung aller Bauchmuskeln mit ins Wochenbett (Abb. 1.**78**).

Der Ausprägungsgrad der Überdehnung ist abhängig von der Größe des Kindes, seiner Stellung und Lage in der Gebärmutter, von der Parität, von Mehrlingsschwangerschaft und auch von der (habituellen) konstitutionellen Bindegewebssituation, von Fehlverhalten bei Alltagssituationen z. B. aus Rückenlage gerade zum Sitzen hochkommen, evtl. vorangegangene Schnittentbindung, nicht nachgebenden Narben, einem Hydramnion u. a.

1.4.10.1 Sicht- und Tastbefund (Inspektion und Palpation) der Bauchmuskulatur

Empfohlen wird, am Tag nach der Geburt eine Inspektion des Bauches in Bezug auf die *muskuläre Situation* durchzuführen. Das Tasten des Fundusstandes geschieht an diesem Tag obligatorisch. Bei dieser Gelegenheit wird die Form des Bauches, die einen Hinweis für die muskuläre Situation sein kann, betrachtet.

Das *Tasten* (Palpation) der ventrolateralen Bauchmuskulatur erfolgt in Rückenlage, indem

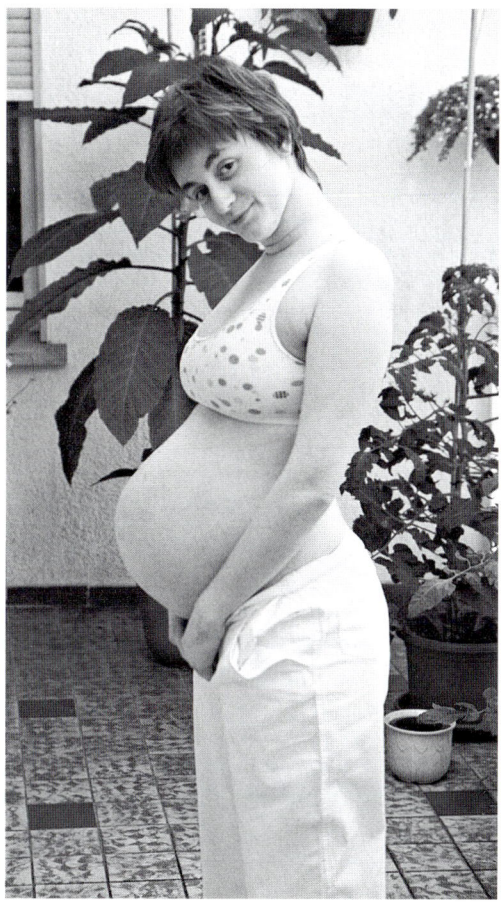

Abb. 1.**78**   Bauchform vor der Geburt

Eine *Muskelfunktionsprüfung* (MFP) für die Kraft der schrägen/geraden Bauchmuskeln unter Einbeziehung des Bauch-Beckenboden-Synergismus kann hilfreich sein um Schwächen beider Mitspieler zu erkennen. Eine EMG-Studie der australischen Physiotherapeuten Sapsford und Hodges (2000) bewies, dass die Bauchmuskulatur, vor allem der M. transversus abdominis, die Aktivität des willkürlichen Beckenbodenmuskels M. pubococcygeus unterstützt.

Wenn die Muskelkraft post partum stark herabgesetzt erscheint, wird empfohlen den MFP-Test ab dem 2./3. Wochenbetttag durchzuführen (beschrieben in Kap. 1.3.7.2)

Inspektion und Palpation (Tasten): Die Einteilung in Bauchform I bis IV (modifiziert nach Heller) soll es allen Hebammen und Physiotherapeuten, die mit Frühwöchnerinnen die Wochenbettübungen beginnen, erleichtern, ein individuell-befundbezogenes Behandlungskonzept zu erstellen, um den unterschiedlichen Defiziten der Bauchwandmuskulatur gerecht zu werden. Die Form des Bauches ist abhängig von der Stellung des Kindes in utero. Wo der Rücken des Kindes lag, sind die Bauchdecken mehr überdehnt.

Hinweis: Wenn eine Frau einen Beckenschiefstand, eine BWS/LWS-Skoliose hat, verschiebt/verdreht sich mit den knöchernen Strukturen der Bauch, dann muss der Tastbefund für die einzelnen Bauchmuskeln angewendet werden.

Ausgangsstellung: flache Rückenlage im Bett, der Kopf ist mit einem flachen Kissen unterlagert (EXT der HWS vermeiden). Der Bauch der Wöchnerin ist aufgedeckt.

Bauchform I

Gleichmäßiger Tonusverlust der ventrolateralen Bauchmuskulatur. Der Bauch stellt sich klein oder groß kugelig/weich dar, zwischen Nabel und Symphyse zeichnet sich der große Uterus ab (Abb. 1.79).

Diese Bauchform ist nach der Geburt normal, im Stehen hat die Wöchnerin eine stark ausgeprägte Lendenlordose (diese Frauen sehen bei flüchtigem Hinschauen oft noch „schwanger" aus).

Mögliche Ursachen für diese Gleichmäßigkeit:

– Kind war nicht bis zum Termin ausgetragen oder hatte geringes Geburtsgewicht
  Kind hat seine Stellung in utero nach der 36. Woche zur Gegenseite gewechselt, z. B. von Rücken rechts (II. Stellung) in Rücken links (I. Stellung). So wurde langzeitig die rechte Seite

die Wöchnerin zunächst den Kopf anhebt, husten oder lachen (!) soll und durch „Fingertip" der Therapeutin auf den entsprechenden schrägen, queren, geraden Bauchmuskel die Anspannung des Bauchmuskels im Seitenvergleich ermittelt wird.

Hinweis: Der M. transversus abdominis wird vom M. obliquus internus und dieser vom M. obliquus externus überlagert. Der Rektus am Oberbauch ist besser zu tasten als am Unterbauch (siehe Bauchmuskulatur). Auf Abweichung des Nabels achten.

Die Einteilung in 4 unterschiedliche Bauchformen (wobei Mischformen immer wieder vorkommen) hat für den Therapeuten den Vorteil, bei *Inspektion* von Bauch und Nabelring Schwächen festzustellen, durch anschließendes *Palpieren* (Tastbefund) das im Sichtbefund erhobene Ergebnis zu bestätigen.

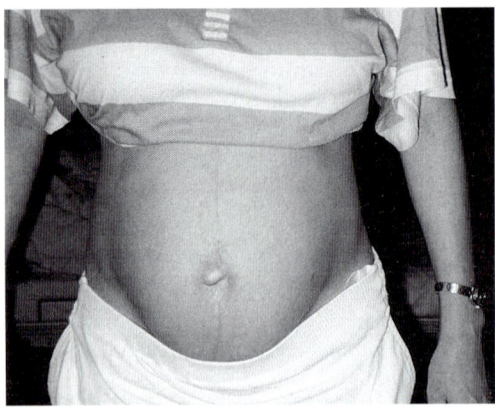

Abb. 1.79   Bauchform I (normale Bauchform)

gedehnt, kurzzeitig aber mit großem Gewicht die linke Seite.

Tastbefund: Wie stark der Rektus abdominis überdehnt war, zeigt im Tastbefund die Rektusdiastase (siehe dort), die von unterschiedlicher Ausprägung sein kann. Die schrägen und der quere Bauchmuskel(n) werden beidseits mit weichen Knetungen oder „Fingertips" im Faserverlauf getastet und als gleichmäßig beidseits hypoton eingestuft.

Bauchform II (Abb. 1.80 a u. b)

Ausgeprägter Tonusverlust an der lateralen Bauchmuskulatur der rechten *und* linken Seite.
   Bei dieser Form fällt beim Betrachten auf, dass sich der Oberbauch im Abschnitt zwischen der Linea alba (fusca) als Fläche darstellt und der Bauch nach rechts und links wie ein „Säckchen" zur Seite hängt, welches man mit je einer Hand zwischen Daumen und Finger gegriffen, beliebig locker nach außen ziehen und zum „wabbeln" bringen kann.
   Mögliche Ursachen für die Schwäche beider lateraler Bauchwände

– eine Mehrgebärende, die mit kurzem Zeitabstand Kinder (oft große Kinder) aus I. Stellung und II. Stellung geboren hat.
– Zwillingsschwangerschaft mit zwei etwa gleichgroßen Kindern
– konstitutionelle Bindegewebsschwäche. Großes Kind, welches spät in der Schwangerschaft seine Stellung in utero wechselte

Tastbefund: Schräge Bauchmuskulatur, vor allem die beidseitigen Mm. obliquii externi und beide tiefen Mm. transversus abdomini werden im Tast-

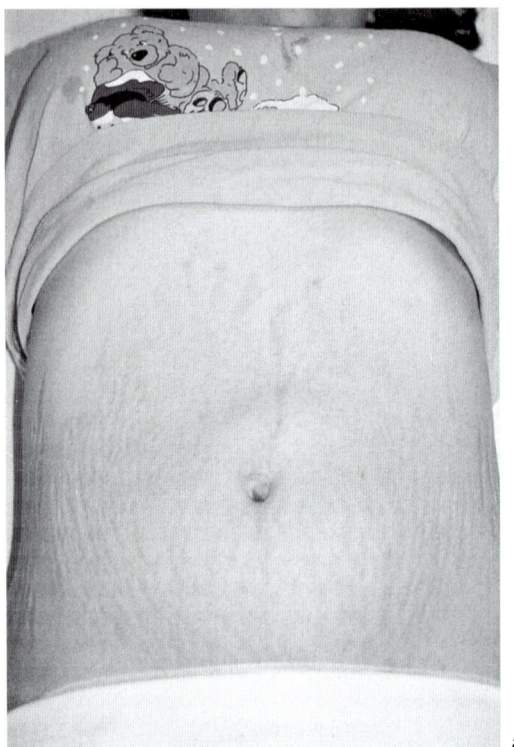

a

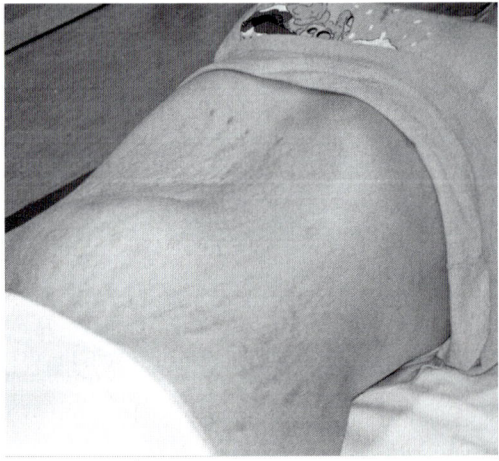

b

Abb. 1.**80a** u. **b** Bauchform II

verlauf entsprechend mit weichem Kneten oder „Fingertip" getastet. Im Sitzen oder Stehen empfiehlt sich der Hustentest zur Beurteilung der segmentalen Stabilisation durch den Mm. transversus abdominus.
   Die Schwäche der Muskulatur ist tastbar und beim Hustentest sichtbar (Distanzpunkt Xiphoid – Nabel verkürzt sich).

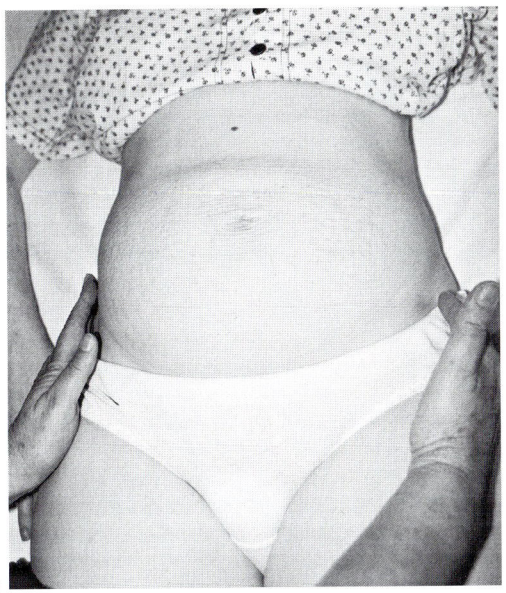
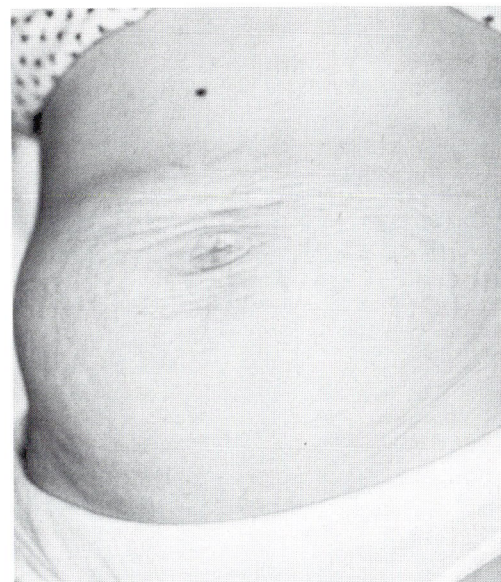

a
b

Abb. 1.**81a** u. **b** Bauchform III

Bauchform III (Abb. 1.81 a u. b)

Ausgeprägter Tonusverlust der rechten *oder* linken ventrolateralen schrägen und queren Bauchmuskeln, wobei der Rectus abdominis der betroffenen Seite manchmal in die wenig bis sehr ausgeprägte sichtbare Asymmetrie des Bauches einbezogen ist.
Mögliche Ursachen für die einseitige Schwäche:

– schweres großes Kind wuchs bis zu seiner Geburt auf einer Seite und dehnte sich – für die Schwangerer oft schmerzhaft spürbar – bis unter die Rippen aus. Bei kontraktionsbereitem schwangeren Uterus bekommen diese Schwangeren gelegentlich einen ganz „schiefen" Bauch.
– Die Seite, wo der Rücken des Kindes liegt, wird während der Schwangerschaft ausschließlich als Ruhelage gewählt, weil das Kind dann ruhiger ist.
– bei Mehrgebärenden lagen alle Kinder während der Schwangerschaft in der gleichen Stellung in der Mutter.

Tastbefund: Der Tonusunterschied wird im Seitenvergleich beim Palpieren (im Faserverlauf des jeweiligen Muskels) durch Knetung oder „Fingertip" der ventrolateralen Bauchwände deutlich tastbar.

Hinweis: Wenn diese Asymmetrie im Behandlungskonzept der Rückbildungsübungen nicht berücksichtigt wird, ist diese einseitige Bauchmuskelschwäche

noch nach Jahren feststellbar. Auch beim Verrichten aller alltäglichen Handhabungen benutzen diese Frauen ihre „bessere" Seite bevorzugt, die „schwächere" bleibt schwächer!

Bauchform IV

Diese Form heisst auch Hängeleib/Fettpolsterbauch und imponiert als sehr großer Bauch, der rundum über der gesamten hypotonen, kaum anspannbaren Bauchmuskulatur (mit einem Wert unter „3" bei der Muskelfunktionsprüfung „ siehe Kap. 1.3.7.2) eine viele Zentimeter dicke Fettpolsterschicht aufweist.
Um diese recht seltene Bauchform von den anderen abzugrenzen, wird ein manueller Tastbefund erhoben. Bei dicker Fettpolsterschicht ist die genaue Beurteilung des Muskeltonus gar nicht einfach. In Verbindung mit der für Wöchnerinnen modifizierten Muskelfunktionsprüfung für die gerade und schräge Bauchmuskulatur wird gleichzeitig mit „Fingertip" mehrerer Finger durch die „Schicht" hindurch die entsprechende Muskulatur palpiert, um die Anspannbarkeit des Muskels zu tasten und wie weit die Rektusmuskeln aus dem Alignement dispositioniert sind.

Merke: Ein starkes Fettpolster auf der Bauchmuskulatur sagt nichts über ihren Tonus aus (Abb. 1.**82a – d**).

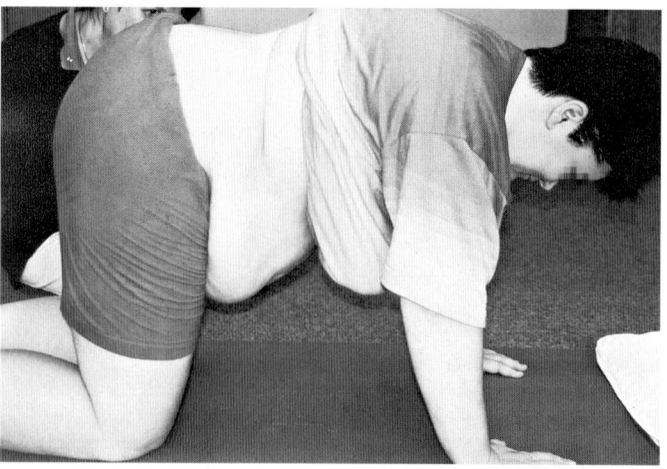

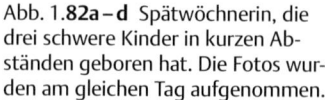

Abb. 1.**82a – d** Spätwöchnerin, die drei schwere Kinder in kurzen Abständen geboren hat. Die Fotos wurden am gleichen Tag aufgenommen.
a Im Vierfüßlerstand sieht der Bauch wie eine Bauchform IV (Fetthängeleib) aus
b In Rückenlage deutliche Asymmetrie nach rechts, Bauchform III
c Übung nach dem Prinzip „Unterbauch kurz – Schambein zieht Richtung Nabel" während der Ausatmung
d Mit der Ausatmung Übungsprinzip „Unterbauch kurz – Oberbauch schmal" – Schambein Richtung Nabel – Rippen Richtung Nabel ziehen, während der Ausatmung

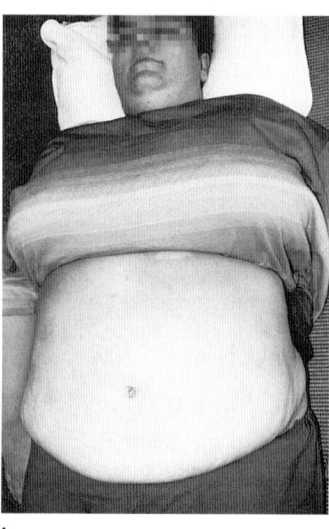

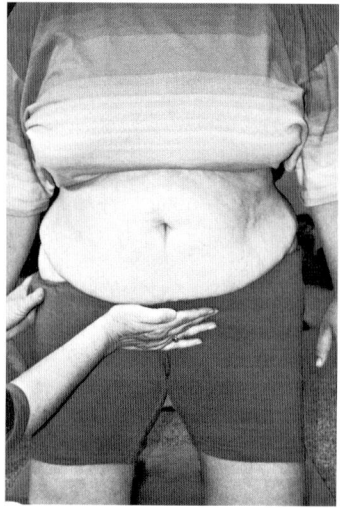

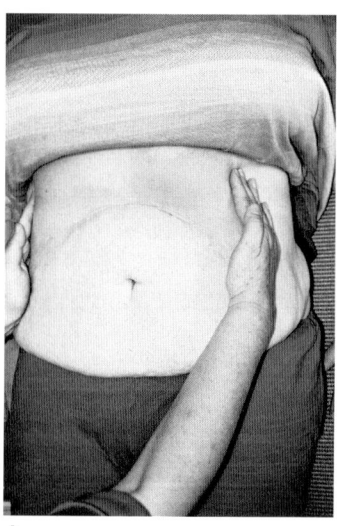

b   c   d

Hinweis: Abbildung **c** u. **d** zeigen, dass die Rumpfwandmuskulatur dieser Spätwöchnerin dringend nach dem funktionsrichtigen Übungsprinzip (s. Kap. 4) üben muss. Da die linke Bauchwand kräftiger anspannen kann, muss die rechte Bauchwand häufiger üben (Bauchform III)

Mögliche Ursachen für diese Bauchform mit der starken Detonisierung der ventrolateralen Bauchwandmuskulatur

– viele rasch aufeinanderfolgende ausgetragene Schwangerschaften, Beispiel aus meiner Praxis: Eine Frau hatte bereits 10 Kinder und bekam dann Drillinge. Der Bauch war eine echte Bauchform IV.
– schwere Kinder über 4000 g
– Mehrlingsschwangerschaften
– konstitutionelle Bindegewebsschwäche/Adipositas
– aufgrund vieler Kinder keine Zeit für sich selbst haben, nie Rückbildungsgymnastik gemacht

oder auch kein „kosmetisches Bedürfnis", schön auszusehen.

Bei vorgeschädigtem Beckenboden verlieren bei dieser Bauchform die Bauch- und Beckenorgane ihren natürlichen Zusammenhalt, der Druck Richtung Beckenboden verstärkt sich. Das Nachgeben der Bauchdecke erscheint als Hängeleib (Abb. **1.83a u. b**).

Diese Frauen haben ständige Rückenschmerzen. Ehe diesen Frauen, es sind in der Regel Mehrgebärende, eine Abdominalplastik„ also eine operative Maßnahme vorgeschlagen wird, sollten physiotherapeutische Maßnahmen und Miederversorgung als konservative Therapie zum Ein-

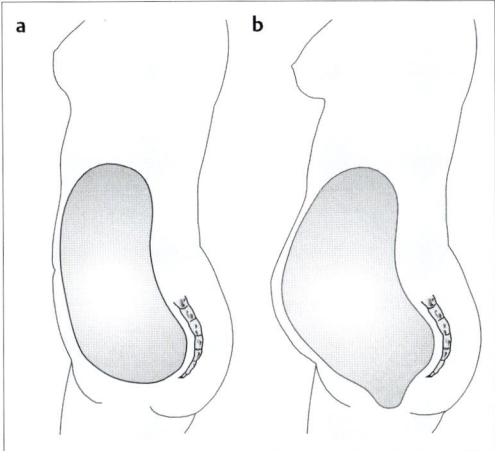

a   **b**

Abb. 1.**83a** u. **b.** Verschiedene Formen des Becken-Bauch-Raumes
a bei Gleichgewicht von Rumpfwand und Rumpfinhalt (nach Richter)
b bei Dysbalancen innerhalb der Rumpfkapsel

satz kommen. Dass Wöchnerinnen mit dem Problem Hängebauch, Fettpolsterbauch oft allein gelassen sind, zeigt folgendes Fallbeispiel (leider kein Einzelfall):

» Fallbeispiel „Frau B.“
Ich begegnete auf einer meiner Fortbildungen der Spätwöchnerin. Frau B., die ich bereits vor der Geburt ihres zweiten Kindes als dynamische Frau und glückliche Mutter kannte und die mit ihrer nicht superschlanken Figur sehr gut umgehen konnte.

Sieben Wochen nach der Geburt ihres zweiten gesunden Kindes (spontan, 4280 g, 54 cm) machte sie einen völlig deprimierten Eindruck auf mich und war sehr schweigsam.

Frau B.'s Fall möchte ich so weitergeben, wie sie ihn für mich aufschrieb (in Klammern setze ich meine Einfügungen).

„Zur Nachuntersuchung ging ich 7 Wochen nach der Geburt. Mein Gynäkologe bestätigte mir, dass soweit alles in Ordnung sei. Er müsse mir jedoch mitteilen, dass mein Bauch völlig ruiniert sei und dass man an seinem Zustand nur noch operativ etwas verändern könne. Zu diesem Zeitpunkt stillte ich voll, wog 10 kg weniger als in der Schwangerschaft (91 kg bei einer Gewichtszunahme von 14 kg), machte noch keine regelmäßige Rückbildungsgymnastik. Zuerst konnte ich die Worte des Arztes gar nicht realisieren. Erst später wurde mir das Ausmaß seiner Worte bewusst, ich konnte sie nicht richtig einschätzen: War meine

Bauchdecke nur optisch unansehnlich oder haben die Bauchmuskeln durch die Schwangerschaft gelitten, so dass sie in ihrer Funktion auf Dauer beeinträchtigt sind.

Bei einem Treffen mit Frau Heller erzählte ich mein Problem, sie sah sich meinen Bauch an (ich prüfte Rektusabstände: 3 Finger, und machte die Muskelfunktionsprüfung für schräge und gerade Bauchmuskeln: Werte bei 3 – 4 für beide Gruppen, Nabelkontur erhalten aber eine recht starke Fettpolsterschicht, wodurch die Muskulatur darunter schwierig zu palpieren war).

Wir arbeiteten zusammen (Prinzip: Mit Ausatmung Unterbauch kurz, Oberbauch schmal in verschiedenen Ausgangsstellungen, Abb. 1.**84a – d**) und seitdem gehört mein Bauch wieder mir.

Optisch sieht er nach wie vor nicht so gut aus aber die Bauchmuskeln waren nur schlaff, nicht geschädigt. Durch regelmäßiges effektives aber sanftes Üben konnten die Muskeln wieder gekräftigt werden. Mein Selbstbewusstsein ist wieder da, im nachhinein wurde mir klar, was dieser Satz des Arztes in der sensiblen Wochenbettphase in mir bewirkt hatte.“ **«**

Im Fall Frau B. waren weder Mieder noch eine Operation nötig, sondern funktionsrichtige Rückbildungsübungen. Es handelte sich hier um geschwächte Bauchmuskulatur mit einem Fettpolsterbauch, aber keine Bauchform IV (siehe oben).

Merke: Wird bei einer Wöchnerin durch Inspektion ein Bauchtyp IV vermutet, sollte das immer durch Palpieren der Muskelkraft für schräge, quere und gerade Bauchmuskeln und dem Prüfen der Rektusabstände in Verbindung mit einer Muskelfunktionsprüfung (siehe Kap. 1.3.7.2), die einen Wert der Muskelkraft unter „3“ annehmen lässt, kontrolliert werden.

Mit einer *passiven Unterstützung* für die Bauchwand- und lumbale Rückenmuskulatur durch ein gutsitzendes Mieder sollte diese Wöchnerin bereits vor Entlassung aus der Geburtsklinik versorgt werden, um den Alltagsbelastungen daheim gewachsen zu sein.

Wünschenswerte Ergänzung der passiven Miederversorgung wäre eine aktive Übungstherapie, welche die lokale und globale Stabilität und Haltefunktion der Rumpfmuskulatur sichern hilft.

Bei motivierten Frauen könnte dadurch eine operative Bauchwandstraffung und die Resektion von überschüssigem Haut- und Fettgewebe wirklich das letzte Mittel der Wahl sein. Dabei wird das überschüssige Haut- Fettgewebe aus funktionellen, häufiger aber aus kosmetischen Gründen

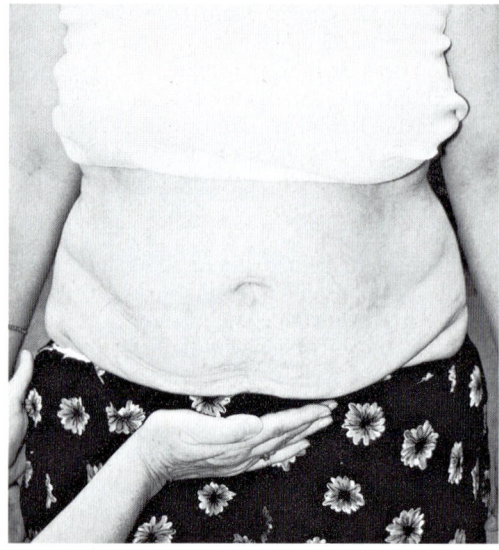
a

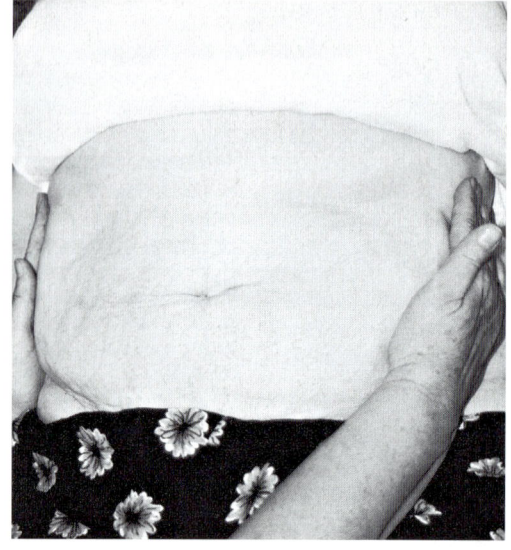
b

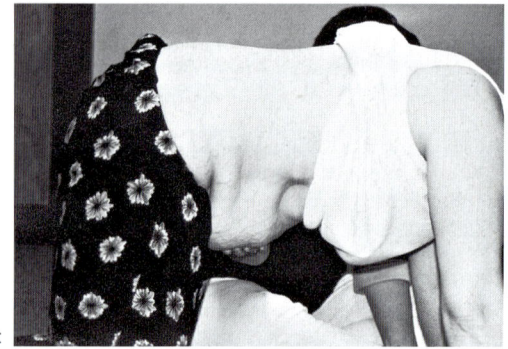
c

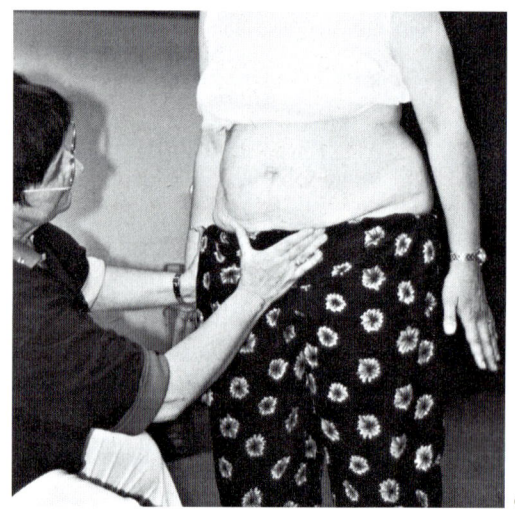
d

Abb. 1.**84a–d** Fallbeispiel Frau B.

korrigiert. Wissen soll die Frau, dass die Resektion der Haut auf den Unterbauch beschränkt bleibt, der Nabel wird dadurch nach unten gezogen. Eine operative Straffung der erschlafften Bauchmuskulatur ist nach Aussage von Bodoky, Harder, Lüscher (1999) nur in begrenztem Maße möglich. Es besteht bei dieser Operation erhöhte Gefahr für eine Fettembolie.

1.4.10.2 Rektusdiastase – „Out of Alignement" der Bauchmuskulatur

Wenn die beiden Mm. recti abdomini eine topografische Positionsveränderung durch die Schwangerschaft, wo sie sich dem Wachstum von Uterus und Kind anpassen müssen, erfahren, verlieren diese beiden geraden Bauchmuskeln rechts und links von der Linea alba ihre eigentliche Zugrichtung. Sie geraten aus ihrem Alignement, ihrer vom geraden Faserverlauf vorbestimmten Ausrichtung. Dieses „Out of Alignement" ist als Rektusdiastase bekannt. Diese dann dispositionierten und schwangerschaftsbedingt hypotonen Bauchmuskeln sind so, vor allem, weil auch die anderen lateralen Bauchmuskeln geschwächt sind, keine echten Gegenspieler mehr für den M. erector spinae und die kräftigen Glutaen auf der dorsalen Rumpfseite.

Auch Bindegewebsveränderungen haben ihre Auswirkungen. Das Bindegewebe der großen Rektus-abdominus-Faszie wird in der Schwangerschaft (ebenso wie die Faszien des beckenauskleidenden M. obturatorius int.) hormonell wie auch durch Wassereinlagerungen viel dehnfähiger, aber auch schwächer (Schüssler, Baßler 1998). Das heißt, die Kollagenfaszien machen die große Dehnung zwar gut mit, zerreissen aber schneller.

Am Ende der Schwangerschaft ist die Aponeurose der Rektusscheide sehr dünn und weil der Nabelring eine empfindliche Schwachstelle im Rektussystem ist, kann ein Auseinanderweichen beider Rektusmuskeln nach außen erfolgen (Abb. 1.85a–c).

Beim Tasten der Rektusabstände im Frühwochenbett (siehe Abb. 1.85b) kann der Abstand von 1–2 Längsfingerbreiten als physiologisch gelten, darüber hinaus verlieren die beiden Rektusbäuche ihr Alignement. Je breiter der Abstand, umso kritischer wird für die Wöchnerin der ventrale Halt. Das Auseinanderweichen beider Recti kann handbreit und noch breiter sein.

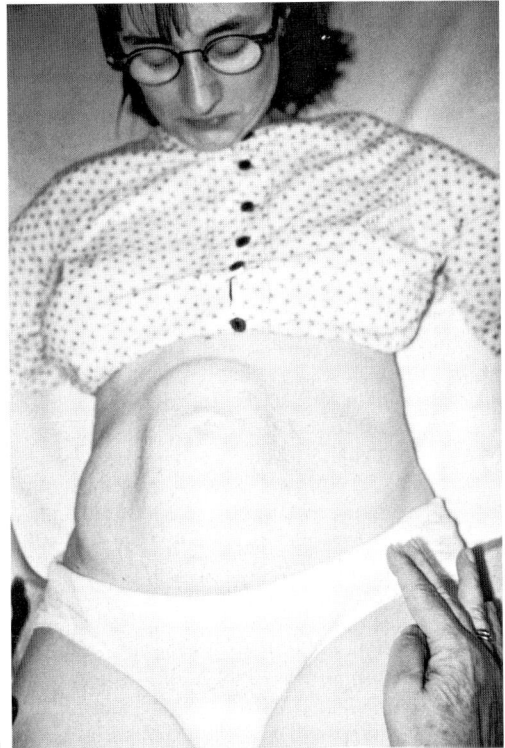

a

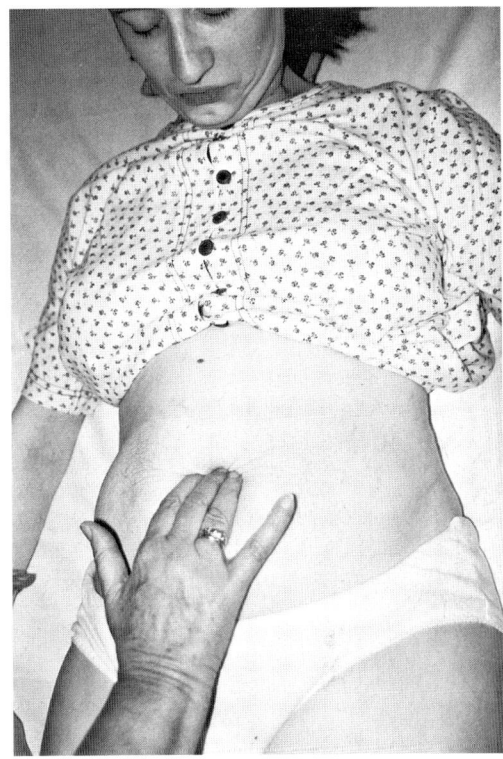

b

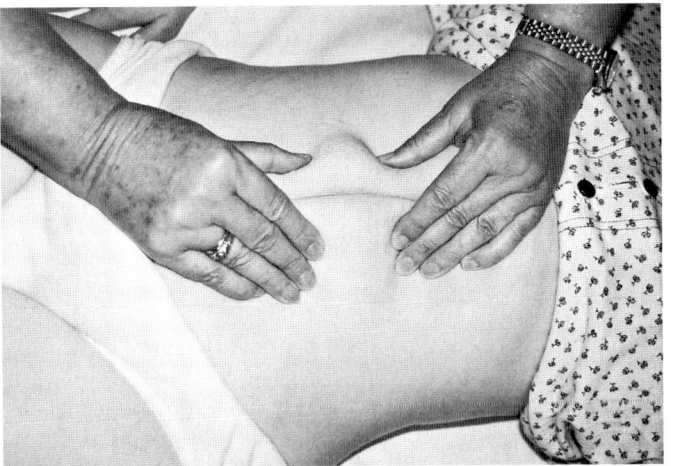

c

Abb. 1.85a–c Rektusdiastase
a beim Heben des Kopfes wird die Diastase deutlich
b Palpation
c manuelles Schließen

》Fallbeispiel:

Die extremste Rektusdiastase tastete ich bei einer Mutter, die Zwillinge mit je 4 kg Gewicht per Kaiserschnitt und nachfolgend atonischem Uterus zur Welt brachte: 30 cm (!) Abstand, wobei ich mit vielen Tricks die beiden Rektusmuskeln, die ihre Zugrichtung total verlassen hatten, suchen musste. Erst 3 Wochen post sectionem wurde diese Wöchnerin aus der Klinik entlassen. Durch mein physiotherapeutisches Grundwissen, wobei ich auf Erfahrung anderer nicht zurückgreifen konnte, d. h. hierzu keine Vorbilder für die Vorgehensweise bekannt waren, konnte die Frau mit einer Rektusspalte, in der noch 2 Längsfinger Platz fanden, im Bereich der Aponeurose eine sehr dünne aber geschlossene Sehnenplatte palpierbar war, aus physiotherapeutischer Sicht entlassen werden. Dieser Bauch war ein Lehrbeispiel für mich; die physiotherapeutischen Maßnahmen dazu beschreibe ich in Kap. 4.2.3.7. **《**

Hinweis: Bei sehr dünner Aponeurose, die mit geübten Fingern pergamentdünn getastet werden kann, besteht die Gefahr einer Hernie. Solch eine Verletzung in der Sehnenplatte ist durchlässig für eine Dünndarmschlinge (Ileusgefahr).

Eine *Rektusdiastase* ist nicht nur tastbar, sie ist bei allen Druckerhöhungen sichtbar, z. B. wenn der Oberkörper gerade zum Sitzen kommt, oder in Rückenlage, wenn beide Beine gleichzeitig angehoben werden und eine spitzbauchartige Vorwölbung der Eingeweide zwischen den beiden auseinandergewichenen Rektusmuskeln entsteht (siehe Abb. 1.**85a**).

Diese Bauchvorstülpung ist schon ab 3 Längsfinger bei falscher Belastung sichtbar, weil die beiden Recti schon nicht mehr ihre Zugrichtung haben.

Bleiben solch eine Rektusdiastase unbehandelt und die Fehlverhaltensmuster unkorrigiert, so bleibt die Rektusdiastase über Monate, für manche Frauen über Jahre erhalten. Falsche Rückbildungsübungen, die das „Out of Alignement-Problem" nicht berücksichtigen, bewirken, dass diese Frauen ihre Rücken- und Kreuzschmerzen nie verlieren werden. Jede Behandlung einer Rektusdiastase ist eine Einzelbehandlung, die beiden Recti werden in ihrem Alignement passiv fixiert (siehe Abb. 1.**85c**) Behandlung siehe in Kapitel 4.2.3.7.

Wenn man ältere Frauen mit Kreuz- und Rückenschmerzen fragt, seit wann sie dieses Schmerzsyndrom haben, ist fast immer nach kurzem Nachdenken die Antwort: „Eigentlich seit den Kindern."

Eine Rektusdiastase in Verbindung mit Beckenbodenproblemen vermindert den intraabdominalen Druck. Dieser ist z. B. bei der Defäkation „ beim Hustenstoß u. a. notwendig. Deshalb sollte das Prüfen und ggf. Schließen einer bestehenden Rektusdiastase in eine Beckenbodentherapie eingeschlossen sein.

1.4.11   Psychische Störungen

Die Stimmungslage nach der Geburt: Viele junge Mütter haben nach der Geburt ihres Kindes, besonders wenn die Geburtsarbeit positiv erlebt wurde, eine auffallend euphorische Stimmung. Diese steht mit den während der Geburt freigesetzten Endorphinen im Zusammenhang.

1.4.11.1 Postpartale Frühwochenbettverstimmung

Am 3. bis 4. Wochenbett-Tag haben aufgrund der hormonellen und körperlichen Umstellung viele Wöchnerinnen eine kurz anhaltende psychische Verstimmung, die unter den Begriffen „Heultage" (in Deutschland), „Baby Blues" (aus dem englischen Sprachbereich: blue = blau, aber auch trübsinnig, niedergeschlagen, schwermütig; Blues = Trübsinn, Schwermut) bekannt ist (m. E. wäre die richtigere Bezeichnung „Mother-Blues", hat doch die Mutter, nicht das Baby die Verstimmung). Dieses *„kurzzeitige seelische Stimmungstief"* durchleben weit mehr als die Hälfte aller Wöchnerinnen (50 bis 80 %).

Gekennzeichnet ist diese postpartale Frühwochenbettverstimmung durch Traurigkeit, Verletzbarkeit, Müdigkeit, auch Unruhe, Schlaflosigkeit und vom Wechseln zwischen unbegründetem oder bei nichtigem Anlass heftigen Weinen müssen, um kurze Zeit darauf wieder herzhaft lachen zu können. Ich erlebte Wöchnerinnen, die schluchzten, weil das Baby zu wenig getrunken hatte, der Mann etwas zu spät kam und ähnlichen für Außenstehende nichtigen Anlässen. Die Wöchnerin versteht sich selbst nicht.

Dieser kurz anhaltende Zustand bedarf keiner Therapie. Wichtig sind jetzt positiver Zuspruch, z. B. auch mit der jungen Mutter über ihr (hoffentlich) gesundes Kind sprechen und Verständnis von der Umgebung. Partner/Familie sollten über dieses Zustandsbild informiert sein. Die Wöchnerin motivieren, für sich selbst etwas zu tun, das kann z. B. die Wochenbettgymnastik sein.

Seit es Rooming-In gibt (etwa 20 Jahre), die Mutter ihr Kind bei sich haben und selbst versorgen kann, ist das kurzzeitige seelische Stimmungstief weniger heftig als zu der Zeit, als der jungen Mutter im Vierstundenrhythmus ihr „Wickelkind" von der Kinderschwester zum Stillen gebracht wurde. Wenn die Frau mit der Hebamme nochmals über ihre Geburtsarbeit sprechen kann, Hilfen durch die Kinderkrankenschwester erfährt, hat die Wöchnerin in der Regel diese Umstellungsphase bald überwunden.

1.4.11.2 Postpartale Depression (PPD)

Diese wird auch als postnatale Depression bezeichnet (PND).

Eine **PPD** kann sich gelegentlich aus einer postpartalen Frühwochenbettverstimmung entwickeln, zwischen 10 bis 20 % aller Wöchnerinnen bekommen eine postpartale Depression.

In ihrer Ausprägung liegt die PPD zwischen der kurzzeitigen Frühwochenbettverstimmung (Mother/Baby-Blues) und dem nachfolgend aufgezeigten schweren Krankheitsbild einer postpartalen Psychose, die ab der 2. Woche, aber auch bis 3 Monate nach der Geburt auftreten kann.

Mögliche Symptome einer PPD sind: Eine depressive Grundstimmung, eine unbegründete Traurigkeit, die von Stimme und Gesichtsausdruck widergespiegelt werden, häufiges Weinen, Müdigkeit und Konzentrationsschwäche, Schlafstörungen, auch Angst und Sorge um das Kind. Diesem gegenüber, aber auch dem Partner gegenüber können Schuldgefühle aus unterschiedlichsten Gründen bestehen.

Körperliche Beschwerden, wie Kopfschmerzen, Herzschmerzen mit Engegefühl in der Brust, Appetitlosigkeit (aber auch Heißhungerattacken), Kreislaufbeschwerden, „sich krank fühlen" runden das Zustandsbild der PPD ab.

Bei der kurzen Verweildauer der Wöchnerinnen in der Geburtsklinik (3 bis 5 Tage), wird die aufmerksame Nachsorgehebamme oft die erste Ansprechpartnerin für die Frau sein. Denn häufig werden die o. g. Symptome und Beschwerden daheim von der Umgebung der Wöchnerin, z. B. der Familie als Folgen der Entbindung, des Schlafmangels, der Belastung mit dem neuen Kind, dem Stillen rund um die Uhr und anderen Belastungen durch die Familie angesehen. Die depressive Stimmung der Wöchnerin wird dem jetzigen Zustand entsprechend als „normal" eingestuft (in den Köpfen unserer Gesellschaft ist heute immer noch nicht „Depressiv-Sein" mit möglicherweise „Krank-Sein" verbunden).

Weil aber der Übergang von der PPD in eine Wochenbettpsychose fließend sein kann, ist die Aufmerksamkeit der Nachsorgehebamme hier gefordert. Sie kann aufgrund richtiger Einschätzung der Situation in dem Fall, dass die Wöchnerin ärztliche oder psychotherapeutische Hilfe braucht, die nötigen Schritte veranlassen. Mitunter ist der Kontakt zu einer Selbsthilfegruppe (Adresse siehe unten) für die Wöchnerin eine Hilfe. Die Prognose für eine PPD ist gut. Verschlimmert sich die depressive Stimmungslage bei der Wöchnerin dramatisch, muss an eine echte Wochenbettpsychose gedacht werden.

1.4.11.3 Postpartale Psychose

Diese wird auch postnatale Psychose, Puerperal- oder Wochenbettpsychose oder endogene Depression genannt. Hierbei handelt es sich um eine schwere, immer behandlungsbedürftige psychiatrische Erkrankung. 1 bis 3 Mütter auf 1000 Kinder sind davon betroffen. Der Erkrankungsbeginn kann sich schon gegen Ende des Frühwochenbetts aus einer PPD schleichend entwickeln, wobei der Gipfel der Erkrankung zwischen dem 10. und 20. Tag post partum liegt.

Nach ihrer Symptomatik wird die postpartale Psychose unterschieden:

– Die *manische Form* mit starker innerer Unruhe, Umtriebigkeit, Enthemmtsein, Verwirrtheit, geringes Schlafbedürfnis, Fehleinschätzung der eigenen Person bis zum Größenwahn.
– Die *depressive Form* mit Angstzuständen, Antriebs- und Bewegungsarmut, Teilnahmslosigkeit, die sich auch in der fehlenden Gesichtsmimik widerspiegelt, Konzentrationsschwäche, Erschöpfung.
– *Wahnvorstellungen* mit zwanghaften Gedanken, keine gute Mutter zu sein, unfähig zu sein, dass eigene Kind zu lieben, Angst, zu versagen, den Belastungen nicht gewachsen zu sein. All das kann in der Wahnvorstellung gipfeln, ihrem Kind oder sich selbst etwas anzutun. Schuldgefühl und Panik ob ihrer eigenen Suizidgedanken oder der Verletzung ihres Kindes (in Einzelfällen haben diese schwer psychotischen Depressionen zur Selbsttötung oder zur Tötung des Kindes geführt) müssen sehr ernst genommen werden.

Eine stationäre Behandlung in einer psychiatrischen Fachklinik ist hier unumgänglich, wobei Mutter und Kind nicht getrennt werden sollten, außer wenn die Mutter sich selbst oder ihr Kind gefährdet.

Wenn die Mutter nach einigen Monaten von der Wochenbettpsychose genesen ist, kann sie trotz der vorübergehenden Ablehnung ihres Kindes zu diesem eine gute Beziehung aufbauen.

Mit medikamentöser Behandlung und Psychotherapie, die den Partner / die Familie mit einbezieht, sind die Heilungschancen trotz der Schwere dieser psychischen Erkrankung gut (Schippers 1995).

» Fallbeispiel: Der Fall „D"

Dieser Bericht über eine postpartale Depression wurde von „Frau D" 4 Jahre nach der Geburt ihrer Tochter aufgeschrieben. Dieser zeigt, welche Tiefen eine Wöchnerin mit dieser Krankheit durchlebt. Ich danke „Frau D" für ihre Offenheit.

„Unsere Tochter ist unser einziges Kind und wurde 5 Wochen vor dem Termin geboren. Meine Schwangerschaft war unauffällig, bis auf anhaltende Übelkeit und starke Müdigkeit. Im letzten Teil der Schwangerschaft verspürte ich eine gewisse Ambivalenz gegenüber dem Kind. Unsere Tochter kam direkt nach der Geburt auf die Kinderintensivstation, weil sie in den Brutkasten musste. Als Grund wurde uns eine „Anpassungsstörung" genannt. Die Zusammenarbeit mit der Intensivstation war denkbar schlecht. Ich durfte mein Kind nicht stillen, nicht aus dem Brutkasten nehmen und musste mich an die Besuchszeiten halten. Ich hatte große Sehnsucht nach meinem Kind und noch heute tut mir die Erinnerung an damals unendlich weh. Ich bin traurig darüber, dass ich den Körper meines Kindes in dieser Zeit nicht fühlen durfte. Auch nach dem meine Tochter nach 10 Tagen auf die normale Babystation verlegt wurde, bekam ich keine Hilfe bei dem Versuch, meine Tochter zu stillen.

Nach ca. 14 Tagen kam meine Tochter endlich aus der Klinik heraus. Aber nun, da ich zum ersten Mal mit dem Säugling alleine war, stand ich zitternd vor dem Wickeltisch und war unfähig zu irgendeiner Handlung. Ich hatte riesige Angst etwas falsch zu machen, fühlte mich völlig unzulänglich und der neuen Verantwortung nicht gewachsen. Aber irgendwie schaffte ich es mit der Hilfe meines Mannes und meiner Mutter einigermaßen zu funktionieren. Doch als ich nach 6 Wochen auf mich alleine gestellt war, wurde ich tagsüber von einer großen Unruhe und Anspannung gepackt. Wenn ich etwas tat, stellte mir in Gedanken schon die nächste Tätigkeit vor. So „hangelte" ich mich durch den Tag und vor lauter Angst vor der nächsten Aufgabe konnte ich bald nichts mehr in Ruhe tun.

Dazu gesellte sich, dass ich, obwohl todmüde und erschöpft, nicht mehr schlafen konnte. Ich lag im Bett, fand keine Ruhe, meine Gedanken rasten im Kreis; ich hatte Angst „durchzudrehen", verrückt zu werden. Dies verstärkte dann wieder meine Angst vor dem Alltag, ich fragte mich stän-

dig, wie ich alle meine Aufgaben schaffen sollte. Es war, als ob ich in einen Strudel geraten wäre, der mich beständig abwärts zog. Ich bemerkte, dass mit mir etwas nicht stimmte, mein Verstand stand neben mir, und „sah zu".

In diese Zeit fiel die Nachuntersuchung beim Gynäkologen. Von ihm bekam ich keine adäquate Hilfe, er hat die Brisanz meines Zustandes nicht erkannt. Er gab mir den Rat, mich dem Rhythmus des Kindes anzupassen, am Tag zu schlafen und meine Arbeit nachts zu machen. Ich versuchte seinem Rat zu folgen, doch dadurch schien mir alles noch schlimmer zu werden.

Nun suchte ich doch Hilfe bei einem Neurologen, der bei mir eine Depression diagnostizierte. In meiner Verzweiflung und weil ich so schnell wie möglich „normal" sein wollte, bat ich um die Aufnahme in eine psychiatrische Klinik. Zwei Wochen verbrachte ich dort, weil kein anderes Bett frei war, auf einer geschlossenen Station. Ich war völlig verzweifelt. Die anderen Patienten mit sehr schweren psychiatrischen Krankheitsbildern, verunsicherten mich zusätzlich. Als ich dann auf eine offene Station verlegt wurde, beruhigte ich mich etwas, fühlte aber nun deutlich eine große Angst um mein ganzes Leben, um alles, was mich bisher ausgemacht hatte und auch um das, was aus mir werden sollte. Dazu kam eine große Scham darüber wie alles geworden war. Aus heutiger Sicht kann ich sagen, dass meine Tochter mir nie gleichgültig war, während der Zeit in der Klinik aber hasste ich sie regelrecht und machte ihre Existenz für meine Erkrankung verantwortlich. Überhaupt fühlte ich eine unglaublich starke Wut in mir. Das Vertrauen der mich betreuenden Fachleute in die Stärke und Einmaligkeit der Mutter-Kind-Beziehung war gering. Sowohl das Jugendamt als auch die Ärzte der Klinik und die diakonische Beratungsstelle drängte mich immer wieder zur Adoptionsfreigabe. Nur der beharrlichen Weigerung meines Mannes ist es zu verdanken, dass unsere Tochter heute (noch) bei uns ist.

Oft denke ich darüber nach, was geworden wäre, wenn ich auf eine Mutter/Kind Station gekommen wäre und dort, mit Anleitung und Ermutigung, langsam den Umgang mit meinem Kind hätte lernen können.

Während des Klinikaufenthaltes begann ich mit der Rückbildungsgymnastik. Es kostete mich viel Überwindung und viel Kraft, die Termine einzuhalten. Doch ich merkte bald, dass die körperliche Aktivität und die Lenkung der Wahrnehmung auf meinen Körper, eine Entspannung mit sich brachte, wenn auch nur für einige Stunden. Als ich aus der Klinik entlassen wurde, hatte ich immer noch Angst davor alleine zu Hause zu sein.

Ich brauchte Hilfe bei der Strukturierung meines Tagesablaufs. Schemenhaft habe ich in Erinnerung, dass ich es nirgends lange aushalten konnte, eine schreckliche innere Unruhe trieb mich vorwärts. Dies war der Anfang der Gedanken, dem Ganzen doch ein Ende zu machen, ich wollte Ruhe haben. Gleichzeitig hatte ich große Angst, diesen Gedanken in die Tat umzusetzen. In mir war ein ständiger bohrender seelischer Schmerz, ein Druck, der nicht aufhörte.

Nun bekam ich Kontakt zu einer Psychologin, bei der ich mich endlich aufgehoben und verstanden fühlte. Wichtig war für mich, dass Sie mit mir mein „Leben vor dem Kind", dem ich nachtrauerte, aufarbeitete. Sie erklärte mir meine Gefühle und sagte mir, dass diese eine Form der Trauer wären; denn die Geburt eines Kindes sei für eine Frau immer ein Abschied. Sie gab mir ein Verständnis für meine Erkrankung und schaffte es, meinen Lebenswillen wieder zu wecken. Durch die Therapie wurde ich ermutigt, langsam wieder meinem Beruf als Physiotherapeutin nachzugehen. Dieses Unterfangen erschien mir am Anfang unvorstellbar, doch meine Arbeit in meinem Beruf gab mir viel von meinem Selbstwertgefühl zurück. Langsam stellten sich wieder die Gefühle der Freude ein. Ich war wieder ermutigt, mich den Aufgaben zu stellen. Es bildete sich wieder ein Gefühl etwas wert zu sein, etwas ausrichten und leisten zu können. Allmählich konnte ich mit Hilfe eines anderen Neurologen die Medikamente absetzen.

Zu meiner großen Erleichterung verspürte ich keine Entfremdung zwischen meiner Tochter und mir, unser Verhältnis ist ein sehr liebevolles geworden. Es war für mich sehr bewegend die Zuneigung dieses kleinen Wesens zu spüren, eine Zuneigung, die ich nicht erwartet hatte, ich hatte eher Ablehnung befürchtet. Ich denke, das starke Band zwischen Mutter und Kind kann viel aushalten.

Meine Tochter wurde in der Zeit, in der es mir sehr schlecht ging, von meiner Schwiegermutter betreut. Sie sorgte gleichzeitig dafür, den Kontakt zwischen meiner Tochter und mir zu erhalten. Überhaupt fand ich in der Familie meines Mannes größtes Verständnis und enorme Unterstützung. Ihnen gegenüber konnte ich mich öffnen und fand den Halt, den ich so sehr suchte.

Zusammenfassend möchte ich sagen, dass die größte Hilfe in einer solchen Situation darin besteht, verständnisvolle und liebevolle Menschen um sich zu haben. Vorwürfe und Druck verschlimmern die Situation. Später war es eine Hilfe für mich, Kontakt zu der Selbsthilfegruppe „Licht und Schatten – Krise nach der Geburt" zu bekommen. Ich lernte dort Frauen kennen, denen es genauso oder ähnlich, wie mir ergangen war. Ich konnte sehen, dass ich nicht dumm, unfähig und schlecht war – was ich ständig von mir dachte – sondern krank! Diese Krankheit, die so unvermittelt in einer Phase über eine Frau hereinbricht, in der sie eigentlich glücklich und dankbar sein sollte, kann die Betroffene an den Rand der Zerstörung bringen, der Zerstörung des eigenen Lebens und das des Kindes; ich selbst war nicht weit davon entfernt.

Heute meistere ich meinen Alltag mit meinem Kind mit allen Höhen und Tiefen, nehme das Recht für mich in Anspruch, „schlechte" Phasen haben zu dürfen, denn Mütter sind weder Maschinen noch Engel und Fehler sind menschlich." **«**

Anmerkung zur *Postpartalen Depression* und zur: *Postpartalen Psychose*:

Das Wochenbett gilt als eine ganz besonders kritische Zeit für das Auftreten von psychischen Störungen bis hin zur Psychose. Initiale Auslöser können z. B. sein:

- die postpartale hormonelle Umstellung
- eine vorhandene mehr pessimistische Grundstimmung der Frau
- wie Schwangerschaft und Geburt erlebt wurden, z. B. negative Geburtserlebnisse physischer und psychischer Art, die unbedingt aufgearbeitet werden sollten, um der Frau das Gefühl „versagt zu haben" zu nehmen.
- Trennung von Mutter und Kind z. B. beim Verlegen des Kindes in eine Kinderklinik.
- Frühgeburt, Geburt eines kranken, behinderten oder toten Kindes.
- Stillprobleme
- Partnerbeziehung
- Übergang in eine neue Lebensphase von einer Berufskarriere zur Mutterrolle, evtl. mit fremder Versorgung des Kindes (Tagesmutter).
- eine hohe Erwartungshaltung an sich selbst.

Weil anfangs, beim Auftreten der ersten Symptome der Krankheit das Problem oft bagatellisiert wird (die Berührungsängste zu diesem Thema sind auch bei den perinatal mit der Frau involvierten Fachkräften vorhanden!), ist eine Früherkennung einer postpartalen Depression/postpartalen Psychose oft nicht gegeben. Gerade diese Wöchnerinnen brauchen dringend professionelle Hilfe. Die Hebamme in der Nachbetreuung der Wöchnerin leitet diese Hilfen ein.

Die bundesweite Kontaktadresse der *Selbsthilfegruppe* „Schatten und Licht – Krise nach der Geburt" e.V.: c/o S. Surholt, Hans-Fischer-Str. 4, 86368 Gersthofen (Stand 2000).

Physiotherapie

Bei postpartaler Depression (PPD) ist die Rückbildungsgymnastik als Einzel- oder Gruppenarbeit für die betroffene Wöchnerin nach Abklingen der akuten Phase ein Therapieansatz, ihre Balance wiederzufinden und die von ihr angegebenen (teils subjektiven) körperlichen Beschwerden abzubauen.

Bei *postpartaler Psychose* wird in Absprache mit dem Arzt/Ärztin der psychiatrischen Fachklinik Einzel- oder Gruppenbehandlung durch spezialisierte Physiotherapeuten der Klinik im abklingenden Stadium empfohlen. Gelegentlich wird die betroffene Wöchnerin während ihres stationären Aufenthalts stundenweise zum Besuch der Rückbildungsgymnastikgruppe (Physiotherapeutin oder Hebamme) beurlaubt.

Buchempfehlung: „Mutterglück und Tränen", P. Nispel, 1996, Herder Verlag Freiburg, ISBN 3 451261502

1.4.12 Beschwerden und Probleme am knöchernen Beckenring

(Voraussetzung für dieses Kapitel sind die Ausführungen in Kap. 1.3.8 – Knöcherner Beckenring und seine Bedeutung bei der Geburt.)

Welcher Mensch hat noch nicht erlebt, dass es ihm „richtig ins Kreuz gefahren ist", er „Hexenschuss" hatte, „vom Ischias geplagt wurde", sich unfreiwillig derart auf den Hintern setzte, „dass er nicht mehr richtig darauf sitzen konnte", dass der untere Rücken so schmerzt, „als ob er durchbricht" und viele Frauen, die geboren haben, kennen es: Bei Abspreiz- und Abscherbewegungen der Beine im Hüftgelenk, auch beim Heben und Tragen „tut es merkwürdig am Schambein weh".

Das alles sind Beschwerden/Probleme am knöchernen Becken und seinen „Schwachstellen", den Gelenkverbindungen. Auch unabhängig von „Geburt" kann das „Kreuz" mit dem Kreuz von solch einem Leidensdruck geprägt sein, dass viele Menschen den Arzt aufsuchen müssen, schmerzstillende Medikamente zur Gewohnheit werden.

Die Geburt eines Kindes kann dieses Problemsyndrom verstärken oder der Auslöser dafür sein. Mögliche Ursachen:

- konstitutionelle Disposition, d. h. die Gelenkverbindungen waren vor der Geburt schon „Schwachstellen".
- von vorangegangenen Geburt(en) bringt die Frau die entsprechende „Schwachstelle" mit, weil damals nicht oder nicht fachgerecht therapiert wurde.
- durch Sport- bzw. Unfallverletzung.

Für ein post partum neuauftretendes akutes Problem im knöchernen Beckenring muss die „klassische" Geburtsstellung in Steinschnittlage mit Atemanleitung zum Valsalva-Pressdruck, Kristellerhandgriff und übermäßiges passives Abspreizen der Beine der Gebärenden im Hüftgelenk, um (vermeintlich) mehr Platz/Weite für das Kind zu gewinnen, als Ursache mit einbezogen werden.

Im Zusammenhang mit dem knöchernen Problem am Beckenring müssen auftretende Weichteilprobleme gesehen werden, z. B.:

- Schmerzen im Beckenbereich: Das muskel- ligamentäre Zusammenspiel kann gestört sein. Bekannt ist, dass muskuläre Störungen und die damit verbundenen Myotendinopathien auch den Bandapparat, vor allem die Befestigungsstellen der Ligamente einbeziehen, weil diese Strukturen über ähnliche Rezeptoren verfügen. Wenn Dauerbelastungen die Muskulatur übermüden, wenn Haltefunktionen ganz auf die Ligamente übertragen werden aber auch *akute* Überbelastungen die ligamentären Strukturen auflockern oder schädigen, z. B. durch die Geburt (wie nachfolgend ausgeführt), ist die Reizbeantwortung der ligamentären Strukturen der *Schmerz*. Da in den Bändern elastische Fasern gegen Zug- und Druckkräfte eingebaut sind, welche die Bänder widerstandsfähiger machen, können sich Banddehnungen zum großen Teil über längere Zeit zurückbilden, es bleibt aber häufig eine erhöhte Anfälligkeit gegenüber neuerlichen Belastungen. Dazu schreiben Eder und Tischer (1998) „Der Bandapparat des Menschen ist rachsüchtig. Für erlittenes Ungemach revanchiert er sich mit chronischen Schmerzen."
- Dysfunktionen an den Speicher/Entleerungsorganen (siehe Kap. 5).
- später Kohabitationsprobleme/-schmerzen (siehe Kap. 1.4.9.3).

Werden diese knöchernen Probleme, post partum sind es vorrangig Symphysen-, Iliosakralgelenk (ISG)-, aber auch Steißbeinprobleme, nicht bereits in ihrer akuten Phase erkannt und behandelt, kann das für die Frau zu chronischen Beschwerden führen. Hier gilt: Je rechtzeitiger im akuten postpartalen Stadium mit der Therapie begonnen werden kann, um so günstiger ist die erfolgreiche Langzeitprognose für die Frau.

1.4.12.1 Beckenring und Geburt – ein Rückblick

Der berühmte englische Geburtshelfer William Smellie (1697–1763) hielt zu seiner Zeit den Kaiserschnitt nur „bei unüberwindlichem Geburtshindernis und bei nachgewiesener Extrauterinschwangerschaft" für vertretbar. Um Gebärenden mit „zu engem Geburtsbecken" den zu dieser Zeit in der Regel tödlich verlaufenden Kaiserschnitt zu ersparen, wurde in der zweiten Hälfte des 18. Jh. das Durchtrennen der Symphyse, um Raumgewinn für das Kind zu schaffen, als Alternative zum Kaiserschnitt von der damaligen interessierten Fachwelt pro und kontra diskutiert.

1777 führte der Pariser Wundarzt J. R. Sigault eine Symphyseotomie (Schambeinfugendurchtrennung) an einer lebenden Gebärenden mit rachitisch verformten Becken durch. Doch die Kritiker fanden genügend Grund, so berichtet Barbara Weber 1985 in der Schrift zum 200. Jubiläum des Mainzer Accouchement (Landes-Hebammen-Lehranstalt), kein „gutes Haar" an dieser Operation zu lassen.

Denn als Spätfolge dieser neuen Operationsweise blieben bei dieser Frau Behinderungen *beim Gehen, Hüftschmerzen, Harninkontinenz, Urethrafistel, Descensus vaginae et uteri* zurück.

Trotzdem hat sich C. C. v. Siebold in Würzburg 4 Monate später, 1778, davon nicht abschrecken lassen und führte die Symphyseotomie in Deutschland durch. Der kritische Einwand des Geburtshelfers J. F. Osiander zur Symphyseotomie (Zitat aus B. Webers Quelle, der Chirurgischen Bibliothek 5 (1780) 3, St. S. 509): „*...dass die Schambeine nie von selbst auseinander weichen, nachdem sie durchschnitten sind, sondern dass, um dies zu bewirken, die Knie von einander entfernt und ein beträchtlicher Druck auf beide Hüftgelenke ausgeübt werden muss, wodurch die Operation einen sehr rohen Anstrich erhält. In der Tat ist damit fast stets Zerreissung in einer oder beiden Synchondrosen verbunden [...]*". Weiter heißt es in dieser Schrift: „*...dass bey einer mäßigen Entfernung der getrennten Schambeinknochen voneinander der kleine Beckendurchmesser nur sehr wenig verlängert wird und dass eine sehr starke Entfernung der Schambeine voneinander nicht allein mit der Gefahr der Zerreissung der hinteren Symphysen und ihrer tödlichen Folge, der Eyterung verbunden ist, sondern auch nicht ohne eine gewaltsame Ausdehnung der Blase und des sie umgebenden Zellgewebes bewerkstelligt werden kann [...]*".

Anmerkung: 220 Jahr später, zu Beginn des 21. Jh. haben wir eine, wie in Kap. 1.2.4 beschrieben, für Mutter und Kind fast risikolose Kaiserschnittentbindung (Sectio caesarea) mit dadurch breitgefassten Indikationsstellungen. Symphyseotomie gehört weit der Vergangenheit an (obwohl sich alte Hebammen, Geburtshelfer noch daran erinnern können; auch ich hatte Ende der 50er Jahre noch eine Wöchnerin im Spätwochenbett nach *Symphysenschnitt* zu behandeln).

Symphysenverletzungen, entstanden während der Geburt, sind auch in heutiger Zeit gar nicht so selten. Fragt man die betroffenen Wöchnerinnen nach ihrer Gebärstellung, geben sie fast immer eine lange Presszeit in klassischer Rückenlage mit Valsalva-Atemanleitung an.

Die vor etwa 220 Jahren beobachteten o. g. Beschwerden nach Symphysendurchtrennung unterscheiden sich nicht allzu sehr von den Beschwerden der betroffenen, nicht oder falsch behandelten Wöchnerinnen heute.

1.4.12.2 Schmerz als Leitsymptom

Alle postpartalen Probleme und Beschwerden am knöchernen Beckenring, seinen Gelenkverbindungen und Weichteilstrukturen sind wie die meisten Erkrankungen und Leiden von einem Leitsymptom geprägt: Dem Schmerz.

„Schmerz ist ein unangenehmes Sinnes- und Gefühlserlebnis, hervorgerufen durch eine aktuelle oder potentielle Gewebsschädigung, die vor weiteren Schädigungen warnt" (nach Pain 1979).

Die Erfahrung zeigt aber, dass gerade diese Schmerzen mit orthopädischem Hintergrund im Beckenbereich nach der Geburt oft zu lange als „normal nach einer Geburt", „geht vorüber", „nicht so wehleidig sein" eingestuft und zunächst bagatellisiert werden. Hinzu kommt, dass das Schmerzempfinden jeder einzelnen Wöchnerin, weil es subjektiv ist, unterschiedlich eingestuft wird und auch ist. Uns allen, die wir mit Patienten arbeiten, ist bekannt, wie eng die Verflechtung zwischen Schmerzempfinden und Schmerzverarbeitung ist (z. B. beim Geburtsschmerz).

> **Merke:** Gibt eine Wöchnerin in einer Region des Beckenrings Schmerzen an, so können, müssen aber nicht zwangsläufig (!), Schmerz- und Entstehungsort der Verletzung identisch sein. Schmerz strahlt aus und diese Schmerzausstrahlung kann breit gefächert sein.

Unterschiedliche Schmerzarten

Neben dem „somatischen Schmerz" peripherer Nerven und dem „Oberflächenschmerz", dessen

Ursprung in der Haut liegt, interessiert hier der „Tiefenschmerz", dessen Ursprung in den Gelenken, im Knochen, im Bindegewebe oder in den Muskeln liegt. Beim „viszeralen Schmerz" ist die Schmerzursache in den Organen. Der psychogene Schmerz nimmt seinen Ursprung im Zentralnervensystem (ZNS).

Schmerz und sein zeitlicher Ablauf im Zusammenhang mit Geburtstraumen im Beckenring

Nach der Geburt, wie nach anderen plötzlichen Ereignissen auftretender Schmerz, heißt zunächst *akuter Schmerz*, schon nach 7 Tagen ist dieser Schmerz *subakut* (vgl. das nachfolgende Fallbeispiel „Frau C.") Besteht der Schmerz länger als 6 Wochen ist es ein *chronischer Schmerz* geworden. Als *physiologisch* wird der sich zunächst an die Verletzung adaptierende Schmerz eingestuft. Schützt er doch das geschädigte Gewebe vor zu hoher Belastung. Diese Schonung soll die Gewebsheilung begünstigen.

Pathologisch (oder maladaptiv) wird der Schmerz nach Abheilung des Gewebes, ohne dass die Ursache der Verletzung behandelt wurde. Bei vielen Wöchnerinnen mit unbehandelt gebliebenen Symphysen/Iliosakralgelenk/Steißbeinverletzungen hat sich so über lange Zeit ein Schmerzkreislauf durch folgende Mechanismen erhalten, die Dölken und Wirth (1998) wie folgt beschreiben: Durch emotionale Reaktionen auf den Schmerz erfolgt eine Adrenalinausschüttung im Nebennierenmark. Dies führt im peripheren Gewebe (hier im verletzten Gebiet des Beckenrings) zur Freisetzung von Neurotransmittern (z. B. Prostaglandine, Katecholamine, Noradrenalin), die eine neurogene Entzündung im Gewebe der Peripherie verursachen. Dadurch kommt ein „Teufelskreis" in Gang: Neurotransmitter – Gewebsschädigung – Auslösung eines nozizeptiven Reizes (Nozirezeptoren sind die Schadensmelder des Körpers) in die Peripherie zum Ort der Verletzung – emotionale Schmerzreaktion der Patientin – neuerliche Adrenalinsausschüttung usw.! Die Nozirezeptoren als auslösende Meldeeinrichtung des Schmerzes (auch oft als Schmerzrezeptoren bezeichnet) befinden sich in allen Gewebsstrukturen: Knochen, Muskeln, Sehnen und Sehnenscheiden, Schleimbeuteln, Nerven, Gefäßen, Haut und Unterhaut. Ausnahme: der Knorpel, wo nur die subchondrale Schicht Nozizeptoren besitzt. Nozizeptoren leiten die Impulse über die Schmerzbahnen zum Gehirn, wo der Schmerz bewusst wahrgenommen wird.

Schmerzanamnese

Unter welchen Bedingungen tritt bei der Wöchnerin Schmerz auf:

- überwiegend unter Belastung
- überwiegend in Ruhe
- in Ruhe und beim Belasten
- bei welchen Belastungen verstärkt sich der Schmerz?

Welche Begleiterscheinungen müssen bei Schmerzen der Wöchnerin beobachtet werden

- Eine Veränderung der Hautdurchblutung, verstärkte Schweißdrüsensekretion als Sympathikusreflexe
- Tonusveränderungen der Muskulatur, besonders der hüftumgebenden sichtbaren und nichtsichtbaren Muskeln (siehe Kap. 1.3.7 und 1.3.8).
- Schonhaltungen des schmerzhaften Körperabschnitts/Körperseite, die zu Muskelatrophien in kurzer Zeit (wie bei dem Fall „Frau C") und sogar zu regionalen osteoporotischen Veränderungen führen können.

Merke: Wenn die Ursache der Schmerzen, die ein unter der Geburt entstandenes Symphysen-Iliosakralgelenk-Problem im Frühwochenbett auslöst, in ihrer *akuten* Phase nicht erkannt und physiotherapeutisch behandelt werden, verändert sich die emotionale Situation der Patientin mehr und mehr, weil der Schmerz, der dann pathologisch wird (s. o.), ihren Lebensrhythmus bestimmt. Hatte sie sich schon für das Frühwochenbett die erste Zeit mit ihrem Kind anders vorgestellt, so ist, wenn sie an ihre häuslichen Belastungen daheim denkt, wozu häufig noch ihre anderen Kinder gehören, die alle ihre Mutter brauchen, eine große Bewältigungsangst in ihr. Denn bei all ihrer Selbsteinschätzung weiß sie, dass sie diesen Schmerz bei allen Bewegungsabläufen nicht kontrollieren und nicht ohne Hilfe von außen beeinflussen kann. Ihre emotionale Reaktion ist Verzweiflung, Angst bis Panik aber auch Resignation. So lernte ich „Frau C" kennen, deren Fall ich aufschreiben durfte (siehe nachfolgend).

Grundsätzliche Vorgehensweise

- Für Wöchnerinnen, die über Beschwerden/ Schmerzen im knöchernen Beckenring klagen (wobei sie das oft nicht klar definieren können), muss eine kompetente und einfühlsame Untersuchung erfolgen. Die Wöchnerin braucht jetzt „jemanden, der ihr glaubt", „der sie in ihrem Schmerz ernst nimmt", der nicht meint, „sie simuliere" oder „stellt sich an".

Im Vergleich zu anderen postpartalen Frühwochenbettproblemen geschieht das immer wieder, weil m. E. bei dieser geburtsbedingten orthopädischen Problematik Geburtshilfe oft überfordert ist. Beckenringprobleme im Wochenbett müssen unbedingt interdisziplinär behandelt werden!

– Der Frau muss die Ursache für die Schmerzentstehung erklärt werden, ebenso die zu diesem Schmerz- und Belastungsproblem führenden Symptome.

– Bei allen Beckenringproblemen, wie Verdacht auf Symphysendiastase/-dislokation/-ruptur und Iliosakralgelenk-Problematik sollte deren Abklärung mit nachfolgend beschriebenen *physiotherapeutischen Funktionstests* (z. B. Reziproke ABD/ADD der Beine, „Storchen"-Test, Vorlauftest) erfolgen.

Zum weiteren Nachweis eines möglichen strukturellen Schadens sind bildgebende Verfahren wie z. B. Röntgen, Computertomografie (CT) unbedingt einzusetzen.

Wenn damit für die massiven Beschwerden der Wöchnerin kein Befund zu sichern ist, (siehe Aufnahme vom Becken „Frau C."), sollte eine Magnetresonanztomografie (MRT) eingesetzt werden. Bei der MRT erlaubt die digitale Bildverarbeitung durch höhere Bildauflösung eine übersichtliche Darstellung von knöchernen und von Weichteilstrukturen und somit eine ge-

nauere Gewebsdifferenzierung. In Quer- und Längsschnitten ist es möglich, detailliert die anatomische Struktur des Beckens und des Beckenbodensystems darzustellen und so Verletzungen in den Weichteilstrukturen z. B. Faszienabrisse zu diagnostizieren. Dieses Verfahren ist dafür geeigneter als Ultraschalldiagnostik. Ein großer Vorteil der Magnetresonanzuntersuchung ist, dass dieses Verfahren nur mit Wärmeentwicklung arbeitet und so *ohne* Strahlenbelastung für die Wöchnerin verbunden ist. (mündliche Information durch den Radiologen Prof. Dr. V. Menges, Mannheim)

Merke: Wenn bei der Untersuchung mit Computertomografie (CT), welche immer (neben Röntgen) das erste Bilduntersuchungsverfahren bei Verdacht auf Beckenringprobleme (Symphysendehiszenz/-ruptur) bei betroffenen Wöchnerinnen ist, in der CT-Übersichtsaufnahme radiologisch kein Befund, der die Schmerzintensität und Bewegungseinschränkung bei der Wöchnerin erklärt, zu sichern ist, wäre es ratsam, immer eine Magnetresonanzuntersuchung folgen zu lassen. Das geschah bei der Wöchnerin „Frau C." (siehe nachfolgendes Fallbeispiel) nicht. Mit einer gesicherten Diagnose, die nicht nur Knochen- und Gelenkverbindungen, sondern auch verletzte Weichteilstrukturen erfasst, ist eine Therapieplanung möglich, die betroffenen Wöchnerinnen wochen-, oft monatelange Schmerzen und Geh- und Bewegungsbehinderungen ersparen kann (vgl. Abb. 1.**86a** u. **b**).

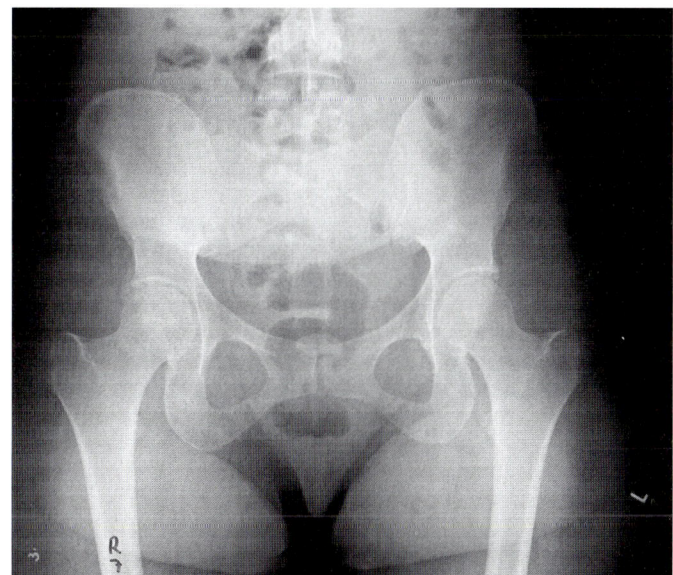

Abb. 1.**86**   Beckenübersichtsaufnahme zu Fall Frau C., S. 147. (Vgl. Abb. 1.**62a**, die deutlich strukturelle Veränderungen zeigt.)

– Die therapeutischen passiven und aktiven Maßnahmen müssen bei Verdacht auf Beckenringverletzungen gleichzeitig mit gesicherter Diagnose durch Funktionstest und bildgebende Verfahren erfolgen, d. h. spätestens am 1. bis 2. Tag nach der Geburt.
Die *folgerichtige* ärztliche und physiotherapeutische Behandlung (siehe Kap. 4.2.3.6) hilft, alle verletzten Gewebe (Knochen, Gelenke, Faszien, Muskeln, Bindegewebe) schnellstmöglich zu heilen.

– Auch eine Thrombose-Embolieprophylaxe muss erfolgen, weil die aus den Schmerzen resultierende Bewegungseinschränkung der Wöchnerin das Thrombose/Embolierisiko post partum mehrfach erhöht!

– Je rascher sich die Beschwerden bei der Wöchnerin reduzieren und sie sich spätestens am Ende des Spätwochenbetts wieder schmerz- und beschwerdefrei voll belasten kann, umso größer ist ihre Chance, bei weiterem Kinderwunsch das Kind ohne neuerliche Symphysen- /ISG-Probleme vaginal zur Welt zu bringen.

Hinweis: Diesen Frauen empfehle ich dringend, sich bei der Geburt nicht in Steinschnittlage „klassisch" entbinden zu lassen. Jede vertikale und halbvertikale Gebärposition ist für neuerliche Beckenprobleme nach einer so leidvollen Vorgeschichte weniger rezidivgefährdend.

– Während des Früh- und Spätwochenbetts sollte eine Frau mit Beckenringproblemen Physiotherapie/Manualtherapie als Einzelbehandlung erhalten. Die Rückbildungsgruppe besucht sie, wenn sie keine Beschwerden an Symphyse/Iliosakralgelenken hat. Sie sollte die Gruppengymnastik abbrechen, wenn die Schmerzen sich da verstärken.

1.4.12.3 Symphysenprobleme

Auf der Vorderseite des knöchernen Beckens sind beide Schambeine über die Schambeinfuge (Symphysis pubica) verbunden. Diese synchondrotische (Knorpelfuge) Verbindung erlaubt nur sehr wenig Beweglichkeit, die bei bestimmten mechanischen Belastungen zugelassen wird, z. B. Zug beim Stehen, Druck im Liegen, beim Gehen gewisse Abscherbewegungen. Viele Bandzüge festigen insgesamt sicher die Schambeinfuge (Abb. 1.87a u. **b**).

In der Schwangerschaft nimmt unter Östrogeneinfluss die Beweglichkeit für geringe Scher- und Seitbewegungen etwas zu, weil physiologisch für die Geburt des Kindes das Gefüge der Schambeinfuge aufgelockert wird. Gleichzeitig lässt aber eine schwangerschaftsbedingte Kalziumstoffwechselstörung die Schambeinfuge anfällig werden für eine Symphysen-Diastase.

Durch diese Prozesse bringen etwa die Hälfte aller Schwangeren Beschwerden an der Symphyse im letzten Trimenon mit zur Geburt. Während der Geburt kann es,

– wenn eine Beckenkonfiguration (Verformung) vorliegt

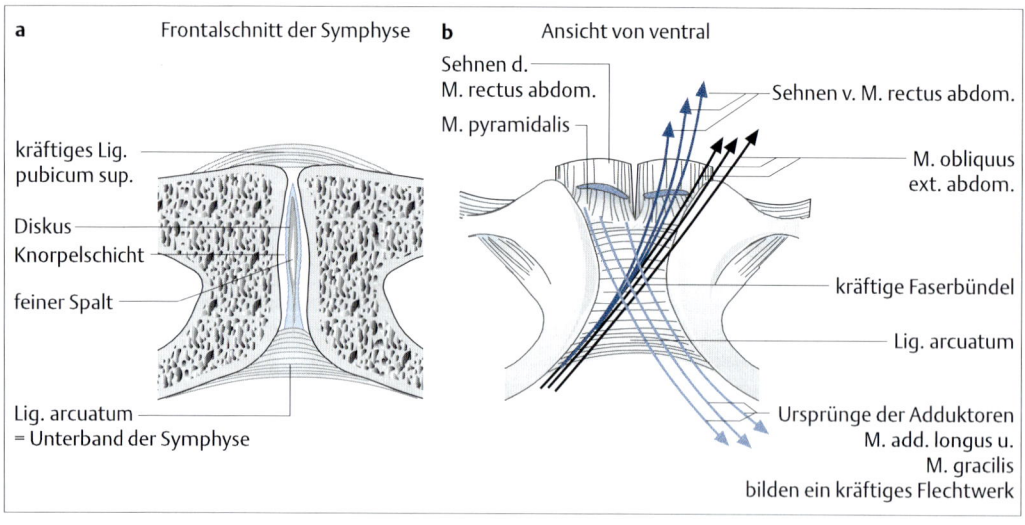

a   Frontalschnitt der Symphyse   b   Ansicht von ventral

kräftiges Lig. pubicum sup.

Diskus
Knorpelschicht

feiner Spalt

Lig. arcuatum
= Unterband der Symphyse

Sehnen d. M. rectus abdom.
M. pyramidalis

Sehnen v. M. rectus abdom.

M. obliquus ext. abdom.

kräftige Faserbündel

Lig. arcuatum

Ursprünge der Adduktoren
M. add. longus u.
M. gracilis
bilden ein kräftiges Flechtwerk

Abb. 1.**87a u. b** Symphyse
a Frontalschnitt

b von ventral
(nach Kapandji)

- bei anderen Prädispositionen
- wenn Weite der Geburtsöffnung über maximale Abduktion in den Hüftgelenken passiv erzwungen wird (klassische Rückenlagegeburt)
- auch durch Forzepsextraktion (Zangengeburt)

zum Auseinanderweichen der beiden Schambeinäste (Diastase) oder zur Verschiebung beider Schambeinäste gegeneinander (Dislokation), schlimmstenfalls zu einer Symphysensprengung (Ruptur) kommen. Der Discus interpubicus (Faserknorpel) reisst auseinander, die hyalinknorpeligen Schambeinäste können knöchern absplittern, Weichteilverletzungen (Ligamente, Faszien u. Bindegewebe) sind möglich.

> **Merke:** Bei einer Diastase und/oder Dislokation der Schambeine sowie bei einer Symphysenruptur wird der Flächenkontakt in den Iliosakralgelenken verändert/aufgehoben. Dadurch kann sich das Kreuzbein nach vorn (ventral) verlagern (Abb. 1.88**a** u. **b**).

Kapandji schreibt: *Jede Störung im Beckenringgefüge beeinträchtigt seine mechanische Festigkeit.*

Symptome post partum

- Schmerzen in der Symphysengegend: am oberen Schambeinrand und an der Schambeinfuge
- starke ein- oder beidseitige Kreuzschmerzen (Iliosakralgelenk-Beschwerden)
- unklare Unterbauchschmerzen, die in die Oberschenkel und Kreuzregion ausstrahlen
- Druckschmerz auf die Symphyse

- Schmerzen bei Kompression auf die Hüftbeine beim Liegen in Seitlage
- Gehbeschwerden (typ. Watschelgang oder Einknicken zur belasteten Seite)
- bei massiven Beschwerden: Belastungsschmerz im Stand und beim Sitzen, Gehunfähigkeit.

Folgeschäden nach dem Frühwochenbett, wenn die Symptome nicht oder falsch behandelt werden, sind:

- Knöchern spielt die Symphyse für die „von unten" (Beine/Füße) kommenden Kräfte einen „Neutralisator" (Lason/Peters 1994). Bei Symphysenschaden werden diese Kräfte fehlgeleitet, möglicherweise sogar aufgehoben.
  Konsequenz: Statik und Gangbild verändern sich.
- Bewegungseinbuße oder Verletzung der Symphyse haben Auswirkungen bis auf die Blase, wenn die mittlere Harnröhre infolge einer Lockerung ihre Aufhängung an der Symphyse und durch Insuffizienz des Diaphragma urogenitale (perineale Membran) eine Stabilitätseinbuße erfährt.
  Konsequenz: Unfreiwilliger Harnverlust.
- Über Faszienverbindungen hängen zusammen: Das Periost der Schambeinäste, das straffe Lig. suspensorium clitoridis (entwickelt sich aus der Linea alba u. der Aponeurose des Bauchmuskulatur und fixiert die Klitoris an der Symphyse), die Schambeinfuge, der Bereich des M. bulbospongiosus und die perineale Membran (siehe Kap. 1.3.7.3 – Beckenbodensystem).
  Konsequenz: Möglicher Harnverlust u. Kohabitationsprobleme.

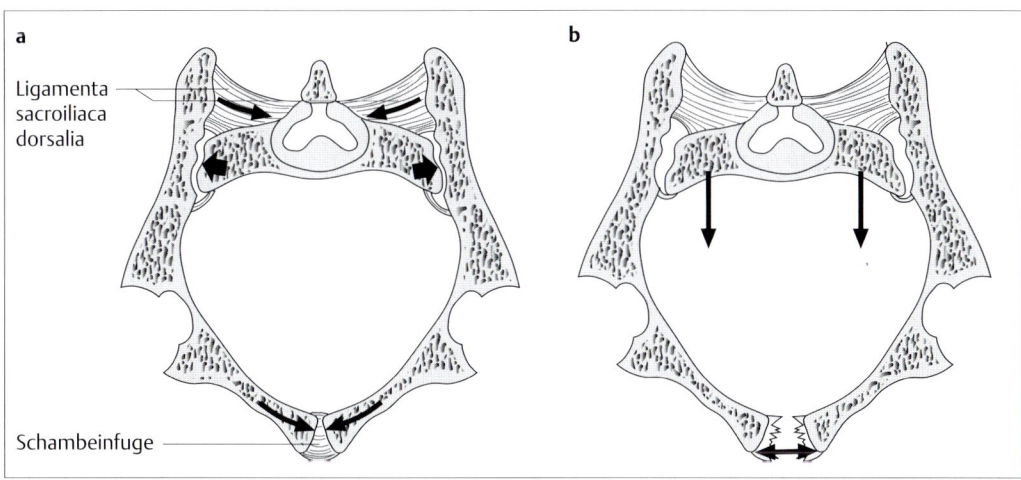

Abb. 1.**88a** u. **b** Bau des Beckenrings
a Druckkräfte auf Kreuzbein und Symphyse

b Symphysensprengung
(nach Kapandji)

Untersuchungen am Beckenring

Bei Verdacht auf ein Symphysenproblem muss zum Sichern der Diagnose eine Untersuchung des Beckenrings in Rückenlage erfolgen:

- durch Funktionstest
- durch Palpation.

Bei einer Frühwöchnerin mit diffus im Beckenbereich angegebenen Schmerzen gilt es, diese gegen andere nach der Geburt mögliche Schmerzen in diesem Bereich abzuklären, z. B. Nahtschmerzen, Schmerzen im Vulvabereich (Hämatom), Hämorrhoiden, Steiß-Kreuzbeinbeschwerden, möglicherweise eine beginnende Beckenvenenthrombose (siehe Kap. 1.4.5: Thrombosedruckpunkte in der Leistenbeuge), die Wöchnerin kann aber auch Muskelkater haben.

> **Merke:** Die Therapeutin muss in der Lage sein, den von der Wöchnerin angegebenen Schmerz, sei es als Ruheschmerz oder in Abhängigkeit von Bewegungen dem Problem zuzuordnen.

Funktionstest der reziproken Abduktion/Adduktion im Hüftgelenk (Abb. 1.89a u. b)

als Provokationstest zur Prüfung der Abscherbewegung der Schambeinäste, um Verletzungen der Symphyse abzuklären. Getestet wird bereits am Tag nach der Geburt in Rückenlage

- die mögliche Bewegung
- der auftretende Schmerz (Abscherbewegungen)
- Bewegungsausmaß (Grenzen).

Ausgangsstellung: flache Rückenlage, Beine lang ausgestreckt

Bewegungsauftrag: wechselweise das eine Bein aus der Hüfte heraus verlängern, während das andere Bein sich in die Hüfte hinein verkürzt, dabei verlängert bzw. verkürzt sich der Abstand zwischen Beckenkamm und Rippenbogen. Diese Bewegung mehrmals wiederholen.

Reaktion bei Befund: Die Wöchnerin kann die Bewegung

- gar nicht
- wenig unter starken Schmerzen

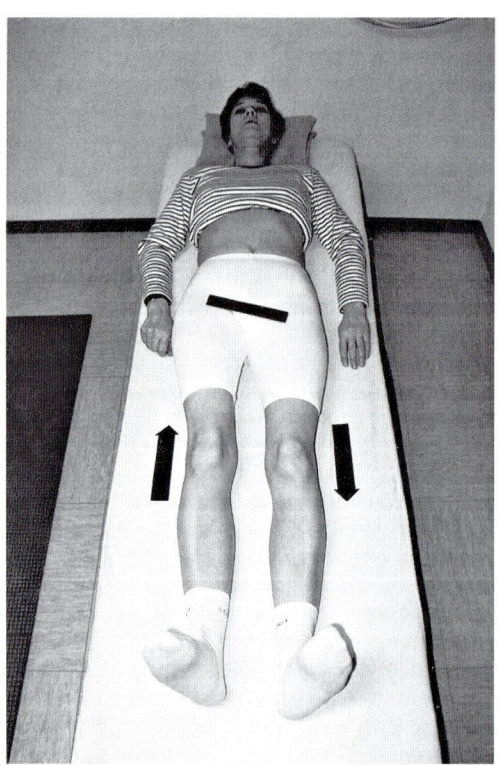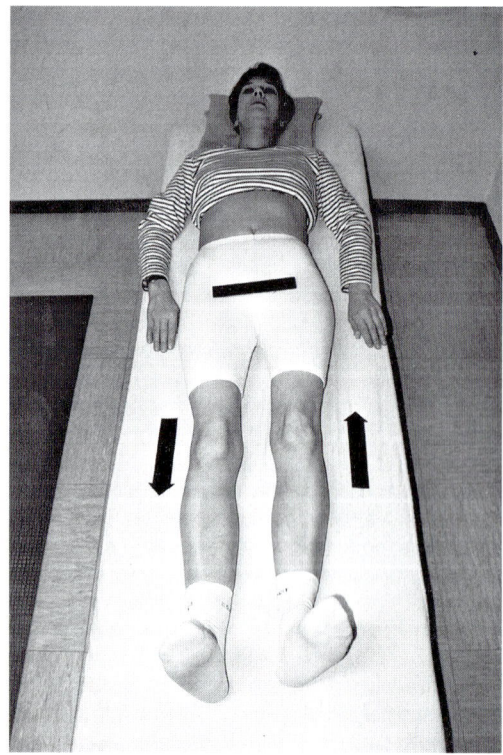

a   b

Abb. 1.89a u. b Funktionstest der reziproken Abduktion/Adduktion im Hüftgelenk

– nur mit Ausweichbewegungen über Lateralflexion der Brust- bis Halswirbelsäule.

Hinweis (1): Bei allen anderen o. g. Problemen der Frühwöchnerin ist diese reziproke Ab-/Adduktion der Beine im Hüftgelenk möglich.
Hinweis (2): Im Gangbild treten bei Symphysenstörungen Hinkmechanismus/Watschelgang unter starken Schmerzen oder gar Gehunfähigkeit auf.

*Test zur Feststellung, ob die Symphyse „in sich"
Spannung hat*

Ausgangsstellung: Rückenlage, Beine hüftbreit aufgestellt, Therapeutenhände liegen rechts und links am lateralen Knie.

Auftrag: Zunächst die Beine leicht in Abduktion federn, dann gegen leichten Widerstand das Federn verstärken.

Palpation

Ausgangsstellung Rückenlage

– auf die Symphyse der Wöchnerin mit dem Daumen Druck geben. Reaktion bei Befund: Druckschmerzempfindlichkeit .
– Kompressionstest: Mit beiden Händen von lateral nach medial gleichzeitig Druck auf beide Beckenschaufeln der Wöchnerin geben.

Reaktion bei Befund: Durch die so provozierte Abscherbewegung beider Schambeinäste verstärkt sich der Schmerz.

Symphysentest im Stand

Falls die Wöchnerin stehen kann,

– Einbeinstand, d. h. ein Fuß wird vom Boden etwas abgehoben
– Storchentest, d. h. ein Bein wird in Knie und Hüfte gebeugt vom Boden abgehoben.

Bei Störungen führt die Belastung der betroffenen Seite zu *Schmerzverstärkung* und zu *Ausweichbewegungen*.

Merke: Die Abduktoren des Hüftgelenks (HG), zu denen alle Glutaen-Muskelanteile, der M. tensor fascia lata, der M. rectus femoris und der M. piriformis gehören, stabilisieren das Becken in der Frontalebene. Ist die Kraft der Abduktoren des HG vermindert/geschwächt, kommt es zu Ausweichmechanismen, die beim Einbeinstand und beim Gehen beobachtet werden können. Die Ab-

duktoren des Hüftgelenks dieser Seite sind nicht in der Lage, im Einbeinstand das Becken in der Waagerechten zu halten.

Beim Einbeinstand verlagert die Wöchnerin mit Symphysenproblem einen Teil ihres Körpergewichts zur geschwächten/verletzten Seite. Diese Seite kann das Gewicht aber nicht übernehmen, weil Schmerzverstärkung, die ihre Ursache an den Weichteilstrukturen der Symphyse hat, sogar das Knie des Standbeines nachgeben lässt.
Beim Gehen kommt es durch das Hinüberneigen des Oberkörpers auf die Standbeinseite zum massiven Watschelgang, der unterschiedliche Druckverhältnisse für beide Iliosakralgelenke schafft.

Zur weiteren Vorgehensweise zur diagnostischen Abklärung durch bildgebende Verfahren siehe oben. Die physiotherapeutische Behandlung eines Symphysenproblems im Frühwochenbett habe ich in nachfolgendem Fallbeispiel „Frau C" und im Kap. 4.2.3 aufgezeigt.

❱❱ Der Fall „Frau C"
„Frau C's" Leidensgeschichte ähnelt der vieler Wöchnerinnen, die aus der Geburt eine manchmal bereits in der Schwangerschaft vorgeschädigte Symphyse oder Iliosakralgelenkproblematik mit ins Wochenbett bringen. Das Erkennen und Behandeln einer Symphysenproblematik im Frühwochenbett liegt m. E. vielerorts immer noch in einer Grauzone, umso mehr danke ich „Frau C" für ihre Bereitschaft, ihren Fall hier aufzeigen zu dürfen.

Ich lernte „Frau C", eine 32jährige Erstgebärende, 4½ Wochen nach der Spontangeburt ihres ersten Kindes„ also im Spätwochenbett kennen. Sie berichtete von zwei Stunden Austreibungsphase in klassischer Presshaltung (Steinschnittlage) mit Atemanleitung zum Valsalva Pressdruck. „Frau C" hatte danach ein Hyposphagma (subkonjuktivale lackartige Einblutungen in den Augen) und Petechien im Gesicht. Sie berichtete, eine PDA (Lokalanaesthesie) „ging nicht, wegen ihrer Wirbelsäule". Anlässlich einer von mir geleiteten Fortbildung suchte „Frau C's" Nachsorgehebamme zu dem o. g. Problem meinen Rat. Ich stimmte zu, „Frau C" einmal anzuschauen, ggf. zu behandeln. Daraufhin wurde sie mir am folgenden Tag vorgestellt. So kam „Frau C" 4 Tage nach einem 4-wöchigen Klinikaufenthalt auf zwei Unterarm-Gehhilfen gestützt zu mir, während ihr begleitender Mann das Baby trug. Er musste allein Baby und Mutter rund um die Uhr versorgen, hatte sich dafür beruflich eine Aus-Zeit genommen. „Frau C" konnte allein weder aufrecht stehen noch gehen, ihr Baby hatte sie noch nicht ein einziges Mal selbst versorgt.

Die von mir erfragte Anamnese ergab:

- „Frau C" hatte während der Schwangerschaft häufig Ischias-Schmerz
- das Kind kam termingerecht, wog 3920 g und hatte 36½ cm Kopfumfang. Dem Kind geht es seit seiner Geburt sehr gut, der einzige momentane Trost für die verzweifelte Mutter und den Vater.

Nach der oben beschriebenen anstrengenden Press-Phase und der Versorgung der medio-lateralen Episiotomie in der Nacht, tat der Wöchnerin am Tag darauf „da unten alles weh". „Frau C" war aber der Auffassung, dass der Schmerz, den sie als Wundschmerz einordnete, nach einer Geburt normal ist, sie lokalisierte noch nicht den Beckenschmerz. 24 Stunden post partum, also in der Nacht darauf, wurden die Schmerzen am Beckenring und seiner Umgebung so massiv, dass sie ein schmerzstillendes Medikament bekam. Da am folgenden Tag ihre Schmerzen nicht nur in Ruhe und beim Bewegen im Bett da waren, sondern sie außerhalb des Bettes gehunfähig war, wurde mit Verdacht auf Bandscheibenvorfall ein CT (Computertomographie) angeordnet. In der Erinnerung von „Frau C" war dieser Tag besonders qualvoll, da sie ohne schmerzstillende Medikamente zum CT in eine andere Klinik gefahren wurde, die Prozedur einen ganzen Tag dauerte.

Die Diagnose ergab nach „Frau C's" Aussage: „Symphyse ist nicht gesprengt, deshalb ist alles in Ordnung, sie solle sich nicht so anstellen, im CT sei schließlich kein Befund" (dazu siehe Abb. 1.86: Übersichtsaufnahme von „Frau C', die keine erwähnenswerte Diastase oder Dislokation der Schambeinäste zeigt, welche ihre massiven Beschwerden und Schmerzen rechtfertigen würden und zum Vergleich Abb. 1.62a welche einen erkennbar verbreiterten Symphysenspalt einer anderen Wöchnerin zeigt).

„Frau C's" Leidensgeschichte in der Klinik geht weiter:

Eine Woche post partum gibt endlich eine Nachtschwester die Anweisung, dass sie ein ordentliches Funktionsbett bekommt, weil ihre Schmerzen Tag und Nacht quälend sind. An diesem Bett wird das Fußteil höher gestellt, sie wird in Stufenlagerung gebracht, was ihr aber keine Erleichterung verschaffte, ihr war die nicht veränderbare Stufe zu hoch.

Konsiliarisch wird nun, sechs Tage nach der Geburt, ein Orthopäde hinzugezogen, der, so „Frau C", die Ursache für den Schmerz doch an der Symphyse feststellt. Ein Beckengürtel aus festem Leder

(so gebräuchlich bei Beckenringfrakturen nach Unfallverletzung) wird der Wöchnerin verordnet. Den trägt „Frau C" nur widerwillig, weil dieser die Schmerzen eher verschlimmert und äußerst unbequem ist: Aber dennoch trägt sie ihn als „Strohhalm" bis zu unserer Begegnung. Ich musste dann feststellen, dass dieser Gürtel für „Frau C" zu klein ist und *nicht* den so wichtigen Kompressionsdruck auf den Trochanterpunkt (TP) rechts und links verteilt, sondern eher ihre oberen Hüftbeine zusammendrückt, was für die Symphyse Abscherbewegungen provoziert.

Zusätzlich wird in der Klinik jetzt Krankengymnastik verordnet, therapiert wird mit Übungen zur Kräftigung der Adduktoren (Hinweis: Die Abscherbewegung auf die Schambeinäste wird mit Adduktion im Hüftgelenk verstärkt!). Weder Gürtel noch Krankengymnastik bringen „Frau C" Erleichterung oder Hilfe. Nach 4 Wochen stationärer Behandlung wird sie gehunfähig aus der Klinik entlassen, auch eine Empfehlung oder Verordnung für ambulante krankengymnastische Behandlung fehlte.

„Frau C" ist nun, um sich mühevoll überhaupt vorwärts bewegen zu können, auf zwei Unterarm-Stützen angewiesen. Sie ist 4½ Wochen nach der Geburt nicht in der Lage, ihr Baby selbst zu halten oder zu versorgen. Ein Glücksfall ist für sie ihre kompetente Nachsorgehebamme. Über sie lernte ich „Frau C" kennen. Sie wirkte auf mich, als sie aufgestützt auf die zwei Gehhilfen, gebeugt und fast über ihre eigenen schleifenden Füße fallend, sich vorwärts bewegte, deprimiert und verzweifelt. Ihre Resignation und Ungläubigkeit wechselten nach ganz kurzer Zeit in Hoffnung, dass ich ihr doch helfen könne. Sie ist absolut kooperativ für meine Vorgehensweise und Vorschläge.

Ich finde vor:

- Einen zu kleinen ledernen Beckengurt an der falschen Stelle, den wir sofort „ausmustern" und gegen ein von „Frau C" mitgebrachtes festes Babytragetuch einwechseln. Gedacht als vorübergehende Lösung, bis die 30 cm breite elastische Bauchbinde am nächsten Tag besorgt wird und der neue, von mir empfohlene Serola-Beckengürtel (der in Wien bestellt werden muss) zur Verfügung steht. Die Druckverstärker (Druckpelotten) über den TP rechts und links improvisieren wir mit je einer zusammengefalteten dicken Wollsocke.
- Sicht- und Tastbefund der Muskulatur: Die gesamte Oberschenkelmuskulatur beidseits ist hypoton, besonders auffällig beide Mm. quadrizeps und die Beinabduktoren. Bauchmuskulatur sehr hypoton, Beckenboden: Kein unfreiwilliger

Harnverlust aber „nicht so wie früher", so „Frau C".

– Druckschmerz auf Symphyse, stärker links als rechts. Iliosakralgelenke kaum druckempfindlich

– Ohne Abstützen kein Stehen möglich, abgestütztes Stehen in aufrechter Körperhaltung nicht möglich. Die Wöchnerin hatte diese Schmerzschonhaltung über 4½ Wochen adaptiert.

Vorlauftest im Stand zur Prüfung der Iliosakralgelenke (Test siehe S. 154, Abb. 1.**91a** u. **b**), die Hände stützte „Frau C" an der Tischkante ab: 1 cm läuft die linke Seite mit (das entspricht ihrem momentanen Schmerz: die linke Beckenseite ist mehr im Problem als die rechte).

Einbeinstand zur Symphysenprüfung, wobei „Frau C" im Stand ihre Unterarme auf meinen Unterarmen abstützt: Das linke Bein kann nur wenig vom Boden abgehoben werden, das ist äußerst schmerzhaft und mit einer Lateralflexion der Wirbelsäule verbunden.

Storchentest zur Symphysenprüfung, dabei stützt sich „Frau C" im Stand auf meinen Schultern ab. Beim Versuch des Abhebens vom rechten gebeugten Bein bricht sie fast zusammen. Das entspricht der Situation: Durch das Abheben des rechten Beines entsteht eine relative Adduktion im linken Standbein und Schmerzverstärkung im Beckenring.

Auf einem mit Decken gepolsterten Tisch behandle ich „Frau C". Nur mit meiner Unterstützung schafft sie es, die Rückenlage einzunehmen. Als ich ihr die Bewegungsübergänge vom Stehen über das Sitzen an der Tischkante (in der Klinik wäre es die Bettkante) zur Seitlage in Rückenlage und den Weg ebenso wieder zurück bis zum Stand ohne Abscherbewegung für die Symphyse in den Hüftgelenken (Beine bleiben zusammen) zeige, geht ein erleichtertes Staunen über ihr Gesicht. Dieses ökonomische Bewegungsverhalten„ wobei sie möglichst schmerzfrei vom Liegen zum Stand und umgekehrt wieder in ihr Bett kommt, hatte „Frau C" während 4 Wochen Klinikaufenthalt nicht erfahren.

Symphysenprüfung in Rückenlage, der Kopf ist kissenunterlagert, die Beine lang ausgestreckt. Die reziproke Abduktion/Adduktion im Hüftgelenk ist rechts weniger schmerzhaft als links. Das Bewegungsausmaß ist links geringer als rechts und gelingt nur unter Schmerzen.

Maßnahmen während meiner Behandlung:
Ausgangsstellung(ASTE) ist Rückenlage (RL), der Kopf ist bei allen Übungen mit Kissen unterlagert.

1. Um den Beckenring zu fixieren, wickelte ich das vorhandene, auf 30 cm breit gefaltete Babytragetuch um das Becken. Beim Anlegen der ersten Bindentour verstärkte ich den Druck auf die Trochanterpunkte (TP) rechts und links mit zusammengefalteten Wollsocken als Druckpelotten (was sie so daheim beibehalten soll). „Frau C" spürt sofort Schmerzerleichterung und empfindet den Halt als sehr angenehm.
Beachte: Während des Wickelns dürfen keine Abscherbewegungen von den Beinen erfolgen. Sie muss beide Beine gleichzeitig mit meiner Hilfe aufstellen. Beim Anheben des Beckens, um die Bindentouren zu wickeln, half ihr Mann, da sie das Gesäß allein nicht von der Unterlage abheben konnte.

2. ASTE Rückenlage, Knie mit zusammengerollten Frottiertuch unterlagert. Kniescheiben zeigen nach oben.
Mit meinen Händen gebe ich an beiden distalen lateralen Oberschenkeln einen gleichmäßigen geringdosierten Widerstand, gegen den „Frau C" beide Beine in ABD im HG gegen meine Hände drückt. Sie arbeitet gut mit.
Abwandlung: Die Füße werden jetzt mit meiner Hilfe auf der Unterlage aufgestellt, das Tuch zwischen beide gebeugte Knie zum Vermeiden einer Adduktion im Hüftgelenk gelegt. Die Übung wird wie oben wiederholt (Druck in ABD gegen dosierten Widerstand meiner Hände als isometrische [statische] Muskelarbeit).

3. ASTE wie bei 2.
Das Prinzip der Aktivierung der Bauchmuskulatur (isometrisch-konzentrisch) „Unterbauch kurz – Oberbauch schmal" welches von mir taktil stimuliert wird, hat „Frau C" schnell verstanden und setzt es gut um. Die Ausatmung wird in die Anspannphase integriert, „Frau C" soll gemeinsam mit mir auf „la la-la" tönend ausatmen (Tönen verlängert die Ausatemphase, motiviert und lenkt vom Schmerz ab). Die Einatmung nach kostoabdominal bereitet „Frau C" keine Schwierigkeiten (auf den Beckenboden kann ich aufgrund der Priorität für die Symphyse in dieser kurzen Behandlung nicht eingehen).

4. ASTE Rückenlage, Knie gebeugt, Füße auf Unterlage aufgestellt. Übung 2 und 3 werden verbunden
   – isometrische Abduktion im Hüftgelenk gegen Widerstand meiner Hände, während
   – mit Sprechausatem „la-la-la" (den ich laut begleite) der Unterbauch verkürzt, der Oberbauch verschmälert wird.
„Frau C" arbeitet motiviert mit.
Steigerung zu 4.

ASTE Rückenlage, Beine in Hüftbreite aufgestellt, nur die Fersen stehen auf der Unterlage, d. h. Fußgelenke in Dorsalextension, Übung 4 wird jetzt während der Ausatmung (auf „fff") verbunden mit beidseitigem Fersendruck in die Unterlage.

Nach etwa 20 Minuten Behandlungszeit wird „Frau C" müde.

- Über das Rollen zur Seitlage kommt „Frau C" mit meiner Hilfe zum Sitzen an der Tischkante, beide Unterschenkel hängen frei Richtung Boden, hüftbreiter Abstand zwischen beiden Knien, mit ihren Händen stützt sie sich rechts und links auf dem Tisch ab.
  Vor „Frau C" stehend erkläre ich ihr das Einordnen ihrer Körperklötzchen (Becken – Rumpf – Schultergürtel – Kopf) zum Türmchen. Meine Hände lege ich an „Frau C's" distale laterale Oberschenkel. Gegen meinen dosierten Widerstand drückt sie ihr Oberschenkel in ABD im HG, ich lasse keine Bewegung zu. Sie hat dabei keine Beschwerden.
- ASTE spurbreites Stehen.
  „Frau C" steht, mit ihren Händen auf meinen Schultern abgestützt (sie ist größer als ich) jetzt sehr viel sicherer und sie steht aufrecht. Mit Blickkontakt zu mir geht sie jetzt in kleinen Schritten in ihrer individuellen Spurbreite mit erheblich weniger Schmerzen (erstmals nach Wochen ohne Unterarmstützen) vorwärts – ich rückwärts – durch den Raum. Der improvisierte Becken-Stützverband gibt ihr Halt. Auf eine Abrollphase der Füße achte ich noch nicht, „Frau C" trägt richtigerweise solide Gesundheitssandalen.
- Der Ehemann von „Frau C" hat während der Behandlung zugeschaut. Ihm zeige ich jetzt, wie er seiner Frau an deren distal-lateralen Oberschenkeln mit seinen Händen dosierten Widerstand für die Abduktion im Hüftgelenk in verschiedenen ASTEN geben kann
- Voraussetzung für den Therapieerfolg sind jetzt:
  - „Frau C's" Partner muss mehrmals täglich mit ihr üben.
  - „Frau C" muss an ihrem Wohnort schnell mit physiotherapeutischer (manualtherapeutischer) Behandlung beginnen.
  - Das Tragetuch als komprimierender Beckenverband muss als Zwischenlösung durch eine Bauchbinde und schnellstens durch einen brauchbaren Beckengurt ersetzt werden.

„Frau C's" letzter Satz bei unserer Verabschiedung ist versehen mit einem zaghaft-hoffnungsvollen Lächeln: „Vielleicht kann ich mein Kind nun doch bald einmal selbst versorgen, das wünsche ich mir so sehr!"

Soweit meine Begegnung mit „Frau C".

Drei Tage später telefoniere ich mit dem Ehemann. „Es geht bergauf" berichtet er froh, „heute konnte meine Frau die ersten Schritte allein, ohne Krücken bei uns auf dem Gang gehen". Sie üben fleißig das Gelernte, auch die Nachsorgehebamme, die bei meiner Behandlung anwesend war, übt mit ihr.

Gewickelt wird das Becken noch mit dem Tragetuch, da eine elastische 30 cm breite Bauchbinde vom Apotheker erst besorgt werden muss. Die Nachsorgehebamme hat zwischenzeitlich die Beschaffung des Serola-Beckengürtels veranlasst. Dieser traf eine Woche später ein, bis dahin wurde das Tragetuch Tag und Nacht als Beckenverband weiterbenutzt, weil die zwischenzeitlich eingetroffene Bauchbinde sich lockerte und verrutschte. Gedacht ist die Bauchbinde für die Erstversorgung einer Frühwöchnerin, die post partum ein akutes Symphysenproblem hat, nicht für eine Spätwöchnerin.

17 Tage nach unserer Begegnung telefoniere ich mit „Frau C". Sie sagt als erstes: „Mir geht es wunderbar! Ich kann wieder laufen, seit 2 Tagen kann ich mich bücken, versorge ab und zu mein Kind selbst." Da ihr das Einsteigen in die Dusche noch weh tut, vermeidet sie auch das Treppensteigen (Abscherbewegung). Ich rate zu Geduld und Vorsicht bei allen größeren Abscherbewegungen für die Symphyse durch die Hüftgelenke. Den Serola-Gurt (beschrieben in Kap. 4.2.3.6) trägt sie immer, empfindet ihn als hilfreich. Ich empfehle ihr, auch in den Beckengürtel noch die Wollsocken rechts und links als Druckverstärker über den Trochanterpunkten einzulegen. Sie berichtet, dass sie wegen der gerade herrschenden Hitzewelle nachts den Beckengürtel entfernt und sich sogar ohne den Gürtel auf die Seite drehen kann.

Das Gehen – so „Frau C" – geht ganz gut, nach rechts etwas schief. Täglich übt ihr Mann mit ihr. Die Nachsorgehebamme kümmerte sich auch sofort um eine physiotherapeutische Behandlung. Die Physiotherapeutin kommt 2–3-mal wöchentlich zu ihr nach Hause und neben den von mir empfohlenen Übungen berichtet „Frau C', übt die Kollegin den Beckenboden – Bauchmuskelsynergismus mit der Ausatmung, außerdem Glutaenspannung und Stabilisierungs- und Balanceübungen.

Drei Wochen später telefonieren wir wieder: „Frau C" berichtet, dass sie jetzt Treppen steigen kann und ihr Kind, welches jetzt 5½ kg wiegt, vom Boden hochheben kann. Gehen über längere

Strecken ist noch anstrengend, am Schambein hat sie einen Schmerz „als ob da etwas drückt".

Physiotherapie macht sie jetzt regelmäßig in einer Praxis: Übungen auf dem Ball zum Stabilisieren, Kräftigung der Rückenmuskulatur und alle Übungen von vorher.

Per Telefon kontrollieren wir:

– ASTE Seitlage auf dem Boden, Beine in Hüfte und Knie gebeugt, zwischen beiden Knien ein Kissen, Kopf mit Kissen unterlagert.
Auftrag: das obere gebeugte Bein deckenwärts (in Abduktion) anheben
Rückmeldung: rechts schwieriger als links. „Frau C": „es tut nicht weh, nur schwierig".
– ASTE Rückenlage auf dem Boden, Beine ausgestreckt.
Symphysentest: reziproke ABD/ADD i. HG. Rückmeldung: „rechts tut weh, links nicht".
– ASTE Rückenlage 90° Flexion in Hüft- und Kniegelenken.
Auftrag: rechtes Knie deckenwärts schieben.
Rückmeldung: „tut weh."
Auftrag: linkes Knie deckenwärts schieben.
Rückmeldung: „tut nicht weh."

Ich bitte „Frau C" um Einsichtnahme des Röntgenbildes aus der Klinik, sie stellt mir die Aufnahme für diesen Bericht zur Verfügung. Radiologisch ist darauf kein knöcherner Befund zu sichern. In diesem akuten Fall wäre noch im Frühwochenbett eine Magnetresonanztomographie zur Abklärung, ob Weichteilstrukturen verletzt sind, ratsam gewesen (siehe Abb. 1.**86**).

Als ich sechs Monate später mit „Frau C" telefoniere, berichtet sie, dass es ihr ohne Physiotherapie, die 14 Tage vorher beendet wurde, wieder schlechter geht: Sie hat bei der Menstruation Probleme, ihr rechtes Iliosakralgelenk schmerzt, z. B. beim Autofahren. Beidseitig hat sie Schmerzen im lateralen Oberschenkel, beim Gehen und bei Berührung. Sie will die physiotherapeutische Behandlung wieder aufnehmen.«

Das Fallbeispiel von „Frau C" verdeutlicht die Wichtigkeit einer frühzeitigen Diagnosestellung und richtigen therapeutischen passiven und aktiven Maßnahmen bei einem Symphysenproblem post partum. Die folgerichtige Vorgehensweise der Untersuchung sollte sein:

– Funktionstest: Reziproke Abduktion/Adduktion im Hüftgelenk
– Bildgebende Verfahren wie CT/Röntgen, Abklärung des _knöchernen_ Problems
– Wenn der radiologische Befund die Schmerzen

und Beschwerden im Beckenring nicht erklärbar macht, ist eine Magnetresonanztomographie (= MRT = MRI = Kernspintomographie) ratsam, um mögliche _Weichteilverletzungen_ diagnostisch abzuklären.

Die dann folgende therapeutische Vorgehensweise unter Einsatz des _richtigen_ Beckengürtels zur Kompression an der _richtigen_ Stelle und zielgerichtete Physiotherapie/Manualtherapie hätten „Frau C" (wie auch anderen betroffenen Frühwöchnerinnen) langen Klinikaufenthalt mit allem Leidensdruck durch Schmerzen ersparen können. Die Kräftigung der Hüftabduktoren muss im Vordergrund stehen.

Kontraindiziert sind: Adduktion im Hüftgelenk und alle Abscherbewegungen für die Schambeinäste in den Hüftgelenken.

> **Merke:** Bekommt der Beckenring seine mechanische Festigkeit nicht zurück, wirkt sich das auf die Statik und Dynamik aus. Permanente Kreuzschmerzen mit Ausstrahlung in die Weichteile, oft auch Dysfunktionen an den Ausscheidungsorganen, sowie Sexualprobleme sind mögliche Folgen.

Die internationale Bezeichnung für das Beckenring-Syndrom rund um die Geburt lautet zutreffend: **Peri Partum Pelvic Pain (PPPP)**

1.4.12.4 Iliosakralgelenk (ISG)-Problem (SIG = Sacroiliacalgelenk)

Auf die umfangreiche ISG (SIG)-Problematik und ihre Therapieansätze wird hier nur im Zusammenhang mit Schwangerschaft, Geburt und Wochenbett eingegangen.

Schon Hippokrates (460–370 v. Chr.) beobachtete bei Schwangeren Schmerzen in der Beckenregion. Dieser Schmerz mit seinen Begleitsymptomen, das _Peri Partum Pelvis Pain-Syndrom_ beschäftigt bis heute immer mehr Mediziner (Orthopäden u. a.), Manualtherapeuten, Osteopathen und Physiotherapeuten. Eine interdisziplinäre Zusammenarbeit bei diesem komplexen Thema ist wünschenswert.

Lokalisiert werden die Schmerzen und Probleme an der Wirbelsäule und am Beckenring

– an der Symphysis pubica (siehe voriges Kap.)
– Rückenschmerzen im Lumbalbereich (siehe nachfolgendes Kap.)
– ein- oder beidseitig in der Region der Iliosakralgelenke.

Ein wesentliches Merkmal für einen instabilen Beckenring ist die *Unterbrechung des Kraftflusses* von der Wirbelsäule auf die Hüftgelenke sowie von beiden Beinen auf die Hüftgelenke und die Schambeinfuge. Alle Gelenkverbindungen: untere Lendenwirbelsäule (LWS), Kreuz-Steißbeingelenk und im Beckenringbereich ISG und die Schambeinfuge sind einzeln oder in Verbindung zueinander davon betroffen.

Ursachen

– *In der Schwangerschaft* ist es die hormonelle Auflockerung der bindegewebigen Strukturen und statische Veränderungen, die auf den Beckenring Einfluss haben. Die meisten Blockierungen oder Verschiebungen im Kreuz- Darmbeingelenk(en) treten bei Fehlbelastungen, z. B. ausrutschen, fehltreten, sich „direkt auf den Hintern setzen" auf. Schwangere im letzten Trimenon berichten jedoch auch, dass nach Untersuchung auf dem Gynäkologischen Stuhl beim geraden Hochkommen plötzlich der meist einseitige, blockierende Schmerz im Kreuz auftrat. Die für die Geburt notwendige erhöhte Beweglichkeit der ISG bewirkt schon bei Schwangeren ab dem 2. Trimenon Kreuz-Ischiasschmerzen, die bei zwei Drittel der Schwangeren mit einer Funktionsstörung eines oder beider ISG einhergeht (Berg 1998). Physiotherapeutische Hilfen für Schwangere sind in meinem Buch „Geburtsvorbereitung Methode Menne-Heller" beschrieben.
– *Während der Geburt* hat eine Blockierung oder Verschiebung in einem oder beiden ISG, wobei das Gelenkspiel zwischen Os sakrum und Os ileum gestört ist, folgende Auswirkungen:
  – Das blockierte ISG erschwert die Anpassung des kindlichen Kopfes an das mütterliche Becken. Wenn dieser notwendige Spielraum verloren geht, kann es zu einem protrahierten Geburtsverlauf kommen.
  – Geburtsphysiologisch entsteht durch die Fehlstellung im Beckenring ein anderer Rezeptoreninput, dieser beeinflusst die Schmerzverarbeitung unter der Geburt (Maggi 1999). Eine Verknüpfung der *viszeralen* uterinen Schmerzempfindung (wegen großer Rezeptorendichte am inneren Muttermund) mit der *spinalen* der Schmerzrezeptoren an den Ansätzen der Ligamente von Uterus und der umgebenden Parametrien am Beckenring, beschrieb bereits 1944 Martius in „Die Kreuzschmerzen der Frau".
  – Maggi (1999) nimmt auch an, dass eine zwischen kindlichem Kopf und Symphyse eingeklemmte Muttermundslippe, die den geburtsmechanischen Ablauf verzögert, durch den verminderten Spielraum bei einem blockierten ISG bedingt sein kann.
– *Nach der Geburt* können die aus der Schwangerschaft mitgebrachten oder seit der Geburt vorhandenen permanenten Kreuz-Ischiasschmerzen ein großes Problem im Alltag bedeuten, weil der Säugling, vorhandene Kinder und der Haushalt nur unter permanenten Schmerzen und Bewegungseinschränkungen versorgt werden können. Auch bei Symphysendiastase, Dislokation (und der seltenen Ruptur) muss der Zusammenhang zum ISG-Problem erkannt werden, denn bei einem Symphysenproblem wird der Flächenkontakt in den Iliosakralgelenken aufgehoben. Normalerweise sind die Gelenkflächen zwischen Ileum und Sakrum (ISG) uneben und so verzahnt, dass sie zwar nur in geringem Ausmaß gegeneinander verschiebbar sind, dieser geringe Spielraum ist aber bei Blockierung oder Verschiebung der Gelenkflächen zueinander nicht mehr möglich. Da aber auch die untersten Lendenwirbel mit dem Kreuzbein und Becken durch Bandmassen (siehe Abb.) fest verbunden sind, hat die Fehlstellung des Kreuzbeines zum Darmbein (ISG) auf die Lendenwirbelsäule Auswirkung. Um ganz sicher zu sein, dass es sich um eine Störung im ISG handelt, müssen zuerst die untere Lumbalregion (Bandscheiben) und die Hüftgelenke als Verursacher der Störung ausgeschlossen werden (Kaltenborn 1992) (Abb. 1.**90a** u. **b**).

Die Iliosakralgelenkstörung kann sich unterschiedlich darstellen

– Als *Iliosakralverschiebung* (Eder/Tilscher 1998 sprechen von Beckenverwringung), deren Ursachen im Bereich der Hüftgelenke oder des thorakolumbalen Überganges liegen kann.
  – das Ileum verschiebt sich nach kranial gegen das Sakrum (Upslip)
  – das Ileum verschiebt sich nach kaudal gegen das Sakrum (Downslip)
  – schraubige Drehungen des Sakrums gegen das Ileum als Nutationsbewegung (Inflare) oder Gegennutationsbewegung (Outflare).

Dominierende Zeichen der Iliosakralverschiebung sind:

– Vorlaufphänomen (Test siehe nachfolgend) mit Divergenz beider Spina iliaca posterior superior (= SIPS = Rautengrübchen)
– Verspannungen am M. iliopsoas

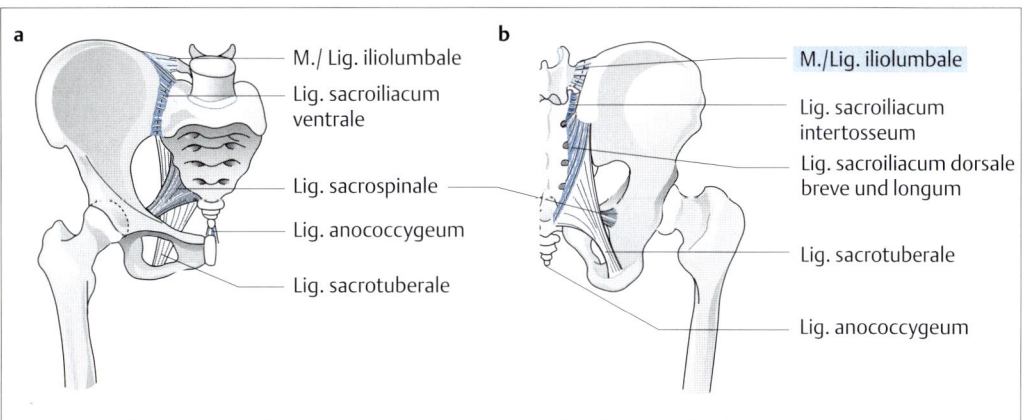

Abb. 1.90 a u. b Bänder des Beckens (schematisiert)   **a** von ventral   **b** von dorsal

– Blockierung am thorakolumbalen Übergang
– scheinbare Beinlängendifferenz

Notwendige Therapien durch Physiotherapeuten/ Manualtherapeuten sind Techniken zur Mobilisation von Gelenken und Weichteilen (z. B. die Dehnung des M. psoas) sowie Stabilisierung auch benachbarter Körperabschnitte. Eventuell notwendige Manipulationen müssen von ärztlichen Manualtherapeuten ausgeführt werden.

– Oft überschneiden sich die Grenzen zwischen der Beckenverwringung (Verschiebung) und ISG-Blockierung.
Iliosakralgelenkblockierungen, sind meist auf o. g. mechanische Ursachen zurückzuführen. Symptome sind: Druckempfindlichkeit der Iliosakralgegend und des M. piriformis. Notwendige Therapie sind direkte Techniken der Mobilisation durch Physiotherapeuten und Manipulationen durch ärztliche Manualtherapeuten.

Physiotherapeutische Hilfen im Rahmen einer Spätwochenbettgruppe sind passive und aktive Piriformis-Dehnung (siehe nachfolgend); bringt das keine Besserung, muss ein PhysiotherapeutIn die Einzelbehandlung übernehmen.

Störungen in der Kreuzbein-Darmbeingelenkfunktion mit den Leitsymptomen Schmerz und Bewegungseinschränkung sind anzunehmen bei

– Druckschmerzempfindlichkeit auf die Kreuz-Darmbein-Region
– Schmerzausstrahlung

– in die Leiste
– in die entsprechende Gesäßhälfte, als meist tief sitzender, bohrender Schmerz im inneren oberen Quadranten des Gesäßes (lumboglutealle Schmerzen)
– in den/die dorsolateralen Oberschenkel
– in das/die Kniegelenk(e)
– in den Unterbauch

Hinweis: Auch Störungen der Unterbauchorgane können Schmerzen in diese Regionen verursachen.

– Schmerzverstärkung bei Belastung des betroffenen Beines (siehe Tests in Kap. 1.4.12.3).
– Muskelverspannungen/Druckempfindlichkeit/ Verkürzungen: Am M. psoas, am M. piriformis, am M. iliacus. Eine veränderte Stellung des Ileums bewirkt über den Zug der *Ligg. iliolumbale,* (siehe Abb. 1.90a u. **b**) die vor allem den 5. Lendenwirbelkörper im Beckenring fixieren, auch Stellungsveränderungen an der unteren Lendenwirbelsäule. Schmerzen in diesem Bereich sind die Folge.

Merke: Kombiniert sind die Störungen an den ISG, oft mit Symphysenproblem und Problemen an den Hüftgelenken und am thorakolumbalen Übergang.

– Statik-Abweichungen: Hypermobilität der Iliosakralgelenke, durch aufgelockerte Bandstrukturen wird sichtbar bei *falschem Sitzverhalten* der Wöchnerin in Flexion der Wirbelsäule (siehe Klötzchen zum Türmchen, Kap. 4.2.1.5) Bei unökonomischer Sitzhaltung übertragen sich Scherbelastungen auf die Iliosakralgelenke. Die dorsalen Ligg. iliosacralia [sacroiliaca] kommen so in Dauerspannung (siehe Abb. 1.**90a** und **b**).

Hinweis: Dauerhaft überbelastete Wirbelsäulenabschnitte führen zu Haltungsabweichungen. So ist die Flexion der Wirbelsäule für diese Wöchnerinnen im Sitzen wie im Stand zwar eine schmerzbedingte Entlastungshaltung, welche aber die Stabilität des Beckens und der Beine herabsetzt.

– Triggerpunkte: Diese können von Physiotherapeuten (wenn bekannt) geprüft werden. Triggerpunkte sind Druckpunkte in Muskeln und Faszien, die bei lokalem Druck latent immer vorhanden sind und eine lokale Druckschmerzhaftigkeit auslösen. Bei einem Muskel, der durch Fehlhaltung einen fortdauernden erhöhten Tonus aufweist, werden Triggerpunkt(e) aktiv und lösen bei Druck einen ausstrahlenden Schmerz aus (beschrieben v. Travel u. Rinzle 1952). Therapeutisch wichtig ist, dass Triggerpunkte bei längerem Bestehen (chronifizierte muskuläre Nozireaktion), auch wenn die Schmerzverursacher ausgeschaltet sind, schmerzerhaltend weiterwirken.

Untersuchung an den ISG, um im Rahmen des Wochenbetts eine Störung festzustellen

– Palpation
ASTE: Stand, Therapeutin steht hinter der Wöchnerin. Rechter Daumen liegt auf dem rechten ISG, linker Daumen auf dem linken ISG in Höhe der Rautengrübchen (SIPS).
Ausführung: Beide Daumen üben punktuell Druck auf das jeweilige SIPS aus.
Auswirkung: Bei Störung löst der Druck einen lokalen Schmerz der betroffenen Seite aus.
– Funktionstest
Mit diesem spezifischen Test findet man heraus, ob sich ein Iliosakralgelenk zu viel oder zu wenig bewegt. Aus der Vielzahl manualtherapeutischer Tests wird hier nur das *Vorlaufphänomen* erklärt:
Diese Bewegung wird über eine weiterlaufende Bewegung der Wirbelsäule und des Kreuzbeins geprüft.
Vorlauftest:
Ausgangsstellung Wöchnerin: Stand, beide Beine gleichmäßig belastet und in Knie- und Hüftgelenk durchgestreckt.
Ausgangsstellung Therapeut: Hinter der Wöchnerin, die Augen in Blickhöhe zu den Iliosakralgelenken.
Ausführung: Therapeut umfasst rechts und links die Beckenschaufeln, beide Daumen su-

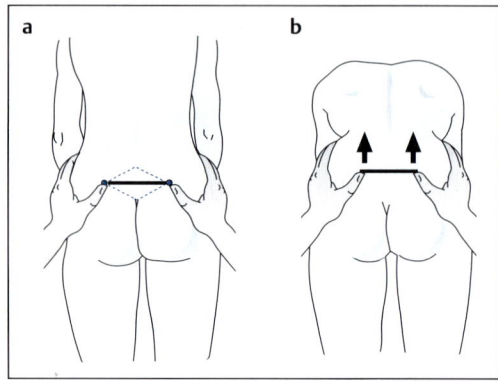

Abb. 1.91a u. b Vorlauftest (Iliosakralgelenk)
a parallelstehende ISG-Rautengrübchen
b auch in der Endstellung des Test

chen von unten her mit Hautverschub rechts und links die beiden Spina iliaca posterior superior (SIPS = Rautengrübchen, Abb. 1.**91a**).
Die Wöchnerin leitet vom Kopf aus eine Flexion der Wirbelsäule ein. Dabei prüft die TherapeutIn, ob beide SIPS seitengleich mit dem Kreuzbein nach oben/vorn wandern (Abb. 1.**91b**). Diese Bewegung muss mehrmals wiederholt werden, um evtl. muskulär bedingte Seitendifferenzen zu verringern.
Auswirkung: Bei Blockierung ist der *Vorlauf* auf der betroffenen Seite positiv, d. h. da Ileum und Sacrum zueinander blockiert sind, wird das Ileum auf der betroffenen Seite vorzeitig mit nach oben/vorn genommen. Diese Seite läuft voraus, das ist das *positive Vorlaufphänomen*. Bei einer Seitendifferenz von mehr als 0,5 cm ist der Vorlauf positiv.
Dazu ein Fallbeispiel: Eine 29-jährige Frau mit unerfülltem Kinderwunsch führt mir vor, wie sehr ihre Kiefergelenke schon lange Zeit beim Mundöffnen und -schließen „knirschen" und „krachen". Die Aufforderung, den Mund weitmöglichst zu öffnen ergibt, dass sich die eine Mundhälfte erheblich weniger öffnen lässt als die andere. Darauf prüfe ich mit dem Vorlauftest beide ISG. Auf der Seite der geringeren Mundöffnung läuft das ISG beim Test um etwa 10 cm vor. Auf mein Anraten sucht die Frau einen Physiotherapeuten auf, der sie 10-mal manualtherapeutisch behandelt. Der Vorlauftest ist danach für beide ISG normal. Einige Monate später wird sie schwanger. Inzwischen erwartet sie ihr zweites Kind. Sie lässt vorsichtshalber von einem Osteopathen ihre ISG überprüfen, die nach wie vor beide auf gleicher Höhe stehen. Beide Kinder bekam sie problemlos.

Hinweis: Muskulatur, die bei einem ISG-LWS-Syndrom verkürzt sein kann und evtl. einen falsch-positiven Vorlauf auf der betroffenen Seite auslösen kann: Adduktoren, Hüftaußenrotatoren, M. quadratus lumborum, M. latissimus dorsi, M. erector trunci und die Mm. ischiocrurales.

– Belastungstests
z. B. Einbeinstand, Storchentest (siehe bei Symphyse) geben Auskunft über die betroffene Seite. Der Schmerz kommt oder verstärkt sich bei Belastung, das Gangbild zeigt Ausweichbewegungen.

Merke: Die beschriebenen Untersuchungen und Tests können aussagen, ob eine Störung durch *Verschiebung oder Blockierung* in einem/beiden ISG die Schmerzursache ist. Die Weiterleitung der Patientin zur Manualtherapie ist dann dringend anzuraten. Hier werden dann weitere ISG-Tests zur Prüfung des Problems durchgeführt, ehe manualtherapeutische Maßnahmen eingesetzt werden. Radiologisch lässt sich ergänzend eine Gefügelockerung nicht nur für die Symphyse sondern auch für die/oder das Iliosakralgelenk(e) diagnostizieren.

Der M. piriformis und seine Bedeutung bei Kreuz- Darmbeingelenk-Problemen

Die Aufgabe des M. piriformis ist gemeinsam mit anderen Muskeln die Abduktion, die Extension und die Außenrotation im Hüftgelenk.

Die Hüftaußenrotatoren sichern das Beckenaufrichten und die rotatorische Beinstabilität im Hüftgelenk. Mit den *transversal* verlaufenden Beckenbodenmuskeln bilden sie eine Muskelschlinge. So arbeiten *Hüftaußenrotatoren und Beckenboden* unter der Glutaealmuskulatur *synergistisch*, z. B. in der Standbeinphase. Die transversalen Beckenbodenmuskeln helfen den Außenrotatoren die beiden Iliosakralgelenke funktionell zu stabilisieren. Das sichert auch dem Kreuzbeinkeil zwischen beiden Darmbeinen Stabilität.

Durch seinen Ursprung an der Vorderfläche des unteren Kreuzbeins und seinem Querverlauf unter dem Glutaeus maximus zum Trochanter major (Abb. 1.**92**) erfährt der Piriformis bei einer ISG-Störung eine starke Tonusveränderung, er wird hyperton. Das nimmt ihm seine Elastizität.

Bei einer Fehlstellung des Sakrums und damit verbundener Hypertonie und Verkürzung des Piriformis wird der *N. ischiadicus*, bedingt durch seine enge Nachbarschaft zum Piriformis irritiert oder in schweren Fällen komprimiert. Auch die Dys-

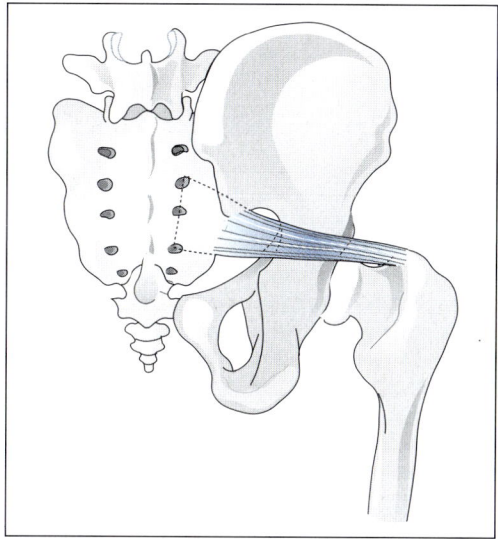

Abb. 1.**92** Ansicht des rechten Beckens von dorsal. Der M. piriformis steht in enger Beziehung zum unteren Anteil des Iliosakralgelenks.

funktion des Ligg. iliolumbalia im Bereich von L4–L5–S1 kann ischiasähnliche Kreuzschmerzen mit Ausstrahlung in die Glutaenregion hervorrufen; durch mangelnde Elastizität des M. piriformis werden diese noch verstärkt. Damit verbunden ist ein Bewegungsverlust.

Merke: Wöchnerinnen bringen „ihre" Ischiasschmerzen oft aus der Schwangerschaft mit. Bei der Geburt belasten in der Austreibungsphase extreme Ausgangsstellungen in den Hüftgelenken, wie endgradige Flexion/Abduktion/Außenrotation den Piriformis. Bei Verkürzung und bei mangelhafter Elastizität dieses Muskels (der den hinteren Beckenraum abschließt und mit dem Levator ani den muskulären Geburtskanal bildet), werden Ausweichbewegungen über das Becken provoziert. Wöchnerinnen können aus dieser erzwungenen Gebärhaltung eine ISG-Blockade mit ins Wochenbett bringen.

Geben Wöchnerinnen einseitig starke ischiasähnliche Kreuzschmerzen an, sollte der Piriformis auf seinen Tonus palpiert werden. Bei diesen Frauen findet man den Muskel auf der betroffenen Seite (selten beidseits) meist im Hypertonus. Von den verschiedenen Techniken, die zur Lösung des Hypertonus des M. piriformis wirksam sind, möchte ich nachfolgend drei beschreiben:
Manuelle Querdehnung des Piriformis der betroffenen Seite

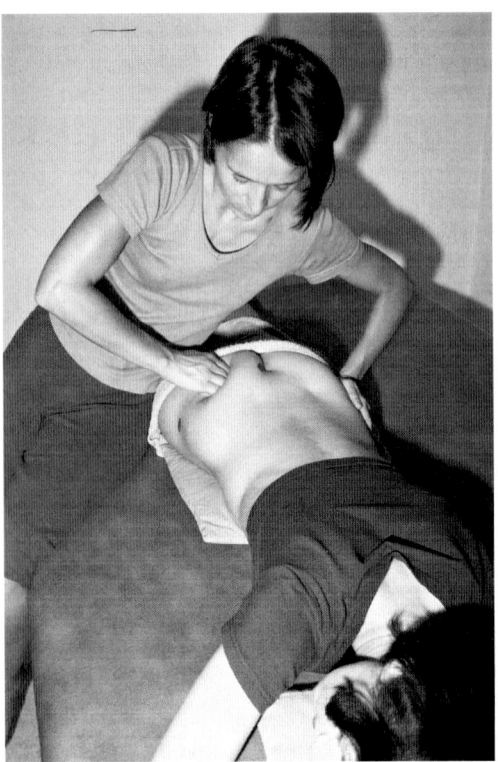

Abb. 1.**93** Manuelle Querdehnung des M. piriformis der betroffenen Seite

Ausgangsstellung (ASTE) Patientin: Bauchlage, zum Lordoseausgleich Kissen unter dem Bauch, Füße mit Rolle unterlagert oder im Überhang zur Behandlungsliege.

Ausführung: Als Orientierungspunkte die laterale Kante des unteren Kreuzbeinabschnittes und den Trochanterpunkt (TP) der zu behandelnden Seite tasten, dazwischen den Muskelverlauf suchen. Der Piriformis ist vom Glutaeus maximus überlagert und dadurch etwas schwierig zu tasten.

Tasten: Quer zum Faserverlauf den Muskel auf Schmerzhaftigkeit und Strukturveränderung palpieren (Seitenvergleich).

Dehnen: Mit der Mittelphalanx der gebeugten Finger einer Hand (nicht Fingerknöchel benutzen!) durch den Glutaeus maximus hindurch auf die Faszie des Muskels dosierten Druck geben und diesen eine geraume Zeitspanne halten. Die zweite Hand fixiert die nicht behandelte Beckenseite (Abb. 1.**93**).

Wirkung: Patientin spürt zunehmend Schmerzreduktion und Bewegungsverbesserung. Durch den Druck auf die Faszie des Piriformis erfährt der Muskel eine Tonusregulierung.

Eine Hebamme berichtet dazu aus der Praxis:

In ihrer Rückbildungsgruppe ist eine Zweitgebärende, die seit der ersten Geburt (Forcepsentbindung) starke ischiasähnliche Kreuzschmerzen hat, die sich durch die Rückbildungsgymnastik damals noch verstärkten. Ein Orthopäde hatte als Ursache das Iliosakralgelenk diagnostiziert und therapierte mit Reizstrom. Von dieser Vorgeschichte berichtet die Frau erst in der 3. Rückbildungsstunde, weil sie diese abbrechen will, da die Schmerzen im Kreuz so stark sind. Die Hebamme erinnert sich an den in meinem Kurs gelernten Vorlauftest. Dieser ist um einige Zentimeter positiv. Daraufhin behandelt sie die Frau in Bauchlage mit Dehnung des Piriformis. Die Wöchnerin äußert sofort: „Das tut gut!" Die Ischiasübung (siehe nachfolgend) wirkte ebenso gut. Eine Woche später berichtet sie, dass sie kaum noch Schmerzen habe, sie fühle auch positive Veränderungen am Beckenboden. Die Rückbildung besucht die Wöchnerin nun bis zum Ende des Kurses. Da berichtet sie, dass sie seit 2 Wochen keine Schmerzen mehr habe. Abschließend macht die Hebamme noch einmal den Vorlauftest, beide Daumen bleiben auf gleicher Höhe. In diesem Fall hatte die entspannende Tonisierung des Piriformis den gewünschten Erfolg gebracht.

*Dehnung des Piriformis über die kontralaterale Seite (nach Upledger) (Abb. 1.**94a**)*

Eine *Selbsthilfeübung* (Eigenbehandlung), die von der Wöchnerin mindestens dreimal täglich und bei auftretenden Schmerzen im betroffenen Muskel durchgeführt werden sollte.

Bei dieser Übung wird der gegenüberliegende hypertone Piriformis für 3–5 Minuten über Dehnung entspannt.

Ausgangsstellung: Rückenlage, Kopf mit Kissen unterlagert. Die nichtschmerzende Körperseite liegt parallel zu einer Wand, Knie und Hüfte des wandnahen Beines sind gebeugt und an die Wand gelehnt, die wandferne Hand tastet unter dem Gesäß der schmerzhaften Seite den verspannten Piriformis-Muskel.

Ausführung: Das gebeugte Knie wird gegen die Wand gedrückt. Der Druck wird dosiert gesteigert, bis die Wöchnerin spürt, dass der verspannte Piriformis in ihrer Hand entspannt.

*Dehnung des Piriformis über die unilaterale Seite (1.**94b**)*

Eine Selbsthilfeübung, die mehrmals täglich bei Schmerzen durchgeführt werden kann.

Beschreibung der Übung an Hand der Abbildung.

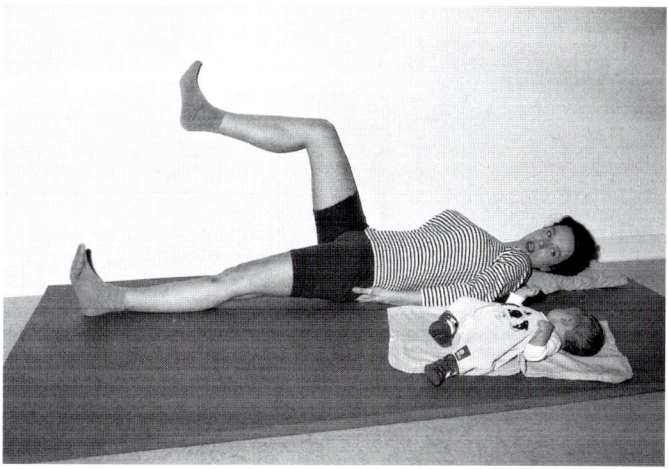

Abb. 1.**94a** u. **b** Selbsthilfeübungen
a über kontralaterale Seite (nach
Upledger)
b über unilaterale Seite

a

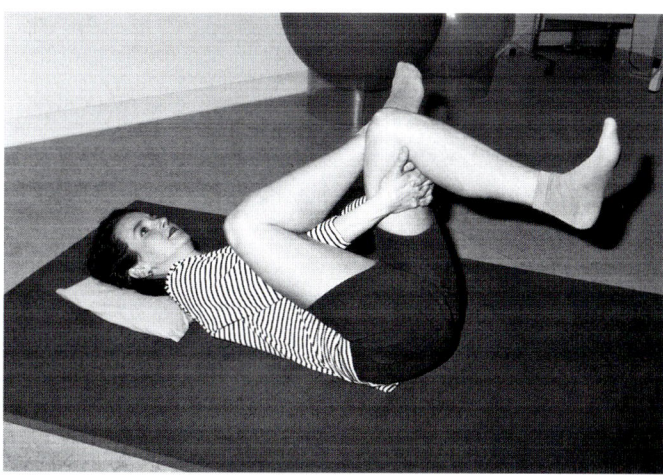

b

Ausgangsstellung: Rückenlage, Kopf mit Kissen unterlagert.

Linkes Bein (nicht schmerzhafte Seite) wird in Hüfte und Knie 90° gebeugt, beide Hände umfassen den Oberschenkel.

Rechtes Bein (schmerzhafte, verkürzte Seite): der distale Unterschenkel wird in halber Schneidersitzstellung im Hüftgelenk in Flexion, Außenrotation, Abduktion vor dem Oberschenkel des linken Beines angelegt.

Ausführung: Der Druck vom Unterschenkel des rechten Beines und Oberschenkel des linken Beines zueinander wird verstärkt und eine kurze Zeitspanne gehalten.

Merke: Bleibt post partum der Beckenring gelockert und das Iliosakralgelenk verschoben/blockiert, weil dieses Problem nicht erkannt und somit manualtherapeutisch nicht behoben wird,

falsche Übungen in der Rückbildungsgymnastik das Problem eher noch verschlimmern, persistieren für manche Frauen ihre ischiasähnlichen Kreuzschmerzen bis zur nächsten Schwangerschaft und darüber hinaus.

1.4.12.5 Steißbein-Probleme

Der lumbosakrale Übergang zwischen L5 und S1, die Kreuzbein-Steißbeinverbindung, bildet einen „Schwachpunkt" der Wirbelsäule. Kreuz- und Steißbein sind ebenso wie die Gelenkverbindungen im Beckenring synchondrotisch, d. h. mit einer Knorpelfuge verbunden. Ihre Gelenkflächenform ist am Kreuzbein konvex, an der oberen Steißbeinfläche konkav. Beide Knochen werden durch eine Bandscheibe verbunden und mit vorderen, hinteren und seitlichen Bändern (den Ligg. sacrococcygea ventrales, dorsales u. laterales) verknüpft.

Zwischen Kreuz- und Steißbein können kleine Extensions- und Flexionsbewegungen stattfinden. Das sind jedoch passive Bewegungen, die z. B. bei der Darmentleerung und bei der Geburt ganz wichtige Funktionen haben:

Die Bewegung nach dorsal, d.i. das Kippen der Kreuzbeinspitze nach hinten, wird noch durch das Strecken (Extension) des Steißbeins nach hinten unterstützt. Das soll dem Absetzen des Stuhles und bei der Geburt dem Kind in Längsrichtung (ventral – dorsal) Raum sichern, indem es die längsovale Beckenausgangsachse um ca. 20 % vergrößert (Paciornik 1992).

Bei großen Kindern, vaginal operativer Entbindung (Forceps) aber auch, wenn die Gebärposition (z. B. Steinschnittlage mit Pressanleitung) beim Durchtritt des kindlichen Kopfes und der Entwicklung der Schultern keine Bewegung *(Nutation)* am sacrococcygealen Gelenk zulässt, kann es zu *Positionsverschiebungen* des Steißbeins in alle Richtungen kommen: Nach dorsal, nach ventral, nach lateral.

Anmerkung: Manche Frauen bringen zur Geburt bereits aus anderen Ereignissen, z. B. Sturz oder starker Stoß auf das Steißbein, auch unbehandelte Steißbeindislokation aus einer vorangegangenen Geburt, eine Positionsverschiebung ihres Steißbeins mit. Geburtsbedingt kommt es häufiger zu Positionsverschiebung des Steißbeins als zur Steißbeinfraktur.

Fast alle Weichteilstrukturen des kleinen Beckens haften am Steißbein, welche Auswirkungen können dadurch Steißbeinverlagerungen/-verletzungen haben?

– *Ligamente* (siehe Abb. 1.**90a** u. **b**, S. 153)
Das Lig. anococcygeum hat Verbindung über den Sphinkter ani zum Perineum, das kann bei Steißbeinläsion zu perinealen Schmerzen und Dysfunktion führen.
Das Lig. sacrotuberale lässt bei Steißbeinläsion den Schmerz in die dorsalen Oberschenkel ausstrahlen.
Die Ligg. sacrococcygis (s. o.) und sacrotuberale wirken bei Funktionseinbußen mit.

– *Muskulatur*
Muskeln, die das hintere kleine Becken auskleiden und am Steißbein ansetzen, sind direkt durch Steißbeinläsionen betroffen. Z. B. der M. coccygeus sowie die Levator ani Muskeln, der Pubococcygeus und der Iliococcygeus. Durch den Ursprung am Tuber ischiadicum entsteht ein Druckschmerz beim Sitzen.

– *Organe*
Läsionen am Steißbein haben Auswirkung auf die Organe des kleinen Beckens. Bei der mit 80 % (Larson u. Peters 1994) weit häufigeren Positionsverlagerung des Steißbeins nach ventral, wobei sich die Steißbeinspitze der Symphyse annähert, verkürzt sich nicht nur der anterior/posteriore Beckenausgang, es entspannen sich alle zwischen Symphyse und Steißbein befindlichen muskulären und faszialen Strukturen. Das bedeutet, dass das perineale Muskelsystem seine physiologische Spannung verliert. Diese Spannungseinbuße wirkt sich auf die Organe Rektum und unterer Harntrakt aus. Die Folgen können urethrale und/oder anale Inkontinenz sowie Schmerzen bei der Defäkation, auch Hämorrhoiden sein. Es gibt Patienten, die durch Steißbeinfraktur inkontinent sind.

– *Sexualprobleme*
Jede Störung am Perineum, nicht nur durch Episiotomie und Dammriss III/IV°, auch durch *Steißbeinverlagerung* kann zu Orgasmusstörungen führen. Die utero-vaginale Beweglichkeit ist nur in geringem Ausmaß möglich, zum Orgasmus müssen aber alle Strukturen effizient zusammenarbeiten können. Dazu ein Zitat der Osteopathen Larson und Peters: „Finden Sie es normal, eine Frau nach einem schwierigen Sturz bzw. nach einer schwierigen Entbindung aufgrund eines einfachen *sacrococcygealen Problems* allmählich frigide werden zu lassen?"

– *Statik*
Das funktionsrichtige Sitzen (siehe "Klötzchen zum Türmchen", Kap. 4) ist schmerzhaft und für manche Frauen trotz Sitzhilfe (Sitzkeil oder Kissen) über längeren Zeitraum kaum möglich. Der Druckschmerz auf die/den Tuber ischiadicum und den Steiß (muskel-ligamentäres Zusammenspiel) wird durch Ausweichbewegungen des Beckens kompensiert. Am lumbosakralen Übergang zwischen LWS und Kreuzbein sind Statik und Dynamik gestört, ausstrahlende Rückenschmerzen die Folge.

– *Die emotionale Stimmungslage*
der Frau wird deprimiert sein, wenn sie keine Hilfe erfährt und ihre Beschwerden sich verstärken, weil sie mit ständigen Steißbeinschmerzen, mit möglicher Inkontinenz und Kohabitationsschmerzen umgehen muss. Manche Frauen finden erst nach Jahren konkrete Anlaufstellen und so die richtige Therapie für ihr oft zu einem Leiden gewordenen Steißbeinproblem.

Welche Hilfen sind zu empfehlen bei Spätwöchnerinnen oder Frauen, die ihr Steiß-Problem mit „das habe ich seit der Geburt meines Kindes" ansprechen?

Erster Schritt
Die äußere Palpation:
– Ausgangsstellung der Frau: Bauchlagenstand, Arme und Rumpf sind auf einem Tisch oder einer Behandlungsbank abgelegt, Füße stehen hüftbreit auseinander, Knie sind leicht angebeugt (Tasten durch Jeans und feste Textilien ist nicht möglich).
– Therapeutin sucht mit einem Finger (Daumen) den sacrococcygealen Gelenkübergang und palpiert dann von außen dem Verlauf des Steißbeins bis zur Spitze nach. Mit der zweiten Hand wird das Becken fixiert.

Merke: Jede Steißbein-Positionsverschiebung darf nur von Manualtherapeuten behandelt werden!

Zweiter Schritt
Bei Verdacht auf Abweichung des Steißbeins und Schmerzen sollte evtl. eine Röntgen-Kontrolle, zur Abklärung erfolgen oder ein ArztIn mit Zusatzausbildung für Manualtherapie oder eine Manual/ChirotherapeutIn *palpiert* und *reponiert* den Steiss von innen über Anus und Rektum (Abb. 1.**95a**) bzw. von außen (Abb. 1.**95b**).

Merke: Weil Läsionen des Kreuzbein-Steißbeingelenks Veränderungen der Spannungen im gesamten Beckenbodenbereich bewirken und die Schmerzen und Probleme am Steißbein zu einem psychosomatischen Problem werden können, ist es wichtig, diese Frauen anzuhören und ihnen den Weg zu kompetenten Therapeuten aufzuzeigen, für die eine Behandlung keine Schwierigkeit ist.

Wichtig: Bevor eine Frau mit Steißbeinläsion wieder schwanger wird, sollte das Problem *manualtherapeutisch* behoben sein.

1.4.12.6 Lumbale Rückenschmerzen

„Es gibt immer mehr Beweise dafür, dass die Behandlungen„ die Patienten mit unspezifischen lumbalen Rückenschmerzen zu Teil werden, nicht effektiv sind." (Zitat von Dr. John Loeser 1996 in Schmerzphysiologie L. Gifford 2000).
Häufig wurde schon festgestellt, dass nur bei 15–25 % der Patienten mit lumbalen Rücken-

schmerzen eine genaue Diagnose gestellt werden kann (L. Gifford 2000). So scheint es, dass von medizinischer Seite, direkt oder indirekt, einem großen Teil der Patienten „ihre" Rückenschmerzen nicht recht ernst genommen werden.
Liegt kein „handfester" gesicherter Befund für die heute fast zum „Modethema" gewordenen Rückenschmerzen vor, heißt es auch bei Spätwöchnerinnen „das gibt sich wieder", „das hatte ich auch nach der Geburt", „tu was für dich", „geh schwimmen" und ähnliches.
Viele dieser Frauen behalten oder verstärken „ihre" Rückenschmerzen, weil sie sich im Spätwochenbett und darüber hinaus mannigfaltigen Belastungen aussetzen, wie Kind(er), Stillen (ohne den Rücken dabei zu entlasten), Haushalt, auch durch falsche Übungsangebote in der Rückbildungsgymnastik, welche die Rückenschmerzen eher noch verstärken oder durch vorzeitigen Besuch eines Fitness-Studios, um dort mit übertriebenem Eifer schnell wieder schlank und begehrenswert zu werden und nicht zuletzt der oft viel zu frühe Wiedereinstieg in den Beruf, damit die

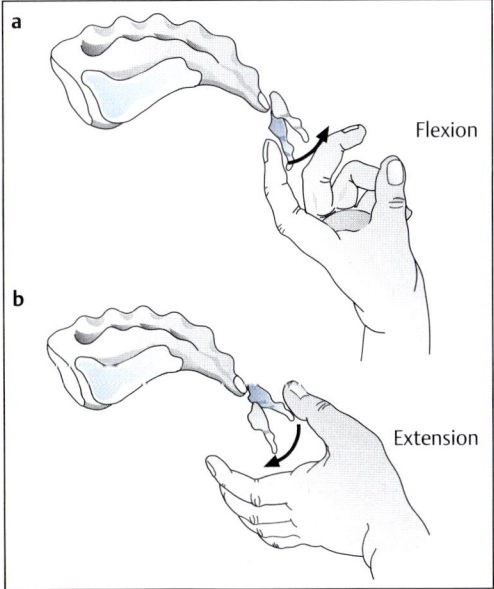

Abb. 1.**95a** u. **b**   Steißbeinläsionen
a Flexion:
  – Läsion der Steißbeinspitze nach ventral.
  – Ursache: Sturz oder direkter Stoss.
  – Palpation und Korrektur erfolgen über Anus und Rektum
b Extension:
  – Läsion der Steißbeinspitze nach dorsal
  – Ursache: häufig nach der Geburt
  – Palpation und Korrektur erfolgen von außen

Schwangerschaft keinen Karriereknick zur Folge hat, um nur einige Beispiele zu nennen.

Berechtigte Zweifel gegenüber den meisten der angebotenen Behandlungskonzepte beim Therapieren von Rückenschmerzen werden inzwischen geäußert, weil trotz wochenlangen Rückenschulkurses die lumbalen Rückenschmerzen beim Patienten weiter vorhanden sind.

Bisher nimmt man an (nach Hamilton 2000), dass

– Rückenschmerzpatienten von Anfang an eine schlechtere Haltungskontrolle als Menschen ohne Rückenschmerzen haben,
– sich die Haltungskontrolle durch Training (Rückenschule) verbessert,
– mangelnde Haltungskontrolle mit den chronischen Rückenschmerzen zusammenhängt.

In den Therapiekonzepten stand (und steht heute mit wenigen Ausnahmen immer noch) das Trainieren und Kontrollieren der Haltung (Statik) und das Stabilisieren der *globalen* Rumpfwandmuskulatur im Vordergrund.

In jüngster Zeit haben wir neues Wissen hinzugewonnen:

Durch die australischen Physiotherapeutinnen Chris Hamilton, Carolyn Richardson u. a., wurden in deren Beitrag „Stabilität – eine vielfältige Aufgabe" in Deutschland erstmals neue Untersuchungsresutate veröffentlicht. Sie führen aus:

Das Auftreten von Rückenbeschwerden im Lumbalbereich ist verknüpft mit einer Dysfunktion des lokalen Muskelsystems, welches für die segmentale Stabilisierung der Lendenwirbelsäule zuständig ist. Zu diesem lokalen System gehören der querverlaufende M. transversus abdominis (mit seiner thoracolumbalen Faszie) und die tiefen Mm. multifides als dorsale Rumpfmuskeln (vgl. Kap. 1.3.7.2, Globales Muskelsystem für Gleichgewicht u. lokales Muskelsystem für segmentales Stabilisieren).

Bei Wöchnerinnen müssen lumbale Rückenschmerzen in engem Zusammenhang zu den schwangerschaftsbedingt geschwächten lateralen tiefen Bauchwandmuskeln Mm. transversus abdominus gesehen werden, die aufgrund der Schwächung nicht mehr segmental ausreichend stabilisieren. Diese segmentale Instabilität kann, wenn sie nicht behandelt wird, zu wiederholten Mikrotraumen der Gelenkstrukturen und zu chronischer Degeneration beitragen, welche chronische Rückenschmerzen bewirkt (Kirkaldy-Willis 1988).

Wenn also ein Zusammenhang zwischen der Dysfunktion lokaler Muskeln der Lendenwirbelsäule und Rückenschmerzen besteht, sollte die Behandlung der lumbalen Rückenschmerzen auch an diesem lokalen Muskelsystem ansetzen. Diese Rehabilitationstechniken haben sich als bemerkenswert wirkungsvoll zur Behandlung von Rückenschmerzen erwiesen (Hides und Richardson 1996, O'Sullivan et al. 1997).

Das bedeutet, dass zunächst getestet wird (siehe Hustenstoß-Test u. a. in Kap. 1.3.7.2), ob eine lokale Schwäche vorliegt. In diesem Fall sollen grundsätzlich erst die lokalen Muskeln trainiert werden, ehe die längeren und stärkeren oberflächlichen (globalen) Rumpfwandmuskeln aktiviert werden.

Nach Hamilton (2000) ist diese präzise, selektive Ko-Koordination der Rumpfwandmuskulatur (erst lokale – dann erst globale Muskulatur) für die Patienten schwierig, vor allem, „wenn die Therapeutin es nicht verstanden hat, dies zu lehren."

Hinweis: In Kap. 4.3 werde ich an einigen Übungsbeispielen für lokales (segmentales) und globales Stabilisieren der lumbalen Wirbelsäule für alle, die Rückbildungskurse leiten, diesen Therapieansatz aufzeigen.

Meine Hoffnung ist, dass das Wissen, welche Aufgaben die Muskeln des lokalen Systems bei aktiver Stabilisierung der Wirbelsäule haben, in den Rückbildungskursen durch richtiges Üben bei Wöchnerinnen mit lumbalen Rückenschmerzen umgesetzt wird.

Dazu *mein* Fallbeispiel: Vor einigen Monaten hörte ich auf einem Kongress den Vortrag von Chris Hamilton „Wie wirkt Stabilisation". Weil mich die Ausführungen überzeugten, probierte ich bald darauf das für mich neue Wissen um „segmentales Stabilisieren" mit einer Frauengruppe (alle über 50 und manche über 70 Jahre alt), die als „ehemalige" Rückbildungsgruppe nunmehr über drei Jahrzehnte wöchentlich mit mir arbeitet, aus. Alle Frauen beherrschen das globale Stabilisieren, auch auf dem Ball sitzend.

Beim Hustenstoß-Test konnte ich beobachten, wie vier Frauen, die öfter über lumbale Rückenschmerzen klagen, bei dieser provozierten intraabdominalen Drucksteigerung am Übergang BWS/LWS bzw. zwischen Xiphoid und Nabel ein sichtbares Fehlmuster aufwiesen.

Bei allen anderen Frauen ohne lumbale Rückenschmerzen veränderte sich die Rumpfstabilität während des Tests nicht. Das Fehlmuster dieser vier Frauen war mir schon lange bekannt, jetzt erst hatte ich eine Erklärung dafür. Bisher dachte ich sogar, sie üben daheim nicht und vernachlässigen es, „ihre Klötzchen zum Türmchen" zu stabilisieren. Jetzt wurde segmentales Stabilisieren fester Bestandteil des wöchentlichen Übens.

Sechs Monate später: Alle Frauen dieser Gruppe können segmental stabilisieren, lumbale Rückenschmerzen sind kein Thema mehr, sie üben daheim zur Selbstkontrolle vor dem Spiegel.

> **Merke:** Schmerzen im Lumbalbereich erweisen sich immer mehr als eng verknüpft mit der Dysfunktion lokaler Muskeln. Zu wissen, welche Aufgaben den Muskeln des globalen und lokalen Systems beim aktiven Stabilisieren der Wirbelsäule zukommt, ist ein wirkungsvoller Therapieansatz bei lumbalen Rückenschmerzen.

Literatur zum Nachlesen „Stabilität – eine vielfältige Aufgabe", Hamilton, Richardson in FBL Klein-Vogelbach, 5. Auflage, Springer Verlag.

1.5 Ernährung, Körperpflege, Sexualität und Partnerschaft

1.5.1 Ernährung*

Die überwiegende Zahl junger Mütter will ihr Kind stillen, aber auch für die Wöchnerinnen, die nicht stillen wollen oder dürfen, ist nach Schwangerschaft und Geburt eine vollwertige Ernährung mit abwechslungsreicher Mischkost erforderlich. Viele Mütter haben an sich beobachtet, dass sie nach der Geburt des Kindes empfindlicher auf Nahrungsmittel reagieren, die sie sonst immer problemlos vertragen haben (z. B. mit Blähungen).

Stillende Mütter verlieren durch die Produktion von Muttermilch Nährstoffe, die sie wieder ersetzen müssen. Eine stillende Mutter sollte etwa 500 Kcal mehr zu sich nehmen, als ihr sonstiger Tagesbedarf (liegt zwischen 2100 bis 2500 Kcal) ausmacht. Der Kalorienbedarf stillender Mütter entspricht dem eines Schwerstarbeiters. Diese erhöhte Energiezufuhr ist notwendig, weil eine starke Mangelernährung zum Rückgang der Muttermilchmenge führen würde. Auch eine einseitige Ernährung der Mutter kann bei manchen Nährstoffen, z. B. bei Vitaminen und Fettsäuren zur Veränderung des Nährstoffgehaltes in der Muttermilch beitragen.

Es gibt Nährstoffe, wie z. B. Mineralstoffe und Eiweiß, die – egal wie die Mutter sich ernährt – in relativ gleich bleibenden Mengen in die Muttermilch abgegeben werden. Das geht bei unzureichender Ernährung der Mutter auf Kosten ihrer Gesundheit. Es ist für Mutter und Kind wichtig, dass die Frau eine ausreichende, ausgewogene Kost zu sich nimmt. Wenn eine Stillende zu wenig Nahrung und Flüssigkeit zu sich nimmt, kann sich das negativ auf die Milchbildung auswirken (vgl. Kap. 1.3.9).

Ihre Ernährungsgewohnheiten muss die Frau während der Stillzeit nicht umstellen. Wenn sie sich vorher schon ausgewogen ernährt hat, wird diese ihrem Körper vertraute Nahrung dem Säugling nicht schaden.

Ein wichtiger Rat: Während der Stillzeit, aber ebenso für Nichtstillende während der ersten

* Ich danke Herrn Prof. Dr. K. v. Maillot und Frau Erika Fischer (Elternschule Frauenklinik Aalen e. V.) für ihr Einverständnis, den Inhalt des Faltblattes „Ernährungsratgeber für Stillende" sinngemäß in diesem Kapitel übernehmen zu dürfen.

Wochen nach der Geburt, sollte keine Abmagerungskur gemacht werden. (So sehr manche Mütter in der Wochenbettzeit auch „mit ihrer nicht mehr so schlanken Figur" hadern!). Dadurch werden Schadstoffe, die in den Fettdepots (den „Pölsterchen") eingelagert sind, freigesetzt, die bei Stillenden an den Säugling abgegeben werden können.

Die Grundernährung der Wöchnerin, vor allem der Stillenden sollte enthalten:

- 30 % volles Getreide, Getreideprodukte, Vollkornbrot, Kartoffeln.
  15 % Milch und Milchprodukte, wobei auf fettarme und H-Milch verzichtet werden sollte. Nur bei Allergieneigung müsste die Frau Buttermilch und Sauermilchprodukte verringern, dafür Obst, auch Trockenobst und Gemüse essen.
- 30 % rohes Gemüse, Obst, Nüsse
- 20 % gedünstetes Gemüse
- 5 % Fett/Öle. Dabei ist die Qualität wichtig, z. B. Butter, kaltgepresstes pflanzliches Öl, Butterschmalz, ungehärtete Margarine.
- nur 1–2-mal wöchentlich mageres Fleisch, (wobei Fleisch für eine vollwertige Ernährung nicht erforderlich ist!) Fisch und Eier.

Für jede Wöchnerin ist wichtig, viel zu trinken! Bei der Stillenden wird viel Wasser an die Muttermilch abgegeben. 2 – 3 Liter Flüssigkeit pro Tag sind ratsam, z. B. kohlensäure- und natriumarmes Mineralwasser, ungesüßte Kräuter- und Früchtetees, Buttermilch, etwas Saft.

Welche Nahrungsmittel wirken sich positiv auf die Milchbildung aus?

Reis, Nudeln, Kartoffeln, Getreidegerichte aus Hafer, Hirse, Gerste, Dinkel. Milch- bzw. Sauermilchprodukte wie z. B. Käse, Schlagsahne, Buttermilch. Zum Verfeinern der Suppen, Salatsaucen und Gemüse Nähr- und Bierhefe verwenden.

Obst: Äpfel, Bananen, Birnen, Heidelbeeren, Brombeeren, Mango, Nektarinen, Pfirsiche, Aprikosen, Weintrauben.

Hinweis: Beim Obstverzehr sollte möglichst heimisches Obst der Saison genommen werden. Datteln frisch und ebenso andere getrocknete Obstsorten sollten ungeschwefelt sein.

Gemüse: (viele Gemüse sollten als Rohkost verzehrt werden) Blattsalat, Blumenkohl, grüne Bohnen, Brokkoli, Fenchelknollen, gedünstete Möhren, rote Paprikaschoten (die gehäutet sein müssen), rote Beete, Sellerie, Spargel (danach verweigern manche Kinder die Brust, ebenso nach Knoblauchgenuss), Spinat, Tomaten, Zuckererbsen, Zuccini auch Artischocken und Pilze. Als Kräuter eignen sich frischer Dill, Borretsch.

Honig, Ahornsirup, Mandeln, Nüsse (vor allem Pecanüsse), Sonnenblumenkerne, Sesamkeimlinge.

Welche Nahrungsmittel wirken sich negativ auf die Milchbildung aus?

In der Stillzeit sollten vermieden werden: Rohe Petersilie, roher Salbei, Zitrusfrüchte, saure Beeren, sauer eingelegtes Gemüse.

Welche Nahrungsmittel können beim Säugling Rötung und Wundsein verursachen?

Steinobst, Zitrusfrüchte, Fruchtsäfte, Erdbeeren, Tomaten, Paprika.

Welche Nahrungsmittel können beim Säugling Allergien verursachen?

Kuhmilch (Voll- und H-Milch), Eier, Zitrusfrüchte, Tomaten, Erdbeeren, Weizen, Soja, Kaffee, Schokolade, Zucker.

Welche Nahrungsmittel verursachen beim Säugling Blähungen und Bauchweh?

Rohkost (vor allem Paprika und Gurken), Eier, Birnen, Frischkornbrei und frisches Vollkorn, Lauch, Knoblauch, Zwiebeln, Hülsenfrüchte, Soja, Kohlgerichte außer Blumenkohl, Broccoli, Rosenkohl, übermäßiger Kuhmilchgenuss, zu reichlicher Genuss von gesäuerten Milchprodukten (besonders Kefir), Lebensmittelfarbstoffe, Nüsse, frische Hefebackwaren (getoastetes Brot ist bekömmlicher), Schokolade, Getreidekaffee, Zucker, vor allem in Verbindung mit Vollkornprodukten.

Hinweis: Wird in der Wohnung des Babys geraucht, kann es darauf mit Koliken reagieren. Mit zunehmendem Alter des Babys kann sich seine Reaktion auf die Nahrung seiner Mutter normalisieren.

Welche Getränke wirken sich *positiv* auf die Milchbildung aus?

Milde Säfte (z. B. Schlehensaft), Kräutertees, Erdbeerblättertee, Milch-Malzkaffee, alkoholfreies Bier, Karottensaft, 2 – 3 Tassen Milchbildungstee (Mischung aus Kümmel, Anis, Koriander, Fenchel), stilles Mineralwasser (kein Heilwasser), Gerstentrunk (Barley-Wasser, kann selbst hergestellt werden).

Welche Getränke wirken sich *negativ* auf die Milchbildung aus?

Pfefferminz-, Hibiscus-, Salbeitee. Matetee wirkt appetithemmend und kann beim Säugling die Milchaufnahme verringern, weil es, wenn die Mutter diesen Tee trinkt, auch den Appetit des Babys hemmt.

Auf welche Genussmittel sollte (nicht nur) die stillende Wöchnerin verzichten?

Nikotinkonsum steht an erster Stelle: So, wie das Ungeborene im Mutterleib mitraucht, wenn die Mutter raucht oder in ihrer Umgebung geraucht wird (Huch, 1983), so ist für jedes Baby *Passivrauchenmüssen* schädlich. Eine rauchende Mutter (Eltern) sollte wissen, dass die Nikotinkonzentration im Blut des Säuglings dreimal so hoch ist wie im mütterlichen Blut. Das hemmt den Appetit des Säuglings, er wird anfälliger für Infektionen und für Erkrankungen des Atemtraktes. Ein hoher unfreiwilliger Nikotinkonsum kann möglicherweise beim Baby zum Erbrechen führen.

Wenn eine Mutter das Rauchen nicht aufgeben kann oder will, dann sollte sie die Zigarettenzahl sehr reduzieren und möglichst nur *nach dem Stillen rauchen* und mindestens zwei Stunden vor dem Stillen auf die Zigarette verzichten.

Anmerkung: Umso mehr überrascht es, dass in Anwesenheit von Babys und Kleinkindern, die heutzutage überall und zu jeder Zeit dabei sind, nicht nur Bekannte sondern auch die Mutter (Eltern) in nächster Nähe des Kindes(er) rauchen.

Die möglichen schlechteren Startchancen für „Raucherkinder" sind bis ins Schulalter und darüber hinaus untersucht und bekannt.

Koffein: Geringe Mengen Kaffee und Schwarztee sind erlaubt. Hier sollte die Mutter wissen, dass nach hundert Stunden die Hälfte des Koffeins aus dem Blut des Babys verschwunden ist.

Alkohol: 30 – 60 Minuten nachdem die Mutter Alkohol getrunken hat, steigt der Alkoholgehalt der Muttermilch auf das gleiche Niveau wie im Blut der Mutter. Wenn die stillende Mutter ein Glas Bier, Sekt oder Wein genießen möchte, dann sollte sie dies nach dem Stillen tun, weil dann bis zum nächsten Stillen der Alkohol teilweise wieder abgebaut ist.

Die genannten Getränke werden in kleiner Menge (Glas) als unbedenklich eingestuft, ein Übermaß sollte vermieden werden.

Anmerkung: Beim Aufenthalt in der Klinik ist zwischen dem frühen Abendessen und dem frühzeitigen Frühstück am nächsten morgen für alle Wöchnerinnen, besonders für die Stillenden, die Zeitspanne ohne Nahrungsaufnahme zu lang. Dazu schreibt Martius, dass dadurch „Hungerphasen, sogar mit hypoglykämischen Zuständen auftreten können!" Eine Nachtmahlzeit kann diesem Problem abhelfen, welches bei ambulanter oder Hausgeburt nicht relevant ist.

Was sollte eine Wöchnerin noch wissen?

Neben einer ausgewogenen Ernährung sind *regelmäßige Mahlzeiten,* auch *regelmäßige Spaziergänge* an der frischen Luft für Mutter und Kind wichtig.

Leidet die Mutter an Obstipation, muss sie ihre Ernährungsgewohnheiten überprüfen und alles was dazu führt, meiden (siehe Kap. 1.4.8.2).

Vorsorglich hat die Natur für die anstrengende Stillzeit zunächst nach der Geburt ein „Polster" angelegt, dass können 2 – 3 kg Mehrgewicht bei der Wöchnerin sein. Bei stillenden Müttern baut sich 3 – 4 Monate nach der Geburt das Körpergewicht langsam wieder zum Ausgangsgewicht um. Dieser Prozess ist bei nichtstillenden Müttern etwas verlangsamt, setzt dafür aber evtl. früher ein.

Der Volksmund sagt: „Neun Monate kommt es – und neun Monate geht es." Bis alles zusätzliche Körpergewicht aus der Schwangerschaft abgebaut ist und das Muskelkorsett rundum wieder Halt gibt, ist dieser Ausspruch meist gar nicht so falsch. Eine dosiert steigernde Rückbildungsgymnastik und die in Kapital 4.3.3 für die Zeit nach Ende des Wochenbetts aufgezeigten Maßnahmen unterstützen neben ausgewogener Ernährung die Hinführung zu dem Körperzustand, den die Frau für sich als *normal und akzeptierbar* empfindet.

1.5.2   Körperpflege

Intimpflege

In Frühwochenbett muss unterschieden werden

– Wenn der Damm intakt ist (d. h. ohne Episiotomie oder Riss) oder nur kleine Abschürfungen aufweist, kann die Wöchnerin ihren Vulvabereich beim Duschen immer von vorn nach hinten (so auch nach der Darmentleerung) mit eher kühlen als warmen Wasserstrahl abspülen. Da durch die Geburt die Harnröhre gereizt ist, hilft diese Maßnahme auch, dass es beim Wasserlassen nicht brennt. Beim Abtrocknen des Vulvabereichs immer mit einem weichen Tuch (Einmalgebrauch) auch von vorn nach hinten abtupfen. Das gilt auch nach dem folgend beschriebenen Sitzbaden.
– Wenn der Damm/Scheide/Vulvabereich durch die Geburt verletzt wurde, werden neben dem o. g. Abspülen Sitzbäder verordnet, die das Ausheilen und Eintrocknen der Wunde und Damm- und Scheidennähte fördern. Weil eine trockene Wunde besser heilt, kann nach dem Sitzbaden auch mit kühlgestelltem Fön der Vulvabereich trockengefönt werden.

In der Klinik ist eine Sitzbadewanne vorhanden, Hebammen empfehlen für daheim die Anschaffung einer preiswerten Sitzbadewanne als Bidetaufsatz (Abb. 1.**96**) auf die Toilette, oder eine große Schüssel, wenn kein Bidet vorhanden ist.

Wann mit Sitzbädern nach der Geburt begonnen wird, entscheidet das Wochenpflegepersonal, nach ambulanter oder Hausgeburt die Hebamme. Zuerst sollte die Dauer 10 min bei einer Temperatur von ca. 37 °C nicht übersteigen. Auch im Spätwochenbett behalten viele Wöchnerinnen das Sitzbad noch gerne bei.

Als mögliche Badezusätze empfehlen Hebammen: Eichenrindenextrakt (Tannolakt, wirkt

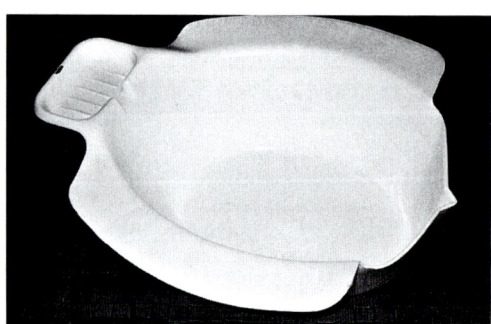

Abb. 1.**96**   Bidet-Aufsatz

astringierend), Kaliumpermanganat (wirkt desinfizierend), Lavendelöl (1 Tropfen pro Liter) Totes-Meer-Salz, Calendulaessenz (Ringelblume). Weitere Informationen dazu in „Die Hebammensprechstunde" (Stadelmann).

Dekubitusprophylaxe

Ist für die Wöchnerinnen wichtig, welche nach der Geburt durch unterschiedliche Komplikationen zu eingeschränkter Bewegungsfreiheit gezwungen sind, z. B. Symphysenproblem (siehe dort) und andere schwere Erkrankungen. Bevorzugte Körperstellen für das Entstehen eines Druckgeschwüres (Dekubitus) sind: Kreuzbeinregion, beide Fersen, bei Seitlage die Rollhügel (Trochanter major).

Schon bei beginnender Hautrötung an diesen Bezirken muss die Dekubitusprophylaxe beginnen, weil bei Langzeitbettruhe Blasenbildung bis zu Hautnekrosen folgen können. Maßnahmen sind:

– Sorgfältige durchblutungsfördernde Hautpflege der geröteten Stellen durch Einmassieren von Hautschutzcreme oder Öl.
– Druckentlastung durch entsprechende Lagerung der gefährdeten Stellen (Felle, Fersenring) oder Verändern der Ausgangsstellung
– eiweiß-, vitaminreiche, aber auch flüssigkeitsreiche Kost, um einer Ernährungsstörung der Haut vorzubeugen.

Körperpflege

Durch die Wasserretention in der Schwangerschaft und deren Ausscheidung im Frühwochenbett schwitzen die Wöchnerinnen, haben regelrechte Schweißausbrüche. So ist häufiges Duschen oder Ganzkörperwaschen, Haarwaschen und häufiges Wechseln der Wäsche ein Grundbedürfnis der Wöchnerin für ihre Körperpflege.

Die Wöchnerin sollte aber wissen, dass während der Stillzeit ihr körpereigener Geruch, den das Baby an ihr kennt und liebt, durch aufgesetzte Düfte, z. B. geruchsintensive Duschgels, parfümierte Seifen und Parfüm verfälscht wird. Der Geruchssinn bei Neugeborenen ist sehr stark ausgeprägt und das Erinnerungsvermögen an bestimmte Gerüche (vertraute oder fremde unangenehme) nehmen wir oft aus der frühesten Kindheit ins Erwachsenenalter mit. Das gilt auch für den Geschmacksinn. Riechen und Schmecken sind die ganz wichtigen ersten Eindrücke des Kindes zu seiner Mutter. Eine neutrale Waschlotion oder Seife sollte das Mittel der Wahl sein.

Ein Hinweis: Auch in neuesten Lehrbüchern steht noch „dass die Vorlage der Wöchnerin mit Wochenfluss „kontaminiert" sei" (Breckwoldt 2000). Es wurde aber festgestellt (Prof. E. Petersen, Universitätsklinik Freiburg), dass der Wochenfluss nicht krankmachend sei. Eine Wöchnerin (schon im Frühwochenbett) gibt im Badewasser nicht mehr Keime ab, als jeder andere Mensch (Wetscher 1997).

Viele Generationen von Wöchnerinnen durften wegen des hochinfektiösen Wochenflusses ihr Baby nicht mit ins Bett, zum Stillen nur auf die Bettdecke nehmen, weil das Kind sich infizieren und krank werden könnte.

Heute darf das Neugeborenen selbstverständlich mit ins Bett der Mutter! Auf das Desinfizieren der Hände vor dem Stillen wird in vielen Kliniken verzichtet. Nach jedem Toilettengang wäscht sich die Mutter ganz selbstverständlich ihre Hände.

Haarausfall

Im Spätwochenbett kann es durch die Hormonschwankungen zu Haarausfall kommen. „Wenn das so weitergeht, hast Du in einem Jahr eine Frau mit Glatze", sagte ich zu meinem Mann nach der Geburt unseres Sohnes.

Nicht jede Wöchnerin *muss* aber „Haare lassen". Den Spätwöchnerinnen kann man aber versichern, weil Betroffene dieses Thema immer wieder in der Rückbildungsgruppe ansprechen, dass nach einem Jahr der Haarschopf wieder wie vorher ist. Bei manchen Frauen kann sich die Haarstruktur sogar vorteilhaft verbessern, z. B. dünnes Haar bekommt mehr Struktur, manchmal wird welliges Haar auch glatt.

Dass zur Körperpflege eine ausgewogenen Ernährung und gute Verdauung gehören, Ruhe- und Entspannungsphasen, ausreichend Schlaf und Entlastung der Frau, vor allem wenn schon Geschwisterkinder da sind und ausreichend Zeit, den Körper liebevoll zu behandeln wozu auch Zeit für die Rückbildungsgymnastik gehört, ist für die Wöchnerin eine wichtige Brücke, sich wieder schön und begehrenswert zu fühlen für sich selbst, für Partnerschaft und Sexualität.

1.5.3   Sexualität und Partnerschaft

Sehr unterschiedlich ist die Zeitspanne für einzelne Frauen, nach der Geburt wieder sexuell aktiv werden zu wollen.

Aus körperlicher Sicht gibt es keinen Grund, den Verkehr mit dem Partner nicht wieder aufzunehmen, wenn die vaginale Blutung (das sind die Lo-chien aus der ehemaligen Plazentahaftstelle) auf-gehört hat, auch Nähte am Damm gut verheilt sind (Eicher 1991).

Trotzdem bestätigt eine Studie mit mehr als 1000 jungen Müttern (New Woman 1/1998), dass es von einer Woche (selten) bis zu einem Jahr nach der Geburt und noch länger dauern kann, ehe manche Frauen wieder Lust (Libido) auf Se-xualität haben.

Nach der Geburt haben junge Mütter zunächst kein sexuelles Verlangen. Sie möchten jetzt eher passiv sein, vom Partner umsorgt sein, mit ihm zärtlich sein, lieber Kuscheln, als körperlich Bei-sammensein. Dazu wünscht sich die junge Mutter das Verständnis des Partners. Erst etwa 5 – 8 Wo-chen nach der Geburt erwacht bei vielen der Frau-en wieder das Interesse an der Sexualität.

Länger währendes sexuelles Desinteresse hat Ursachen:

– Ein Zusammenhang besteht zu Schmerzen am Damm / im Genitalbereich beim Verkehr: Das Bedürfnis nach Sex und die Freude auf das kör-perliche Zusammensein mit dem Partner ist bei vielen jungen Frauen gestört. Vor allem bei je-nen, die durch schlecht verheilte Dammnähte, Narbenspangen oder anderen in vorangegange-nen Kapiteln aufgezeigten Dysfunktionen/Stö-rungen im Genitalbereich monatelang (und länger!) Schmerzen beim Verkehr haben. Solche Kohabitationsbeschwerden (Dyspareunien) nach der Geburt können, so schreibt Eicher (1991) „einen Teufelskreis bewirken, indem sie zu Libi-doverlust und Anorgasmie (griech. = ohne Or-gasmus) führen und die Partnerschaft nachhal-tig stören" (vgl. Kap. 1.4.9.3). Diese Paare brau-chen Beratung oder Hilfe, vor allem, wenn sich die Lust auf Sex bei der Frau Monate nach der Geburt nicht recht einstellt.

– Auch die hormonelle Situation während der Stillzeit hat Einfluss auf die Libido. Der intensive körperliche und emotionale Kontakt der Mutter zu ihrem Kind bewirkt bei manchen Partnern ein „eifersüchtig sein" auf das Kind, manche Partner reagieren dann mit Rückzug. Deshalb sollten beide Elternteile wissen, dass dieser Li-bidoverlust vorübergehend auf die Stillzeit be-schränkt ist.

Hinweis: Als hormonelle Auswirkung kann bis zum Ende der Stillzeit eine trockene Scheide trotz sexuel-ler Erregung bestehen. Abhilfe: Wasserlösliche Gleit-creme oder Gel verwenden.

– Ein Zusammenhang besteht auch zwischen Mü-digkeit/Erschöpftsein und sexuellem Desinte-resse nach der Geburt. Der jungen Mutter fehlt oft der Nachtschlaf, die Versorgung des Babys und der Geschwisterkinder kann ein „rund um die Uhr-Job" sein, sie ist verständlicherweise müde und erschöpft. Gerade jetzt braucht sie das Verständnis des Partners.
– Wenn die Wöchnerin eine postpartale Depressi-on entwickelt (vgl. Kap. 1.4.11), besteht ebenso ein sexuelles Desinteresse.

Meist *normalisiert* sich das Sexualleben des Paares nach einigen Monaten. Es gibt auch Paare, die meinen, ihre sexuelle Beziehung sei nicht mehr so wie vor der Geburt des Kindes.

Merke: Nach der Geburt sollte das Empfinden der Frau das Maß sein, ob und welchen Sex sie hat (Kluge 1995).

1.6 Finden in die Elternrolle

Hinweis: Über jeden der nachfolgenden Abschnitte sind Bücher unterschiedlicher Fachrichtungen und Sichtweisen geschrieben worden. Meine Ausführungen sollen helfen, einen Überblick zu gewinnen. Zur Vertiefung muss auf weiterführende Literatur verwiesen werden.

Eltern, die ein Kind erwarten, informieren sich, besonders beim ersten Kind eingehend, besuchen einen Geburtsvorbereitungskurs, eine Elternschule, beginnen das (manchmal viel zu luxuriöse) Nest für das Kind zu bauen und stimmen sich auf das bevorstehende Ereignis ein. So richtige Vorstellung vom Leben mit dem Kind haben sie nicht, sind aber *guter Hoffnung*, die auf sie zukommende neue Lebenssituation zu meistern.

Die Familiengründung in Verbindung mit der Geburt des ersten Kindes und den damit verbundenen Veränderungen der ganzen Lebenssituation überfordert dann aber viele junge Eltern in ihrer neuen Rolle. Sind die Anforderungen und Belastungen, z. B. durch Zwillinge, durch ein behindertes Kind, auch durch ständig fehlenden Nachtschlaf nochmals erhöht, kann darüber die Partnerschaft ins Problem kommen.

Eine Münchener Studie mit 175 Paaren zum Thema „Übergang zur Elternschaft" (vom Staatsinstitut für Frühpädagogik) hat ergeben, dass für viele junge Paare die Familiengründung das „Aus" der Partnerschaft bedeutet. Die Scheidungsrate in Deutschland liegt fast bei 40 % (Stand 2000), meist lassen sich junge Paare 3 – 4 Jahre nach der Geburt des ersten Kindes scheiden. Am Ende einer konfliktreichen Partnerbeziehung stehen dann alleinerziehende Mütter, manchmal auch Väter und vor allem die Kinder, für die häufiger und heftiger Streit zwischen Vater und Mutter nicht unbemerkt blieb, deren tiefer Wunsch nach Harmonie zwischen den Eltern sich nicht erfüllt.

Eines ist gewiss: Jedes Kind braucht Eltern, die das Grundbedürfnis nach Schutz, Sicherheit und Geborgenheit erfüllen, ihnen aber auch klare Regeln und Grenzen vorgeben, eine Vorbildfunktion haben und es gut auf das oft raue Erwachsenenleben vorbereiten. Damit schaffen sie Voraussetzungen dafür, dass ihre Kinder auch einmal Ärger, Frust und Spannungen aushalten und überwinden können. Bei all dem sollten sie aber nicht ständig

Dankbarkeit für die Erfüllung ihrer elterlichen Pflichten erwarten. Diese Grundbedürfnisse werden oft nicht mehr befriedigt.

Fehlt eine gemeinsame elterliche Führung, werden die Grenzen und Regeln für das Kind von einem Elternteil oft aufgehoben, um durch die Erfüllung von Pseudobedürfnissen und Wünschen des Kindes dessen Gunst für sich zu gewinnen.

„Grenzen und klare Regeln sind aber notwendig, damit das Kind weiss, in welchem Rahmen es sich bewegen kann." (Hannig, 1999).

1.6.1 Leben mit dem Neugeborenen/ Säugling

1.6.1.1 Der Start ins Leben

Hat das ungeborene Kind bereits eine pränatale haptische Begleitung durch Berührungskontakt von seiner Mutter/Eltern erfahren, ist diese nonverbale Zwiesprache zwischen Kind und Mutter/ Eltern etwas, was dem Ungeborenen erstes Urvertrauen zu seiner Bezugsperson(en) gibt.

Während der Geburt sollte das Kind ebenso haptisch begleitet und geführt sein. So erfährt es eine dauerhafte Bestätigung durch seine Mutter und ist auf dem Wege durch den Geburtskanal nicht allein gelassen (Eldering, 1998).

Auch die Geburtshelfer können durch haptisches Berühren und Begleiten des Kindes nach außen einen wichtigen Beitrag leisten, der nach Ankunft des Kindes von allen, die es anfassen, weitergeführt werden sollte. (Kindertherapeuten berichten immer wieder von besonders empfindlichen Stellen am Kopf des von ihnen zu behandelnden Säuglings, welche bei der Entwicklung des kindlichen Kopfes während der Geburt von der Geburtsleitung angefasst werden.)

Ist das Kind geboren, muss seine Reife bestimmt werden. Diese erfolgt nach

– Schwangerschaftsalter (Regel 40 Wochen)
– Geburtsgewicht; unter 2500 g ist das Kind nach der Schulmedizin eine Frühgeburt (siehe dazu Kap. 1.6.3), über 4000 g ein übergewichtiges Riesenbaby, z. B. bei Diabetes.

– Länge; unter 48 cm ist das Kind nach der Schulmedizin eine Frühgeburt.
– Kopfumfang; von > 32 cm bis < 38 cm.

Die Bestimmung des Reifealters bei Frühgeburten und bei Mangelgeburten geschieht nach den Regelschemata nach Petrussa und Farr. Bei Orientierung nach Petrussa werden die Kriterien Ohr, Mamille, Haut, Fußsohlenfältelung, Genitale (Hoden/Labien) bewertet. Bei Orientierung nach Farr werden Hautbeschaffenheit, Hautfarbe, Hautdurchsichtigkeit, Ödeme, Lanugobehaarung, Ohrform, Festigkeit der Ohrmuschel und das männliche Genitale (Hoden) bewertet.

Die Anpassung des geborenen Kindes an das Leben außerhalb des Mutterleibes geschieht in den ersten Minuten nach der Geburt. Lungen- und Kreislaufadaptation und deren eigenständiger Regelkreis beginnen zu funktionieren. Am Neugeborenen wird diese kritische Anpassungsphase durch einige standardisierte Vitalitätskontrollen beurteilt und bewertet.

(1) Der *Apgar-Wert* wird 1 Minute, 5 und 10 Minuten nach der Geburt durch Betrachten des Neugeborenen ermittelt. Das Apgar-Schema bewertet mit Punkten von „0" (= schlecht) über „1" (= bedenklich) bis „2" (= gut) folgende 5 Parameter: Herztätigkeit (Puls), Atmung, Muskeltonus, Reflexe und Hautfarbe. Das Ergebnis wird zusammengezählt, alle drei Zustandsbewertungen (nach 1;5;10 Minuten) werden dokumentiert. Bei 8 – 10 Punkten bedeutet das ein lebensfrisches Kind, bei 5 – 7 Punkten hat das Kind leichte Depressionen, bei 0 – 4 Punkten hat das Kind schwere Depressionen.

Selten erreicht der erste Apgar-Wert 10 Punkte, da Hautfarbe und Atmung nach dem Geburtsstress eine längere Anpassungszeit als eine Minute zur Stabilisierung benötigen. Voll erholt hat sich das Kind in der Regel nach 5 – 10 Minuten. Die nachfolgend aufgezeigte Bondingsphase unterstützt das Stabilisieren des Neugeborenen.

(2) Der *Nabelarterien-pH-Wert* (pH-NA) wird nach der Geburt durch Blutentnahme aus der Nabelarterie bestimmt. Festgestellt wird, ob das Blut des Kindes durch Sauerstoffmangel vor- oder während der Geburt übersäuert wurde. Eine normale Azidität entspricht einem pH-NA von ca. 7,30, eine leichte Azidität liegt bei einem pH-NA-Wert von 7,20–7,29. Bei gestörtem Säure-Basen-Haushalt des Neugeborenen durch Abfall des pH-NA-Wertes unter 7,20 wird von fetaler Azidose, unter 7,00 von schwerer Azidose gesprochen.

Merke: Frühmorbidität wird unter Berücksichtigung der APGAR- und pH-NA-Werte beurteilt.

Haben die Vitalitätskontrollen (Apgar und pH-NA-Wert) und die erste Untersuchung des Neugeborenen keine Abweichungen von der Norm ergeben, spricht man von einem *vitalen Neugeborenen*.

„Das ist die Erfüllung des wohl sehnlichsten Wunsches aller Mütter, aller Eltern. Es verwundert nicht, dass die erste Frage, nach dem das Kind geboren ist, fast immer lautet: *Ist mein Kind gesund?*" (Heller 1998).

Bonding-Phase (bond [engl.] = Bindung) wird die erste Verbundenheitsphase zwischen der Mutter und ihrem Kind nach der Geburt genannt. Unbestritten ist heute, dass diese Phase, wenn der Zustand von Mutter und Kind das zulassen, ein ganz wichtiger Schritt für die Entwicklung des Kindes und die Mutter-Kind-Beziehung ist. Es gibt gleich nach der Geburt eine Zeitspanne (üblicherweise verbringen Mutter und Kind die ersten zwei Stunden nach der Geburt zu ihrer lückenlosen Überwachung durch die Hebamme im Kreißsaal), in der sich diese Bindung besonders nachhaltig entwickeln kann. Sind Mutter und Kind wohlauf, soll diese erste sensible Phase der Kontaktaufnahme unverstört sein können. Licht – Geräusche (Lärm) – Berührung sind dann Störfaktoren, z. B. wird das Nähen des Dammes so empfunden. Es muss zwischen unvermeidbaren und vermeidbaren Störfaktoren unterschieden werden.

Zum Bonding liegt das nackte Kind auf dem nackten Körper seiner Mutter, also Haut-Haut-Kontakt. Heute weiss man (wieder), dass das Kind angeschmiegt an seine Mutter und von ihren Armen umhüllt, ein Sicherheitsgefühl gewinnt, welches sich späterhin auf seine Entwicklung auswirkt. Es fördert auch die spätere Stillbeziehung. So spürt das neugeborene Kind schon in seiner ersten Lebensphase, dass es von seiner Mutter, die es riechen und schmecken kann, mit Liebe, Freude und uneingeschränkter Zuwendung begrüßt wird. Viele Neugeborene schnurren im Arm der Mutter, als ob sie mit ihr sprechen wollten und lauschen aufmerksam, wenn die Mutter/Eltern mit ihm sprechen. Die Stimme ist vertraut. Krüll, (1997) sagt dazu: „Es scheint, als ob das Kind in dieser ersten hautnahen Kommunikation auch die Gefühle der anderen Person erfasst und mit deutlichen eigenen Gefühlen antwortet."

Ein Neugeborenes, dem diese haptische Begrüßung durch Hände und Stimmen der Geburtshelfer versagt bleibt, auch wenn eine Bondingphase nicht stattfindet, weil das Baby sofort auf dem Wickeltisch fertiggemacht und angezogen wird, ehe die Mutter es in den Arm gelegt bekommt, reagiert nicht selten mit verzweifeltem Schreien.

Andererseits genießt das Neugeborene offensichtlich die ihm entgegengebrachte Sanftheit, Nähe und Wärme in ruhiger harmonischer Atmosphäre.

Anmerkung: Bei Kaiserschnittentbindung oder bei einem komplizierten Geburtsablauf (z. B. DR III/IV°, der genäht werden muss, oder manueller Plazentalösung u. a.) ist die Mutter physisch oft nicht in der Lage, dieses erste Bonding zu übernehmen. Hier kann der Vater seinem Kind den ersten Haut-Haut-Kontakt (nackter Oberkörper) und die absolute Nähe und Geborgenheit geben; er kann die erste Bondingphase übernehmen und das nicht nur für einige Minuten.

Noch im Geburtsraum nach der ersten innigen Begrüßung mit seiner Mutter wird das Kind suchend, und wenn die Mutter dazu bereit ist, findend die Brust der Mutter zum Nuckeln und Schmusen erobern. Behagliches Schnurren zeigt seine Zufriedenheit. So sind Nähe, Wärme, uterusähnliche Beugehaltung der Wirbelsäule, die bekannte Stimme seiner Mutter/Eltern beste Voraussetzungen, nach dem Geburtsstress die Anpassung an das Leben außerhalb des Mutterleibes unbeschadet zu schaffen. In dieser Atmosphäre akzeptiert das Neugeborene dann auch angezogen zu werden und den gemeinsamen Umzug mit seiner Mutter in das Wochenbettzimmer. Der nächste wichtige Bindeschritt ist, das Kind bei sich haben zu dürfen *(Rooming in)*. Die Mutter stillt das Baby nach Bedarf und auch die Pflege ihres Kindes wird weitgehend selbständig von ihr durchgeführt. Bleibt das Baby aus irgend einem Grund im Neugeborenenzimmer, sollte die Mutter auch da in die Pflege eingebunden sein. Wichtig ist, dass bei *Rooming in* die Kinderschwestern oder Hebammen über das Allgemeinbefinden des Neugeborenen ständig informiert sind.

Anmerkung: Für die ersten Wochenbetttage, die für die Mutter/Eltern und das Kind zum Kennen lernen so wichtig sind, sollten Störungen durch Besucherströme (manche geschwächte und ruhebedürftige Wöchnerin kann sich erst nach der Entlassung der vielbesuchten Bettnachbarin erholen) oder gar Fernsehgeräte im Wochenbettzimmer vermieden werden. Beides ist der Bindungsphase für Mutter und Kind nicht dienlich. Unvermeidbare notwendige Unterbrechungen durch den Klinikablauf bieten ausreichende Ablenkungen. In Deutschland werden in einigen Kliniken seit geraumer Zeit Wochenbettzimmer angeboten, in denen der Vater rund um die Uhr mit integriert ist. Das Argument für dieses neue Angebot ist, dass der Vater von Anfang an dazugehört, auch bei der Pflege und Ernährung des Kindes. Das

wird m. E. jedes Paar für sich entscheiden müssen, ob der Vater mit ins Wochenbett geht. Wenn bereits Geschwisterkinder daheim sind, werden diese den Vater brauchen. So könnte eine mögliche Alternative eine *Ambulante Geburt* oder eine *Hausgeburt* sein. Wünschenswert bei einer Klinikgeburt wäre, dass der Vater des Kindes in der ersten Nacht nach der Geburt bei Mutter und Kind sein kann.

Frauen, die den Entschluss gefasst haben, ihr Kind *allein* zur Welt zu bringen und *allein* großzuziehen, werden bei all den heutigen, sehr stark den Vater einbeziehenden Angeboten zu wenig berücksichtigt. Diese *Alleinerziehenden* sind von der Anzahl her durchaus keine Randgruppe, was man bei der betonten Hinwendung zu Paaren/Eltern fast vergessen könnte. Gerade Alleinerziehende brauchten große Aufmerksamkeit und Zuwendung, sind sie doch bei all ihrem Tun und bei all ihren Entscheidungen auf sich selbst gestellt. Hier kommt der Nachsorgehebamme wie auch dem geburtshilflichen Team eine besonders verantwortungsvolle Aufgabe zu: Die Mutter-Kind-Beziehung zu fördern und beratend zur Seite zu stehen.

Der andere Start ins Leben

Wird ein Kind zu früh geboren (siehe Kap. 1.6.3) oder ein **Risikokind** (s. u.) kommt zur Welt, ist oft schon die Zeit im Geburtsraum bis es geboren ist von mehrfacher Unruhe und Hektik geprägt. Oft muss der Mutter des Neugeborenen eine kurze Besichtigung ihres Kindes genügen. Reanimation, Verlegung in die Kinderklinik/Frühgeborenenabteilung verhindern für das Neugeborene die so wichtige Bondingphase. Anstelle von Nähe, Wärme, Geborgenheit durch hautnahes Zusammensein mit seiner Mutter, erfährt es in hektischer, geräuschvoller und heller Umgebung Manipulationen von „kompetenten" Händen, die ihm, abgesehen von den Schmerzen, die ihm da zugefügt werden, den unsanften Lebensanfang als „Rausschmiss" aus der ihm Geborgenheit gebenden Gebärmutter erfahren lässt. Die Muttergefühle der Frau werden mit dieser Kurzbesichtigung nicht geweckt, allein bleibt sie zurück mit ihrer Angst um ihr Kind, welches sie doch noch gar nicht kennt. Wird dieses in die Kinderklinik verlegt, will die Frau „so schnell als möglich" weg, sie will nach Hause. Das, obwohl gerade nach komplizierter Geburt oder nach nicht geplantem Kaiserschnitt die ersten Wochenbetttage wichtige Ruhetage zur Rekonvaleszenz sein sollten.

Eine Hebamme berichtet dazu: „Ich habe den Eindruck, dass diese Frauen überhaupt keine Ruhephase zur Erholung haben. Je nach den Umständen lassen sie sich früh aus der Geburtshilflichen Abteilung entlassen, um alle Zeit bei ihrem Kind in der Klinik verbringen zu können. Nicht immer ist dort eine Liegemöglichkeit vorhanden und so erlebe ich sehr häufig Lochialstaus durch das lange Sitzen nicht nur am Bettchen, sondern schon bei oft langen Anfahrtswegen im Auto oder mit öffentlichen Verkehrsmitteln. Eine Rückzugsmöglichkeit ist für diese Mütter nicht vorgesehen und die Sorge um ihr Kind lässt eigene Gedanken und Gefühle zum Muttersein nicht zu. Diese verpasste Zeit der Anpassung an das Leben mit dem Kind und der sorgenvolle Start des Kindes überschattet in vielen Fällen die Mutter-Kind-Beziehung ein Leben lang " (Jahn-Zöhrens 2000).

1.6.1.2 Entwicklungsschritte und Handling des Säuglings

Entwicklungsschritte

Nach der Geburt passen sich in ganz kurzer Zeit Herzschlag, Kreislauf und Atmung des neugeborenen Kindes an die Gegebenheiten der Umwelt an. Seine statisch-motorische Entwicklung ist abhängig von der reaktiven Verarbeitung auf die Reize seiner Umwelt und seiner ihm innewohnenden Bedürfnisse – der Reifung des Zentralnervensystems. Seine Entwicklungsschritte sind genetisch vorgeprägt. Sie werden jedoch von den Einflüssen der Umweltreize bestimmt. Entwicklung ist etwas Fließendes, etwas Dynamisches und auch Ökonomisches. So werden frühe Entwicklungsphasen von den nachfolgenden abgelöst. Beim Säugling baut eine Entwicklungsstufe auf der nächsten auf, das bereits Erlernte bleibt jedoch erhalten (Lommel 1999).

Geboren wird das Kind mit Reflexmechanismen, seine Bewegungen sind anfangs Massenbewegungen. Gezielte willkürliche Bewegungen sind noch nicht möglich.

Das menschliche Gehirn, vor allem das des Säuglings scheint nach Flehmig (1996) Selbstregulationsmechanismen zu besitzen. Durch diese können bis zu einem gewissen Anteil sogar Abweichungen von der normalen Entwicklung kompensiert werden. Diese selbstregulierenden Möglichkeiten sind beeinflusst von der das Kind umgebenden Umwelt. Dies bedeutet, dass diese Möglichkeiten zugelassen oder mehr oder weniger stark verhindert werden.

Ein Beispiel von E. Flehmig macht das deutlich:

– das Kind reguliert selbst, indem es seine Umwelt einbezieht, z. B. sind sein Lächeln wie auch sein Schreien Aufforderungen,

– die Umwelt, meist die Mutter als Hauptbezugsperson hilft gegenregulierend ihrem Kind. Das geschieht meist intuitiv.

Ein weiteres kindlich-mütterliches Selbstregulativ ist das *Handling*. Falsches Handling hat Folgen, weil das Kind das falsche Muster übernimmt. Abb.1.**97a** und **b** zeigen das richtige (a) und falsche (b) Aufheben des Babys aus Rückenlage.

Geboren wird der Säugling ohne die Fähigkeit, sich entgegen der Schwerkraft zu bewegen. Aus seiner intrauterinen Haltung hat er eine symmetrische Beugehaltung mitgebracht. Zunächst fehlt ihm die Kopfkontrolle fast völlig. Mit zunehmender Gehirnreifung lernt das Kind seinen Kopf gegen die Schwerkraft zu heben und seinen Körper als Vorbereitung für die Aufrichtung zu strecken. Durch diese sich verbessernde *Kopfkontrolle* und *Streckung seines Körpers* bekommt der Säugling die Fähigkeit, Rotationsbewegungen zwischen Kopf und Schultern und zwischen Schultern und Hüften zu machen. So verbessert sich seine *Rumpfkontrolle*, hinzu kommt die *Stützfunktion* der *Arme und Beine*. Dadurch bereiten sich seine *Gleichgewichtsreaktionen* vor. Das ist ein weiterer Entwicklungsschritt, um sich entgegen der Schwerkraft aufrecht im Gleichgewicht zu halten und zu bewegen, ohne seine Hände dazu benutzen zu müssen. Die Hände werden so frei für feinere Manipulationen. Parallel zur allmählichen Aufrichtung entgegen der Schwerkraft entwickelt sich, wenn der Säugling vor Ende des ersten Lebenshalbjahres seine symmetrische Haltung verändern kann, das differenzierte Bewegen.

– Arme und Hände zum Greifen,
– Füße und Beine zum Gehen.

Flehmig: „So fein abgestuft können sich die Bewegungen deshalb entwickeln, weil in all dem Vorprogramm der motorischen Entwicklung eine Motivation zum Aufrichten vorhanden ist." (Abb. **1.98**)

Die motorische Entwicklung des Säuglings und Kleinkindes hat Einfluss auf seine Gesamtentwicklung. Im Säuglingsalter ist nach Flehmig die Trennung von motorischer und geistiger Entwicklung kaum möglich. Durch sensomotorische Fähigkeiten erfolgt das Wiedererkennen und das braucht das Kind ständig, um sich an Ereignisse wie auch an Gegenstände seiner Umgebung anzupassen. Aus dem Wechselspiel von Aktion und Reaktion wächst der geistige und psychische Horizont des Kindes. Flehmig sieht den entscheidenden Schritt zu dieser Horizonterweiterung in der *Aufrichtung des Körpers*. So stellen das Anheben des Kopfes,

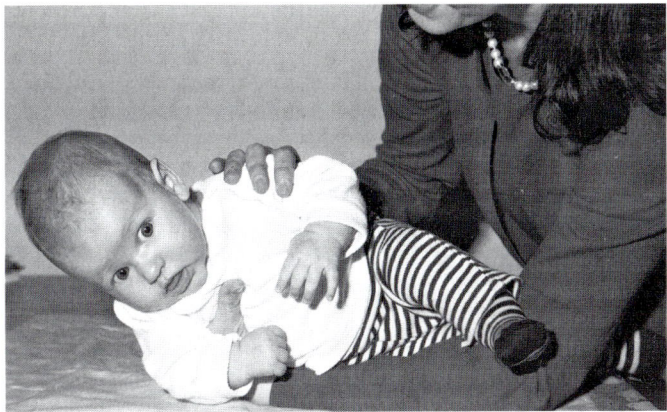

Abb. 1.**97a** u. **b** Heben des Kindes
a ist richtig
b ist falsch

a

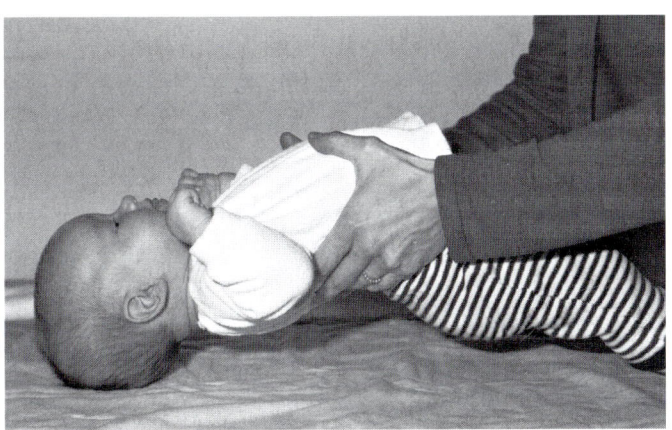

b

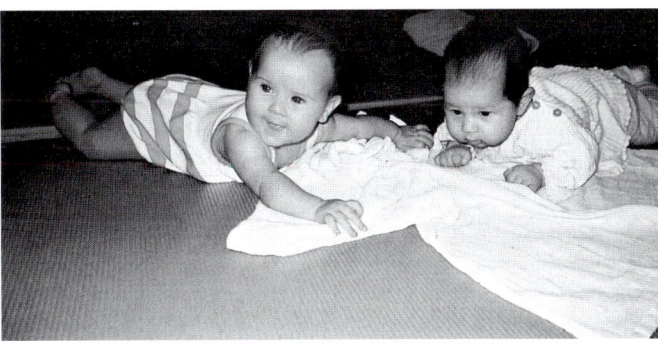

Abb. 1.**98** Zwei Babys in Bauchlage,
linkes Baby 5½ Monate – rechtes
Baby 11 Wochen alt

die haltungssichernden Mechanismen und das gesamte Aufrichten wesentliche Schritte für die Weiterentwicklung differenzierter motorischer Fähigkeiten des Kindes dar. Damit verbunden ist seine geistige und psychische Entwicklung. E. Pikler (1997) fordert in ihrem Buch „Lasst mir Zeit" keine ehrgeizigen Entwicklungsschritte.

Handling

Das Bedürfnis des Kindes in seinem Entwicklungsweg zum *sich Bewegen* und zum *sich Aufrichten* ist beeinflusst durch das Zusammenspiel der Umwelt und deren stimulierenden Einflüssen. Dabei kommt der Mutter-Kind-Beziehung ein hoher Stellenwert zu.

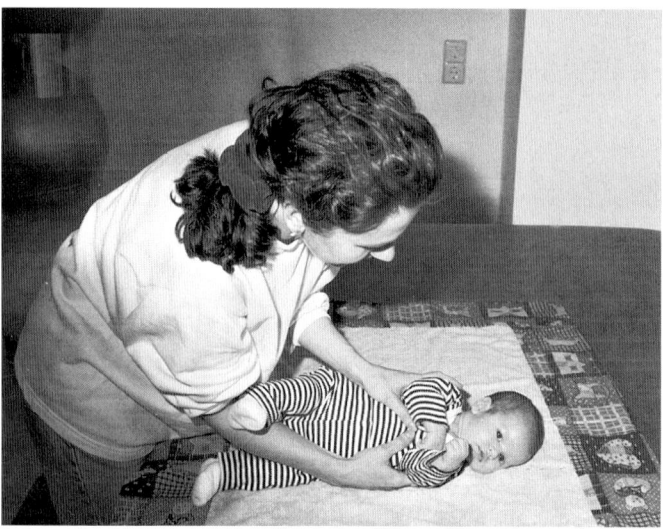

Abb. 1.**99a** u. **b** Drehen des Kindes über seine linke Seite ohne das Kind hochzunehmen. Das Drehen soll abwechselnd über rechte und linke Seite erfolgen, **a** und **b** zeigen unterschiedliche Grifftechniken.

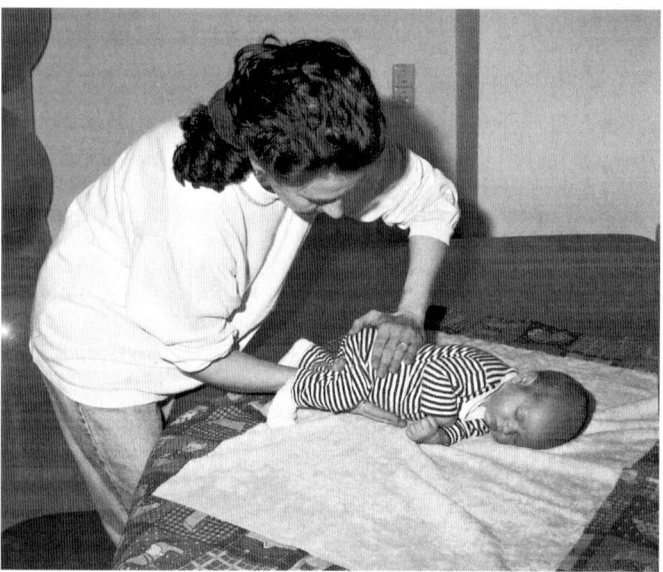

Bis ein Kind frei laufen kann, sind alle *Hantierungen* durch die Mutter oder andere Bezugspersonen etwas, wogegen sich das Kind nicht wehren kann. Ständiges *falsch gehoben* und *falsch getragen werden*, kann so Einfluss auf seine motorische Entwicklung nehmen. Eine Wechselwirkung entsteht zwischen der Mutter/Bezugsperson und dem Kind. Denn nicht nur das Kind passt sich dem mütterlichen Hantieren an, auch die Mutter reagiert nun auf das von ihr unabsichtlich herbeigeführte falsche Verhalten des Kindes. Falsche kindliche Bewegungsmuster können sich so beim Kind ausbilden bzw. verstärken. Ein Beispiel: Wenn das Baby eine seinem Entwicklungsstand nicht entsprechende mangelhafte Kopfkontrolle hat, weil die Mutter intuitiv mit ihrer Hand den Kopf ständig unterstützt, erschwert diese ständige Hilfe der Mutter dem Kind, zu lernen, seine Kopfkontrolle zu verbessern. Dieses Beispiel wäre durch viele andere Situationen austauschbar.

Bekommt die Mutter Hilfestellungen für das *richtige* Handling gezeigt, kann durch die richtige mütterliche Hilfestellung das Kind im Normalfall ein solches Defizit der Kopfkontrolle spontan regulieren.

Wichtig ist deshalb, dass die Mutter das Kind richtig handhabt, damit das Kind beim alltäglichen Hantieren durch die Mutter normale Bewe-

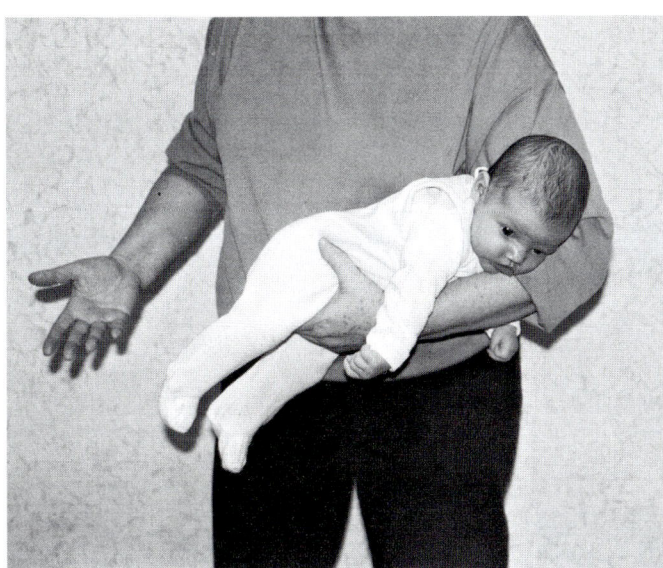

Abb. 1.**100a** u. **b**
a Tragen des Babys bäuchlings bei Blähungen
b Mutter dopst auf dem Pezziball sitzend

a

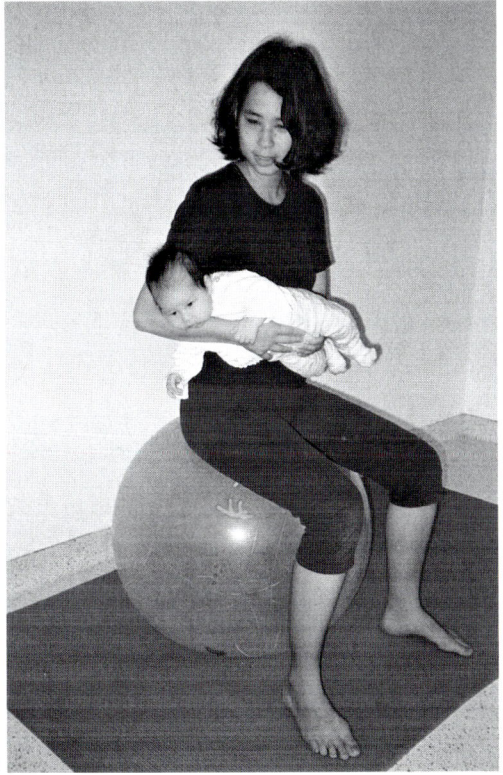

b

gungserfahrungen machen kann. Richtiges Handling sollte schon in der Klinik den Müttern gezeigt werden. Das Umgehen mit dem Kind zeigen Abbildungen 1.**99** bis 1.**103**.

Der Tragling

Der Mensch gehört, da er als biologische Frühgeburt zur Welt kommt, in die Gruppe der Nesthocker. Das machte schon immer notwendig, dass die Kinder von ihren Müttern auf ihren Wanderungen zur Nahrungssuche getragen werden mussten, um sie nicht ungeschützt zurückzulassen. Ein ähnliches Verhalten ist bei allen Primaten zu beobachten, sie tragen ihre Jungen körpernah. Alle Traglinge erhalten so Nähe und Rhythmus, sie brauchen das Getragen- und Gehaltensein für ihre Entwicklung (Abb. 1.**104**).

Beim Tragen erschließen Mütter/Eltern ihrem Kind Erfahrungen, zu denen es selbständig noch keinen Zugang hat.

Der Körperkontakt ist auch für uns Menschen eine notwendige Voraussetzung, um gesund zu überleben. Beim Tragen wird der Körperkontakt durch die Nähe zur Mutter stark gefördert. Wenn ein Kind geboren ist, entwickelt seine Mutter instinktiv das Bedürfnis, ihr Kind zu berühren, es aufzunehmen, es zu streicheln und an sich zu drücken. Die Bindungsperson für Schutz, Zuflucht und Trost in jeder Lage ist für das Kind die Mutter. Gibt das Kind gar durch Weinen ein Notsignal, ist das seine angeborene Erwartungshaltung gegenüber seiner Mutter, dass auf sein Weinen eingegangen wird, dass es verstanden wird. Der mütterliche Instinkt auf das Notsignal „Weinen" ist, darauf zu reagieren. Säuglinge sollen und wollen getragen werden, oft genug verlangt der Säugling vehement danach. Wie lange, wie intensiv Eltern ihre Kinder tragen, ist individuell und sicher auch

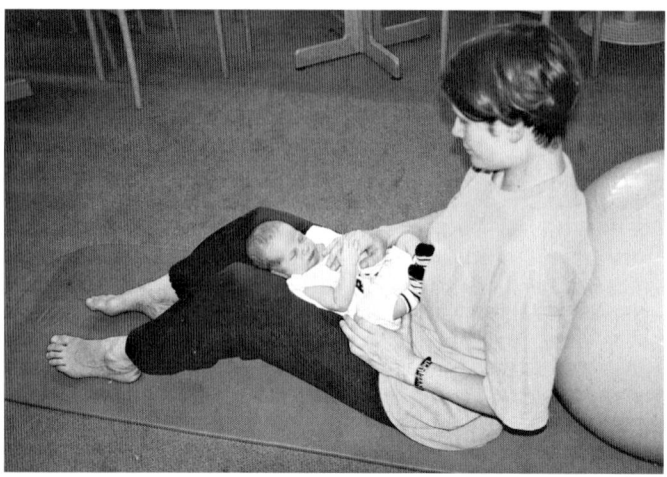

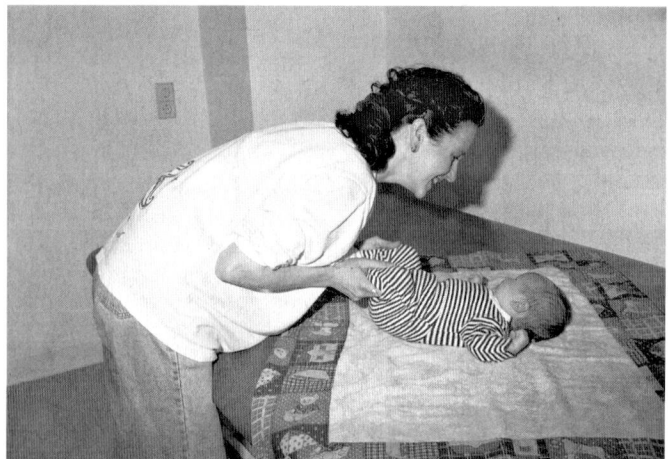

Abb. 1.**101a** u. **b**
a Zehn Tage altes Baby zufrieden
   auf dem Schoß der Mutter
b Emotionaler Kontakt zwischen
   fünf Wochen altem Baby und
   seiner Mutter

a

b

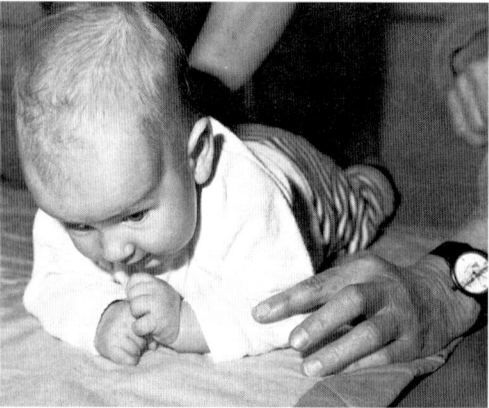

Abb. 1.**102**   Das Kind muss aktiven Unterarmstütz haben (3.–4.Monat), ehe es aus Bauchlage aufgehoben werden darf.

von der Situation abhängig. „In den ersten Lebensmonaten sollte das Kind sehr viel getragen werden. Die Einheit mit der Mutter, die das Kind in ihrem Leib spürte, ist nämlich nach der Geburt noch keinesfalls abgeschlossen. Geburt ist lediglich der Übergang und zahlreiche Geburtsvorgänge stehen dem Kind noch bevor, bis es zu seinem Selbst findet." (Dr. Irina Prekop 2000).

Ein sehr kleiner Säugling wird sich im Arm seiner Bezugsperson sehr gut getragen fühlen (Abb. 1.**105a**).

Wenn das Kind schwerer wird, wird sich die Mutter dazu gern hinsetzen. Vorteilhaft ist dann, für den Rücken der Mutter das Sitzen auf dem Pezziball (Abb. 1.**105b** u. **c**).

Wenn die Mutter zusätzlich auf dem Ball dopst, gefällt dem Kind das rhythmische auf und ab, das wiegende hin und her. Das gibt dem Säugling das Geborgenheitsgefühl, welches ihn im Mutterleib

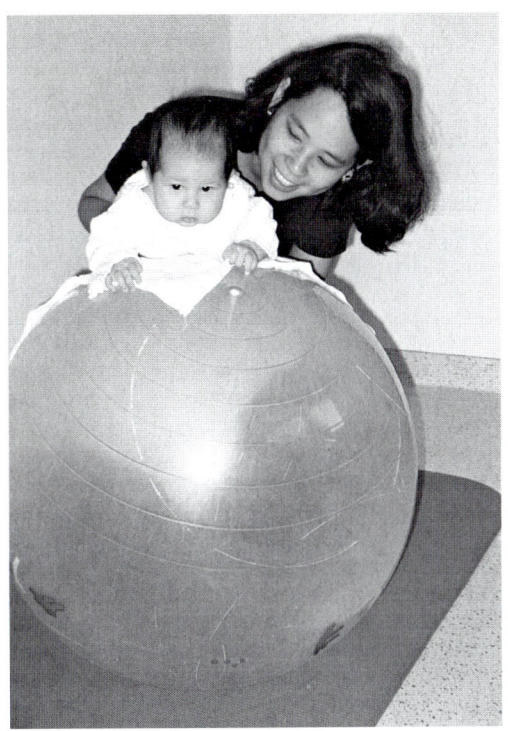

Abb. 1.**103** Spielerisch kann auf dem Ball das Abstützen der Unterarme und bei leichtem Ballrollen Gleichgewichtsreaktionen und Wahrnehmung gefördert werden

bis zu seiner Geburt begleitet hat. Auf dem Ball sitzend verstärken sich diese Schaukelbewegungen noch. Das weinende/schreiende Baby kann beruhigt und in den Schlaf gewiegt werden. Eine weitere positive Wirkung ist, dass durch den Bewegungsrhythmus seine Aufmerksamkeit für die Umgebung gesteigert werden kann, für seine Wirbelsäule sind diese Bewegungen wohltuend.

Hinweis: Das Tragen des Säuglings kann aber keineswegs intensives Schmusen und Streicheln ersetzen. Die Verhaltensbiologin E. Kirkilionis schreibt: „… bis zum Alter von 3 Monaten brauchen Kinder die Sicherheit, dass die Mutter, der Vater immer da sind. Sobald ein Mensch den Raum verlässt, ist er für das Kind nicht mehr vorhanden." Wichtig ist das Tragen des kleinen Säuglings immer mal wieder, ist es doch eine Ergänzung für die Zeit des distanzierten Liegens im Kinderbett oder Kinderwagen.

Säuglinge und Kleinkinder, die getragen werden, sind weitaus häufiger in einem aktiven ruhigen Wachzustand, sie schreien und weinen weniger, weil sie Körperkontakt haben.

Zu den in allen Zeiten verwendeten **Tragetüchern**, mit denen sich die Mütter dieser Erde ihre kleinen Kinder heute noch an ihren Körper binden (zwei Beispiele aus Guatemala und Peru) kommen andere **Tragevorrichtungen** (ein Beispiel aus China) hinzu (Abb. 1.**106 a–c**).

Das heutige Angebot auf dem Markt für diese *Baby-Tragen* ist ebenso groß wie die Diskussion

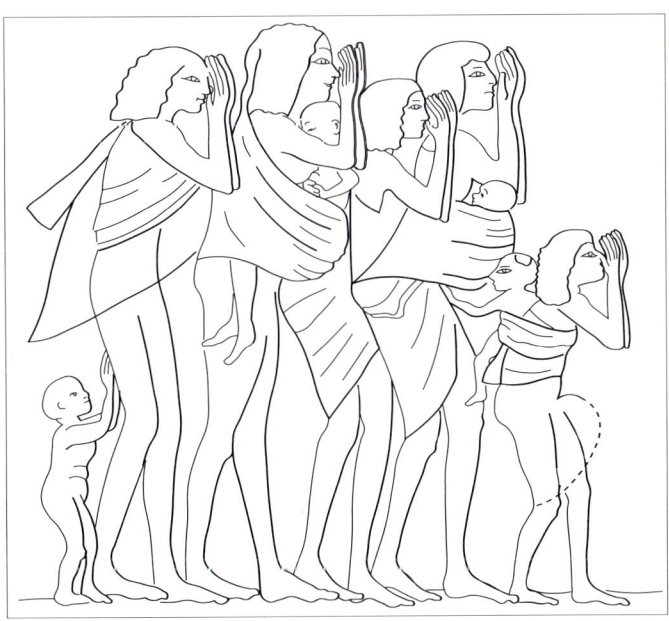

Abb. 1.**104** Dass der Mensch immer schon ein Tragling war, zeigt dieses Bild aus dem alten Ägypten (Grab des Neferhotep)

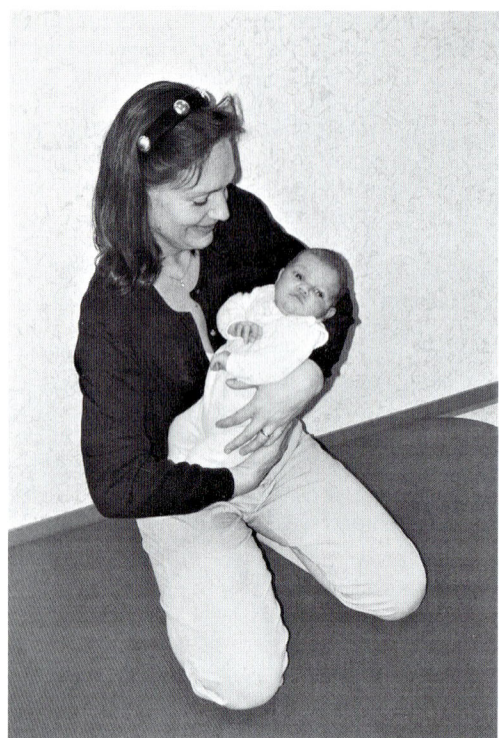

a

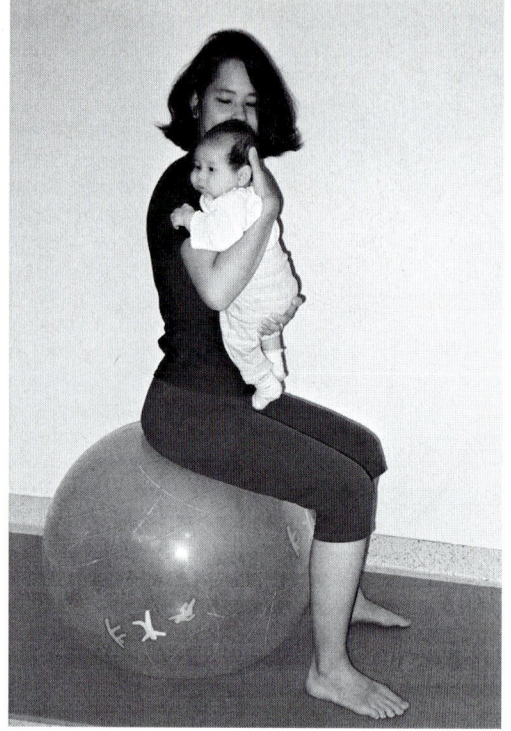

b

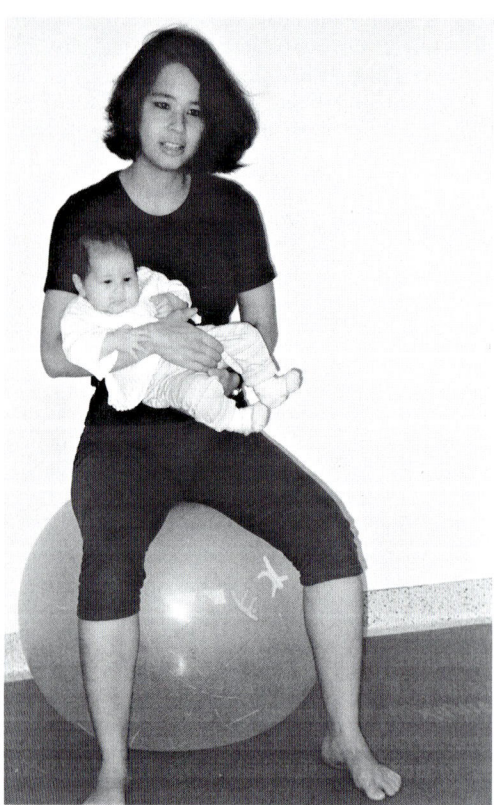

c

Abb. 1.**105a–c**
a Ein kleiner Säugling fühlt sich auf dem Arm gut getragen
b Wird das Kind schwerer ist das Sitzen auf dem Ball für den Rücken der Mutter schonend
c Dopst die Mutter auf dem Ball, gefallen dem Kind die rhythmischen Bewegungen

über Vor- und Nachteile. (Marktübliche Baby-Tragevorrichtungen werden hier nicht vorgestellt.) Meist werden die Tragevorrichtungen aus praktischen Gründen verwendet.

Voraussetzungen für alle Baby-Tragevorrichtungen einschließlich der Tragetücher sind: Die Mutter hat das Tragen richtig „im Griff", denn *ihre* Wirbelsäulenstabilität spielt dabei eine wichtige Rolle. Es gibt Mütter, die das Tragen ihres Säuglings ablehnen, weil permanent der Rücken schmerzt, andere Mütter können problemlos damit umgehen.

Hinweis: Chronische Unruhe des Kindes kann durch Tragen nicht verhindert werden, z. B. bei Schrei/KISS-Kindern. Der günstige Einfluss durch das Getragenwerden des Kindes bezieht jedoch normale Unruhephasen eines Kindes ein (Kirkilionis 1998).

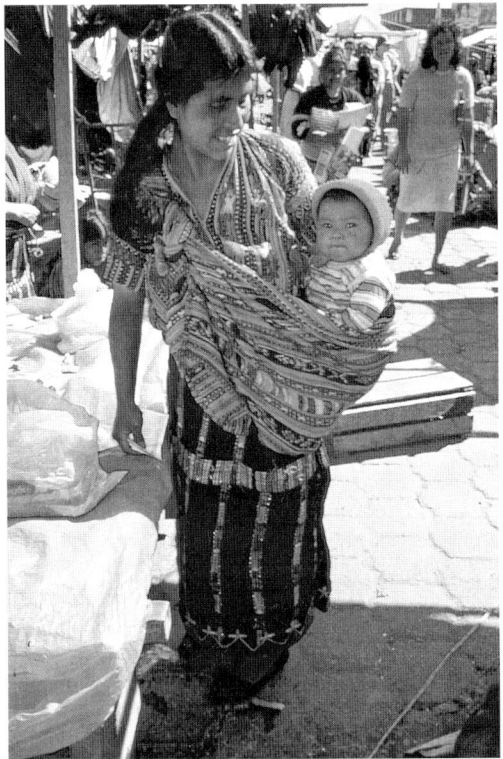
a

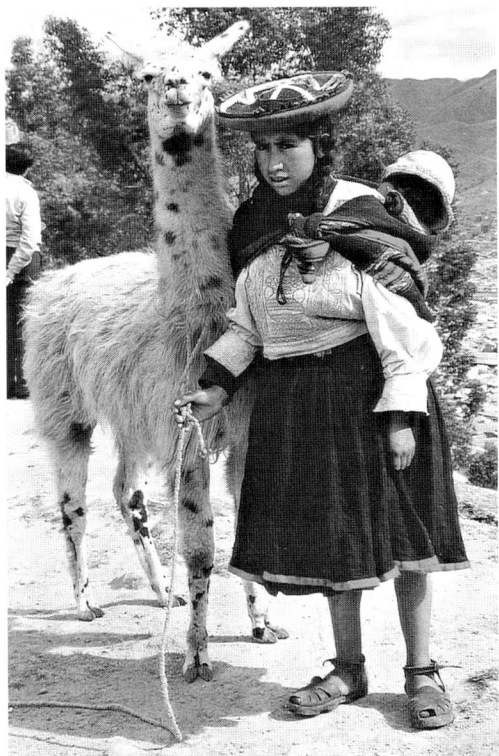
b

Abb. 1.**106a–c** Tragetücher
a aus Guatemala
b Peru
c China (Orig. Fotos A. Heller)

Nicht alle schreienden Babys sind durch Getragenwerden zu beruhigen. Manche Babys beruhigen
sich, wenn sie im Kinderwagen gefahren werden,
auch Autofahren beruhigt, weil es getragen, hin-
und hergewiegt wird.

Vorteile des Tragens sind:
- die körperliche Nähe zum Atem, zur Stimme
  und zum Herzschlag der Mutter in Verbindung
  mit den Schaukelbewegungen bedeuten Geborgenheit und Sicherheit für das Kind
- das Bewegt- und Gewiegt-werden stimuliert die
  Wahrnehmung des Körpers: Gleichgewichts-
  und Beschleunigungssinn des Babys werden angeregt
- die Mutter hat beide Hände frei zum Hantieren
- die Säuglinge schreien und weinen weniger
- die Säuglinge sind aufgeschlossener und neugieriger
- bei einem Stadtgang ist die Luft für das Kind
  dicht bei seiner Mutter besser als im Kinder-
  buggy.

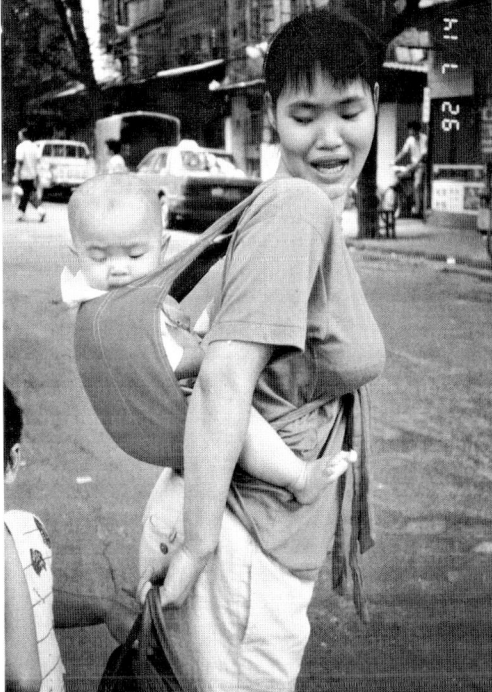
c

Mögliche Trageformen sind:
– waagerecht im Tragetuch für kleine Säuglinge: das Kind liegt wie „in einer Wiege".

Hinweis: Im Straßenbild fällt immer wieder auf, dass Eltern ganz junge Säuglinge senkrecht in einer Tragevorrichtung tragen. Das ist für das Kind kritisch zu sehen, weil diese Kinder in ihrer Entwicklung noch nicht in der Aufrichtung sind.

– senkrecht im Tragetuch oder in der Tragevorrichtung für ältere Kinder, die Kopfkontrolle haben
  – vor der Mutter Gesicht zu ihrer Brust
  – vor der Mutter, Blickrichtung in die Umgebung
– für größere Kinder:
  – auf dem Rücken der Mutter
  – seitlicher Hüftsitz, hier ist das Kind aktiv am Tragen beteiligt.

Hinweis zum Hüftsitz: Für die Hüftgelenksentwicklung ist das Abspreizen aus gebeugter Hüfte in vertikaler Ausgangsstellung sinnvoll.

Beim richtigen Tragen sprechen die Eltern alle Sinne ihres Kindes an, sie vermitteln ihm durch den Körperkontakt und die Bewegungsreize Nähe – Sicherheit – Geborgenheit.

Literaturempfehlung: „Ein Baby will getragen sein", E. Kirkilionis, Kösel, 1999. In diesem Buch werden alle Vor- und Nachteile des Tragens aus Sicht der Verhaltensbiologin aufgezeigt.

1.6.2 Abweichung von der normalen Entwicklung erkennen

In diesem Kapitel möchte ich informieren:
– was sind Risikoneugeborene
– wie kann frühzeitig eine motorische Entwicklungsstörung des Haltungs- und Bewegungsmusters des Säuglings erkannt werden
– was sind Schreikinder/KISS-Kinder.

Denn das Wichtigste ist das Früherkennen von sog. Risikokindern, die in ihrer normalen physiologischen und sensomotorischen Entwicklung Abweichungen zeigen.

Die Aufgabe des Kinderarztes, der das Kind in der Regel zu den vorgegebenen Vorsorge-Untersuchungsterminen U1–U9 sieht (siehe Tabelle), ist die Beurteilung der Entwicklung des Kindes.

Zur Beurteilung des Kindes haben die Pädiater ein methodich standardisiertes Screening, welches die kinderneurologische Untersuchung einschliesst.

Früherkennungsuntersuchungen durch den Kinderarzt von der Geburt bis kurz vor Einschulung des Kindes

U1	nach der Geburt	Hautfarbe, Atmung, Muskelspannung, Reflexe, Herzschlag
U2	3.–10. Lebenstag	Körpermaße, Auffälligkeiten der Haut, Brust, Bauch und Geschlechtsorgane, Skelett, Sinnesorgane, Motorik, Reflexverhalten, Ausbildung der Hüftgelenke, Untersuchung auf Stoffwechsel- oder Hormonstörungen
U3	4.–6. Lebenswoche	Körperliche Untersuchung wie U2, Ernährungsstand, Gewicht, Hörvermögen, motorische Entwicklung
U4	3.–4. Lebensmonat	Bewegungsverhalten, Koordination, Reaktion auf optische und akustische Reize, Impfungen gegen Diphterie, Keuchhusten, Tetanus, Kinderlähmung, Haemophilus influenza (Hip, Schutz vor Hirnhautentzündung)
U5	7.–8. Monat	Kopfhaltung, Motorik und Koordination (Greifverhalten), Hör- und Sehvermögen, Interesse an der Umgebung
U6	10.–12. Monat	Motorik und Koordination, Hör- und Sehvermögen, Reaktion auf fremde Menschen
U7	ca. 2 Jahre	Bewegungsverhalten, Sprachentwicklung, Verständnis, Kontrolle des Impfbuches
U8	3,5–4 Jahre	Organcheck, umfangreiche Seh- und Hörprüfung, Geschicklichkeit, Sprachentwicklung, Selbständigkeit, Kontaktfähigkeit
U9	ca. 5 Jahre	Hör-, Seh- und Sprachfähigkeit, Verständnis, Verhalten, Motorik, Koordination

Inhalt der kinderneurologischen Untersuchung sind:

– die Beurteilung des allgemeinen und vegetativen Zustand des Kindes
– die Beurteilung des spontanen, psychosozialen Verhaltens des Kindes, z. B. Wachheit, mentale und soziale Entwicklung, Fähigkeit zur Kontaktaufnahme, Mimik, Sprache
– Spontanmotorik mit den beurteilbaren Entwicklungsschritten
– passive Prüfungen
  – Beweglichkeit der Gelenke
  – Prüfung des Muskeltonus
  – Reflexuntersuchungen
  – Lagereaktionen.

Diese Beurteilungen finden im Rahmen der Vorsorgeuntersuchung U1 – U9 statt. Ziel dieser im ersten Lebensjahr so engmaschigen Untersuchungstermine (U1 – U6) ist, Abweichungen von der biologischen Norm möglichst frühzeitig zu erkennen und notwendige Behandlungen sofort einleiten zu können. Die Mütter/Eltern bekommen ein Vorsorgeheft, in dem alle Beurteilungs- und Untersuchungsergebnisse vom Kinderarzt eingetragen werden.

Anmerkung: Kindertherapeuten sprechen von idealer nicht von normaler motorischer Entwicklung, weil die Fähigkeit des Kindes wie *Stützen, Drehen, Krabbeln* individuell innerhalb eines bestimmten Zeitfensters eintritt, was in Verbindung mit seiner Wachheit und guten Wahrnehmungsfähigkeit geschieht.

Die Nachsorgehebamme sieht den Säugling bei ihren, zuerst täglichen Nachsorgebesuchen, danach manchmal wochenlang über die ersten 10 Tage hinaus. Auch ihre Aufgaben ist, Auffälligkeiten und Abweichungen von der Norm zu erkennen: Sie muss bei motorischen Auffälligkeiten oder Asymmetrien, bei Schreikindern, wie auch bei anderen, ihre Kompetenz überschreitenden Veränderungen am Kind, den Kinderarzt – auch außerhalb der Vorsorgeuntersuchungstermine – einbeziehen. Dessen Aufgabe ist dann die Beurteilung des Problems.

Handelt es sich um eine motorische Entwicklungsauffälligkeit, muss der Kinderarzt für das Kind ein geeignetes Therapiekonzept aussuchen (Bobath oder Vojta) und das Kind mit seiner Mutter zum Fachphysiotherapeuten überweisen.

Bei Verdacht auf ein KISS-Syndrom, wofür das Schreikind ein Hinweis sein könnte, sollte jeder Kinderarzt einen auf das Atlas-Blockierungs-Syndrom spezialisierten Manualtherapeuten empfehlen können. Immer gilt: Je rechtzeitiger, umso besser!

1.6.2.1 Risikoneugeborene

Das sind Kinder, deren Lebenssituation bereits während der Schwangerschaft im Mutterleib oder durch die Geburt am Lebensanfang gestört ist.
Mögliche Ursachen können sein:

Gestörtes intrauterines Wachstum

Eine Wachstumsretardierung beginnt meist um die 28. Schwangerschaftswoche für Kopfumfang, Körpergewicht und Körperlänge des Feten.

– Von *symmetrischer Wachstumsretardierung* spricht man bei einer Kombination von Untergewicht, Kleinwuchs und Mikrozephalie (Kopfwachstum). Ursache dafür sind häufig Chromosomenstörungen, Infekte, z. B. Röteln, Herpes, HIV der Mutter, Alkohol – Nikotin – Drogenkonsum. Bei diesen Kindern sind Fehlbildungen gehäuft, ein Aufholwachstum findet selten statt.
– Bei *asymmetrischer Wachstumsretardierung* ist der Kopfumfang in der Norm, das Kind ist aber untergewichtig. Fehlbildungen sind selten. Nach der Geburt ist ein Aufholwachstum gegeben. Die Prognose für das Kind ist hierbei besser als bei den symmetrischen Wachstumsretardierungen.
– Bei Übergewicht des Kindes im Mutterleib, z. B. durch eine nicht oder unzureichend behandelte Diabetes der Mutter. Diese Mütter bringen übergewichtige Kinder zu Welt, welche in den ersten Tagen post partum einem erhöhten Hypoglykämie-Risiko ausgesetzt sind. Auch Atemnotsyndrom u. a. bringen das Kind post partum in Bedrängnis. Deshalb gehören Diabetikerinnen vor und während der Schwangerschaft unbedingt in ärztliche Betreuung.

Fehlbildungen

Mit Fehlbildungen unterschiedlicher Ausprägung und Schwere werden etwa 2 – 3 % aller Kinder geboren. Die häufigsten Fehlbildungen sind: Das Down-Syndrom (Trisomie 21), Kiefer-, Lippen-Gaumenspalte, Ösophagus-Atresie (in 90 % der Fälle mit Verschluss der Speiseröhre und einem Verbindungsgang [Fistel] zur Lunge), Herzfehler, Spina bifida (Wirbelsäulenspaltung mit unterschiedlichen Formen des Spaltwirbels). Omphalozele (Bauchwanddefekt mit Ausstülpung eines Bruchsacks, in den sich Eingeweide verlagern können = Nabelschnurbruch), Analatresie (Afteröffnung fehlt), Hüftgelenksdysplasie (zu flache Gelenkpfanne mit Gefahr der Luxation des Hüftkopfes).

Hinzu kommen Hand- häufiger Fußfehlbildungen wie Klumpfuß, Sichelfuß, Hackenfuß, die meist Ursache einer Fehlstellung des Fußes im Uterus sind (häufig genügen dann korrigierende Massagegriffe, die der Mutter gezeigt werden).

Hinweis: Eine Anzahl von Fehlbildungen lassen sich heute schon früh sonografisch oder durch Fruchtwasseruntersuchung feststellen, z. B. Hydrozephalus, Anenzephalus, Spina bifida, Zwergwuchs, Herzfehler, Zwerchfellhernien sowie Fehlbildungen am Magen-Darm-Urogenitaltrakt, Down-Syndrom u. a.

Als *häufigste angeborene Stoffwechselerkrankung* kommt der **Mukoviszidose**, auch Cystische Fibrose (CF) genannt, große Bedeutung zu. Bedingt durch einen Gen-Defekt auf Chromosom 7 kommt es dabei in vielen Organen des Körpers zu einer zähflüssigen Schleimbildung, die bereits im frühen Kindesalter schwere Krankheitserscheinungen verursachen kann. Lebensgefährliche Bedrohung geht vor allem von den Bronchien aus, weil der dort produzierte zähe Schleim zu Verstopfungen der Atemwege, ständig wiederkehrenden Lungenentzündungen und zu fortschreitendem Verlust von Lungengewebe führt. Atemnot, Sauerstoffmangel und Herzmuskelschaden sind die Folge. Noch vor 25 Jahren starben viele Mukoviszidosekranke im ersten Lebensjahrzehnt. Heute haben sie, weil umfangreiche Therapiemaßnahmen zur Verfügung stehen, nach Lindemann (2001) eine Lebenserwartung von 30 – 40 Jahren. *Früherkennung* ist das Wichtigste. In Deutschland werden etwa 20 % aller CF-Kinder erst nach dem dritten Lebensjahr erkannt, damit eine frühzeitige Behandlung zwangsläufig versäumt. Prof. Lindemann von der Uni-Kinderklinik Gießen fordert ein gezieltes Suchprogramm (Screening) unmittelbar nach der Geburt durchzuführen, weil mit einer 96 %igen Verlässlichkeit die Früherkennung erfolgen könnte. Dies geschieht bislang nur in wenigen Schwerpunktkliniken, da nach Meinung des Gesetzgebers Mukoviszidose bisher nicht effektiv behandelbar sei. Das Beachten gewisser Früherkennungssymptome in den ersten Lebenswochen des Kindes durch die Hebamme (wie auch anderer Bezugspersonen) könnte betroffene Kinder frühzeitig der Therapie zuführen. Die *Symptome* sind (nach Heimbach, 2001):

– Mekoneumileus (bei etwa 15 % der Kinder, hier ist Operation notwendig)

– Der Säugling gedeiht trotz Stillen nicht gut, nimmt nicht genügend zu.
– Der Säugling hat einen aufgetriebenen Bauch, starke Blähungen, übel riechenden und zu häufigen Stuhlabgang, der oft als Nahrungsmittelallergie gedeutet wird.
– Der Säugling hat hartnäckigen Husten, der als Bronchitis gedeutet wird.
– Nach etwa vier Monaten schmeckt die Haut des Kindes salzig.

Da eine *kausale Therapie* bislang nicht zur Verfügung steht, stützt sich nach Lindemann (2000) die Behandlung auf einige Grundpfeiler:

– regelmäßige Sekretentfernung durch Physiotherapie und gleichzeitiges aktives Trainieren der Atemmuskulatur, Inhalationstherapie
– Therapie rezidivierender Atemwegsinfektionen,
– Behandlung einer rezidivierenden, bzw. später chronisch gewordenen Obstruktion der Bronchien (Asthma-Komponente),
– ausreichende Energie- Enzym- und Vitaminzufuhr.

Zu den neuen Therapieansätzen gehören eine wirksame Sekretverflüssigung und Antibiotikatherapie, engmaschige Kontrolle des Kindes aber auch Kontakte der Betreuer untereinander und zum Patienten und dessen Familienangehörigen. Für betroffen CF-Säuglinge ist Stillen und Muttermilch in den ersten sechs Monaten das Beste.

Literaturempfehlung: „Mukoviszidose" G. Dockter, H. Lindemann (Hrsg.), Thieme, 2000.
Kontaktadressen: „Mukoviszidose e. V." Tel. 0228/ 98780 – 20. Internet: www.mukoviszidose-e. V.de.
Weiterführende Information zu Selbsthilfegruppen: http:/www.med.Uni-Giessen.de.

Frühgeborene Kinder, siehe dazu Kap. 1.6.3

Kinder, die während des Geburtsverlaufs ins Problem kommen

Die Geburt ist für das Kind mit der Einwirkung massiver Kräfte verbunden. Es muss dabei anhaltende Druckunterschiede und plötzliche Druckveränderungen, Hindernisse im knöchernen Becken, Zwangsstellungen und Schereffekte aushalten. Forzepsextraktion (Zange) und Vakuumextraktion (Saugglocke) können zusätzliche traumatisierende Wirkungen haben.

So kommen manche Kinder auf die Welt:
- mit einer Geburtsgeschwulst am Kopf, d. i. eine Blut-Lymphstauung zwischen Kopfhaut und Knochenhaut, die aber spontan in den nächsten zwei Tagen verschwindet.
- mit einer Kopfblutgeschwulst (Kephalhämatom), die als prallelastische Beule die Schädelnähte nicht überschreitet. Dieser Bluterguss braucht etwa sechs Wochen, um sich von allein zu resorbieren.
- mit subgaleatischer Blutung als lose Einblutungen unter die Kopfhaut wie auch Blutungen im Schädelinneren. Diese können lebensbedrohliche bzw. folgenschwere Komplikationen für das Kind nach sich ziehen.
- mit Nervenverletzungen, z. B. die *Plexus brachialis-Parese*. Ursache ist die mechanische Belastung während der Geburt z. B. bei der Schulterentwicklung, bei Armvorfall, bei Forzepsextraktion, bei Beckenendlage mit zuviel Zug auf eine Seite.
  - **Obere Plexusparese** (*Erb-Lähmung):* Betroffen sind die Segmente C5 u. C6. Der Arm des Kindes hängt schlaff in Adduktion und Innenrotation herunter. Die Finger können jedoch bewegt werde, das Kind hat einen positiven Handgreifreflex. Ist das Segment C4 mit betroffen, kommt die Atmung des Kindes ins Problem (Phrenikusparese).

Wichtig: Bei konsequenter frühzeitiger Physiotherapie ist die Prognose einer *Erb-Lähmung* für das Kind gut.

  - **Untere Plexusparese** (*Klumpke-Lähmung):* Betroffen sind die Segmente C7, C8 und Th1, d. h. die Muskulatur des Unterarmes und der Hand ist gelähmt. Das Kind kann die Hand nicht schließen. Die untere Plexusparese ist mit einer Häufigkeit von 10 – 15 % eher selten.
- mit einer Epiphysenlösung am schulternahen Oberarm. Dieses Trauma ist mit einer „Scheinlähmung" und großen Bewegungsschmerzen für das Kind verbunden.
- mit Klavikulafraktur (Schlüsselbeinbruch): Das ist meist die Folge einer schwierigen Schulterentwicklung bei der Geburt. Das Kind hält nach der Geburt den Arm der betroffenen Seite in Adduktion und Innenrotation und hat Schmerzäußerungen.

Hinweis: Beim Untersuchen eines Säuglings mit einseitiger Plexusparese muss an eine „Scheinlähmung" des Armes, deren Ursache eine Klavikulafraktur sein kann, gedacht werden. Die Schlüsselbeinfraktur heilt spontan in den ersten

1 – 2 Wochen nach der Geburt. Der Arm kann am Thorax angewinkelt ruhiggestellt werden.

- mit Schädel- und Gesichtsasymmetrie. Ursache kann eine Zwangshaltung im Mutterleib sein, aber auch eine Forcepsentbindung. Werden durch Druck der Zange oder durch andere Umstände periphere Nervenenden im Gesicht des Kindes verletzt, kann beim Kind eine Fazialisparese auftreten. Bei der Entwicklung des kindlichen Kopfes kann es zu einem Atlas-Blockierungs-Syndrom kommen (KISS-Syndrom siehe Kap. 1.6.2.3).
- mit Sauerstoffmangelversorgung des Kindes während der Geburt durch uteroplazentare Mangeldurchblutung. Ursachen dafür können sein:
  - Kardiovaskuläre Störungen, z. B. durch Hyperventilation der Mutter mit Auswirkung auf das Kind. Die verstärkte Hyperventilation während der Wehe kann über eine nachfolgende Hypoventilation bis zur Apnoe führen, wodurch die O2-Versorgung des Kindes beeinträchtigt ist.
  - Vena-Kava-Kompressionssyndrom
  - Nabelschnurkompression (Umschlingung als echter Knoten)
  - Valsalva-Pressdruck mit herkömmlicher Pressanleitung in der Austreibungsphase und zusätzlichem protrahiertem Geburtsverlauf bedeuten für das Kind Sauerstoffmangel. Je forcierter und prolongierter das Pressen geschieht, umso mehr verstärkt sich der Sauerstoffmangel im Blut des Kindes (vgl. Schieben versus Pressen in meinem Buch „Geburtsvorbereitung Methode Menne-Heller" 1998).

Neugeborene, die nach der Geburt eine gelbliche Hautfarbe entwickeln

Zu unterscheiden ist, handelt es sich um
- einen physiologischen neonatalen Ikterus oder
- einen pathologischen Ikterus, die Hyperbilirubinämie, die entsprechend behandelt werden muss.

Die **Hyperbilirubinämie** (Neugeborenengelbsucht) ist eine erhöhte Bilirubinkonzentration im Blut des Neugeborenen.
Symptome sind neben der gelblichen Hautfarbe eine zunehmende Apathie, Trinkschwäche, Muskelhypotonie, auffällig schrilles Schreien des Neugeborenen, Übererregbarkeit, auch Störung seiner Vitalfunktionen Atmung/Kreislauf.
Da diese Hyperbilirubinämie, wenn sie unbehandelt bleibt, zu irreversiblen Zellschädigungen

führt und als Spätfolge von minimaler zerebraler Dysfunktion bis zu schweren Zerebralparesen reichen kann, muss jedes gelbsüchtige Neugeborene sorgfältig überwacht und jene Kinder mit Hyperbilirubinämie sofort behandelt werden.

Therapie ist die Fototherapie. Da diese Babys für viele Stunden getrennt von ihrer Mutter mit verbundenen Augen unter der Fotolampe liegen müssen, entwickelte Dr. G. Eldering (Bensberg) bereits vor mehr als 10 Jahren den Prototyp eines Fototherapiebettes, dass „Bilarium" oder „Bilibett". Hierbei kann die Mutter zusammen mit ihrem Neugeborenen unter der blauen Fotolampe „känguruhen". Der Vorteil ist, dass die sensible Bindungsphase zwischen Mutter und Kind durch den bleibenden Körperkontakt nicht unterbrochen wird. Der Genesungsprozess des Kindes wird dadurch gefördert. Hebammen empfehlen zusätzlich mit feucht-warmen Wickeln die Leber des Kindes warm zu halten und dem Kind nach der Klinikentlassung viel Licht, Luft und Sonne zu geben.

Eine andere Alternative ist das Bilibett (von Fa. medela). Hier liegt das Neugeborene im normalen Säuglingsbett ganz nah bei seiner Mutter. Durch eine Einrichtung mit gezielter Lichtlenkung bei minimaler Distanz zum Baby wird die Fototherapie erzielt, *Rooming in* ist so gewährleistet.

1.6.2.2 Motorische Entwicklungsstörung: Pathologische Haltungs- und Bewegungsmuster

Der kleine Säugling hat primäre Reaktionen, die durch Reifung seiner Hirnrinde verschwinden (Lommel 1999). An Hand seiner primären Muster und seinem motorischen Verhalten kann eine Aussage über seine Bewegungsentwicklung gemacht werden. Dabei dürfen die Beziehungen zwischen seiner Bewegungsentwicklung und seiner geistigen, sozialen, emotionalen, sinnlichen und sprachlichen Entwicklung nicht losgelöst voneinander gesehen werden. Einzelne Entwicklungsstufen des Kindes bauen aufeinander auf „ohne dass jedoch der Blick des Betrachters durch einengende Altersangaben begrenzt ist." (Klawitter 2001).

Bei Abweichungen des kleinen Säuglings von seiner Entwicklung, wobei hier die angeborenen Bewegungsstörungen des Säuglings interessieren, ist die *Früherkennung* und die *Einstufung der Retardierung oder Behinderung* von großer Wichtigkeit, um mit einem entsprechenden Therapiekonzept dem Kind frühzeitig helfen zu können, entweder seine Entwicklungsverzögerung aufzuholen oder bei hirngeschädigtem Kind seine

Entwicklungsstörungen möglichst aufzufangen und zu begrenzen.

Die Auswahl des Therapiekonzepts wird nach Indikationsbereich ausgewählt und dazu muss nach H. G. Schlack (1996) unterschieden werden:

– Bei Kindern mit Entwicklungsrisiken, d. h. mit frühneurologischen Auffälligkeiten ist die Therapie eher eine korrigierende Beobachtung. Nicht jeder motorisch auffällige frühe Säugling muss zwangsläufig eine Bewegungsstörung entwickeln.
Dem Risikokind kann eine unterstützende motorische, sensorische, emotionale, soziale Stimulation als sog. „korrigierende Beobachtung" angeboten werden. Mit einer subtilen Therapie soll diesen Kindern geholfen werden, sich besser zu regulieren und ihre aufrechte Position gegen den Schwerkraft-Einfluss zu erreichen. Die Eltern werden beraten und mit konkret gezeigten Hilfestellungen z. B. nach dem Bobath-Konzept in die Therapie eingebunden.
Der Entwicklungsverlauf des Risikokindes wird genau beobachtet. Als Sekundärprävention wird bei neurologischen Auffälligkeiten eine physiotherapeutische frühkindliche Behandlung einbezogen.
– Kinder mit zerebralen Bewegungsstörungen (infantile Zerebralparese = CP-Kind) weisen eine strukturelle Hirnschädigung auf, hier sind einer Heilung durch Therapie manchmal Grenzen gesetzt. Eine nicht progrediente Hirnschädigung entsteht in der Zeit zwischen der frühen Schwangerschaft und dem 3. Lebensjahr. Nach Schlack (1996) sind zwei von tausend Kindern von der infantilen Zerebralparese betroffen.

> **Merke:** Eine funktionelle Übungstherapie auf neurophysiologischer Grundlage (siehe nachfolgende Konzepte nach Bobath und Vojta) ist schon bei Verdacht der Diagnose: *CP-Kind* durch den Befund und durch den Verlauf indiziert. Auch dann, wenn noch nicht definitiv von einer Zerebralpareses gesprochen werden kann. Bei gesicherter Diagnose ist eine Übungstherapie unerlässlich erforderlich.

Mit der Therapie wird versucht, die noch in Gang befindliche Entwicklung des kindlichen Zentralnervensystems günstig zu beeinflussen. Das geschieht, indem mit peripheren Reizen bestimmte erwünschte motorische Reaktionen hervorgerufen werden.

Bei schwerstbehinderten CP-Kindern ist es Ziel, dass es zu keiner Verschlechterung, d. h. zu keiner fortschreitenden Inaktivierung und zur Kontrakturenbildung kommt. Mit CP-Kindern ist eine Übungsbehandlung *immer* notwendig. Innerhalb dieses Behandlungskonzeptes kommt auch der optimalen Versorgung durch Hilfsmittel große Bedeutung zu.

– Kinder mit später erworbenen Hirnschäden, z. B. Schädel-Hirn-Trauma weisen ebenso eine strukturelle Hirnschädigung auf. Hier sind in der Therapie aber die bereits entwickelt gewesenen Funktionen oft noch reaktivierbar. Das Kind hat meist große Motivation, sein verlorengegangenes Bewegungsverhalten zurückzugewinnen. Diese Therapie ist dann Rehabilitation.

Von den *möglichen Therapiekonzepten* zur Förderung von Kindern, Frühgeborene und junge Säuglinge eingeschlossen, die zerebrale Bewegungsstörung in Form von pathologischen Bewegungs- und Haltungsmustern aufweisen, werden hier die zwei gebräuchlichsten Behandlungskonzepte im Überblick aufgezeigt. Entwickelt sind die Konzepte auf neurophysiologischen Erkenntnissen. Die Differenzierung der Behandlung wird heute weitgehend nach den Indikationsbereichen und der Effektivität der Behandlung, sowie entsprechend der individuellen Situation des Säuglings ausgewählt. Verordnet durch den Kinderarzt, therapieren *nur* Physiotherapeuten diese Säuglinge im 1. Lebensjahr nach der für das Kind geeigneten Methode. Späterhin sind dann auch Ergotherapeuten in die Behandlung einbezogen.

Bobath-Konzept

Das von dem Neurologen und Psychiater Dr. Karel Bobath (1906–1991) und seiner Frau, der Gymnastiklehrerin und Physiotherapeutin Dr. h. c. Bertha Bobath (1907–1991) in London vor etwa 60 Jahren entwickelte und stets weiterentwickelte Bobath-Konzept ist heute ein nicht mehr wegzudenkender Therapieansatz für Kinder und Erwachsene mit neurologischen Auffälligkeiten.

Das Prinzip ist: Hemmen von patholgischen Bewegungsmustern und Bahnen physiologischer Bewegungen. Ziel dabei ist, das Kind zu größtmöglichen Eigenaktivitäten zu motivieren. Die Mutter/Eltern werden von Anfang an in die Therapie mit einbezogen.

Das Kind erwirbt mit seinen angeborenen Fähigkeiten über Lernprozesse in alltagsbezogenen Situationen seinen Entwicklungsschritten gemäße neue Fähigkeiten. Dazu werden therapeutische Techniken eingesetzt:

– Hemmung (Inhibition) falscher Haltungsmuster mit ungünstigem Muskeltonus
– zur Anbahnung (Facilitation) von Bewegungsabläufen
– Stimulationen zur Verbesserung des Muskeltonus und der Aufrichtung.

Der Leitgedanke der Bobath Therapie ist, sensomotorische Lernprozesse in Gang zu bringen, um dem Kind zur Aufrichtung zu verhelfen.

Vojta-Konzept

Das von dem Neurologen und Neuropädiater Prof. Dr. Vaclav Vojta (1907–2000) in den frühen 50er Jahren entwickelte Therapiekonzept wird heute in vielen Ländern der Erde eingesetzt. Vojta-Therapie für Kinder und Erwachsene kommt bei neurologischen, neuropädiatrischen und neuroorthopädischen Patienten zum Einsatz. Dr. Vojta stammte aus Tschechien. Seit 1968 arbeitete in Deutschland (München) und entwickelte hier seine Methode weiter. Vojta's Behandlungsmethode besteht in einer Stimulation von genetisch vorgegebenen, angeborenen komplexen Bewegungsmustern. Diese Muster sind für die weitere Entwicklung von Statik und Motorik des Kindes eine unverzichtbare Basis.

Vojta beschreibt das so: „Ausgehend von bestimmten Körperhaltungen werden durch gezielte Reize reflektorisch Muskelspiele aktiviert, wie sie in der normalen motorischen Entwicklung von selbst auftreten. Damit kann an Stelle der pathologischen Bewegungs- und Körperhaltungsmuster wieder ein richtiges Zusammenspiel der Muskeln entstehen." (Vojta und Peters 1992)

Heute machen Begriffe wie „Vojta-Konzept", „Bahnungssystem nach Vojta", „Reflexlokomotion nach Vojta" seine Behandlungsmethode aus.

Leitgedanke der Vojta-Therapie: Es geht nicht um die Anbahnung komplexer Funktionen, sondern um die Normalisierung der Voraussetzungen, auf denen das Kind diese komplexen Funktionen dann selbst erweitern kann.

Bei *beiden Therapiekonzepten* handelt es sich um ein komplexes Geschehen. Vor allem beim älteren Säugling gilt, die Motivation des Kindes, seine soziale Interaktion und seine psychische Befindlichkeit in das Therapiekonzept einzubeziehen. Das CP-Kind bedarf der Fürsorge und Hilfe seiner Therapeutin und Mutter/Eltern, um erfolgreich mitzuarbeiten. Denn: Die beste Therapie kann nur hilfreich sein, wenn sie durchführbar ist.

Merke: Symptome für pathologische Bewegungs- und Haltungsmuster des Säuglings sollten vom Kinderarzt über Vorsorgeuntersuchung U1 – U9 durch zeitgerechte Vorstellung des Kindes erkannt werden, der die Therapie dann einleitet.

Literaturempfehlung: „Handling und Behandlung auf dem Schoß", E. Lommel, Pflaum Verlag 1999
U. Klawitter, Bewegungsspiele für Babys, Kösel 2000

Merke: Nicht jedes Schreikind ist ein KISS-Kind, aber auch nicht jedes KISS-Kind ein ausgesprochenes Schreikind!

1.6.2.3 Schreikind/KISS-Kind

Die Diagnose „Schreibaby" hat in den letzten Jahren stark an Bedeutung zugenommen und immer mehr Mütter/Eltern sehen sich mit einem schreienden Baby konfrontiert, fühlen sich mit ihrem Schreibaby überfordert.

Beratungsstellen bieten Eltern mit Schreibabys inzwischen professionelle Unterstützung durch unterschiedliche Hilfsangebote (und Therapien) an. Diese Hilfe sollte von den oft verzweifelten Müttern/Eltern unbedingt angenommen werden.

Man muss unterscheiden, ob ein Baby weint (schreit) oder ob es *exzessiv* schreit. Letzteres ist eine gravierende und behandlungsbedürftige Störung!

Das weinende Schreikind

Von den Eltern werden als Ursache des Weinens ihres Babys zunächst ganz elementare Bedürfnisse, wie Hunger, Durst, Frieren, nasse Windeln, auch Blähungen und Bauchweh angenommen, deretwegen ihr Baby sich bemerkbar machen will, um die Aufmerksamkeit seiner Mutter/Eltern zu bekommen.

Doch auch wenn diese elementaren körperlichen Bedürfnisse durch die Eltern gestillt sind, hört das Weinen nicht auf. Es gibt inzwischen dafür, weshalb das Baby trotzdem weiter weint, gesicherte Erkenntnisse: Bereits das ungeborene Kind kann Gefühle seelischen Schmerzes wie Einsamkeit, Verlassenheit, Enttäuschung, Abwehr und Ausgeliefertsein haben, wenn es entsprechende vorgeburtliche Erlebnisse hatte. Nach Hannig (2000) ist dieses Weinen als Äußerung zu verstehen, mit der das Baby den vielen fremden, ihm Angst bereitenden Eindrücken Ausdruck verleihen möchte, mit denen es nach seiner vorher geborgenen und begrenzten Welt im Mutterleib nicht umgehen kann. Es möchte weinen, weil es

seine Erinnerungen und Eindrücke so verarbeitet. So wird verständlich, dass auch ein liebevoll betreutes Baby viel mehr weinen kann, als die Eltern es je erwartet haben. Ihre Beruhigungsmaßnahmen wie ständig Nuckel oder Teeflasche geben, ständiges Windelwechseln und was Eltern so alles zur Beruhigung ihres schreienden Babys einfällt, helfen wenig, sie erschöpfen die Eltern nur. Besonders auch, weil ihnen der Nachtschlaf fehlt.

Eltern sollten begreifen, dass das Weinen, welches aller Babys Ausdrucksform oder Sprache ist, seine Erinnerung an schmerzliche Gefühle ausdrücken, emotionalen Stress abbauen hilft. Für seinen „Kummer", seine wichtigen Empfindungen, auf die es mit seinem Weinen aufmerksam macht, braucht das Kind jetzt jemanden, der ihm *wirklich* zuhört. Das Kind will nicht *Beruhigung* (= Ruhe) es braucht *Trost* durch Anteilnahme und Unterstützung in seiner seelischen Not. Hannig schreibt dazu: „So kann eine Mutter nichts daran ändern, wenn ihr Baby Angst bei der Geburt hatte, aber sie kann ihr Kind in den Arm nehmen und mit ihm gemeinsam trauern, dass es so schwer war." So begleitet sie tröstend ihr Kind, ohne es von seinem Kummer abzulenken. Wenn die Mutter versteht, dass ihr Kind jetzt mal weinen muss, tut sie ihrem Kind mehr Gutes mit ihrer *wirklichen Präsenz,* als wenn sie genervt Beruhigungsmaßnahmen ergreift.

Die Schreiphase der jungen Säuglinge ist bis zum Alter von 8 – 14 Wochen ein auch heute noch weitgehend ungeklärtes Phänomen, die Schreiattacken häufen sich abends. Dabei schreien gestillte Kinder ebenso häufig wie ungestillte. Für diese allabendlichen Schreiphasen werden unterschiedlichste Ursachen gemutmaßt, von frühen Zeichen einer gestörten Mutter-Kind-Beziehung über abdominelle Störungen wie Blähungen, Darmgeräusche durch „Unreife des Verdauungstraktes". Diese „Bauchschmerzen" müssen von den weitaus selteneren echten Koliken, der sog. 3-Monats-Kolik (auch Nabelkolik) differenziert gesehen werden.

Bauchschmerzen des Säuglings muss man in seiner körperlich-seelisch-geistigen Gesamtheit sehen, sind doch auch bei großen Kindern und Erwachsenen Bauchschmerzen sehr oft ein psychosomatisches Problem. Viele Babys haben während ihrer allabendlichen Schreistunden oft *zusätzlich* Bauchweh.

Weil feststeht, dass Babys unseres Kulturkreises ein sehr unruhiges, von vielerlei Störungen und Reizen beeinträchtigtes Leben haben, welches nicht selten zur Überforderung und Überreizung führt, findet das Baby in seiner allabendlichen

Schreistunde dann die passende Gelegenheit, sich von diesen Überforderungen und Reizüberflutungen zu befreien.

Es schreit – vorausgesetzt es darf! Darf es nicht, verteilt es seine Schreiphase auf mehrere Abschnitte. Und so wird die Schreiphase, die sonst mit kleinen Pausen rund 2 – 3 Stunden dauert, auf sechs bis acht Stunden ausgedehnt, bevorzugt nachts!

Schreikinder sind für junge Mütter/Eltern ein großes psychisches Problem. Viele Eltern sind tief verzweifelt, hatten sie sich ihr Kind und das Leben mit dem Baby so ganz anders vorgestellt! Deshalb sollten sie unbedingt Hilfe suchen, z. B. in einer Schreiambulanz. Nach Biedermann (2000) ist in 99 % das Schreien des Babys ein Signal für seine körperlich-seelisch-geistigen Bedürfnisse.

Wird das Schreien pausenlos und können o. g. Ursachen wirklich ausgeschlossen werden, muss nach anderen Ursachen geforscht werden, weshalb das Kind so extrem schreit. In neuen Arbeiten wurden im klinischen Bild des Schreikindes Hinweise auf funktionelle sensomotorische Aspekte gegeben.

Das exzessive Schreikind

Hierbei liegt der Diagnose „Schreikind" eine gravierende Störung zugrunde, welche für das kleine Kind durch schicksalhafte Ereignisse und individuelle Erlebnisse in seinem Leben in der Gebärmutter, während seiner Geburt und seiner Kleinstkindzeit entstanden ist.

Wann ist ein Baby ein „Schreikind"?

Dafür gibt es eine sog. Dreierregel, die besagt: *Wenn das Baby über einen Zeitraum von mehr als drei Wochen an mehr als drei Tagen länger als drei Stunden pro Tag schreit, dann ist das exzessives Schreien.*

Auslöser des extremen Schreiens können sein:

- posttraumatische Störungen, entstanden durch traumatische Erlebnisse des Kinds während der Schwangerschaft, unter der Geburt oder danach.
- Nach- und Nebenwirkungen von Medikamenten, welche die Mutter während der Schwangerschaft oder während der Geburt bekam
- Nach- und Nebenwirkungen von Impfungen,
- Beziehungsstörungen zwischen Mutter und Kind,
- ein Atlas-Blockierungs-Syndrom: KISS-Syndrom genannt (siehe nachfolgendes Kapitel).

Auch Interaktionsstörungen, eine ängstliche Persönlichkeitsstruktur des Kindes, ebenso schwere

Beziehungskrisen der Eltern sind mögliche Auslöser dafür, dass Babys extrem schreien.

Das unstillbare Schreien beschreibt von Hofacker (1999) so: Der Säugling fängt plötzlich und ohne erkennbaren Grund zu schreien an, wird hochrot und liegt überstreckt mit hypertonen Extremitäten in seinem Bettchen. Trotz intensiver Versuche der Eltern lässt er sich durch nichts beruhigen.

Biedermann (2000) fordert, dann nach einer zervikogenen Ursache an der Halswirbelsäule zu suchen. Wegweiser dazu sind dann die eingeschränkte Kopfbeweglichkeit, ein empfindlicher Nacken und Haltungsasymmetrien. Diesen Schreikindern kann oft mit einer einzigen manual-therapeutischen Behandlung der Wirbelsäule geholfen werden (siehe auch KISS-Kind).

Biedermann berichtet, dass nach manual-therapeutischer Behandlung von Kindern mit Schiefhals deren massives Schreien, welches in der Anamnese gar nicht erwähnt war, sehr oft verschwand.

Der Früherkennung eines Schreikindes als mögliches KISS-Kind kommt innerhalb der Diagnose „Schreibaby" eine große Bedeutung zu, weil diesen Kindern schnell geholfen werden kann. Dem Phänomen *Schreikind* wird immer mehr Aufmerksamkeit gewidmet, weil inzwischen Erfahrungen mit Kindern im Schulalter vorliegen, die Wahrnehmungs- und Koordinationsstörungen aufweisen, welche oft auf eine initiale Schreikind-Anamnese zurückverfolgt werden konnten (Biedermann 2000).

Eltern bekommen Hilfe bei Schreikind-Problemen über bereits in vielen Städten eingerichteten *Schreiambulanzen* oder *freien Beratungspraxen*. Adressenlisten können beim BDH (Bund Deutscher Hebammen, Postfach 1724 in 76006 Karlsruhe) angefordert werden.

Literaturempfehlung:
- Schreibabys – ein Leitfaden für betroffene Eltern. Selbstverlag – Informationsbroschüre, B. Hannig, Beratungspraxis für frühe Probleme, Wiesenstr. 11, 40878 Ratingen
- Warum Babys weinen, A. Solter, Kösel-Verlag
- Auf die Welt gekommen – die neuen Baby-Therapien, Th. Harms (Hrsg.), U. Leutner-Verlag

KISS-Kind

Mit der Abkürzung KISS umschreibt Dr. H. Biedermann (1996) ein Krankheitsbild, welches erst im vergangenen Jahrzehnt aus der Vielzahl von Symptomen und Beschwerden bei Säuglingen und Kleinkindern als **K**opfgelenk-**I**nduzierte-

Symmetrie-**St**örung (KISS) herausgearbeitet wurde. Bereits 1991/92 veröffentlichte der russische Kinder-Neurophysiologe Prof. A. J. Ratner seine „Neuen Gesichtspunkte zur perinatalen Schädigung des ZNS und Spätfolgen geburtstraumatischer Läsionen des ZNS sowie klinisch-röntgenologische Befunde bei geburtstraumatischen Verletzungen der Halswirbelsäule" in Deutschland. Dr. H. Biedermann stellte das *Atlas-Blockierungssyndrom* des Neugeborenen und Kleinkindes 1990 vor und schrieb in seinem 1996 erschienenen Buch „KISS-Kinder", „nehmen Sie hier den vorgestellten Begriff KISS einfach als eine kompakte Abkürzung".

Biedermann fordert, „schmerzhafte Verspannungen und die an der oberen Halswirbelsäule auftretenden Beschwerden bei kleinen Kindern zu erkennen, hinter dem Bluterguss im Halswirbel die Zerrung der Wirbelsäule als Hauptproblem zu sehen, in einem hyperaktiven Kind *auch* die Störung der Kopfgelenke zu vermuten oder bei behinderten Kindern diesen Ansatz (KISS) als Hilfe nicht zu vergessen."

Ursache ist bei allen betroffenen Säuglingen und Kleinkindern eine Störung am zerviko-okzipitalen Übergang (Übergangszone zwischen der Schädelbasis und der Halswirbelsäule) in den Etagen C0/C1 und C1/C2. Bedingt durch diese Störung wird bei Säuglingen der Übergang von dem primären Reflexmechanismus auf das komplexe Bewegungsmuster verhindert. Auch intrauterine Fehlhaltungen scheinen eine Fehlfunktion des zerviko-okzipitalen Überganges zu begünstigen. Geburtstraumen sind ein ernstzunehmendes Risiko für ein KISS Syndrom.

Risikofaktoren
– wurde das Kind vaginal oder abdominal aus Beckenendlage/Steißlage geboren. Bei Schnittentbindung ist vor allem eine Notsectio ein erhöhtes Risiko.
– wurde eine Zange oder Saugglocke bei einem erschwerten Geburtsablauf verwendet
– Stand das kindliche Köpfchen bei protrahiertem Geburtsverlauf lange Zeit im Becken.

Mögliche Symptome beim jungen Säugling
– Hat das Kind eine einseitige Schiefhaltung des Körpers oder Kopfes im Mutterleib, die nach der Geburt als C-Skoliose oder Schiefhaltung des Kopfes bis zur Zwangshaltung (Schiefhals) auffällt?

Hinweis: Zwillinge sollten hier wie auch bei den anderen Faktoren als besondere Risikogruppe einbezogen sein.

– Fällt eine Schädel-Gesichtsasymmetrie auf?
– Hat das Kind eine einseitige Kopfbeweglichkeit, vor allem Kopfneigung?
– Äußert das Kind beim Tasten der oberen Halswirbelsäule, vor allem am Atlas-Occipital-Übergang (Atlasquerfortsätze) eine hohe Berührungs- und Druckschmerz-Empfindlichkeit im Nacken, indem es weint und versucht, sich gegen die Berührung zu wehren? Manche Kinder reagieren mit „Haare raufen" und schreien laut und heftig, wenn z. B. beim Halswaschen die Falte unter dem Kinn gepflegt wird
– Fallen bei der Untersuchung Blockierung der Iliosakralgelenke, Hüftdysplasie (Reifeproblem eines oder beider Hüftgelenke), Abspreizhemmung der Hüften auf?
– Hat das Kind Schlafstörungen, Einschlafstörungen (typisch für ein KISS-Kind), schreit es im Schlaf?
– Hat das Kind eine einseitige Schlaf- und Liegehaltung?
– Hat das Kind Trinkstörungen?
– Fällt in der Entwicklung des Säuglings eine Kopfhalteschwäche oder auch eine verzögerte asymmetrische motorische Entwicklung auf? (Asymmetrie der Haltungs- und Lagereflexe und des Bewegungsmusters zwischen oberen und/oder unteren Extremitäten)

Bei älteren Kindern können Hinweise sein:
– Häufig unklare „Wachstumsschmerzen, welche bis in die Knie ausstrahlen können, ohne eine lokale Ursache zu haben.
– Weiterbestehende ATNR (asymmetrische tonische Nackenreaktion), wobei vom 1. Lebenstag bis 6. Monat der ATNR physiologisch ist. Bei ATNR kommt es in Rückenlage durch Drehung und leichte Extension des Kopfes zu folgender Antwort: Auf der Gesichtsseite des Kindes wird in der Schulter abduziert, außenrotiert und der Ellenbogen gestreckt. Die Extremitäten auf der Hinterhauptseite sind gebeugt.
– Unklares Fieber, Appetitlosigkeit, Konzentrationsschwäche und Kommunikationsschwäche als Symptome aus dem Stammhirnbereich.
– Gleichgewichtsstörungen, Schwindel, Erbrechen, motorische Unruhe, auch vermehrt auftretende Racheninfekte.

Hinweis:
– Der Aussage und Befragung der Eltern nach möglichen Auffälligkeiten ihres Kindes kommt wichtige Bedeutung zu. Nachsorgehebammen, auch der Kinderarzt im Rahmen seiner Vorsorgeuntersuchungen sollten frühzeitig diese Risikofaktoren erkennen.

– Physiotherapeuten sollten grundsätzlich bei Säuglingen und Kleinkindern, die sie behandeln, die Halswirbelsäule des Kindes anschauen, wenn auf Befragen die Mutter angibt, dass ihr Kind mit Forceps/Vacuumextraktion oder mit Sectio zur Welt kam oder wenn der kindliche Kopf schwierig zu entwickeln war.

Neben den intrauterinen Fehlhaltungen und vor allem den Geburtstraumen können auch Unfälle in den ersten Lebensmonaten des Kindes zu Kopfgelenksstörungen führen, auch wenn die Mutter/Eltern diese, wie z. B. vom Wickeltisch fallen, mit dem Kopf zwischen Gitterstäben des Bettchens stecken bleiben u. ä. zunächst bagatellisieren. Die Symptome treten hier oft nicht sofort auf, bleiben latent.

In ihren Auswirkungen sind die primären intrapartalen und sekundären Verletzungen gleichwertig, nach Biedermann besteht der einzige Unterschied darin, dass eine zunächst normale Entwicklung in klinisch greifbare Störungen einmündet.

Spätfolgen vieler nichtbehandelter KISS-Kinder sind, dass diese späterhin Bewegungsstörungen und Schulprobleme entwickeln.

Bei funktionellen Kopfgelenkstörungen stehen im Gegensatz zur zerebralen Ischämie (Verringerung oder Unterbrechung der Gehirndurchblutung„ entstanden vor- während oder nach der Geburt) effektive Therapiemöglichkeiten zur Verfügung.

Wird das Kind mit KISS-Symptomen manualtherapeutisch behandelt und verschwinden die Symptome nach der Behandlung, ist das KISS-Syndrom als Ursache der Beschwerden zu sehen.

Vor der manualtherapeutischen Behandlung wird in vielen Fällen zur Diagnose-Sicherung von der Halswirbelsäule ein Röntgenbild gemacht, dieses befundet und das Kind vom ärztlichen Manualtherapeuten untersucht.

Erfahrungsbericht der Mutter eines KISS-Kindes (Abb. 1.**107**):

Vier Wochen nach der Geburt fielen der inzwischen vom unstillbaren heftigen Schreien ihres Babys genervten Mutter die schiefe Haltung des Rumpfes, vor allem des Kopfes und seine Berührungsempfindlichkeit am Nacken auf. Beim Orthopäden wurde ein KISS-Syndrom diagnostiziert und die Halswirbelsäule manipuliert. Das Kind schrie danach kaum mehr. Vier Wochen später bekam das Baby zur diagnostischen Abklärung eines möglichen Problems am Urogenitaltrakt in Narkose eine Kernspintomographie (MRT) gemacht. Danach war das massive Schreien und die Berührungsempfindlichkeit des Nackens wieder da. Wahrscheinlich hatten sich durch die Verabreichung der Narkose die oberen Kopf/Halswirbelgelenke wieder verschoben. Der Orthopäde behandelte erneut mehrere Wochen die Halswirbelsäule. Das heftige Schreien besserte sich, aber Einschlaf- und nächtliche Durchschlafschwierigkeiten blieben. Jetzt wird das 6 Monate alte Kind mit Kraniosakraltherapie behandelt. Sein Zustand bessert sich zusehends.

Therapie

1. Die *ärztliche* Manualtherapie besteht in einer sanften *Manipulation* der obersten Halswirbel, wobei die Technik von Kind zu Kind angepasst wird. Der Arzt muss eine spezielle Zusatzausbildung haben.

2. Die *physiotherapeutische* Manualtherapie (nur Physiotherapeuten mit spezieller Zusatzaus-

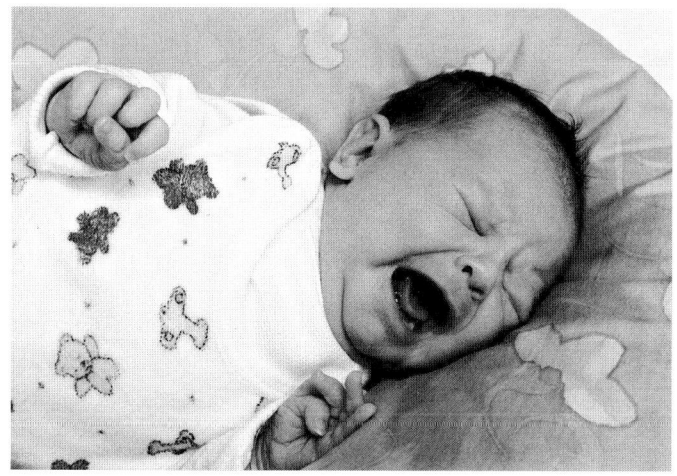

Abb. 1.**107**   KISS-Kind nach der Geburt

bildung) besteht in sanftem *Mobilisieren* der oberen Kopfgelenke.

Hinweis: Physiotherapeuten dürfen an der Halswirbelsäule des Kindes mobilisieren, nicht manipulieren.

Die Therapie ist für das Kind sanft, praktisch völlig ungefährlich und wenig belastend (Biedermann 1996). Jedoch ist bei diesen kleinen Kindern in jedem Fall eine *minimalistische Manualtherapie* gefordert. Oft genügt eine einzige Behandlung, um dem Kind für eine normales Leben günstige Weichen zu stellen.
  Behandlungsbeginn: Entscheidend für die Behandlungsdauer ist das Alter des Kindes. Ein Säugling vor der Vertikalisierung spricht sensibler auf die Behandlung an, als ein Kind, welches erst nach dem zweiten Lebensjahr als KISS-Kind erkannt und therapiert wird.
  Jede Nachsorgehebamme sollte deshalb bei Auffälligkeit eines jungen Säuglings zur Abklärung ihres Verdachts eines möglichen KISS-Syndroms den Eltern eine Adresse eines auf Atlas-Blockierungs-Syndrom spezialisierten erfahrenen Manualtherapeuten empfehlen können. Je früher dem Kind geholfen werden kann, umso besser für Kind und Eltern.

Hinweis: Manualtherapie ist angezeigt, wenn der Säugling auffällt durch

– Asymmetrie seiner Haltung
– einseitige Einschränkung seiner Kopfbeweglichkeit, vor allem der Kopfneigung
– starke Hyperextension der Halswirbelsäule z. B. als Schlafhaltung
– heftiges Weinen/Schreien beim Berühren des Halses z. B. Halswaschen, Mütze aufsetzen.

Den Eltern sollte gezeigt werden, dass ihr berührungsempfindlicher Säugling beim Hochheben unter der Windelpackung und im Nacken gestützt werden muss. Zusätzlich helfen dem Kind: Regelmäßiges Berühren, Nähe, Umarmung durch seine Mutter/Eltern und Babymassage (siehe Kap. 1.9.4). Für Eltern wurde ein KISS-Merkblatt entwickelt.
  Literaturempfehlung: „KISS-KINDER, Ursachen, Spätfolgen und manualtherapeutische Behandlung frühkindlicher Asymmetrie" H. Biedermann, Georg Thieme Verlag 2001

1.6.3 Wenn Kinder zu früh geboren werden

Frühst- und Frühgeboren bedeutet, sein Leben mit wochenlangem Getrenntsein von der Mutter zu beginnen. Für die so überraschend Mutter gewordene Schwangere bedeutet das, sich in ganz kurzer Zeit an die neue Situation, auf die sie noch gar nicht eingestellt ist, anzupassen. Eine Frau am Termin hingegen hat dazu viel Zeit, sich auf die Geburt und das Leben mit dem Kind einzustellen, während bei der frühen Geburt der „Nestbau" für das Kind noch gar nicht recht begonnen hat. Wir wissen, wenn wir etwa in der 27./28. Schwangerschaftswoche mit der Geburtsvorbereitung schwangerer Frauen beginnen, dass deren intensive Auseinandersetzung mit dem neu hinzukommenden Familienzuwachs erst jetzt anfängt, einen breiteren Raum einzunehmen. Das hat bei einer Frühgeburt bereits vor oder mit Beginn dieser Zeit ein jäh abgebrochenes Ende genommen. Auch Mütter zu früh geborener Kinder haben aber den *Prozess Geburt*, gleich ob mit Kaiserschnitt oder vaginaler Entbindung, hinter sich gebracht und sind *Wöchnerinnen*. Nur hat das Geburtserleben dieser Wöchnerinnen eine andere, meist dramatische Geschichte, bei der ausschließlich das Frühgeborene im Vordergrund steht. Hinzu kommt, dass sich die junge Mutter oft als Versagerin erlebt, hat sie jetzt doch an Stelle des gewünschten ausgetragenen Babys ein winziges, um sein Überleben kämpfendes Kind zur Welt gebracht. Von jetzt ab beherrscht die Frage nach dem Überleben und der Gesundheit des Kindes das ganze Dasein der Mutter, beider Elternteile. Nicht selten findet man dann auf der Wochenstation die Mütter zu früh geborener Kinder zusammen in einem Zimmer mit Müttern, die gerade ihr ausgetragenes Kind geboren haben. Die Frau muss zusehen, wie die andere Wöchnerin ihr Mutterglück genießt, ihr Baby stillt, selbst versorgt, mit ihm schmust und den innigen Mutter-Kind-Kontakt aufbauen kann. Für die frühe Wöchnerin aber heißt es, ihr Kind in der Kinderklinik besuchen zu müssen und von dieser Sehnsucht ihrem Kind nahe zu sein, ist sie ganz erfüllt.
  Die Mutter von *Herma* schrieb ihre Gefühle, die sie bewegten, als ihr zweites Kind viel zu früh zur Welt kam, für dieses Buch auf. Dafür danke ich ihr. *Herma* wurde in der 25. Schwangerschaftswoche (24 + 6) mit 810 g Gewicht bei einer Länge von 33 cm und einem Kopfumfang von 22,5 cm *vaginal* geboren.
  Erfahrungsbericht von *Hermas* Mutter (Abb. 1.**108**):
  „Zwei Stunden nach der Geburt bin ich auf der

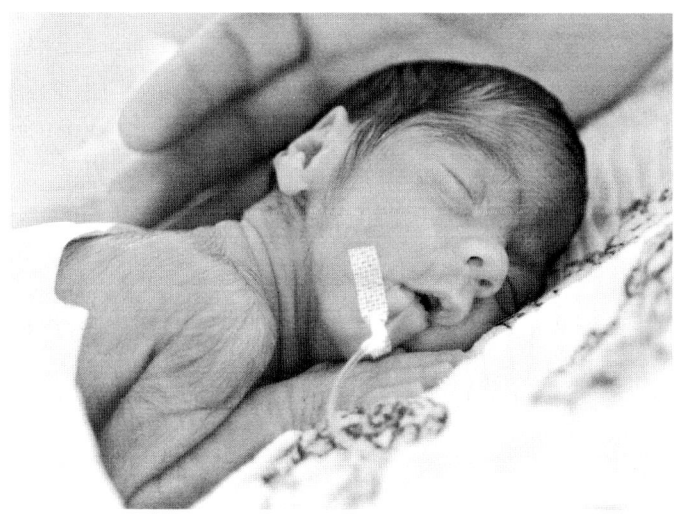

Abb. 1.**108**   Herma im Alter von 4 Wochen und rund 960 g in der Hand ihres Vaters

Intensivstation bei meiner Tochter. Erschüttert blicke ich in den von der hohen Luftfeuchtigkeit trüben Inkubator. Wie bei einem kleinen Frosch glänzt die Hautoberfläche, die Lider sind noch verschlossen, Äderchen schimmern durch die Haut, meine Tochter ist rundum verkabelt, sie sieht furchtbar aus. Ich heule.

Du bist eine Handvoll Mensch – ich kann es kaum glauben, dass du nicht mehr in meinem Bauch sein sollst! Das Kribbeln, das Stoßen und Schieben ist weg, das bisschen Bauch ist fort ... Und du liegst da hinter plexigläsernen Scheiben und wir sitzen davor und staunen über jeden Atemzug, über jede Bewegung. Ich habe befürchtet, dich in meinen Armen sterben zu sehen ... und dann lebst du und die Fachleute geben dir die besten Chancen! Dein Papa hat die feinen Nägel und Finger gesehen, die Zehen, die du weggestreckt hast. Er war überrascht, wie du dich vor dem Alarm geschreckt hast.

Diese wenigen Zeilen, die ich in dieser ersten Zeit niederschrieb, drücken meine größten Probleme aus: Trauer über die nicht weitergeführte Schwangerschaft (bei unserem Sohn habe ich die Schwangerschaft, besonders als der Bauch groß genug war und jeder meinen Zustand erkennen konnte, als Hochblüte erlebt) und Schuldgefühle, weil ich unser Kind lieber tot als lebendig sehen würde. Mit Verlust in der Schwangerschaft meine ich umgehen zu können (die aller erste Schwangerschaft hat mit einer Fehlgeburt geendet), was mit einem höchstwahrscheinlich beeinträchtigten Kind auf uns zukommen wird, kann ich mir nur in düstersten Farben ausmalen. Meine Lebensplanung ist infrage gestellt. Ich kann meiner Tochter nicht verzeihen, dass sie den „Untermietvertrag"

in meiner Gebärmutter 16 Wochen zu früh aufgekündigt hat. Oder habe etwa ich sie hinausgeworfen?"

Mit 1760 g Entlassungsgewicht kam Herma nach neun Wochen Intensiv-Neonatologie nach Hause, das war fast 7 Wochen vor ihrem errechneten Geburtstermin. Weil Hermas Mutter (sie ist Hebamme) den Kaiserschnitt für die Geburt ablehnte, erlebte sie zunächst eine abweisende Haltung. Späterhin hat in ihrer beruflichen Umgebung Hermas vaginale Geburt zum Überdenken des Geburtsmodus bei frühen Frühgeborenen beigetragen. Jetzt ist Herma fast 5 Jahre alt. Ihre Mutter hat ihr Schockerlebnis in ihrer Magisterarbeit „Unter 1000 g Lebendgewicht" aufgearbeitet. Sie bezeichnet Herma als überlebenswillig, ist aber der Meinung, dass es nicht darauf ankomme, *dass* jemand überlebt sondern *wie*. Herma hat eine ganz normale Entwicklung genommen.

Definition für zu früh geborenen Kinder

Schwangerschaftsalter und Geburtsgewicht sind (nach Schneeweiß 1989) die zwei Größen, die den Zustand und die Lebensaussichten eines Neugeborenen bestimmen.

Ein vor der 37. Schwangerschaftswoche mit weniger als 2500 g Geburtsgewicht geborenes Kind gilt als Frühgeburt. Nach ihrem Geburtsgewicht werden diese Frühgeborenen nochmals unterteilt:

– extrem untergewichtige Neugeborene haben ein Geburtsgewicht unter 1000 g, Mikrobabies unter 750 g
– sehr niedriges Geburtsgewicht haben Neugeborene unter 1500 g

– niedriges Geburtsgewicht haben Neugeborene unter 2500 g.

Hinweis: Je niedriger das Geburtsgewicht und je früher ein Kind geboren wird (so ist eine spät vorgenommene Schwangerschaftsunterbrechung manchmal eine Frühgeburt), umso größer ist das Risiko für das Kind zu überleben aber auch für seine normale Entwicklung.

Bleibt die reale intrauterine Entwicklung des Kindes, welche immer mit dem Schwangerschaftsalter in Verbindung steht, zurück, spricht man von einer *intrauterinen Mangelentwicklung*. Diese Früh-Mangelgeborenen sind gegenüber den anderen untergewichtigen Frühgeborenen am meisten gefährdet.

Das *Risiko,* unter 1000 g geboren zu werden, ist bei einer Mehrlingsschwangerschaft etwa 10-mal so hoch wie bei einer Einzelschwangerschaft. Auch sehr junge Mütter (unter 16 – 18 Jahre) und ältere Mütter (über 35 Jahre), sowie rasche Schwangerschaftsfolgen gehören ebenso zur Risikogruppe eines sehr kleinen Frühgeborenen. Auch ein vorzeitiger Blasensprung ist Auslöser einer Frühgeburt.

Da ein Kind (Fetus) in einer Woche etwa 100 g zunimmt, wird bei vorzeitiger Wehentätigkeit und dadurch drohender Frühgeburt versucht, durch Tokolyse (Wehenhemmung) die Wehentätigkeit wenigstens für einen bestimmten Zeitraum zu stoppen. Dadurch kann die perinatale Mortalität herabgesetzt werden, man weiß jedoch, dass durch Langzeittokolyse das Schwangerschaftserleben der Frau und ihre Vorbereitung und Einstimmung auf die spätere Mutter-Kind-Beziehung ungünstig beeinflusst wird (Adler 1990 in Pfeifenberger-Lambrecht 1998).

Der *Geburtsmodus* ist bei einer plötzlichen Frühgeburt unterschiedlich, meist wird das Kind jedoch mit Kaiserschnitt entbunden. Manche Geburtskliniken streben heute eine vaginale Spontangeburt an, Voraussetzung sind Schädellage des Kindes, guter Geburtsfortschritt und keine Anzeichen einer drohenden intrauterinen Sauerstoffunterversorgung des Kindes. Nach Meinung von Feige/Douros (1997) lohnt sich bei bestehender Beckenendlage unter der 28. Schwangerschaftswoche und unter 1000 g Geburtsgewicht des Kindes der Versuch einer vaginalen Entbindung, jedoch unter Sectiobereitschaft.

Weil zu früh geborene Kinder in eine Frühgeborenenabteilung einer Intensiv-Neonatologie verlegt werden, ist für die Mutter und ihr kleines Kind nach dem Schockerlebnis der plötzlichen, viel zu frühen Geburt die rasche Trennung von einander eine große Erschwernis, den wichtigen frühen Kontakt zu einander aufzubauen. Trotz eines Kaiserschnittes lässt sich die Mutter, sobald sie irgendwie kann, zur Kinderklinik fahren, um ihr Kind zu sehen, zu streicheln, zu fühlen. Die Zeit, wo die Frühgeborenen nach allem Procedere der Intensivmedizin von ihren Müttern nur hinter einer Glasscheibe „besucht" und besichtigt werden durften, liegt gar nicht so weit zurück. Des Kindes Gewichtszunahme war der Spiegel und gleichzeitig der Schlüssel, um endlich nach Hause zu der sehnsuchtsvoll darauf wartenden Mutter/Eltern entlassen werden zu können. Heute werden die Eltern in Pflege und Betreuung in der Klinik eingebunden.

Noch während ihres Klinikaufenthaltes sollte die Wöchnerin viele und häufige Informationen über das Befinden ihres Kindes erhalten, welche ihr helfen, sich ihrem Kind möglichst nahe zu fühlen. Auch das Abpumpen von Muttermilch verbindet sie mit einem sinnvollen Helfen können, wobei sie jedoch vom Klinikpersonal versichert sein soll, dass ihr Kind auch ohne ihren Anteil Milch genährt wird.

Aus der Wochenbettstation drängt es die Mutter, schnell nach Hause entlassen zu werden, um ihrem Kind so oft wie möglich nahe sein zu können.

So frühzeitig als möglich soll die Mutter in der Kinderklinik in die Pflege ihres Frühchens einbezogen werden, denn „je früher sich eine Bindung zwischen der Mutter/Eltern und ihrem zu früh geborenen Kind entwickeln kann, um so besser ist die Chance gegeben, dass die Mutter/Eltern das Trauma Frühgeburt überwinden und bewältigen und das Kind sich normal entwickelt" (de Jong 1996).

Nun stimmt aber das Bild, welches sich die Schwangere von *ihrem* Kind gemacht hatte, überhaupt nicht mit dem oft nur handgroßen, ungeheuer zerbrechlichen Frühchen überein. „Man sieht etwas, was normalerweise dem menschlichen Auge noch gar nicht zur Verfügung stehen sollte, weil es noch in den Bauch gehört". So schreibt die Psychologin M. Busch (1996) und fordert, eine Brücke zu schlagen zwischen dem „inneren Bild" und dem, was die Mutter da vor sich sieht. So ein Brückenschlag für Frühgeborene soll die **Känguru-Methode** sein: Diese wurde erstmals 1979 in Bolivien aus der Verzweiflung heraus praktiziert, viel zu wenige Brutkästen zur Verfügung zu haben, um bei einer plötzlich einsetzenden Frühgeburtenwelle alle Frühchen versorgen zu können. Den Indio-Frauen wurden ihre Frühgeborenen auf den Körper gebunden und zu aller Erstaunen überlebten die Winzlinge im *mütterlichen Brutkasten*. Durch Ärzte der WHO fand diese Frühförderungsmaßnahme den Weg auch nach Europa. So kam die *Känguru-Methode* zur Ergänzung intensivmedizinischer Maßnahmen in der Klinik erst vereinzelt, dann mehr und mehr zur Anwendung.

Für die Wiener Neonatologin Dr. Marina Markovich ist bei ihrer Arbeit mit Frühgeborenen das hautnahe Beisammensein von Mutter und Kind, so wie das Mütter durch Jahrtausende mit ihren Neugeborenen und Säuglingen taten, die sie im Arm halten und an ihrem Körper tragen (Tragling), ein wichtiger Bestandteil innerhalb ihres Frühgeborenenkonzeptes. Dieses entwickelte Dr. Markovich vor etwa 15 Jahren, viele Neonatologen hat sie davon überzeugen können. Nach eigener jahrzehntelanger Erfahrung mit der Intensiv-medizinischen Betreuung Frühgeborener zeigte sie neue Wege für den sanften Umgang mit Frühgeborenen bei deren Ankunft und für deren frühes Wachsen und Werden auf.

Dr. Markovich geht davon aus, dass

– maximale menschliche Zuwendung und schonender Umgang mit dem kleinen Frühgeborenen und
– sehr restriktiver Einsatz medizinischer und technischer Mittel,
– dabei aber enge Kooperation mit den Geburtshelfern und
– starkes Einbeziehen der Eltern in die Intensivpflege ihres Kindes,

dem Frühgeborenen bessere Chancen für seine physische und psychische Entwicklung und die frühe Mutter-Kind-Bindung einräumen.

Dr. Markovich und ihr Team erkannten z. B.
– dass die Umstellung des Frühgeborenen vom Mutterleib in das Leben außerhalb dieses Schutzes *Zeit* braucht, welche dem Frühchen bei sofort einsetzender medizintechnischer Unterstützung (wie z. B. Intubieren, Beatmen, Reanimieren bei vollem Bewusstsein, Infusionsnadel legen, das alles auf einem für das winzige Kind unbegrenzt großen Reanimationstisch) nicht zugestanden wird. Das Team Markovich gab dem Frühchen das soeben Verlorene sofort wieder: Halt, Grenzen, Wärme, Geborgenheit und stimulierende Hautmassage.
– dass viele der extrem kleinen Frühgeborenen selbständig atmen können. Wenn sie bei ihrer Ankunft blau sind, aber selbständige Atemtätigkeit haben, bekommen sie einen Sauerstoffschlauch als Atemhilfe vor die Nase gehalten. Frühchen, die beatmet werden müssen, weil ihre selbständige Atemtätigkeit fehlt, werden

nicht intubiert. Es wird eine weiche Gummimaske zum Beatmen verwendet.
– dass sogar kleinste Frühgeborene saugen und schlucken können. Werden Frühchen künstlich per Sonde ernährt, müssen sie ihr Trinkverhalten erst viel später lernen. Die Frühgeborenen werden, sobald es der Zustand der Mutter erlaubt, an die Brust angelegt. Neben Nahrungsaufnahme bedeutet das für Mutter und Kind Nähe, Geborgenheit und Vertrautheit. Auch Kinder unter 1500 g sind in der Lage, an der Brust zu saugen.

Im *Markovich-Konzept* orientieren sich alle Pflegehandlungen in ihrem zeitlichen Ablauf an den Bedürfnissen des Kindes und den medizinischen Gegebenheiten.

Der Lagerung des Frühgeborenen kommt dabei wichtige Bedeutung zu, denn ohne Lagerungshilfen müssen die winzigen Kinder Haltung und Stellung kompensieren: Ihnen fehlt die Uteruswand, an der sie im Mutterleib die Möglichkeit hatten, sich aktiv mit Kopf, Rumpf und Extremitäten abzustützen und abzustoßen. Das kann später zu Haltungsschäden, auch zum Verlust der Körperwahrnehmung führen.

Dem Frühgeborenen im Brutkasten müssen *Begrenzungen* durch Lagerungsmaterial gegebne werden ohne dass jedoch zu viele Kissen seine Bewegungsfreiheit einschränken. Ziel ist:

– die Eigenaktivität, z. B. Abstoßmöglichkeit zu unterstützen
– die Eigenwahrnehmung für den Körper zu fördern
– an eine Dekubitusprophylaxe zu denken, wobei die Druckverteilung besser ist, je mehr Körperoberfläche aufliegt
– dem Körper Wärme geben, z. B. durch vorgewärmte Windel, weiche Tücher. Markovich verwendet auch mit warmen Wasser gefüllte Gummihandschuhe, welche am Körper angelegt Wärme, Stütze aber auch Nachgiebigkeit vermitteln.

Empfohlen wird die „Nestlagerung" mittels U-förmiger nicht zu prall gefüllter Kissen, bei ganz kleinen Frühchen genügt eine U-förmige Rolle aus einem Handtuch. Auf Begrenzung und Abstoßmöglichkeit für die Füße z. B. kleine Rolle am Fußende, sollte geachtet werden (Abb. 1.**109a** u. **b**).

Dr. Markovich empfiehlt, die festgelegte „bis 2500 g-Frühgeborenen-Grenze" anders zu beurteilen, wenn das mäßig Frühgeborene unter dieser Gewichtsgrenze gesund zur Welt kommt, atmen und trinken kann und vital ist. Mutter und Kind sollten dann nicht von einander getrennt werden, auch bei diesen Müttern ist *Rooming-in* möglich. Das alles gilt jedoch nicht für Frühgeborene unter 1500 g Geburtsgewicht, diese müssen auf der Intensivstation neonatologisch betreut werden.

Wenn ein so winziges Kind noch im Kreißsaal stirbt, sollte die Mutter/Eltern ihr kleines Kind ebenso verabschieden dürfen wie Mütter ausgetragener totgeborener Kinder (siehe Kap. 1.7).

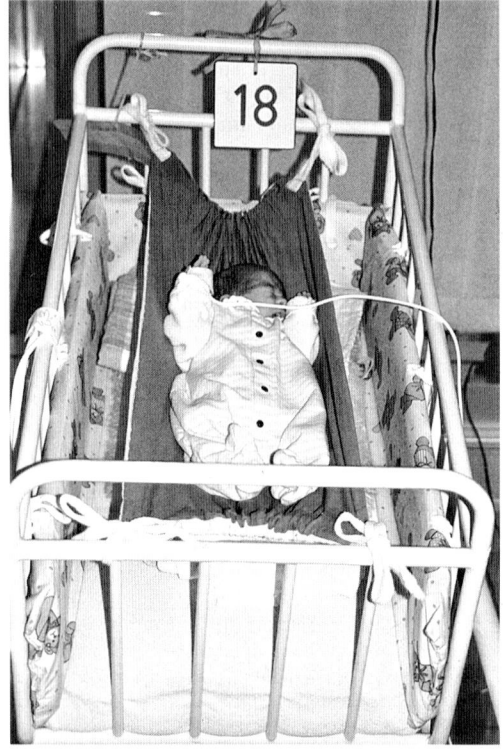

a

In den ersten Lebensminuten entscheidet sich oft das Schicksal eines frühgeborenen Kindes über seine Gesundheit, eine lebenslange Behinderung (z. B. Sauerstoffmangel, der das kleine Gehirn für immer schädigen kann) oder gar über seinen Tod.

Kontrovers diskutiert werden gegenwärtig Vor- und Nachteile

– einer ausschließlich neonatologischen intensivmedizinischen Frühgeborenenbetreuung, deren Spätfolgen z. B. schwere Lungenschäden, Hirnblutungen, Darmerkrankungen, Augenschädigung, auch psychische und soziale Folgeschäden (die immer mehr ins Zentrum des Interesses gelangen) sein können.
– der Methode M. Markovich, nach welcher das Kind die Anpassungsleistung an das Leben außerhalb des Mutterleibes unter fachkundiger Begleitung des Neonatologen meistens ohne Intubation zur Beatmung schafft und der sanfte Umgang (s. o.) dem Kind Zeit zur Anpassung lässt.

Die Erkenntnisse und von *Markovich* zuerst praktizierte sanfte Vorgehensweise bei der Erstversorgung und neonatologischer Betreuung Frühgeborener, welche die Zartheit, Zerbrechlichkeit und den oft unglaublichen Überlebenswillen dieses kleinen Kindes sowie die emotionale Verarbeitung für die Mutter und ihr viel zu früh zur Welt gekommenes Kind einbezieht, hat in den meisten Neonatologiezentren in den letzten Jahren eine Veränderung der Vorgehensweise bei der Erstversorgung Frühgeborener in Gang gebracht. Die moderne Intensivmedizin wird *nicht mehr routinemäßig* bei allen unter der 32. Schwangerschafts-

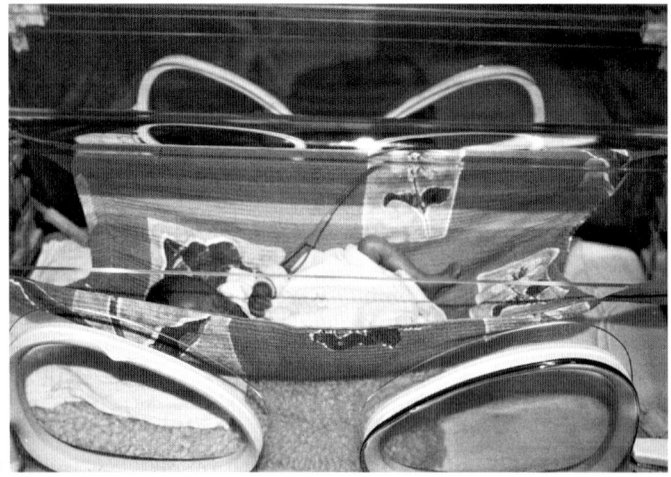

b

Abb. 1.109a u. **b** Die Frühgeborenen-Hängematte als umgrenzende Nestlage (in der neoatologischen Frühgeborenen-Abteilung Graz) soll dem Kind seitliche Begrenzung mit Bewegungsfreiraum und eine hängende Leichtigkeit vermitteln
a im Bettchen
b im Inkubator

woche zur Welt gekommenen Kindern eingesetzt (de Jong 1996).

Seit 1998 wird in einer Studie (Dr. Mikes et al. Kinder- und Frauenklinik Mannheim) bei Schwangeren ab der 20. Schwangerschaftswoche der Einfluss des Kommunikationstrainings auf die Geburt und die Mutter-Kind-Beziehung untersucht. Auch bei sehr kleinen Frühgeborenen sollte zur akustischen Stimulation ausschließlich die Stimme der Mutter als Medium verwendet werden. Von ihr besprochene Kassetten, dem Frühchen vorgespielt, sind für Mutter und Kind vor allem dann eine hilfreiche Kommunikation, wenn beide auf tägliches Beisammensein mit körperlicher Nähe fast oder ganz verzichten müssen. Beobachtungen bestätigen, dass die sehr kleinen Kinder die Stimme ihrer Mutter erkennen, sogar bei ihrem Weinen den Sprachrhythmus der Mutter nachahmen.

Nach der *Entlassung des Kindes* aus der Klinik reagieren viele der Frühgeborenen oft irritiert auf die Reize aus der neuen Umgebung. Sie geraten schneller aus dem Gleichgewicht, schreien häufiger, alles ist neu und anders für sie. Eltern sollten diese ersten Zeichen von Stress und Überforderung ihres Kindes erkennen lernen, damit sie Vieles bereits im Ansatz verändern können, z. B. helles Licht, Geräusche u. a. worauf das Kind in seiner neuen Umgebung reagiert. Die Eltern dieser frühgeborenen Kinder sollten auch wissen, dass ihr Kind manchmal schwer für die Eindrücke aus der Umgebung zu interessieren ist, es kann von all dem Neuen auch übermäßig überanstrengt werden.

Eine *Nachsorge-Hebammenbetreuung* nehmen Frühgeborenen-Wöchnerinnen leider kaum in Anspruch. Auch eine Hebammenbetreuung von Mutter und Kind daheim nach dessen wochenlangem Klinikaufenthalt findet in den wenigsten Fällen statt (Conrath-Pelotte 1999).

Viele Mütter/Eltern müssen nach der Klinikentlassung des Kindes oft noch weiterhin zur notwendigen Intensivtherapie, um ihrem Kind durch optimale Förderung die Chance zu geben, später ein ganz normales Leben zu führen. Zu dem *motorischen Förderbereich* gehört Physiotherapie (Bobath/Vojta), welche auf die anderen Entwicklungsbereiche ihres Kindes günstige Auswirkungen hat.

Eltern zu früh geborener Kinder müssen lernen, mit diesen zusätzlichen Belastungen zu leben, um ihr Kind optimal zu fördern.

Literaturempfehlung:

„Frühgeborene – Zu klein zum Leben? Die Methode Marina Markovich", M. Markovich/T. M. de Jong, Fischer Ratgeber, 1999

Information: Bundesverband „Das frühgeborene Kind, e. V.", 69126 Heidelberg, v. d. Tann-Str. 7

1.6.4 Geburtsverarbeitung/unverarbeitete Geburtserlebnisse

Es ist eine mühevolle, manches mal nicht ungefährliche Arbeit, ein Kind auszutragen und zur Welt zu bringen. Das war schon immer so. In vergangener Zeit wie auch heute versuchen sich die Frauen gegen mögliche Risiken im Zusammenhang mit Schwangerschaft und Geburt nach allen Richtungen abzusichern. Dabei sind viele Frauen unserer Zeit immer weniger bereit, den Geburtsschmerz auf sich zu nehmen.

Trotz aller getroffenen Vorkehrungen bleibt das Gebären für jede Frau, auch für die mit Kaiserschnittentbindung, dennoch eine mühevolle Arbeit. Voraus geht diesem Geburtsereignis die Anstrengung und Belastung der viele Monate während Schwangerschaft. Ihr Kind will die Frau dann entsprechend ihren Vorstellungen im Rahmen gegebener Voraussetzungen zur Welt bringen. Eines können wir dabei als gewiss annehmen: Keine Frau geht zur Geburt mit der Absicht „es schlecht machen zu wollen", „sich anstellen zu wollen". Im Gegenteil, jede schwangere Frau ist *guter Hoffnung*, dass die Geburt ihres Kindes mit Unterstützung der Beteiligten, die sie sich als Geburtsbegleiter aussucht, gut vorübergehen möge.

Aber ungezählt viele Frauen kommen aus dem Geburtsgeschehen nicht nur an ihrem Körper, auch an ihrer Seele verletzt ins Wochenbett. Viele dieser Frauen haben dann bis ins hohe Alter immer wieder das zwanghafte Bedürfnis zu erzählen „wie es ihnen damals bei der Geburt des Kindes ergangen ist". Das ist ihre Möglichkeit, unverarbeitete Geburtserlebnisse los zu werden.

Wenn eine Frau schwanger ist und beginnt, sich für das bevorstehende Ereignis zu informieren, findet sie einerseits alle technischen Möglichkeiten der modernen Geburtsmedizin, eingeschlossen der Wunschsectio und andererseits die vor etwa 25 Jahren wiederbegonnene Geburtshilfe der „natürlichen Geburt", der „sanften Geburt" und deren Entwicklungen. Geburtsvorbereitungskurse sollen dann ihren Wunsch nach *natürlichem* und *sanftem* Gebären abdecken helfen. Die Erwartungshaltung der Schwangeren an alle, die bei Schwangerschaftsvorsorge und Geburtshilfe beteiligt sind, lassen junge Frauen und deren Partner nicht immer in vollem Umfang bewusst sein, dass sie *ihren eigenen Anteil* zum Gebären beitragen müssen. 1998 schrieb ich bereits „... unser Konsumverhalten steht auch oft dem Ereignis der Geburt im Wege, indem wir meinen, uns „alles" kaufen zu können. Dabei wird zuviel eingefordert und zu wenig erhofft".

Obwohl ein umfassendes Angebot in Geburtskliniken/Geburtshäusern zur Verfügung steht, um die Natürlichkeit beim Gebären hilfreich zu unterstützen (Hocker, Anhängevorrichtung, Ball, Geburtswanne u. a.) und sich die meisten schwangeren Paare, um gut gerüstet zu sein, mehrfach absichern, z. B. durch Geburtsvorbereitungskurs, Paarkurs, Säuglingskurs, Elternschule, Klinik-Info-Abende, Vorträge, Medien und jede Menge Bücher zum Thema Geburt, Kreißsaalbesichtigungen, Hebammenkontakt u. v. m., verläuft dann doch für die Gebärende „ihr" Geburtserleben nicht immer ihren Erwartungen entsprechend. Trotz aller vorher vorgenommenen Selbstkontrolle erleben Gebärende, auch gut vorbereitete, Schmerz und Ängstlichkeit; manche fühlen sich hilflos ausgeliefert oder in ihrem physischen Grenzbereich, sind über sich selbst oder äußere Umstände enttäuscht. Dann ist „Schreien" *die* Möglichkeit ihrer Verarbeitung von Angst und Schmerz. Das geschieht unabhängig von sozialer Herkunft und ob sie Erst- oder Mehrgebärende sind.

Im Nachhinein kann die Wöchnerin die während der Geburt aufgetretenen Schwierigkeiten im Geburtsablauf, auch einen unerwartet veränderten Geburtsmodus, z. B. Liegenmüssen, Zange, Saugglocke, Kaiserschnitt, besser verarbeiten, wenn sie während der Geburt eine umfassende Unterstützung und eine aufmerksam-gütige Betreuung erfuhr. Fühlte sie sich in dieser Zeit „allein gelassen" ist das für die Verarbeitung des Geburtserlebnisses nochmals schwierig.

Erstgebärende gehen meist mit mehr positiven Erwartungen zur Geburt als vor allem jene Mehrgebärenden, die aus vorangegangenen Geburt(en) ein negatives, nicht verarbeitetes Gebärerlebnis mitbrachten. Ursachen negativer Gebärerlebnisse können sein: z. B. nicht ausreichende Betreuung und Unterstützung durch die Geburtsleitung (manchmal auch durch den Partner), massive Geburtsverletzungen, die bis in das Wochenbett und darüber hinaus nachwirken, lange Geburtsdauer und Schmerzintensität. Aber auch ein mit Risiko oder Missbildung, zu früh oder tot geborenes Kind lassen das Geburtserlebnis, selbst wenn die Geburt gut verlief, später als den Anfang einer für Mutter/Eltern leid- und sorgenvollen Zeit erscheinen.

So werden Erinnerungen an das Geburtserlebnis im Nachhinein individuell sehr unterschiedlich verarbeitet:

– die Angst, während der Geburt die Kontrolle über sich zu verlieren (schreien) und die „Peinlichkeit" nach der Geburt, sich während des Gebärens laut artikuliert zu haben, wird unterschiedlich geäußert, „ich habe gar nicht gewusst, dass ich so laut schreien kann, dafür schäme ich mich jetzt" oder lautes Schreien wurde untersagt „nun halten sie endlich den Mund" und dann wurde mir der Mund sogar zugehalten oder ganz anders „ich habe so laut geschrien und trotzdem schloss die Hebamme in dieser warmen Sommernacht nicht einmal das Fenster. Man akzeptierte mich und das machte mich so sicher".

– Gefühle äußern und äußern zu dürfen ist im Zusammenhang mit Gebären für viele Frauen ganz wichtig. Noch viele Jahre später erinnern sich Wöchnerinnen, dass man sie mit den Worten zurechtwies: „Nun stellen sie sich doch nicht so an."

– die Schmerzintensität wird auch im Nachhinein empfunden von „es hat mir kaum weh getan" bis „die Schmerzen waren schlimm und unerträglich"

– schon die Einstellung zum Schmerz ist unterschiedlich, z. B. „nie wieder ein Kind, so habe ich mir das nicht vorgestellt" bis zur positiven Rückmeldung einer Frau, die viele Jahre vergeblich auf ihr erstes Kind warten musste: „Nur einen Vormittag Schmerzen – und dafür ein Kind!"

Anmerkung: So bleiben verbale Äußerungen anderer, denen Gebärende in einer für sie schwierigen Lebenssituation ausgesetzt wurden, für manche immer haften, hinterlassen in deren Seele eine Narbe. Aber auch Lob und Zuwendung durch die Geburtsbegleitung werden nie vergessen.

Die *psychische* Bewältigung des Geburtserlebnisses steht für die Frau stark im Zusammenhang mit ihrem „mit sich selbst" Zufriedensein.

Sehr wichtig ist, dass ihre Erwartung an sich selbst, an ihren Partner und an die Geburtsleitung möglichst nicht enttäuscht werden. Späterhin schafft sie ohne *Gesprächshilfe* die Aufarbeitung des Gefühls „versagt zu haben" oder auch ihr Enttäuschtsein über die Geburtsbegleitung meist nicht mehr. So wäre wünschenswert, dass alle Hebammen sich die Zeit nehmen könnten, mit der Wöchnerin, die sie unter der Geburt betreut haben, im Frühwochenbett noch einmal unter vier Augen über das Erlebte zu sprechen. Besonders wichtig ist die Aufarbeitung nach einer schweren Geburt oder wenn die Frau meint, versagt zu haben. Das würde den Anteil der nicht aufgearbeiteten Geburtserlebnisse reduzieren helfen. Mit Sicherheit ist das einer der Vorteile der Hausgeburtshilfe, hier lässt der vertraute Umgang zwischen der Wöchnerin und ihrer Hebamme die Aufarbeitung der Geburt ganz selbstverständlich zu.

Wichtig ist auch der Zeitpunkt, zu welchem die Frau über ihre Geburtserfahrung spricht, ob wenige Stunden nach der Geburt (noch im Kreißsaal) oder später im Frühwochenbett, wenn sie Zeit hatte, das Erlebte für sich noch einmal zu ordnen.

Geburtsarbeit schließt für jede Gebärende Schmerzen und Anstrengung ein. Unmittelbar nach der Geburt spürt sie große Erleichterung, es geschafft zu haben, verbunden mit einem Glücksgefühl und mit Dankbarkeit, wenn ihr Kind gesund und munter ist. So sehen anfangs viele Wöchnerinnen ihr Geburtserlebnis subjektiv gefärbt. Fragen und Zweifel kommen meist etwas später und diese sollten nicht im Raum stehen bleiben.

Denn die Bedeutung der eigenen, positiven wie auch negativen Einschätzung der Geburt ist das, *was die Frau immer in Erinnerung behalten wird, auch in ihrem späteren Leben.*

Ihre Geburtserfahrungen geben Mütter später vor allem ihren Töchtern weiter. So sind leider viele junge Frauen negativ durch ihre Mütter vorbelastet, müssen sich bei jeder passenden Gelegenheit anhören, wie schwer die Mutter es damals bei ihrer Geburt hatte.

Eine junge Frau berichtet: „Ich habe es meiner Mutter so schwer gemacht, ich war eine „Zange". Auf die Frage, woher sie das so genau wisse, antwortet sie: „Das muss ich mir immer wieder, wenn ich daheim bin, anhören."

Merke: Ein Geburtserlebnis sollte aufgearbeitet werden, weil unverarbeitete negative Geburtserlebnisse die Frau ein Leben lang begleiten können. Oft gibt sie diese an die nächste Tochtergeneration weiter. Dadurch werden Schuldgefühle auf die Tochter übertragen. Wenn diese dann ihr eigenes Kind zur Welt bringt, kann das belastende Wissen wiederum ihre Geburtsarbeit beeinflussen.

1.7 „Gute Hoffnung – jähes Ende"

In der Überschrift dieses Kapitels zitiere ich den Titel von Hannah Lothrops Buch, das sich mit dieser Thematik der guten Hoffnung, die ein jähes Ende findet, befasst. Damit möchte ich mich für die wertvollen Anregungen, die ich durch Hannah Lothrop erhielt, bedanken. Bereits 1979 bin ich ihr bei Ruth Menne begegnet. Im November 2000 ist Hannah Lothrop verstroben. Sie war es, die, wenn ein Kind tot geboren wird oder nur kurze Zeit seine Geburt überlebt, unserer Sprachlosigkeit passende Wortwahl und einfühlsame Verhaltensweisen den Eltern gegenüber nahe brachte. Allen Berufsgruppen, die mit Wöchnerinnen Kontakt haben, muß ihr Buch empfohlen werden.

Immer wenn ein totes Kind den Mutterleib verlassen muß, suchen Hebammen und Geburtshelfer jedes mal neu nach passenden Worten, die den Eltern, der Frau helfen, dieses für sie unvorhergesehene Ereignis annehmen zu können. Als Krankengymnastin fand ich die Wöchnerin eines totgeborenen oder nach der Geburt verstorbenen Kindes *nie* auf der Wochenstation, sondern „abgeschirmt" von anderen Wöchnerinnen auf irgendeiner Station der Frauenklinik. Als Wöchnerin, die ein Kind auf vaginalem oder abdominalen Weg zur Welt gebracht hatte, sollte sie Thromboseprophylaxe und Atemtherapie bekommen. Es ist doch selbstverständlich, bei diesen Wöchnerinnen nach der Geburt die gleichen physiotherapeutischen Maßnahmen anzuwenden, wie bei Wöchnerinnen mit lebenden Kindern auf der Wochenstation.

Hinweis: Eine Spätwochenbett-Rückbildungsgruppe besuchen Frauen, deren Kind nicht lebt, verständlicher Weise so gut wie nie. Wenn sie dort mit glücklichen Müttern und deren Babys zusammentreffen, lässt sie das ihren Verlust ständig neu erleben.

In unserer Gesellschaft sind Tod und Trauer tabuisierte Themen. Betroffene leiden darunter. Weil dieses totgeborene Kind „doch noch gar nicht gelebt hat", wird den Eltern für ihren Schmerz und ihre Trauer von Außenstehenden oft wenig Verständnis entgegen gebracht.

Eine betroffene Mutter war auf meine Anregung hin bereit über alles Erlebte und Erlittene zu berichten. Dafür danke ich ihr und auch meiner Kollegin Elvira Braun, der sie ihre Geschichte erzählte und die diese aufschrieb:

Der nachfolgende Erfahrungsbericht handelt von **Max und seiner Mutter**, die ihn gleich nach seiner Geburt wieder hergeben mußte.

VORHER

„In der 38. Schwangerschaftswoche war ich zum vereinbarten Termin bei meinem Arzt. Ich habe die Herztöne meines Kindes gehört, alles war in Ordnung, ich habe mir sagen lassen, dass es ein Junge wird. Es war alles super, ich war gesund, das Kind war gesund; was sollte uns passieren. Ich war erfüllt von Zuversicht und Erwartung.

Am nächsten Tag verspürte ich ein Ziehen im Bauch, ich war nicht sicher, ob das Kontraktionen waren, beim ersten Kind kennt man sich noch nicht so aus. Zufällig war eine befreundete Hebamme im Haus, die für die Nachsorge bei meiner Nachbarin zuständig war. Auch ich hatte mich bei ihr zur Betreuung nach der Entbindung angemeldet. Diese Hebamme habe ich nun um Rat gefragt.

Sie hörte mich ganz sorgfältig ab; Rückenlage, Seitlage, dann aufstehen, alles mögliche sollte ich machen, damit sie in verschiedenen Ausgangsstellungen das Stethoskop ansetzen konnte. Ich ließ mich dadurch nicht irritieren, ich war ohnehin so aufgeregt über die bevorstehende Geburt. Die Hebamme sagte dann, dass ich sofort ins Klinikum gehen sollte, sie würde mich telefonisch dort anmelden. Besorgt war ich überhaupt nicht, es war mir klar, dass Geburtsverläufe immer eine eigene Dynamik haben. Die Sicherheit, die ich noch vom gestrigen Arztbesuch hatte, stärkte mich.

Als ich mit meinem Mann das Haus verließ, sagte ich, dass wir beim Wiederkommen zu dritt sein würden.

In der Klinik wurde ich sofort an das CTG angeschlossen. Eine Hebamme hat mit dem Schallkopf die Herztöne gesucht, schließlich hat sie damit aufgehört und ist wortlos gegangen. „Das gibt es ja," dachte ich mir „dass Geräte manchmal nicht funktionieren oder ein Mitarbeiter die Technik nicht beherrscht". Ich war immer noch arglos, ich fühlte mich sicher mit meinem Kind, ich war gut vorbereitet und davon überzeugt, dass alles gut vorübergehen würde.

Dann kam ein Arzt mit einem anderen Ultraschallgerät herein und suchte wiederum mit dem Schallkopf wortlos auf meinem Bauch herum.

Dann sagte er: „Ich muß Ihnen sagen, Ihr Kind lebt nicht mehr".

Das war unbeschreiblich! Es war ein Schock! Ich fing an, zu weinen, mein Mann hat geweint. „Das kann doch nicht sein", dachte ich. Es war doch alles in Ordnung gewesen, gestern noch.

Es gingen mir hundert Gedanken durch den Kopf und keiner. Doch dann der Gedanke: wie geht es nun weiter? Was passiert nun mit mir und meinem toten Kind? Wie kommt das Kind heraus? Bekam ich nun einen Kaiserschnitt? Ich war bis ins Tiefste getroffen, nicht fähig, klar zu denken.

Mir wurde gesagt, dass das Kind auf normalem Weg geboren werden muss. Der Arzt forderte mich auf, mich zu beruhigen; ich bräuchte jetzt keine Rücksicht mehr auf das Kind zu nehmen und könnte ausreichend Schmerzmittel bekommen. Ich sollte nun noch etwas herumlaufen und dann auf die Station kommen.

Ich fühlte mich ganz verlassen, vollkommen leer und fassungslos. Meine Mutter kam ins Krankenhaus. Ich weiß nur noch, dass wir alle geweint haben. Ab diesem Zeitpunkt fehlen mir einige Fetzen in der Erinnerung.

Mein Mann und ich sind dann zusammen durch den Park getrottet; ich war noch schwanger, das Kind war noch in mir, und doch nicht ...

Wenn nun die Wehen kamen, wurden die in der Geburtsvorbereitung erlernten Dinge so absurd und sinnlos: „Zum Kind atmen, einen extra Atemzug für das Kind, sich öffnen, loslassen, bereit sein, für alle Anstrengungen, denn am Ende des Weges steht mein neugeborenes Kind ..." Hier tauchte die Frage wieder auf, die mich seit der ersten Mitteilung begleitet hat: „Warum, wieso muss ich das erleben und durchmachen?"

Inzwischen war ich auf die Station gegangen und habe mir eine *PDA* geben lassen, die ich immer wieder nachdosieren ließ, sobald ich etwas Schmerz wahrnahm. So spürte ich zwar die Kontraktionen, hatte aber keine Schmerzen mehr, nichts hat mich mehr interessiert. Das Ganze hat 18 Stunden gedauert! Zwischenzeitlich besuchte mich die Hebamme, die mich zu Hause untersucht hatte. Sie blieb einfach bei mir und hielt meine Hand. Das gab mir so viel Halt.

Ich war nicht mehr so ganz da. Zu dieser Zeit war ich der festen Überzeugung, dass ich mein Kind nicht sehen wollte. Nach meiner Information ist das die erste Reaktion aller Frauen, die in dieser Situation sind.

Einmal kam eine goldige Krankenschwester mit einer riesigen Schüssel Kaffee. Dieser sollte dazu dienen, den Damm etwas weicher zu machen. Ein in der Nähe stehender Arzt frotzelte, er hätte auch gerne eine Tasse Kaffee ... Es war abartig. Er hat die Anwesenheit des toten Kindes einfach verdrängt; aber ich auch etwas.

DIE GEBURT

Dann kam die Geburt. Beim Durchtritt des Kopfes nahm sich der Schrei in mir seinen Platz. Endlich konnte ich schreien. Ich habe mich selbst gehört; man erkennt sich eigentlich nicht, und doch war ich es selbst, die geschrien hat; ein tierischer Schrei. Mein Mann war wie vom Donner gerührt. Das war natürlich mein Schmerz in der Seele, der da raus musste. Es war das Gefühl auseinander platzen zu müssen, wenn dieser Schrei nicht seinen Weg aus dem Körper heraus finden kann. Dann war es geboren, mein totes Kind.

Eine Hebamme hat den Max dann eingewickelt und gesagt: „Schauen Sie sich ihr Kind an". Ich konnte nicht mehr aufhören zu weinen. Mein Mann hing über mir und weinte auch. Untröstlich und verzweifelt waren wir, dazu noch diese körperliche Erschöpfung. Wir boten sicher ein Bild des Jammers. Man glaubte höchstwahrscheinlich, das dies zu viel für mich oder uns sei, und hat mir den Max bald weggenommen. Das tut mir so leid, ich hätte noch eine Weile gebraucht, um mich von ihm zu verabschieden. Doch ich habe ihn wenigstens eine kleine Weile gehabt.

Dann wurde ich auf Station verlegt. Es war keine Wochenstation. Ich fühlte mich so alleine. Darum bat ich, sofort nach Hause gehen zu dürfen. Das habe ich dann auch gemacht. Zu hause habe ich meine Freundin angerufen und ihr alles erzählt. Es war gut, dass sie alles erfahren wollte, sie hat auch nach den Haaren von Max gefragt, worauf ich ihr seine Haare beschrieben habe. Sie beschloß, dass ich eine Locke von Max haben sollte. Das war nun nicht so einfach, da Max schon von der Pathologie auf den Friedhof verbracht worden war.

Mit Bevollmächtigungen und Briefen von mir ausgestattet, ist meine Freundin losgezogen und hat es tatsächlich geschafft, eine Haarsträhne von Max zu bekommen. Diese Locke, mit einem blauen Schleifchen zusammengebunden, bewahre ich sorgsam bei mir zu Hause auf.

Ich habe ein Bild von Max. Es wurde im Kreissaal fotografiert und ist ganz schrecklich anzusehen. Die Aufnahme wurde vom Fußende her aufgenommen, dadurch wirkt das Kind lang und unförmig. Vom Gesicht ist es kaum etwas zu sehen. Er ist nicht gewaschen, nicht liebevoll gebettet, nackt und bloß liegt er da. Da das Bild mit einer Sofortbildkamera gemacht wurde, hätte sofort ein anderes Bild aufgenommen werden können. Nun habe ich dieses Bild, aber ich kann es niemandem zeigen. Ganz besonders nicht meinen Kindern.

Dieses Bild zu machen, war ein guter Gedanke, doch sehr beeinflußt von der Hilflosigkeit des Fotografierenden.

DANACH

Ich fühlte mich so sinnlos und leer, fast als ob ich nicht mehr leben wollte, als sei mir das Herz herausgerissen worden. Ich war Wöchnerin und hatte doch kein Kind. Man soll sein altes Leben wieder aufnehmen, man hatte sich aber auf etwas anderes eingestellt. Ein Kind zu verlieren, ist vielleicht das Schlimmste was einer Frau zustoßen kann; es hängt einfach am Herzen.

Eine weitere Hürde stellt sich, im Umgang mit anderen Menschen, die nicht wissen, wie sie reagieren sollen auf solch ein Ereignis. Ich hatte keinen Bauch mehr aber auch keinen Kinderwagen, wenn ich beim Einkaufen war. Wenn ich von jemanden, der es wußte, nicht auf den Tod meines Kindes angesprochen wurde, fühlte ich mich verletzt. Ich erlebte es als Ignoranz, man wollte mit diesem Unfassbaren nichts zu tun haben. Am schlimmsten waren Kontakte, bei denen so getan wurde, als ob nichts geschehen wäre.

Von einigen Menschen, erstaunlicherweise von solchen, die mir vorher gar nicht so nahe standen, habe ich aber auch viel Verständnis und Trost erfahren. Meistens waren das Frauen, die Ähnliches erlebt, oder auf andere Weise Narben auf der Seele davongetragen hatten. Bekannten und Freunden, die mich durch ihr Schweigen verletzt hatten, musste ich später richtig verzeihen.

Das Schweigen und die Tendenz, das Geschehen zu übergehen, kommt von der Idee, dass der Schmerz dann schneller vorbei gehe oder nicht immer wieder geweckt würde. Genau das Gegenteil ist richtig. Ich habe immer wieder viel geweint, und dann sind die Tränen auch immer wieder versiegt.

Die Frage nach dem WARUM ...

Man hat keinen Grund für den Tod des Kindes gefunden. Gerade das war schwierig zu akzeptieren. Man muß es einfach so hinnehmen, als höhere Bestimmung. Entweder die Natur wollte es nicht, oder Max hatte sich anders entschieden. Wie auch immer, ich muss damit leben, ich muss es akzeptieren.

Es geht weiter ...

Inzwischen habe ich 3 gesunde Töchter, denen sehr bewußt ist, dass sie einen großen Bruder haben, der als Baby gestorben ist. Mit ihnen rede ich über Max. Er ist in unsere Familie integriert, obwohl er nicht bei uns ist. Geblieben von diesem Schock mit meinem ersten Kind ist meine Angst

um meine Kinder. Normalerweise bin ich mutig und zuversichtlich, doch wenn gesundheitlich etwas mit meine Kindern nicht stimmt, gerate ich in Panik.

Gedanken, die mich heute nach Jahren noch nicht loslassen, weil ich so sensibilisiert für das damalige Geschehen bin ...

– Man sollte Stunden Zeit haben um sich von dem Kind zu verabschieden, man sollte eine Pause haben zum Ausruhen, um dann noch einmal zu seinem Kind gehen zu können.
– Es macht mich wütend und traurig, wenn ich höre, wie mit den Frauen und den toten Kindern umgegangen wird.
– Manches aus dieser Zeit kann ich nicht verzeihen. Wenn die Worte nicht stimmten, wenn grob fahrlässig mit meinen Gefühlen umgegangen wurde.
– Spricht man diese Probleme in der Hebammenschule an?
– Es muss Informationen darüber geben, wie, wo, wann man sein totes Kind bestatten kann. Hilfe in bürokratischen Dingen."

Soweit der Bericht von Max und seiner Mutter.

Eine Totgeburt ist in Deutschland so definiert: Wenn ein Kind im Mutterleib oder unter der Geburt stirbt und über 500 g wiegt, ist es eine Totgeburt. Eine Bestattungspflicht besteht nicht. Diese Kinder werden, so der bürokratische Sprachgebrauch, „entsorgt". Aber auf Wunsch der Eltern können sie eine Sonderbewilligung für ein Begräbnis erhalten, benötigen dazu aber eine „Ärztliche Unbedenklichkeitsbescheinigung für die Bestattung nicht-bestattungspflichtiger Babys". Werden darüber alle Eltern, ohne nachfragen zu müssen, informiert?

Hannah Lothrop (1998) schreibt dazu: *Wenn es mein innigster Wunsch ist, dass mein Kind beerdigt werden soll, dann muss das doch möglich sein – egal wie groß oder wie schwer es ist.*

Bereits in der Geburtsvorbereitung erfahren die Schwangeren: „Je besser wir das Kind in uns annehmen können, um so besser können wir es bei seiner Geburt loslassen – und später gehen lassen." (R. Menne) Bei einer Totgeburt bekommt das „Loslassen" einen doppelten Sinn: Um ihr totes Kind loslassen zu können, sollte die Mutter (Eltern) ihr Kind unbedingt kennen lernen dürfen. Die Wichtigkeit des Abschied-nehmen-Könnens wird oft viel zu wenig bedacht. Es gab eine Zeit, wo bei der Geburt eines toten Kindes zwischen Ober- und Unterkörper der Mutter ein sichtverhinderndes Tuch ausgespannt wurde, um der Mutter den Anblick des toten Kindes zu ersparen.

Die Sehnsucht nach dem Kind wird dann schmerzhaft immer bleiben. Im Bericht einer betroffenen Erstgebärenden, den ich vor fast zwei Jahrzehnten erhielt, kommt das zum Ausdruck.

Erfahrungsbericht:

„Sie sprachen oft davon, dass die Geburt auch ein Loslassen des Kindes ist. In der Geburtsvorbereitung konnte ich mir das nicht richtig vorstellen, da für mich der Moment der Geburt gleich stand mit dem Moment, das ersehnte Kind endlich in den Armen halten zu können. Heute weiß ich, was Sie damit meinten. Während der ersten drei Presswehen habe ich mich mit aller Kraft dagegen gewehrt, das Kind, obwohl es ja bereits tot war, loszulassen. Mir wurde in diesem Moment bewusst, dass dies eine Trennung für immer bedeutete. Da erinnerte mich mein Mann an Ihre Worte und ich begann langsam mich von meinem Kind zu lösen und konnte nun bei der weiteren Geburt aktiv mitarbeiten. Ich empfand dann den Moment der Geburt unglaublich bewusst und intensiv – ja sogar als etwas Schönes und Wunderbares. Ich spürte für einen Augenblick den Kopf und den Körper meines Kindes, dass ich doch nie mit meinen Händen anfassen und berühren konnte, zumindest mit meinem Körper. Heute noch, fast zwei Wochen nach diesem Erlebnis, kann ich mir in Momenten, in denen ich aus Sehnsucht nach meinem Kind zu verzweifeln drohe, dieses Gefühl in Erinnerung rufen. Das gibt mir dann wieder etwas Trost. Überhaupt habe ich bei diesem schmerzlichen Erlebnis so viel Mitgefühl, Trost und Hoffnung durch meine Hebamme erhalten. Sie war in dieser Zeit fast mehr für mich als meine Mutter. Sie ist für mich tausendmal mehr wert als alle Beruhigungstabletten, die mir die Ärzte in ihrer „Fürsorge" verschrieben haben. Ihre Vorbereitung war für mich, trotz des unbegreiflichen Ausganges keineswegs sinnlos oder gar verschwendete Zeit, sondern eine große Hilfe."

1.7.1   Hilfestellungen für betroffene Wöchnerinnen/Eltern

(Nach meinen Aufzeichnungen aus einem Seminar mit Hannah Lothrop)

Die vorangegangenen Berichte beider Mütter, die ihr totes Kind gebären mussten und ihre Empfindungen und Gefühle während dieser Zeit offenbarten, zeigt einmal mehr, welch wichtige Bedeutung der Trauerarbeit zukommt.

Auf Trauerverarbeitung haben alle betroffenen Eltern ein Anrecht!

Die anfängliche, so wichtige Bezugsperson nach der Konfrontation mit der schrecklichen Wahrheit ist für die Eltern/Mütter die Hebamme. Sie ist die Geburtsbegleiterin und die erste, die das tote Kind in Empfang nimmt. Ist sie einfühlsam und kompetent, gibt sie den Eltern in deren ersten Schock und Schmerz das Gefühl, jetzt „alle Zeit der Welt zu haben", „ganz da zu sein", werden diese Eltern ihr das nie vergessen, wie der vorangegangene zweite Erfahrungsbericht zeigt.

Ist das tote Kind geboren, sollte eine der wichtigsten Hilfen sein, das Baby für die Eltern „wirklich" zu machen. Das bedeutet, dass die Eltern ihrem Kind einen Namen geben (können) und in allen späteren Gesprächen wird das Kind mit seinem Namen benannt. Eltern brauchen auch die Zeit und Gelegenheit, ihr totes Kind anzuschauen, es zu berühren, es im Arm zu halten, es baden und anziehen zu dürfen und es in ruhiger Atmosphäre zu verabschieden. Eine Erinnerung an das Kind, sei es eine Haarlocke, ein würdevolles Foto des angezogenen (keinesfalls nackten) Kindes, ein Namensbändchen (welches zunächst für kurze Zeit das Baby trägt) oder wie in einigen Geburtskliniken möglich, ein Fuß- oder Handabdruck hilft den Eltern, ihr Kind in ihrem Herzen und ihrer Erinnerung für immer zu bewahren, weil es für sie „wirklich" werden konnte.

Wie begegnet man einer in der Tiefe ihrer Seele getroffenen Frau, die plötzlich aus der „guten Hoffnung", bald Mutter eines ersehnten/erwarteten Kindes zu sein in tiefe Verzweiflung und Leere gestürzt wird?

Die verschiedenen Phasen der Trauer
Erste Phase: Schock und Betäubung
Zweite Phase: Suchen und sich Sehnen
Dritte Phase: Desorientierung und Verwandlung
(das ist die längst während Phase)
Vierte Phase: Neuorientierung und Erneuerung

Die Trauerverarbeitung hat fünf Aufgaben
1. Die Wirklichkeit des Verlustes annehmen (möglichst ohne Medikamente)
2. Schmerz, Trauer und andere Gefühle zulassen (auch Schuldzuweisungen gehören dazu)
3. Sich an ein Leben *ohne das Kind* anpassen
4. Sich allmählich emotional vom Kind lösen. Die dadurch freigewordene Liebesenergie ohne Schuldgefühle neuen Beziehungen/Aktivitäten zufließen lassen (das könnte etwas sein, was vorher gern gemacht wurde, z. B. Töpfern, Malen, Musizieren)
5. Der Erfahrung einen Sinn geben

Was Trauernden weh tut oder schadet
Unpassendes Verhalten der Menschen aus der Umgebung
- beschwichtigen wollen, mit gut gemeinten Worten den Schmerz meinen lindern zu können
- ignorieren, so tun, als ob nichts geschehen wäre
- Gefühle be- und verurteilen
- von der Wirklichkeit abschirmen oder ungebetene Entscheidungen für die Frau treffen
- der Frau eine schmerzliche Konfrontation ersparen wollen, z. B. rasch alle Babysachen wegräumen,
- das vorbereitete Kinderzimmer ausräumen, im Gespräch das Thema „totes Kind" meiden.

Was Trauernden gut tut und was sie brauchen
Praktische Hilfestellungen
- wir können den Schmerz nicht wegnehmen, es ist gut und genug, einfach *da zu sein*
- wir vertiefen bei der Trauernden nicht ihr Leid, wenn sie auf den Verlust ihres Kindes angesprochen wird. Eine mangelnde Anteilnahme,, aus welchem Grund auch immer, tut mehr weh!
- Gelegenheit zum Weinen haben ist heilsam für die Seele
- Zuhören ist wichtiger als reden
- *Sprachlosigkeit und ein Gefühl von Hilflosigkeit ist normal*
- Eine Berührung, in den Arm genommen werden, ein warmherziger Blick, Tränen in den Augen, einfach schweigend dabei sitzen, können oft mehr bewirken als tausend Worte
- Zu bedenken ist: *In Krisenzeiten kann oft mehr Nähe zugelassen werden als sonst.*

Als passende Worte schlägt Hannah Lothrop vor:
Es tut mir leid – das muss schwer für euch sein – ich bin hier und höre Euch zu – ich weiß nicht, was ich sagen soll – ich verstehe das auch nicht – wie geht es dir jetzt mit all dem? – es macht mich sehr traurig – mögen Sie mir erzählen, wie ...? – kann ich etwas für Sie tun? – gibt es jemanden, den Sie jetzt bei sich brauchen könnten / den ich verständigen könnte?

1.7.2 Plötzlicher Kindstod

(SIDS = Sudden Infant Death Syndrome)
Glücklich und dankbar verlassen Wöchnerinnen die Geburtsklinik voll Freude und Zuversicht auf das Leben mit ihrem Kind. Und plötzlich, ohne Vorwarnung streben jährlich in Deutschland etwa mehr als tausend Babys am plötzlichen Kindstod. Der ist mit 40 % die häufigste Todesursache im ersten Lebensjahr.

Die meisten Säuglinge sterben zwischen dem zweiten bis vierten (andere Quellen 6.) Lebensmonat, im Winter scheint das Risiko höher zu sein. Nur bei einem kleinen Teil der Säuglinge wird bei einer Obduktion ein Befund festgestellt, bis zu 85 % aller Babys sterben ohne Vorboten, ohne offensichtliche Risikofaktoren. Für betroffene Eltern ist das eine große Schocksituation. Wurde dann durch die Obduktion keine Ursache für den Tod ihres Babys gefunden, fühlen sich diese Eltern schuldig, meinen versagt zu haben. Die stressigen Situationen nach Eintreten dieses Ereignisses, z. B. Notarzt und dessen vergebliche Reanimationsversuche, auch Ermittlungen durch die Polizei, die bestätigt wissen will, ob das Kind eines natürlichen Todes starb, dann Gedanken darüber, wie das Kind bestattet werden soll u. v. m. lässt den Eltern wenig Zeit, von ihrem Kind richtig Abschied zu nehmen. Verwunderlich ist so nicht, dass bei diesen Eltern noch lange Zeit nach dem Ereignis Depressionen und Körperbeschwerden festgestellt werden. Die Verarbeitung dieses Schocks ist individuell so unterschiedlich; viele Eltern brauchen Hilfe (s. Anh.) Auch für ihre nachfolgenden Kind(er) reagieren die Eltern mit vermehrter Ängstlichkeit. Jeder Verlust eines Kindes ist für jede Familie ein einschneidendes Ereignis!

Die Frage, ob es besonders gefährdete Kinder für den plötzlichen Kindstod gibt, wird seit vielen Jahren im In- und Ausland erforscht. Bislang gehören zur Risikogruppe: Früh- und Neugeborene nach einer Intensivtherapie (vor allem mit chronischen Lungenproblemen nach Beatmung), Kinder von rauchenden/drogenabhängigen Eltern, Kinder mit starkem Untergewicht, Mehrlingskinder oder auch Kinder, welche dem an plötzlichem Kindstod verstorbenen Geschwister nachfolgen. Einer weiteren möglichen Ursache kommt in letzter Zeit immer mehr Bedeutung zu: Die *Bauchlage* des Säuglings. Eine Untersuchung von M. Naujoks und seinem Team (Uni-Kinderklinik Münster) fand für das Jahr 1980 eine Gesamtsterblichkeit an SIDS von 3,44 pro 1000 Kinder, 1991 waren es 2,35 pro 1000 Kinder. Im Januar 1992 sank die Zahl sprunghaft auf 1,88 pro 1000 Kinder. Dieser starke Rückgang in nur einem Jahr wird auf die ein Jahr zuvor erfolgte *Warnung vor der Bauchlage bei Säuglingen* zurückgeführt. Seit dem wird die Bauchlage bei Säuglingen als möglicherweise riskant eingestuft. Als Risiko wird auch das liebgewordene Babyfell sowie das zu warm eingewickelte Baby (Überwärmung) diskutiert. Eine neue, weitere Hypothese für den plötzlichen Kindstod wird z. Z. durch den Nachweis von Botulinus-Gift in Darm, Blut oder Leber an plötzlich verstorbenen Babys untersucht.

Dieses traurige Kapitel „Gute Hoffnung – jähes

Ende" möchte ich mit Worten aus dem Buch „Unendlich ist der Schmerz" von Julie Fritsch, deren Sohn bei der Geburt starb, abschließen:

„Ich heiße Dich willkommen -
und gleichzeitig nehme ich in Trauer von dir
Abschied,
Während ich dich in meinem Arm halte.
Dich, der mir wohlbekannt war,
in der Tiefe meines Herzens.
Du bist so wirklich für mich,
für diese kurzen Momente,
und doch für alle Ewigkeit."

Stützgruppen für Betroffene bei plötzlichem Kindstod

Adressen der Bundesverbände, die Kontakt zu regionalen Gruppen vermitteln (Stand 9/2000)

1. Bundesstelle Verwaiste Eltern in Deutschland e. V., Institut für Trauerarbeit (ITA), Hamburg, Tel. 040/355056 – 33 od. -44.

2. Initiative Regenbogen Glücklose Schwangerschaft e. V., In der Schweiz 9, 72636 Frickenhausen, Tel. 05565 – 1364

3. GEPS Deutschland e. V., Gesellschaft zur Erforschung des plötzlichen Säuglingstodes, Bundesgeschäftstelle Hannover, Tel. 0511 – 8386202

Literaturempfehlung:

1. Hannah Lothrop, Gute Hoffnung – jähes Ende. Fehlgeburt, Totgeburt und Verluste in der frühen Lebenszeit, Begleitung und neue Hoffnung für Eltern, Kösel, 7. Aufl., 1998

2. Julie Fritsch, Ilse Sherokee, mit einem Vorwort von Hannah Lothrop, Unendlich ist der Schmerz ... Eltern trauern um ihr Kind. Kösel, 1995

1.8 Die Nachsorgehebamme/Wochenbetthebamme und ihre Aufgaben

Hinweis: Dieses Kapitel ist vor allem für Leser, die nicht den Beruf der Hebamme ausüben, geschrieben. Es soll einen Einblick in die Tätigkeit der Hebamme und besonders deren Aufgaben in der Wochenbett-Nachsorge geben.

Die Entwicklung zum heutigen Berufsbild der Hebamme im kurz gefassten Überblick habe ich den Aufzeichnungen von N. Szász, Ärztin und Hebamme (1995) entnommen.

Schon in antiker und sicher auch in prähistorischer Zeit leisteten Helferinnen bei der Geburt Beistand. Überliefert sind aus der Antike die „Maiai", die einen hohen Wissensstand hatten und selbst geburtshilfliche Bücher/Schriften verfassten, z. B. im Alten Ägypten, im Alten Iran, bei Römern und Griechen.

Mit dem Ende der Antike verlor sich dieser wissenschaftlich gebildete Hebammenstand. In den folgenden Jahrhunderten oblag Geburtshilfe den „Weisen Frauen".

Die Anfänge der *berufsmäßigen* Hebamme geht in ihrer Entstehungsgeschichte in die Städte des Mittelalters zurück, wo sich Hebammen zunftmäßig organisierten, ähnlich wie andere Handwerks-zünfte. Es wurden „Lehrtöchter" ausgebildet und die Hebammen hatten so ihren festen Platz in der geregelte medizinische Versorgung der städtischen Bevölkerung. Diese berufsmäßigen Hebammen waren eingegliedert in eine Hierarchie, die aus „Ehrbaren Frauen", welche ehrenamtlich tätige Patrizierfrauen waren, aus Oberhebammen, Lehrmägden, Stuhlweibern und anderen „Gehülfinnen" bestand. Spezialisiert waren diese Hebammen ausschließlich auf Geburtshilfe im Gegensatz zu den „Weisen Frauen", welche außer Geburtshilfe auszuüben, auch andere Krankheiten in Nachbarschaftshilfe behandelten (Abb. 1.**110**).

Schon in der Mitte des 15. Jahrhunderts gab es in den Städten erste Hebammenverordnungen, in denen die Hilfe bei Armengeburten festgelegt war. Die Hebamme hatte bei Armen und Reichen gleichermaßen Hilfe zu leisten. Bei komplizierten Geburten musste sie eine zweite Hebamme oder eine „Ehrbare Frau" hinzuziehen. Festgeschrieben war auch das Trinkverbot während einer Geburt, die Durchführung eines Kaiserschnittes beim Tod der Frau und Gehorsamspflicht gegenüber der „Ehrbaren Frau".

Ab dem 16. Jahrhundert übernahmen die Stadtärzte anstelle der „Ehrbaren Frauen" die Kontrolle und Macht über die Stadthebammen. Prüfungspflicht durch die Stadtärzte und kirchliche Gebote (z. B. Abtreibungsverbot), sowie eine Geringschätzung durch die Mediziner standen bald im krassen Gegensatz zu dem Beruf der vorher hochgeachteten Stadthebammen.

Die *freien* Hebammen, die nicht wie die in der Zunfthierarchie verschworenen Stadthebammen kontrolliert werden konnten, wurden seit der Zeit der 1484 von Papst Innozenz VIII. herausgegebenen Hexenbulle, bis ins 18. Jahrhundert oft als „Hexenhebammen" verfolgt. Die *Dorfhebamme* hatte bis ins 19. Jahrhundert nur geringfügige Vorbedingungen zur Ausübung des Hebammengewerbes zu erfüllen. Die Aufgaben der meist älteren Dorfhebammen, die vielerorts von einer Gemeinschaft verheirateter Frauen gewählt wurden, umfassten die Geburt der Frau und das Umsorgen des Neugeborenen. So gehörten auch Nottaufe, bzw. das Kind zur Taufe zu tragen zu ihren Aufgaben. Wenn nötig führte die Hebamme oft sogar nach der Geburt den Haushalt (Abb. 1.**111**).

Im 18. Jahrhundert setzen sich Hebammen, die ihr praktisches geburtshilfliches Wissen und Können in Büchern niederschrieben, trotz Anfeindungen, aber auch mit Anerkennung durch, indem sie die Verbindung des medizinischen Ärztewissens zu ihrem in der Praxis erworbenen handwerklichen Erfahrungswissen aufzeigten. In Deutschland verfasste 1690 das erste Hebammenlehrbuch Justine Siegemund (1636 – 1705). 1725 wurde im Preußischen Medizinaledikt fixiert, dass alle Hebammen vor ihrer Zulassung zum Hebammenberuf von Medizinalkollegien „ordentlich examiniert und approbiert, sowie in Anatomie an weiblichen Leichen zu unterrichten seien".

Von jetzt an mussten die Hebammen bei komplizierter Geburt einen Arzt hinzuziehen. Seitdem ist die Tätigkeit der Hebamme auf die normale Geburt festgeschrieben.

Erste Hebammenschulen entstanden in Deutschland in der Mitte des 18. Jahrhunderts. Eine Hebammenbewegung nahm 1885 in Berlin ihren Ausgang. Der Grund dafür war, dass im 19. Jahr-

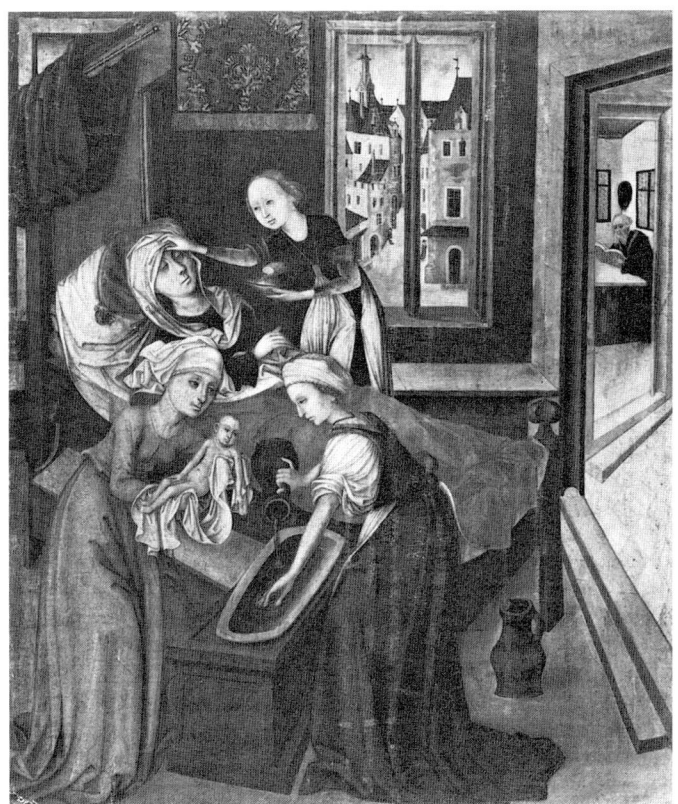

Abb. 1.**110**   Wochenstubenmotiv um 1480 (aus Zcglinicki, S. 198, Abb. 193)

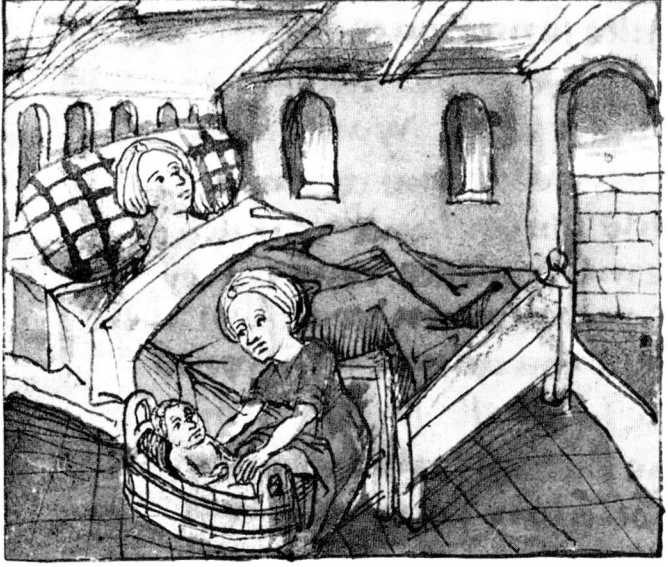

Abb. 1.**111**   Bäuerliche Wochenstube (aus Zcglinicki, S. 223, Abb. 219)

hundert durch den Tod vieler Wöchnerinnen an Kindbettfieber (siehe Kap. 1.1, Ignaz Semmelweis) die Hebammen die Schuldzuweisung bekamen und im Zuge der Industrialisierung eine Verarmung der Bevölkerung einsetzte, die sich eine Hebamme nicht mehr leisten konnten. Zusätzlich wurde die Hausgeburtshilfe zugunsten der Geburtshilfe im Krankenhaus als „veraltet" abgewertet. Im Deutschen Kaiserreich (1871 – 1918) wurden die Hebammen durch viele Kontrollmechanismen und nicht mehr überschaubar viele gesetzliche Vorschriften, was vielen Hebammen in dieser Zeit Kontakt zur Polizei, zu Gerichten oder gar Gefängnis einbrachte, die Ausübung ihrer Tätigkeit erschwert. Mit der deshalb gegründeten Hebammebewegung ist der Name Olga Gebauer (1858 – 1922) eng verbunden. In vielen deutschen Städten wurden Hebammenvereine gegründet, deren langjährige Geschäftsführerin Olga Gebauer war. Sie kämpfte jahrelang für die Schaffung einer einheitlichen gesetzlichen Regelung des Hebammenwesens. 1921 wurde der Deutsche Hebammenbund gegründet, der sich dann Allgemeiner Deutscher Hebammenverband nannte. Als 1938 das Reichshebammengesetz verabschiedet wurde, gab es darin Neuerungen, die in die Nachkriegszeit und weiter gewirkt haben: Die „Niederlassungserlaubnis" für eine Hebamme und die „Hinzuziehungspflicht der Hebamme zu jeder Geburt". Diese Eckpunkte wurden 1985 bei einer Gesetzesnovelle erfolgreich verteidigt, die Tätigkeitsmerkmale von Hebammen somit fixiert.

Zunächst war die heute so wichtige Änderung von 1938 in der Bundesrepublik durch die sich nach dem Krieg durchsetzende Klinikentbindung weniger von Bedeutung. Erst in den letzten zwei Jahrzehnten ist durch die wiederbelebte Hausgeburtshilfe, durch Geburtshäuser statt Klinikgeburt, durch Hebammenhilfe vor, während und nach der Geburt, durch größere Kompetenzbereiche ohne ärztliche Anordnung der Aufgabenbereich der Hebamme stark verändert und erweitert. Im neuen Hebammengesetz heisst es:

„Die Hebamme soll während der Schwangerschaft, Geburt und im Wochenbett Rat erteilen und die notwendige Fürsorge gewähren, normale Geburten leiten, Komplikationen des Geburtsverlaufs frühzeitig erkennen, Neugeborene versorgen, den Wochenbettverlauf überwachen und eine Dokumentation über den Geburtsverlauf anfertigen."

Diese Tätigkeiten übt die Hebamme entweder als im Krankenhaus angestellte Hebamme oder als freiberuflich tätige Hebamme oder auch als teils angestellte, -teils freiberufliche Hebamme aus.

Im Kontext dieses Kapitels interessieren die Aufgaben der Nachsorgehebamme:

Die Hebamme besucht die Wöchnerin im häuslichen Bereich. Diese Hausbesuche sind notwendig, weil Wöchnerinnen heute in der Regel zwischen 3 – 5 Tagen nach der Geburt aus der Klinik entlassen werden. Auch Frauen, die eine ambulante Geburt wünschen und wenige Stunden nach der Geburt mit ihrem Kind wieder nach Hause gehen, sind auf den Hausbesuch einer Nachsorgehebamme angewiesen. Man bedenke, dass noch vor wenigen Jahren eine Wöchnerin nach der Geburt eine Klinikverweildauer von 8 – 10 Tagen hatte. Die zunehmend von den Frauen gewünschte Hausgeburt wird von der geburtsbegleitenden Hebamme dann auch im Wochenbett weiter betreut.

Hinweis: Bereits im Geburtsvorbereitungskurs sollte den Schwangeren die Wichtigkeit der Kontaktaufnahme zu einer Nachsorgehebamme und deren verbindliche Zusage, die Nachsorge dann auch zu übernehmen, aufgezeigt werden. Oft sind Nachsorgehebammen schon ausgebucht, wenn erst nach der Geburt der Kontakt aufgenommen wird.

Viele Wöchnerinnen haben auch heute noch keine Kenntnis, dass es den vom Kassenträger übernommenen Wochenbettbesuch überhaupt gibt.

Pflege und Beratung sind die wichtigsten Aufgaben der Nachsorgehebamme!

– Der Wochenbettbesuch im Frühwochenbett durch die Hebamme beginnt mit der Entlassung aus der Geburtsklinik und schließt Beratung, Betreuung und Versorgung mit allen dazugehörenden Verrichtungen für Mutter und Kind ein.

In den ersten 10 Tagen kommt die Hebamme täglich. Diese in der Gebührenordnung für Hebammen verankerte häusliche Nachsorgebetreuung schließt für die ersten 10 Tage nach der Geburt ein:
  – einen Besuch im Krankenhaus oder einer außerklinischen Einrichtung, die unter ärztlicher Leitung steht. (1 × täglich)
  – Besuch in einer von Hebammen oder Entbindungspflegern (= männl. Berufsbezeichnung) geleiteten Einrichtung. (1 × täglich)
– Der Wochenbettbesuch nach Ablauf von 10 Tagen nach der Geburt erfolgt, wenn Erschwernisse im Wochenbettverlauf für Mutter und Kind auftreten, z. B.
  – verzögerte Abheilung des kindlichen Nabels
  – schwere Stillstörung
  – verzögerte Rückbildung, z. B. sekundärheilen-

de Dammnaht oder Sectionaht, Dammriss III/IV°

– Anleitung der Mutter zur Versorgung und Ernährung des Säuglings nach einer stationären Behandlung des kranken Säuglings
– oder andere Fälle auf ärztliche Anordnung.

In der Gebührenordnung sind acht Hausbesuche und bis zu acht telefonische Beratungen der Wöchnerin als Nachsorgeleistung möglich, jedoch nur bis zur 8. Woche nach der Geburt des Kindes. Bei ärztlicher Anordnung des Hausbesuches geht die Leistung über 8 Besuche in 8 Wochen weiter hinaus.

Zur Nachsorge gehört aber auch eine ärztlich angeforderte Tages- oder Nachtwache durch eine Hebamme. Die Beratung der Mutter bei Stillschwierigkeiten schliesst die Beratung in der Abstillphase ein. Aufgabe der Nachsorgehebamme ist auch die Entnahme von Blut beim Kind zum Test für Blutzuckerbestimmung, Bilirubinkontrolle, Guthrie-Test (Neugeborenenscreening) und die Veranlassung der notwendigen Laboruntersuchungen.

1.8.1 Spezielle Aufgaben beim Wochenbettbesuch

Bei der Mutter

Hinweis: Mutter von *Kopf bis Fuß* anschauen.

– Kontrolle von Uterus (Größe, Form, Fundusstand) und Lochien (Farbe, Geruch, Menge, Konsistenz)
– Temperatur-, Puls-, Blutdruckkontrolle
– Allgemeinzustand der Wöchnerin beachten (z. B. psychische Stimmungslage)
– Epi- bzw. Nahtkontrolle (Sitzbäder) auch ggf. Sectio-Naht-Kontrolle (Narbenbehandlung). Bei verzögertem Wundheilungsverlauf den Arzt einbeziehen.
– Brüste und Brustwarzen und Milchmenge kontrollieren
– Stuhlkontrolle, Harnfunktion erfragen
– Probleme, wie Hämorrhoiden, Vulvahämatom behandeln
– Kontrolle der Beine auf Gefäßzeichnung/Thrombosegefährdung
– Bauchmuskeln: Form/Rektusdiastase prüfen
– Beckenringproblem z. B. Symphysen- oder Iliosakralgelenkproblem erkennen und Physiotherapie veranlassen/einleiten.
– alle Besonderheiten/Auffälligkeiten beachten.
– Rückbildungsübungen für das Frühwochenbett und in der beginnenden Spätwochenbettphase bis zum Besuch einer Rückbildungsgruppe (et-

wa 3 – 4 Wochen nach der Geburt) anleiten und die Wöchnerin motiviere, allein täglich zu üben.

Beratung der Mutter: Zur Ernährung, zur Körperhygiene, zum Stillen, evtl zur Nahtpflege, zu Sexualität und Empfängnisschutz und zum Umgang mit dem kleinen Säugling. Ebenso bei Besonderheiten von Mutter und Kind sich zur telefonischen Beratung anbieten.

Beim Kind

– Allgemeineindruck
– Gewichtskontrolle
– Neugeborenenikteruskontrolle (Gelbsucht)
– Nabelkontrolle – Pflegemaßnahmen: Säubern und Trockenhalten, z. B. wenn der Nabel noch vorhanden ist, Kind entweder baden oder waschen. Der abgetrocknete Nabel fällt zwischen 5. bis 15. Tag ab. Der Nachsorgebesuch findet solange statt, bis der Nabel abgefallen ist.
– Pflegemaßnahmen: Augen, Ohren, Mundpflege, Hautfalten, Körperpflege, Pflege bei Wundsein, Kind von Kopf bis Fuß inspizieren
– Ausscheidungskontrolle: Farbe – Geruch – Konsistenz – Häufigkeit.
– Trinkverhalten des Kindes erfragen, Anlegetechniken zeigen
– Handling des Kindes zeigen
– Bewegungskontrolle des Kindes, Auffälligkeiten wie z. B. Symmetriestörung, Streckmuster (siehe Kap. 1.6.2) erkennen und entsprechende Behandlung für das Kind einleiten/veranlassen
– alle Besonderheiten/Auffälligkeiten beachten
– evtl. die Mutter auf die U1 und U2 hinweisen.

Eine sehr wichtige Aufgabe der Nachsorgehebamme besteht im frühzeitigen Erkennen von Abweichungen von der Norm bei Mutter und Kind.

Seit 1995 bieten zusätzlich zu den Physiotherapeuten auch Hebammen im Spätwochenbett Rückbildungsgymnastik an (vgl. Kap. 1).

Als Kassenleistung gilt bei Unterweisung in der Gruppe

– bis zu 10 Wöchnerinnen pro Gruppe
– höchstens 10 Stunden
– Dauer einer Übungseinheit 60 Minuten.

Die Kassenerstattungsleistung ist gültig, wenn die Rückbildungsgymnastik in den ersten 4 Monaten nach der Geburt begonnen wird und bis Ende des 9. Monats nach der Geburt abgeschlossen ist.

Literatur: Harder U. Das Wochenbett. Stuttgart: Hippokrates; 2002

1.9 Begleitende Anwendungs- und Behandlungsmethoden im Wochenbett

Die nachfolgend aufgezeigten Anwendungs- und Behandlungsmethoden sollen eine sinnvolle Unterstützung oder Begleitung für Mutter und Kind in den ersten Monaten nach der Geburt sein. Aus der Vielzahl der Angebote habe ich die am häufigsten im Wochenbett angewendeten Begleittherapien ausgewählt und stelle diese hier kurz vor.

1.9.1 Akupunktur

Acus heisst lateinisch „Nadel", pungere heißt „stechen". Die chinesische Originalbezeichnung „Zhen-Jin" bedeutet Nadelstechen und Räuchern (Moxibustion).

Die *Akupunktur* ist eine aus der **T**raditionellen **C**hinesischen **M**edizin (TCM) stammende Therapiemethode, die etwa 20 verschiedene Techniken hat und auf dem Wissen der Erfahrungsmedizin basiert. Für uns „Westliche" ist TCM mit einer Fülle philosophischer Erklärungen umgeben, welche es schwer machen, diese in die westliche naturwissenschaftlich geprägte Medizin zu integrieren. Die Lehre von Yin und Yang von Fülle und Leere von den Elementen Feuer, Erde, Metall, Wasser und Holz sowie die Lehre von der inneren Kraft Qi und den Meridianen schaffen den Zugang in die traditionelle Betrachtungsweise der Wirkmechanismen der Akupunktur als Therapiemethode (Römer 1998). Die Geschichte der Akupunktur lässt sich bis in die Frühzeit der chinesischen Kultur zurückverfolgen. Es ist die älteste heute noch angewendete Heilmethode.

Bei der Akupunktur werden an anatomisch lokalisierten Strukturen, an der Knochenoberfläche, an Gelenken und Muskeln Akupunkturnadeln, welche aus unterschiedlichem Material und Formen bestehen, unterschiedlich tief eingestochen, wodurch *Yin* die Fülle – *Yang* die Leere reguliert und Blockierungen im Organismus ausgeglichen, bzw. einzelne Organsysteme angeregt oder auch beruhigt werden sollen.

Die TCM unterschiedet 14 Hauptmeridiane mit 361 Hauptakupunkturpunkten, welche eine Anhäufung rezeptiver Neuroelemente aufweisen. Die *klassische* Akupunktur setzt eine an der TCM orientierte Diagnostik, gute Kenntnisse von Krankheiten und hervorragende Anatomiekenntnisse

voraus. Da diese östliche traditionelle Akupunktur immer mehr auch in unseren Breiten Interesse findet, hier aber Kenntnis und Verwurzelung in der tiefen Tradition zur TCM fehlen, hat die Interpretation der TCM bei uns „Westlichen" neue Ansätze bekommen: Mit der Akupunktur wird ein lokaler Reiz mit reflexiver Wirkung, basierend auf Kenntnissen unserer modernen neurophysiologischen Grundlagen, mit der TCM verbunden, also eine Synthese aus *beidem* angestrebt. Akupunktur ist heute eine der weltweit am meisten verbreiteten medizinischen Behandlungsmethoden, meist von Ärzten und Heilpraktikern angewendet.

In Deutschland werden die Therapiekonzepte der modernen Medizin immer häufiger durch sanftere Heilmethoden ergänzt und da steht Akupunktur an vorderer Stelle, weil diese sinnvolle Therapieergänzung eine nahezu *nebenwirkungsfreie* Behandlungsmethode ist. Das ist für Mutter und Kind während der Schwangerschaft, unter der Geburt, bei Störungen im Wochenbett und während der Stillzeit von großer Bedeutung.

Akupunktur in der Geburtshilfe eignet sich besonders gut zur Behandlung funktioneller und reversibler Veränderungen des Organismus (Römer 1998).

Der Reiz durch die Akupunkturnadel an den ausgewählten ganz bestimmten Punktarealen der Körperoberfläche ist ausreichend, um über die Selbstregulation des Körpers die gewünschte Wirkung zu erzielen.

Anwendungsgebiete *vor und während der Geburt* siehe „Geburtsvorbereitung" Heller 1998 und nachfolgende Literaturempfehlung.

Anwendung *nach der Geburt*:
- zur Plazentalösung hat sich Akupunktur bewährt.
- schon unmittelbar nach der Geburt beginnen, vor allem für Mehrgebärende, oft sehr schmerzhafte Nachwehen. Bereits im Geburtsraum kann mit Akupunktur dieser Nachwehenschmerz gelindert werden.

Anwendung *im Wochenbett*:
- bei Naht- und Hämorrhoidalbeschwerden zeigt Akupunktur eine positive Wirkung.

Anwendung *bei Funktionsstörungen der Brust*:
- zur Laktationsförderung
- bei Milchstau
- bei beginnender Mastitis
- zum Abstillen.

Wenn die Milchbildung langsam oder gar nicht in Gang kommt, kann am 4. Tag post partum mit Akupunktur begonnen werden; der 3. Tag als Tag des einsetzenden Milcheinschusses sollte erst abgewartet werden. Nach Römer können 75 % aller Wöchnerinnen mit Funktionsstörungen der Brust nach Akupunkturbehandlung ihre Kinder voll und ohne Beschwerden stillen. Mütter mit schmerzhaftem Milcheinschuss und Milchstau berichten, dass sich das Spannungsgefühl in der Brust nach erfolgter Akupunktur in kurzer Zeit vermindert hat, welches das schmerzlose Abfließen der Milch beim Stillen, auch beim Abpumpen der Milch, verbessert. Sollte eine Frau aus medizinischem oder persönlichen Grund abstillen müssen oder wollen, bietet sich ebenfalls eine Akupunkturbehandlung an.

In der Geburtshilfe lassen sich immer mehr Hebammen durch entsprechende Fortbildungen für Akupunkturbehandlung im Rahmen Schwangerschaft – Geburt – Überwachung des Wochenbettverlaufs schulen, um die Frau in diesem Lebensabschnitt selbständig akupunktieren zu können.

Nach Römer kommt die Akupunktur in der Regel mit leicht aufzufindenden, ungefährlich und einfach zu akupunktierenden Punkten aus, eignet sich deshalb auch für den täglichen Routinebetrieb in Kliniken.

Literaturempfehlung: „Akupunktur für Hebammen, Geburtshelfer und Gynäkologen" A. Römer Hippokrates Verlag, 2000.

1.9.2 Homöopathie

Als Begründer der klassischen Homöopathie (das Wort leitet sich vom griechischen homoios = ähnlich und pathos = Leiden ab) gilt der Arzt, Apotheker und Chemiker Dr. Samuel Hahnemann (1755–1843). Das Jahr 1796 wird als das Geburtsjahr der Homöopathie, eines ganzheitlichen Verfahrens, angesehen. Am Patienten werden gleichermaßen körperliche und seelische Beschwerden beobachtet, die Symptome gesammelt um daraus folgernd behandeln zu können.

Homöopathie setzt auf die Selbstheilungskräfte des Organismus. Meist wird neben der Heilung akuter oder chronischer Erkrankungen eine Stärkung der Konstitution angestrebt.

1810 veröffentlichte Hahnemann eine ausführliche Zusammenfassung seiner neuen Lehre im *ORGANON der rationellen Heilkunde*. Diese hat nach Oettmeier (2001) in ihren Grundzügen heute noch Gültigkeit.

Fünf Grundprinzipien liegen der Homöopathie zugrunde.

- *Das Ähnlichkeitsprinzip:* Danach kommen nur Arzneimittel zur Anwendung, welche dem vorliegenden Krankheitsmuster möglichst ähnlich sind, künstliche Krankheit erregen können und durch gezielten regulationsfördernden Reiz bestehende Krankheit wirksam reduzieren oder aufheben können.
- *Die Arzneimittelprüfung am Gesunden:* Sie wird vorgenommen, ehe die Arznei zur Anwendung kommt. Die Versuchsperson gibt die Wirkungsweise auf all ihren Lebensebenen an, bevor die homöopathische Arznei in das Arzneimittelverzeichnis aufgenommen (repertorisiert) wird.
- *Erhebung des individuellen Krankheitsbildes:* Dazu werden alle Symptome auf körperlicher (auch Konstitutionstyp) – geistig-emotionaler und energetischer Ebene der zu behandelnden Krankheit hinzugezogen. Die Befragung des Patienten bezieht alle Ebenen ein.
- *Homöopathische Arzneimittel:* Sie bestehen zumeist aus Pflanzen, aus tierischen Produkten und aus Mineralien, welche in Verdünnungsstufen 1 : 10, 1 : 100, 1 : 5000 hergestellt und dabei „verschüttelt" (potenziert) werden. Durch das Potenzieren wird dem Gemisch aus Wasser – Alkohol – und Substanzen kinetische Energie zugeführt. Diese ist dann die wesentliche Voraussetzung für die Wirksamkeit der hohen Potenzen (Verdünnungsstufen).
- *Individuelle Mittelwahl:* Erst nach der homöopathischen Analyse des individuellen Krankheitsbildes, bei der eine Hierarchie der Symptome eine Rolle spielt, erfolgt die individuelle Wahl der Arznei. Diese Entscheidung, zum vorliegenden Problem die passende Arznei dem Patienten zu geben, macht die Kompetenz eines guten Homöopathen aus.

Die *Geburtshilfe* wendet seit etwa zwei Jahrzehnten mit wachsender Tendenz eine homöopathische Begleitung der Frau während der Schwangerschaft, der Geburt, im Wochenbett und während der Stillzeit an.

Anwendung von Homöopathie im Wochenbett: z. B. zur Involution des Uterus, bei Blutungen, bei psychischer Dysbalance und als Stillbegleitung bei Milchfluss/Milchstau.

Hebammen, Geburtshelfer und Heilpraktiker

machen sich über Weiterbildungskurse in der Homöopathie kundig, um Wöchnerinnen eine nach den o. g. fünf Grundprinzipien ausgewählte, dem individuellen Bedürfnis der Wöchnerin angepasste, richtig potenzierte homöopathische Arznei geben zu können.

Literaturempfehlung: Graf, F. P. „Homöopathie für Hebammen und Geburtshelfer", Staude Verlag, 1996.

1.9.3   Reflexzonentherapie am Fuß

Diese Therapie entwickelte sich Anfang des 20. Jahrhunderts aus einem vermutlich Jahrtausende alten Volkswissen, welches intuitiv in verschiedenen Teilen der Erde gepflegt wurde. 1912 setzte der amerikanische Arzt W. Fitzgerald diesen überlieferten Erfahrungsschatz in die medizinische Sprache seiner Zeit um. Willkürlich teilte er den menschlichen Körper in zwei mal fünf Längszonen ein, um die therapeutischen Zusammenhänge zwischen dem Körper und den Füßen, in einem Rasterbild eingeordnet, aufzuzeigen. Durch Beobachtungen wies er nach, dass die zur Längszone am Körper zugeordneten Organe, Gewebe und Systeme in einer entsprechenden Körperzone am Fuß, hier als Mikrosystem verkleinert, therapierbar sind.

Über die Masseurin E. Ingham, die dieses Konzept in den 30er Jahren aufgriff und ausbaute, entwickelte seit 1958 Hanne Marquardt die Reflexzonentherapie am Fuß (RZF) als manuelle Therapieform ständig weiter. Bei dieser Massageform sind die Anwendungsbereiche vielfältig, es werden bestimmte Reflexgebiete an den Füßen behandelt.

Ziel ist, den Energiehaushalt in den zugeordneten Organsystemen, Wirbelsäulenabschnitten und/oder peripheren Gelenken zu regulieren. Auch die Fußbehandlung rund um Schwangerschaft Geburt und Wochenbett und das Einbeziehen des Neugeborenen in die RZF wurden ein inhaltlicher Schwerpunkt.

Nach der Geburt schlägt Marquardt (1996) vor, die Reflexzonentherapie am Fuß bei folgenden Symptomen anzuwenden.

– Starke Nachwehen: Mehrgebärende empfinden die „Nachwehen" (siehe Kap. 1.2.3.1) oft ähnlich schmerzintensiv wie Geburtswehen. Die RZF wirkt dann innerhalb von 10–15 Minuten in der Form, dass Nachwehen weniger schmerzintensiv empfunden werden, ohne dass die physiologische Involution des Uterus beeinträchtigt wird.

– Miktionsstörungen (vgl. Kap. 1.4.7): bei Harnverhalten nach der Geburt kann durch RZF vielfach das Kathederisieren erspart werden, bei unkontrolliertem Harnabgang können alle Zonen des Beckens tonisiert werden, wobei auf das Üben mit der Beckenbodenmuskulatur nicht verzichtet werden kann.

– Schmerzende Dammnaht nach Episiotomie oder Dammriss. Die RZF wird hier entsprechend der Schnitt/Rissrichtung des Dammes am rechten, linken oder an beiden Füßen in den entsprechenden Zonen eingesetzt.

– Verstopfungsbeschwerden: Die auf der Fußsohle gut tastbare Dickdarmzone ist bei Verstopfung als druckempfindlicher Strang deutlich tastbar und kann, da Wöchnerinnen oft unter Obstipation leiden, erfolgreich mit RZF therapiert werden.

– Laktationsschwierigkeiten: RZF wird bei zu wenig aber auch bei zu viel Milcheinschuss, bei Stauungsmastitis als Begleittherapie von Hebammen in der Nachsorge eingesetzt.

– Behandlung Neugeborener: Bei Neugeborenen-Ikterus, bei belasteten, gereizten oberen Atemwegen durch das Absaugen des Schleims nach der Geburt und wenn das Neugeborene Anpassungsschwierigkeiten nach einer schweren Geburt hat, kann RZF dem Kind helfen und Energie geben.

Wird die Wöchnerin während der Wochenbettphase von ihrer Nachsorgehebamme mit RZF behandelt, soll vor Therapiebeginn eine ausführliche Untersuchung der verschiedenen Zonen an beiden Füßen erfolgen, die in eine Patientenkarte mit Abbildung beider Füße eingetragen werden, um späterhin den Behandlungsfortschritt überprüfen zu können.

Noch im Kreißsaal können Hebammen, welche sich in der RZF haben ausbilden lassen, Mutter und Kind nach deren Geburtsanstrengung behandeln. Oft genügen da einige Minuten. Die Hebamme kann auch den Vater einweisen, damit er seiner Partnerin zu Energiezuwachs verhilft.

Auf Maßnahmen zur Ausführung der Reflexzonentherapie am Fuß wird hier nicht eingegangen. Hebammen, Ärzte, Physiotherapeuten und andere Berufsgruppen können sich in RZF für alle Anwendungsbereiche aber auch speziell zur Anwendung rund um Schwangerschaft – Geburt – Wochenbett ausbilden lassen.

Lehrstätte: Hanne Marquardt, D78162 Königsfeld-Burgberg

Literaturempfehlung: Marquardt, H., „Reflexzonentherapie am Fuß", Hippokrates, Stuttgart 1996

1.9.4 Babymassage

„Ein Kind mit Berührung zu füttern, seine Haut und seinen Rücken zu nähren ist ebenso wichtig, wie seinen Magen zu füllen." (Frédérick Leboyer)

Bei der Berührung des Körpers durch Hände wird bewusst oder unbewusst die Aufmerksamkeit (über die Gehirnaktivität gesteuert) auf den gerade von Händen berührten Bereich gelenkt vgl. Kap. 4.3.2.7. Körperwahrnehmung. Die allgemeinen Effekte und Wirkungsweisen für Massage vgl. Kap. 4.2.1.2.

Berührung ist für alle Menschen überlebenswichtig. Besonders sensible Menschen wissen, *wie sehr es uns berührt, wie wir berührt werden, im positiven wie im negativen Sinne.*

Das Neugeborene bringt die Erinnerung an den körperlichen Berührungskontakt aus der Gebärmutter mit in das Leben außerhalb des Mutterleibes. So ist jedes Berührtwerden, das sanfte wie das unsanfte, vom Moment seiner Geburt an eine neue Erfahrung für das Kind.

Werden Neugeborene und Babys nur sporadisch und immer an den gleichen Körperstellen beim Pflegen und Nähren und Liebkosen berührt, so fehlt diesen Kindern jene Berührung, welche andere Babys, die täglich am ganzen Körper berührt und mit sanften Händen massiert werden, durch ihre Mutter/ihren Vater erfahren dürfen. Eltern, die ihr Baby einfühlsam am ganzen Körper regelmäßig massieren, geben ihrem Kind schon in der ersten Lebensphase ein viel umfassenderes Erleben ihres persönlichen Seins. Das hat auf alle körperlichen und geistigen Funktionen günstige Auswirkungen.

Ashley Montagu schreibt in seinem Buch „Körperkontakt": „Das Erlebnis der Berührung ist für Wachstum und Entwicklung aller bisher untersuchten Säugetiere und vermutlich auch bei anderen Tieren sehr wesentlich." Das gilt ebenso für das menschliche Baby, denn seine Umwelt erfährt das Neugeborene zuerst durch Körperkontakt.

Die *Babymassage,* für indische Frauen etwas selbstverständliches, wird in Deutschland erstmals Anfang der 80er Jahre durch Frédérick Leboyer vorgestellt. Er war es auch, der aufmerksam machte, wie stark schon das Ungeborene und das Neugeborene die Welt mit seinen Sinnen wahrnimmt. Er forderte die sanfte Geburt für das Kind (vgl. Literatur von F. Leboyer). Seitdem wird Eltern die Babymassage empfohlen und in Kursen vermittelt.

Unterstützt werden soll mit der Babymassage des Säuglings eigendynamische Entwicklung und seine Selbstregulationen. Aber auch Spannungen können mit Babymassage abgebaut werden, welche das Kind aus seinem Geburtserlebnis, besonders wenn dieses stressreich war, mitbringt.

Weitere positive Wirkungen durch Babymassage sind

- der Bindungsprozess wird unterstützt und gestärkt
- Körpergefühl wird vermittelt
- Entspannungsfähigkeit wird erworben.

Untersuchungen ergaben, dass regelmäßig massierte Säuglinge aufmerksamer und neugieriger sind, besser mit Di-Stress-Situationen umgehen können, später größeres Selbstvertrauen haben, auch mehr Vertrauen in ihre Umgebung haben und mehr Zuneigung zu ihren Eltern zeigen. Massierte Babys lächeln früher und auch öfter!

Nach Dr. Eva Reich (Videofilm über Babymassage) entwickeln sich die Dendriten (Verästelungen) der Nervenzellen besser und zeigen sich die Reflexe im Köper eher, wenn Babys regelmäßig massiert werden. Dieser Entwicklungszusammenhang erklärt sich daraus, dass Haut, Gehirn und Nervensystem im Mutterleib aus dem gleichen Keimblatt, dem Ektoderm, entstehen (Claußen 2000).

Bei Untersuchungen durch die Amerikanerin Ruth Rice mit zwei Vergleichsgruppen Frühstgeborener und unter schwierigen Bedingungen Geborener zeigte das Ergebnis, dass die regelmäßig 3 × täglich 10–15 Minuten massierten Babys bereits nach 10 Tagen um mehr als 47 % an Gewicht gegenüber der Kontrollgruppe zunahmen, besser wuchsen und in ihrer ganzen Entwicklung wacher, aktiver und besser ansprechbar waren und damit größere Überlebenschancen hatten. Acht Monate später hatten diese massierten Kinder eine bessere Muskelkoordination, hatten ein besseres Wachstum und der Kontakt zwischen Babys und deren Eltern war intensiver als bei der Kontrollgruppe (Claußen 2000).

> **Merke:** Was Eltern, die ihre Babys massieren wollen, als ersten Grundsatz lernen sollten: Babymassage wird **mit** dem Kind und **nicht an** dem Kind gemacht.

Dazu gehört, dass Eltern mit ihrer Berührung ihrem Kind *Liebe*, *Akzeptanz und Respekt* entgegenbringen und die Signale ihres Babys erkennen und verstehen.

Ihre *Liebe* drücken sie mit jeder ihrer Bewegungen, ihrer Berührung, ihrer Interaktion durch Lächeln, durch ihre Stimme, ihren Augenkontakt zu ihrem Kind aus.

Akzeptanz und Respekt bedeuten, dass die Gefühle ihres Babys ernst genommen werden und vor Beginn der Babymassage das Baby erst „um Erlaubnis gefragt" und seine Antwort abgewartet werden sollte, vergleichbar einem „Anklopfen", bevor man in einen fremden Raum eintritt!

Bereits nach wenigen Massagen reagiert das Baby mit *seinen* Signalen, wenn die Mutter vor der Massage Blickkontakt mit ihm aufnimmt, es anspricht oder auch zur Einstimmung zunächst beide Hände aneinander reibt. Ein positives Signal auf diese Einladung gibt das Baby, wenn es den Blickkontakt hält, wenn es strahlt oder beginnt mit Armen und Beinen zu strampeln. Babys Rückzugssignal, keine Massage zu wollen, kann ein Abwenden, ein Wegdrehen des Kopfes oder Körpers, auch Quengeln oder gar Weinen sein. Auch Überstreckung seines Rumpfes, Augen schließen oder abwehrende Bewegungen sind seine Möglichkeiten, zu signalisieren, nicht oder jetzt nicht massiert sein zu wollen.

Sollte das Ablehnen häufig sein, muss die Mutter über die Modalitäten, z. B. wie sind ihre Hände: weich und warm, sanft oder zu energisch, ist der Raum für das nackte Baby zu kühl, das Licht zu grell, zu viele Umgebungsgeräusche u. ä. nachdenken.

Hinweis: Keinesfalls darf Babymassage zu einem leistungsorientierten Massieren als „Pflichtübung" werden, „weil man das heute so macht".

Der richtige Zeitpunkt für Beginn der Babymassage:
- in den ersten 4 Lebenswochen nur kurzzeitig leichte und sanfte Streichungen für Arme, Beine, Kopf, Gesicht und Rücken des Babys anwenden. Die Massage sollte nicht länger als 5 Minuten dauern.
- vom 2. bis 7. Lebensmonat kann die tägliche Babymassage 10 bis 15 Minuten dauern, sie kann als *Morgen-* oder *Abendmassage* durchgeführt werden.

Die *Morgen-Massage* hat *anregende* Wirkung, wenn
- gegen den Haarstrich massiert wird
- mit kräftigerem Druck massiert wird
- vom Tempo her schnell und zügig massiert wird
- kreisende Bewegungen auf der Haut einbezogen werden.

Die *Abendmassage* hat *entspannende* Wirkung, wenn
- mit dem Haarstrich massiert wird
- die Haut sanft berührt und mit wenig Druck massiert wird

- langsame ruhige Streichungen angewendet werden.

Tempo und Rhythmus der Babymassage sollen immer gleichmäßig in der Ausführung sein, wird beides gewechselt, wirkt sich das beunruhigend auf das Baby aus.

Indische Mütter massieren ihre Babys sitzend, indem sie ihre Babys auf ihren Oberschenkeln liegen haben, was aber für Mütter unseres Kulturkreises nicht zwangsläufig eine bessere Ausführung der Babymassage bedeuten muss.

Für die praktische Ausführung der unterschiedlichen Techniken zur Babymassage, auch zu den beim Massieren verwendeten Massageölen/Kräuterpasten u. a. verweise ich auf nachfolgende

Literaturempfehlungen:
- „Babymassage – Berührung, Wärme, Zärtlichkeit", Ch. Voormann, G. Dandekar, GU-Ratgeber-Kinder
- Gräfe und Unzer Verlag GmbH., 1999 „Babymassage – Praktische Anleitung für Mütter und Väter", V. Schneider, Kösel Verlag, 1996

Frédérick Leboyer verdanken wir, dass sich unser Umgang mit dem Ungeborenen, dem Neugeborenen und den kleinen Kindern in den vergangenen zwei Jahrzehnten auch in unserem Kulturkreis zu Gunsten des Kindes verändert hat. Dabei kommt der Babymassage als bindendes Element große Bedeutung zu. Aus seinem Buch „Sanfte Hände – die traditionelle Kunst der indischen Babymassage" (Kösel 1981) möchte ich Leboyer am Ende dieses Kapitels zu Wort kommen lassen:

„Ein Baby zu massieren ist eine Kunst, tief und aus alter Tradition. Es ist einfach. Einfach und schwer, weil es so einfach ist. In Indien lernen es die Frauen von ihren Müttern. Die Mutter lehrt es die Tochter, welche es ihrerseits, eines Tages, wieder ihrer Tochter zeigen wird, die dann ...
Es ist eine wahrhaftig heilige Kunst, denn sie richtet sich an das kleine Kind, die Erneuerung des Lebens. Jeder Kunst liegt eine Technik zu Grunde, die man lernen muss. Natürlich beinhaltet Kunst viel mehr als nur Technik und mit der Zeit wirst du zum Eigentlichen vordringen. Aber erst musst du die Technik so vollendet beherrschen, dass du sie wieder vergessen kannst."

2   Befundaufnahme

Weshalb empfehle ich dringend den beiden Berufsgruppen Hebammen und Physiotherapeuten, im Frühwochenbett eine so gründliche Befundaufnahme bei der Wöchnerin durchzuführen? Deckt doch der Behandlungsauftrag „Rückbildungsgymnastik im Früh und Spätwochenbett" nur *einen* Aspekt der vielen Verordnungen und Maßnahmen ab, die von Seiten der Ärzte, Hebammen, Kinderkrankenschwestern durchgeführt werden. Über Jahrzehnte habe ich Wöchnerinnen behandelt und dabei gelernt, dass im Frühwochenbett die meisten der Rückbildungsvorgänge Richtung Normalität geschehen, andererseits ist das frühe Wochenbett aber auch der Zeitraum, in dem sich die meisten Abweichungen von der Norm bis hin zu Komplikationen abzeichnen und bei aufmerksamer Begleitung festgestellt werden können.

Es war für mich eine tägliche Herausforderung, diese Abweichungen von der Norm und Komplikationen zu erkennen, um hilfreiche Unterstützung zu geben, geeignete Maßnahmen einleiten und anwenden zu können. Das jedoch immer unter Berücksichtigung der individuellen Art und Weise, wie jede dieser jungen Mütter ihr Wochenbett erlebt und gestaltet, oft leider auch erleidet, weil Beschwerden, Schmerzen oder Probleme mit dem Kind die Freude auf das Kind gar nicht so ungetrübt erleben lassen, wie sich die Frau das, als sie noch „guter Hoffnung" war, für sich erwartet hatte.

Wenn wir „Behandler" motiviert, gesund und dynamisch eine „neue" Frühwöchnerin am ersten Tag post partum begrüßen, um sie in ihrem Bett zu behandeln – undenkbar, dass dies in einem Gruppenraum stattfindet – sollten wir immer im Kopf haben, dass diese Wöchnerin …

– vielleicht eine Monate währende anstrengende/problembehaftete Schwangerschaft hinter sich hat,
– vielleicht eine sehr anstrengende, langewährende, ihre Erwartungen weit übersteigende Geburtsarbeit hinter sich hat,
– vielleicht über sich selbst und das, was sie vermochte, enttäuscht ist, auch über die ausgebliebenen Hilfen, die sie für sich erwartet hatte,
– durch eine mit Kaiserschnitt beendete Geburt evtl. zunächst eine tiefe Enttäuschung durchlebt,

– vielleicht über den Gesundheitszustand ihres Kindes besorgt oder ängstlich gestimmt ist
– und vieles mehr, wovon wir keine Ahnung haben.

So sind die nachfolgend aufgezeigten allgemeinen und speziellen Fragen zur Anamnese eine Möglichkeit, um mit der Wöchnerin ins Gespräch zu kommen und eine Vertrauensbasis zu entwickeln.

Die Befundung der Wöchnerin kann, wenn die Hebamme/Physiotherapeutin geübt ist, zwischen Gespräch, Inspizieren und Palpieren abwechseln und dauert dann nur wenige Minuten.

Die „neue" Wöchnerin fühlt sich gut, weil sie über ihren jetzigen Körperzustand etwas erfährt, sich betreut und angenommen fühlt. Deshalb ist sie motiviert, die Wochenbettgymnastik als etwas zu sehen, was die Rückbildung zur Normalität unterstützt.

2.1   Anamnese

Informationen aus Wöchnerin-Kurve, Mutterpass und durch *Befragen* der Frühwöchnerin, um sich vor der ersten Behandlung ins Bild zu setzen.

1. Parität des Kindes
2. Geschlecht, Gewicht, Größe, evtl. Kopfumfang des Kindes, Stellung des Kindes in utero

> **Merke:** Für das Übungsangebot im Wochenbett ist Kenntnis von der Stellung des Kindes in utero wichtig:
> – Rücken des Kindes war in Längslage zur linken Körperseite der Mutter (I. Stellung),
> – Rücken des Kindes war in Längslage zur rechten Körperseite der Mutter (II. Stellung).

Die hypotonere Bauchseite, da, wo der Rücken des Kindes war, muss auch noch im Spätwochenbett häufiger üben, da sonst diese Seite die schwächere, hypotonere Bauchmuskulatur zurückbehält.

Bei Mehrgebärenden ist das, wenn die Kinder alle in gleicher Stellung in der Gebärmutter lagen, meist noch Jahre später sicht- und tastbar.

3. Zustand des Kindes:
- gesundes Kind
- Kind mit Anpassungsproblemen, Apgarscore
- Kind mit Behinderung
- frühgeborenes Kind
- totgeborenes Kind
- Kind bei der Mutter
- Kind in Kinderklinik verlegt.
4. Spontangeburt, Damm intakt
5. Spontangeburt mit Naht
- nach Episiotomie: mediolateral oder median geschnitten
- nach Dammriss (DR) I., II., III., IV. Grades
- nach Scheiden-/Labien-/Klitorisriss
6. Vaginal operativ beendete Geburt
- mit Forzepsextraktion (Geburtszange)
- mit Vakuumextraktion (Saugglocke)
7. Geburtsdauer insgesamt und Dauer der Austreibungsphase
8. Letzte Geburtsphase:
- wurde in vertikaler/halbvertikaler Gebärposition geboren?
- wurde das Kind herausgeschoben?

Hinweis: Schieben beeinflusst nachhaltig das positive Gebärerlebnis der Frau, nämlich aus eigener Kraft geboren zu haben!

oder
- wurde in „klassischer" Rückenlage-Position, der sog. Steinschnittlage (Knie unterfasst, abge-

spreizte Beine und Kopf in die Luft hochgehoben) geboren?
- wurde mit angehaltenem Atem (Valsalva-Pressdruck) zum Pressen angeleitet und mitgepresst?

Hinweis: Die Frage, wie die letzte Geburtsphase von der Frühwöchnerin erlebt wurde, drängt sich geradezu auf, wenn die Wöchnerin mit einem Hyposphagma, das sind flächenhafte, lackartig, scharf begrenzte subkonjunktivale Blutungen im Auge oder mit Petechien, das sind Einblutungen im Gesicht, angetroffen wird. Kommentar dieser Wöchnerinnen: „Ich habe alles falsch gemacht," oder „Ich habe falsch gepresst"! Ursache war die falsche Anleitung zum Pressen, die sie wörtlich umgesetzt hat.
Vgl. „Pressen versus Schieben" in meinem Buch „Geburtsvorbereitung Methode Menne-Heller" (1998).

9. Wie wurde das Gebären/die Geburtsarbeit von der Wöchnerin im Nachhinein empfunden?
10. Mehrlingsschwangerschaft oder sehr großes Kind (ab 4000 g), auch ein Hydramnion (die Schwangere hatte weit über dem Normalbereich liegende Fruchtwassermenge) ist von Interesse, weil eine verstärkt hypotone (überdehnte) Bauchmuskulatur zu erwarten ist.
11. Falls abdominal operativ beendete Geburt: Sectio caesarea (Schnittentbindung/Kaiserschnitt, siehe Kap. 2.2.2).

2.2   Befundaufnahme Frühwochenbett

2.2.1   Vaginale Geburt

- bei intaktem Damm
- bei Dammnaht nach Episiotomie, Dammriss, Scheidenriss

Befunderhebung erfolgt durch:

A. Befragen/Kurveneinsicht (2.2.1.1)	B. Sichtbefund (Inspektion) (2.2.1.2)	C. Tastbefund (Palpation) (2.2.1.3)	D. Funktionsprüfung (2.2.1.4)
• Körpertemperatur, s. Kap. 1.3.1.2 + 1.4.3 • Blutdruck (RR) und Puls • Schwitzen? • Nachwehen: schmerzhaft? • Lochialfluss, s. Kap. 1.2.3.1	ASTE*) Rückenlage **Haut** (s. Kap. 1.3.4.3) Pigmentierung – Linea fusca – Chloasma uterinum – Warzenhof Striae gravidarum (s. Kap. 1.3.4.4) – Bauch – Oberschenkel/Gesäß – Brüste (auch auf Rötung achten)	ASTE*) Rückenlage **Uterus** • Fundusstand (s. Kap. 1.2.3.1)	ASTE*) Rückenlage **Blutdruck und Puls** • Bei Bedarf, evtl. während der Behandlung (z. B. Kletterpuls als Frühzeichen für tiefe Beinvenenthrombose, s. Kap. 1.4.5.2)

A. Befragen/Kurven-einsicht (2.2.1.1)	B. Sichtbefund (Inspektion) (2.2.1.2)	C. Tastbefund (Palpation) (2.2.1.3)	D. Funktionsprüfung (2.2.1.4)
• **Beckenboden** – Schmerzen an der Dammnaht? (evtl. Inspektion) – Hämorrhoiden – Wasserlassen – Stuhlgang	**Beckenboden** • Dammnaht • Hämatom (s. Kap. 1.4.2.3) • Wundheilung (s. Kap. 1.4.4)		
• **Schmerzen in den Beinen**	**Beine** • Hautfarbe • Gefäßzeichnung • Ödeme • Thrombosedruckpunkte beachten (s. Kap. 1.4.5.2)	**Beine** • Temperatur • Thrombosedruckpunkte beachten, ggf. prüfen (s. Kap. 1.4.5.2)	
• **Laktation** (s. Kap. 1.3.9) – ab 3. Tag p. p. Brüste/Milcheinschuss: schmerzhaft?	**Atem** (s. Kap. 1.3.7.1 u. 4.1) • Atembewegungen – nach kostoabdominal – nach kostosternal		
	Bauchmuskulatur • Bauchform – I bis IV (s. Kap. 1.4.10) • Nabelkontur/Nabelring	**Bauchmuskulatur (BM)** • Bauchmuskeltonus – gerade BM – schräge BM im Seitenvergleich – quere BM im Seitenvergleich • Rektusdiastase – prüfen (s. Kap. 1.4.10.2 u. 4.2.3.7)	**Muskelfunktionsprüfung für Bauchmuskeln (BM)** (s. Kap. 1.3.7.2) Nach Keudall modifiziert für Wöchnerinnen in Rückenlage mit ausgestreckten Beinen (um den Unterbauch-Beckenboden-Synergismus zu beurteilen, habe ich die ASTE speziell für den Funktionstest bei Wöchnerinnen geändert). • gerade Bauchmuskulatur, (M. rectus abdominis) • schräge Bauchmuskulatur (Mm. obliquus abdominis externus et internus) • quere Bauchmuskulatur: Hustentest für lokale Stabilisierung (M. transversus abdominis)
• **Beckenring** (s. Kap. 1.4.12) • Beschwerden/Schmerzen: – Knöcherner Beckenring – Symphyse – Iliosakralgelenk(e) – Steissbein		**Beckenring** (s. Kap. 1.4.12) • Druckschmerz auf Symphyse • Druckschmerz auf ISG • Druckschmerz auf Steißbein	**Symphysenprüfung** (s. Kap. 1.4.12.3) • in Rückenlage: reziproke Beinbewegungen in ADD/ABD i. HG • später im Stand: Einbeinstand/Storchentest

A. Befragen/Kurven-einsicht (2.2.1.1)	B. Sichtbefund (Inspektion) (2.2.1.2)	C. Tastbefund (Palpation) (2.2.1.3)	D. Funktionsprüfung (2.2.1.4)
			Prüfen der Iliosakralgelenke (s. Kap. 1.4.12.4) ● Vorlauftest im Stand
	ASTE*) Stand **Haltungsstatus** (s. Kap. 4) (nicht vor 3. bis 4. Tag p.p.) **Muskulatur** ● Bauchmuskulatur → 　Bauchform 　(s. Kap. 1.4.10) ● Rückenmuskulatur **Gangbild** (s. Kap. 4) ● Fuß- und Beinachsen ● Spurbreite ● Abrollphase **Bewegungsverhalten im Alltag** (s. Kap. 4)		

*) ASTE = Ausgangsstellung

2.2.2 Befunderhebung bei Wöchnerinnen nach Sectio für die postoperativen Tage 1 bis 3 (s. Kap. 1.2.4, Kap. 1.4.4.4, Kap. 4.2.2)

Hinweis: Nach Abführen, Entfernung von Braunüle und Redondrainage siehe Befundaufnahme Frühwochenbett.

A. Befragung/Kurveneinsicht (2.2.2.1)	B. Sichtbefund (2.2.2.2)	C. Tastbefund (2.2.2.3)
Operation (s. Kap. 1.2.4) ● Herkömmliche Schnittentbindung? ● Misgav-Ladach-Methode? ● Narkose: Allgemeinanästhesie oder Regionalanästhesie? ● Hautverschluss mit Einzelknopfnaht/Intrakutannaht/Einmalhautklammern oder Klammern (muss zunächst wegen des Wundverbandes erfragt werden) ● Indikation: kindliche/mütterliche? ● Schmerzen, Missempfinden, Körpertemperatur	**Haut** ● Gesichtsfarbe ● Naht (bei Wundverbandwechsel kann der Hautverschluss inspiziert werden) ● Schnittführung: 　1. suprasymphysärer Querschnitt sog. „Bikinischnitt" 　2. unterer Medianschnitt: Längsschnitt von Symphyse bis zum Nabel) ● Wundheilung (s. Kap. 1.4.4.4) *Hinweis: Nach abgeschlossener Wundheilung muss das Narbengewebe wieder an Alltagsbelastungen gewöhnt werden: Narbenbehandlung (s. Kap. 4.2.2.10)*	**Sensibilitätsverlust** ● der Wundbezirke rund um die heilende Wunde/Narbe (s. Kap. 1.2.4)
Atemsituation ● Durchatmen können möglich? ● Schmerzen an den Rippenbögen? ● Sekretstau, nicht Abhusten können? **Frühaufstehen**, z. B. zur Toilette: ● Wasserlassen? ● Stuhlgang: 　– schmerzender Blähbauch? 　– Winde?	**Atem** ● Atembewegungen nach kostoabdominal ● Atembewegungen nach kostosternal ● Frequenz ● Verhältnis der Einatmung zur Ausatmung? ● Atemnebengeräusche (Sekret)?	

A. Befragung/Kurveneinsicht (2.2.2.1)	B. Sichtbefund (2.2.2.2)	C. Tastbefund (2.2.2.3)
Kreislaufsituation • Schwindel und Schwarzwerden vor den Augen beim Hochkommen? (Hypotonie) • RR, Puls • Schmerzen in den Beinen	**Bewegungsübergänge** • vom Liegen im Bett bis zum Stehen und zurück • Gangbild beurteilen **Beine** • Hautfarbe • Gefäßzeichnung • Ödeme • Thrombosedruckpunkte der Beine beachten	 **Beine** • Thrombosedruckpunkte beachten, ggf. prüfen (s. Kap. 1.4.5.2)
Lochialfluss • ausreichend vorhanden? **Laktation** (s. Kap. 1.3.9) • ab 2. Tag p. sec. Brüste/Milcheinschuss: Schmerzhaft?		**Fundusstand** • länger hochbleibend (s. Kap. 1.2.3.1)

2.3 Befundaufnahme Spätwochenbett

(Gilt auch für Spätwöchnerinnen nach Schnittentbindung [Sectio caesarea] und möglichen Spätfolgen.)

Hinweis: Auch im Spätwochenbett sollte vor Beginn der Rückbildungsgymnastik auf eine, wenn auch reduzierte Befundaufnahme nicht verzichtet werden. Die kompetente Kursleiterin hat das Fachwissen, mögliche Fragen und Probleme der Spätwöchnerin zu erkennen und individuell geeignete Behandlungen oder Hilfen anzubieten (Gruppe oder Einzelberatung, Einzelbehandlung).

2.3.1 Befragen – Inspizieren – Palpieren

Am Anfang der Rückbildungsgymnastik in der Gruppe (etwa 3–5 Wochen post partum) steht das Gespräch. Die Kursleiterin soll sich informieren durch:

2.3.1.1 Befragen – Zuhören

– Ist die Wundheilung an der Dammnaht (siehe Kap. 1.4.4.3) bzw. Sectio-Bauchnaht (siehe Kap. 1.4.4.4) abgeschlossen? Gibt es Nahtprobleme?
– „Wie sehen die Beine aus?" Varizen, Ödeme, Kompressionsstrumpfversorgung? (siehe Kap. 4.2.3.5)
– Brust – Stillproblem? (siehe Kap. 1.4.6)

– „Wie geht es dem Beckenboden?" (siehe Kap. 1.3.7.3)
  – Stuhlgang, Winde, Obstipation (siehe Kap. 1.4.8)
  – Schwierigkeiten bei der Harnentleerung, Harnverlust – gelegentlich – permanent? (siehe Kap. 1.4.7)
  – Senkungsbeschwerden: „keinen Halt von unten", „Druckgefühl nach unten"?
  – Hämorrhoiden? (siehe Kap. 1.4.8.3)
  – Vulvavarizen? (siehe Kap. 1.4.9.1)
  – Flatus vaginalis: ein hörbares Geräusch, wenn Luft aus der Scheide entweicht (siehe Kap. 1.4.9.2)
– Beschwerden oder Probleme bei der Kohabitation (siehe Kap. 1.4.9.3)
– permanente Kreuz-/Rücken-/Nackenbeschwerden in Ruhe, die sich bei Belastungshaltungen verstärken (siehe Kap. 1.4.12.6)
– Schmerzen an der Symphyse und/oder den Iliosakralgelenken (Beckenring) bei Belastung und beim Gehen (Funktionsprüfung s. o. Frühwochenbett, Steißbeinproblem, siehe Kap. 1.4.12)
– gesundes Kind/Problemkind (siehe Kap. 1.6)
– psychische Balance (siehe Kap. 1.4.11)

2.3.1.2 Inspizieren (Sichtbefund) bei Auffälligkeiten

– Funktionseinschränkungen an der Bauchmuskulatur (siehe Kap. 1.4.10) Bauchform (Muskelschwäche), bei Hängeleib Mieder empfehlen
– Beine: Varizen/Ödeme (siehe Kap. 1.4.5)

2.3.1.3 Palpieren (Tastbefund)

Bauchmuskulatur:
- breite Rektusdiastase (Einzelbehandlung, siehe Kap. 1.4.10 und 4.2.3.7)
- Bauchmuskeltonus manuell ertasten, um entsprechend hypotone Muskeln beim Behandeln verstärkt anzufordern (Zusammenhang zur Stellung des Kindes in utero).

2.3.2　Abweichungen von dem normalen Befinden einer Spätwöchnerin

Mögliche Befundergebnisse, die zum Verändern der Behandlung oder Abbrechen der Rückbildungsgymnastik in der Gruppe führen müssen.

- Symphysenschmerz: *zunächst Einzelbehandlung* (siehe Kap. 4.2.3.6)
- Wundheilungsstörung an Damm- bzw. Sectionaht (siehe Kap. 4.2.3.2): *vorübergehend eingeschränkte oder keine Gymnastik*
- Beckenbodendysfunktion, z. B. Stressinkontinenz (siehe Kap. 1.4.7.3 und Kap. 5): *Beckenbodenübungen intensivieren, ggf. zusätzliche spezielle Beckenbodengruppe*
- Bei psychischer Dysbalance, auch bei einem Problemkind sind Wöchnerinnen wenig oder gar nicht motiviert, eine Gruppengymnastik zu besuchen. *Einzelbehandlung anbieten.*

3 Behandlungsziele für die Rückbildung

Die nachstehenden Ziele sind für mehrere Berufsgruppen formuliert. Aus diesem Grund wird auf die in der Physiotherapie angewandte streng zielorientierte Formulierung verzichtet.

3.1 Frühwochenbett (1. bis 10. Tag post partum)

3.1.1 Allgemeine Ziele (s. Kap. 4.2.1)

Hinweis: Die Wöchnerin sollte motiviert werden, die Übungen und Behandlungen nach der Geburt des Kindes als eine für sie wichtige, aber nicht überfordernde Therapie zu begreifen.

1. Anregen und Verbessern vitaler Funktionen mit aktiven und passiven Maßnahmen
   - Kreislaufanregung bei Hypotonie
   - Thrombose-/Embolieprophylaxe zum Verbessern des venösen und lymphatischen Rückstromes und Beheben möglicher Stasen im Becken
   - Darmperistaltik anregen, Defäkationsverhalten besprechen
   - Blasenfunktion anregen, Miktionsverhalten besprechen
2. Genitale Rückbildungsvorgänge mit passiven und aktiven Maßnahmen unterstützen
   - Abfließen der Lochien
   - Rückbildung des Uterus
3. Anregen der Zwerchfelldynamik durch Bewusstmachen und Vergrößern kostoabdominaler Atembewegungen (Bauchatmung) mit Ausatembetonung über Phonationsatem zur Stimulation der gesamten Rumpfkapsel
4. Einordnen der funktionellen Körperabschnitte in der Körperlängsachse (Klötzchen zum Türmchen) zunächst in horizontaler Ausgangsstellung (Seitlage). Den ökonomischen Einsatz bei Bewegungsübergängen bis in vertikale Ausgangsstellung (ASTE) erarbeiten.
5. Vermitteln des Übungsprinzips der funktionellen Bauchmuskelarbeit für Unter- und Oberbauch als konzentrische Muskelarbeit verbunden mit der Ausatmung in den ASTEN:

Rückenlage und Vierfüßlerstand und daraus in der ersten Woche post partum in Seitlage/Bauchlage/Tönnchenstellung und Vierfüßlerstand leichte Übungen zur Tonisierung hypotoner Bauchmuskulatur und zum Verbessern der Muskelkraft der Rumpfmuskulatur ableiten.

6. Sensibilisieren des Beckenbodens bei geöffneter Glottis und gelösten Kiefergelenken in Verbindung mit Phonationsatem für das Stimulieren und Reaktivieren des Beckenbodens (Wundheilungsreiz) in verschiedenen ASTEN
   - gegen Ende des Frühwochenbetts mit sanften aktivierenden Beckenbodenübungen beginnen
   - Hustenhilfe für den Beckenboden anbieten
7. Unterstützung und Hilfen zum körperentlastenden Stillen geben (siehe Kap. 1.3.9)
8. Erlernen von ökonomischem Bewegungsverhalten (Heben, Tragen, Bücken, Gehen, Stehen) vor der Kliniklassung
9. Motivieren der Wöchnerin, sich zur Weiterführung der Rückbildungsgymnastik ab etwa 4 Wochen nach der Geburt einer Rückbildungsgymnastikgruppe anzuschließen (für die Übergangszeit daheim sollte ihr ein kleines Hausübungsprogramm mit wenigen aber nützlichen Übungen aufgezeigt werden, welches sie täglich motiviert ausführt) (s. Kap. 4.2.4).

3.1.2 Hinweise bei Abweichungen von der Norm (s. Kap. 4.2.3)

- Bei Schmerzen an der Naht und bei *Wundheilungsstörungen* muss zunächst auf jedes Abspreizen der Beine verzichtet und jede abdominelle Druckerhöhung auf den Beckenboden vermieden werden.
- Bei lymphatischem *Staugefühl im Vulva- und Beckenbereich* sollten der Wöchnerin beckenbodenentlastende Ausgangsstellungen; z. B. Tönnchenstellung, Beckenhochlagerung mit Keilkissen angeboten werden.
- Bei schmerzhaften *Hämorrhoiden* müssen physikalische Maßnahmen (kalte Kirschkerne) und natürliche Hilfen (Honig, Quark) zur Schmerzlinderung und Abschwellung zum Einsatz kommen.

– Bei erhöhter *Temperatur/Fieber*, ebenso bei sich plötzlich verstärkenden Blutungen aus der Vagina bestimmen der behandelnde Arzt und ggf. die Hebamme die weitere Vorgehensweise.

– Bei *hochbleibendem Fundus uteri* und nicht ausreichend abfließenden Lochien müssen passive und aktive Maßnahmen zur Förderung von Uteruskontraktionen verstärkt werden.

– Bei *beginnender Thrombophlebitis* müssen die Übungen der aktiven Thromboseprophylaxe in Bezug auf Häufigkeit, Dauer und Kraft der Wadenmuskelpumpe intensiviert werden.

– Bei Verdacht auf bzw. bei diagnostizierter *Thrombose* bestimmt der Arzt die Vorgehensweise.

– Eine mehr als zwei Finger breite *Rektusdiastase* sollte durch Einzelbehandlung nach dem Bauchmuskel-Alignement-Prinzip bereits im Frühwochenbett verringert oder gar geschlossen werden.

– Bei Beschwerden/Schmerzen, ausgehendend vom knöchernen *Beckenring* z. B. an der Symphyse, an Iliosakralgelenk(en), steht Schmerzreduktion und Verhindern von Immobilität mit ihren negativen Folgen (z. B. Thrombose/Embolie) im Vordergrund.

– *Psychische Dysbalance* im Frühwochenbett sollte die Therapeutin erkennen können.

3.1.3 Ziele für die ersten Tage bei Zustand nach Sectio caesarea (s. Kap. 4.2.2)

1. Kreislaufanregung mit Einsatz der Arm und Beinmuskelpumpe in Bewegungsserien.
2. Intensive Thromboseprophylaxe in entstauender ASTE mit Einsatz der Wadenmuskelpumpe.
3. Pneumonieprophylaxe ist meist nur 1 – 3 Tage post sectionem notwendig, da diese Wöchnerinnen bereits ab 1. Tag postop. aufstehen (Frühmobilisieren) und vom Alter her jüngere Patienten sind.
   Abhustentechnik bei Bedarf einsetzen.
4. Atemrichtungslenkung nach ventral und lateral durch Handkontakt des Therapeuten oder der Wöchnerin selbst
   – zur Atemvertiefung, zur Anregung der Darmperistaltik (z. B. Blähungen), zur Anregung der Blasenfunktion, zur physiologischen Dehnung der Bauchdecke im Wundgebiet und zur Stimulation des Uterus, um den Lochialfluss anzuregen.
5. Wundgebiet- und Schmerzschonung durch Erarbeiten der Bewegungsübergänge von Rückenlage bis zum Stand.

6. Verbessern des Muskeltonus zum Verhindern orthostatischer Fehlreaktionen, damit die operierte Frau schnellstmöglich ihr Kind selbst versorgen kann. (Rooming in)
7. Entspannungsfähigkeit fördern.
8. Abfließen der Lochien durch Anregen von Uteruskontraktionen z. B. Bauchlagenstand.
9. Elastizität der Narbe durch entsprechende Narbenbehandlung nach Faden-/Klammerentfernung und erfolgter Wundheilung, verbessern. (Hilfen für Eigenbehandlung der Narbe.)

Hinweis: Ansonsten siehe Ziele für Früh- und Spätwochenbett.

3.2 Spätwochenbett (s. Kap. 4.3)

Die Rückbildungsgymnastik soll der Spätwöchnerin helfen, ihr Körpergefühl und die Freude am Bewegen wiederzuentdecken, welche im letzten SS-Trimenon recht eingeengt war (z. B. Rotation der Wirbelsäule). Findet die junge Mutter in einen gelösten Körperzustand zurück, dann kann sie den neuen Aufgaben mit dem Baby und der veränderten Familiensituation besser gerecht werden.

3.2.1 Allgemeine Ziele

1. Die Rückanpassung der Körperstatik zur Normalisierung der Haltung und Bewegung ist das übergeordnete Ziel in jeder Rückbildungsgymnastik.
   – Die Spätwöchnerin soll lernen, ihre funktionellen Körperabschnitte in der Körperlängsachse (KLA) einzuordnen und dieses „Klötzchen zum Türmchen-Prinzip" in den unterschiedlichen ASTEN zu halten.
   – Sie soll im Gehen und Stehen ihre individuelle Fußbelastung und Spurbreite finden.
2. Erlernen des ökonomischen Bewegungsverhaltens: Das Einsetzen der erlernten dynamischen Stabilisierung bei allen Alltagsbewegungen, z. B. Bücken, Heben, Tragen, Treppensteigen, Hausarbeit; rückenschonende und Schultergürtel entlastende Haltung beim Stillen und Tragen des Kindes.
3. Erlernen und Automatisieren des Übungsprinzips der funktionellen Bauchmuskelarbeit für Ober- und Unterbauch mit zunächst konzentrischer, später exzentrischer Muskelarbeit in Verbindung mit der Ausatmung in verschiedenen ASTEN.

Hinweis: Wiederholung aus dem Frühwochenbett in Rückenlage, Seitlage, Vierfüßlerstand (siehe Kap. 4.2.1.5), im Spätwochenbett dazu: Kniestand, Stand u. a. (siehe Kap. 4.3.2.2). Dieses Prinzip sollte dann bei allen Rückbildungsübungen eingehalten werden.

4. Anregen der Zwerchfelldynamik und Bewusstmachen der kostoabdominalen Atembewegungen („Bauchatmung") wird mit Ausatembetonung über Phonationsatem (z. B. Abspannlaute „fff", „pf", Lippenbremse, Explosivlaute: P, T, K, Sprechatem: höck, fitt, lick, lack, lock), zur Tonisierung der gesamten Rumpfkapsel in verschiedenen ASTEN verbunden.
5. Die Spätwöchnerin soll für ihren Beckenboden mit seinen unterschiedlichen Funktionen sowie für das anatomisch-funktionelle Zusammenwirken der Rumpfkapsel (abdomino-pelvine Leibeshöhle) sensibilisiert werden.
   - Sie soll die elastische Kraft ihres Beckenbodens bei reaktiver und aktiver Muskelarbeit in verschiedenen ASTEN, auch auf dem Pezziball „begreifen" und wahrnehmen können.
6. Aus der anfordernden aber nicht überfordernden Rückbildungsgymnastik sollte die Spätwöchnerin ihre Motivation bekommen, täglich daheim wenige, aber wirkungsvolle Übungen allein zu machen. Die Kursleiterin sollte in der Lage sein, jeder Frau der Gruppe für ihre „Schwachpunkte" individuelle Hilfen zu geben.
7. Am Ende der Gruppen-Rückbildungsgymnastik (etwa 4 bis 5 Monate post partum) sollte die Spätwöchnerin
   - ihre Fehlhaltungen und Fehlbelastungen erkennen und korrigieren können,
   - ihre Atemräume wiederentdeckt haben und aus der Konzentration auf den Atem eine psychophysische Gelassenheit erfahren, besonders, wenn sie sich von ihren Alltagsbelastungen überfordert fühlt,
   - das Zusammenwirken von Zwerchfell – Beckenboden-Bauchmuskulatur – Glottis (Kiefergelenke!) verinnerlicht haben,
   - bei allen Druckbelastungen auf den Beckenboden (z. B. Husten, Niesen, Heben, Tragen) entlastende Körperhilfen einsetzen können,
   - den richtigen Sitz auf der Toilette bei Wasserlassen und Stuhlentleerung einnehmen können,
   - ermutigt sein, sich bei Sexualproblemen an eine fachkompetente Person ihres Vertrauens zu wenden.

Hinweis
– Die Steigerung der Anforderungen an die Spätwöchnerin sollen, neben einer sorgfältigen Übungsauswahl von *leicht* zu *schwierig* (ohne und mit Übungshilfen) in der *Dauer* und *Intensität* der Übungseinheit liegen.
– Das Einsetzen von Übungs- und Spürhilfen, z. B. Pezziball, Overball, Noppenball, Kirschkern-Reissäckchen, Theraband, Musik, erweitern das Angebot.

3.2.2 Hinweise bei Abweichung von der Norm (s. Kap. 4.2.3)

– Bei *Wundheilungsstörungen* an der Dammnaht oder Sectionaht muss die Übungsauswahl und Dosierung so verändert werden, dass die Wundheilung nicht gestört wird.
– Eine erst im Spätwochenbett festgestellte *breite Rektusdiastase* sollte am Ende des Spätwochenbetts im Normbereich sein, um orthopädische und Beckenbodenspätfolgen zu verhindern.
– Ein Hänge-/Fettpolsterbauch (Kap. 1.4.10.1) sollte zusätzlich zur Rückbildungsgymnastik mit Mieder versorgt werden.
– Gibt die Spätwöchnerin *permanente Rücken- und Kreuzschmerzen* an, die sich beim Üben noch verstärken, muss die Behandlung/Übungsauswahl von der Kursleiterin auf ökonomisches Bewegungsverhalten (richtige Ausführung, Unter- oder Überdosierung) überprüft und ggf. korrigiert werden.
– Bei *Problemen am Beckenboden* wie Harninkontinenz, Stuhl- und Windstörungen, Senkungsproblemen, Flatus vaginalis, Hämorrhoiden müssen zusätzliche Beckenbodenübungen und Verhaltensstrategien angeboten werden.
– Bei *Schmerzen im Beckenring* in Ruhe und verstärkt beim Bewegen, die im Frühwochenbett nicht erkannt oder nicht behandelt wurden oder erst im Spätwochenbett auftreten, muss ein Symphysenfunktionstest erfolgen.
Betroffene Frauen gehören zunächst *nicht* in eine Rückbildungsgruppe, sondern das Symphysenproblem muss physiotherapeutisch/osteopathisch behandelt werden. Später können Einzeltherapie und Rückbildungsgruppe parallel laufen.
– Brust/Stillprobleme (siehe Kap. 1.4.6)
– Psychische Dysbalance (siehe Kap. 1.4.11)

4 Therapiekonzepte zur Rückbildung im Früh- und Spätwochenbett

In den vorangegangenen Ausführungen in Kapitel 1 sind für die Rückbildungszeit einer Wöchnerin alle Involutionen, Adaptationen wie auch die möglichen muskulären, faszialen, bindegewebigen, knöchernen und nervalen Verletzungsmöglichkeiten durch eine Geburt – vaginal wie auch abdominal – aufgezeigt.

Die Kausalitäten zu psychischen Dysbalancen und zu möglichen Problemen mit dem Kind müssen allen Therapeuten, die Wochenbett- und Rückbildungsgymnastik als Behandlung anbieten, stets im Gedächtnis sein.

Hinweis: In diesem Kapitel verwende ich den Begriff Therapeutin und unterscheide nicht zwischen Hebammen und Physiotherapeuten, weil die Diagnose: Wöchnerin die Vorgabe ist und Rückbildungsgymnastik von Hebammen und Physiotherapeuten gleichermaßen angeboten wird.

4.1 Grundlagen der Behandlungs- und Bewegungsangebote für Früh- und Spätwöchnerinnen nach der Geburt

Eine uns von der Natur gegebene Bewegung vollzieht sich „natürlich", „von alleine", ohne Anstrengung, wir sagen *automatisch.*

Erst wenn Bewegen uns plötzlich anstrengt, wird es uns bewusst. Und das geschieht nach der Geburt bei jeder Wöchnerin, auch bei den sportlichen Frauen und erst recht bei jenen, die noch nie ein allzu großes Bewegungsrepertoire hatten.

Dazu zitiere ich S. Klein-Vogelbach: *„Wenn Leben Bewegung ist, begünstigt die Förderung der Bewegung das Leben. Darum ist es Aufgabe des Therapeuten, Bewegung in Gang zu setzen."*

Aufgabe aller Therapeuten muss sein, gewisse Grundkenntnisse für Muskelverhalten, Bewegungsabläufe und für die Auswahl eines funktionell richtigen Übungsangebotes zu haben, um Wöchnerinnen während deren Wochenbett-Zeit

zu ihrem natürlichen Bewegungsverhalten zurückfinden zu lassen.

Fehlbewegungen, die die Wöchnerin „mitbringt" oder die durch falsches Üben automatisiert werden, sind nicht ökonomisch und sie sind nicht natürlich.

Merke: Ökonomisch ist eine Bewegung, wenn sie mit minimalem Kraftaufwand maximal erfolgreich und leistungsgerecht ist und dazu noch ohne beim Üben hervorgerufene Beschwerden/Probleme geschieht.

Nach der Geburt des Kindes ist die Wöchnerin – und das betrifft Erst- und Mehrgebärende gleichermaßen – nicht selten über Aussehen und Zustand ihrer Rumpfwandmuskulatur erschrocken und je nach Eitelkeit strebt sie ganz schnell ihre verlorengegangene gute Figur wieder an. So ist der kosmetische Aspekt für die Rückbildungsgymnastik fast immer die Hauptmotivation der Frau. Dafür erwartet sie jetzt „spektakuläre" Übungen.

Ihre Therapeutin muss die Wöchnerin nun überzeugen, wie notwendig die langsame und harmonische Entwicklung der geschwächten Muskelfunktionen in bezug auf die wieder zu erreichende Muskelkraft sein sollte. Sie muss der durch verzögerte Regenerations- und Adaptationszeiten langsamer erfolgende Kräftigung und somit der geringeren Belastbarkeit des Binde- und Stützgewebes angepasst sein. Das bezieht sich ebenso auf die Sehnen, mit denen sich die Muskulatur am Knochen befestigt. Denn diese Kraftsteigerung darf nicht nur die kontraktilen Elemente der Muskeln berücksichtigen.

4.1.1 Arbeitsweise der Muskulatur

4.1.1.1 Strukturen der Muskulatur

Skelett und Skelettverbindungen bilden den *passiven* Bewegungsapparat. Sie bieten als knöcherne Strukturen dem *aktiven* Bewegungsapparat Befestigungspunkte. Dieser aktive Bewegungsapparat besteht vor allem aus der *quergestreiften* Skelettmuskulatur mit ihren Sehnen und anderen Hilfseinrichtungen wie Muskelfaszien, Schleimbeutel,

Sehnen, Sehnenscheiden und Sesambeinen (z. B. Kniescheibe) (Schünke 2000). Diese quergestreiften Muskeln werden vom Willen, vom Gehirn, direkt erregt.

Die etwa *220 quergestreiften Skelettmuskeln* haben unterschiedliche Formen und Längen, als gefiederte Muskeln (z. B. der M. deltoideus) sogar mit wechselnden Faserrichtungen. Es gibt ein- und mehrköpfige Muskeln, mehrbäuchige Muskeln (z. B. der M. rectus abdominis), ringförmige Muskeln (z. B. M. sphinkter ani externus) und platte Muskeln (z. B. der M. obliquus abdominis externus).

Aufgrund des Feinaufbaus eines Muskels und seines physiologischen Verhaltens wird unterschieden:

- *glattes* Muskelgewebe mit spindelförmigen Zellen. Das ist vor allem das Muskelgewebe der Eingeweide, z. B. hat die Vagina glattes Muskelgewebe.
- *quergestreiftes* Muskelgewebe als Skelettmuskelgewebe mit langgestreckten, zylinderförmigen Muskelzellen und Herzmuskelgewebe mit parallel angeordneten Zellen.

Hinweis: Im Zusammenhang mit Haltung und Bewegung wird von quergestreifter Muskulatur zu sprechen sein.

Diese Spezifizierung des Muskelgewebes (Muskelfasern) bedeutet, dass sich die quergestreifte Skelettmuskulatur am Rumpf, Kopf und den Extremitäten *aktiv* verkürzen kann. Diese aktive, willentlich ausführbare Verkürzung eines oder mehrerer Muskeln bezeichnet man als *Kontraktion*, welche auf chemischen Veränderungen der Muskelsubstanz beruht. In bestimmten Grenzen kann sich das Muskelgewebe verlängern, d. h. die *Dehnbarkeit* des Muskels.

Wie baut sich ein Muskel auf?

Jeder einzelne Muskel ist von einer Bindegewebshülle umgeben (Abb. 4.**1**).

Innerhalb eines Muskels gibt es Muskelbündel. Jedes Muskelbündel besteht aus mehreren Muskelfasern. Die Verteilung der Muskelfaserarten (z. B. slow-twitch-/fast-twitch-Faser, siehe Kap. 1.3.7.3) ist für jeden Muskel seiner Funktion entsprechend typisch. In der Muskelfaser werden die Verzweigungen immer feiner. Jede individuelle Muskelfaser ist von einer Bindegewebsschicht umgeben und besteht wiederum aus verschiedenen Untereinheiten, den Myofibrillen. Diese sind das *kontraktile* Element der Muskelfaser. Jede

Myofibrille besteht aus zahlreichen Sarkomeren, sie sind die kleinste funktionelle Einheit. Die Folge struktureller Veränderungen im Sarkomer äußern sich als Unterschiede in der Muskelanspannung.

Jede Bindegewebsschicht einer Muskelfaser enthält Kollagene und elastische Fasern, ebenso Blutgefäße, Fibroblasten, Lymphgefäße und Nerven (weiterführende Literatur siehe v.d. Berg, Angewandte Physiologie, Bd. I).

Jede Muskelfaserzusammensetzung hat so Einfluss darauf, ob sich der Muskel schnell und kräftig oder langsam und weniger kräftig zusammenziehen kann.

Jeder Muskel und die ihn umgebenden Bindegewebszellen haben einen Tonus. Dieser auf äußere Einwirkungen mit Elastizität und Nachgiebigkeit stets einwirkende *Ruhetonus* verhindert, dass sich ein Muskel in völliger Ruhe oder Erschlaffung befindet.

> **Merke:** Dieser Ruhetonus wird beim Üben mit dem kontraktilen, willentlichen Beckenboden bedeutungsvoll.

Aus diesem Ruhetonus heraus sind alle Skelettmuskeln immer „sprungbereit" für eine Kontraktion. Jeder Muskel erreicht aus seiner Ruhelage (Ruhetonus) seine Maximalkraft, ist er angenähert, auf seine verkürzende Länge zusammengezogen, wird seine Kraft deutlich geringer, ebenso, wenn der Muskel gedehnt wird (v. d. Berg 1999).

Beispiel für die Bauchmuskulatur: Sie ist *angenähert* durch angehockte Beine bzw. *gedehnt* bei über dem Kopf ausgestreckten Armen und/oder bei überstreckten Beinen.

> **Merke:** Als Konsequenz für die Rückbildungsgymnastik heißt das: Die Rumpfwandmuskulatur sollte anfangs weder aus Annäherung noch aus Dehnung arbeiten (siehe Kap. 4.2).

Wie arbeitet die Muskulatur?

- Weil Skelettmuskeln mit dem passiven Bewegungsapparat in Verbindung stehen, können sie über Gelenke die knöchernen Anteile bewegen. Sie können als *Flexoren* (Beugemuskeln), als *Extensoren* (Streckmuskeln) und als *Rotatoren* (Dreher) wirksam werden. Diese drei Komponenten ergeben die Funktionen, in denen die Muskelketten zusammenwirken.
- Muskeln bewirken nach funktionellen Gesichtspunkten Haltung und Bewegung.
- Muskeln können als Beweger Gewichte nach oben heben, diese Gewichte bremsen und am

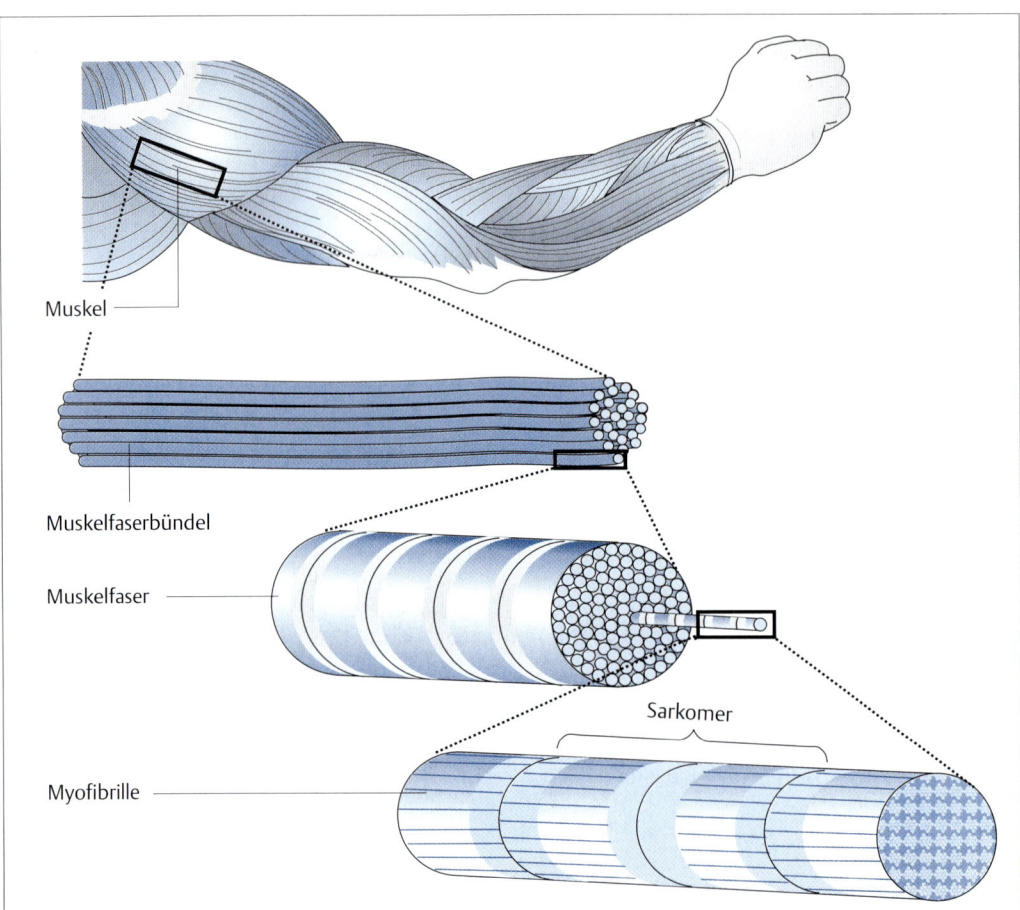

Muskel

Muskelfaserbündel

Muskelfaser

Sarkomer

Myofibrille

Abb. 4.1 Aufbau eines Muskels

Fallen hindern, können diese Gewichte wieder herunterlassen und auf horizontaler Ebene verschieben.
– Muskeln stehen mit dem Nervensystem in Verbindung, wo über einen Regelkreis mit Rückkopplung die Bewegungen veranlasst, koordiniert und unterdrückt werden. Das kann die willkürlich arbeitende Skelettmuskulatur, weil sie die muskelphysiologischen Voraussetzungen dazu hat, die vom Zentralnervensystem übermittelten Befehle auszuführen. Jeder Muskel wird motorisch, sensibel und vegetativ innerviert.

4.1.1.2 Wirkungsweise der Muskelkraft

Die Kraft eines Muskels ist abhängig von seinem Dehnungszustand. Nach Schwangerschaft und Geburt ist z. B. die gesamte Muskulatur der abdomi-

nopelvinen Leibeshöhle gedehnt, im dorsalen Anteil teilweise verkürzt.

Die Fähigkeit, aktive Muskelkraft zu entwickeln, kann nur optimal ausgenutzt werden, wenn die richtige Gelenkstellung/Gelenkstellungen eingenommen werden (Guth, Schröter, Overbeck, Klein 1997).

Als Beispiel soll hier die optimale Ausnutzung der *Bauchpressenwirkung* (Wirbelgelenke) beim Herausgebären des Kindes und die verschließende Wirkung des Beckenbodens durch Hüftgelenksfehlstellung beim Gebären aufgezeigt werden.

Es werden verschiedene Kraftqualitäten unterschieden. Der *Maximalkraft* kommt dabei die führende Rolle zu, weil sie positiv die beiden anderen Kraftqualitäten, die *Schnellkraft* und die *Kraftausdauer* beeinflusst.

Maximalkraft ist die Fähigkeit des Muskels, gegen einen Widerstand willkürlich die größtmögliche Kraft aufzuwenden, wobei zwischen nachfolgend beschriebener *isometrischer* (statischer), *konzentrischer* und *exzentrischer* Muskelarbeit unterschieden wird.

Im Alltag oder auch bei sportlichen Bewegungen werden selten rein konzentrische oder rein exzentrische Arbeitsformen der Muskulatur stattfinden (Haas 2001). Für viele Bewegungen ist die Kombination aus beiden Muskelaktionen typisch.

Hinweis: Rückbildungsübungen im Frühwochenbett werden für die Bauchmuskulatur zuerst mit isometrisch/statisch-konzentrischer Muskelarbeit angefordert.

Kraftdefizit ist die Differenz zwischen der absoluten Kraft eines Muskels (welche willkürlich post partum anfangs gar nicht erreicht werden kann) und der momentanen, willkürlich vorhandenen konzentrischen oder isometrischen/statischen Muskelkraft.

Merke: Besonders nach traumatischen Ereignissen ist das Kraftverhalten eines Muskels oft negativ verändert, z. B. der traumatisierte Beckenboden nach der Geburt.

Schnellkraft ist die Fähigkeit des neuromuskulären Systems einen möglichst großen Impuls (Kraftstoß) innerhalb kurzer Zeit zu entfalten. Ein Beispiel ist ein Geh- und ein Laufschritt, deren schnelle Abfolge exzentrischer und konzentrischer Muskelaktionen als Arbeit im Dehnungs-Verkürzungs-Zyklus (DVZ) bezeichnet wird. Die dabei entwickelte Schnellkraft wird auch Reaktivkraft genannt.

Hinweis: In der Rückbildungsgymnastik sollten Muskelaktionen im DVZ, vor allem für die Bein- und Fußmuskulatur zur Stabilisierung der Gefäßwände (Thrombose/Embolieprophylaxe) zum obligaten Übungsangebot gehören.

Kraftausdauer vereinigt die beiden motorischen Grundeigenschaften „Kraft" und „Ausdauer". „Kraft" bewältigt Lasten durch „Krafteinsatz". Ausdauer bedeutet die Dauer der Lastbewältigung.

Werden die Lasten durch *dynamische* (oder isotonische) Muskelarbeit bewältigt, sollen die *Kraftstöße* möglichst *längere Zeit wiederholbar* sein. Werden die Lasten durch eine *statische* (oder isometrische) Muskelhaltearbeit bewältigt, soll die dazu notwendige *Muskelspannung* möglichst kontinuierlich ohne Spannungsverlust gehalten werden (Ziel sind etwa 7 – 10 sec. Haltearbeit).

Beispiel im Wochenbett: Bei der äußerst wichtigen aktiven Thromboseprophylaxe im Frühwochenbett, z. B. bei Zustand nach Kaiserschnitt und bei allen Problemen im Wochenbett, bei denen eine aktive Thromboseprophylaxe angezeigt ist, soll diese nach dem Prinzip der Kraftausdauer erfolgen.

4.1.1.3 Muskelaktivitäten

Muskelaktivitäten erfolgen durch Arbeit der quergestreiften Skelettmuskulatur. Im Gegensatz zur glatten Muskulatur (autonome Muskulatur) bestimmen hier WILLKÜR den ZEITPUNKT und das ZIEL der Bewegung. Diese können unterschiedlich sein:

Isotonische/dynamische Muskelarbeit

Hinweis: Isotonisch und dynamisch sind identische Begriffe im Zusammenhang mit Muskelarbeit. Isotonisch/dynamisch bedeutet eine Veränderung der Längenausdehnung der Muskulatur. Der Muskel hat für seine aktive Längenveränderung zwei Möglichkeiten:

1. Der Muskel arbeitet *isotonisch-konzentrisch/dynamisch-konzentrisch*, d. h. der Muskel verkürzt sich aktiv und arbeitet als Beweger und Heber.

Hinweis: Für die überdehnte Bauchmuskulatur der Wöchnerin ist der *dynamisch-konzentrischen* Muskelarbeit für lange Zeit der Vorzug zu geben.

Für die Bauchmuskulatur und für alle anderen Skelettmuskeln kann durch *Verändern der Ausgangsstellungen* bei der *dynamisch-konzentrischen* Muskelarbeit ihre *Hubbelastung* gesteigert werden (siehe Abb. 4.**2a – c**).

Hubfrei und *dynamisch-konzentrisch* arbeitet die Bauchmuskulatur auf horizontaler Ebene (Abb. 4.**2a**) Anwendung z. B. Seitlage im Frühwochenbett.

Hubarm und *dynamisch-konzentrisch* arbeitet die Bauchmuskulatur in Rückenlage (Teilgewichte Arme/Beine/Kopf sind abgelegt) und im Sitz mit leichter Rückneigung des „Körpertürmchens" (Abb. 4.**2b**).

Anwendung im Früh- und Spätwochenbett
Maximale Hubbelastung muss die Bauchmuskulatur bei dem „Brückenbauch" (Abb. 4.**2c**) leisten.

Das sind alle Übungen, bei denen durch Aktivieren der Bauchmuskulatur (isometrisch/statisch oder auch dynamisch-konzentrisch) gegen die Schwerkraft eine *Bauchbrücke* entsteht bzw. durch die Ausgangsstellung schon vorgegeben ist, z. B.

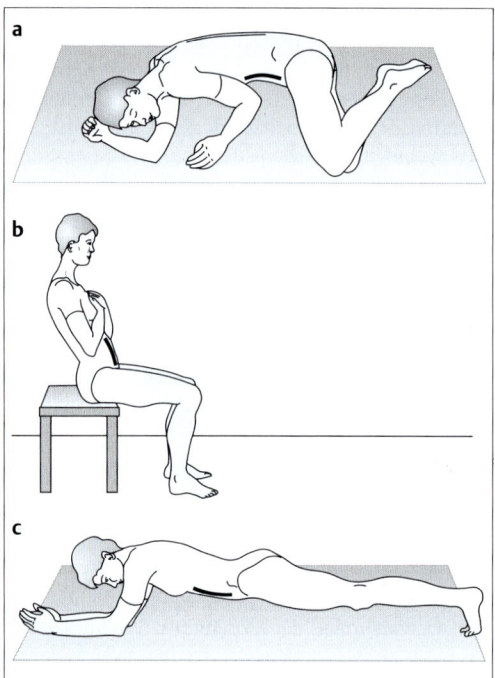

Abb. 4.**2a–c** Arbeitsweise der Bauchmuskulatur
a Seitlage: hubfreie Bauchmuskelarbeit
b Sitz mit leichter Rückneigung der Körperlängsachse: hubarme Arbeit
c „Brückenbauch": Muskelarbeit mit maximalem Hub (nach Klein-Vogelbach 1993)

Bauchlage mit Unterarmstütz, Vierfüßlerstand, Tönnchenstellung u. a.

Hinweis: In den nachfolgenden Übungsbeschreibungen wird diese Arbeitsweise der Muskulatur dann „Brückenaktivität" genannt.

> **Merke:** Die Hubbelastung wird um so größer, je längere Hebelarme (Arme-Beine-Kopf-Oberkörper) dazu eingesetzt werden und je weniger Gewicht auf die Unterlage abgegeben wird (z. B. Galionsfigur im Spätwochenbett).

2. Der Muskel arbeitet *isotonisch-exzentrisch/dynamisch-exzentrisch*, d. h. der Muskel arbeitet dabei aktiv sich verlängernd und verhindert gleichzeitig das zu schnelle Absinken von Körperteilen.

Beispiel: Aus dem Stand langsam zum Sitzen kommen: Beim Hinsetzen soll das Körpergewicht absinken, ohne dass das Gesäß ungebremst auf die Sitzgelegenheit aufprallt. Bei dieser Übung arbeiten die Kniestrecker dynamisch-exzentrisch.

> **Merke:** *Dynamisch-exzentrische Bauchmuskelarbeit* wird erst im Spätwochenbett als Steigerung eingesetzt. Zunächst muss die schwangerschaftsbedingt gedehnte Rumpfwandmuskulatur ihr funktionelles Zusammenwirken von Zwerchfell – Beckenboden und ventraler, lateraler und dorsaler Rumpfwandmuskulatur wiedererlangt haben.

Isometrische/statische Muskelarbeit

Hinweis: Isometrisch und statisch sind identische Begriffe im Zusammenhang mit Muskelarbeit. Wenn ein Muskel statisch/isometrisch arbeitet, verändert er seine Lage nicht, er arbeitet hier als Verhinderer möglicher Gelenkbewegungen, z. B. wenn das stabilisierende Türmchen (siehe Statik) im Raum verlagert wird, ohne dass die Körperlängsachse (KLA) aufgegeben wird. Das gilt auch für die horizontale Lage von Bewegungsachsen, z. B. Seitlage, Bauchlage, Rückenlage (siehe Kap. 4.2 u. 4.3).

Agonisten – Antagonisten – Synergisten

Muskeln können arbeiten als
1. *Agonist* heisst Wettkämpfer
   Agonisten arbeiten dynamisch-konzentrisch oder dynamisch-exzentrisch als Beweger, als Heber oder als Bremser.
2. *Antagonist* heißt Gegenspieler
   Antagonisten wirken den Agonisten entgegen.

> **Merke:** Arbeitet der Agonist *dynamisch-konzentrisch*, dann arbeitet der Antagonist *dynamisch-exzentrisch* und umgekehrt.

Für die harmonisierte Bewegung ist also der Antagonist zuständig, er reguliert die Aktivität des Agonisten, indem er *fördert* oder *hemmt*.
Beispiel: Das stabilisierende Zusammenspiel zwischen ventralen und dorsalen Rumpfmuskeln ist eines der wichtigsten Lernziele im Wochenbett. Die Rumpfwandmuskulatur muss antagonistisch stabilisieren können mit isometrischer/statischer Muskelarbeit. Kann das Stabilisieren zwischen ventralem und dorsalem Rumpf beim Verlagern des „Klötzchen-Türmchens" nach vorn und hinten *nicht* gehalten werden, entsteht ein unökonomisches Bewegungsverhalten.
3. *Synergist* heißt Mitspieler
   Allein ist der Synergist wenig wirksam, aber er unterstützt Agonist oder Antagonist und verstärkt dadurch deren Wirkung. Fällt einer der „Hauptakteure" aus, kann dessen Funktion als Teilfunktion vom Synergisten teilweise übernommen werden, jedoch kann der Synergist je-

weils nur die Bewegungskomponente des Agonisten *oder* des Antagonisten betonen (Klein-Vogelbach 1993).

Beispiel: Eine australische Studie (Sapsford und Hodges 2000) bestätigt den Bauchmuskelsynergismus zur Beckenbodenmuskulatur. Bekannt war bereits und wurde neuerlich bestätigt, dass eine Kontraktion der Beckenbodenmuskulatur von Aktivität der Bauchmuskulatur begleitet wird.

Eine Übungstherapie muss diese Erkenntnisse berücksichtigen. Festgestellt wurde bei diesen Messungen, dass weder Glutaeen (großer Gesäßmuskel) noch die Beinadduktoren die Beckenbodenmuskulatur beeinflussen. Somit sind alle „Gesäß-Zusammenkneif-Übungen", ebenso wie Übungen, die über Adduktion der Beine den muskulären Beckenboden kräftigen wollen, *keine* Hilfe zur Kräftigung des Beckenbodens (siehe Kap. 4.3.2.6).

4.1.2 Kriterien zur Auswahl der therapeutischen Übungen

Das oberste Prinzip des Übens mit Wöchnerinnen sollte sein:

Die Leistungs- und Funktionsverbesserung soll gefördert werden. Keinesfalls sollte die der Wöchnerin gerade mögliche Belastungsverträglichkeit durch Überbeanspruchung wie auch durch Fehlbelastungen gestört werden.

Um erfolgreich therapeutisch effektive Übungen auszuwählen, muss dafür eine Anpassung an die *Kondition*, an die *Konstitution*, an die *Statik* der Wöchnerin und an ihre *Beweglichkeit* erfolgen.

Die *Kondition* der Wöchnerin kann im körperlichen wie auch im seelischen Bereich während der Zeit der Rückbildungs-Anpassung und Neuorientierungsvorgänge schwankend variieren.

Aufgabe der Therapeutin ist dann, immer wieder neue Anpassungen für die Wöchnerin vorzunehmen, um sie konditionell nicht zu überfordern aber auch nicht zu unterfordern.

Die *Konstitution* der Wöchnerin ist keiner Veränderung unterworfen. Es wäre zu wünschen, dass alle Therapeuten konstitutionelle Unterschiede (z. B. kurze Beine, langer Rumpf und umgekehrt, lange Arme, viel oder wenig Halslänge usw.) erkennen und so eine Übung der jeweiligen Konstitution der Wöchnerin angepasst (einmalige Korrektur) vermitteln können. Ein Sprichwort sagt: Man kann nicht alle und alles über einen Kamm scheren!

Die *Statik* der Wöchnerin weist zustandsbedingt zunächst Abweichungen von der Norm auf, was sich auf das Bewegungsverhalten auswirkt.

Das *Bewegungsverhalten* ist dann das wirkliche funktionelle Problem bzw. Defizit. Dafür soll nun im Wochenbett die geeignete Behandlung und die geeignete Übungsauswahl gefunden werden. Die Beweglichkeit der einzelnen Wöchnerinnen wird immer unterschiedlich sein! Denn konstitutionell wie auch konditionell bringt jede Wöchnerin ihre Individualität mit, was Gruppengymnastik nicht immer erleichtert! Der Therapeutin helfen hier ihre kognitiven Fähigkeiten, um schnelle Anpassungen bei Abweichungen vorzunehmen. Ihre wirkungsvollen Übungen leitet sie aus Befund (siehe Kap. 2) und Zielen (siehe Kap. 3) ab.

Im Frühwochenbett wird die Wochenbettbehandlung meist als Einzelbehandlung oder in sehr kleiner Wöchnerinnengruppe erfolgen aber auch in der Rückbildungsgruppe im Spätwochenbett muss die Anpassung der Übungsangebote an die Konstitution und Kondition individuell erfolgen.

Die Kondition der Wöchnerin, welche gleichermaßen Reaktionsvermögen, Schnellkraft, Maximalkraft, Ausdauer und Flexibilität umfasst (Larson 1999), wird sich verbessern.

Hinweis: Die Therapeutin muss sich bewusst sein, dass Rückbildungsgymnastik im Spätwochenbett eine medizinisch orientierte Kassenleistung ist, die zum Ziel hat, dass die Wöchnerinnen möglichst zu ihrem Körperzustand von vor Beginn der Schwangerschaft therapeutisch hingeführt werden (in diesem Zusammenhang verweise ich auf Kap. 1.1.2).

So bestimmen die *Kondition* und *Statik* der Wöchnerin ihre konditionell bedingte *Beweglichkeit*, auch ihre Bewegungseinschränkungen (z. B. vgl. Kap. 1.4.12 – Beckenring), die *Dosierung* und den *Umfang* sowie den *rhythmischen Ablauf* jeder angebotenen Übung allwöchentlich im Spätwochenbett-Rückbildungskurs.

4.1.2.1 Behandlung und Bewegung im Wochenbett nach funktionellen Gesichtspunkten

Das Zusammenwirken der Funktionseinheit der abdominopelvinen Leibeshöhle (Rumpfkapsel) ist ausführlich in Kapitel 1.3.7 beschrieben und wird in diesem Kapitel vorausgesetzt.

Die intrabdominalen Druckverschiebungen innerhalb der Rumpfkapsel sind auf deren elastische Wandungen angewiesen. Das ist aber rundum die Schwachstelle jeder Wöchnerin.

Wenn das synergistische Zusammenwirken zwischen

– Rückenmuskulatur und Bauchmuskulatur
– Zwerchfell und Beckenboden
– Zwerchfell und Bauchmuskulatur
– Bauchmuskulatur und Beckenboden

unter Einbeziehung der *Körperstatik* wirkungsvoll funktioniert, was das vorrangige Ziel der Rückbildungstherapie sein muss, sind *Bewegungen mit ökonomischen Bewegungsabläufen* für die Spätwöchnerin müheloser durchführbar.

Alle physiotherapeutischen Maßnahmen sollen die Kräftigung der Rumpfwände unterstützen und die Körperstatik sichern.

Die humorige Abbildung 4.**3** möchte daran erinnern, dass Zwerchfell mit Glottisöffnung, Bauchmuskulatur und Beckenboden alles „gemeinsam" tun möchten, nicht nur in der Vorbereitung für die Geburt, sondern ebenso für die Rückbildungsgymnastik und ebenso auch späterhin. Das sollte uns Therapeuten immer gegenwärtig sein.

Die kraniale Begrenzung der Rumpfkapsel ist das *Zwerchfell* (Diaphragma pulmonale). Mit seinen bei der Einatmung nach kaudal *anspannenden*, bei der Ausatmung zurück nach kranial *abspannenden* Atemexkursionen ist es der *Dynamikgeber* für die Rumpfkapselwände und für die Organe im Bauch und kleinen Becken.

So unterstützt ein kraftvoll arbeitendes Zwerchfell die Rückbildungsvorgänge der Bauch- und Be-

ckenorgane, unterstützt den venösen Rückfluss durch Sogwirkung und unterstützt mit seiner Atemdynamik auch den kaudalen Abschluss der Rumpfkapsel, den *Beckenboden* bei der Wundheilung (siehe Kap. 1.4.4), beim Erhalten oder Wiedererlangen seiner elastischen Kraft mit positiver Auswirkung auf die Sexualität (siehe Kap. 1.4.9.3 u. 1.5.3).

Das Zwerchfell unterstützt aber auch den Beckenboden beim Erhalten oder Wiedererlangen der Harn-/Stuhlkontinenz, besonders wenn der Ausatem mit kraftvollem Sprechatem erfolgt. (z. B. phonische und aphonische Ausatmung, s. nachfolgend Kap. 4.2.1.7 u. 4.3.2.5)

Alle das „Zwerchfellabspannen" unterstützenden *Abspannlaute* (siehe nachfolgend), sind gleichzeitig unterstützende Hilfe für den Beckenboden.

Damit unser wichtigster Einatmungsmuskel, das Zwerchfell, bei seinen Atemexkursionen – und das sind etwa 14 +/- 4 Atemzüge pro Minute – den Beckenboden erreicht (Zwerchfell-Beckenboden-Synergismus), sind Beckenboden und Zwerchfell auf die *Körperstatik* angewiesen (Rumpfklötzchen im Türmchen eingeordnet, siehe Kap. 4.2.1.5). Dabei ist das Schwingsystem zwischen Zwerchfell und Beckenbodenzwerchfell (Diaphragma pelvis) von der Ausgeprägtheit der Lendenlordose abhängig, wie die Abbildungen 4.**4a** und **b** deutlich machen.

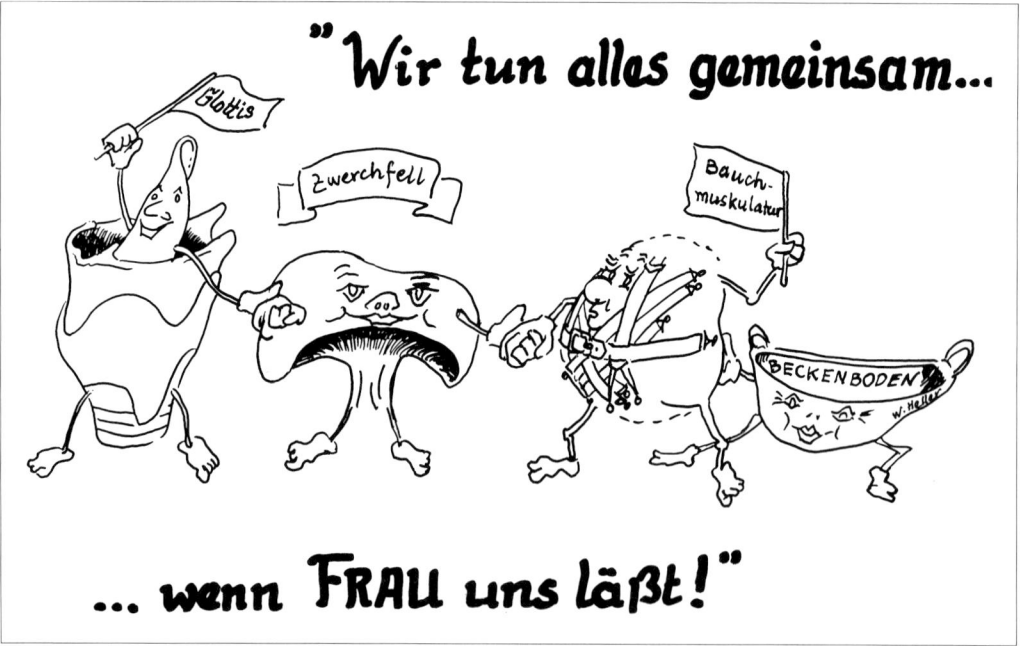

Abb. 4.**3** Zusammenspiel der abdominopelvinen Leibeshöhle (Heller 1998)

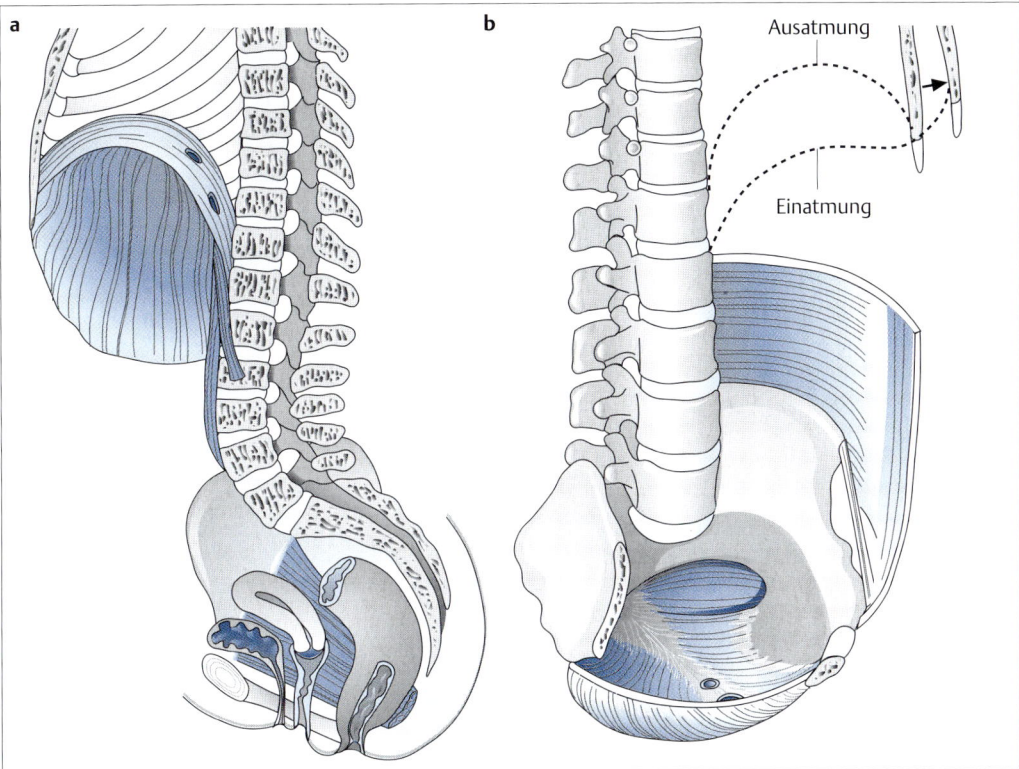

Abb. 4.4a u. b
a Bei starkem Hohlkreuz (Hyperlordose der Lenden-wirbelsäule) erreicht die Atemwelle bei der Ein-atmung nicht den Beckenboden und die Organe im kleinen Becken.
Die Atemwelle verdrängt, da die in den Bauchraum hinein ragende Lendenwirbelsäule nichts anderes zulässt, die Bauchorgane nach *vorn* Richtung Bauch-wände.

Diese sind bei Wöchnerinnen meist hypoton und geben nach. So fehlen dem Beckenboden und den Bauch- und Beckenorganen die zur Rückbildung notwenigen Stimulationen.
b Bei normal ausgeglichener Lendenwirbelsäule er-reicht die Atemwelle bei der Einatmung den Be-ckenboden und die Organe im kleinen Becken. Der Zwerchfell-Beckenboden-Synergismus kann funk-tionsrichtig arbeiten (Schmitt 1981).

Die Statik des Rumpfes, wie auch kraftvolle Atemarbeit des Zwerchfells sind auf das funk-tionstüchtige Vergurtungssystem gerader, schrä-ger und querer Bauchmuskulatur angewiesen.

Merke: Auch die Bauchmuskeln sind, zusätzlich zu ihrer statisch-stabilisierenden und dyna-mischen Funktionen wichtige *Ausatemmuskeln*. Dabei werden sie dynamisch-konzentrisch/isoto-nisch-konzentrisch aktiviert und je langsamer die Ausatmung erfolgt, desto besser können sich die Bauchmuskeln zusammenziehen, d. h. sie kontrahieren und verkürzen sich. So ist ihre phy-siologische Verkürzung an die Ausatmung ge-koppelt, was bedeutet, dass *funktionelles Bauch-muskeltraining mit Ausatmung* erfolgen soll.

Das Zusammenspiel des Bauchmuskel-Beckenbo-den-Synergismus wurde oben in der Studie Saps-ford/Hodges beschrieben. Die Konsequenz ist: Be-ckenboden mit Ausatmung üben, wobei sich die Bauchmuskulatur kontrahiert.

Merke: Das Kernstück der Rückbildungsgymnas-tik sollte immer das funktionelle Zusammenspiel von Zwerchfellatem mit Glottisöffnung – Bauch-wandmuskulatur – und Beckenboden sein. Dazu kommt das Sichern der Statik, das Stabilisieren des Rumpfes, erst lokal – dann global (siehe Kap. 1.3.7.2). Auf diesem Grundsockel kann dann die Belastung gesteigert werden, ohne zu über-anstrengen. Dann macht Bewegung Freude!

4.1.2.2 Nachteile der Rückenlage beim Bauchmuskeltraining

Die ungünstigste Ausgangsstellung für funktionelles Bauchmuskeltraining, wie auch für das Üben mit dem kontraktilen Beckenboden, ist die Rückenlage. Die Nachteile wurden durch die Funktionelle Bewegungslehre (FBL Klein-Vogelbach) wie auch durch Grundlagenforschungen der Biomechanik aufgezeigt.

Bei der Rückenlage spricht Klein-Vogelbach im Zusammenhang mit dem funktionellen Bauchmuskeltraining sogar von „Erkrankungsgymnastik". Für Generationen von Gymnastinnen und Sportlehrern war das Auftrainieren der Bauchmuskulatur in Rückenlage die einzige Ausgangsstellung der Wahl. Auch heute noch gibt es eine Vielzahl von Angeboten für Bauchmuskel- und Beckenbodentraining in Rückenlage. Das wird den Rumpfwandmuskeln, deren Aufgabe die Auseinandersetzung mit der Schwerkraft in der Vertikalität bedeutet, nicht gerecht.

Wir verbringen zwar wenigstens ein Drittel unseres Lebens im Liegen, unserer biologisch notwendigen Ruhe- und Schlafstellung, um Kräfte zu sammeln und zu regenerieren. Sobald wir wach sind, suchen wir die horizontale Ruhelage gegen Vertikalität einzuwechseln. Jede Vertikalität heißt für die statisch-dynamisch stabilisierende und bewegende Muskulatur, wie auch für den Beckenboden und das Zwerchfell, ein Halten bzw. Arbeiten der Muskeln gegen die Schwerkraft bzw. ein Auseinandersetzen mit der Schwerkraft. Vertikalität verbessert auch die Atemsituation.

Diese dynamisch-stabilisierende Haltearbeit fällt sogar muskelgesunden Menschen nicht immer leicht, die Wöchnerinnen brauchen, um ihre Muskelkraft wieder ökonomisch einsetzen zu können, therapeutische Hilfen.

Da funktionelle Bauchmuskel- und Beckenbodenarbeit in vertikalen und halbvertikalen Ausgangsstellungen wie Stehen, Sitzen, „Brückenbauch"-Stellungen (wie z. B. Bauchlage, Unterarmstütz, Vierfüßlerstand, Tönnchenstellung u. a.) effektiv ist, soll beim Üben diesen Ausgangsstellungen der Vorzug gegeben werden. Auch das Zwerchfell arbeitet dann mühelos und der Pressatem mit intraabdominalen und intrathorakalen Drucksteigerungen kann verhindert werden.

Werden beim Bauchmuskeltraining in Rückenlage gar noch *kaudale Gewichte*, das sind gestreckte oder im Knie gebeugte Beine, als Übungshebel an das Becken gehängt und das Becken dann an den Brustkorb gehängt, nimmt die Kompressionsbelastung der Wirbelsäule und die intrathorakalen und intraabdominalen Druckerhöhungen zu.

Das geschieht, weil sich die Wirbelsäule der Wöchnerin mit den am Rumpf angehängten schweren Beingewichten nicht im richtigen Moment stabilisieren kann. So erfahren alle passiven Haltestrukturen der Wirbelsäule, die Wirbelgelenke/Bandscheiben und die Bruchpforten des M. rectus abdominis, auch Operationsnarben und evtl. Bruchpforten an den Leisten Fehlbelastungen. Beim Anheben der Beingewichte aus Rückenlage kommt es zu einer Extension der Lendenwirbelsäule (Hohlkreuz), diese Fehlbewegung kann weiterlaufen bis zum Kopf, der dann in die Unterlage drückt. Luftanhalten und Pressatem sind dann unvermeidbar.

> **Merke:** Der Unterbauchmuskulatur fehlt die Kraft, die Beingewichte aus Rückenlage zu heben und zu halten, das geht zu Lasten der Wirbelsäulengelenke und verstärkt die Bauchmuskelüberdehnung.

Werden beim Bauchmuskeltraining in Rückenlage *kraniale Gewichte,* wie abgehobener Kopf, Schultergürtel mit Armen und der Brustkorb eingesetzt, erfolgen bei geschwächter Muskulatur Ausweich- und Abscherbewegungen, z. B. eine ventrale Translation des Kopfes, was bedeutet, dass die Kopfbewegung nicht mit Beugehaltung sondern mit einem Verschieben des Kopfes zunächst deckenwärts oder gar mit einer Extension der Halswirbelsäule eingeleitet wird, dem dann eine starke Flexion der Brustwirbelsäule folgt. Die so entstehende Verkürzung des Oberbauches ist unfunktionell (vgl. Distanz *Brustbeinspitzchen – Nabel muss* erhalten bleiben. Siehe nachfolgend funktionelles Bauchmuskeltraining).

> **Merke:** Diese unfunktionellen Ausweichbewegungen verstärken sich bei einseitiger Schwäche der Rumpfwandmuskulatur. Diese Schwäche ist bei Wöchnerinnen oft abhängig von der Stellung des Kindes in der Gebärmutter vorhanden.

Kann der geschwächte muskuläre Beckenboden die intraabdominalen Druckerhöhungen nicht gegenhalten (Schwäche des Bauchmuskel-Beckenbodensynergismus), wird Spätfolgen an den Speicher-/Entleerungsorganen und Scheidenwandsenkungen Vorschub geleistet.

4.1.3 Bewegung vermitteln und anleiten

Allerorts und überall spricht man, wenn etwas mitgeteilt oder erklärt wird, von didaktischer Vorgehensweise. Didaktik kommt von dem griechischen Wort *didaskein* und heißt LEHRE.

Eine gute didaktische Vorgehensweise kann den Lernenden unterstützen, dass er zu bestimmten Handlungen ermuntert und dann auch befähigt wird. Die Grundregeln sind:

– Die Therapeutin soll ihr Ziel verfolgen, aber auch den Erwartungen und dem Verständnis des Lernenden gerecht werden. Auch unsere Wöchnerinnen sind in Bezug auf die Rückbildungsgymnastik für den Therapeuten im weitesten Sinne Lernende.
– Die Therapeutin soll klare und verständliche Erklärungen und Übungsansagen geben.
– Die Therapeutin soll das wesentliche Ziel konzentriert verfolgen.
– Die Therapeutin soll Fragen und auch Rückfragen zulassen. Letztere resultieren häufig aus einem „Nicht-verstanden-haben", z. B. des Übungsablaufs, wobei ein einmaliges modellhaftes Vormachen einer Übung meist nicht ausreicht, dass diese korrekt nachgemacht werden kann. Zeit zum Nachfragen muss in die Behandlungs- bzw. Kursstundenzeit eingeplant werden.

Fach- und Sachkompetenz des Lehrenden, auch seine didaktische Professionalität erleichtern das Lehren, das Vermitteln von Übungen, die von der Therapeutin dann *lenkend* begleitet werden können. Begleiten heißt aber, angepasste Bewegungsverhalten anzubieten, keine Hyperaktivitäten einzufordern. Jede Instruktion zum Bewegen und jedes Umsetzen einer Instruktion setzt einen Lernprozess in Gang, bahnt einen Ablauf, der häufiger Wiederholungen bedarf, denn:

Man kann nur Üben, was man bereits erlernt hat und so liegt in der Wiederholung der Lerneffekt.

Man unterscheidet **verbale** und **nonverbale Instruktionen**.

Verbale Instruktionen müssen klar verständlich, deutlich und gut vernehmbar erfolgen. Es bedarf einer genauen Vorstellung (Planung einer Übung) von Seiten der Therapeutin, um die richtige Wortwahl einzusetzen. Ein klar verbalisierter Bewegungsauftrag, bei dem evtl. Phantasiehilfen und -bilder eingesetzt werden, hilft dem *Verstehen* und dem *Umsetzen können*.

Nonverbale Instruktion kann durch Einsetzen der Therapeutenhände erfolgen, die zum richtigen Zeitpunkt an dem richtigen Körperpunkt helfend eingesetzt werden. Auch dadurch, indem die Bewegung ein- oder mehrmals vorgemacht wird. Allerdings sollte die Therapeutin nicht ständig alle von ihr instruierten Übungen während einer Gruppenstunde mitmachen; das verhindert bzw. vermindert ihre Möglichkeit, oft notwendige Korrekturhilfen wie auch Hilfestellungen bei Unsicherheiten zu geben. Jede der übenden Wöchnerinnen erwartet ein Feedback, ob sie die Übung richtig ausgeführt hat; sie möchte korrigiert aber auch gelobt werden! Atemlose „Vorturner" sind viel zu sehr mit sich selbst beschäftigt.

> **Merke:** Erfolgserlebnisse wirken sich günstig auf den Lernerfolg aus!

Beim Instruieren einer Übung gibt es
1. Die *Orientierung am eigenen Körper*. Diese spricht die Wahrnehmung direkt an (Klein-Vogelbach 1993). Bewegungsrichtungen für körpereigene Punkte können sein:
   – als Ortsbezeichnung, z. B. am Bauch, am Rücken, am Kopf, am Fuß, an der rechten/linken Seite, in der Körpermitte usw.
   – als Richtungsbezeichnung, z. B. bauchwärts, rückenwärts, seitwärts rechts/links, kopfwärts, fußwärts, zur Mitte, weg von der Körpermitte usw.
   Beispiele: Durch Benennung von *Körperpunkten*, z. B. Schambein und Nabel oder Brustbeinspitzchen und Nabel kann die *Orientierung am eigenen Körper* verbessert werden. Über die zwei benannten Körperpunkte kann der dazwischen liegende Abstand vergrößert oder verkleinert werden oder auch unverändert bleiben. Diese Instruktionen mit Benennung der *Distanzpunkte* sind hilfreich beim funktionellen Bauchmuskeltraining. Distanzpunktbenennungen helfen den Frauen (und Männern ebenso) eine verbale Instruktion leichter zu verstehen und umzusetzen.
   Eine andere *Orientierung am eigenen Körper* kann mit der Nennung von *Hautzonen* erfolgen. *Beispiel*: Die Kreuzbeinhaut soll in Falten gelegt und dann wieder entfaltet werden. Damit lassen sich Muskeln verkürzen und wieder in ihre Ausgangsposition zurückführen. Beckenbewegungen in der Lendenwirbelsäule und den Hüftgelenken werden dadurch erfahrbar gemacht. Die Orientierung an festen oder beweglichen Punkten im Raum, auf die körpereigene Punkte hin- oder davon wegbewegt werden, helfen ebenfalls dem Verstehen, eine Bewegung korrekt auszuführen. *Bei-*

spiel: In Seitlage soll die Lendenwirbelsäule (Klötzchen Becken) Richtung Wand bewegt werden, der Abstand zwischen Brustbeinspitzchen und Nabel bleibt unverändert.

2. Die *Orientierung im Raum* ist geprägt von der Schwerkraft.
Richtungsbezeichnungen sind hier „nach oben" = gegen die Schwerkraft, „nach unten" = mit der Schwerkraft.
Beispiel: Die Aufforderung, im Stand den Arm „nach oben" zu heben (deckenwärts) hat einen größeren Bewegungsausschlag als wenn die gleiche Aufforderung in Rückenlage erfolgt. Bei der Orientierung im Raum spielt die Ausgangsstellung (ASTE) eine Rolle, z. B. in Seitlage den Arm „nach vorn" ausstrecken ist eine andere Armbewegung, als wenn im Vierfüßlerstand der Arm „nach vorn" ausgestreckt werden soll.

Übungen und ihre Namen:
Alle Übungen, besonders jene, die sich als wirkungsvoll erwiesen haben, prägen sich besser ein, wenn sie einen Namen haben. Viele Therapeuten, ich möchte hier S. Klein-Vogelbach und M. Feldenkrais exemplarisch für alle anderen nennen, haben den Übungen einprägsame Namen gegeben. Bei der Arbeit mit dem kontraktilen Beckenboden werden, weil er „unsichtbar" ist, zu Fantasienamen („Sitzbeinhöckertaschenlampe") zusätzliche Fantasiehilfen, wie „Seeanemone", „Blüte" oder Bilder wie „Lift", „Löwenschwanz" u. a. angeboten, um diese Muskulatur zu erreichen.

Durch die Namen der Übungen bleiben diese besser im Gedächtnis haften, sie fördern außerdem nicht selten eine motivierende Fröhlichkeit. Das kommt dem Lernprozess zugute. Auf dieser Ebene kann dann die Motivation, täglich daheim zu üben, gefördert werden und ich wiederhole: Üben kann und sollte man nur das, was man bereits erlernt hat.

Das ist auch ein Grund, eine Rückbildungsgymnastikstunde nicht mit der Aneinanderreihung vieler Übungen zu überfrachten. Quantität zeigt die Unsicherheit eines Therapeuten und geht zu Lasten der Qualität!

Am Beispiel der „Feldenkrais-Uhr" kann verdeutlicht werden, wie man sich zielorientiert (hier: Verbessern der Wirbelsäulen- und Hüftgelenksbeweglichkeit) mit der „Uhr" in den unterschiedlichsten Ausgangsstellungen beschäftigen kann, z. B. in Rückenlage, in Tönnchenstellung, im Vierfüßlerstand, auf dem Pezziball sitzend oder darüber bäuchlings hängend, im Kniestand, Schneidersitz, Z-Sitz, im freien Stand, mit dem Rücken an der Wand stehend, mit dem Gesicht zur Wand stehend und dabei die Unterarme oder die Hände an der Wand abgestützt und vieles mehr!

Das Ziel ist, die geplante Bewegung von Wirbelsäule und Hüftgelenken auf die verschiedenen Ausgangsstellungen zu übertagen, auch im Hinblick auf Arbeits- und Gebrauchsbewegungen.

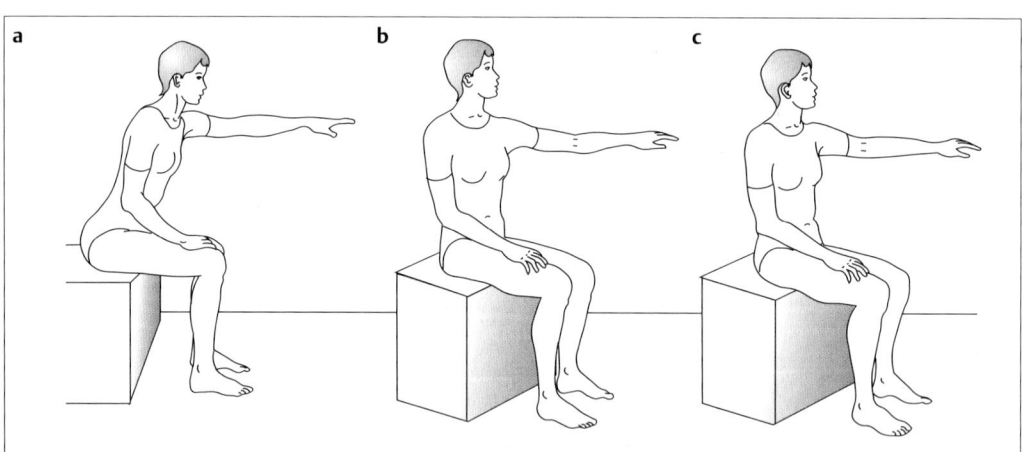

Abb. 4.**5a – c**
a Reaktionen auf die Instruktion „Bewegen Sie die rechte Hand nach vorn"
b Eine weiterlaufende Bewegung in den Hüftgelenken wird bei dieser Variante verhindert, ausgelöst durch die Instruktionen: „Der Druck unter den Füßen bleibt gleich." und „Der Brustkorb darf drehen."
c Alle weiterlaufenden Bewegungen werden bei dieser Variante verhindert, ausgelöst durch die Instruktionen: „Der Druck unter den Füßen bleibt gleich." und „Kopf, Brustkorb und Becken zeigen immer nach vorn." (nach Klein-Vogelbach 1993)

Bewegungsauftrag „wenn – dann":

Der Bewegungsauftrag soll die vom Therapeuten gewünschte Bewegung bringen. Das ist schon in der Einzelbehandlung schwierig, in einer Gruppengymnastik mit möglicherweise 10 unterschiedlichen Wöchnerinnen erfordert das von der Therapeutin gute didaktische Fähigkeiten. Die „wenn – dann"-Instruktion ist dabei hilfreich.

Beispiel: Sitz auf dem Ball/Hocker. Die Therapeutin instruiert: „*Wenn* sie ihre linke Hand weit nach vorn (im Kreis sitzend: „zur Kreismitte") bewegen, *dann* bleibt der Druck unter Ihren Füßen gleich stark, Ihr „Körper-Türmchen" (Becken – Brustkorb – Kopf) zeigt dabei ständig nach vorn." (im Kreis sitzend: „zur Kreismitte"). Die Abbildungen 4.**5 a** bis **c** verdeutlichen, dass Ausweich- und Fehlbewegungen verbal korrigierbar sind.

Dieses Beispiel ist auf alle Bewegungsinstruktionen und Korrekturhilfen übertragbar.

Welche Kriterien müssen beim Anleiten von Bewegungen (Übungen) beachtet werden?

- Die Übung muss an die Konstitution und an die Kondition der Wöchnerin angepasst sein.
- Treten unmittelbar bei oder nach der Übung Schmerzen auf, ist die Übung nicht geeignet.
- Schwäche und verminderte Reaktionsbereitschaft der Muskulatur verlangen Geduld und Anpassung der Übungen an den momentanen Zustand (Hauptproblem der Wöchnerin).

Die Steigerung der Muskelkraft kann erreicht werden durch Veränderung der Ausgangsstellung und damit der Hubbelastung, des Bewegungsausmaßes, des Tempos und der Häufigkeit der Wiederholung einer Übung.

4.2 Behandlung im Frühwochenbett

„Bewegung verlangt Herz und Hirn, sie fordert heraus zum Verlassen des Überkommenen und fordert auf zum Erobern neuer Räume." (Petra Tritschler, Präsidentin der Klein-Vogelbach Stiftung)

Was bei Behandlungsbeginn beachtet werden sollte

Die Rückbildungsbehandlung unterstützt im Frühwochenbett die natürlichen strukturellen und funktionellen Rückbildungsvorgänge mit *aktiven* und *passiven* Maßnahmen.

Es ist außerdem Aufgabe der Therapeuten, mögliche Rückbildungsstörungen zu erkennen, im Umfang ihrer Fachkompetenz behandeln zu können und immer rechtzeitig bei Beschwerden, Störungen und Problemen der Wöchnerin, welche ihre Fachkompetenz überschreiten, eine Ärztin oder Arzt einzuschalten.

Im Wochenbett bestimmt das neugeborene Kind den Rhythmus der Wöchnerin, die Wochenbettgymnastik/-behandlung muss zeitlich darauf abgestimmt werden. Diese Abstimmung zwischen Mutter und Therapeutin wird besser gelingen, wenn die Wöchnerin vom Nutzen und der Wirkungsweise des Therapieangebotes überzeugt ist. Dann ist sie selbst interessiert und motiviert, dass ihre Periode der Rückbildung ihrer körperlichen Veränderungen sinnvoll mit Körpertherapie unterstützt werden kann.

Vorausgehen sollte jeder Behandlung mit Frühwöchnerinnen eine *Befundaufnahme* durch Befragen, Sicht- und Tastbefund (siehe Kap. 2) bereits am Tag nach der Geburt. Jede Therapie, die erfolgreich sein soll, orientiert sich am Befund und hat Zielsetzungen. Diese Ziele sind nachzulesen in Kapitel 3, differenziert nach Zielen im Früh- und Spätwochenbett.

Unterschieden wird bei dem Befund und auch bei den Zielen, ob es sich

– um einen normalen Geburtsverlauf handelt oder
– um eine Kaiserschnittentbindung (Sectio caesarea) oder/und
– um einen mit Beschwerden und/oder Problemen behafteten Wochenbettverlauf.

Bei den beiden letztgenannten Punkten verlangt die individuelle Situation der Wöchnerin eine veränderte Anpassung der Behandlung an den Befund. Grundlage für alle physiotherapeutischen Maßnahmen ist immer die momentane *körperliche* und *psychische* Verfassung der Wöchnerin.

4.2.1 Behandlung bei normalem Wochenbettverlauf

Modalitäten zur Behandlung der Frühwöchnerin:

– Mit der Übungsbehandlung sollte am 1. Tag nach der Geburt des Kindes, ggf. der Kinder begonnen werden. Jedoch braucht die Wöchnerin mindesten 8 – 12 Stunden nach der Geburtsarbeit zum Ausruhen.
– Der Raum muss gut belüftet sein, die Wöchnerin soll aber keiner Zugluft ausgesetzt werden.
– Die Harnblase wird zuvor entleert. Am Tag nach der Geburt wird eine Darmentleerung eher selten sein, ab den nachfolgenden Tagen sollen vor Übungsbeginn Blase und Darm geleert sein.
– Das Kopfteil des Bettes wird flach gestellt. Der Kopf wird mit einem kleinen Kissen unterlagert. Diese flache Unterlage bleibt für alle Übungen in Rückenlage im Früh- und im Spätwochenbett erhalten, um die horizontale Ausgangsstellung zu gewährleisten.
– Bauch und Beine der Wöchnerin müssen unverhüllt sichtbar sein, das gilt nicht nur für die Befundaufnahme sondern auch, um die Arbeitsweise der Muskulatur beim Üben beurteilen zu können.
– Einengende Kleidung, z. B. Gummizüge in der Taille, sind zu vermeiden.
– Während der 20 – 30 Minuten dauernden Befundaufnahme und ersten Wochenbettübungen sollte im Umfeld der Wöchnerin für Ruhe gesorgt werden.
– Jede Überanstrengung soll vermieden werden, mit sanfter Behandlung wird begonnen.
– Die Wöchnerin sollte am 1. Tag im Bett eine Einzelbehandlung unter Anleitung der Therapeutin erhalten. Diese Einzelbehandlung sichert, dass Befundaufnahme und individuelle Anpassung der Übungen nicht zu kurz kommen. Die Wöch-

nerin soll nach der ersten Behandlung mit den Grundprinzipien vertraut sein. Ab 2. Tag kann bis zur Klinikentlassung in einer Kleinstgruppe mit 2 – 3 Frauen weiter gearbeitet werden. Die Wöchnerin soll motiviert werden, die Übungen, die sie am jeweiligen Wochenbetttag mit der Therapeutin erlernte, noch mehrmals am Tag allein durchzuführen

- Die exakte, langsame und konzentrierte Ausführung weniger Übungen ist wirkungsvoller als wenn viele Übungen angeboten werden, die dann unkontrolliert und unkonzentriert einfach nur „gemacht" werden.
- Ab dem 3. Tag ist die wichtige Ausgangsstellung Bauchlage durch den Milcheinschuss (Laktation) problematisch. Deshalb grundsätzlich die Bauchlage mit ausreichend ausgepolsterter Brust und erst *nach* dem Stillen/Abpumpen einnehmen lassen.

> **Merke:** Rückbildungsgymnastik im Frühwochenbett und im Spätwochenbett kann ohne die begleitende Ausatmung nicht funktionsrichtig erfolgen. Wird beim Üben die Luft angehalten oder bei der Übungsausführung eingeatmet, ist dies unphysiologisch, unfunktionell und anstrengend!

Ausgangsstellungen (ASTEN) im Frühwochenbett:

Horizontale Ausgangsstellungen:
- Rückenlage
- Seitlage
- Bauchlage
- Vierfüßlerstand.

Halbvertikale Ausgangsstellung: Tönnchenstellung
Vertikale Ausgangsstellung: Stand.
   Spür- und Übungshilfen im Frühwochenbett überfordern die Wöchnerin, Ausnahme ist das Üben mit dem Noppenball.

Praktischer Hinweis: Nachfolgende passive und aktive Maßnahmen werden mit einem Hinweis auf den Wochenbetttag versehen, ab dem diese therapeutische Maßnahme im Rahmen des Frühwochenbetts sinnvoll ist. Jeder Therapeutin ist dann das Ab- und Zugeben je nach momentaner Situation der Wöchnerin vorbehalten.

4.2.1.1 Bauchlage-Lagerung zum Fördern des Abfließens der Lochien

Hinweis: Ab dem ersten Tag nach der Geburt.

Die Bauchlage-Lagerung ist eine *passive* Maßnahme im Frühwochenbett, die bereits am Tag nach der Geburt erfolgt. Sie soll von der Wöchnerin mehrmals täglich bis zur nicht mehr tastbaren Rückbildung des Uterus eingenommen werden.
   Das Einnehmen der Bauchlage ist für die Frühwöchnerin nach vielen Monaten der erste „Ausflug" in diese Ausgangsstellung. Die Bauchlage hatten viele Wöchnerinnen in der Schwangerschaft sehr vermisst. Deshalb sind sie hochmotiviert, wenn auch etwas ängstlich, da die ca. 1000 g schwere Gebärmutter und die anderen Bauchorgane noch nicht wieder an ihrem angestammten Platz sind.
   Der gewichtige Uterus, dessen Fundus in Nabelhöhe tastbar ist (Abb. 4.**6a**), erfährt durch Rückenlage der Wöchnerin, vor allem wenn diese Ausgangsstellung die einzige ist, in der Wochenbettgymnastik angeboten wird, eine seiner Schwerkraft folgenden Verlagerung in Retroversionsstellung.
   Das bedeutet, der Uterus lastet mit der Schwerkraft auf Kreuzbein/unterer Lendenwirbelsäule, auf Bauchaorta und Vena cava inferior. In dieser Ausgangsstellung erfährt der Uterus kaum „rückbildungs"-stimulierende Impulse von der Rumpfwandmuskulatur.

> **Merke:** Bei permanenter Rückenlage der Wöchnerin im Frühwochenbett wird das Abfließen der Lochien behindert mit der Gefahr für einen Lochialstau.

Die *Bauchlage* ist für den Uterus post partum *die* Ausgangsstellung der Wahl, weil der Uterus, zunächst passiv, in seiner regelrechten Anteversio-Stellung positioniert wird. Wird jetzt der Unterbauch der Wöchnerin mit einem festen Kissen unterlagert (siehe Abb. 4.**6b**), bekommt die Gebärmutter einen verstärkenden Druck.
   Dieser mechanische Kissendruck regt Uteruskontraktionen (Nachwehen) an und diese fördern das Abfließen der Lochien und die Involution der Gebärmutter, deren Muskelmasse sich verringert.

Hinweis: Bei jedem beginnenden Lochialstau sollte auf die Bauchlage-Lagerung nicht verzichtet werden, ehe medikamentös behandelt wird.

Weitere Vorteile der mit Bauchkissen unterstützten Bauchlage im Frühwochenbett sind:

- Die Facettengelenke der Lendenwirbelsäule werden entlastet.
- Die Ligamente sind in günstiger Rückbildungsstellung, z. B. das *Lig. cardinalia* (Mackenroth) als Hauptbandstütze des Uterus, ebenso das den Uterus in seiner Anteversio/Anteflexio im Isthmusanteil fixierende *Lig. rotundum* (außerhalb der Schwangerschaft heißt es Lig. teres uteri), welches sich um das Vierfache seiner ursprünglichen Länge in der Schwangerschaft verlängert hatte und in seiner Uterus-Haltefunktion geschwächt ist.
- Die Bauchdecke und der oft noch sehr große Bauch werden durch den Kontakt zur festen Unterlage gestützt.
- Diese Lagerung ist eine Senkungsprophylaxe für Harnblase, Rektum und Vagina.

Am Ende jeder Behandlung im Frühwochenbett ist zu empfehlen, dass die Wöchnerin noch ungefähr 30 Minuten in dieser Bauchlage-Lagerung liegen bleibt. Die Therapeutin deckt die Wöchnerin zu und stellt ihr das Bettchen mit dem Baby in Sichtkontakt. Viele der Wöchnerinnen schlafen kurz ein und das erholt sie.

In der Bauchlage-Lagerung werden die Rückbildungsvorgänge zusätzlich durch Atembewegungen mit aphonischen und phonischen Ausatemhilfen unterstützend stimuliert (siehe Kap. 4.2.1.6). Die gesamte Rumpfwandmuskulatur erfährt dadurch kräftigende Rückbildungsreize.

4.2.1.2 Massage, eine passive Maßnahme

Hinweis: ab dem ersten Tag nach der Geburt.

Massage ist immer ein in jeder Hinsicht wohltuender mechanischer Impuls auf unseren Körper und unser Gewebe. Das Wort Massage leitet sich aus dem arabischen *„Mass"* ab, was sinngemäß „kneten" und „drücken" heißt. Und diese beiden Maßnahmen setzt jeder Mensch bei sich selbst intuitiv ein, wenn er Schmerzen hat. Mit Sicherheit

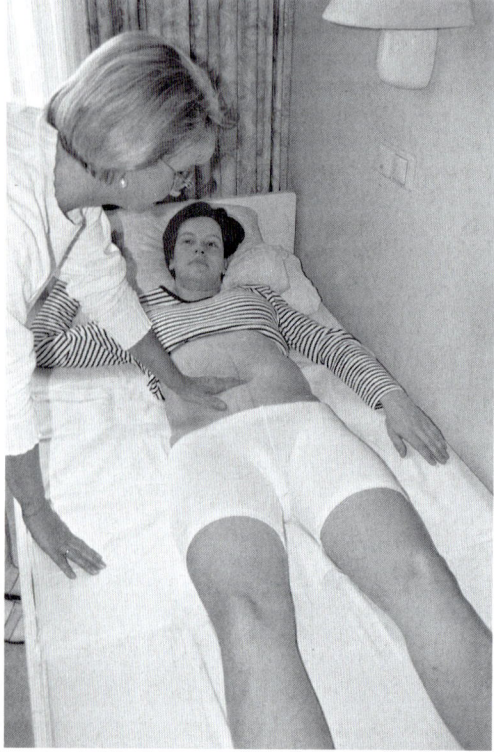

a

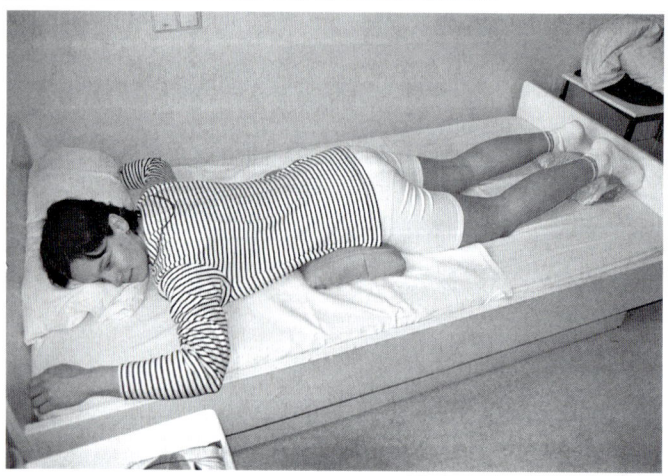

b

Abb. 4.**6a** u. **b**
a Am ersten Tag nach der Geburt kontrolliert die Hebamme den Fundusstand der Gebärmutter
b Die Wöchnerin liegt in Bauchlage; der Unterbauch ist mit festen Kissen unterlagert. Zwischen Unterschenkel und Füßen liegt ein gerolltes Tuch, der Kopf ist unterlagert.

ist so die Massage eine der ältesten Therapien der Menschen. Schon weit vor unserer Zeitrechnung kommt Massage als Therapie bei den Ägyptern, Persern, Chinesen und Japanern zur gezielten Anwendung. Die Franzosen führten die Massage in Europa ein und Begriffe wie Effleuragen (Streichungen), Petrissagen (Knetungen) und Tapotagen (Klopfungen) weisen darauf hin.

Diese Grundlagen der Massagetherapie wurden durch Per Henrik Ling (1776–1839) mit bestimmten Übungen verbunden, das war der Anfang der Physiotherapie.

Die allgemeinen Effekte durch Massage bewirken, dass entsprechend der Zielsetzung mit Massage der Tonus eines Muskels oder des ganzen Körpers gesenkt oder gesteigert werden kann (v. d. Berg, 2001)

– *Die tonussenkende Wirkung der Massage* ist zurückzuführen auf die rhythmische Dehnung der Muskelspindeln mit gleichzeitiger rhythmischer Kompression. Zusätzlich zu der lokalen tonussenkenden Wirkung auf die Muskelspindeln können durch Massage auch Schmerzen gelindert werden.
Während der Massage haben alle Menschen ein Wohl-Gefühl und entspannen sich – vorausgesetzt der/die Massierende massiert *einfühlsam* und mit entspannend-dosiertem Griff. So kommt der Entspannung während des Massiertwerdens noch eine psychologische Bedeutung zu. Das limbische System und damit die Formatio reticularis werden positiv beeinflusst, wodurch vom Zentralnervensystem der Muskeltonus gesenkt wird. Der Hypothalamus (Teil des Zwischenhirns) setzt weniger *Stresshormone* frei. Die sympathische Reflexaktivität wird mit ruhigen und von sanften Händen durchgeführten weichen Streichungen, Knetungen, Vibrationen und Schüttelungen gesenkt.
– *Die tonussteigernde Wirkung der Massage* hat zum Ziel, die körperliche Aktivität zu fördern. Auch hierbei werden Muskelspindeln stimuliert, indem durch kurze, stärkere Dehnreize der Rezeptor innerhalb einer Muskelspindel gedehnt wird. Das führt im Rückenmark zu einer Stimulation der α-Moto-Vorderhorn-Zelle (α-Motoneuron) und so zu einer Kontraktion des Muskels (v. d. Berg 2001). Hier sind *stärkere* und *intensivere* Techniken wie *festere* und *schnellere* Knetungen, auch Tapotements erforderlich.
– *Wirkung der Massage auf die Haut.*
Das Verschieben der Haut und Unterhaut gegen die Körperfaszie oder zur Knochenhaut (Periost) durch Massagegriffe wirkt entspannend. Die

klassische Bindegewebsmassage und die manuelle Narbenbehandlung erfolgt auf dieser Grundlage. So kann die Bindegewebsmassage und manuelle Narbenbehandlung Gewebsverklebungen zwischen den einzelnen Gewebsschichten auflösen helfen.
Eine bessere Hautdurchblutung und der für die Funktion der Haut so wichtige gesteigerte Abtransport von Abfallprodukten helfen, dass sich im Interstitium (vgl. Kap. 1.3.4) keine zu Hautveränderungen führenden Proteinmengen einlagern (v. d. Berg 2001).
Anwendung im Wochenbett: Zustand nach Sectio siehe Narbenbehandlung (Kap. 4.2.2.10).
– *Psychologische Effekte durch Massage.*
Die Zuwendung bei und das Berührtwerden durch Massage hat sicher einen nicht zu unterschätzenden Einfluss auf den Menschen, der massiert wird. Jeder von uns genießt es, massiert zu werden, auch wenn es nicht immer ein fachkundiger Masseur ist. Innerhalb der Familie lassen sich die einzelnen Familienmitglieder gegenseitig mit Genuss wohltuend Massage angedeihen. Ist uns nicht allen mehr oder weniger das Rollenspiel der Kindheit noch in Erinnerung, sich gegenseitig Ziffern, Buchstaben oder Figuren auf den Rücken zu malen, die dann zu erraten waren?
Die Auswirkungen der Muskeltonussenkung, der verbesserten Durchblutung mit Wärmeempfinden, der verbesserten Beweglichkeit und der Schmerzreduktion (z. B. nach der Nackenmassage) sind für Körper und Seele gleichermaßen ein wohltuendes Erleben.
Die psychischen Auswirkungen der Massage werden leider immer noch von manchen Fachleuten in das Reich des Placebo-Effektes getan, bedauert v. d. Berg (2001), obwohl bei allen Therapieformen auch das Placebo eine Rolle spielt und manches Mal sogar zum Erstaunen der Fachleute gleichermaßen groß und wirksam sein kann wie der Therapieeffekt einer anerkannten Therapieform.

> **Merke:** Bei Massage sollte der psychologische Effekt nie außer Acht gelassen werden.

Anwendung und Wirkung der Massage im Wochenbett

1. Bauch-, Rücken-, Beinmassage als Massage mit *tonussenkender Wirkung* nach einem traumatischen Geburtsereignis, z. B. schwere, langwährende Geburtsarbeit, Symphysenproblem, auch wenn psychische Probleme die Mutter belasten, weil das Kind Sorgen bereitet.

2. Bauchmassage mit *tonussteigernder Wirkung* für die gerade, schräge und quere Bauchmuskulatur möglichst in deren Faserverlauf.

Hinweis: Bei breiter Rektusdiastase zuerst die geraden Bauchmuskeln in ihr Alignement bringen (siehe Kap. 4.2.3.7).

3. Oberbauchmassage evtl. auch Beinmassage mit *tonussteigernder* und/oder *tonussenkender Wirkung* bei Zustand nach Kaiserschnittentbindung.
4. Bauchmassage mit *tonussteigernder Wirkung* im Verlauf des Dickdarms (siehe Abb. 4.7) zur Anregung der Darmperistaltik, als Obstipationsprophylaxe.
5. Bauchmassage mit *tonussteigernder Wirkung* bei großbleibender Gebärmutter zum Anregen des Lochialflusses. Bei schmerzhaften Nachwehen sanfte Bauchmassage mit *tonussenkender* Wirkung.
6. Massage mit *tonussenkender Wirkung* bei Muskelkater und bei Nackenschmerzen durch anstrengende Geburtsarbeit.
7. Massage mit *tonussenkender Wirkung* bei Verspannungen in Nacken- und Rückenbereich durch verkrampfte Stillhaltung.

Hinweis: Ob mit *tonussteigernder* oder *tonussenkender* Wirkung massiert wird, welche Griffe verwendet werden, ist abhängig von der Zielsetzung.

Ziele im Frühwochenbett sind:
– Stimulation der Durchblutung von Haut, Unterhautzellgewebe und Muskulatur.
– Stimulation für eine kostoabdominale Atmung (Bauchatmung)
– Stimulation des Uterusmuskels, um das Abfließen der Lochien zu verbessern.
– Anregung der Darmperistaltik, um das Abgehen von Winden zu unterstützen.
– Schmerzhafte Nachwehen mit Vibrationen erträglicher werden lassen.

Massagegriffe

Streichungen als sanftester Griff werden an den Beinen, am Rücken und am Bauch eingesetzt. Am Bauch erfolgen die Streichungen im Darmverlauf (Abb. 4.7) d. h. von rechts unten aufsteigend. Die rechte Darmbiegung zum queren Darmverlauf darf ebenso wie die den Querdarm zum absteigenden Darm verbindende linke Darmbiegung nicht übergangen werden. Der links absteigende Darm wird mit leichtem Richtungsdruck zum Ausgang massiert. Mit wenig Druck streichen die Hände

über den Unterbauch, um dann wieder rechts unten zu beginnen.

Knetungen werden mit beiden Händen im Muskelverlauf der Bauchmuskulatur entsprechend längs – schräg – quer als weicher oder auch etwas festerer Griff ausgeführt. Auch am Nacken und Rücken können weiche Knetungen angewendet werden.

Vibrationen mit einer oder beiden Händen können auf dem Uterusareal angewendet werden.

Hinweis: Eine Bauchmassage ist mit etwa 5 – 10 Minuten Anwendungszeit zeitaufwendig und wird deshalb bei Wöchnerinnen mit normalen Wochenbettverlauf in Geburtskliniken kaum durchgeführt. Hebammen in der Hausgeburtsnachsorge massieren „ihre" Wöchnerinnen weitaus häufiger.

In den Geburtskliniken sollte aber Massage bei all den Frühwöchnerinnen nicht vernachlässigt werden, die eine o. g. Indikation dazu haben.

4.2.1.3 Thromboseprophylaxe – passive und aktive Maßnahmen

Hinweis: Die in Kapitel 1.3.3 und 1.4.5 beschriebene hämodynamischen Veränderungen an den venösen Blutgefäßen und deren mögliche Störungen während Schwangerschaft und Wochenbett sind Grundlagen zum Verstehen, welch große Wichtigkeit eine physiotherapeutische Thromboseprophylaxe im Wochenbett *von Anfang an* hat.

Als Folge des körpereigenen Progesteronanstiegs während der Schwangerschaft kommt es zur Senkung des Venentonus und so zur Verlangsamung

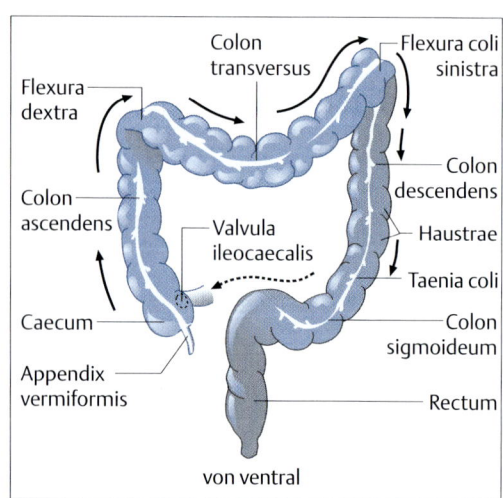

Abb. 4.7 Bauchmassage im Darmverlauf (Pfeilrichtung)

des venösen Blutstromes. Bereits in der Schwangerschaft kann es bei prädisponierten Schwangeren zu funktionellen Störungen des Venenklappenverschlusses und so zu einer Pumpinsuffizienz gekommen sein.

Besonders gefährdet sind die Wöchnerinnen, welche post partum/post sectionem zunächst das Bett hüten müssen. Jedoch kommt bei allen Wöchnerinnen im Frühwochenbett der Tonisierung des Kreislaufs über das Aktivieren der Muskelpumpe für die Beinvenen ein wichtiger Stellenwert zu, um den Rückstrom des venösen Blutes zum Herzen aufrecht zu erhalten. Denn bei jedem Übergang vom Liegen zum Stehen, wie auch bei anderen Lageveränderungen ändern sich die Druckverhältnisse des Kreislaufs. Dabei steigt an der unteren, belasteten Körperhälfte der Druck stark an, da jetzt die gesamte Blutmenge in den unteren Gefäßen lastet, während in der oberen Körperhälfte der Druck stark abnimmt. So „versacken" etwa 500 ml Blut aus den oberen Venen in den Beinvenen. Diese haben schwangerschaftsbedingt eine Weitstellung und so Volumenzunahme erfahren. Bei Kreislaufschwäche, niedrigem Blutdruck, hohem Blutverlust während der Geburt und auch durch individuelle Prädisposition an den Beinvenen ist das „Versacken" des Blutes in den Beinen bei plötzlichen Lageveränderungen, z.B. ruckhaftes, unökonomisches Aufstehen aus dem Bett, zu langes Stehen auf einem Fleck, ein Auslöser dafür, dass es der Wöchnerin „schwindelig werden" kann, bis hin zum „Ohnmächtigwerden" (Orthostase-Syndrom).

Deshalb ist post partum/post sectionem dringend das Aktivieren des *Sympathikus* durch Muskelarbeit anzuraten, da dieser den peripheren Gefäßwiderstand erhöht und so beim Wechsel vom Liegen zum Stehen hydrostatische Belastungen ausgeglichen werden.

Die zur *Prophylaxe und Therapie der Venen- und Lympherkrankungen* angewandten physikalischen und physiotherapeutischen Verfahren sind *passive* und *aktive* Techniken. Diese nachfolgend aufgezeigten Basistechniken werden ergänzt durch Atemtherapie, Massage, Kälteanwendungen.

Hinweis: Alle passiven und aktiven Techniken gelten auch für Z. n. Sectio (Kap. 4.2.2.4).

Passive Techniken

Kompression der Beinvenen

Kompression kann durch Kompressionsverbände oder durch Kompressionsstrümpfe erfolgen. Diese sollen die oberflächlichen und tiefen Venen weit-

gehendst komprimieren. Dadurch nimmt der Füllzustand in den Venen ab, ohne den venösen Rückfluß zu behindern.

Ziel ist:
- Verringern des Venenquerschnitts
- Erhöhen der Strömungsgeschwindigkeit
- Verbessern der Venenklappenfunktion
- mögliche frische Thromben an der Venenwand zu fixieren
- Verbessern des Lymphabflusses und der Reabsorption von Ödemflüssigkeit.

Die Kompression wird unterstützt von der Muskel- und Gelenkpumpe als aktive Technik.

Kompressionsverbände: Für den Therapieeffekt spielen Verbandsmaterial und Wickeltechniken eine entscheidende Rolle. Die in der Regel dafür verwendeten elastischen Binden sollten täglich 1 – 2-mal erneuert werden.

Bei unsachgemäßem Anlegen mit ungleichmäßiger Andruckverteilung sind Schnürfurchen und große Druckstufen möglich. So kann nach Ehrenberg (1987) eine falsche Wickeltechnik sogar das Gegenteil, nämlich Behinderung oder Verlangsamung des venösen Rückstroms und Lymphabflusses bewirken. Ein schlecht angewickelter Verband ist nach Meinung von H. Ehrenberg dann „therapeutisch ungünstiger als gar keiner!" Das Anlegen von Kompressionsverbänden erfordert, dass die Wickeltechniken beherrscht werden.

Kompressionsstrümpfe: Diese haben gegenüber den Kompressionsverbänden den Vorteil, dass sie einen gleichmäßigen Druckabfall von distal nach proximal als sog. *Abgestufte* Kompression garantieren. Vorausgesetzt: Die Passform der Strümpfe stimmt! In der Klinik sollten für jede Patientin entsprechend lange und dem Beinumfang angepasste Bettstrümpfe zur Verfügung stehen.

Medizinische Kompressionsstrümpfe sind bei Venenschwäche/Varizen therapiewirksam, eine Thrombosebildungsgefahr wird minimiert. Diese Strümpfe haben eine abgestufte Kompression. Der gezielte Druck von außen ist im Fessel- und unteren Wadenbereich am stärksten, damit werden Sprunggelenk- und Wadenpumpe effektiv unterstützt. Nach oben nimmt der Druck kontinuierlich ab, um den Blutfluss zu erleichtern (Abb. 4.**8a**). Bei *optimaler* Passform des Kompressionsstrumpfes ergaben Untersuchungen (nach Mühe 1997) einen Anstieg der venösen Strömungsgeschwindigkeit im Beinbereich um 185 %, im Beckenbereich um 150 % (bei Festlegen der Ruhedurchblutung auf 100 %).

Kompressionsstrümpfe werden, wenn sie klinisch getestet sind, vom Arzt verordnet und von

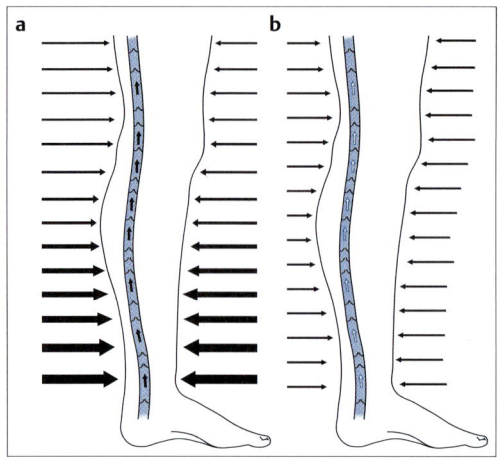

Abb. 4.8a u. b
a So wirken Kompressionsstrümpfe
b So wirken Stützstrümpfe

den Krankenkassen zu 80 % bezahlt (Stand 6/2000).

Kompressionsstrümpfe, vor allem für langzeitiges Tragen sind in verschiedene Druckklassen unterteilt:

– Klasse 1 = leichte Kompression mit leichter Oberflächenwirkung
– Klasse 2 = mittelkräftige Kompression mit mittlerer Oberflächenwirkung
– Klasse 3 = Kräftige Kompression mit Oberflächen- und Tiefenwirkung
– Klasse 4 = extrakräftige Kompression mit verstärkter Tiefenwirkung.

Die notwendige Kompressionsdruck-Klasse sollte vom Arzt festgelegt werden.

Hinweis: Eine „Nacht-Entlastung" vom Kompressionsstrumpf während der nächtlichen Bettruhe ist nicht ratsam, da die Funktion der Muskelpumpe nahezu völlig aufgehoben ist und der venöse Rückstrom verlangsamt wird. Das heißt: 24-h-Kompressions-Therapie.

Die sog. „Bettstrümpfe" oder Antithrombosestrümpfe werden als Prophylaxe in der Klinik angezogen. Auch hier muss auf korrekte Passform geachtet werden. Diese Beinstrümpfe reichen als Oberschenkelstrümpfe bis hoch zur Leiste und haben offene oder geschlossene Fußspitzen.

Bei falschem Anlegen und Tragen kann die offene Fußspitze ein *Vorfußödem* bewirken. Darauf muss, vor allem bei bewegungseingeschränkten

Wöchnerinnen (z. B. nach Sectio oder nach schmerzhaften Dammverletzungen, bei Symphysenproblem u. a.), geachtet werden. Diese Betroffenen sind nicht in der Lage, die offene, verrutschte Fußspitze selbst zu korrigieren.

Stützstrümpfe bewirken über das ganze Bein eine gleichmäßige Druckverteilung, wodurch die herzfernen Fesseln und Unterschenkel nicht genügend Unterstützung bekommen. Sie haben deshalb allenfalls vorbeugende Wirkung (Abb. 4.8b).

Merke: Kompressionsstrümpfe und Stützstrümpfe sind nicht dasselbe.

Hochlagerung der Beine

Durch Hochlagern der Beine wird im Venensystem ein hydrostatisches Druckgefälle zum Herzen erzeugt. Das führt zur intravasalen Drucksenkung in den Venen, zur Abnahme der venösen Füllmenge (Kapazität) und des Venenquerschnittes. Der venöse Kapillardruck im Bereich der Mikrozirkulation nimmt ab, Gewebsflüssigkeit wird besser resorbiert. Ödeme bilden sich zurück.

Hinweis: Extreme, länger währende Hochlagerung kann ein „Einschlafen" der Beine, auch Kälteempfinden bewirken, weil eine Abnahme des arteriellen Blutstromes erfolgt.

Merke: Jede Wöchnerin im Früh- und Spätwochenbett soll ihre Beine möglichst oft hochlagern!

Vorschlag für das Frühwochenbett:

Die abgewinkelte Hochlagerung der Beine: Bei der *abgewinkelten Hochlagerung* der Beine ist auf eine *leichte Beugung in den Kniegelenken* zu achten (Abb. 4.9a). Die Hochlagerung erfolgt mit einem Polster, z. B. dem sog. Venenkissen (nach Winkler ein aufblasbares Hochlagerungskissen) oder anderen Fabrikaten, bzw. mit improvisierter abgewinkelter Polster-Hochlagerung. Am Fußende sollte die Umlagerungshöhe etwa 20 cm betragen.

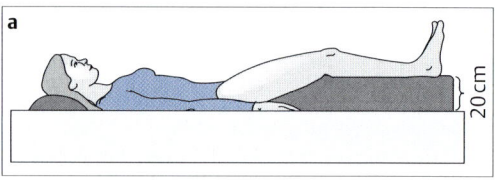

Abb. 4.9a Abgewinkelte Hochlagerung nach May (1981)

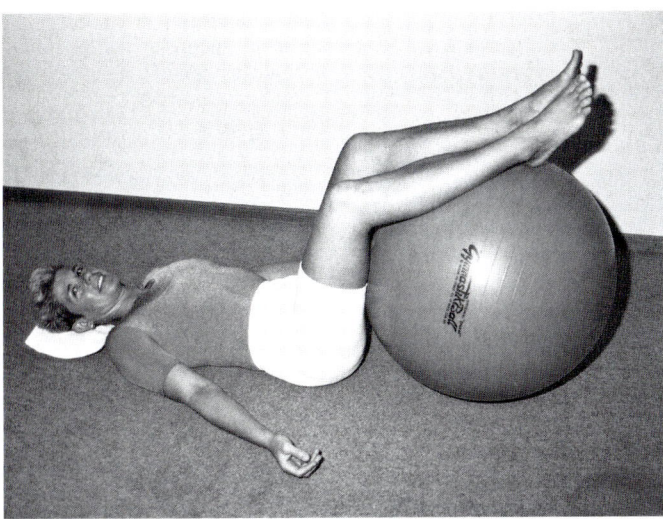

Abb. 4.**9b** Hochlagerung auf einem Ball

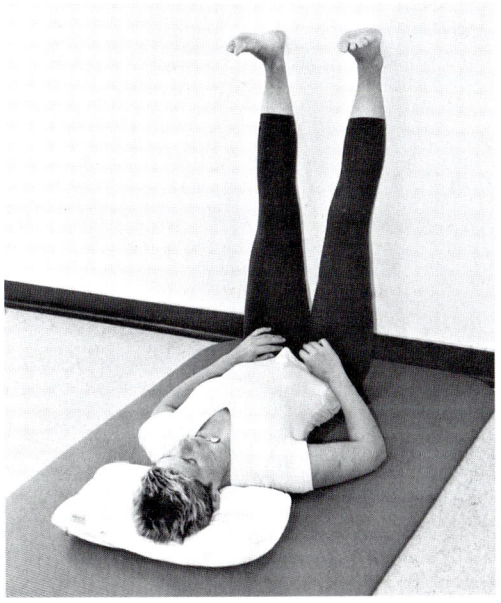

Abb. 4.**9c** Beine in Hochhalte an eine Wand gelehnt

Hinweis: Die Hochlagerung der Beine durch Anheben des Bettfußendes wird von May (in Ehrenberg/ v. Ungern-Sternberg 1987) *als nicht optimal* angesehen, da die V. poplitea „längs gezerrt" wird und die Beinmuskulatur nicht völlig entspannt ist.

Vorschlag nach Klinikentlassung:
– aus Rückenlage werden die Unterschenkel auf einen nicht zu großen Ball abgelegt. Diese Hochlagerung wird mit aktiver Gelenk- und Wadenmuskelpumpe verbunden (Abb. 4.**9b**).

– aus Rückenlage werden beide Beine in Hochhalte an eine Wand gelehnt, das kann mit aktiver Gelenk- und Wadenmuskelpumpe verbunden werden (Abb. 4.**9c**).

Hinweis: Beim Stillen und anderen möglichen Gelegenheiten soll die Wöchnerin ihre Beine oft hochlagern. Auch wenn die Kniegelenke dabei gestreckt bleiben, entlastet dies ihre Venen und beugt lymphatischer Ödembildung vor.

Merke: Beim Hochlagern der Beine nimmt die Strömungsgeschwindigkeit in Beinen und Becken zu. Die Hüftgelenke müssen nach Ehrenberg (1987) für ungehinderten Rückstrom im Bein- und Beckenbereich *nicht* in Streckung sein. Selbst bei einem senkrecht in die Luft gestreckten Bein, d. h. 90° und mehr Hüftflexion erhöht sich die venöse Strömung um das 1½fache des Ruheströmungswertes.

Ergänzende Entstauungsmaßnahmen für Wöchnerinnen *ohne* Beschwerden im Frühwochenbett und weiterhin dann im Spätwochenbett sind der *Wechsel zwischen Käfer- und Tönnchenstellung.*
   Käferstellung (auch Autotransfusionsstellung) siehe Abbildung 4.**10a**.
   Ausgangsstellung: Rückenlage, beide Arme und Beine in Hochhalte, Knie und Ellenbogen in leichter Beugestellung.
   Ausführung: Die Ausgangsstellung wird kurze Zeit beibehalten, dazu „Rundum-Bauchatmung".
   Dann werden Arme und Beine an den Rumpf gezogen und über Seitlage wird weitergedreht in die Tönnchenstellung.
   Tönnchenstellung siehe Abbildung 4.**10b**.

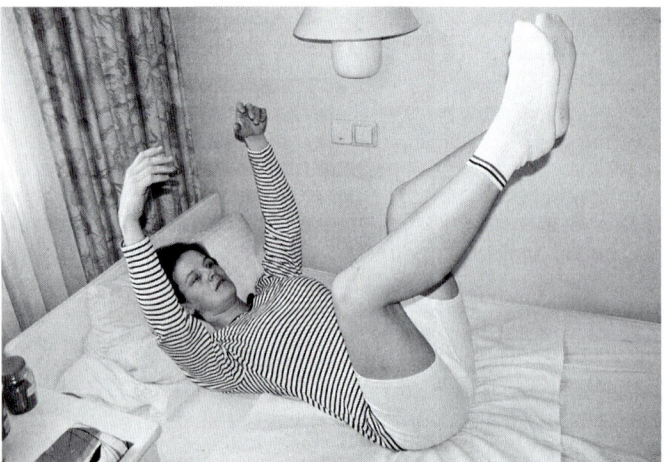

Abb. 4.**10a** u. **b**
a Käferstellung
b Tönnchenstellung

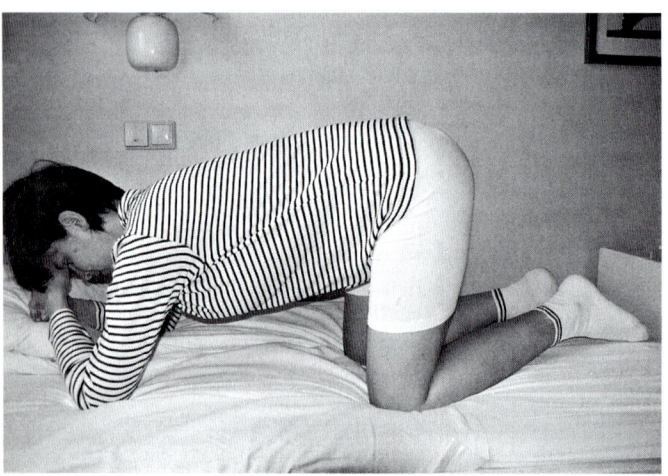

b

Ausgangsstellung: Die Knie stehen hüftgelenks-breit im Bett. Beide Hände sind zu „Tönnchen" (Fäusten) im Bett übereinander gestellt. Die Stirn wird auf dem oberen „Tönnchen" abgelegt. Der Kopf soll im „Türmchen" (siehe Kap. 4.2.1.5) einge-ordnet sein.

Ausführung: „Rundum-Bauchatmung", nach kurzer Zeit wieder in die Käferstellung und wieder in die Tönnchenstellung wechseln.

Verstärkung erfolgt durch Phonationsatem (sie-he Kap. 4.2.1.4), wobei alle Konsonanten-Vokalver-bindungen zum explosiven Sprechatem, wie z. B. p, t, k besonders wirkungsvoll sind.

Merke: Kraftvolles Ausatmen der Töne wirkt über die Funktionskette Zwerchfell – Bauch-wandmuskulatur – Beckenboden auf die Bauch- und Beckenorgane anregend, unterstützt die Rückbildungsvorgänge und fördert (nach Müller-

Wiefel 1974) den Effekt der thorako-abdomina-len Sog-Druck-Pumpe, welche Auswirkungen auf die Hämodynamik der unteren Extremitäten hat.

Weitere Ergänzungen

Massagen: Beinmassagen werden als leichte Strei-chungen, weiche Knetungen auch als intermittie-rende Drückungen meist mit der Hochlagerung verbunden.

Begonnen wird, um einen entstauenden Effekt zu erzielen, am proximalen Gliedabschnitt, d. h. zuerst Oberschenkel massieren. Die Massagerich-tung ist vom Fuß Richtung Becken (von distal nach proximal). Verboten sind Beinmassagen bei auffälliger Varizenbildung und bei Entzündungs-zeichen (Thrombosedruckpunkte beachten).

Eine manuelle Lymphdrainage entsprechend der Lymphstromrichtung hat eine hervorragende entstauende Wirkung, sie muss aber von speziell ausgebildeten Lymphtherapeuten ausgeführt werden.

Regelmäßiges *kühl/kaltes Abduschen* der Beine und *kalte Güsse* und Kompressen, aus der physikalischen Therapie sind ergänzende Maßnahmen.

Hinweis für die Wöchnerin im Frühwochenbett: Eine Hochlagerung des Beckens mit Beckenkeil oder mit einem Kissen beim Sitzen im Bett wie auch die ASTE „Tönnchen"-Stellung bewirken eine Entlastung des Beckenbodens. Bei Dammnaht-Problemen, Vulvaödem und Hämorrhoiden hat dies eine entstauende Wirkung (siehe Kap. 4.2.3).

Aktive Thromboseprophylaxe

Hinweis: Ab 1. Tag nach der Geburt.

Wöchnerinnen gehören – manche mehr, manche weniger – zur Risikogruppe für Thromboseentwicklungen, weil die Weitstellung der Venen um 20–30 % eine funktionelle Störung begünstigen kann. Noch in der ersten Hälfte des vergangenen Jh. mussten Wöchnerinnen tagelang im Bett liegen, bis man endlich erkannte, dass die *Frühmobilisation* nicht nur der Förderung des Lochialflusses und der Normalisierung von Harn- und Darmfunktion hilft, sondern auch als Thrombose-Emboliprophylaxe äußerst wichtig ist.

So kommt dieser *Frühmobilisation aller* Wöchnerinnen im Frühwochenbett, besonders aber denen, die Bewegungsdefizite nach Kaiserschnittentbindung und anderen postpartalen Problemen haben, ein hoher Stellenwert zu, um thromboembolische Komplikationen zu vermeiden.

> **Merke:** Die Förderung des venösen Rückstromes durch Aktivierung der Muskel- und Gelenkpumpe der Beine muss bei jeder Übungstherapie im Frühwochenbett eine der ersten Maßnahmen sein, damit die Venenwände möglichst schnell ihren Ausgangstonus wiedererlangen und bei Vorschädigung verbessern.

Der Einfluss der Skelettmuskelaktionen durch rhythmischen Wechsel von *Muskelkontraktion* und *Muskelrelaxation* auf das Venensystem bewirkt, dass jede Muskelkontraktion auf die tiefen Beinvenen Druck ausübt und das zwischen zwei Venenklappen befindliche Blut herzwärts gepresst wird. Die *Pumpbewegung der Venenklappen* ist der wichtigste Einfluss auf den venösen Rückstrom und den Lymphabfluss der Beine.

Der Rückstrom wird angeregt durch:
– das Auspressen der Fußsohlenvenen
– die Sprunggelenkpumpe
– die Wadenmuskelpumpe.

Dynamische Aktivitäten der Füße über die Muskel- und Gelenkpumpe haben Einfluss auf die *Mikrozirkulation*. Diese wird angeregt, indem durch unterschiedlich starke Muskelanspannungen die Kapillaren mehr oder weniger zusammengedrückt werden und das arterielle Blut zur venösen Seite gepresst wird.

Mit der nachfolgenden Muskelentspannung werden die Kapillaren wieder eröffnet, um das einströmende arterielle Blut erneut aufzunehmen (Abb. **4.11**). Dieser Vorgang macht deutlich, wie wichtig das *Anpressen der Fußsohlen* für die Mikrozirkulation ist.

Aktive Maßnahmen dazu sind:

1. *Rückenlage im Bett*, Beine ausgestreckt
   – die Fußsohlen drücken mehrmals in rhythmischen Intervallen an den Bettgiebel oder eine Fußkiste
   – kräftiges Zehenbeugen und Zehenstrecken in rhythmischen Intervallen in den kleinen Fußgelenken.
2. *Stand:*
   – Wechsel zwischen Zehen- und Fersenstand
   – Gehen: Verstärktes Abrollen der Füße am Boden.

Die Sprunggelenkpumpe
Diese trägt mit der Dorsalflexion/Dorsalextension, dem Heben des Fußes im oberen Sprung-

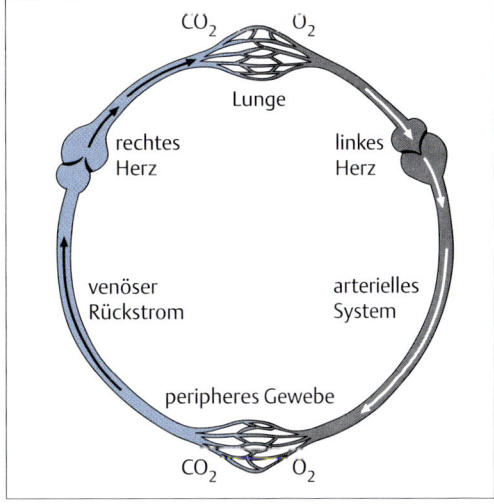

Abb. 4.11 Kreislaufschema (nach Klinke, Silbernagel)

gelenk und der Plantarflexion, dem Senken des Fußes im oberen Sprunggelenk wesentlich zur Förderung des Rückstromes bei.

Das Heben und Senken des Fußes ist der häufigste und *effektivste Bewegungsablauf* der Füße und aktiviert die *Wadenpumpe*. Diese unterstützt den Druck-Sog-Mechanismus im Venensystem; hier werden die Mm. gastrocnemius und M. soleus als großes Muskel-Venen-Geflecht und großer Blutspeicher mit dicht stehenden Venenklappen ausgepresst. Voraussetzung dazu ist ein intakter Klappenmechanismus.

> **Merke:** Jede Muskelanspannung übt auf die tief im Muskel liegenden Venen Druck aus. Die Muskelanspannung wird in ihrem Pumpeffekt von der Elastizität der Haut und der Festigkeit der Faszien unterstützt. Sind diese Gewebe straff, wirkt das nach innen als Widerlager für den Druck der Muskelanspannung (Kristen 1987).

Bei allen Wöchnerinnen im Frühwochenbett ist Thromboseprophylaxe angezeigt, da durch hormonelle Weitstellung der Gefäßwände eine Strömungsverlangsamung besteht.

Der *Beginn* muss frühzeitig erfolgen, möglichst am Tag nach der Geburt. Zunächst ist die aktive Thromboseprophylaxe „Bettgymnastik". Entsprechend dem individuellen Beinbefund einer Wöchnerin erfolgen zusätzlich als physikalische Maßnahme Kompressionen, Bettstrumpfversorgung, Hochlagerung der Beine.

Empfohlen wird, bei allen Wöchnerinnen die dynamischen Aktivitäten der Füße in Rückenlage mit zusätzlich venenentlastender Ausgangsstellung zu beginnen. Später kann auch im Sitzen bei horizontaler Beinstellung geübt werden. Am 2./3. Tag nach der Geburt soll die Gelenk-Muskel-Pumpe der Füße auch im Stand aktiviert werden. Um die Pumpwirkung der Venenklappen zu unterstützen, kann im Stehen ein Noppenball als Übungshilfe hinzugenommen werden, den die Therapeutin zur Behandlung mitbringt.

Die Fußabrollbewegung beim Gehen muss jeder Wöchnerin gezeigt und mit ihr erarbeitet werden. Dazu muss, wenn es ohne Schuhe in der Klinik nicht möglich ist, auf solides flaches Schuhwerk geachtet werden!

Beispiele für dynamische Aktivitäten (Abb. 4.12 a u. b)

1. *Ausgangsstellung: Rückenlage* im Bett
   a. Beine sind aufgestellt, das übende Bein wird ausgestreckt, beide Knie sind auf gleicher Höhe und drücken leicht gegeneinander.

Hinweis: Bei Z. n. Sectio oder schmerzender Dammnaht kann das hochgestreckte Bein von der Therapeutin unterstützt werden oder ASTE ist die abgewinkelte Hochlagerung.

Ausführungen in Bewegungsserien:

– Zehen einbeugen und strecken
– Dorsalextension (Abb. 4.**12a**) und Plantarflexion (Abb. 4.**12b**),
  die Übung kann kombiniert werden: Dorsalextension mit Zehen beugen, Plantarflexion mit Zehen strecken

b. beide Beine sind in abgewinkelter Hochlagerung.

Hinweis: Diese ASTE eignet sich bei Beckenring/Symphysenproblemen, weil jede Abscherbewegung im Hüftgelenk vermieden werden soll. Das gilt auch für Dammnähte nach DR III/IV und Hämatomen im Vulvabereich.

Ausführung:
– beide Füße bewegen sich *gleichzeitig* in Dorsalextension und Plantarflexion
– beide Füße bewegen sich *gegenläufig* in Dorsalextension und Plantarflexion.

2. *Ausgangsstellung: Angelehntes Sitzen im Bett*
   Die Beine sind horizontal oder leicht erhöht abgelegt.
   Ausführung: Die Fußsohlen haben Kontakt zum Bettfußende oder können an einem festen Polster gleichzeitige oder gegenläufige Fußtretbewegungen mit viel Druck und Druckentlastung ausführen.
3. *Ausgangsstellung: Stand*
   Übungshilfe: Noppenball
   Ausführung: Barfuß (in der Klinik mit dünnen Socken) steht

– der Vorfuß auf dem Noppenball, die Zehen werden gebeugt und gestreckt (Abb. 4.**13a**)
– Ferse auf dem Noppenball, dabei haben die Zehen Bodenkontakt. Die Ferse „pumpt", wie bei einer „Fantasie-Lufttretpumpe" kräftig den Noppenball auf (Abb. 4.**13b**).

Jede Pumpbewegung kann mit explosivem Sprechatem (z. B. „fitt fitt fitt") verbunden werden.

Ausführung der dynamischen Aktivitäten:
Alle Übungen zur Thromboseprophylaxe werden durchgeführt:

– im langsamen Rhythmus
– mit kraftvollen und endgradigen Fußbewegungen.

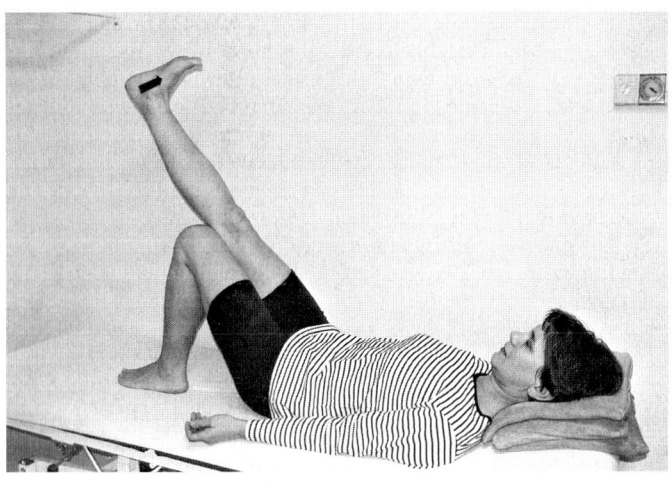

Abb. 4.**12a** u. **b** Dynamische Aktivität in Rückenlage
a Betonung der Dorsalextension
b Betonung der Platarflexion

a

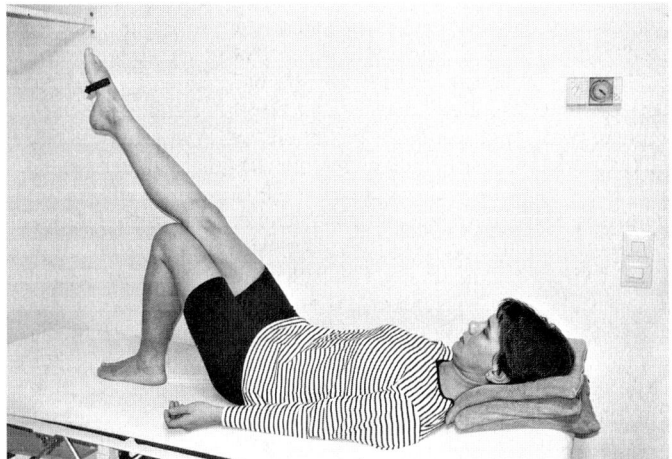

b

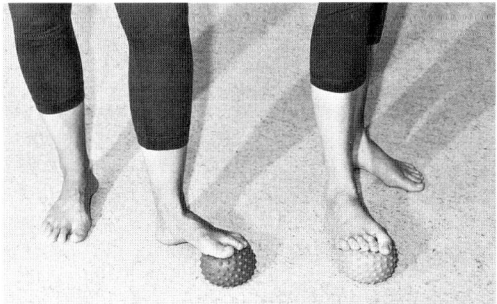
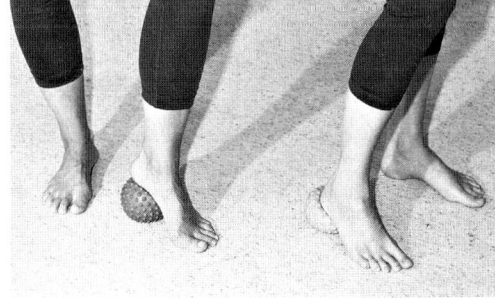

Abb. 4.**13a** u. **b**
a Zehen auf dem Noppenball kräftig strecken und
beugen

b Ferse „pumpt"

Hinweis: Auf Ausweichbewegungen im Knie und Hüftgelenk achten.

– von distal (Zehen) nach proximal (Fußgelenke)
– in Verbindung mit Atemfluss
– in Verbindung mit Sprechatem.

Beispiel: Die Wöchnerin kann verbal selbst ihre Fußgelenkbewegungen begleiten mit „auf und ab", „hoch und weg", für die Zehen „ein – und strecken" u. a. Alle Fußbewegungen zum Aktivieren der Gelenk- und Muskelpumpe werden in *Bewegungsserien* nach dem Prinzip des Intervallübens durchgeführt. Das bedeutet einen Wechsel von Belastungs- und Pauseintervallen.

Trainingsprinzip:
3 Bewegungsserien mit je 10 oder mehr Bewegungswiederholungen und mit dazwischengeschalteten „unvollständigen Erholungsphasen" von etwa 10 sec (Ehrenberg 1987).
Je nach Belastbarkeit der Wöchnerin könnte dann eine Wiederholung einer Übungsserie nach dem Intervallprinzip von 10 – 20 – 30 Bewegungswiederholungen erfolgen.
Hinweis: Ermüdungserscheinungen müssen beachtet werden, z. B. wenn sich das Bewegungsausmaß verkleinert oder die Fußbewegung, weil es im Bein schmerzt, aufgegeben werden.
Zum *Abschluss* der anstrengenden aber unverzichtbaren Übungen zur Thromboseprophylaxe erfolgt immer eine *Bauchatmung*, welche mit der Wöchnerin bewusst erfahrbar gemacht wird. Die Wöchnerinnen müssen von der Therapeutin motiviert werden, auch ohne therapeutische Begleitung mehrmals täglich intensiv die gelernte Thromboseprophylaxe durchzuführen. Dabei ist die Angabe der Wiederholungszahlen 10 – 20 – 30 hilfreich.

4.2.1.4 Kostoabdominale Atembewegungen und Ausatemhilfen durch Phonationsatem

Wissensvoraussetzung siehe Kap. 1.3.7.1 Zwerchfell – Glottis – Atem

Hinweis: Ab dem 1. Tag nach der Geburt.

Ziel ist:
– das durch Zwerchfellhochstand geschwächte Atmungsdiaphragma wieder zu kräftigen
– die kostoabdominalen Atembewegungen nach ventral, lateral, lumbodorsal und kaudal, also die *Bauchatmung* **zurück zu gewinnen, die nach der Geburt häufig gegen eine kostoster-**

nale Brustatmung (paradoxe Atmung) eingewechselt wurde
– das Sog-Druck-Prinzip der Zwerchfellkraft auf die Rumpfkapselorgane und -wände durch Phonationsatem zu verbessern
– durch thorakale und abdominale Druckveränderungen bei der Atmung den venösen Rückstrom im Sinne der Druck-Sog-Pumpe (siehe Kap. 4.2.1.3) günstig zu beeinflussen.

Exkurs über Grundzüge der Atembewegungen

Die Atembewegungen der unteren Rippen und des Bauches kommen zustande, weil durch die inspiratorische Zwerchfellanspannung nach kaudal im Bauchraum eine Druckverschiebung entsteht und die Bauch- und Beckenorgane gewünschte Ausweichbewegungen nach vorn = *nach ventral*, zu den Seiten = *nach lateral*, nach hinten/unten = *nach lumbodorsal* und nach unten/beckenbodenwärts = *nach kaudal* machen. Ausweichbewegungen sind hier nicht als Ersatzbewegungen sondern als abdominale Atembewegungen zu verstehen.
In Größe und Deutlichkeit sind diese Atembewegungen abhängig von der Kraft des Zwerchfellmuskels, von der Atemfunktion (Sog-Druck-Prinzip der Zwerchfellkraft), von verschiedenen Körperstellungen, von der Beweglichkeit der Rippen-Wirbel-Gelenke und der Wirbelsäule, von der Elastizität der Rumpfwände, auch von Veränderungen durch Schwerkrafteinflüsse.
Die Ausweichbewegungen – hervorgerufen durch eben diese Atembewegungen bei der *Einatmung* nach kostoabdominal – sind *sichtbar* und *spürbar, autonom und willkürlich vergrößerbar*. Sie stimulieren bei funktionsrichtigem Atem die Rückbildungsvorgänge der Organe im kleinen Becken und im Bauchraum.
Bei guter Zwerchfellkraft und guter Körperstatik und -dynamik werden die Atembewegungen bei der Einatmung auch den Beckenboden erreichen, der so die zur Wundheilung nach Dammverletzungen wichtigen physiologischen Wundheilungsreize erfährt (siehe Kap. 1.4.4.3).
Im Frühwochenbett – und auch später – ist innerhalb des Atemgeschehens für Organe und Rumpfwände *bei der Einatmung* das konzentrierte *Wahrnehmen* aller kostoabdominalen Atembewegungsrichtungen und deren *willentliches Vergrößern* eine rückbildungsfördernde und dynamiksichernde Stimulanz, die durch *die Ausatmung* verstärkt werden kann.
Erste Aufgabe der Rückbildungsgymnastik bereits im Frühwochenbett muss die Kräftigung des Zwerchfellmuskels sein, weil dieser mit seiner

druckerzeugenden Wirkung der *Dynamikgeber* für alle anderen Rumpfwandmuskeln und die Organe in der Rumpfkapsel ist.

Dem geschwächten Zwerchfell, der geschwächten Bauch- und Beckenbodenmuskulatur fehlt nach der Geburt die elastische Kraft zum wirkungsvollen Zusammenspiel der gesamten abdominopelvinen Leibeshöhle. Therapeutische Unterstützung ist der *Phonationsausatem*, durch den die kostodiaphragmale/kostoabdominale Atemform bis zur tiefstmöglichen Einatemstellung gefördert wird.

Phonationsatmung ist hörbar-tönende Ausatmung, die unterteilt wird in *aphonische* und *phonische* Ausatmung.

Aphonische Ausatmung

Das sind nichtklingende stumpfe Laute wie z. B. „fff", „pff", „chch" (sprechen wie „Tuch"), auch die *Lippenbremse* beim Blasen der Luft durch den Lippenspalt nach außen.

Diese nichtklingenden Laute stimulieren während des verlangsamten Ausatmens die Rumpfwandmuskulatur. Sie unterstützen damit das sehr langsame Abspannen des Zwerchfells, während sich die Bauchmuskeln kontrahieren.

Mit Einsatz der *Abspannlaute* beim Ausatmen wird über das Zusammenspiel von Zwerchfell und Bauchmuskeln der Beckenboden in seiner verschnürenden Sphinkterfunktion und in seiner Tonisierung unterstützt (vgl. Kap. 4.3.2.6).

> **Merke:** Im Frühwochenbett werden nach der Geburt zunächst die aphonischen Ausatemhilfen eingesetzt. Erst wenn die Wöchnerin „ihre Bauchatmung" mit aphonischen Ausatemhilfen und dem Aktivieren der Bauchmuskulatur nach dem Prinzip „Unterbauch kurz – Oberbauch verschmälern" ausführen kann, wird jetzt zusätzlich zur aphonischen die phonische Ausatmung eingesetzt, die in Kapitel 4.2.1.6 beschrieben ist.

Die Wirkungsweise der im Frühwochenbett verwendeten *aphonischen Ausatmung*:

– da die verlangsamte Ausatmung bis in den Bereich des expiratorischen Reservevolumens verlängert werden kann, wird der sich langsam abspannende Zwerchfellmuskel tonisiert.
– Diese Tonisierung ermöglicht dem Zwerchfell ein kraftvolleres inspiratorisches Anspannen, wodurch es seine druckerzeugende Wirkung über Rumpfwände und Organe zum Beckenboden geben kann.
– Wenn der Beckenboden über Sprechatem einbezogen ist, wird er *reaktiv* stimuliert.

> **Merke:** Der Wöchnerin wird ihre „Rundum-Baucheinatmung" bewusst gemacht, über aphonische Abspannlaute wird dann die Ausatmung verlangsamt, was indirekt die nächste Einatmung vertieft. Dadurch können intraabdominale Druckverschiebungen die Rückbildung der Bauch- und Beckenorgane und der Rumpfkapsel unterstützen.

Hilfen für das nach der Geburt wichtige Wiedererlernen der verlängerten Ausatmung:

– deutliches kraftvolles Sprechen
– beim Sprechen Endsilben betonen, nicht verschlucken
– summen, schnurren auf „mmmm" an- und abschwellend, laut und leise
– singen, z. B. Kinderlieder; Tönen, z. B. wa – wa – wa – wa, „aus vollem Hals", viel und oft alle Höhen und Tiefen ausprobieren.

Empfohlen wird, im Wochenbett alle Übungen mit „Sprechatem" zunächst mit aphonischen, aber sehr bald auch mit phonischen Lauten zu begleiten, damit das *Üben im Ausatem* gewährleistet ist.

Wenn der Atem kurz (hohe Frequenz) ist, die Einatmung nach oben (nach kostosternal) geschieht, langsames Ausatmen wie auch kraftvolles Sprechen nicht gelingt, sollte unbedingt die Ausatmenphase über Sprechatem verlängert werden (s. o.). Das ist wirkungsvoll, denn beim Sprechen übertrifft die Ausatemdauer die Dauer der Einatmung um das 3–4fache.

> **Beachte:** Bei allen Übungen mit Fehlatem wird der Rumpfkapselsynergismus verhindert und der physiologische Reiz für die Wundheilung fehlt. Fehlatem ist z. B. Luftanhalten beim Üben bis zum Valsalva Pressatem, oder wenn die Übung gleichzeitig mit der Einatmung ausgeführt wird.

Bauchatmung erlernen – Ausatmung verlängern

Hinweis: Ab 1. Tag nach der Geburt

Bauchatmung in Rückenlage

Befundaufnahme aus Kapitel 2. ist vorausgegangen

Ausgangsstellung:
– Rückenlage, Beine aufgestellt, Knie und Füße stehen hüftbreit auseinander
– Kopf mit Kissen unterlagert. Der Bauch der Wöchnerin ist aufgedeckt

– beide Hände der Wöchnerin liegen flächig auf ihrem Unterbauch.

Ausführung: Der Einatem – durch die Nase – strömt in den Bauch, der Bauch wölbt sich in die flächigen Hände (Abb. 4.**14a**), bei der Ausatmung auf „fff" bewegt sich der Bauch wieder von den Händen weg (Abb. 4.**14b**).
  Verbale Hilfe der Therapeutin: Die Luft „riechend" in den Bauch einströmen lassen, mit „fff" Lippenbremse die Luft ausströmen lassen. Den Bauch von allen Seiten zum Nabel hin „wie einen Schwamm ausdrücken" (Abb. 4.**14c**).

Hinweis: Der Auftrag „riechend" durch die Nase einatmen, lässt die Nasendüsen weitgestellt, die Zunge locker im unteren Mundraum, den Rachenraum in Gähnbereitschaft und öffnet so den Atemweg in den Bauchraum. Die Fantasiehilfe „Schwamm ausdrücken" ist leichte dynamisch-konzentrische Muskelarbeit zur Vorbereitung für das Erarbeiten des Bauchmuskelprinzips „Unterbauch kurz – Oberbauch schmal".
Mehrmals wiederholen.

Hilfestellung, wenn die Einatmung immer wieder nach oben (paradox/kostosternal) gezogen wird: Die Therapeutin legt ihre Hand mit auf den Bauch der Wöchnerin und stimuliert taktil die Richtung der Einatmung.
  Zusätzliche verbale Hilfe: Der Bauch bewegt sich mit der Einatmung deckenwärts, ohne dabei ein „Hohlkreuz" zu machen.
  Variante: Der aphonische Ausatem erfolgt mit „pfff" oder „chch".

Bauchatmung in Seitlage

Ausgangsstellung Seitlage: Kopf – Brustkorb – Becken – in einer Achse. Kopf mit Kissen unterlagert. Beide Beine sind angewinkelt, ein Kissen zwischen

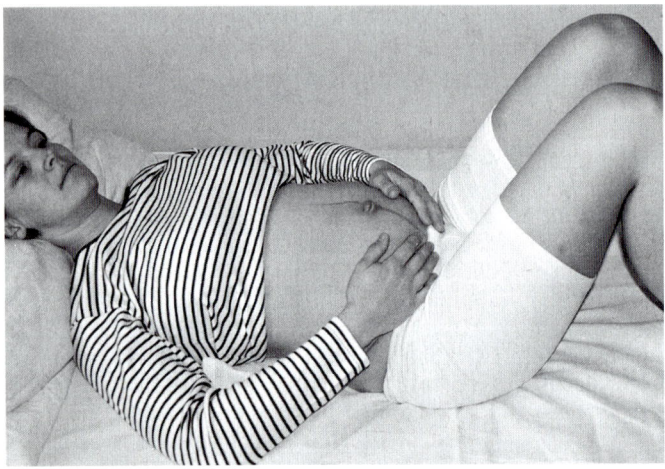

Abb. 4.**14a – e** Bauchatmung erlernen

a Bauch wölbt sich in die flächig aufliegenden Hände

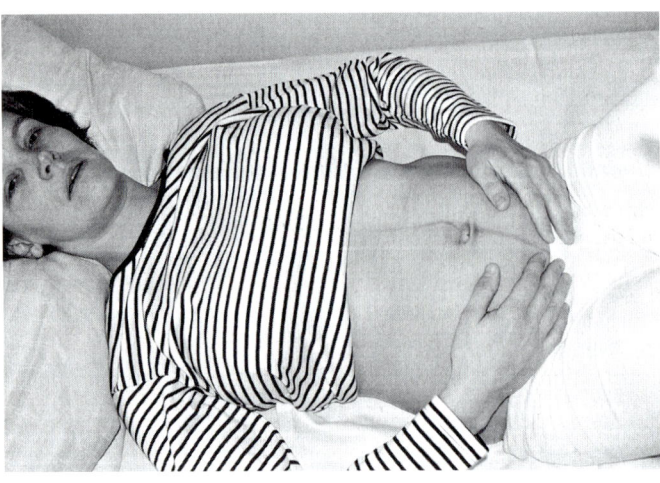

b Bauch bewegt sich von den Händen weg

den Knien vermeidet eine Innenrotation/Adduktion im obenliegenden Hüftgelenk, eine mögliche Dammnaht ist entlastet, der Atem erreicht den Be-

ckenboden. Die untere Hand der Wöchnerin liegt unter ihrem Kopf, die obere Hand flächig auf ihrem Unterbauch.

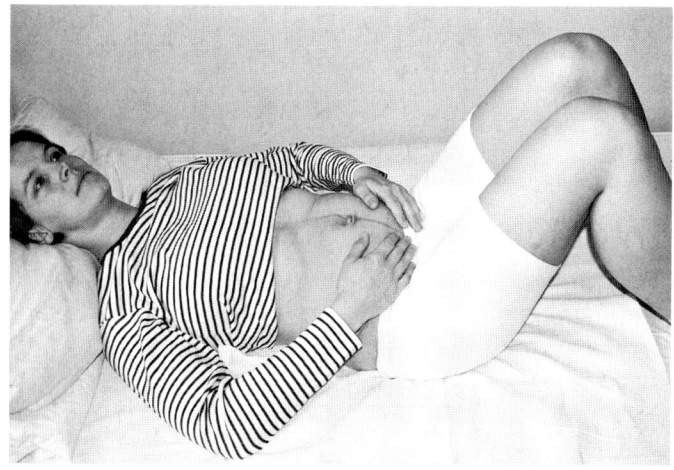

c Bauch wird „wie ein Schwamm ausgedrückt"

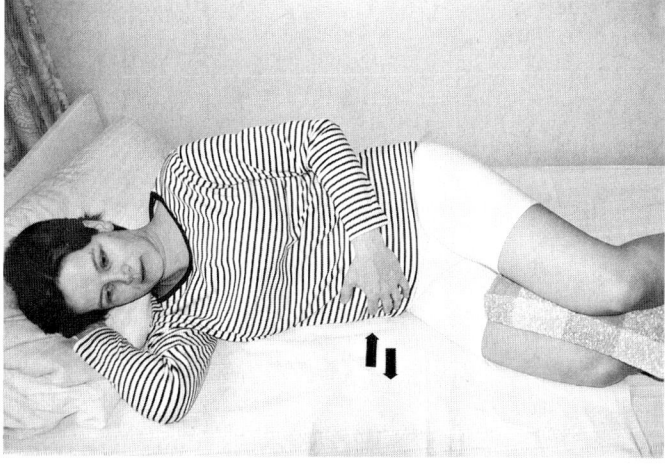

d Bauch bewegt sich in Seitlage zur Hand und von der Hand weg

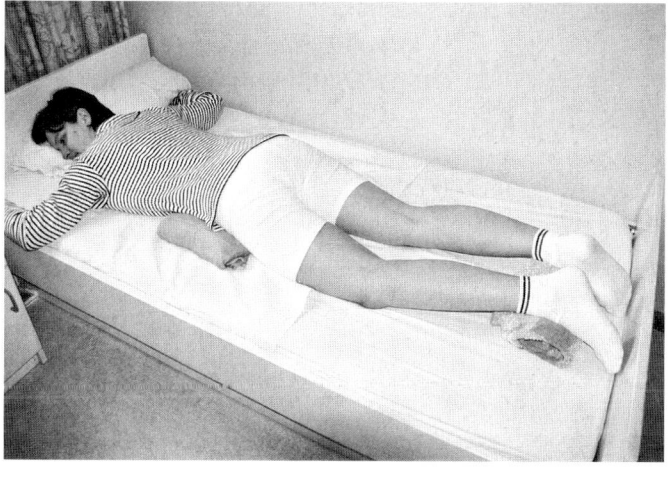

e Bauch drückt sich beim Einatmen in das Bauchkissen und hebt sich beim Ausatmen etwas weg davon

Ausführung: Beim Einatmen durch die Nase (s. o.) wölbt sich der Bauch nach vorn in die Hand, beim Ausatmen auf „fffff" bewegt sich der Bauch wieder von der Hand weg (Abb. 4.**14d**).

Verbale Hilfe: „Die Luft durch die Nase einriechen", Mundraum höhlig, dann langsam die Luft wieder ausströmen lassen.

Dann folgt ein Lagewechsel zur anderen Seite, auch hier wird die Bauchatmung mehrmals wiederholt.

Variante: Der aphonische Ausatem erfolgt auf „pfff". Das verändert die Strömungskraft und verstärkt die konzentrische Muskelarbeit der Rumpfwandmuskulatur.

Hinweis: Die Wöchnerin erkennt erstmals welche Seite, bedingt durch die Stellung des Kindes in der Gebärmutter, schwächer ist.

Bauchatmung in Bauchlage

Ausgangsstellung: Bauchlage, Kopf und Bauch sind mit Kissen unterlagert. Die Sprunggelenke sind mit einer Rolle unterstützt (Abb. 4.**14e**).

Ausführung: Beim Einatmen durch die Nase (s. o.) drückt sich der Bauch nach unten in das Bauchkissen, beim Ausatmen auf „ffff" (später „pfff") hebt es den Bauch etwas vom Kissen nach oben weg.

Verbale Hilfe: Beim Einatem kann sich der Bauchdruck in das Kissen von Atemzug zu Atemzug verstärken. Die Druckentlastung bei der Ausatmung kann sich Richtung „Brückenbauch" = Bauch von der Unterlage „weg" verstärken, wenn das Schambein auf das Kissen gedrückt wird.

Variante: Bauch ausatmend „wie einen Schwamm ausdrücken".

Die Wöchnerin bleibt in der beschriebenen Bauchlage-Lagerung noch etwa eine halbe Stunde liegen, wie in Kap. 4.2.1.1 beschrieben.

Merke: Die erlernte Bauchatmung ist die Grundlage für alles Üben, auch im Spätwochenbett.

Alle intraabdominalen Drücke unterliegen beim Atmen, beim Sprechen, beim Lachen, Husten, Niesen, beim Verändern der Ausgangsstellung, auch beim Stehen und Gehen, bei allen aktiven und passiven Bewegungen ständigen Veränderungen. Der Therapeutin muss bei der Auswahl der Übungen diese Labilität des intraabdominalen Druckes ständig bewusst sein.

4.2.1.5 Das Prinzip des Aktivierens der Bauchmuskulatur für Unter- und Oberbauch aus dem „Klötzchen-zum-Türmchen-Aufbau" ableiten

Hinweis: Ab dem 1. Tag nach der Geburt.

Klötzchen zum Türmchen

Eine Grundübung für jedes Mobilisieren der Wirbelsäule ist, dass zunächst die physiologische Belastungshaltung des Körpers (Statik) eingenommen wird und diese stabilisiert werden kann.

Das soll in jeder Ausgangsstellung des Körpers möglich sein. In Kap. 4.3.2.1 und 4.3.2.2 wird das statiksichernde Stabilisieren als eine der wesentlichen Inhalte der Rückbildungsgymnastik im Spätwochenbett aufgezeigt.

Bereits im Frühwochenbett soll die Wöchnerin das Einordnen ihrer Körperabschnitte *Becken – Brustkorb – Kopf* in die Körperlängsachse (KLA) erlernen.

Zum Erklären und Verstehen setze ich dazu das modifizierte „Klötzchenspiel zum Türmchen" nach Klein-Vogelbach ein (Abb. 4.**15a**).

In Seitlage werden die Körperabschnitte (KA) Becken (KA Be), Rumpf (KA R), Schultergürtel (KA

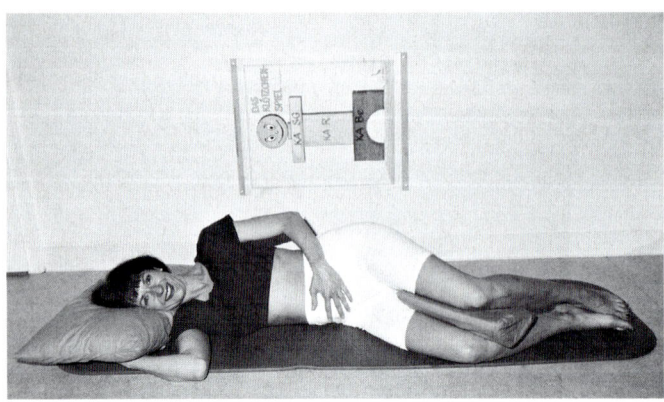

Abb. 4.**15a – I**
a Alle Körperabschnitte sind in Seitlage in das „Türmchen" eingeordnet

SG) und der Kopf als Einzelklötzchen zum Körpertürmchen eingeordnet. Das versteht die Wöchnerin in der horizontalen Seitlage mühelos. Wenn das horizontale (also liegende) Türmchen von der Wöchnerin mühelos aufgebaut und eingeordnet gehalten werden kann, werden andere horizontale Ausgangsstellungen, z. B. „Tönnchenstellung", Vierfüßlerstand eingenommen (etwa ab 4. Tag nach der Geburt) und dann der Transfer in vertikale Ausgangsstellungen, z. B. Sitz, Stand, Kniestand hergestellt.

> **Merke:** Wenn sich das Türmchen neigt oder sich in eine andere Ausgangsstellung begibt, müssen die Klötzchen so zusammengehalten werden, das keines abrutscht, das Türmchen nicht auseinander fällt.

Daraus leiten sich dann nachfolgend aufgezeigte ökonomische Alltagsverhalten ab.

Im Frühwochenbett, möglichst schon am 1. Tag nach der Geburt, soll in der horizontalen Ausgangsstellung Seitlage mit dem die Wirbelsäule dynamisch-stabilisierenden „Klötzchen-zum-Türmchen-Aufbau" begonnen werden. Erst dann kann hubfrei oder hubarm (siehe Kap. 4.1.1.3) die Wirbelsäule mobilisiert werden.

> **Merke:** Das statiksichernde Stabilisieren der Wirbelsäule hat Vorrang vor dem Mobilisieren der Wirbelsäule.

Aktivieren der Bauchmuskulatur nach funktionellen Gesichtspunkten

Hinweis: Die in Kap. 1.3.7.2 und 4.2.1 beschriebenen physiologischen Aufgaben und der Verlauf der Bauchmuskulatur sollen zum Verstehen dieses praktischen Übens Voraussetzung sein.

Ziel ist eine Verkürzung aller Bauchmuskeln, wobei die physiologischen Aufgaben jedes Muskels, sein Verlauf und seine Funktion beachtet werden muss, um dieses ventrolaterale Vergurtungssystem funktionsrichtig mit- und zueinander arbeiten zu lassen. Beim Verkürzen der Bauchmuskulatur muss grundsätzlich zwischen der Arbeitsweise von *Unterbauch* und *Oberbauch* unterschieden werden (Abb. 4.**15b**).

Verkürzen der Unterbauchmuskulatur: Wenn sich im unteren Bauchabschnitt die Unterbauchmuskulatur verkürzen soll, muss sich der Abstand zwischen Symphyse und Nabel verkleinern. Die Instruktion für die Wöchnerin ist dann: „Der *Unterbauch wird kurz* ohne dass sich die Lendenwirbelsäule in Flexion (rundes Kreuz mit Beckenauf-

richtung) begeben muss" oder „Schambein zieht Richtung Nabel".

Verkürzung der Oberbauchmuskulatur: Wenn sich im Oberbauchabschnitt die Oberbauchmuskulatur funktionsrichtig verkürzen soll, muss sich der epigastrische Winkel des Brustkorbs verkleinern, während der Abstand zwischen Brustbeinspitze (Proc. xiphoideus) und Bauchnabel *unverändert* erhalten bleibt.

Hierbei senkt die Aktivität der schrägen äußeren Bauchmuskeln die Rippen, die Brust- und obere Lendenwirbelsäule bleibt stabilisiert.

Die Instruktion für die Wöchnerin ist dann: **„Der Oberbauch wird schmal."**

Hinweis: Eine Verkürzung (statt Verschmälerung) des Oberbauches durch Annäherung von Brustbeinspitze und Nabel würde das Klötzchen-Türmchen-Prinzip aufheben und die Stabilisation der Brust- und Lendenwirbelsäule auflösen („Reißverschluss ist offen!").

Dies zu vermeiden, bewirkt eine Fantasiehilfe: Zwischen Brustbeinspitze und Nabel verläuft ein „Reißverschluss", der geschlossen bleiben muss: „Reißverschluss bleibt zu.".

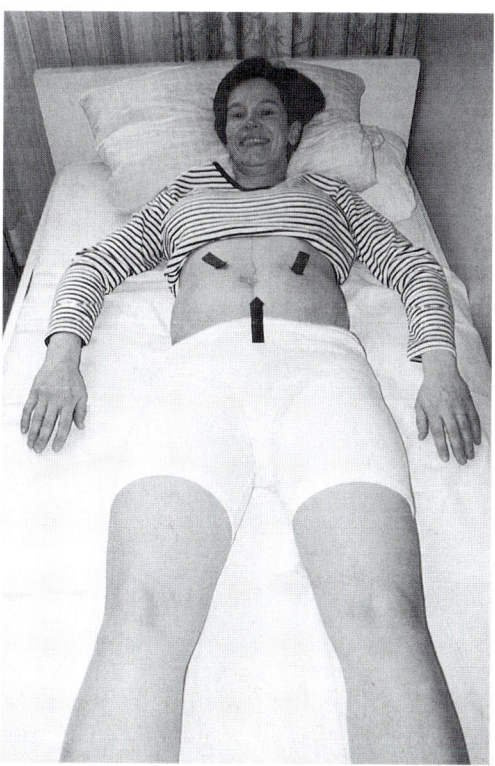

Abb. **15b** Der Unterbauch verkürzt sich, am Oberbauch verkleinert sich der epigastrische Winkel

Erarbeiten dieses Prinzips der funktionellen Verkürzung der Bauchmuskulatur:

Das ist eine Einzelbehandlung am 1. Tag nach der Geburt.

Ausgangsstellung: Rückenlage mit ausgestreckten Beinen (um den gedehnten Bauchmuskeln keine Annäherung vorzugeben). Der Kopf der Wöchnerin kann mit kleinem Kissen unterlagert sein. Die Rückenlage hat anfangs den Vorteil, dass die Therapeutin ihre verbale Instruktion mit Blickkontakt zur Wöchnerin und deren aufgedeckten Bauch mit taktiler Unterstützung begleiten kann. Das erleichtert den Lernprozess.

Sinnvoll ist, *zuerst* mehrmals die *Unterbauchverkürzung* zu üben, verbale Begleitung: „Schambein geht Richtung Nabel." Oder „Unterbauch kurz machen." Erst *dann* zusätzlich die *Verschmälerung des Oberbauches* zur Verkürzung der äußeren schrägen Bauchmuskulatur üben.

Verbale Begleitung: „Oberbauch schmal machen." Oder „Rippen Richtung Nabel ziehen."

Zusätzliche Hilfen: „Reißverschluss bleibt zu." oder „Klötzchen bleiben im Türmchen."

> **Merke:** Das Lernen der Verkürzung für Unterbauch und Oberbauch erfolgt immer synchron mit der Ausatmung. Die Bauchatmung wurde vorher mit aphonischer verlängerter Ausatemphase geübt.

Mit verbalen und taktilen Hilfen der Therapeutin hat die Wöchnerin dieses Zusammenspiel ihrer Bauchmuskulatur während des Ausatmens bald gelernt.

Abbildung 4.**15c** zeigt eine Wöchnerin nach der Geburt während der Einatmung in den Bauch.

Abbildung 4.**15d** zeigt, wie diese Wöchnerin während der Ausatmung („fff") Unterbauch kurz – Oberbauch verschmälern kann. Das Übungsprinzip wurde umgesetzt.

Nach der Rückenlage wird in die *Seitlage* (rechts/links) gewechselt und nach dem Prinzip „Unterbauch kurz, Oberbauch schmal" geübt. Abschließend wird dann in die Bauchlage-Lagerung gewechselt.

Auch in *Bauchlage* wird mit verlängerter phonischer Ausatmung das Übungsprinzip „Schambein Richtung Nabel – Oberbauch schmal machen" verfolgt.

> **Merke:** Über das Zusammenspiel aller Rumpfkapselwände bekommt der Beckenboden sanfte Stimulation, ohne das über Beckenbodenübungen ein Wort gesprochen werden muss!

Während der nächsten Frühwochenbett-Tage wird täglich dieses Übungsprinzip wiederholt, etwa 3–4 Tage später durch weitere Ausgangsstellungen gesteigert:

- Ausgangsstellung Vierfüßlerstand (Beschreibung nachfolgend Kap. 4.2.1.8).
- Abbildung 4.**15e** zeigt Einatmen in den Bauch.
- Abbildung 4.**15f** zeigt die notwendige taktile Hilfe, damit die Wöchnerin den Unterbauch gegen die Schwerkraft besser verkürzen und den Oberbauch verschmälern kann.
- Ausgangsstellung „Tönnchenstellung": Die Knie stehen hüftgelenkbreit im Bett. Beide Hände sind zu „Tönnchen" (Fäusten) übereinandergestellt. Die Stirn wird auf dem oberen „Tönnchen" abgelegt. Der Kopf soll im „Türmchen" eingeordnet sein.
- Abbildung 4.**15g** zeigt Einatmen in den Bauch.

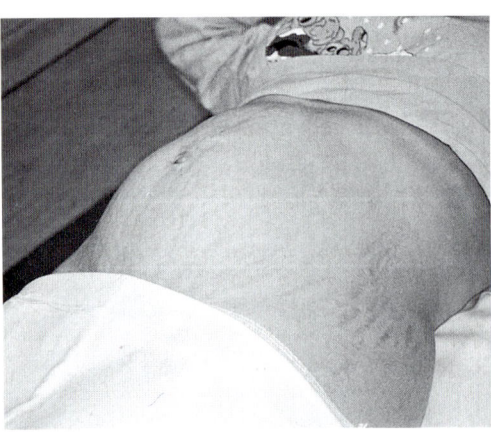

Abb. **15c** Einatmung einer Wöchnerin in den Bauch

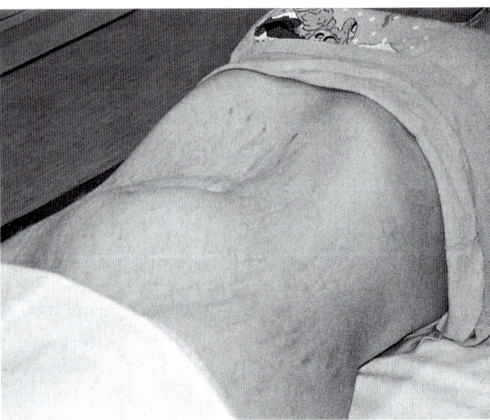

Abb. **15d** Ausatmung einer Wöchnerin („fff"): Unterbauch kurz, Oberbauch schmal

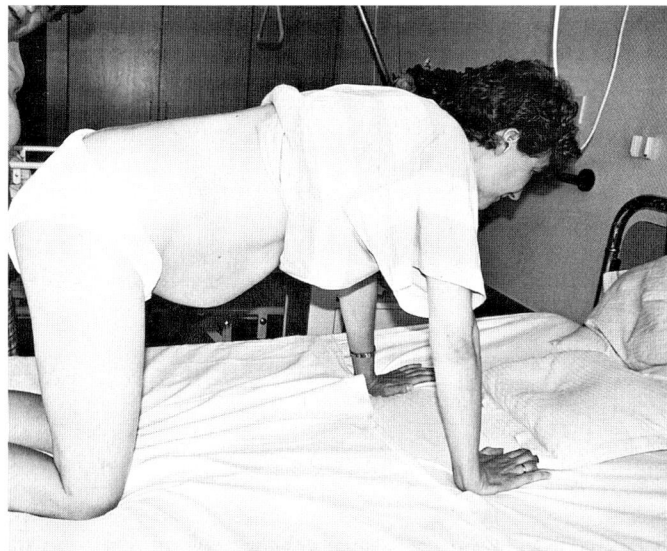

Abb. **15e** Einatmung in den Bauch im Vierfüßlerstand

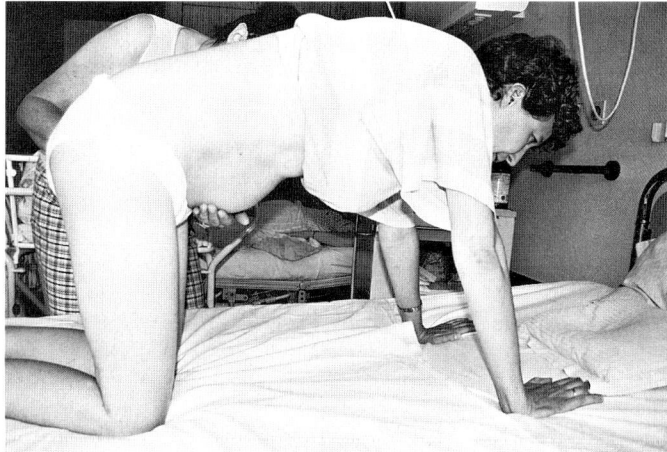

Abb. **15f** Ausatmen mit taktiler Hilfe

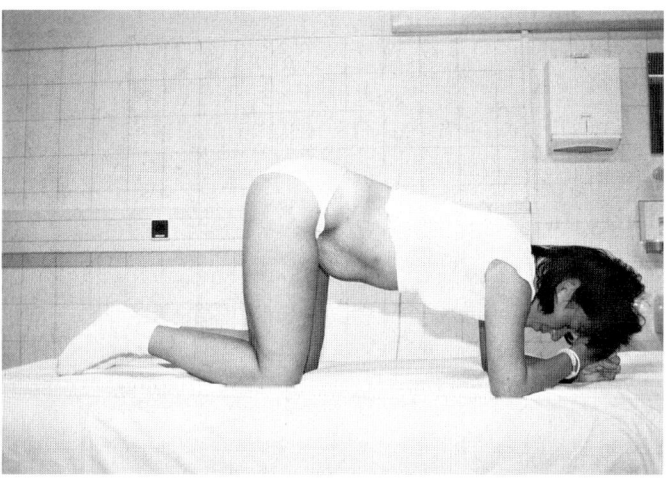

Abb. **15g** Einatmung in den Bauch in der Tönnchenstellung

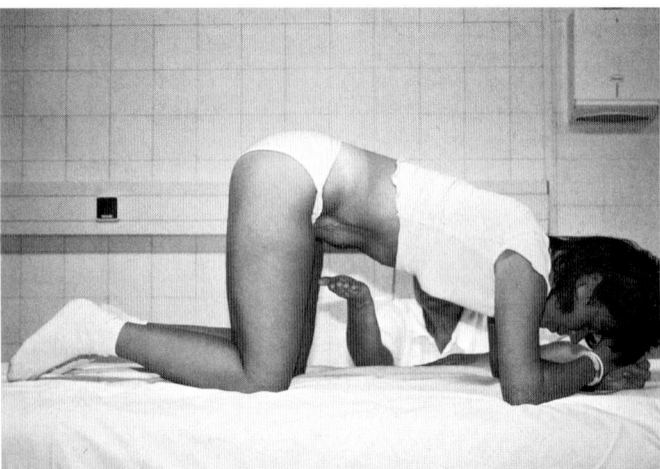

Abb. **15h** Ausatmen mit angedeuteter taktiler Hilfe

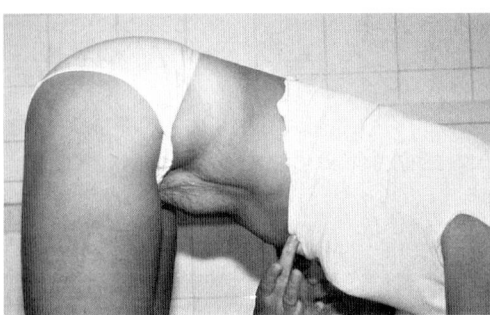

Abb. **15i** Ausatmen mit taktiler Hilfe für die Oberbauchverschmälerung

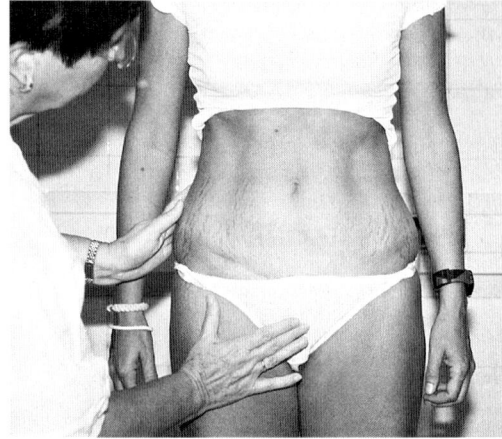

Abb. **15k** Ausatmen mit taktiler Hilfe für die Unterbauchverkürzung im Kniestand

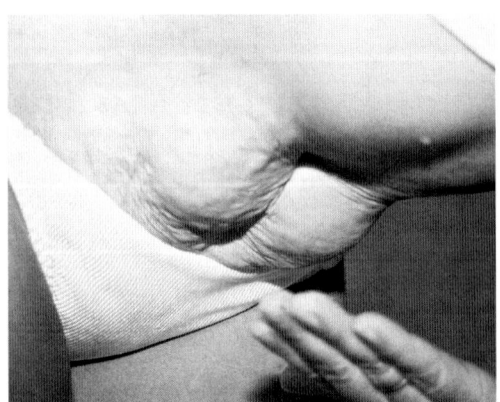

Abb. **15j** Verkürzung von Ober- und Unterbauch am Ende der aphonischen Ausatmung

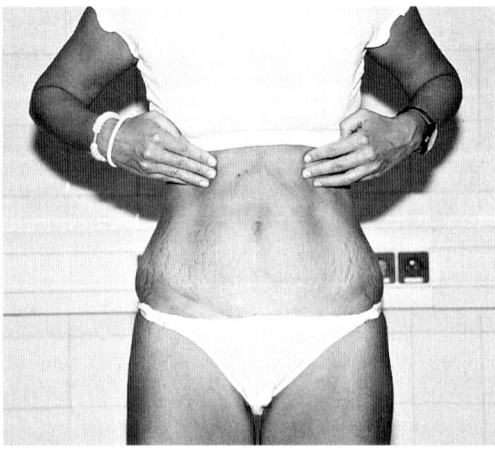

Abb. **15l** Wöchnerin empfindet die Oberbauchverschmälerung mit den eigenen Händen nach

- Abbildung **4.15h** zeigt die angedeutete taktile Hilfe, damit die Wöchnerin den Unterbauch gegen die Schwerkraft verkürzen kann.
- Abbildung **4.15i** zeigt die notwendige taktile Hilfe für das Verschmälern des Oberbauches.
- Abbildung **4.15j** zeigt die Verkürzung von Ober- und Unterbauch am Ende der aphonischen Ausatmung.
- Vertikale Ausgangsstellung: Kniestand/Stand
- Abbildung **4.15k** zeigt die taktile Hilfe für die Unterbauchverkürzung gegen den Einfluss der Schwerkraft im Kniestand.
- Abbildung **4.15l** zeigt, wie die Wöchnerin im Stand mit ihren Händen die Verschmälerung ihres Oberbauches unterstützt.

> **Anmerkung:** Alle Abbildungen machen deutlich, wie wichtig schon bei Wöchnerinnen im Frühwochenbett der sanfte Beginn des funktionellen Bauchmuskeltrainings mit der *Verkürzung der Unter- und Oberbauchmuskeln* während der Ausatmung ist.

Es ist zunächst ein differenziertes Geschicklichkeitstraining durch ökonomischen Krafteinsatz im richtigen Moment (Klein-Vogelbach 1992). Auf diesem Prinzip des Verkürzens der Bauchmuskulatur baut dann unter Einsatz von Arm- und Beingewichten das funktionelle Bauchmuskeltraining im Spätwochenbett auf.

4.2.1.6 Über Sprechatem Stimulation des Beckenboden-Bauchmuskel-Synergismus

Hinweis: Beginn ab 2./3. Tag nach der Geburt.

Phonationsatem, der zunächst mit *aphonischer* Ausatmung begonnen wurde (siehe Kap. 4.2.1.4) wird nun durch *phonische* Ausatmung ergänzt.

Phonische Ausatmung

Das sind klingende Laute, z. B. alle Vokale, aber auch Kombinationslaute, die sich aus Konsonanten und Vokalen bilden lassen. Für die Geburtsarbeit sind die mit weichem Stimmansatz günstig, z. B. „haa", „jaah", „maah", „auaa" u. ä., weil diese Laute ohne Strömungswiderstand das Öffnen beim Gebären unterstützen (vgl. Heller, Geburtsvorbereitung Methode Menne-Heller).

In der Rückbildung soll die Rumpfkapsel sowie der Beckenboden kräftig stimuliert werden. Dazu setzen wir Explosivlaute ein, welche am Anfang oder Ende wirkungsvoll werden, z. B. „höck",

„jöckk", „hopp", „puhh", „likk", „lakk", „lokk", „fitt" und andere Fantasielaute und Wortschöpfungen, die einen Explosiv-Konsonanten z. B. „P", „T" oder „K" in der Lautbildung haben, wobei das Wort „PeTiKoT" alle drei vereint.

Hinweis: Diese Explosivlaute sind wichtiger Bestandteil meiner reaktiven Beckenbodenarbeit (siehe Spätwochenbett Kap. 4.3.2.6).

Im Frühwochenbett wird mit explosivem Sprechatem in den Ausgangsstellungen unterlagerte Bauchlage begonnen, das kann dann in anderen Ausgangsstellungen ebenso eingesetzt werden (siehe Kap. 4.2.1.4).

Veränderte Ausführung (beschrieben für Bauchlage):

„Riechendes" Einatmen in den Bauch erfolgt mit Druck des Bauches in das Kissen, die Ausatmung erfolgt auf kräftig wiederholenden Sprechatem explosiver phonischer Laute: z. B. „fittt-fittt-fittt … usw." oder „hoppp-hoppp-hoppp … usw." oder „höckk-höckk-höckk … usw." oder Kinderreime kraftvoll sprechen: z. B. „hoppe hoppe Rei-ttter …" oder „hopp-hopp-hopp, Pferd-chen lauf ga-loppp …"

Wenn die aphonische Ausatmung über Abspannlaute verlangsamt ist, kann das Übungsprinzip für die Bauchmuskeln: „Unterbauch kurz – Oberbauch verschmälern" besser realisiert werden.

Die explosiven phonischen Ausatemhilfen sollen den Beckenboden-Bauchmuskel-Synergismus zunächst stimulieren, dann zum späteren Zeitpunkt zusätzlich anfordern. Je kraftvoller der explosive Sprechatem ist, umso wirkungsvoller sind die Reaktionen der den Ausatem stützenden Muskulatur.

Reaktive Wirkung des Sprechatems

- Für die Bauchmuskulatur bedeutet die rasche und betonende Sprechabfolge gegen die Schwerkraft (Bauchlage – späterhin alle „Bauchbrücken") konzentrisch-dynamische Muskelarbeit, die immer im Zusammenspiel mit dem Beckenboden geschieht.
- Für den Beckenboden bedeutet der phonische Sprechatem einen wichtigen reflektorischen Stimulus, wie dieser bei einem muskelgesunden Beckenboden unwillkürlich bei allen intraabdominalen Druckerhöhungen z. B. Husten/Niesen geschieht.
Bei Wöchnerinnen muss im Frühwochenbett zunächst von muskulärer Beckenbodenschwäche oder gar von strukturellen Verletzungen

ausgegangen werden. Deshalb fällt der „Rückantwortreflex" des Beckenbodens bei Druckbelastungen anfangs eher schwach aus. Durch Sprechatem bekommt nun der Beckenboden Hilfe, seine Muskelkraft allmählich wieder zurück zu gewinnen.

Hinweis: Wenn über einen Auslöser, wie z. B. Sprechatem mit Explosivlauten, aber auch über Beckenbewegungen, später über Wipp- und Dopsbewegungen auf dem Pezziball u. a. reflektorisch eine Rückantwort vom Beckenboden erfolgt, dann ist das eine *reaktive Beckenbodenarbeit.* Reaktivieren bedeutet hier, die Reflexkontraktionen der kontraktilen Beckenbodenmuskulatur und der Bauchpresse (z. B. Husten) durch bewusst eingeleitete Übungsverbindungen, hier durch explosiven Sprechatem (fitt, puhh, hopp, Pe-ti-kot u. a.), erfahrbar zu machen, und die funktionsrichtige Elastizität der Beckenbodenmuskulatur zu unterstützen. Diese fördert die Wundheilung und erhöht die Sensibilität und die Spürsamkeit.

– Für den muskelstarken großen Uterus bedeuten die Sprechimpulse rückbildungsfördernde Stimulation. Das Abfließen der Lochien wird begünstigt.

4.2.1.7 Sensibilisieren und sanftes Aktivieren für den Beckenboden

Wissensvoraussetzungen: In Kapitel 1.3.7.3 ist das Beckenbodensystem beschrieben, in Kapitel 4.3.2.6, wie durch sensible funktionsrichtige Vorgehensweise das Üben mit dem Beckenboden im Spätwochenbett durchgeführt wird, damit die Beckenbodenfunktionen als Speicher-Entleerungs- und Sexualorgan sehr bald nach der Geburt wieder zurückgewonnen werden. Der in diesem Kapitel aufgezeigte „sanfte Beginn" muss in Zusammenhang mit o. g. Ausführungen verstanden werden.

Das primär auf Verschluss ausgerichtete Beckenbodensystem musste unter der Geburt eine extreme Durchlassfunktion erfüllen. In der Regel ist der Beckenboden damit überfordert, traumatische kleinere oder auch grössere Strukturverletzungen oder Mikrotraumen (okkulte Verletzungen) bringen viele Frauen mit ins Wochenbett.

Merke: Sanftes, funktionsrichtiges Umgehen mit dem Beckenboden ist jetzt oberstes Gebot, ihn nicht einfach zu tabuisieren aber ebenso!

Zur Unterstützung der Wundheilung im Frühwochenbett ist der verletzte und abheilende Beckenboden jetzt auf Wundheilungsreize angewiesen (siehe Kap. 1.4.4). Diese Stimulationen erfolgen sanft über *kostoabdominale Atembewegungen nach kaudal.* Eine steigernde, sanfte Stimulation für den Beckenboden ist dann der Phonationsausatem (siehe Kap. 4.2.1.4), explosiver Sprechatem eine Anforderung zur *reaktiven* Beckenbodenarbeit.

Nach den Atem- und Sprechatemstimulationen wird mit der Wöchnerin das *Sensibilisieren* des Beckenbodens in verschiedenen Ausgangsstellungen, z. B. Bauchlage, Seitlage, angelehnter Sitz im Bett, geübt.

Dieser frühzeitige, sanfte Beginn ist wichtig, damit die Wöchnerin bald ihr oft reduziertes oder gar verlorengegangenes Gefühl für „ihren" Beckenboden zurückgewinnen kann. Denn der Leitsatz für alles Üben mit dem Beckenboden muss sein: Je besser das Gefühl, umso besser kann die Beckenbodenmuskulatur die Anpassung an ihre Aufgaben erfüllen (Carriere 2001).

Merke: Weil die Sensorik die Motorik beeinflusst, gilt für den Beckenboden – und das nicht nur im Wochenbett – *erst spüren (sensibilisieren), dann üben.*

Fantasiebilder, wie „Seeanemone", „Blüte", „Zwinkern", Kirschkern/Reiskorn, Fluddel u. a. erleichtern der Beckenbodenmuskulatur, auf das entsprechende Bewegungsangebot mit unterschiedlicher *Anspannungsintensität,* bei unterschiedlichem *Tempo* in verschiedene *Richtungen* und *Regionen* zu antworten. So wird die „Blüte" eine andere Bewegungsantwort bringen als die „Seeanemone". Im Spätwochenbett wird es für die Schließmuskulatur am Beckenboden ein Unterschied sein, ob ein Kirschkern oder ein Reiskorn „aufgepickt" und „gehalten" wird. Werden diese Angebote häufig wiederholt, prägen sich diese Übungen im Gehirn ein. So kann eine Übung nach mehreren Wiederholungen geschickter und sicherer ausgeführt werden.

Dieses Bewegungslernen (motorisches Lernen) braucht die Frühwöchnerin für ihren Beckenboden, um bei allen intraabdominalen Druckerhöhungen (z. B: Husten) ihrem Beckenboden als *Soforthilfe* eine Druckentlastung geben zu können. Das bewusste Einsetzen von *Schnürhilfen* für den urethralen/analen Sphinkter nach Harn- und Darmleerung und bei Flatus analis und für die Vagina bei Flatus vaginalis sind ebenso notwendige Soforthilfen, für welche die Wöchnerin dankbar ist, da sie ihren geschwächten/verletzten Beckenboden nicht immer unter Kontrolle hat.

Hinweis: Wöchnerinnen, die bereits in der Geburtsvorbereitung ihren Beckenboden „erfahren" haben, sind im Wochenbett im Vorteil. Deshalb sollte in eine umfassende psycho-physische Geburtsvorbereitung viel Beckenbodenarbeit gehören!

Voraussetzung für alle später folgenden Beckenbodenübungen ist das bewusste Kennen lernen und Wahrnehmen des eigenen Beckenbodens (siehe Kap. 4.3.2.6 und 5.5), auch als Soforthilfe soll er willentlich eingesetzt werden können.

Sensibilisieren

Das *Sensibilisieren* hat zum Ziel, frühzeitig das Gefühl für die verminderte oder fehlende Kontraktilität des Beckenbodens zurückzugewinnen.
    „Zwinkern": Die Ausgangsstellung für diese Sensibilisierungsübung ist zunächst das angelehnte Sitzen im Bett. Eine Knierolle lässt die wenig im Knie gebeugten Beine locker in eine leichte Hüftaußenrotation fallen.
    Ausführung: Nach Aufforderung durch die Therapeutin zwinkert die Wöchnerin mehrmals mit ihren Augenlidern „auf und zu". *Eine sichtbare Übung.*
    Danach zwinkert die Wöchnerin – so, wie ihre Augen das können – mit ihren Harnröhre, Scheide und After umschließenden Beckenbodenmuskeln „auf und zu". *Eine unsichtbare Übung.*

Hinweis: „Zwinkern" mit dem Beckenboden gelingt besser, wenn Gesicht und Kiefergelenke entspannt sind und die Zunge locker, wie in Gähnbereitschaft im Mundboden liegt und der Atem weiterfließt.

Die Wöchnerin soll feststellen, ob ihre Augen oder ihr Beckenboden schneller „zwinkern" kann.
    Die richtige Antwort ist, das der Beckenboden, bedingt durch die *slow-twitch-Muskelfasern*, langsamer „zwinkern" muss. Diese „Zwinkerübung" kann dann in verschiedenen Ausgangsstellungen, z. B. Seitlage, kissenunterlagerte Bauchlage, Tönnchenstellung im Bett, außerhalb des Bettes im Stand, beim Gehen, immer wenn die Wöchnerin daran denkt, erfolgen. Das „Zwinkern" soll häufig wiederholt werden, damit sich das Gefühl für den Beckenboden entwickelt und verstärkt. Erst dann wird der Beckenboden sanft aktiviert.

Hinweis: Bei jeder Wöchnerin muss immer erst nachgefragt werden, ob sie ohne Schnitt/Riss das Kind geboren hat bzw., wenn es zu einer Dammverletzung kam, von welcher Art und welchem Umfang diese war, auch welche Verlaufsrichtung die Naht hat; ob eine reizlose oder verzögerte Wundheilung oder ein Vulvahämatom vorliegt.

Sanftes Aktivieren des Beckenbodens über Fantasiehilfen

Hinweis: Erst im Spätwochenbett werden dann Spür- und Übungshilfen (Pezziball, Ballscheibe, Noppenball, „Fluddel", Reissäckchen, Kirschkernsäckchen u. a.) für die Beckenbodenübungen hinzugenommen.

„Seeanemone"

Die Seeanemone bewegt sich im Wasser rhythmisch – sanft – harmonisch, nicht ruckhaft, in verschiedenen Richtungen, sich öffnend und schließend.
    Kann das der Beckenboden der Seeanemone gleichtun?
    Die Bewegungen der Seeanemone kann der Beckenboden im Sitzen, in Bauchlage, in Seitlage, in der Tönnchenstellung im Stand und anderen Ausgangsstellungen üben.

Hinweis: Das mögliche Mitbewegen der Kiefergelenke zulassen, Atem fließen lassen.

„Blüte"

Eine Blüte öffnet und schließt langsam ihre Blütenblätter.
    Kann das der Beckenboden der Blüte gleichtun?
    Der Beckenboden verändert mit dem Öffnen und Schließen der Blüte seinen Tonuszustand. Der Atem fließt ruhig weiter oder die Einatmung begleitet das Öffnen, die Ausatmung das Schließen. Beim Beenden des Übens immer mit dem „Schließen der Blüte" aufhören.

Das sanfte Schnüren für die Verschlusssphinkter

Da beide Sphinkter (sphincter: gr. Schnur) eine analoge Funktionsweise haben, können beide *Schnürer* nach dem gleichen Prinzip arbeiten.

– Sanftes *Zuschnüren* oder sanftes Schließen sind sanfte willkürliche tonusverändernde Kontraktionen der Beckenbodenmuskulatur. Die Mithilfe der Ausatembewegungen des Zwerchfells und der Bauchmuskulatur bewirkt eine elastische Verschmälerung und Verankerung des Hiatus genitalis. Dieses kann über Laute, wie „fff" oder „pfff", „puhh" noch unterstützt werden.
– Sanftes *Aufschnüren* oder sanftes Öffnen am Beckenboden wird unterstützt durch die Einatembewegungen des Zwerchfells nach kaudal.

Hinweis: Aus dem „Zuschnüren" der Verschlusssphinkter wird dann das Verschließen durch „schnüren" nach Beendigung der Miktion und Defäkation abgeleitet. Das muss mit der Wöchnerin geübt werden, Erklären ist meist nicht ausreichend, siehe nachfolgendes Kap. 4.2.1.11.

Mit diesen wichtigen Übungsangeboten für den Beckenboden kann die Frühwöchnerin die Fähigkeit erwerben, in ihrem Alltagsverhalten bei allen Druckbelastungen auf ihren Beckenboden entsprechend zu reagieren. Jedoch gibt der Beckenboden am Ende des Frühwochenbetts meist noch nicht automatisch Gegenhalt bei Druckerhöhungen, was die Frau z. B. beim Husten, Niesen, Lachen, Heben, Treppensteigen u. a. merkt.

Besonders Wöchnerinnen mit starkem Kontraktilitätsverlust durch Muskelschwäche oder Strukturverletzungen am Beckenboden müssen bei Klinikentlassung motiviert werden, mehrmals täglich in unterschiedlichen Ausgangsstellungen zu üben. Meist genügt das jedoch nicht und so ist die Teilnahme an einer Rückbildungsgymnastik 3 – 5 Wochen nach der Geburt mit Schwerpunkt Beckenbodenarbeit dringend zu empfehlen.

> **Merke:** Das Ziel ist, durch funktionelle Übungen die Funktionsfähigkeit der Beckenbodenmuskulatur wieder herzustellen, was nur analog zu anderen Skelettmuskeln und im Zusammenwirken der abdominopelvinen Rumpfkapsel geschehen kann. Das ist dann Aufgabe der Rückbildungsgymnastik im Spätwochenbett.

4.2.1.8 Stabilisieren der Rumpfwand- muskulatur – Brückenaktivität für die Bauchmuskulatur

Hinweis: In Kapitel 1.3.7.2 wurde das funktionelle Zusammenspiel der ventralen – lateralen – dorsalen Rumpfwandmuskulatur aufgezeigt, Übungsbeispiele zur Stabilisierung im Spätwochenbett siehe in Kapitel 4.3.2.2.

Während der Schwangerschaft hatte das Gleichgewicht der antagonistischen Rücken- und Bauchmuskulatur erhebliche Dysbalancen erfahren, die im Zusammenhang mit dem individuellen Konstitutionstyp, mit der Parität, der Gewichtszunahme in der Schwangerschaft und der Größe/Gewicht des Kindes stehen können. Besonders eine ausgetragene Mehrlingsschwangerschaft hinterlässt ihre Spuren.

Im Frühwochenbett ist zunächst fast immer dieses Muskelgleichgewicht gestört, die Aufgabe dieser Muskelgruppen, den Rumpf dynamisch stabilisieren zu können, ist ungenügend. Wenn jetzt, nach der Geburt eine einseitige Beanspruchung ohne ausreichendes Üben der antagonistischen Muskulatur erfolgt, gelingt der Frau das Halten des ventrolateralen Muskelgleichgewichtes nicht. Kompensatorische Ausweichbewegungen mit Überlastung der geschwächten Strukturen sind die Folge.

Deshalb muss im Wochenbett die Rumpfstabilisierung ein Schwerpunkt sein. Bereits im Frühwochenbett ab 2./3. Tag wird dazu mit leichten, für die Wöchnerin nicht überfordernden Übungen begonnen, wobei noch nicht auf das zunächst *lokale*, dann erst *globale* Stabilisieren der Rumpfwandmuskulatur erklärend eingegangen wird. Das ist Aufgabe der Rückbildungsgymnastik im Spätwochenbett.

Übungsbeispiele für das Frühwochenbett in gesteigerter Folge

Hinweis: Alle vorher bereits gelernten Techniken, wie Bauchatmung mit phonischer Ausatmung, Klötzchen-zum-Türmchen-Aufbau und das Prinzip des Aktivierens der Bauchmuskulatur „Unterbauch kurz – Oberbauch verschmälern" sollen jetzt abgerufen werden können.

„Der erste Pfeiler des Brückenbauches"

Ausgangsstellung: Bauchlage im Bett
– Bauchkissen unter den Unterbauch
– die Beine sind ausgestreckt, mit einer Fußrolle an den Sprunggelenken unterlagert
– Kissen zur Entlastung der Brust unter Kopf und Schultern.

Ausführung (Abb. 4.**16**):
Der linke Arm drückt mit den Ellenbogen in die Unterlage und zieht gleichzeitig schräg Richtung Bauchnabel im Sinne statischer/isometrischer Muskelarbeit. Mehrmals diese Seite üben, dann Seitenwechsel zum rechten Arm.

Variationen:
– symmetrische Ausführung beider Arme
– eine Armkomponente wird kombiniert mit der Aktivität des *gegenseitigen* Beines, wobei Beckenkamm und Knie mit statischer/isometrischer Muskelarbeit in die Unterlage drücken.

Verbale Übungshilfe: Ausatmung auf „fff" oder „pfff", Unterbauch wird kurz – Oberbauch verschmälert sich.

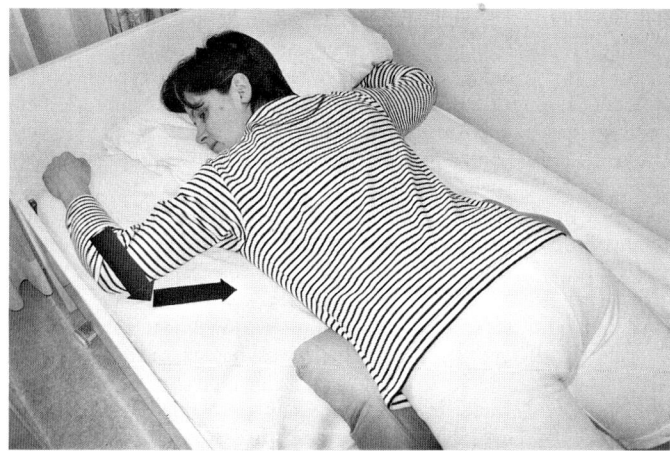

Abb. 4.16 Lernen des ersten Pfeilers des „Brückenbauches"

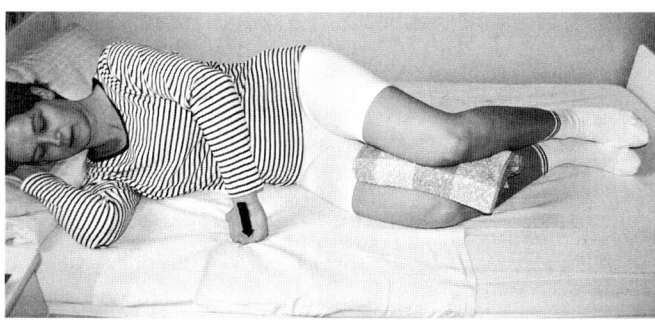

Abb. 4.17 Mit der Ausatmung nimmt der Druck der Faust auf die Unterlage zu, der Unterbauch verkürzt sich

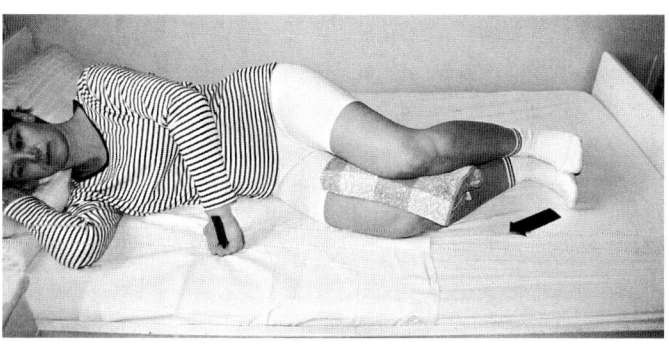

Abb. 4.18 Steigerung der Aktivität der Bauchmuskeln durch die Dorsalextension der Füße

„Das Türmchen bekommt Unterstützung durch Arm und Beine"

Ausgangsstellung: Seitlage sowie
– leicht angewinkelte Beine
– zwischen beiden Knien ein Lagerungskissen
– die untere Hand liegt unter dem Kopf
– der obenliegende Arm wird in Fauststellung auf Nabelhöhe abgestellt.

Ober- und Unterarm bilden annähernd einen rechten Winkel im Ellenbogengelenk. Das Handgelenk bleibt in O-Stellung.

Ausführung (Abb. 4.17)
Gleichzeitig mit langsamen Phonationsausatem („fff", „pfff") und dem Verkürzen des Unterbauches und Verschmälern des Oberbauches drückt die Faust dosiert in die Unterlage.

1. Steigerung: Beide Füße bewegen sich gleichzeitig mit in Dorsalextension im Sprunggelenk. Die Knie behalten ihre Winkelstellung bei.

2. Steigerung (Abb. 4.18):
Ohne Veränderung der Winkelstellung im Knie werden beide Fersen langsam Richtung Fußende des Bettes verlängert. Die dabei ausgeführte Dorsalextension in den Sprunggelenken erfolgt syn-

chron mit Phonationsausatem, und dem Verkürzen/Verschmälern des Bauches bei gleichzeitigem dosierten Faustdruck in die Unterlage.

Hinweis: Diese Übung hat außer der statisch/dynamischen Rumpfstabilisierung zwei zusätzliche Effekte:
1. Die Bauchspannung wirkt als Venenpumpe
2. Der Faustdruck in die Unterlage regt über den M. pectoralis major den Milchfluss in den Brustdrüsen an.

„Eine Brücke auf vier Stützpfeilern"

Ausgangstellung: Vierfüßlerstand zunächst im Bett (siehe Abb. 4.**19**).

- Hände und Knie /Unterschenkel sind Kontaktpunkte zur Unterlage
- die Knie stehen als sichere Unterstützungsfläche in Hüftbreite
- die Stützhände sind unter den Schultern, die Finger zeigen leicht zueinander
- beide Ellenbogen sind leicht gebeugt
- die „Körperklötzchen" sind zum „horizontalen Türmchen" eingeordnet, die Lendenwirbelsäule soll nicht absinken.

Hinweis: Meistens muss die Stellung der Wirbelsäulenabschnitte im Raum in Bezug auf Lordose/Kyphose der Situation der Wöchnerin angepasst werden. Die Wirkung durch die Matratze auf die Lendenwirbelsäule erschwert das Einhalten des „Türmchens", deshalb baldmöglichst im Vierfüßlerstand auf einer Matte am Boden üben.

Ausführung: Linke Hand und rechtes Knie drücken dosiert gleichzeitig während der Ausatmung in die Unterlage. Das Prinzip „Unterbauch kurz – Oberbauch verschmälern" kann von der Therapeutin taktil stimuliert und überprüft werden.

Seitenwechsel: Linke Hand/rechtes Knie.

Zusätzlicher Effekt dieser Übung: Anregen des Milchflusses durch die Stützaktivität der Arme (M. pectoralis major).

Die Steigerung dieser Vierfüßlerbrücke als Bauchbrückenaktivität ist dann ein Schwerpunkt im Spätwochenbett.

Der frühe Beginn der Stabilisierung des Rumpfes in hubfreien/hubarmen Ausgangsstellungen bringt vor allem den Wöchnerinnen, die *keine* Rückbildungsgymnastikgruppe im Spätwochenbett besuchen, den Vorteil, dass sie – motiviert durch die Therapeutin – daheim mit wenigen wirkungsvollen Übungen allein für die dynamische Stabilisierung ihres antagonistischen Gleichgewichtes etwas tun können, im Sinne einer Kreuz- und Rückenschmerzprophylaxe oder -therapie.

4.2.1.9 Bewegungsübergänge und Alltagsverhalten

Bewegungsübergänge

Der ökonomische Positionswechsel von der horizontalen zur vertikalen Körperstellung *und* umgekehrt soll bereits am Tag nach der Geburt *allen* Wöchnerinnen gezeigt werden. Vor allem Wöchnerinnen mit Schmerzen im Dammbereich und Schmerzen am knöchernen Beckenring, wie auch Wöchnerinnen nach Kaiserschnittentbindung, sind auf diese funktionsrichtigen Bewegungsabläufe angewiesen, um ohne Kraftaufwand und mit wenig Beschwerden zum Stand zu kommen (vgl. den Fall „Frau C" in Kap. 1.4.12.3).

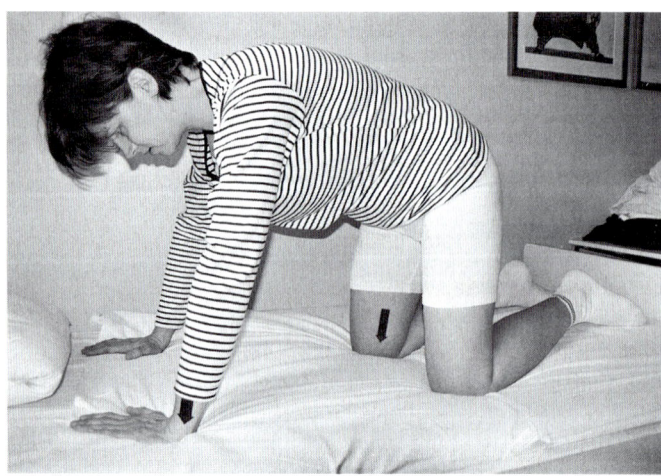

Abb. 4.19 Angepasste Wirbelsäulenstellung bei Multipara mit ausgeprägter Bauchmuskelhypotonie

Alle Menschen sollten diese Form des Positionswechsels mit den richtigen Bewegungsübergängen einhalten, man muss nur kleine Kinder beobachten: Ohne es gelernt zu haben, bewegen sie sich richtig.

Bewegungsübergänge vom Liegen im Bett zum Stand sind in Kap. 4.2.2.1 für Sectio-Wöchnerinnen aufgezeigt.

Die Bewegungsübergänge beim Erheben aus Rückenlage vom Boden bis zum Stand erfolgen in Stufen bei ständig stabilisierter Wirbelsäule:

– Rückenlage, Beine werden aufgestellt, die Hände liegen auf dem Bauch. „Das Türmchen" rollt gleichzeitig mit den Beinen „en bloc" in die Seitlage (Abb. 4.**20a**).
– Hochkommen aus der Seitlage: Die Hand des oberen Armes stützt sich auf der Unterlage in Brustkorbhöhe ab, der untere Unterarm/Hand helfen, den Rumpf in einen Seitsitz hochzustemmen (Abb. 4.**20b**).
– Aus dem Seitsitz Weiterdrehen zum Vierfüßlerstand, beide Hände helfen mit, sich vom Boden in den Vierfüßler zu drehen (Abb. 4.**20c**).

Abb. 4.**20a – d**
a „Das Türmchen" in Seitlage
b Hochkommen aus der Seitlage
c Aus dem Seitsitz in den Vierfüßlerstand

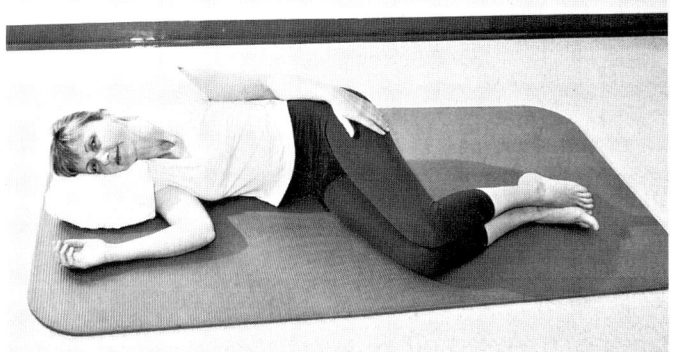

a

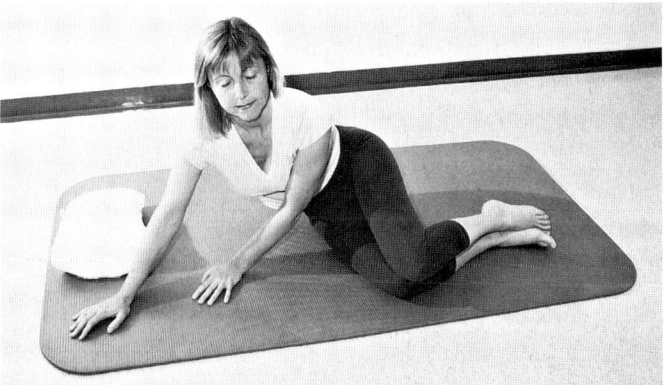

b

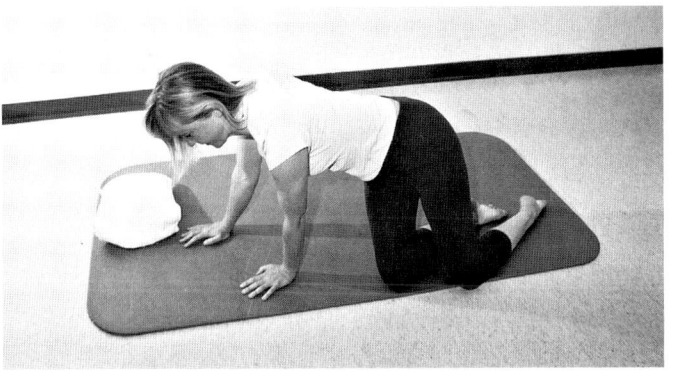

c

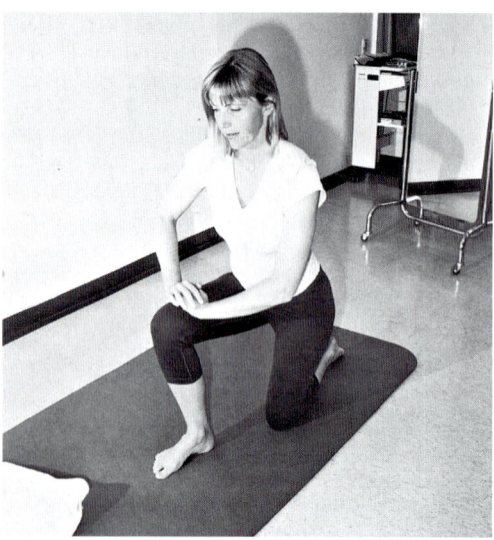

Abb. **20d** Aus dem Vierfüßlerstand in den Einbein-kniestand

– Aus dem Vierfüßler zum einseitigen Kniestand hochkommen bis zum Stand. Die Hände helfen durch Abstützen auf dem Knie/Oberschenkel, oder durch Abstützen vom Boden beim Hochkommen zum Stand (siehe Abb. 4.**20d**).

Vom Stehen zum Liegen über Stufen in umgekehrter Reihenfolge.

Jede dieser Zwischenstufen kann vorübergehend die Endstufe als Ausgangsstellung sein. Die Nachteile des geraden Hochkommens zum Sitzen und Ablegens in Rückenlage sind in Kap. 4.1.2.2 aufgezeigt.

Alltagsverhalten

Merke: Haltung beginnt bei den Füßen!

Um „gut dazustehen" muss die ökonomische *Fußbelastung* und *Fußstellung* mit ihren Fußlängsachsen, welche nachfolgend in Kap. 4.3.2.1 aufgezeigt sind, stimmen, denn daraus leitet sich das Stehen und die Abrollphase beim Gehen ab.

„Wie stehe ich?" – „Wie gehe ich?" sollte jede Wöchnerin im Frühwochenbett erfahren haben, um sich selbst beobachten und korrigieren zu können (Spiegel, Schaufensterscheibe auf der Straße – die das Gangbild zurückspiegeln). Besucht die Wöchnerin 3–5 Wochen später eine Rückbildungsgymnastik, ist die neuerliche Korrektur ihres Stehens und Gehens eine sinnvolle Wie-

derholung. Für Wöchnerinnen, welche keine Rückbildungsgruppe besuchen werden, ist das Üben des ökonomischen Stand- und Gangbildes vor Klinikentlassung eine dringende, präventive Korrekturhilfe (Gangbild siehe Kap. 4.3.2.1).

Die Anpassung des Bewegungsverhaltens an *Alltagssituationen* muss ebenso vor Klinikentlassung gezeigt werden, da Fehlmuster und Fehlverhalten bei der Wöchnerin Kreuz- und Rückenschmerzen bewirken.

Ökonomisches *Bücken*, *Heben* und *Tragen* sind Bewegungsabläufe, die im Alltag einer Wöchnerin/Mutter/Hausfrau ständig vorkommen, deshalb wird das richtige „Tun" im Tagesablauf integriert.

Ökonomisches Bücken und Heben

Diese brauchen immer eine physiologische Wirbelsäulenstabilisierung, d. h. im „Türmchen eingeordnete Körperklötzchen".

Bücken erfolgt:
– im Frühwochenbett bis die Dammnaht verheilt und beschwerdefrei ist in einer *Schrittstellung*
– sobald keine Beschwerden an der Dammnaht/ im Vulvabereich vorhanden sind, wird die Ausgangsstellung zum Bücken beckenbreites Stehen sein. Dabei müssen Fußlängs- und Fußquergewölbe erhalten bleiben, Fuß- und Beinachsen achsengerecht stehen.

Für das Bücken ergeben sich aus unterschiedlichem Körperbau (Konstitution) und unterschiedlicher Kondition, aus Alltagssituationen, auch abhängig von der individuellen Beweglichkeit für einen optimalen Bückvorgang unterschiedliche Bücktypen:

– Der *horizontale Bücktyp* bewegt bei stabilisierter Wirbelsäule den Oberkörper nach vorn und unten bei gleichzeitiger Flexion in Hüft- und Kniegelenken. Dieses Bückverhalten bevorzugen Menschen mit kurzem Oberkörper.
– Der *vertikale Bücktyp* lässt seine Körperlängsachse gerade und geht mit Hüft- und Kniegelenkbeugung gerade nach unten. Dieses Bückverhalten bevorzugen Menschen mit langem Oberkörper und mit Beschwerden an der Lendenwirbelsäule.

Beide Bücktypen *entlasten* ihre Wirbelsäule während des Bückens. Wer sich mit Flexion der Wirbelsäule, also mit rundem Rücken bückt, *belastet* seine Wirbelsäule axial mit viel Hublast!

Aufgabe der Therapeutin ist, den Bücktyp der Wöchnerin zu erkennen und dieser das für sie konstitutionsabhängige leichtergehende Bückverhalten zu erklären. Bei speziellen Problemen wird das Bückverhalten angepasst, z. B. durch Schrittstellung, durch Abstützen am eigenen Körper oder an einem Gegenstand.

Bei kurzzeitiger Bückstellung: Wenn zum Beispiel ein Gegenstand, wie Wäschekorb, Babytrage oder Kleinkind, welches getragen sein will, aufgenommen werden soll, immer mit beiden Händen anheben (Abb. 4.**21a**) und dann körpernah hochheben (Abb. 4.**21b**).

> **Merke:** Bücken und Heben einer Last erfolgt grundsätzlich mit der Ausatmung unter Einhaltung des Prinzips „Unterbauch kurz – Oberbauch schmal, Beckenboden mit fff zuschnüren".

Längeres Verweilen in Bückstellung im Einbeinkniestand: Zum Beispiel beim Be- und Entladen der Waschmaschine oder im Alltag mit dem Kleinkind, wobei die Mutter tagsüber so oft auf Niveau-Höhe ihres Kleinkindes gehen muss (Abb. 4.**21c**).

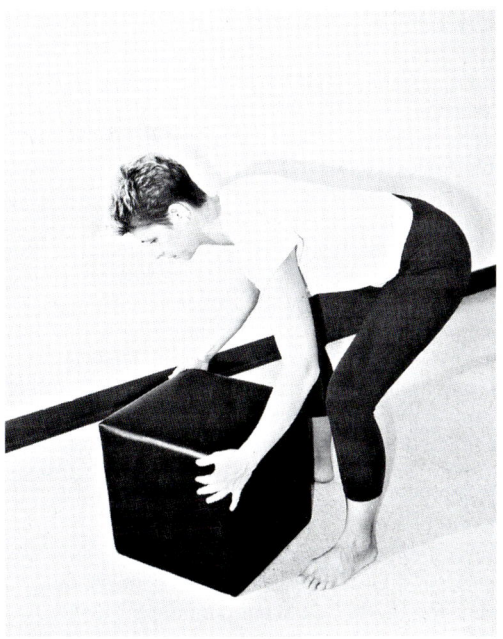

a

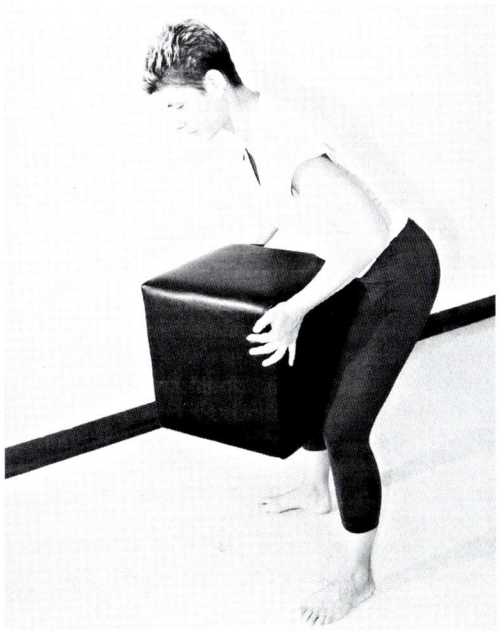

b

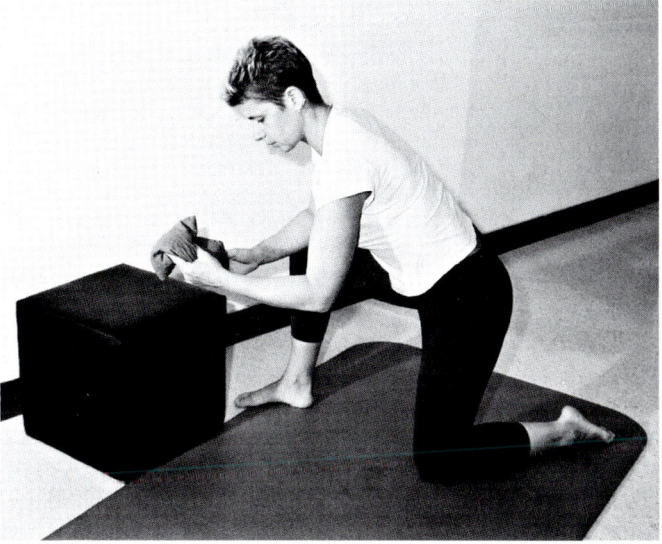

c

Abb. 4.**21a, b** Gewichte mit beiden Händen körpernah heben
c Verweilen in Bückstellung

Ökonomisches Tragen

Dieses braucht ebenfalls immer eine dynamisch-stabilisierte Wirbelsäule (Türmchen). Weil einseitiges Tragen die Wirbelsäule belastet, sollen Traglasten, die im Alltag einer Wöchnerin unvermeidbar sind

– entweder körpernah, z. B. das Baby, das Kleinkind, der Wäschekorb
– oder mit möglichst gleichmäßig verteiltem Gewicht auf beide Arme getragen werden, z. B. Einkaufstasche und Baby.

Ein Vorschlag zum Aufheben des Kleinkindes, welches von der Mutter getragen sein möchte: Über Fußbank – Stuhl das Kind in Stufen steigen lassen und dann aufheben. Das Kind kann auch mal „Huckepack" auf dem Rücken getragen werden.

Ökonomisches Treppensteigen

Beim Treppensteigen aufwärts müssen die Beinmuskeln mit dynamisch-konzentrischer Muskelkraft arbeiten. Wenn nur der Vorfuß, nicht der ganze Fuß, auf der nächsthöheren Stufe aufgesetzt wird und der Oberkörper in der Körperlängsachse bleibt (Türmchen), arbeiten Wadenpumpe und Fußsohlenpumpe kräftig. Gewöhnt sich die Wöchnerin diese Form des Treppensteigens an, statt die Treppenstufen mit Oberkörpervorlage, voller Fußbelastung auf der nächsten Stufe und mit Hochziehen am Treppengeländer zu gehen, wirkt das „richtige" Treppensteigen wie eine in den Alltag integrierte Thromboseprophylaxe.

Hinweis: Die Nachsorgehebamme kann „ihre Wöchnerin" bei ihren Nachsorgebesuchen an das wichtige Bewegungs-, Bück-, Hebe- und Trageverhalten immer wieder erinnern, damit die Wöchnerin das verinnerlicht.

4.2.1.10 Eigenhilfen bei abdominalen Druckerhöhungen (z. B. Husten)

Die Schwäche ihrer Rumpfwandmuskulatur nimmt die Wöchnerin wahr, wenn plötzliche abdominale Druckerhöhungen aufgefangen werden sollen. Dann ist für sie infrage gestellt, ob ihr Beckenboden „von unten" Halt gibt oder „nach unten" schwach ist. Die Ursachen für diese Halteschwäche sind beim Durchtritt des Kindes durch die Beckenbodenpforte entstandene Dehnungen und Verletzungen der muskulären, faszialen, bindegewebigen und möglicherweise sogar nervalen

Strukturen des Beckenbodensystems. Der traumatisierte Beckenboden „gehorcht ihr nicht", „antwortet nicht". Die reflektorische Antwort des gesunden muskulären Beckenbodens auf alle Druckerhöhungen ist ein Gegenhalten, vergleichbar einem Sicherheitsgurt. Fehlt diese reflektorische Antwort teilweise oder gänzlich, braucht die Frühwöchnerin Hilfen zur Selbsthilfe. Denn bei allen Druckerhöhungen im Bauchraum über die Bauchpresse wie z. B. Husten, Niesen, Lachen, sich nicht funktionsrichtig aus dem Bett in die Vertikale begeben und anderes mehr, gibt der geschwächte/verletzte Beckenboden keinen oder zu wenig Gegenhalt. Die Wöchnerinnen signalisieren das Gefühl „alles komme unten heraus!"

Druckentlastende rasche Eigenhilfen für *alle* Wöchnerinnen, eingeschlossen Frauen nach Kaiserschnitt und anderen operativen Baucheingriffen, können sein:

1. Vorschlag

Vor jedem Hustenstoß oder Niesreiz, der sich vorher bereits ankündigt, soll sofort als Druck- und Schmerzentlastung für den Beckenboden ein sanftes, aber wirkungsvolles Fantasiebild eingesetzt werden: Je ein Vaginal- und Analzäpfchen. Scheidenöffnung und Afteröffnung „schlucken" sanft je ein Zäpfchen. Dieser Vergleich kann gelingen, weil jede Frau schon an sich selbst erfahren konnte, wie ein Anal- und Vaginalzäpfchen beim Einführen in die entsprechende Körperöffnung hineinschlüpft.

Während des Hustenstoßes oder Niesens, vor herzhaftem Lachen und immer dann, wenn die Wöchnerin das Gefühl hat „von unten" keinen Gegenhalt zu haben, kann sie „vorsorglich" für ihren Beckenboden rasch die „Fantasie-Zäpfchen" schlucken.

Da im Frühwochenbett bis zur erfolgten Wundheilung der Geburtsverletzungen nur sehr sanftes Aktivieren des Beckenbodens zur Anwendung kommt (siehe vorangegangenes Kapitel), ist dieses „Zäpfchenschlucken" etwa gleichzusetzen mit der Fantasiehilfe einer „geschlossenen Blüte".

2. Vorschlag

Sobald sich der Hustenstoß/Niesreiz ankündigt, dreht die sitzende/stehende Wöchnerin ihren Kopf über eine Schulter (Abb. 4.**22**), ehe sie hustet oder niest. Dabei streckt sich die Brustwirbelsäule, der „Fantasie-Reißverschluss" zwischen Brustbeinspitzchen und Nabel „bleibt geschlossen" und durch das Aufsteigen des Kehlkopfes wird das Zwerchfell in Richtung Beckenboden gebremst.

Zusätzlich kann die Wöchnerin ihren Unterbauch mit beiden Händen festhalten, das bringt

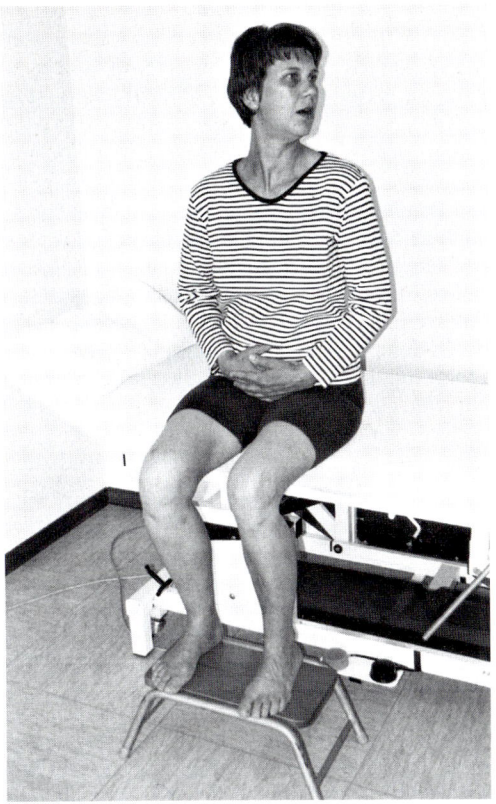

Abb. 4.22 Der Fantasie-Reißverschluß bleibt beim Husten geschlossen

vor allem nach Sectio-Entbindung, bei schmerzhaften großen Dammnähten und bei Vulvahämatom große Erleichterung.

Über diese Eigenhilfe kann bei jedem intraabdominalen Druckanstieg der Husten zum Vorteil für den Bauchmuskel-Beckenboden-Synergismus funktionsrichtig erfolgen.

Hinweis: Beobachtet man Menschen beim Husten und Niesen, beugt die Mehrzahl dazu den Kopf nach vorn. Das ist schon für das muskelgesunde Bauch-Beckenboden-Zusammenspiel eine Herausforderung. Für die Wöchnerin bedeutet derartiges Hustenverhalten volle Hustenstoßbelastung auf den geschwächten/verletzten Beckenboden. Übrigens: Auf die gute Umgangsform „Hand vor den Mund halten" kann die Wöchnerin zunächst getrost verzichten.

4.2.1.11 Miktions- und Defäkationsverhalten

Miktionsverhalten

In Kapitel 1.3.5.4 und 1.4.7 wurden Harnfunktion und mögliche Miktionsstörungen im Wochenbett aufgezeigt.

Wöchnerinnen haben häufig nach vaginaler Geburt, aber auch nach Kaiserschnittentbindung Schwierigkeiten bei der Harnentleerung. Ursachen dafür sind z. B. eine Kompression der Ausscheidungsorgane während der Geburt/während der Sectio, Verletzungen und Schwellungen im Vulvabereich, Brennen und Schmerzen bei der Entleerung oder die Entleerung ist trotz *Harndrang* nicht möglich. Deshalb brauchen Wöchnerinnen schon zu Beginn ihres Wochenbetts Hinweise und Empfehlungen für ihr Ausscheidungsverhalten:

– Wenn die Wöchnerin Harndrang verspürt, soll sie die Toilette aufsuchen.
– Die Entleerung der Blase soll in *Ruhe* geschehen. Besonders in Kliniken ist dieser Hinweis, dass sich die Wöchnerin Zeit lassen muss, notwendig, weil die Entleerung der Blase doch einige Zeit dauert.
– Das *richtige Sitzverhalten* muss besprochen werden, um eine vollständige Entleerung der Harnblase zu erreichen. Die aufrechte Körperhaltung im Sitzen (Abb. 4.**23a**) bedeutet, dass der ringförmige Bauchmuskel Transversus abdominis seine aufrichtende Wirkung, verstärkt durch den Rückenmuskel Erector spinae, halten kann. Verändert wird dieses „Türmchen" durch das Beckenkippen zum Hohlkreuz.
  Dazu muss die Wöchnerin richtig auf der Toilettenbrille, nicht nur auf dem Rand sitzen. Beide Füße haben Bodenkontakt. Ist dieser bei zu kurzen Beinen der Wöchnerin nicht gewährleistet, muss sie für das Höherstellen der Füße sorgen, z. B. Fußbänkchen, dicke Bücher oder eine festgefaltete Decke unter die Füße legen.
– In der aufrechten lordosierten Körperhaltung erfährt die in sich komprimierbare Bauchblase eine zylindrische Verformung (siehe Kap. 1.2.5.7). Innerhalb der Bauchblase wird die Harnröhre in eine vertikale Position gebracht. Die gefüllte Harnblase steht senkrecht über der Harnröhre, wodurch der hydrostatische Druck zunimmt.

Durch bewusstes Entspannen des Beckenbodens in seinen *Öffnungstonus* kommt die Miktion willkürlich in Gang. Die Wöchnerinnen können erinnert werden, dass ihr Beckenboden „wie vorher

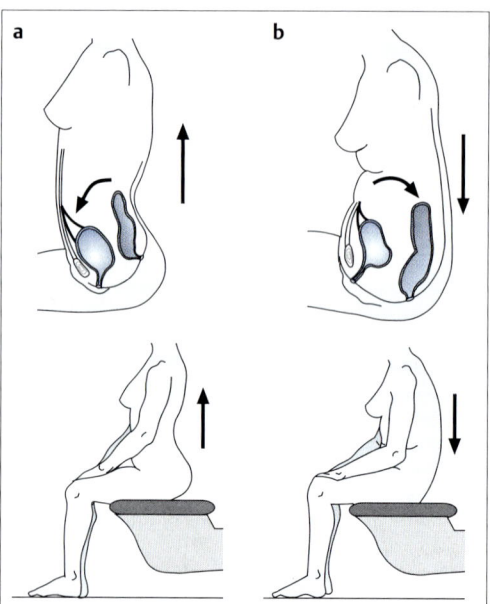

Abb. 4.**23a** Sitzhaltung bei der Blasenentleerung, Lage von Blase und Rektum in der aufrechten Körperhaltung
b Sitzhaltung bei Stuhlentleerung, „Po ins Klo": das Rektum steht senkrecht über dem Anus

bei der Geburt" öffnen soll. Wichtig ist, die Blase vollständig zu entleeren, was gegen Ende der Harnentleerung durch Beckenbewegungen in alle Richtungen unterstützt werden kann. Während der Entleerung darf der Harn nicht herausgepresst werden. Ist die Miktion beendet, nicht sofort aufstehen, sondern zunächst noch sitzen bleiben. Mit ausatmender Lippenbremse den willkürlichen äußeren Harnröhrensphinkter und die umgebende Beckenbodenmuskulatur wieder zurück*schnüren* in den Bereitschafts- oder Eutonus des Beckenbodens. Dann erst aufstehen.

> **Anmerkung:** Von der Unterbrechung des Harnstrahls während der Miktion, leider immer noch als Beckenbodenübung und zur Kräftigung des willkürlichen Harnröhrenverschlusses (M. sphinkter urethrae externus) empfohlen, muss dringend abgeraten werden! Der Miktionsreflex (siehe Kap. 5) wird unterbrochen. Geschieht das wiederholt, verringert sich der Blaseninhalt, die Dehnungsrezeptoren in der Blasenwand geben keine afferenten Impulse mehr ab. Das Gefühl des Harndrangs verschwindet und die Harnentleerung hört zu früh auf. Restharnbildung ist die Folge (Versprille-Fischer 1997).

Defäkationsverhalten

In Kapitel 1.3.6 und 1.4.8 wurden Darm- und Analfunktion im Wochenbett und mögliche Störungen aufgezeigt.

Der richtigen Sitzhaltung auf der Toilette kommt auch bei der Defäkation im Wochenbett große Bedeutung zu, weil durch Gefäßwandweitstellung auch des Darmes, durch die Dislokation der Becken- und Bauchorgane nachdem das Kind seinen Raum nicht mehr beansprucht, durch Geburtsverletzungen am Damm/im Analbereich, durch Kompression der Strukturen z. B. nach Forzepsentbindung u. a., Peristaltik und Stuhltransport verzögert sind und Angst vor schmerzhafter Entleerung diese hinauszögern lässt.

Empfehlungen für das Ausscheidungsverhalten sind:

- Bereits beim ersten Stuhldrang die Toilette aufsuchen
- Für eine erfolgreiche Stuhlentleerung ist notwendig, in Ruhe und ohne Zeitdruck die Toilette aufsuchen zu können. In Kliniken ist das gar nicht so einfach zu verwirklichen.
- Die richtige Sitzhaltung auf der Toilette muss besprochen werden.
  Der Unterschied zum Miktionsverhalten betrifft die Haltung des Beckens. Innerhalb der aufrechten Körperhaltung („Türmchen") wird das Becken *aufgerichtet* zum runden Kreuz (d. h. „nach hinten gekippt"). Eine verbale Hilfe und Gedächtnisstütze ist für die Wöchnerin „Po ins Klo" (Abb. 4.**23b**). Diese Beckenhaltung kennen viele Wöchnerinnen aus der Geburtsvorbereitung für das Herausschieben des Kindes. Die Füße haben Bodenkontakt, der abhängig von der Beinlänge der Wöchnerin indviduell durch Erhöhung der Füße (s. o.) korrigiert werden muss.
- Zum Auslösen des Defäkationsreflexes werden von Versprille-Fischer (1997) Bewegungshilfen die mit der Bauchatmung verbunden werden, empfohlen.:
  - während der Einatmung in den Bauch das Becken nach vorn kippen (Hohlkreuzstellung)
  - während der langsamen Ausatmung das Becken wieder zurück in die Toilettenschüssel bewegen.
    Diese Bewegungen etwa 10 × wiederholen, sie sollen den Defäkationsreflex auslösen.
- Bei der Haltung „Po ins Klo" überträgt sich durch Kompression des Bauchinhalts der Bauchdruck zum niedrigsten Punkt des Beckens. Das gefüllte Rektum steht senkrecht über dem Anus. Die funktionsrichtige Entleerung kann erfolgen.

Hinweis: Wurde beim Stuhlentleeren das Sitzen in Belastungshaltung, d. h. bei Flexion der gesamten Wirbelsäule („bucklig" sitzen) eingenommen, verformt sich die komprimierbare Bauchblase (siehe Kap. 1.2.5.7) fast kugelförmig. Die Reaktion ist ein intrabdominaler Druckanstieg, welcher vom *Beckenboden* und dem Zwerchfell *gegengehalten* werden muss, während die an der Entleerung beteiligte Bauchmuskulatur (Bauchpresse) ihre Wirkungskraft einbüßt. Kräftiges, prolongiertes Pressen, gar noch mit angehaltenem Atem, wodurch der intrathorakale Druck stetig ansteigt (Valsalva-Pressdruck) in Verbindung mit falschem Sitzverhalten, wozu auch das „Lesen auf dem stillen Örtchen" gehört, führt zu Obstipation, Hämorrhoiden, Schädigung des muskulären Beckenbodens, auch möglicherweise des Nervus pudendus. Prolapse, wie auch Descensus uteri, Rektozele, Enterozele werden durch falsches Sitz- und dadurch falsches Pressverhalten begünstigt.

– Auch nach der Stuhlentleerung empfehle ich Wöchnerinnen noch kurzzeitig sitzen zu bleiben und mit Lippenbremse den externen Sphinkter ani und den Levator ani (als Heber des Anus) wieder hochzuschnüren.
– Bei *erschwerter* Defäkation zwei weitere Hilfen:
  – Während des Entleerens die linke Schulter und den linken Arm zur rechten Körperseite drehen, dabei auf „haa" ausatmen und den Stuhl herausschieben (Abb. 4.**24a**). Durch die Rotationsbewegung der Wirbelsäule nach rechts, die verstärkt wird durch die Hebelwirkung des Armes, erhöht sich der Bauchinnendruck nach rechts, das linksseitige absteigende Kolon und das Rektum wird von Druck entlastet. Manchen Wöchnerinnen hilft jedoch auch zwischen rechter und linker Seite abzuwechseln.
  – Ein rhythmischer Bauchdruck regt mit Druckwechsel durch die Hände die Darmtätigkeit an. Manche Wöchnerinnen begleiten ausatmend und mit ihren schiebenden Händen auf dem Bauch die Entleerung (Abb. 4.**24b**). Das ist hilfreich, wenn die Bauchpresse noch geschwächt ist.

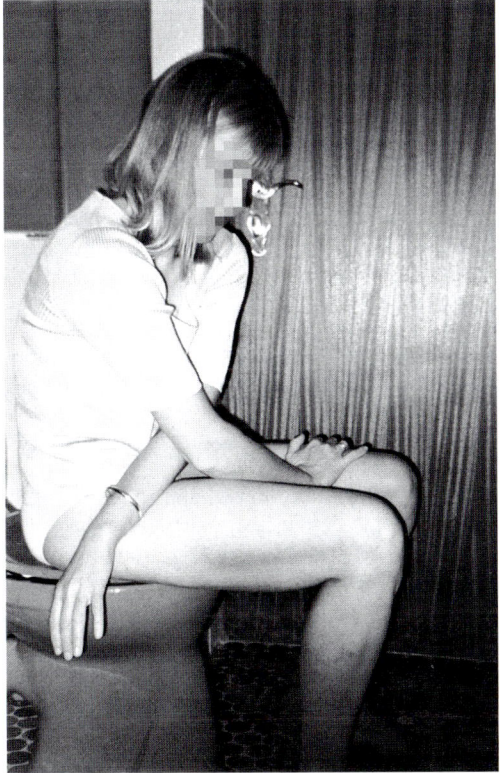 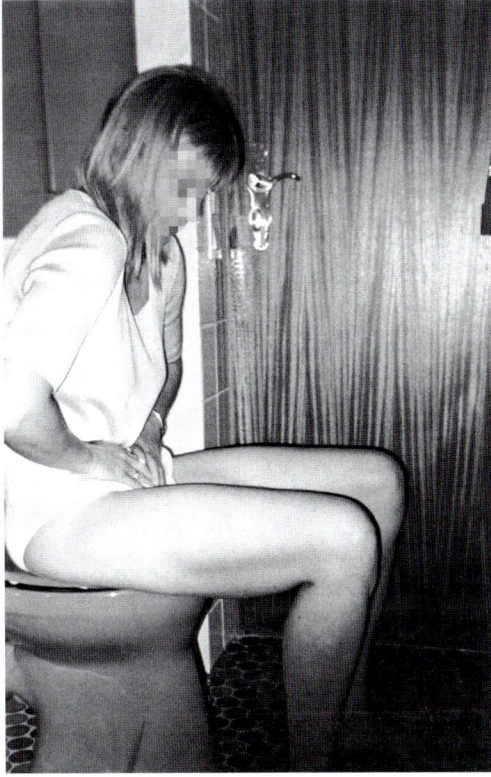

Abb. 4.**24a** u. **b**
a Haltung, die die Darmentleerung unterstützt

b Unterstützen der Darmentleerung durch das Schieben der Hände

Von *natürlicher, noch unverstörter Verhaltensweise* berichten zwei Mütter, die ihre kleinen Kinder beobachtet haben:

- die Mutter beobachtet, dass sich ihr 4-jähriges Kind beim Stuhlgang mit den Händen an einem Tisch festhält, um sich Kraft zu holen.
- die Mutter beobachtet ihr 2½-jähriges Kind. Während dieses auf einer Kindertoilette sitzt und sich mit den Händen am Rand rechts und links abstützt, schiebt es das Becken „wie in Gebärstellung" und tönt „haa".

Fazit: Kleine Kinder müssen nicht darüber nachdenken, was richtig oder falsch ist, weil ihr Körper weiß, welches das richtige Bewegungsmuster ist.

4.2.2   Behandlung bei Zustand nach Sectio caesarea

Der Zustand nach einer abdominalen Schnittentbindung bringt für die Sectio-Wöchnerin Abweichungen und Veränderungen, welche für die ersten 3 – 4 Tage gegenüber der Behandlung einer Wöchnerin nach vaginaler Geburt ohne Komplikationen ein abgeändertes und ergänztes Therapiekonzept erforderlich machen.

Wissensvoraussetzungen dazu sind meine Ausführungen in Kapitel 1.2.4 zur veränderten Physiologie. Postoperative Probleme und Beschwerden, auf die hier eingegangen wird, sind in Kapitel 1.2.4.6 aufgezeigt.

Die spezielle Befundaufnahme bei Sectio-Wöchnerinnen ist in Kapitel 2.2.2 und die zusätzlichen Ziele in Kapitel 3.1.3 nachzulesen.

Merke: Fast ¼ aller Wöchnerinnen sind Kaiserschnitt-Patientinnen. Da diese Anzahl von Wöchnerinnen keine Randgruppe darstellt, werden für die ersten postoperativen Tage physiotherapeutische Behandlungskonzepte benötigt, die dieser veränderten Situation gerecht werden.

Die ersten sechs Stunden nach der abdominalen Schnittentbindung erfolgt eine postoperative Überwachung durch die Hebamme. Diese Überwachung schließt ein:

- Die richtige Rückenlage-Lagerung mit Kopf- und Knieunterlagerung, um die hypoton eingestellte Bauchmuskulatur in Annäherung zu bringen und das Operationsgebiet damit zu entlasten.
- Die Kontrolle der Vitalzeichen (Blutdruck, Puls, Temperatur, Atmung)

- Überwachung der Drainage-Ausscheidung, der Infusion und der Harnausscheidung.
  Hinweis: Eine operationsbedingte Hemmung der Miktion kann auch in den folgenden Tagen durch Wundschmerz, durch Ödeme, durch mögliche Infektion der Blasenwand, aber auch durch die Störung des abdominopelvinen Reflexes beim Start der Miktion, auch durch das vermehrte horizontale Liegen ausgelöst sein (Methfessel/Retzke 1982).

- Die Kontrolle des Wundverbandes auf Blutungen
- Die Kontrolle des Kontraktionszustandes des Uterus, auch Kontrolle auf starke vaginale Blutung.

Nach etwa 6 Stunden muss die operierte Frau in der Regel das erste mal auf ihren Füßen stehen. Die *Bewegungsübergänge* vom Liegen zum Stehen und wieder zurück sind, wenn diese nicht funktionsrichtig angeleitet werden, für diese Wöchnerinnen mühsam und schmerzhaft. Diese Anleitung ist dann am Tag nach der Operation eine der ersten physiotherapeutischen Maßnahmen (siehe Kap. 4.2.2.1) und wird von der Wöchnerin dann meist so kommentiert: „Das hätte ich beim ersten Aufstehen wissen sollen, so geht das viel leichter."

Die Sectio-Wöchnerin wird nach dieser Zeit in „ihr" Wochenbettzimmer verlegt. Nach dem operativen Eingriff fühlen sich mehr oder weniger alle Wöchnerinnen müde und erschöpft. Erschöpft besonders dann, wenn ein langdauernder, anstrengender Geburtsverlauf hinter ihr liegt, ebenso wenn sie einen hohen Blutverlust erlitt, auch wenn schwangerschaftsbedingte Probleme (z. B. EPH-Gestose) bestanden. Möglicherweise hat sie Wundschmerzen oder sie ist müde, weil einfach alle vorherige Anspannung der vergangenen Stunden von ihr abfällt. Wenn das Baby ein Problem hat, kommt noch durch die Sorge um ihr Kind eine emotionale Erschöpfung hinzu. Das Ruhebedürfnis der Wöchnerin ist groß, aber der Klinikablauf – früh am Morgen beginnend und spät am Abend endend – lässt sie tagsüber kaum zur Ruhe kommen. Eine Sectio-Wöchnerin zählte einmal an einem Tag zwanzig verschiedene Anforderungen, die ihre Aufmerksamkeit beanspruchten; da kamen die Schwestern, die Kinderschwester, die Arztvisite, die Putzfrau, Besucher und natürlich auch die behandelnde Krankengymnastin.

Weil aber Physiotherapie ein wichtiger Baustein ist, damit die Sectio-Wöchnerin möglichst ohne Komplikationen (Pneumonie, Thrombose u. a.) rasch wieder auf die Beine kommt, um ihr Kind selbst versorgen zu können, sollte zwischen Therapeutin und Wöchnerin und auch der Wochenstation ein günstiger Behandlungszeitpunkt, der dann auch ohne Störungen eingehalten werden kann, abgesprochen werden. Die Behandlung dauert zwischen 20 und 30 Minuten.

Wenn das Baby in der Kinderklinik liegt, muss auch ein Besuchstermin der Mutter bei ihrem Kind noch Platz im Tagesablauf finden.

Rooming in beginnt bei Sectio-Wöchnerinnen etwas später. Die Mutter wird in der Regel erst ab 3.–4. Tag oder später in der Lage sein, ihr Kind selbständig zu versorgen. Dazu gehört, dass sie ihr Kind zum Stillen anlegen kann, Windel wechseln und evtl. das Kind baden kann. Das ist von ihrer körperlichen Rekonvaleszenz abhängig (Wöchnerinnen mit Misgav-Ladach-Sectio sind immer etwas früher fit als die anderen Sectio-Wöchnerinnen).

Diese Rekonvaleszenz soll durch Physiotherapie unterstützt werden. Mit nachfolgendem Behandlungsangebot für Sectio-Wöchnerinnen *während* der ersten 3–4 Tage werden hier mit Erfolg angewendete Therapiemaßnahmen vorgestellt. Ab dem 3.–4. Tag können die im vorigen Kapitel aufgezeigten Therapievorschläge für das Frühwochenbett für Sectio-Wöchnerinnen hinzugenommen werden. Auf mögliche zusätzliche Probleme, die in Kapitel 4.2.3 für das Frühwochenbett aufgezeigt sind, wird die Therapeutin je nach Problemstellung auch bei Sectio-Wöchnerinnen eingehen.

Bis zu ihrer Entlassung aus der Klinik wird täglich mit der Wöchnerin geübt. Auf eine Nachsorgehebamme sollte eine Sectio-Wöchnerin *keinesfalls* verzichten. Diese hilft ihr, das anfängliche Versorgungsdefizit mit ihrem Baby, z. B. das Anleiten zum Stillen, mit ihrer fachlichen Kompetenz rasch aufzuholen. Auch für Rückbildungsübungen findet die Nachsorgehebamme Zeit, bis die Sectio-Wöchnerin etwa 5–6 Wochen nach der Entbindung eine Rückbildungs-Gymnastikgruppe besucht, in der auf ihre Rekonvaleszenz bei Zustand nach Kaiserschnitt eingegangen wird.

Vor Behandlungsbeginn sollte sich die Therapeutin informieren:
- Welche Einstellung hat die Frau zu der Sectio, ist sie enttäuscht oder traurig, weil sie ihr Kind vaginal gebären wollte oder war es eine geplante, eine Wunschsectio?
- Welche Indikation bestand für die Sectio – Wiederholungssectio?
- Ist mit dem Baby alles in Ordnung oder wurde es auf eine Intensiv-Kinderstation verlegt?
- Kann die Mutter derzeit zu ihrem Kind Kontakt aufnehmen?

- Welche Unterstützung hat die Mutter durch eine Hebamme, hat sie zu einer Nachsorgehebamme schon Kontakt aufgenommen?
- Welche Hilfen und Unterstützung hat sie dann nach der Klinikentlassung daheim?

Die Verweildauer in der Klinik schwankt bei Sectio-Wöchnerinnen etwa zwischen 8 – 14 Tagen. Dadurch steht für die physiotherapeutische Behandlung mindestens 1 Woche zur Verfügung. Aufgabe der Therapeutin muss sein, die Wöchnerin zur Mitarbeit zu motivieren.

4.2.2.1 Ökonomischer Positionswechsel: Liegen – Aufsitzen – Aufstehen

Bewegungsübergänge von der horizontalen in die vertikale Körperstellung und umgekehrt wurden in Kapitel 4.2.1.9 gezeigt. Bei der Kaiserschnitt-Wöchnerin ist am Tag nach der Bauchoperation das ökonomische Aufstehen von Rückenlage im Bett bis zum Stand vor dem Bett eine hilfreiche Maßnahme, um die Operationswunde zu entlasten.

Die Therapeutin trifft die Sectio-Wöchnerin am Tag nach der Entbindung in Rückenlage an. Zu diesem Zeitpunkt hat diese ihr erstes Aufstehen am Abend oder frühen Morgen schon bewältigt.

Hinweis: Leider werden aber nicht obligatorisch in allen Geburtskliniken den operierten Wöchnerinnen die ökonomisch günstigsten Bewegungsübergänge vom Liegen im Bett bis zum Stehen vor dem Bett gezeigt. Die Anleitung dazu durch die Therapeutin nimmt die Wöchnerin sehr dankbar an.

Bewegungsübergänge

- Das Drehen von Rückenlage in Seitlage erfolgt mit aufgestellten Beinen und mit stabiler Wirbelsäule im „Türmchen". Dabei bewegen sich Rumpf und Beine gleichzeitig. Die Wöchnerin gibt mit ihrem oberen Arm/Hand Starthilfe, indem sie mit statischer/isometrischer Aktivität ihren Rumpf gegen einen gedachten Widerstand dreht (Abb. **4.25a**).
  Variante: Die Wöchnerin bekommt Hilfestellung von der Therapeutin, welche das obere Knie und die obere Hand in der Drehung begleitet (Abb. **4.25b**).
- In Seitlage begibt sich die Wöchnerin mit ihrem unten liegenden Unterarm in Seitstütz, legt die obere Hand vor sich zum Abdrücken auf das Bett (Abb. **4.25c**).
- Während sich die Beine gleichzeitig Richtung Boden bewegen, erhebt sich der Oberkörper aus dem Bett (Abb. **4.25d**)

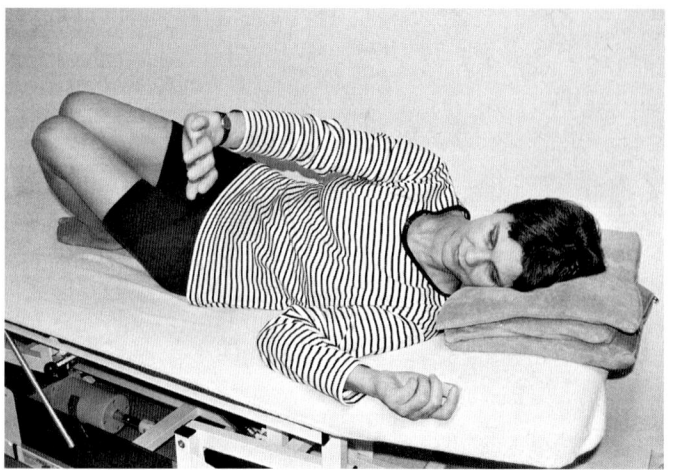

Abb. 4.25a – f Ökonomische Bewegungsübergänge

a

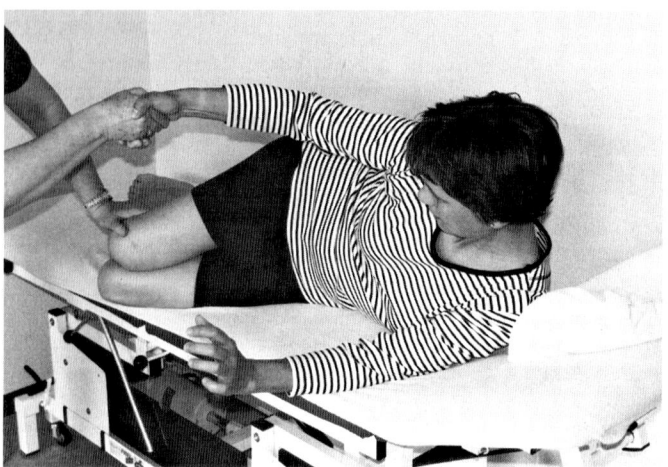

b

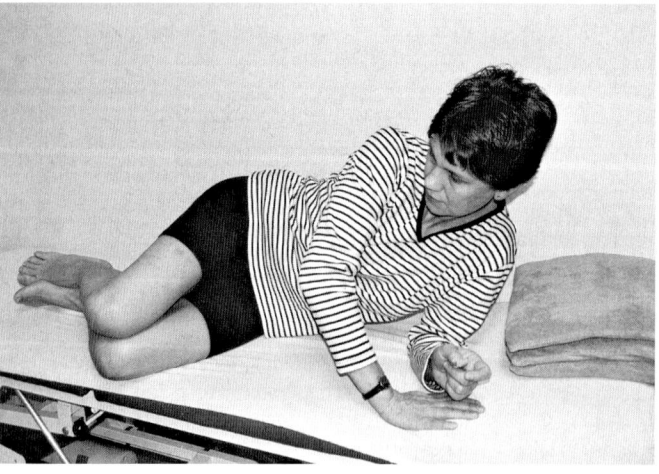

c

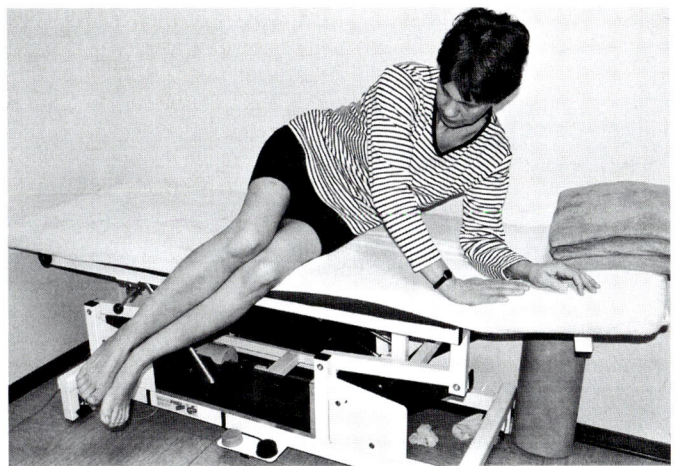
d

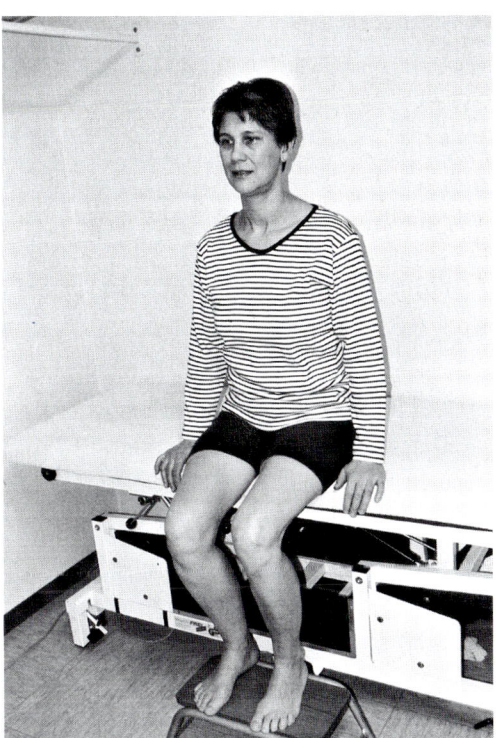
e

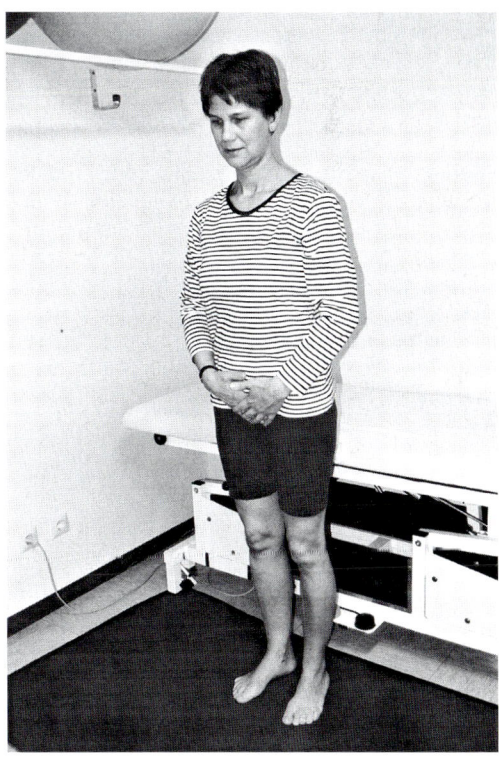
f

– bis die Wöchnerin senkrecht auf dem Bettrand
sitzt (Abb. **4.25e**).

Wenn Sitzen auf dem Bettrand die Endstellung ist,
z. B. beim Husten oder einfach, weil es der Frau
angenehm ist, dann müssen sich die Füße auf einem Fußbänkchen abstützen können.

Hinweis: Nie die Unterschenkel und Füße ohne Unterstützung über längere Zeit hängen lassen (Venen-
belastung)!

– Vom Bettkantensitz kommt die Wöchnerin zum
Stehen: sie rutscht entweder über die vordere
Bettkante bis die Füße auf dem Boden stehen
oder sie neigt ihr „Körpertürmchen" etwas nach

vorn und kommt so, wenn nötig, von der Therapeutin unterstützt, zum Stehen vor ihrem Bett (Abb. **4.25f**).

Hinweis: Mit Unterstützung und Ermutigung zur phonischen Ausatmung versucht die Wöchnerin im Stand ihr „Türmchen" in der Körperlängsachse (KLA) zu halten (siehe Statik, Kap. 4.3.2.1).

Im *Stehen* soll nun über die Fußsohlen die Mikrozirkulation der Venenpumpe angeregt werden, die als „Zehenstandübung" im nachfolgenden Kapitel 4.2.2.4 beschrieben ist.
    Das *Zurückgehen vom Stehen bis zum Liegen* im Bett geschieht über die Stufen in umgekehrter Reihenfolge. Ist die Wöchnerin wieder in ihrer Rückenlage im Bett angekommen, folgt eine ausgiebige *Bauchatmung* (wie in Kapitel 4.2.1.4 beschrieben).
    Wenn es der Belastungszustand der Wöchnerin schon zulässt, kann die Überleitung aus dem Stehen zum Gehen erfolgen. Das Abrollen der Füße wird aus der *Zehenstandübung* abgeleitet.

Merke: Wenn die Wöchnerin allein oder von der Therapeutin gestützt, ein- bis zweimal unter Beachtung der Fußabrollphase um das Bett herumgeht, ist das bereits eine rückstromfördernde Thromboseprophylaxe, „denn die Gelenk- und Muskelpumpe der unteren Extremitäten verwandelt bereits nach wenigen Schritten den venösen Rückfluss von einem schwachen Rinnsal in einen reißenden Strom" (Kristen 1987).

4.2.2.2 Kreislaufanregung: Übungen zur Schnelligkeitsausdauer

Hinweis: Diese Übungen sind weitaus bekannter unter dem Begriff „Stoffwechselübungen" oder „Schnellkraftübungen".

Die kreislaufanregenden Übungen kommen mit individueller Dosierung für jene Wöchnerinnen zur Anwendung, die z. B. nach hohem Blutverlust, bei Erschöpfung durch lange Geburtsdauer, durch anstrengende Geburtsarbeit, durch Hypotonie u. a. auf eine Kreislaufanregung angewiesen sind. Bei Wöchnerinnen, die sich nach der Geburt schnell stabilisieren und sich kaum im Bett aufhalten, kann diese Maßnahme unterbleiben. Für die Sectio-Wöchnerin ist für die Tage 1 – 3 (oder länger) nach dem Kaiserschnitt diese Form der Kreislaufanregung angezeigt.
    Übungen nach dem Prinzip der Schnelligkeitsausdauer werden als *Bewegungsserien* der oberen

und unteren Extremitäten in sog. intermittierender Dauerform angeboten (Gegensatz dazu ist die kontinuierliche Dauerform, z. B. Gehen mit unterschiedlichem Tempo, Treppensteigen, Rad fahren, Bewegen und Schwimmen im Wasser).
    Beim Bewegen gleicher Muskelgruppen über einen nicht zu kurzen Zeitraum sollen die Durchblutung und die Kreislaufanregung nach dem *Intervallprinzip* erfolgen, d. h. ein rhythmischer Wechsel von kurzer Belastung und kurzer Erholung stattfinden.
    Die zwischengeschalteten kurzen Pausen sind sog. *unvollständige Erholungsphasen*, in welchen der Organismus noch in einer gewissen Arbeitsbereitschaft ist. Erst am Ende einer Serie von Belastung und Pause erfolgt dann die *vollständige Erholungsphase*, die mit der tiefen Bauchatmung wieder einen beruhigenden Effekt hat.
    Beim Belastungsintervall ist für die Dosierung die Größe der Muskelanspannung, das Bewegungstempo sowie die Anzahl der Bewegungswiederholungen ausschlaggebend. Die Dosierung ist individuell der Situation der Wöchnerin angepasst.

Bewegungsserien für die Arme

Ausgangsstellung: Rückenlage, Kopfteil etwa 45° erhöht. Die Arme liegen ausgestreckt am Körper.

   Ausführung:
– 1. Beide Arme werden angebeugt, die Hände zur Faust geballt und diese auf die jeweilige Schulter gelegt (Abb. **4.26a**).
– 2. Beide Fäuste werden gleichzeitig geöffnet und die gestreckten Hände und die Arme schräg nach oben gebracht, die Ellenbogen bleiben in etwas mehr als 90° Beugung (Abb. **4.26b**).
– 3. Beide Hände werden zur Faust geballt und wieder in die Stellung von Schritt „1" zurückbewegt.
– 4. Beide Fäuste werden jetzt gleichzeitig zur endgradigen Streckung für Ellenbogen-, Hand- und Fingergelenke schräg nach oben bewegt (Abb. **4.26c**).

Danach wieder Bewegung zu Schritt „1".
    Verbale Übungshilfe: „Faustschluss und öffnen!" oder „beugen – strecken."
    Vorschlag für eine Bewegungsserie:
10× „Faustschluss – öffnen mit Armbewegung" – Ablegen der Arme zur kurzen, unvollständigen Erholungsphase – 10× „Faustschluss – öffnen mit Armbewegung" – Arme ablegen zur unvollständigen Erholungsphase – 10× „Faustschluss – öffnen mit Armbewegung" – danach Hände auf den

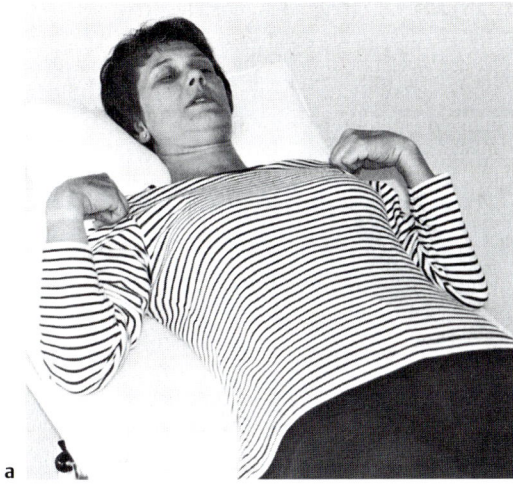

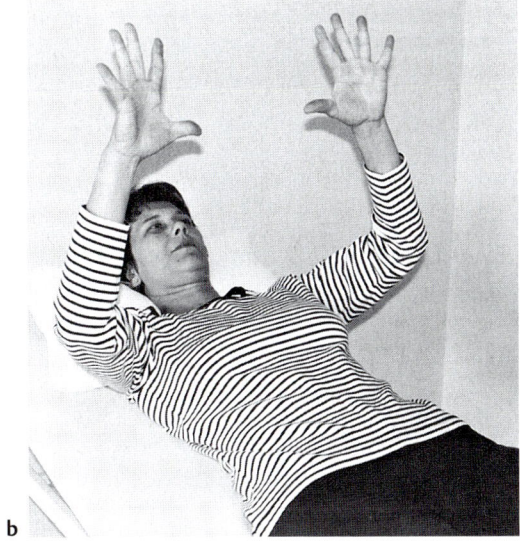

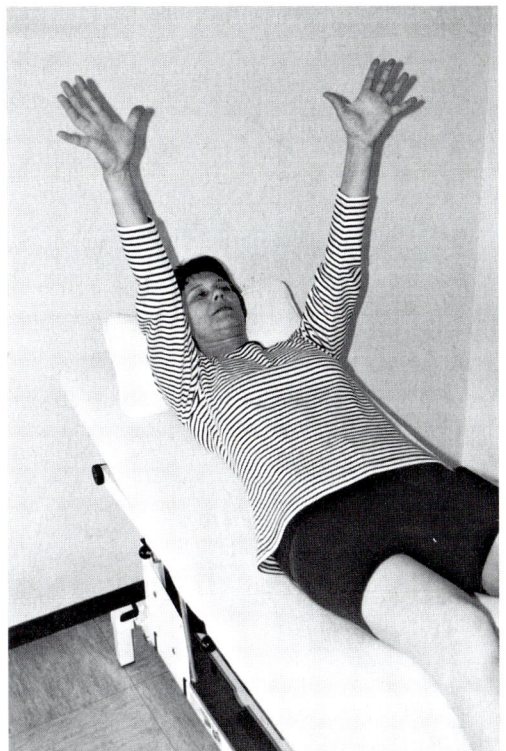

Abb. 4.**26a – c** Bewegungsserien für die Arme

4.2.2.3 Pneumonieprophylaxe/ Abhustenhilfe

Eine Pneumonie (Lungenentzündung) ist für die Sectio-Wöchnerin eine ernste Gefährdung, die mit Fieber, Schüttelfrost, Husten, flacher oberflächlicher Schonatmung mit Sekretauswurf und einem geschwächten Allgemeinzustand einhergeht. Deshalb ist eine *Pneumonieprophylaxe* erforderlich, um bei postoperativen Atembeschwerden nach der Sectio-Entbindung eine Lungenentzündung verhindern zu helfen.

Das Tief-durchatmen-Können ist bei Sectio-Wöchnerinnen anfangs meist schmerzhaft, deshalb wird zur Schonung des Wundgebietes oberflächlich geatmet. Die für die Rückbildung und Wundheilung so wichtige Bauchatmung wird durch eine flache Schonatmung nach kostosternal ersetzt.

Ursachen für die Schonatmung sind:
– der Bauchschnitt mit Wundschmerz
– Oberbauchschmerzen, bedingt durch die vor dem Verschließen der Bauchdecke durchgeführte chirurgische „Bauchtoilette" oder das manu-

Bauch legen und ruhige Bauchatmung bis zur vollständigen Erholung.
    Variante: Wechselseitige Arm/Hand Bewegungen.

Hinweis: Für die untere Extremität werden zur Kreislaufanregung die Bewegungskomponenten der aktiven Thromboseprophylaxe eingesetzt. Ausschlaggebend ist das Tempo!

Merke: Übungen zur Kreislaufanregung helfen Sectio-Wöchnerinnen und auch Wöchnerinnen bei anderen Indikationen, schneller den Kreislauf zu stabilisieren und „wieder auf die Beine zu kommen."

elle Nachhelfen am Oberbauch bei der Entwicklung des Kindes. Hier hat die Wöchnerin entlang des Brustkorbrandes und am Oberbauch zwischen dem epigastrischen Rippenwinkel Schmerzen, die ihr das Durchatmen erschweren.

– ein Sekretstau in den Bronchien erschwert nach einer Intubationsnarkose das Atmen, die geschwächte und operationsbedingt schmerzende Bauchdecke verhindert das Abhusten des Sekrets mit einem kräftigen Hustenstoß. Da das Abhusten des Sekretes anstrengend und schmerzhaft ist, trauen sich Sectio-Wöchnerinnen meist nicht, allein das Sekret abzuhusten.

Hinweis: Auch eine Frau, deren vaginale Geburt mit einer *manuellen Plazentalösung* enden musste, braucht diese *Abhustenhilfe*, da sie für diesen Eingriff eine *Intubationsnarkose* bekam. Die Hebamme kann dieser Wöchnerin bereits im Aufwachraum die erleichternde Abhustenhilfe geben.

Merke: Raucherinnen sind verstärkt Pneumoniegefährdet.

Merke: Wöchnerinnen bei Zustand nach Sectio (wie auch nach anderen chirurgischen Baucheingriffen) können nach dem operativen Eingriff alle abdominalen und thorakalen Druckerhöhungen nur unter Schmerzen im Bauch und im Wundgebiet abfangen. Aus Angst vor dem Schmerz wird auf das Abhusten des lästigen Bronchialsekrets oft verzichtet und Atemprobleme in Kauf genommen.

Maßnahmen zur Pneumonieprophylaxe

– Eine für den Oberkörper *erhöhte Lagerung* erleichtert die Atmung und das Abhusten des Sekrets.

– Die *Atemrichtungslenkung* durch Handkontakt der Therapeutin soll die kostoabdominale Atemrichtung nach ventral (Bauchatmung nach vorn) und nach lateral (Flankenatmung zu den seitlichen unteren Rippen) lenken. Durch das Vergrößern der Einatmung in diese Richtungen erfolgt eine Atemvertiefung (vgl. Kap. 4.2.2.6).

– *Packegriffe* Bei Schmerzen und Durchatemproblemen entlang der Rippenbögen können Packegriffe aus der Lösungstherapie (nach Schaarschuch-Haase-Schweizer) schnelle Erleichterung bringen.
Packegriffe beinhalten das *Greifen oder Ziehen einer Hautfalte* (nicht kneifen!) ohne Ausnutzen eines Schwerkrafteffektes. Gegriffen wird die Haut und das Unterhautfettgewebe mit wei-

chen, flächig greifenden vier Fingern einerseits und dem Daumen gegenüber (Abb. 4.27).
Die Behandlung beginnt am lateralen Brustkorbrand. Behandelt wird auf der nackten Haut, der Griff „schleicht" sich ins Gewebe ein und wird zwischen 10–20 sec. über einige Atemphasen der Wöchnerin hinweg gehalten. Danach wird der Packegriff beider Hände wieder langsam gelöst und versetzt nebenan wiederholt. 3–4 Packegriffe je Brustkorbrand helfen, dass die Wöchnerin danach besser durchatmen kann.

– Nach Beenden einer Brustkorbseite streicht die Therapeutin mit flacher Hand beruhigend über den behandelten Brustkorbrand.

Hinweis: Vor Behandlungsbeginn mit Packegriffen muss informiert werden, dass diese anfangs schmerzhaft sind, dieser Schmerz aber rasch nach-

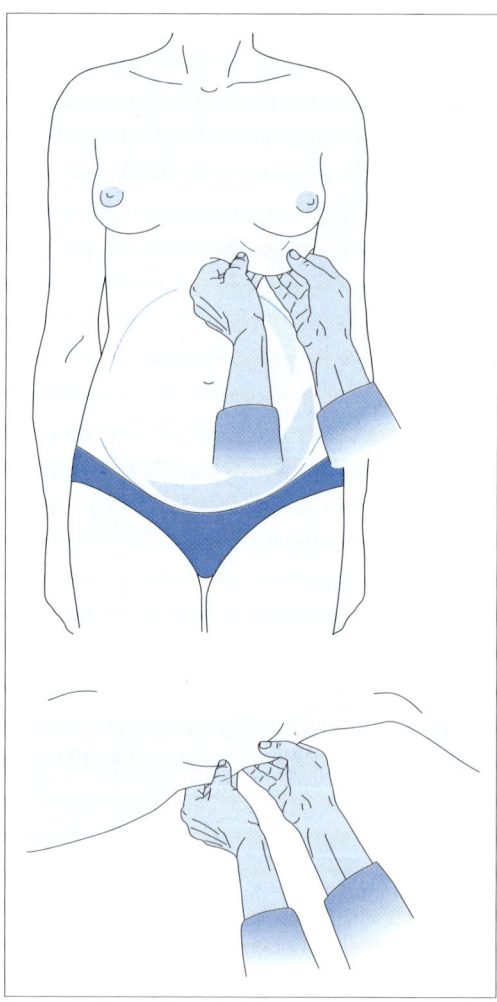

Abb. 4.27 Packegriff-Technik

lässt und das Durchatmenkönnen sich schon während der Behandlung verbessert.

– *Nasenstenose* und *Lippenbremse:* Die Wöchnerin hält sich ein *Nasenloch zu*, das vertieft die *Einatmung* und kräftigt das Zwerchfell. Nach mehreren Atemzügen wird das andere Nasenloch zugehalten (Abb. 4.**28a**). Durch die *Lippenbremse* wird gleichzeitig die *Ausatmung* verlängert, und damit indirekt auch die Einatmung.

Hinweis: Alle atemtherapeutischen Maßnahmen beruhigen und entspannen, das wirkt senkend auf Blutdruck und Herzfrequenz. Aus diesem Grund sollte nach der Atemtherapie eine Kreislaufanregung durch Übungen zur Schnelligkeitsausdauer erfolgen, ehe die Wöchnerin das Bett verlässt.

– *Abhustenhilfe:* Der Husten besteht aus 3 Phasen (nach Kapandji 1985):
  – **1. Inspirationsphase:** tiefes Einatmen bewirkt, dass ein Grossteil des Inspiratorischen Reservevolumens (IRV) in die Bronchien und die Alveolen kommt.
  – **2. Druckphase:** die Stimmritze wird geschlossen, die Interkostal- und vor allem die Bauchmuskulatur (M. transversus abdominis) werden kräftig kontrahiert, wodurch der intrathorakale Druck stark erhöht wird.

– **3. Hustenstoß:** die Expirationsmuskeln bleiben kontrahiert. Auch der Beckenboden (M. levator ani/M. puborectalis) unterstützt den kranialen Druck. „Schlagartig" öffnet sich beim Hustenstoß die Stimmritze, ein schneller Luftstrom verlässt den Luftröhren-Bronchialbaum, der das Schleimsekret (oder auch Fremdkörper beim „Verschlucken") mit sich trägt, welche über die geöffnete Stimmritze in Rachen und Mund kommen. Es wird abgehustet!

Effektvolles Husten ist abhängig von

– funktionstüchtiger Bauchmuskulatur, die jedoch nach Schwangerschaft und Geburt hypoton eingestellt ist.

Hinweis: Wöchnerinnen nach Sectio-Operation haben ein reduziertes schwaches Husten, weil jede Bauchmuskelanspannung zusätzlich Schmerzen bereitet.

– von der vollständigen Funktion des Kehlkopfsystems, einer Voraussetzung für den Ablauf des Hustenreflexes.

Hinweis: Wenn beide Hände der Wöchnerin das Wundgebiet fixieren, ist durch den Gegendruck der

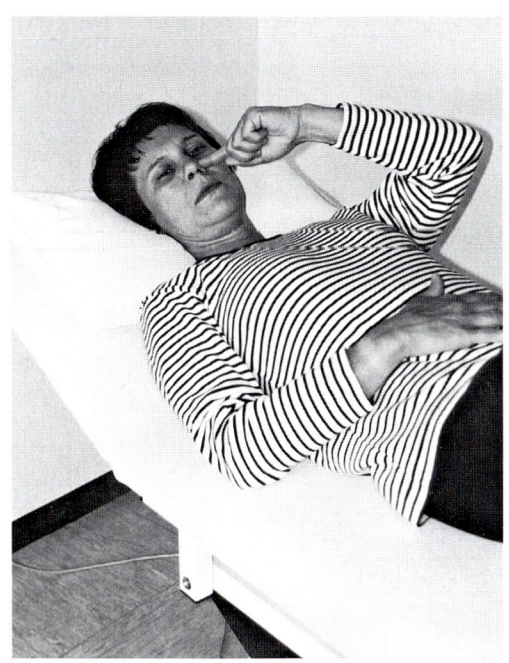

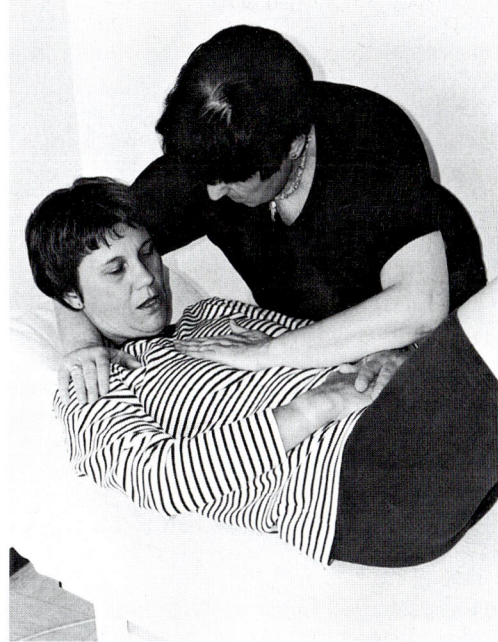

Abb. 4.**28a** u. **b**
a Nasenstenose

b Abhustenhilfe

Hände das Abhusten, aber auch Niesen und Lachen mit weniger Schmerzen im Wundgebiet verbunden.

Ausgangsstellung:
Wöchnerin: Rückenlage, Kopfteil des Bettes etwa 45° hochgestellt. Beide Beine sind aufgestellt, beide Hände liegen auf dem Unterbauch.

Therapeutin: Steht seitlich am Bett, unterstützt mit einem Arm den Kopf der Wöchnerin und legt die Hand auf der Schulter der Wöchnerin ab. Die zweite Hand liegt flächig längs auf dem Brustbein der Wöchnerin (Abb. 4.**28b**).

Ausführung: Während die Wöchnerin mit leichtem Hüsteln oder sakkadierend auf „k", „k", „k", „k" ausatmet, vibriert die Therapeutin auf dem Brustbein. Gestautes Sekret löst sofort Hustenreiz aus, dem die Wöchnerin nachgibt. Sie fixiert dabei ihren Unterbauch, die Therapeutin unterstützt mit leichtem Druck oder mit Vibrationen auf dem Brustbein den Hustenstoß, damit möglichst viel Sekret abgehustet werden kann. Mehrmals wiederholen, bis alles Sekret abgehustet ist.

Variante: Bei der Einatmung übernimmt die Therapeutin die Nasenstenose und wechselt bei beginnender Ausatmung ihre Hand sofort wieder auf das Brustbein der Wöchnerin.

Hinweis: Ein Papiertuch zum Auffangen des Auswurfs sollte bereitliegen, damit die Wöchnerin diesen nicht wieder hinunterschluckt!

Abhustenhilfe ist anstrengend aber wirkungsvoll. Die Wöchnerin fühlt sich danach befreit und kann besser durchatmen.
Unterstützende Maßnahmen können sein:

- Anwendung des *Giebel-Rohres*: Bei der Einatmung durch das Giebel-Rohr wird der Totraum künstlich vergrößert, das Atemzentrum durch die mit CO^2 angereicherte wieder eingeatmete Luft angeregt.
- *Inhalation:* Damit soll die Verflüssigung und so das leichtere Abhusten des Sekrets bewirkt werden. Schleimlösende Zusätze, wie Eukalyptus, Latschenkieferöl u.a. können zugesetzt werden. Häufig kommen auch Ultraschallkaltvernebler zum Einsatz, dessen fein zerstäubte Tröpfchen bis in die Alveolen gelangen.

4.2.2.4 Passive und aktive Thromboseprophylaxe

Wissensvoraussetzung: Kap. 1.3.3 und 1.4.5
Wöchnerinnen bei Zustand nach Sectio haben gegenüber Wöchnerinnen nach vaginaler Geburt ein erhöhtes Thromboserisiko. Durch die erzwungene Bettruhe fehlt die Unterstützung der Strömungsgeschwindigkeit durch Fußgelenk- und Wadenmuskelpumpe für die unteren Extremitäten.

Eine *passive Thromboseprophylaxe* erfolgt nach dem in Kapitel 4.2.1.3 aufgezeigten Prinzip der *Hochlagerung* und *Kompression* der Beinvenen.

Die *aktive Thromboseprophylaxe* soll die Strömungsgeschwindigkeit im Venen-Lymphsystem durch adäquate Bewegungsreize beschleunigen (siehe auch Kap. 4.2.1.3).

Ausführungshinweise:
- Die Thromboseprophylaxe durch dynamische Muskelkontraktion erfolgt bei Sectio-Wöchnerinnen zunächst im Bett mit hochgelagerten Beinen oder nur einem hochgelagerten Bein mit Seitenwechsel.
- Anfangs kann die Therapeutin beim Üben mit einem Bein dieses assistiv unterstützen, um der Wöchnerin die Eigenschwere ihres Beines tragen zu helfen. Sehr bald hält die Sectio-Wöchnerin ihr Bein dann allein beim Üben.
- Die *Ausführung* der Fußgelenk- und Wadenmuskelpumpe muss *langsam*, *kräftig* und *endgradig* erfolgen, ein schnelles Tempo soll vermieden werden.
- Der Atem soll während des Übens weiterfließen, Pressatem (Valsalva) muss vermieden werden.
- Das *Intervall-Üben* erfolgt nach dem Prinzip: 10× Üben – unvollständige Erholungsphase – 10× Üben – unvollständige Erholungsphase – 10× Üben – Bein abstellen – Bauchatmung als vollständige Erholungsphase – dann Seitenwechsel zum Intervall-Üben des anderen Beines. Die Serie kann nochmals wiederholt werden.

Effektive Bewegungskomponenten sind:
1. Ausgangstellung: Rückenlage mit entstauender Hochlage
   - Zehen beugen – Zehen strecken in den Zehengelenken
   - Dorsalextension (Abb. 4.**29a**) und Plantarflexion (Abb. 4.**29b**) im Sprunggelenk.

Hinweis: Die Muskelbewegungen zur Thromboseprophylaxe müssen von der Sectio-Wöchnerin konsequent mehrmals täglich durchgeführt werden. Zuerst leitet die Therapeutin die Wöchnerin beim Üben an und motiviert dann zum Eigenüben.

2. Ausgangstellung: Stand
   - Zehenstandübung: Bereits am 1. Tag post sectionem kann im Anschluss an das Aufstehen (siehe Kap. 4.2.2.1) mit dieser Übung be-

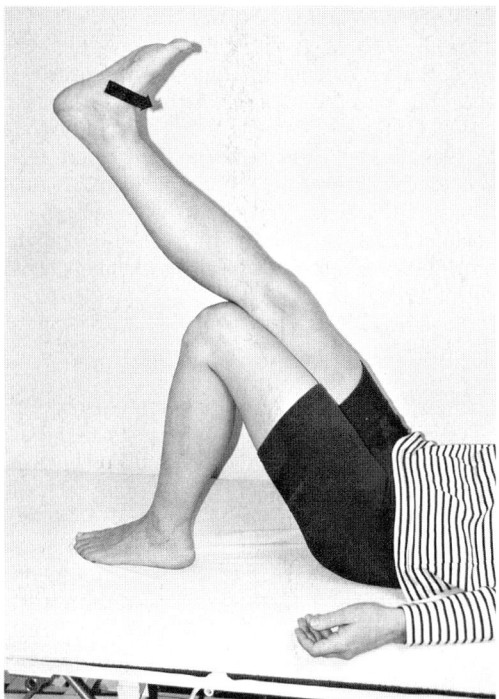

a Muskelbewegungen bei Dorsalextension

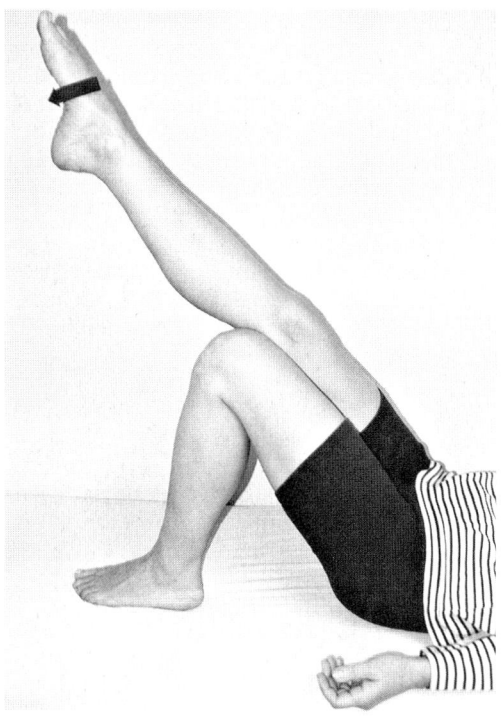

b Muskelbewegungen bei Plantarflexion

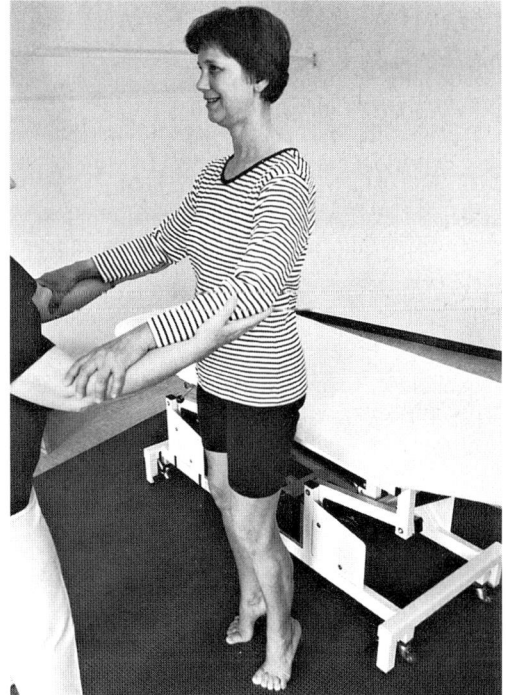

c Abrollen vom Zehenstand auf

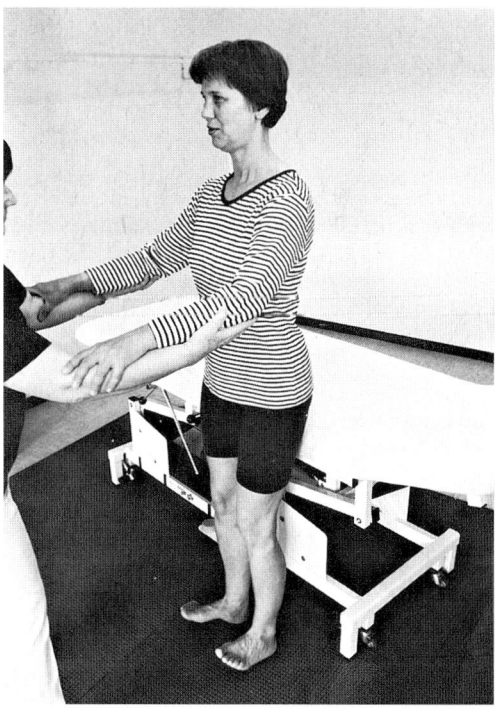

d die Fersen

Abb. 4.**29 a – d** Thromboseprophylaxe

gonnen werden, die ebenfalls in Intervall-Arbeit durchgeführt wird, weil nur so die Unterschenkelmuskulatur venenwirksam arbeitet. *Ausgangsstellung:* Hüftbreiter Stand, die Füße stehen parallel. Die Wöchnerin wird von der Therapeutin an beiden Unterarmen unterstützt, arbeitet sie allein, stützt sie sich an der Wand oder am Bettpfosten ab.
Ausführung: Beim Fußabrollen wird abgewechselt vom Zehenstand (Abb. 4.**29c**) zum Fersenstand, bei dem der Vorfuß mit hochgezogen wird (Abb. 4.**29d**). Mindestens 10 Wiederholungen.

Hinweis: Der Atem fließt weiter. Die Wöchnerin vermeidet, nach unten zu schauen.

– Variation ab 2./3. Tag: Wechselseitiger Zehenstand, beim Wechseln muss dabei das Körpergewicht von den Füßen *nach oben* gedrückt werden.

> **Merke:** Die Therapeutin muss wissen, dass auch noch im Liegen der venöse Rückstrom aufrecht erhalten wird, weil aus dem arteriellen Schenkel (Hochdruck) noch ein Restdruck bleibt. Das geschieht unter dem Einfluss der *Atmung* nach dem Sog-Druck-Prinzip. Auf ausgiebige Bauchatmung als Therapiehilfe darf bei Sectio-Wöchnerinnen mit vermehrter Bettruhe in den ersten Tagen nicht verzichtet werden. Beim Wechsel in eine aufrechte Körperhaltung nimmt der intravasale Druck in den peripheren Arterien stark zu. Nach kurzer Anpassungsphase von horizontaler in vertikale Körperstellung ist der Rückstrom zum Herzen gesichert. Jedoch sollte *permanentes* Stehen „auf einem Fleck" über *einen längeren Zeitraum* vermieden werden, denn sogar beim Venengesunden kann das zu interstitiellen Ödemen führen.

Bei den Wöchnerinnen mit erhöhtem *Thromboserisiko* muss eine *physiotherapeutische Thromboseprophylaxe* im Liegen, im Sitzen mit Bodenkontakt der Füße, im Stand und beim Gehen mit Abrollphase erfolgen, weil die Wadenmuskelpumpe für einen aktiven paternosterähnlichen Bluttransport von einer Venenklappenebene zur nächsthöheren sorgt (Kristen 1987). Unterstützt wird die Blutstromgeschwindigkeit vor allem durch die kleinen Fußgelenke, die Sprunggelenke und die Kniegelenke.
Die medikamentöse Therapie (vom Arzt verordnet) soll auf die Blutgerinnung, den Venentonus und die Gefäßwände (Virchow-Trias) Einfluss nehmen. Die notwendige aktive und passive

Thrombose/Embolieprophylaxe ist jedoch für manche Wöchnerin nicht ausreichend, sie entwickelt im Wochenbett eine Thrombophlebitis oder gar eine tiefe Bein/Beckenvenenthrombose mit Risiko für eine Embolie. Jede Therapeutin sollte deshalb die *Thrombosedruckpunkte* am Bein kennen (beschrieben in Kap. 1.4.5.2), um bei Auffälligkeit frühzeitig den ÄrztIn verständigen zu können. Zum Therapiekonzept bei Thrombophlebitis/Phlebothrombose im Frühwochenbett siehe Kap. 4.2.3.5.

4.2.2.5 Kreuzschmerzbehandlung

Nach der Kaiserschnitt-Operation liegen die Wöchnerinnen in der Regel in Rückenlage mit erhöhtem Kopfteil im Bett. Zwischen der unteren Brust- und der Lendenwirbelsäule und dem auf dem Bett abgelegten Gesäß ergibt sich so ein Hohlraum (Lordosestellung).
Freiwillig nimmt eine frisch operierte Sectio-Wöchnerin nicht die Seitlage ein. So verbringen in dieser Rückenlage ohne eigenen Antrieb für Bewegung besonders die Frauen nach klassischer herkömmlicher Sectio-Operation viele Stunden, oft die ersten 1–2 Tage und Nächte nach dem Kaiserschnitt. Kreuz- und Rückenschmerzen sind die Folge. Auch die Lagerung während der Operation kann Kreuzschmerzen bewirken oder vorhandene verstärken.
Eine Kreuzschmerzbehandlung ist in den ersten postoperativen Tagen meist notwendig.
Die nachfolgend aufgezeigten Therapiehilfen sind jedoch ebenso für jede andere Wöchnerin angezeigt, welche nach vaginaler Geburt, z. B. nach einer anstrengenden Austreibungsphase in klassischer Steinschnittlage über starke Kreuzschmerzen klagt.

Passive Maßnahmen

– In Seitlage (beschrieben in Kapitel 4.2.1.5) wird der operierten Wöchnerin der Rücken und das Kreuz mit sanften Streichungen oder mit einem angewärmten Kirschkernsäckchen massiert.
– Die Rücken-, Kreuz-, und Nackenschmerzen bewirkende Rückenlage mit erhöhtem Kopfteil (Abb. 4.**30a**) wird tagsüber immer wieder gegen das Rücken-Kreuz- und Schultergürtel entlastende, unterstützte, aufrechte Sitzen im Bett eingewechselt. Die Fußstütze am Bettende lässt die Mikrozirkulation der Fußsohlen zur Unterstützung der Venenpumpe zu (Abb. 4.**30b**).

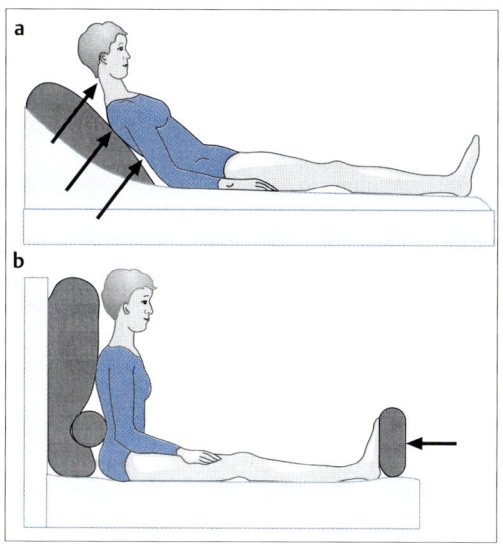

Abb. 4.**30a** u. **b**
a Kreuzbelastende Rückenlage mit erhöhtem Kopfteil
b Entlastung des Rückens und des Schultergürtels durch die aufrechte, abgestützte Sitzposition

Aktive Maßnahmen

durch hubfreies und hubarmes Mobilisieren der Wirbelsäule.

Die „Uhr"

Modifiziert nach der Feldenkrais-Uhr zum hubarmen Mobilisieren der Wirbelsäule/Hüftgelenke.

Ausgangstellung: Rückenlage mit kissenunterlagertem Kopf, zum Üben wird das Kopfteil des Bettes möglichst flach gestellt. Die Beine sind hüftbreit aufgestellt, der Fuß-Boden-Kontakt bleibt beim Üben erhalten.

Vorinformation zur „Uhr": Auf der Rückseite des Beckens befindet sich im Kreuzbeinbereich das Zifferblatt einer Fantasie-Uhr. Am oberen Kreuzbeinrand befindet sich die „12", am Übergang vom unteren Kreuzbein zum Steißbein die „6". Ergänzt wird das Zifferblatt durch „3" und „9", die sich in Höhe des rechten und linken „Rautengrübchens" befinden.

Ausführung:
– 1. Das Becken bewegt sich zunächst nur zwischen „12" (Abb. 4.**31a**) und „6" (Abb. 4.**31b**). Die weiche Bewegung des Beckens kann anfangs von der Therapeutin an beiden Becken-

Abb. 4.**31a** u. **b** Feldenkrais-Uhr
a 12 Uhr
b 6 Uhr

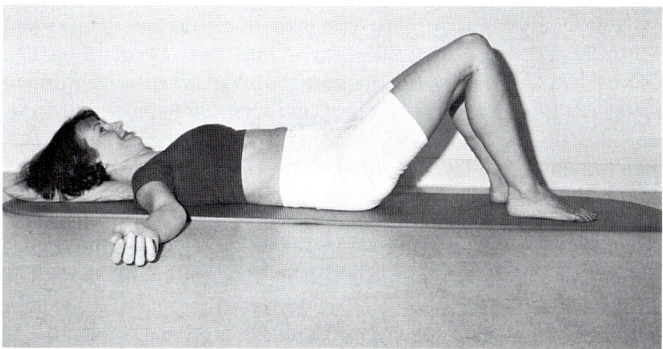

a

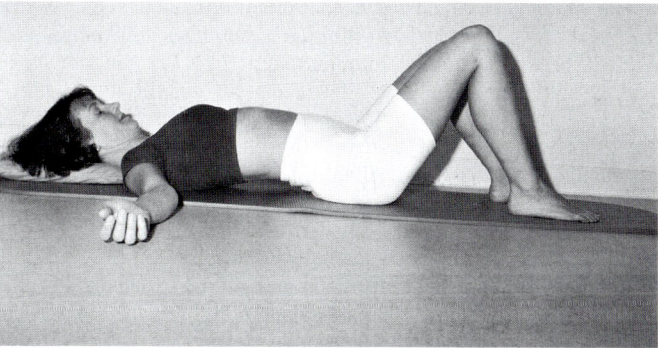

b

kämmen begleitet werden, bis der Weg zwischen „12" und „6" mühelos gegangen werden kann.

- 2. Das Becken wird mehrmals zwischen „3" und „9", von einem Rautengrübchen zum anderen und wieder zurück, bewegt.
- 3. Die Stundenzahlen 3 – 6 – 9 – 12 werden vom Becken in einer zum kompletten Zifferblatt rundenden Bewegung des Beckens hinzugenommen. Nach mehrmaligen runden Beckenbewegungen, die bei Bedarf von den Therapeutenhänden an den Beckenkämmen begleitet werden, kann die Richtung der Bewegung gegen den Uhrzeigersinn geändert werden.

Hinweis: Atem fließt weiter, Zunge im Mundboden, Gähnbereitschaft im Rachenraum.

Verbale Begleitung: Nicht nur von Viertelstunde zu Viertelstunde eilen, versuchen, mit langsamen runden Bewegungen jede Minute mitzunehmen. Ziel ist, aus der „Uhr" mit voller Aufmerksamkeit eine fließende Bewegung werden zu lassen, die nach „unten" immer stärker die Hüftgelenke, nach „oben" die sich über dem Kreuzbein einordnenden Wirbelsäulenabschnitte einbezieht. Da die Füße mit wechselndem Fußdruck im Bett die kreisenden Bewegungen initiieren helfen, bedeutet der Fußsohlendruck gleichzeitig eine Anregung der Mikrozirkulation zur Venenpumpe.

Die „12" und „6" des Zifferblattes"

In Seitlage zum hubfreien Mobilisieren der Wirbelsäule.
Ausgangsstellung: Seitlage, beschrieben in Kapitel 4.2.1.5.
Ausführung: Aus dem „Türmchen" bewegt sich die Lendenwirbelsäule und das Becken in den Hüftgelenken mehrmals in „12" und „6". Die Therapeutin unterstützt die für die untere Wirbelsäule extensorische („6") und flexorische („12") Bewegung, indem sie den obenliegenden Beckenkamm mit ihrer Hand in die entsprechende („12" oder „6") Beckenbewegung begleitet und mit ihrer anderen flachen, auf Lendenwirbelsäule/Kreuzbein aufgelegten Hand von dorsal die Bewegung taktil unterstützt.

Hinweis: Die aufgezeigte Kreuzschmerzbehandlung kann ebenso zur Kreuzschmerzprophylaxe eingesetzt werden.

4.2.2.6 Kostoabdominale Atemrichtungsschulung

Atemrichtungsschulung ist bei einer Sectio-Wöchnerin notwendig, denn der schwangerschaftsbedingt geschwächte Zwerchfellmuskel kann seine Aufgabe als Dynamikgeber für die Bauch- und Beckenorgane bis zum Beckenboden nicht ausreichend erfüllen.

Man bedenke, dass der gemessene Längenunterschied der Zwerchfellmuskelfasern nach Gauthier (1994) immerhin 40 % von der maximalen Ausatmung (Residualvolumen) bis zur maximalen Einatmung (Totalkapazität) beträgt. Larson (2001) schreibt: „Damit schwingt sich das Zwerchfell problemlos zum König der Skelettmuskeln auf, was die Verkürzungsfähigkeit der Muskelfaser unter physiologischen Bedingungen betrifft." Denn diese daraus resultierende Muskelkraft ist für die druckerzeugende Wirkung des Zwerchfellmuskels hauptverantwortlich.

Diese volle Kraft fehlt dem Zwerchfellmuskel. Auch die Mithilfe der Bauchwandmuskeln bei der Ausatmung ist nicht nur durch schwangerschaftsbedingte Hypotonie sondern noch durch Bauchschnitt und die Nähte des Operationsverschlusses geschwächt.

So atmet fast jede Sectio-Wöchnerin zunächst „paradox" nach kostosternal ein. Diese geänderte Atembewegungsrichtung nimmt dem Zwerchfellmuskel zusätzlich seine dynamische Kraft. Die bevorzugte *Paradoxe Atmung* bedeutet, dass bei der forcierten Einatmung nach kostosternal der Brustkorb nach „oben" gezogen wird und die Bauchwand dabei passiv nach „innen" gezogen wird. Damit kehrt (nach Schmitt und Brüne 1981, 1983) das Zwerchfell sogar seine Richtung um; inspiratorisch erfolgt eine passive Aufwärtsbewegung des Zwerchfells. So steht „paradox" für dissoziierte Bewegungen von Thoraxwand und Bauchwand. Es sollen sich aber Thorax, Bauch und Flanken *gemeinsam* inspiratorisch weiten, das ist dann die kostoabdominale Atembewegung nach ventral, nach lateral, nach lumbodorsal.

Ursachen für die „paradoxe" Atmung post sectionem können sein:

1. *Oberbauchschmerzen bedingt durch:*
   - die Bauchtoilette vor dem Wundverschluss
   - Handgriffe des Geburtshelfers am Oberbauch beim Entwickeln des Kindes (oder mehrerer Kinder) aus der Gebärmutter
   - Lagerung auf dem OP-Tisch
   - Darmgase, welche den Oberbauch blähen.

Hinweis: Weil bei Oberbauchschmerzen das „Durchatmen" schwer fällt, wird mit höherfrequenten paradoxen Atemzügen eingeatmet.

2. Schmerzen am/im Unterbauch bedingt durch:
- Wundschmerzen
- Uteruskontraktionen (Nachwehen)
- Nerve entrapment Syndrom (siehe nachfolgend.)

Hinweis: Das Verändern der Atembewegungsrichtung ist ein „Ausweichen" vor dem Schmerz in die paradoxe Atmung.

3. Rückenlage im Bett, welche die Sectio-Wöchnerin in den ersten postoperativen Tagen bevorzugt einnimmt, begünstigt die flache „paradoxe" Einatmung.
  Auswirkungen der „paradoxen" sternalen Atmung sind:

- die Belüftung der Lungen ist nicht optimal, denn die Luftverschiebungen in der Lunge sind Folge von Druckunterschieden im Brust- und Bauchraum, welche hier nicht voll ausgeschöpft sind
- der arterielle und venöse Blutfluss, auf die Sog-Druck-Pumpeffekte angewiesen, ist nicht ausreichend wirksam
- physiologische Wundheilungsreize kommen im Wundgebiet nicht an
- elastizitätsfördernde Narbendehnreize erreichen das betroffene Gebiet nicht
- das Zusammenwirken des Unterbauch-Beckenbodensynergismus ist vorübergehend durch den Bauchschnitt gestört. Der Beckenboden wird bei zunächst paradoxer Atmung über die Zwerchfelldynamik nicht ausreichend angefordert, das bedeutet auch für die Beckenbodenmuskulatur Schwächung.

Anmerkung: Es gibt keinen Hinweis, dass Frauen bei Z. n. Sectio keine Beckenbodenschwäche bekommen können.

Bewusstmachen und Vergrößern der Atembewegungen:
  Bereits am Tag nach der Sectio-Entbindung beginnt die Atemrichtungsschulung mit dem *Bewusstmachen* und *Vergrößern* der funktionsrichtigen kostoabdominal/kostodiaphragmalen Atmung
- nach ventral = Bauchatmung nach vorn
- nach lateral = seitliche Bauch- und Flankenatmung
- nach lumbodorsal = hintere/untere Flanken- und Rückenatmung.

Angestrebt wird eine Atemfrequenz von 14 +/- 4 Atemzügen pro Minute, was der Norm entspricht oder weniger Atemzüge.
  Das *Bewusstmachen* geschieht mit *Handkontakt* durch

- a. Hände der Wöchnerin
- b. Hände der Therapeutin
- c. Wöchnerin- und Therapeutenhände.

Der *Handkontakt* ist gleichzeitig eine *Richtungshilfe.* Die subtilen kleinen Atembewegungen erfordern spürbereite Hände, um die Atembewegung wahrzunehmen.
  Übungshilfe: Die Zunge liegt locker im Mundboden bei Gähnbereitschaft im Rachenraum.

Merke: Weil man das, was man nicht kennt, nicht verändern kann, erfolgt *zunächst* das *Bewusstmachen* der Atembewegungsrichtungen, *anschließend* das *Vergrößern* der Atembewegung in die bewusste Richtung.

Kostoabdominale Atembewegungen nach ventral

Ausgangsstellung: Rückenlage, Kopfteil leicht erhöht, Kopf kissenunterlagert. Die Beine sind aufgestellt. Beide Hände der Wöchnerin liegen flächig auf dem Unterbauch (Abb. 4.32a).

  2 Varianten sind möglich:
- zunächst begleiten die Therapeutenhände
- Wöchnerin- und Therapeutenhände begleiten gemeinsam

a. *Bewusstmachen* durch Fragen der Therapeutin:
- Spüren sie ihre (meine oder unsere) Hände auf ihrem Bauch?
- Sind die Hände warm oder kühl?
- Liegen die Hände sanft oder mit Druck auf dem Bauch?
- Spüren sie eine Bewegung unter den Händen?
- Bewegt sich ihr Bauch unter den Händen auf und ab?

b. *Willentliches Vergrößern:*
  Verbale Hilfe:
- Bei der Einatmung unter die Hände wird versucht, die Bewegung unter den Händen zu vergrößern.
- Den Einatem mit weitgestellten Nasendüsen in den Bauch „riechen", den Ausatem durch den Mund auf „haa" herausströmen lassen.

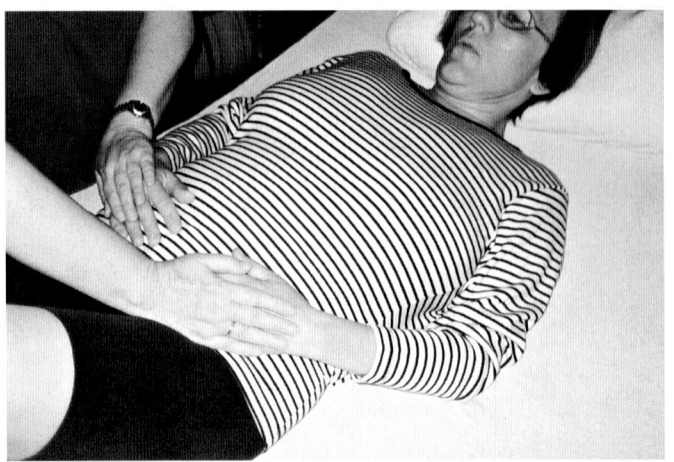

a

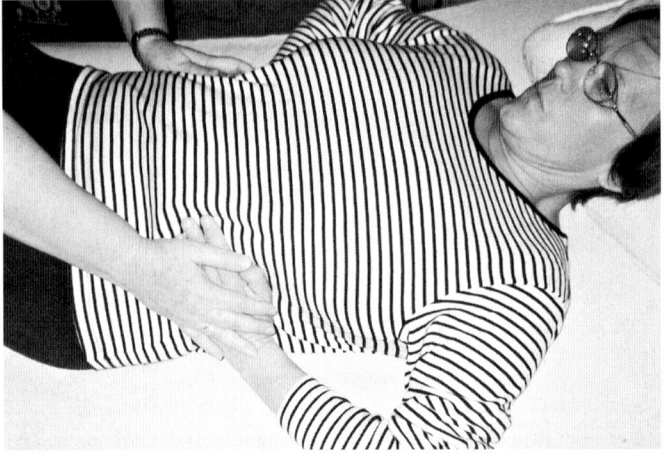

b

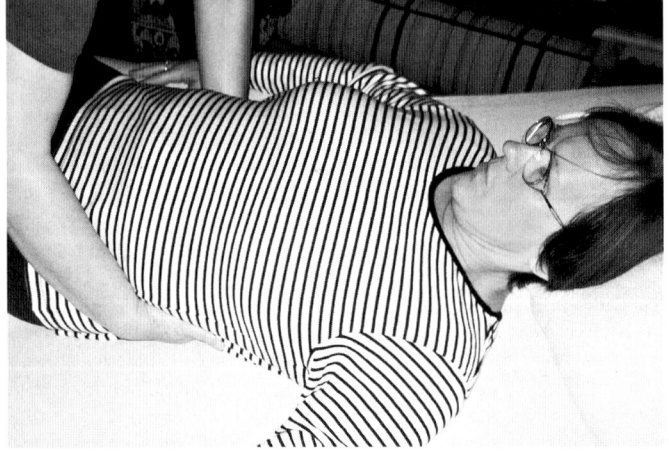

c

Abb. 4.**32a – c** Kostoabdominale
Atembewegung
a nach ventral
b nach lateral
c nach lumbodorsal

Taktile Hilfe:

Die Therapeutin (oder Wöchnerin) hebt, der Einatembewegung Platz gebend, ihre Hände minimal vom Bauch weg. Die Einatembewegung wird folgen.

Ausatemhilfe:

Mit dem Ausatem verlängernden Phonationsatem auf „haa", „fff", „puhh" o. ä. begleiten die Hände die Ausatembewegung des Bauches zurück.

Mehrmals die Bauchatmung wiederholen, wobei zum Abschluss die Wöchnerin ohne Therapeutenhilfe den Bauchatem nach vorn allein vergrößern kann.

Hinweis: Die kostoabdominalen Atembewegungen nach *ventral* sind die größten Bewegungen, meist werden sie auch mühelos wahrgenommen, vor allem, wenn die Hände als Richtungshilfe aufgelegt sind.

Kostoabdominale/-diaphragmale Atembewegungen nach lateral

Ausgangsstellung: Wie bei ventral beide Hände der Wöchnerin liegen rechts und links an den Flanken Richtung Taille (Abb. 4.**32b**).

Varianten:
- zunächst geben die Therapeutenhände am lateralen Brustkorbrand Richtungshilfe
- Wöchnerin- und Therapeutenhände gemeinsam

a. *Bewusstmachen* durch Fragen:
- Spüren Sie ihre (meine/unsere) Hände auf dem seitlichen Brustkorb?
- Sind die Hände warm oder kühl?
- Liegen die Hände mit viel oder mit sanftem Druck auf?
- Spüren Sie eine Bewegung unter den Händen?
- Geht die Bewegung jeweils nach außen und wieder zurück?

b. *Vergrößern:*
- Verbale Hilfe: Mit der Einatmung („riechend") in die Hände versuchen, die Bewegung unter den Händen zu vergrößern „die Rippen schieben die Hände jeweils zur Seite". Die Ausatmung auf „haa", „fff" soll helfen „sich leer zu machen", den Ausatem langsam und „so weit es geht" ausströmen zu lassen.
- Taktile Hilfe: Die Therapeutin unterstützt mit ihren Händen den lateralen Einatem durch leichtes Wegbewegen ihrer Hände nach außen. Die Einatembewegung wird folgen. Die Ausatembewegung wird mit Wöchnerinnen- und Therapeutenhänden zurückbegleitet.

Mehrmals wiederholen, wobei die Wöchnerin ohne Therapeutenhilfe die Atembewegung allein vergrößern kann.

Hinweis: Die kostoabdominalen Atembewegungen *nach lateral* geschehen, indem das Zwerchfell sich nicht nur absenkt, sondern die unteren Rippen weitgestellt und leicht angehoben werden. Diese Weitstellung der unteren Rippen ist für die laterale Flankenatmung neben der Absenkung des Zwerchfells ganz wichtig, dabei werden durch die Druckerhöhung im Bauchraum die Rippen auseinander gedrückt. Voraussetzung dazu ist, dass die unteren Rippen eine gute Gelenkbeweglichkeit der Rippen-Wirbelgelenke und der Wirbelsäule haben.

Eine effektive Abflachung des Zwerchfells, die mit einer optimalen Erweiterung des unteren Brustkorbs einhergeht, bewirkt, dass diese lateralen Atembewegungen als sehr wirkungsvoll gelten.

Kostoabdominale Atembewegung nach lumbodorsal

Ausgangsstellung: Wie bei ventral. Den Handkontakt übernimmt jetzt die Therapeutin. Sie legt beide Hände flächig rechts und links neben der Lendenwirbelsäule im Rücken der Wöchnerin an (Abb. 4.**32c**).

a. *Bewusstmachen* durch Fragen:
- Spüren sie meine Hände im Rücken?
- Sind die Hände warm oder kühl?
- Spüren sie eine Bewegung ihrer hinteren Rippen in meine Händen hinein?

b. *Willentliches Vergrößern:*
- Verbale Hilfe: die „riechende" Einatmung geht Richtung Bett in die Hände der Therapeutin. Beim ausatmen auf „haa", „fff", „puhh" o. a. bewegen sich die Rippen wieder von den Händen der Therapeutin weg.
- Taktile Hilfe: Beide Therapeutenhände „locken" die Einatmung Richtung Unterlage „ins Bett" und begleiten die Ausatmung wieder zurück.

Hinweis: Die kostoabdominalen Atembewegungen nach *lumbodorsal* ergeben sich aus der Zusammenarbeit der Rippenanteile (Pars costalis/lateralis) und der Lendenanteile (Pars lumbalis) des Zwerchfells. Die lumbodorsalen Atembewegungen sind vergleichbar gering: Sie entstehen, weil die Bauchorgane durch das Absenken des Zwerchfells eine Druckerhöhung gegen die Muskeln der hinteren Rumpfwand bewirken. Auch diese hinteren Atembewegungen helfen, das Atemzugvolumen zu vergrößern.

Der Weg zum Beckenboden durch kostoabdominale Atembewegungen nach *kaudal* wird in den ersten Tagen postoperativ nicht bewusst gemacht, ab 3./4. Tag ist die Stimulation des Beckenbodens in Kapitel 4.2.1.6 aufgezeigt.

Die Wirkungsweise der Atemrichtungsschulung der kostoabdominalen Atembewegungen.

Bauchatmung:
- wirkt als Obstipationsprophylaxe und -therapie bei Blähungen und bei Windschmerzen
- wirkt als Thromboseprophylaxe durch Verbessern der Strömungsgeschwindigkeit in den Blutgefäßen
- wirkt als Pneumonieprophylaxe
- ist eine tonusverbessernde Stimulation für den Zwerchfellmuskel, für die Bauch- und Beckenbodenmuskulatur
- ist eine Stimulation für die Bauch- und Beckenorgane und regt die Rückbildungsvorgänge und den Lochialabfluss an
- unterstützt die physiologische Wundheilung
- beeinflusst günstig Nachwehen-Beschwerden
- bewirkt, dass Oberbauchschmerzen/-beschwerden gelindert werden
- bewirkt, dass Unterbauchschmerzen z. B. Wundschmerz, auch das Nerve-Entrapment-Syndrom (Schwellung des N. ilioinguinalis und N. iliohypogastricus durch die Operation mit Schmerzen am Unterbauch) erträglicher werden
- eine *psychologische Wirkung durch die Bauchatmung* bedeutet für die Wöchnerin mehr Gelassenheit und Ruhe, auch ihre Entspannungsfähigkeit verbessert sich. Dieser Wirkungsfaktor ist vor allem für Wöchnerinnen wichtig, die eine Not-Sectio mit Risiko für das Kind oder für sich selbst zu bewältigen hatten und in nächster Zeit zu bewältigen haben.

4.2.2.7 Spannungsregulierung durch „Passive Abhebeprobe"

Passive Abhebeproben sind eines der vielseitigen Angebote zur Körperwahrnehmung und Spannungsregulierung aus der Lösungstherapie nach *Schaarschuch-Haase-Schweizer*, um die Wahrnehmungsfähigkeit zu schulen. Im Spätwochenbett werden in Kapitel 4.3.2.7 weitere Therapieansätze dazu aufgezeigt.

(Ausführliche Beschreibung der Wirkungsweisen der „Körperwahrnehmung zur Spannungsregulierung" können in meinem Buch „Geburtsvorbereitung Methode Menne-Heller" nachgelesen werden.)

Für die Sectio-Wöchnerin werden für die ersten Tage nach der Operation die modifizierten *passiven Abhebeproben* für die Beine empfohlen.

Die *Lösungstherapie* will den Bereitschaftstonus mit optimalem Reagieren beim Bewegen fördern. Wenn die Therapeutin am Tag nach der Kaiserschnittentbindung mit der Wöchnerin die Behandlung beginnt, findet sie diese häufig verspannt oder erschlafft in ihrem Bett vor. Die Ängstlichkeit und Abwehr „Gymnastik machen zu sollen" steht in ihrem Gesicht geschrieben. So kann die Körperwahrnehmung eine spannungsregulierende und gleichzeitig eine vertrauensbildende Maßnahme sein.

H. Haase beschreibt ihre Arbeit so:

„Diese Arbeit ist nicht nur Technik, es ist einfühlsame Arbeit und Zuwendung zum ganzen Menschen."

Ziele der modifizierten Abhebeproben für die Beine sind

- durch Spannungsregulierung für die Hüft- und Beinmuskulatur soll die Wöchnerin, welche anfangs mit Knierolle im Bett liegt und ängstlich den Bauch und ihr Becken verspannt, in einen psychophysisch gelösteren Zustand gebracht werden. Nach der Behandlung mit den passiven Abhebeproben gelingt es, dass beide Beine ohne Knierolle gelöst auf der Unterlage abgelegt werden können. Die vorher ängstliche Wöchnerin hat danach mehr Gelassenheit und traut sich mehr zu. Die nachfolgenden Übungen gelingen leichter.
- durch die Spannungsregulierung für die Beine stellt sich der autonome Atembewegungsrhythmus zur Bauchatmung oft „von allein" ein.

Hinweis: Vor Behandlungsbeginn ist für Ruhe im Umfeld zu sorgen. Die Anleitung durch die Therapeutin sollte behutsam sein, ihre „helfenden Hände" sollen als zuverlässig empfunden werden.

Ausgangsstellung:
Rückenlage im Bett, das Kopfteil etwas erhöht, der Kopf ist kissenunterlagert. Zunächst noch sind beide Knie mit einer Knierolle unterlagert. Beide Hände liegen auf dem Unterbauch. Die Augen können dabei geschlossen sein.

Vorinformation an die Wöchnerin: Sie soll die Schwere ihres ganzen Beines mit seinem Eigengewicht den Händen der Therapeutin überlassen. Sie lässt ihr Bein von den Händen *anheben, tragen, bewegen* und *ablegen* ohne mithelfen zu wollen.

Langsame Ausführung durch die Therapeutin:

- Mit der rechten Hand wird die Kniekehle des linken Beines der Wöchnerin unterfasst, mit der

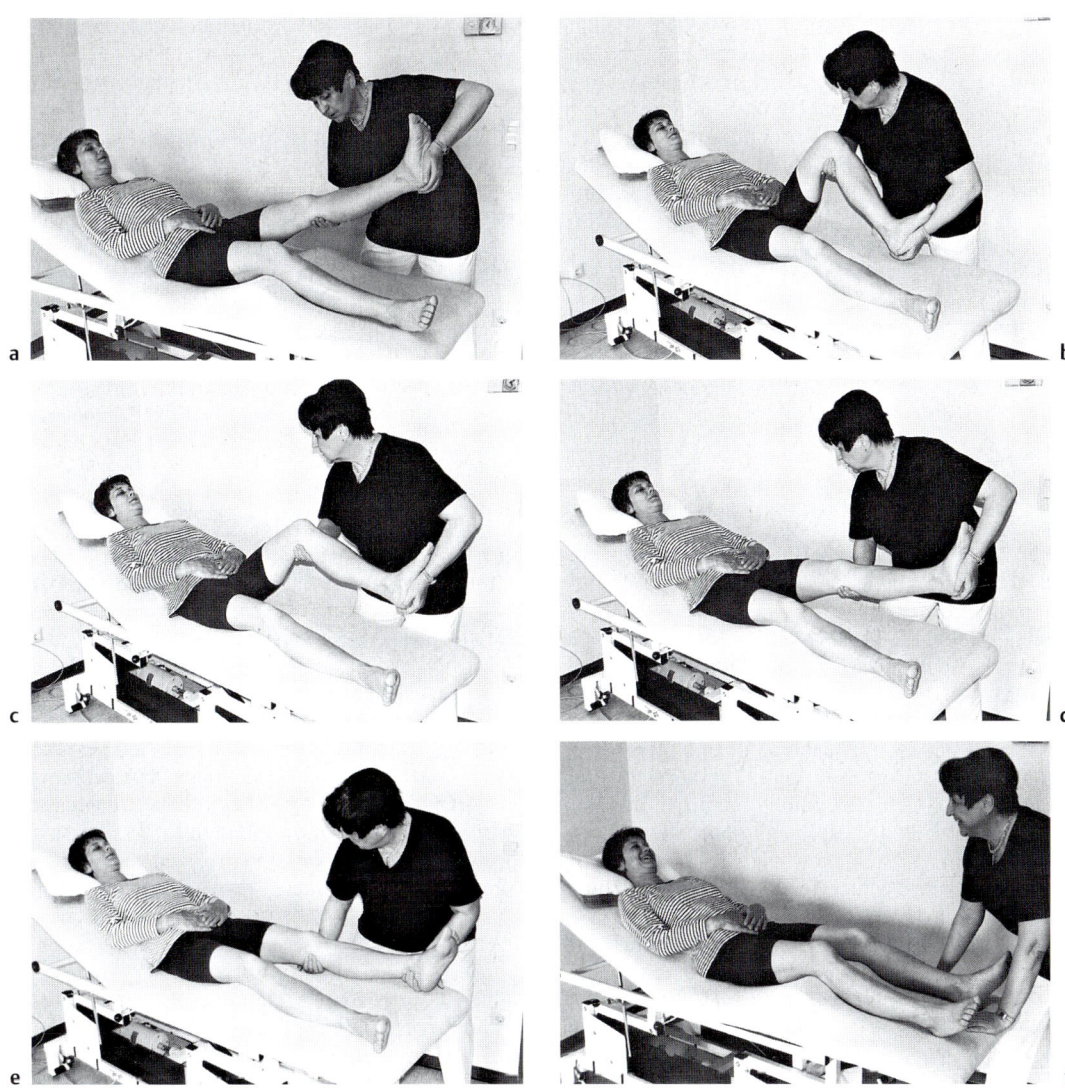

Abb. 4.**33 a – f** Passive Abhebeprobe

linken Hand die Ferse und hintere Fußsohle. Das linke Bein wird mit gestrecktem Knie langsam angehoben bis der Abstand Fuß zur Unterlage etwa 30 – 40 cm beträgt (Abb. 4.**33a**).

Hinweis: Während die Knieunterlagerung für das linke Bein entfernt wird, unterstützt der Unterarm der Therapeutin kurzzeitig das ganze Bein.

– Passiv wird das linke Bein langsam in eine Knie- und Hüftgelenksbeugung bewegt (Abb. 4.**33b**). Langsam aus der Hüft/Kniebeugung hin zur Streckung bewegt (Abb. 4.**33c**).
– Bis das Bein etwa in der Anfangshöhe (30 –

40 cm) wieder zur Kniestreckung gebracht wird (Abb. 4.**33d**).
– Die Therapeutin verändert den Griff ihrer linken Hand, um die Beinschwere zuverlässig tragen zu können. Es folgt ein langsames Ablegen des Beines zur Unterlage bis zur Streckung im Knie und Hüftgelenk, bei dem die Wöchnerin nicht mithelfen darf (Abb. 4.**33e**).

Mehrmals kann diese Vorgehensweise für das linke Bein wiederholt werden, damit die Wöchnerin lernt, mehr und mehr die Eigenschwere ihres Beines der Therapeutin abzugeben, ohne mitzuhelfen oder dagegen zu spannen.

Die Therapeutin spürt, ob die Schwere des Beines von ihr allein gehoben, bewegt und getragen wird. Liegt das behandelte Bein nach Beendigung der passiven Abhebeprobe ohne Knierolle ausgestreckt im Bett und verursacht das keine Beschwerden für den Bauch und das Kreuz, wird über das Wahrgenommene und die Veränderungen mit der Wöchnerin gesprochen (Abb. 4.**33f**).

Dann folgt die *passive Abhebeprobe* für das rechte Bein.

Meist liegt die Sectio-Wöchnerin danach ohne Knierolle und vermisst diese auch nicht mehr.

Passive Abhebeproben für die Beine können bei Therapie-Beginn aber auch als Abschlussbehandlung bei Sectio-Wöchnerinnen zur Anwendung kommen.

4.2.2.8 Bauchlagenstand

Der Bauchlagenstand ist die von mir modifizierte Bauchlage-Lagerung (siehe Kap. 4.2.1.1). Der Umstand, dass eine Wöchnerin nach Sectio-Entbindung im Bett die Bauchlage nicht einnimmt, diese Ausgangsstellung für die Rückbildungsvorgänge jedoch eine wichtige Unterstützung darstellt, brachte mich auf die Idee des Bauchlagenstandes. Haben doch gerade Sectio-Wöchnerinnen eine verzögerte Uterusinvolution: Kontraktionen und Retraktionen des Uterus sind schwächer, der Fundusstand bleibt tastbar länger hochstehend, die Lochien fließen schwächer ab. Diese Wöchnerinnen brauchen ebenso dafür eine Unterstützung, wie wir diese der „normalen" Wöchnerin mit der Bauchlage-Lagerung ganz selbstverständlich anbieten.

Abflussstörungen der Lochien werden bei den Wöchnerinnen nach Kaiserschnitt durch deren viel konsequenter und länger eingenommene Rückenlage im Bett geradezu begünstigt, weil so der schwere Uterus in Retroversion verlagert ist.

Der *Bauchlagenstand* kann von der Sectio-Wöchnerin unter Anleitung der Therapeutin eingenommen werden nach Entfernung der Redons, nachdem sie abgeführt hat und unter der Voraussetzung, dass sie einen Hautverschluss durch Intrakutannaht, Einzelknopfnähte oder Einmalhautklammern bekam und eine störungsfreie Wundheilung hat.

Wurde die Wöchnerin nach der Misgav-Ladach-Methode sectioniert, kann sie den Bauchlagenstand bereits am 2./3. Tag einnehmen; mit herkömmlicher Sectiomethode operierte Wöchnerinnen beginnen 1 – 2 Tage später.

Im Unterschied zur Bauchlage-Lagerung im Bett gibt der Bauchlagenstand durch eine 90° Flexion in den Hüftgelenken eine Annäherung der Bauchmuskulatur vor. Die Wöchnerin hat somit kein Dehnungsgefühl für ihren Bauch.

Ziele des frühzeitigen Bauchlagenstandes sind:

– Förderung des Lochialflusses zur besseren Involution des Uterus aus seiner Anteversio-Stellung
– Obstipationsprophylaxe
– Thromboseprophylaxe durch das Druck-Sog-Prinzip bei der begleitenden Bauchatmung. Durch korrekten Fußsohlenstand erfolgt, bedingt durch die Eigenschwere des Körpers, die Anregung zur Mikrozirkulation durch Fußsohlendruck.
– Als psychologischer Effekt kommt hinzu, dass es für die Sectio-Wöchnerin ein Erlebnis ist, nach monatelangem Verzicht auf Bauchlage endlich diese Ausgangsstellung wieder einnehmen zu dürfen.

> **Merke:** Bauchlagenstand wird mit der Ausatmung eingenommen, in der Endstellung ist Bauchatmung eine unterstützende Maßnahme für die Rückbildungsvorgänge.

Lagerungshilfe: Ein weiches, locker gerolltes Kissen für die Bauchunterlagerung in der Endstellung des Bauchlagenstandes wird bereits zu Beginn der Übungsausführung an den richtigen Platz gelegt.

Ausgangsstellung: Hüftbreites Stehen vor dem Bett. Die Knie sind und bleiben leicht gebeugt bis in die Endstellung. Ein Vorteil sind feste Schuhe zum Sichern des Standes.

Ausführung:
– 1. Langsames Vorneigen des Oberkörper„türmchens" bei gleichzeitig auf dem Bett abgestützten Händen, bis zum Unterarmstütz. Die Therapeutin kann Hilfestellungen am Becken geben (Abb. 4.**34a**).
– 2. Zwei Fäuste werden in „Tönnchenstellung" übereinandergestellt, die Stirn auf dem oberen „Tönnchen" abgelegt (Abb. 4.**34b**). *Variante:* Aus dem Unterarmstütz werden die flachen Hände übereinandergelegt, darauf der Kopf abgelegt (Abb. 4.**34c**).
– 3. Im Bauchlagenstand Bauchatmung wie in Kapitel 4.2.1.1 beschrieben.

Hinweis: Die Therapeutin kann die Wöchnerin mit sanften Streichungen auf dem Rücken und dem Kreuz massieren und als verbale Hilfe Atembegleitung geben.

Der erste „Ausflug" in den *Bauchlagenstand* dauert in der Regel nur wenige Atemzüge. Beim Hochkommen in den Stand setzt die Wöchnerin ihre

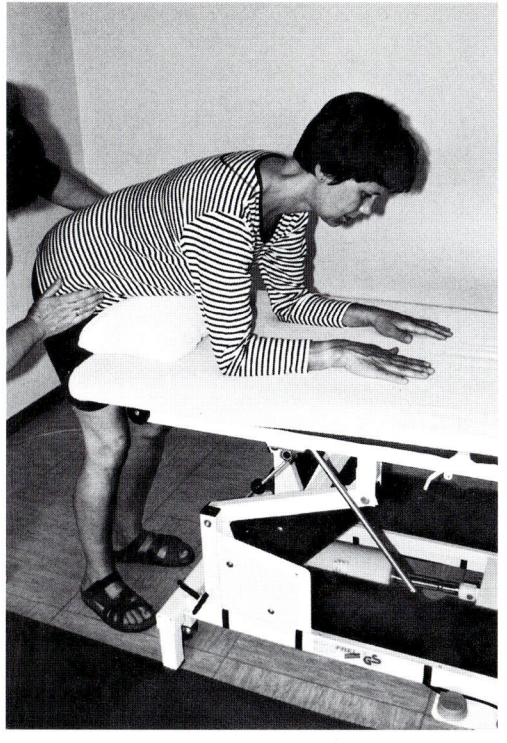

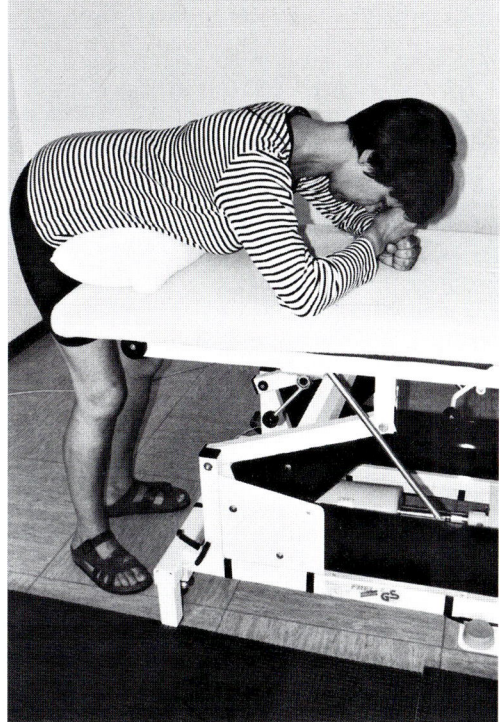

a

b

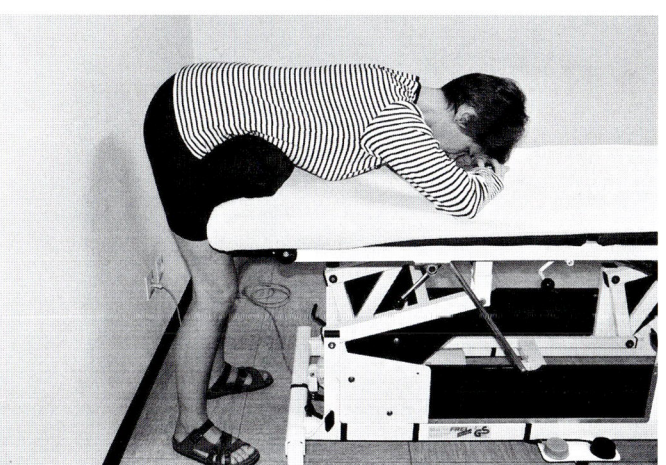

c

Abb. 4.34a – c Bauchlagenstand
a Vorneigen des Türmchens
   mit Hilfen der Therapeutin am
   Becken
b Tönnchenstellung, Kopf ruht auf
   den Fäusten
c Kopf ruht auf den flachen Händen

Abstützaktivität der Arme ein. Am gleichen Tag noch soll die Wöchnerin den Bauchlagenstand, evtl. mit Unterstützung ihres Partners, wiederholen. Dann kann sie täglich mehrmals den Bauchlagenstand mit Bauchatmung allein durchführen. Spätestens nach Faden/Klammerentfernung und erfolgter Wundheilung kann dann die Bauchlage im Bett oder auf einer Matte eingenommen werden.

Merke: Wird der Wöchnerin erklärt, dass sie ihren „operierten Bauch" ohne Probleme und ohne Risiko auf dem Bett ablegen kann, ist sie motiviert und bereit, diese durch 90° Hüftflexion und durch angenäherte Bauchmuskulatur „entschärfte" Bauchlage im Stand einzunehmen. Der Therapeutin bleibt vorbehalten, an einem der nächsten Tage im Bauchlagenstand das Stabilisieren der Rumpfwandmuskulatur anzuleiten (siehe Kap. 4.2.1.8).

4.2.2.9 Ganzkörperspannung

Hinweis: In Anlehnung an die Stemmführung nach R. Brunkow wurde die Ganzkörperspannung modifiziert, zunächst für Patientinnen nach gynäkologischen Operationen, dann erst für Wöchnerinnen bei Zustand nach Sectio in das Therapiekonzept integriert.

Der Anlass, diese Ganzkörperspannung mit Patientinnen ab 2./3. postoperativen Tag durchzuführen, war, dass viele der Patientinnen mit hypotonem Grundtonus kraftlos im Bett lagen, wenig bis gar nicht motiviert, die postoperativ notwendige physiotherapeutische Behandlung mit zu machen. Aufstehen aus dem Bett und mit Fußabrollphase zu gehen bedurfte starker Motivationshilfe. Die Ganzkörperspannung wurde positiv von den Patientinnen aufgenommen.

Die Stemmübungen nach Brunkow mit ihrer gleichmäßigen Weiterleitung der von den Handwurzeln und Fersen ausgelösten Muskelaktivitäten bis zur *Ganzkörperspannung* erreichen gleichermaßen mit statischer/isometrischer Muskelarbeit über Füße und Beine von *unten*, Händen und Armen von *oben* die Beuge- und Streckmuskulatur des Rumpfes. Voraussetzung ist eine korrekte Ausgangsstellung für Hände und Arme sowie für Füße und Beine. Nur dann wird der starke Einfluss des auslösenden Druckes von Händen und Füßen auf den ganzen Rumpf gespürt.

Die richtige Anleitung der Ganzkörperspannung, die grundsätzlich *mit der Ausatmung* erfolgen soll, verbessert die Durchblutung, die Atemsituation, die Spannkraft und damit den momentanen Allgemeinzustand der Patientin.

Hinweis: Patientinnen nach gynäkologischen Operationen und Wöchnerinnen nach Sectio-Entbindung fühlen sich mit dieser Ganzkörperspannung gefordert, *nicht* überfordert.

Die Übung wird in mehreren Sequenzen aufgebaut. Übungsvoraussetzung ist, dass Bauchatmung und Bauchmuskelübungsprinzip (Unterbauch kurz – Oberbauch schmal) bekannt und bei jedem Üben abrufbar sind.
Ausgangstellung: Rückenlage, das Kopfteil bleibt leicht erhöht, nur der Kopf ist kissenunterlagert. Die leicht abduzierten Arme liegen mit der Handfläche zur Unterlage zeigend in leichter Ellenbogenbeugung und minimaler Innenrotation im Schultergelenk. Die Beine sind in Hüftbreite soweit aufgestellt, dass die Fußsohlen gerade noch Bodenkontakt halten können (stumpfer Winkel im Kniegelenk).

Ausführung:
– **Sequenz für die Hände/Arme:** Die Hände werden in optimaler Dorsalextension im Handgelenk eingestellt. Armstellung und leichte Ellenbogenbeugung bleiben unverändert erhalten. Während der Ausatmung (auf „haaaa") stemmen beide Handwurzeln bis Unterarm gleichzeitig langsam Richtung Füße, ohne das dabei eine sichtbare dynamische Bewegung entsteht.
Die Brustwirbelsäule streckt sich, ebenso die Halswirbelsäule, wenn der Kopf zunächst nicht abgehoben wird. Wenn die Augen Richtung Nabel schauen, wird die Halswirbelsäule in den oberen Kopfgelenken minimal flexorisch eingestellt; das verhindert ein Überstrecken des Kopfes in das Kissen. Der Rückweg erfolgt über langsames Lösen der Hände. Die 1. Sequenz wird mehrmals wiederholt.
– **Sequenz für die Füße/Beine:** Die Füße werden langsam in die Dorsalextension gehoben, die Zehen bleiben in lockerer Streckung. Während der Ausatmung (auf „haaa") drücken (stemmen) beide Fersen gleichzeitig dosiert in die Unterlage und halten dabei ständig mit derselben Stelle zur Unterlage festen Kontakt. Das Becken und der untere Wirbelsäulenabschnitt stabilisieren sich, Unterbauch verkürzt sich – Oberbauch verschmälert sich.

Hinweis: Der Kopf wird noch nicht mit abgehoben, die Augen schauen Richtung Nabel, siehe oben.

– Der Rückweg erfolgt über das Auflösen der Dorsalextension der Füße. Die 2. Sequenz wird mehrmals wiederholt.
– **Sequenz für Arme und Beine:** Stemmen von Armen (Sequenz 1) und Beinen (Sequenz 2) erfolgt gleichzeitig während der Ausatmung bis zur Ganzkörperspannung (Abb. 4.35).

Hinweis: Wenn sich *als Steigerung* der Kopf ein wenig von der Unterlage abhebt, wird die Halswirbelsäule stärker flexorisch eingestellt (siehe Abb. 4.35; Unterstützung der ventralen Seite).

– Mehrmals wiederholen. Immer wieder Bauchatmung zwischenschalten, zum Abschluss der Ganzkörperspannung Bauchatmung.

4.2.2.10 Narbenbehandlung
(Hinweis auf Wundheilung Kapitel 1.4.4)

Die Art des Hautverschlusses nach einer Sectio caesarea, ob Intrakutannaht, Einzelknopfnaht oder Hautklammerverschluss, nehmen auf das Aus-

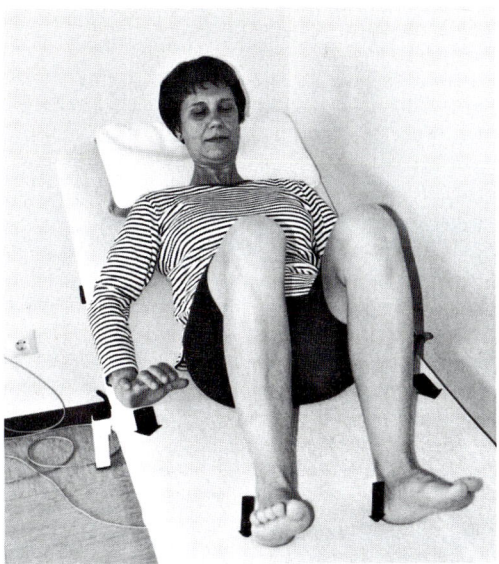

Abb. 4.**35** Ganzkörperspannung

sehen der Naht nach erfolgter *primärer Wundheilung* ebenso Einfluss wie die Schnittführung (z. B. Narben nach suprasymphysalem Querschnitt oder der selten gewordene mediane Längsschnitt). Auch die Narbe nach einer Re-Sectio oder nach mehrfach wiederholter Sectio, bei adipöser Bauchdecke und bei Wundheilungsstörung zeigt ein anderes Narbenbild.

Bei der Haut ist im Gegensatz zu anderen Geweben (z. B. Bindegewebe, Muskelgewebe) am Hautverschluss die Bildung von Narbengewebe nicht davon abhängig, wie und ob das heilende Gewebe während der Wundheilungszeit belastet wurde. Eine Narbe an der Haut entsteht, wenn es dem Epidermisgewebe *nicht* gelingt, die Wunde zu schließen und die darunterliegende Dermis zu decken. Dann entsteht eine breite, deutlich sichtbare Narbe.

Auslöser solcher Narben sind *Sekundärheilung* der Wunde und eine *Sekundärnaht* (d. h. die nicht heilende Wunde erhält einen wiederholten Hautverschluss), die eine breite, derbe, ins Bindegewebe verklebte Narbe hinterlassen kann.

Als weitere Folge und Komplikation von Wundheilungsstörungen nach Bauchschnitt (Laparotomie) können Narbenbrüche (Hernien), auch als Folge einer Bauchhöhlendränage auftreten. Oft sind das sogar mehrere Bruchpforten entlang der Operationsnarbe. Der Bruchsack ist dann meist mit der Bauchdecke (stark) verwachsen. Derartige Verwachsungen (Adhäsionen) und Verklebungen der Gewebe nach Sectio bedürfen einer Narbenbe-

handlung, um keine lebenslange Störzone zu werden.

Auch über eine primär erfolgte Wundheilung hinaus, erst recht nach sekundärer Wundheilung, bleibt das Narbengewebe meist noch eine Zeit lang hochgradig empfindlich. Damit verbunden ist dann die Ängstlichkeit der Wöchnerin, „ihre" Narbe zu belasten. Diese „Schonung" verstärkt aber ihre Gewebsempfindlichkeit. Viele Sectio-Frauen behalten Wetterfühligkeit, manche sogar chronische Narbenschmerzen zurück.

> **Merke:** Man geht davon aus, dass geheiltes, jedoch vernarbtes Gewebe positive Impulse zum Gehirn schicken kann und so eine Verminderung der Sensibilität bewirkt, *wenn das Gewebe dehnfähiger und widerstandsfähiger geworden ist* (L. Gifford 2000). Beides sind Ziele einer Narbenbehandlung.

Deshalb ist zusätzlich zur aufgezeigten Behandlung bei Z. n. Sectio eine *sanfte* Behandlung der verheilten Operationsnarbe frühzeitig zu empfehlen. Die Wöchnerin soll bei Klinikentlassung in der Lage sein, während der Wochenbettzeit und evtl. darüber hinaus eine Eigenbehandlung für ihre Narbe durchzuführen. Die Maßnahmen dazu müssen mit ihr in der Klinik besprochen und ihr gezeigt werden.

Die manuelle Narbenbehandlung hat zum Ziel:

– Verwachsungen und fibrinöse Verklebungen zu vermeiden
– gute Narbenverschieblichkeit zu sichern
– Sensibilitätsverlust im Narbenbereich zu beheben
– die Durchblutung zu fördern
– psychologischer Angstabbau das Narbengebiet zu belasten, z. B. das sanfte dynamisch-konzentrische Aktivieren der Bauchmuskulatur nach dem Prinzip „Unterbauch kurz – Oberbauch schmal" mit der Ausatmung ohne Angst durchzuführen.

Die Behandlung der Sectio-Narbe beginnt in der Klinik und sollte bis ins Spätwochenbett von der Frau dann selbst täglich durchgeführt werden.

1. Maßnahme

Die Therapeutin schaut sich beim Verbandswechsel die abheilende Operationswunde an. Das Wundgebiet ist meist leicht geschwollen, aber die Wundränder liegen gut und reizlos aneinander. Bei diesem Befund kann oberhalb und unterhalb (nicht direkt darauf!) des Hautverschlusses mit

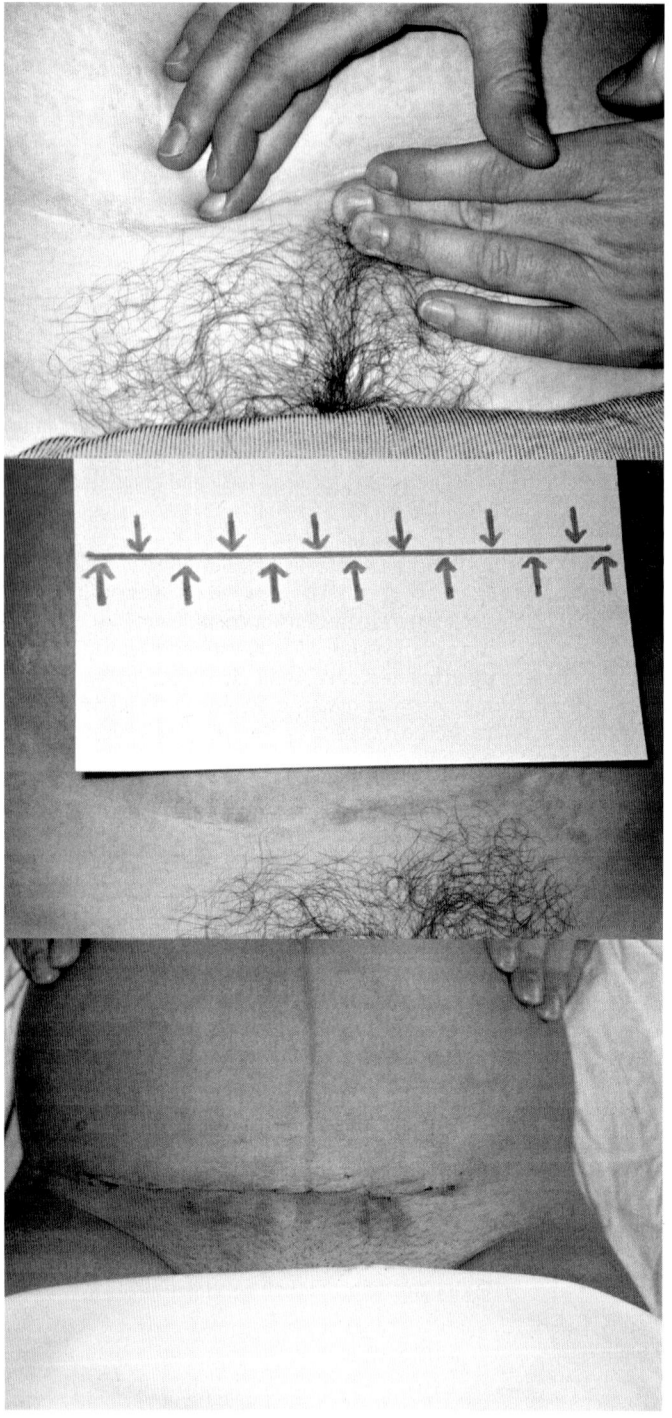

Abb. 4.36 Narbenbehandlung nach dem Reißverschlussprinzip

sanft-streichenden Fingern die Hautsensibilität festgestellt werden, ein „pelziges" Gefühl lässt das Fingerstreichen kaum wahrnehmen. Beruhigt ist die Wöchnerin, wenn ihr erklärt wird, dass der Sensibilitätsverlust, entstanden bei der Durchtrennung von Hautnerven beim Bauchschnitt, nur vorübergehend ist. Sie kann mithelfen, diese Sensibilität zurückzugewinnen: Für den 4./5. Tag nach der Sectio besorgt sich die Wöchnerin eine weiche Babybürste oder eine weiche Zahnbürste, mit der sie, zunächst angeleitet durch die Therapeutin, mit sanften Bürstenstrichen oder Kreisbewegungen das „pelzige" Gebiet behandelt.

2. Maßnahme

Eine physiologische Narbendehnung mit Wundheilungsreiz ist von Anfang an die *Bauchatmung*, verstärkt durch Phonationsausatem. Auch der *Bauchlagenstand* in Verbindung mit Ausatemhilfen belastet die Narbe physiologisch, das weiche Bauchkissen gibt Gegenhalt und der Wöchnerin Sicherheit.

Hinweis: Die Entfernung des Hautverschlusses (Faden/Klammern) erfolgt etwa am 5./6. Tag, Intrakutanfadenentfernung etwas später.

3. Maßnahme

Die Therapeutin dehnt mit sanften Fingerkuppen die Narbe entlang des Verlaufs mit Hautverschiebungen, welche von *oben* und von *unten* auf die Narbe zu abwechseln (Reißverschlussprinzip; Abb. 4.**36**).

4. Maßnahme

Narbenmassage mit

- Ringelblumensalbe (Calendula)
- Rescue-Salbe (Bachblüten)
- Traumeel-Salbe (Heel), vor allem bei Rötung und Schwellung empfohlen.

Zur Adhäsionsprophylaxe wird ein Salbenstrang mehrmals täglich in die Narbe und deren Umgebung einmassiert.

Hinweis: Die Wöchnerin kann sich nach Absprache die Salbe in die Klinik bringen lassen.

Wird die Sectio-Wöchnerin mit unverheilter Narbe (Sekundärheilung) nach Hause entlassen oder treten daheim plötzliche Probleme an der Narbe auf, sollte eine Nachsorgehebamme einbezogen werden.

Werden Verwachsungen und Verklebungen einer breiten, deutlich strangigen Narbe, evtl. mit Bruchpforten und Keloidbildung, erst im Spätwochenbett erkannt, sind außer den für die Klinikzeit aufgezeigten Behandlungsmaßnahmen auch Akupunktur und andere natürliche Heilverfahren zu empfehlen.

4.2.3 Behandlung bei Problemen im Früh- bis Spätwochenbett

Welche physiotherapeutischen Maßnahmen sind bei Problemen im Frühwochenbett erlaubt?

Diese Frage wird immer wieder gestellt. Nachfolgend werden die häufigsten möglichen Abweichungen vom normalen Wochenbettverlauf und deren angepasste Behandlung aus physiotherapeutischer Sicht aufgezeigt. Immer muss diese in Absprache mit der Ärztin/dem Arzt erfolgen.

4.2.3.1 Fieber / Zustand nach atonischem Uterus / Postpartale Blutungen

Fieber (siehe Kap. 1.4.3.1): Hat die Wöchnerin im Frühwochenbett über 38°C Fieber, dann ist Physiotherapie zunächst kontraindiziert. Die Ursache für das Fieber wird vom Arzt sofort abgeklärt und eine entsprechende Therapie eingeleitet. In Absprache mit dem behandelnden Arzt/In kann evtl. passive (und aktive) Thromboseprophylaxe und Atemtherapie erfolgen, bis das Fieber abgeklungen ist.

Zustand nach atonischem Uterus (siehe Kap. 1.4.2.1): Mangelhafte oder fehlende Kontraktionen des Uterus während oder nach der Plazentaablösung bewirken, dass es aus offenen Gefäßen der Plazentahaftstelle blutet. Die Wöchnerin hat vermehrten Blutverlust. Die Kontraktionsschwäche des atonischen Uterus kann einen Lochialstau im Wochenbett zur Folge haben.

Diese Wöchnerinnen haben in den ersten Wochenbett-Tagen eine große Müdigkeit und Mattigkeit. Nach Rücksprache mit dem Arzt/In kommen als physiotherapeutische Maßnahmen in Betracht:

- weiche Bauchmassage und Beinmassage (siehe Kap. 4.2.1.2),
- passive und aktive Thromboseprophylaxe (siehe Kap. 4.2.1.3 u. 4.2.2.4),
- Übungen zur Schnelligkeitsausdauer (siehe Kap. 4.2.2.2)
- Bewegungsübergänge vom Liegen zum Aufstehen erarbeiten (siehe Kap. 4.2.2.1),
- kostoabdominale Atemrichtungsschulung (siehe Kap. 4.2.2.6).

Alle anderen Maßnahmen der Frühwochenbettbehandlung werden zeitlich und in der Dosierung dem Zustand der Wöchnerin angepasst abgeändert.

Postpartale Blutungen (siehe Kap. 1.4.2.2) haben unterschiedliche Ursachen, z. B. eine unvollständige Uterusentleerung durch Plazentareste oder Eihautreste aber auch die o. g. Atonie des Uterus.

Die Blutungen können in der Stärke unterschiedlich sein, sie können nach der Geburt auftreten aber auch als Spätblutungen. Diese starken Blutungen treten häufig erst zwischen dem 5. bis 15. postpartalen Tag auf. Nach Klinikentlassung ist es Aufgabe der Nachsorgehebamme, bei Blutungen sofort die entsprechenden Maßnahmen einzuleiten.

Im Spätwochenbett auftretende Blutungen haben ihre Ursache meist in einer Funktionsstörung der Gebärmutterschleimhaut.

Bei Blutungen im Früh- und Spätwochenbett sind alle Maßnahmen zur Wochenbettgymnastik mit dem Arzt/In abzusprechen.

4.2.3.2 Nahtprobleme und Wundheilungsverzögerung

Die Dammnaht im Frühwochenbett

Wurde der Damm nach Riss oder Episiotomie genäht, kann es bis zu 12 Stunden post partum dauern bis die Gewebshypoxie zum volleinsetzenden Wundschmerz führt (Mc.Donald und Bickford 1989). Die Mehrzahl aller Wöchnerinnen hat ab etwa 12 Stunden nach der Geburt so starke Nahtschmerzen, dass viele der Frauen nach einem Analgetikum verlangen.

In den Tagen (oft Wochen) nach der Geburt verändern die Schmerzen durch die mechanische Belastung des Wundgebietes beim Stehen die Haltung, beim Gehen das Gangbild. Letzteres ist auf den Gängen der Wochenstation gut zu beobachten, wenn Wöchnerinnen mit kleinen Schritten und nach vorn gebeugtem Oberkörper vorsichtig und leicht schwankend gehen. Mit den Händen halten sie den Unterbauch, um so den Beckenboden vom Druck der Bauch- und Beckenorgane „nach unten" zu entlasten.

Im Bett sitzend schont die Wöchnerin das Naht-Wundgebiet, indem sie sich, schräg/seitverlagert, ihr Gesäß mit Kissen unterlagert oder sich ganz in den Seitsitz begibt. Auf dem Stuhl sitzt sie – wenn überhaupt – schief auf einer Pobacke und stützt sich mit der Hand zur Entlastung auf der Stuhlkante ab. Bei jeder abdominalen Druckerhöhung, wie Husten, Niesen, Lachen, auch wenn sie ihr Baby anheben will, hat sie Schmerzen in Wundgebiet: In der Scheide, am Perineum und an der Vulva. Der Toilettengang ist meist qualvoll. Der

Harn brennt an der Naht; Obstipation und Hämorrhoiden, die evtl. durch das Pressen bei der Geburt schon vorhanden sind, verstärken sich durch den Wundschmerz an der Naht.

Die erste Stillphase ist oft geprägt vom Nahtschmerz, die Versorgung ihres Babys – das was sich eine junge Mutter wünscht – oft mühevoll. Kommt dazu eine Wundheilungsstörung, eine Entzündung der Naht, ein Hämatom, im schlimmsten Fall eine Sekundärnaht, ist die Angst der Frauen vor einem neuerlichen Dammschnitt bei einem nachfolgenden Kind gut zu verstehen. Nicht wenige Frauen behalten von ihren Dammnähten Schmerzen bei der Kohabitation zurück (vgl. Kap. 1.4.9.3 u. 1.5.3).

Anmerkung: Das Resümee aus Studien, bei denen in den vergangenen 10 Jahren Dammschnitt und Dammrisse in Bezug auf Heilung und Kohabitationsschmerzen untersucht wurden, ergab, dass Dammschnitte schlechter als Dammrisse heilen. Risse sind in der Regel (abgesehen vom DRIII/IV. Grades) oberflächlicher und kürzer als Schnitte, Schmerzen in der Heilungsphase sowie Beschwerden beim Geschlechtsverkehr sind weniger und nach geraumer Zeit nicht mehr vorhanden.

Klingen nach Wochen die Schmerzen nicht ab und treten Kohabitationsprobleme auf, muss auch bedacht werden, dass die Naht die Scheide zu sehr verengt hat. Bei der Ärztin/Arzt ihres Vertrauens muss die Frau/das Paar dann Hilfe suchen.

Physiotherapie

Verletzte, noch heilende Gewebe dürfen nicht durch übermäßige „äußere" Belastung und „innere" Beanspruchung gestört werden. Möglichst sollen die betroffenen Strukturen nach ihrer anatomischen Lage und ihrem anatomischen Verlauf behandelt werden. Diese Behandlung erfolgt durch die Wundheilung stimulierenden Reize (siehe Kap. 1.4.4). Diese Reize sind notwendig, um gleichzeitig das verletzte Gewebe zu schützen. Die Therapie muss also einmal *wundheilungsfördernd*, zum anderen *ohne* große Belastung geschehen.

Diese *dosierte* Belastung, welche für die Muskelfaserausrichtung einen positiven Stimulus und stabilisierende Crosslinks (Querbrückenbildungen zwischen den Kollagenen) bewirkt, sind **Atemreize**.

Mit kostoabdominalen Einatembewegungen nach ventral, lateral und kaudal in Verbindung mit Phonationsausatem erfährt der heilende Beckenboden wundheilungsfördernde Stimulationen.

In hubfreien/hubarmen Ausgangsstellungen, z. B. Rückenlage, Seitlage, Bauchlage, Tönnchenstellung wird der Beckenboden dabei entlastet. Eine volle Belastung des Beckenbodens darf erst nach abgeschlossener Wundheilung im Spätwochenbett erfolgen.

Nahtpflege

Hinweis: Hebammen verfügen bei der Nahtpflege über einen reichen Erfahrungsschatz. Die nachfolgenden Empfehlungen verdanke ich Hinweisen von Hebammen.

Zum Beispiel die schmerzende Dammnaht:
– mit Arnika oder Eis kühlen (nicht beides zugleich!)
– kühl abduschen und nur mit einem weichen Papiertuch trocken tupfen
– kühl fönen, weil die Naht immer möglichst trocken gehalten werden soll
– auch im Bett sitzend an die heilende Wunde Luft heranlassen, d. h. die Vorlage wegtun. Der Vorgang ist durch die Bettdecke für andere nicht sichtbar!
– mit eisgekühlten Kirschkernsäckchen mehrmals täglich kühlen. Der Vorteil ist, dass diese kühl sind aber nicht eiskalt!
– brennt beim Wasserlassen, das verstärkt den Schmerz. Deshalb im Stehen unter der Dusche Wasser lassen.
– macht das Sitzen unerträglich (Abb. 4.37): Eine Hebamme empfiehlt als Sitzhilfe einen aus einem Saunahandtuch selbst gefertigten Sitzring. Der Vorteil gegenüber dem sonst empfohlenen Gummisitzring (Schwimmreifen) ist, dass dieser „Eigenbau" Luft durchlässig ist und die heilende Naht beim Sitzen wenig auseinanderzieht.
– durch Sitzbäder mit Zusätzen nach Wahl und Dosierung durch die Hebamme lindern. Eine reizlos verheilende Dammnaht nach kleiner Entlastungsepisiotomie oder kleinem Dammriss macht der Wöchnerin bei optimaler Nahtpflege wenig Beschwerden. Eine angebotene sanfte Wochenbettgymnastik wird für sie ohne weiteres durchführbar sein.

Hinweis: Wundheilung und Bauchnaht bei Zustand nach Sectio siehe Kap. 4.2.2.10, Wundheilungsstörung siehe Kap. 1.4.4.4.

Sekundärheilung/Sekundärnaht

Ein genähter Damm kann sich durch Keime infizieren. Erste Anzeichen dafür sind eine ödematöse Schwellung und Rötung zunächst der Wundränder, dann auch der Umgebung. Die Fäden drohen das Gewebe zu durchschneiden. Die Wöchnerin klagt über starke Schmerzen, gelegentlich begleitet von Fieber und Schüttelfrost. Aus den Nahtstichstellen tritt eitriges Sekret aus, die Naht geht auf, die Wunde beginnt zu klaffen. Diese Wundinfektion der Dammnaht ist in Kap. 1.4.4.3 nachzulesen.

Alle sekundär genähten Wunden sind nach Hirsch (1989) infektionsanfälliger als frische Wunden. Deshalb muss der Damm in den ersten Tagen nach der Sekundärnaht möglichst ruhiggestellt werden. Das heißt für die Wöchnerin: Wenig sitzen, Vermeiden von Abscherbewegungen in den Hüftgelenken und vor allem Pressen auf der Toilette vermeiden.

Physiotherapeutische Schwerpunkte sind zunächst:

– physiologische Wundheilungsreize durch Bauchatmung vor allem in die kaudale Atembewegungsrichtung,
– Bewegungsübergänge vom Liegen zum Aufstehen (s. Kap. 4.2.2.1) aus dem Bett
– Aktivieren der Mikrozirkulation an den Fußsohlen und Aktivieren der Fußgelenk- und Wadenpumpe zur venösen Rückstromförderung in abgewinkelter Hochlagerung der Beine (siehe Kap. 4.2.1.3) zur Thromboseprophylaxe.

Hinweis: Erst nach erfolgter Wundheilung der Sekundärnaht kann die normale Wochenbett- und Rückbildungsbehandlung erfolgen.

Sollte durch die Wundheilungsverzögerung langzeitiges Liegen notwendig sein, muss an eine Dekubitusprophylaxe gedacht werden (siehe Kap. 1.5.2).

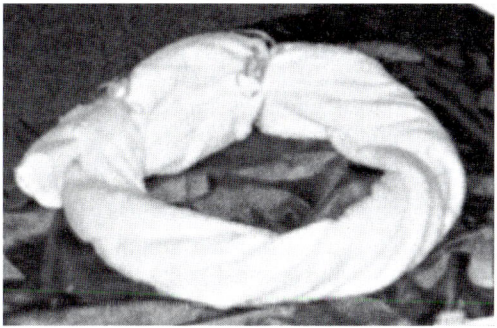

Abb. 4.**37** Sitzhilfe aus einem Saunatuch gerollt

Hinweis zur Eisanwendung bei schmerzender Dammnaht, vor allem bei bestehender Wundheilungsverzögerung:

Eine akute Versorgung mit Eis nach der traumatischen Dammverletzung ist sinnvoll, die Blutung wird gehemmt, dadurch auch oft die Größe eines Hämatoms begrenzt. Späterhin ist Eisanwendung fragwürdig.

Begründung: Während eines normalen Wundheilungsprozesses versucht der Körper das verletzte Gebiet von Damm und Vulva so gut wie möglich zu durchbluten. Ziel der Reparatur bzw. Heilung ist für den Körper, dass er in diese Region genügend Sauerstoff und Nährstoffe zur Verfügung stellt. Eine Vasodilatation und die Zunahme der Membrandurchlässigkeit der Gefäßwände sollen die Heilung fördern, längere Eisanwendungen verursachen hingegen eine Vasokonstriktion der Gefäße und Kapillaren. So wird bei Schmerzen die Aktivität der Schmerzrezeptoren und die Weiterleitung über periphere Nerven gehemmt. Für den schmerzenden wundheilungsverzögerten Beckenboden (Damm) könnte dies bedeuten, dass das Warnsignal „Schmerz" verzögert oder gar nicht weitergeleitet wird und die Wöchnerin ihre nicht heilende Naht zu sehr belastet.

Sekundär geheilte Wunden erreichen eine gleich gute Festigkeit wie primäre Nähte. Das gilt ebenso für die Sectio-Wöchnerin. Auch bei der *Sectio-Wöchnerin* muss bei *Wundinfektion* die Wunde nochmals eröffnet werden und eine Drainage der Wunde erfolgen. Hier kann die Infektion aufgrund eines Hämatoms entstanden sein. In diesem Fall wird die Wunde eröffnet und das Hämatom entleert. Auch die Sectio-Wöchnerin wird mit den o. g. physiotherapeutischen Schwerpunkten behandelt. Siehe auch 1. Tag bei Zustand nach Sectio (Kap. 4.2.2).

Nach abgeschlossener Wundheilung erfolgt eine Narbenbehandlung, damit das schlecht dehnbare Gewebe wieder seine Elastizität zurückgewinnt.

4.2.3.3 Hämatome

Unterschieden werden:

Vulvahämatom im Bereich von Vulva und Damm

Diese Hämatome entstehen meist am Ende der Geburt durch die Verletzung eines Astes der A. pudenda, z. B. bei Vakuum- oder Forcepsextraktion, wie auch bei einer unvollständigen Blutstillung bei der Versorgung einer Dammverletzung. Bei einer Varikosis der Vulva, bei Bluthochdruck und bei einer Blutungsneigung anderer Genese kommen Vulvahämatome häufiger vor. Das *Hämatom*

wölbt sich als eine weiche, bläuliche, prallgefüllte Anschwellung, die gut sichtbar und gut tastbar ist, im Vulvabereich vor. Bei der Einblutung hat die Wöchnerin zunehmend Schmerzen im Vulvabereich, das Hämatom ist dann schmerzhaft.

– Ein *kleines, oberflächliches Hämatom* resorbiert sich von selbst. Im Frühstadium helfen Eiskrawatten zur Blutstillung und Schmerzlinderung. Außerdem werden der Wöchnerin Medikamente gegeben, welche die Abschwellung beschleunigen. Man versucht auch, das kleine Hämatom mit Kompressionsverband zu behandeln.
– *Größere Hämatome* müssen eröffnet und ausgeräumt werden. Das blutende Gefäß muss umstochen und die Wunde zunächst mit einer Drainage verschlossen werden.

Die physiotherapeutische Behandlung erfolgt in Absprache mit dem Arzt. Auf Thromboseprophylaxe mit passiven und aktiven Maßnahmen, Atemtherapie evtl. kreislaufanregende Übungen zur Schnelligkeitsausdauer (vgl. Kap. 4.2.2, Sectiobehandlung) soll nicht verzichtet werden. Vom Zustand der Wöchnerin ist dann die weitere Therapie abhängig zu machen.

Parametranes Hämatom.

Es entsteht nach Hirsch (1989) meist nach abdominaler Schnittentbindung (Sectio) oder einer Uterusruptur. Dieses Hämatom ist eine Blutung des inneren Genitale oberhalb des M. levator ani. Diese Einblutung ist gefährlicher für die Wöchnerin, da sie nicht sichtbar ist. Die Blutung breitet sich retroperitoneal bis zum Nierenlager aus. Durch den hohen Blutverlust bei der Einblutung kann die Frischentbundene, wenn ihr Zustand nicht rechtzeitig erkannt wird, in einen posthämorrhagischen Schock kommen. Die Wöchnerin muss dann laparotomiert (Bauchschnitt) werden, um die Gefäßeinblutung zu stillen, möglicherweise bei gleichzeitiger Uterusentfernung.

Eine Wöchnerin mit diesem Zustandsbild wird physiotherapeutisch wie jede Patientin nach einer großen gynäkologischen Bauchoperation behandelt, das muss in Absprache mit den Ärzten/Innen erfolgen.

4.2.3.4 Hämorrhoiden

Für dieses Kapitel werden die Ausführungen aus Kapitel 1.4.8 vorausgesetzt.

Hämorrhoiden sind für die Wöchnerin oft schmerzintensiver als Dammschnitte, Verletzungen oder kräftige Nachwehen (Wagenbichler 1995).

Langes und gewaltsames Pressen bei der Stuhlentleerung fördert das Hämorrhoidalleiden. Zwischen Obstipation und Hämorrhoiden besteht ein Zusammenhang, denn schmerzhafte Hämorrhoiden lassen die Stuhlentleerung hinauszögern und das leistet einer Obstipation Vorschub. Im Wochenbett sind außer einer Bindegewebsschwäche der Frau eine schwere Geburt mit langer Austreibungsphase ebenso wie Dammverletzungen Ursache verstärkter Hämorrhoidenbildung. Dieses Problem wird weiter verstärkt durch ballaststoffarme einseitige Kost, zu wenig Flüssigkeitsaufnahme und durch eine falsche Sitzhaltung auf der Toilette.

So sollen alle Ratschläge und Hilfen, die Wöchnerinnen mit Hämorrhoidalbeschwerden gegeben werden, ein Grundprinzip haben, welches gleichermaßen als Obstipationshilfe und Hämorrhoidalhilfe eingesetzt werden muss:

– Die *Regulierung des Stuhles* durch entsprechende vielseitige ballaststoffreiche Ernährung und ausreichende Flüssigkeitszufuhr. (Faustregel: Mindestens 2 Liter täglich trinken.) Auf weichen Stuhlgang muss geachtet werden, um jedes Pressen zu vermeiden.
– Die *richtige Sitzhaltung auf der Toilette* (siehe Kap. 4.2.1.11). Das Kreuzbein muss bei flektierter Lendenwirbelsäule passiv so weit sinken können („Po ins Klo"), bis es sich tiefer als die Symphyse befindet. So wird der Pressdruck auf den M. puborektalis übertragen, da sich der Bauchinhalt komprimieren kann und sich der Bauchdruck erhöht, ohne dass extrem gepresst werden muss.
– Die *Häufigkeit des Stuhlgangs* (Defäkationsfrequenz): Ab etwa dem 3. Tag nach der Geburt sollte die Wöchnerin möglichst täglich Stuhlgang haben.
– *Pflege nach Stuhlentleerung*: Nach jeder Stuhlentleerung ist es wichtig, dass die Wöchnerin den Analbereich kühl abwäscht oder abduscht.

Weitere Obstipationshilfen sind:
– *Bauchmassage im Verlauf des Kolons* (siehe Kap. 4.2.1.2): Der Darm wird von der Therapeutin mit dem Handballen in seiner Verlaufsrichtung wellenförmig ausgedrückt, während die Wöchnerin verlangsamt durch den Mund („fff' oder „haaa') ausatmet. Mit dieser Maßnahme soll die Peristaltik angeregt, der Abgang von Winden gefördert werden. Die nachfolgende Einatmung in den Bauch erfolgt *ohne* Druck des Handballens. Mit der nächsten langsamen Ausatmung wandert der Handballen auf dem Kolon mit Druck weiter.

– *Bauchlage* der Wöchnerin, bei der Sectio-Wöchnerin Bauchlagenstand (siehe Kap. 4.2.2.8) fördert in Verbindung mit der Bauchatmung die Darmperistaltik.
– *Reflexzonentherapie* am Fuß kann von ausgebildeten Therapeuten als Akutbehandlung bei Obstipation und Hämorrhoidenschmerzen zur Anwendung kommen.
– Beim *ersten Stuhldrang* soll die Wöchnerin die Toilette aufsuchen.

Ein praktischer Patiententipp eines Proktologen lautet: Ein „ich muss mal" darf nicht in ein „ich will mal" umgewandelt werden, da beim Stuhlgang mit „Wollen" und „Pressen" nichts ausgerichtet wird. Der „feste Wille" sollte vielmehr dem Entschluss gelten, die Ernährung umzustellen, um mühelos und regelmäßig Stuhlgang zu haben.

Hilfen bei Hämorrhoiden:
– kühle Kompressen (später Sitzbäder) mit Eichenrindensud (Tannolact)
– schmerzstillende, entzündungshemmende Salben (vom Arzt verordnet)
– fetthaltige Salben erleichtern die Stuhlentleerung
– Kompressen mit Hametumsalbe, Retterspitzsalbe, Quark (als Auflage wird Quark zwischen eine aus Mull oder Leinen gefaltete Tasche gegeben), Honig (dieses altbewährte Hausmittel wird wie eine Salbe auf die Hämorrhoide aufgetragen, ein sehr kleines eisgekühltes Kirschkernsäckchen darübergelegt. Das Procedere mehrfach wiederholen)
– unterstützende Entstauungstherapie zur Entlastung durch Bein- und Beckenhochlagerung (siehe Kap. 4.2.1.3)
– Anwendung von Homöopathie.

Hinweis: Eine operative Entfernung der Hämorrhoidalknoten oder ein Veröden durch Injektion mit sklerodisierenden Mitteln sollte nur dann erfolgen, wenn die konservative Behandlung nicht zum Ziele führt.

❱❱ **Erfahrungsbericht** *einer Mutter* von zwei Kindern, welche ihr Defäkationsmuster veränderte:
„In der zweiten Schwangerschaft bekam ich große Hämorrhoiden und hatte beim Husten unwillkürlich Harnverlust. Nach der zweiten Geburt besuchte ich einen Rückbildungskurs. Zunächst halfen mir die Übungen aber wenn ich aufhörte, regelmäßig meinen Beckenboden zu aktivieren, verschlechterte sich der Zustand wieder. Viel später erst lernte ich in einem Kurs, wie wichtig die Haltung bei allen alltäglichen Aktivitäten und auch beim Stuhlgang und Harnentleerung ist. Jetzt sitze ich beim

Stuhlgang mit gerundeter Wirbelsäule. Bekomme ich das Entleerungsgefühl, gebe ich diesem nur ganz wenig Druck, lasse den Beckenboden offen und warte. Ich spüre die peristaltischen Bewegungen und dabei eine sehr angenehme Wärme, die an meinem Rücken aufsteigt. Wenn der Darminhalt entleert ist, schließt automatisch der Anus und mein Beckenboden. Seit dem habe ich weder Anstrengung beim Stuhl-Entleeren noch Schmerzen durch Hämorrhoiden. Das Ganze ist sogar eine angenehme Sache geworden." **«**

4.2.3.5 Oberflächliche Thrombophlebitis – tiefe Beinvenen- und Beckenvenenthrombose

Für dieses Kapitel werden die Ausführungen aus Kapitel 1.3.3 und 1.4.5 vorausgesetzt.

> **Merke:** Postpartum und post sectionem besteht eine erhöhte Thromboseneigung!

Eine differenzierte diagnostische Abgrenzung zwischen der *akuten oberflächlichen Thrombophlebitis* und der *tiefen Beinvenen- oder gar Beckenvenenthrombose* (auch als puerperale Thrombose beschrieben) ist erforderlich.

Wöchnerinnen, welche bereits früher eine tiefe Beinvenenthrombose durchgemacht haben, sind verstärkt thrombosegefährdet. Ebenso besteht eine höhere Disposition für Thrombose bei Wöchnerinnen mit Z. n. Sectio, bei Varikosis, Mehrlingsschwangerschaft, Adipositas und bei Wöchnerinnen mit erzwungener Bettruhe, wozu auch das Symphysenproblem (siehe nachfolgendes Kapitel) gehört.

Bei diesen besonders thrombosegefährdeten Wöchnerinnen ist eine Antikoagulantien-Prophylaxe mit Heparin indiziert (Wagenbichler 1995). Nicht selten verbirgt sich nach Wagenbichler hinter einer Thrombophlebitis eine tiefe Beinvenen- oder auch Beckenvenenthrombose. Kristen (1987) schreibt dazu: „Aus pathologischer-anatomischer Sicht ist die oft benutzte Bezeichnung *oberflächliche* bzw. *tiefe* Thrombophlebitis nicht falsch. In beiden Fällen handelt es sich um eine entzündliche Reaktion der Venenwand und um eine intravasale Gerinnungsbildung. Der Unterschied besteht, vereinfacht gesagt, darin, dass bei der *oberflächlichen* Phlebitis der Entzündungsprozess der Wand zeitlich vorangeht und heftiger abläuft, sodass das nachfolgende Gerinnsel von vornherein zellig durchwachsen und fixiert wird. Bei der *tiefen* Thrombose ist oft der Gerinnungsprozess das Primäre und die Wandreaktion folgt erst nach. Insgesamt sind die Entzündungszeichen hier auch viel geringer. Das Gerinnsel liegt also längere Zeit locker in der Vene und kann daher als Embolus abgeschwemmt werden."

Gegenüberstellung der Symptome

Oberflächliche, akute Thrombophlebitis	Tiefe Beinvenen- und Beckenvenenthrombose
Entzündungszeichen sind vorhanden: – Rötung und Schwellung der Haut über der entzündeten Vene wie auch des umgebenden Gewebes. – Meist ist die varikös veränderte Vene als derber Strang zu tasten. – Der Hautbezirk ist überwärmt. – Sehr starke Schmerzhaftigkeit. Hinweis: Fieber und Pulsanstieg fehlen.	– Frühsymptom: Schmerzhafte Thrombosedruckpunkte (siehe Kap. 1.4.5.2) am erkrankten Bein von der Fußsohle aufsteigend über Wadenmuskulatur, Kniekehle, Innenseite des Oberschenkels bis in die Leistenbeuge. – Schwellung des erkrankten Beines, der Umfang des Oberschenkels ist größer als am gesunden Bein. – Temperaturunterschied zwischen gesundem und erkranktem Bein. – Blaurote (livide) Verfärbung des erkrankten Beines. – Spannungsschmerz beim Gehen. – Der Allgemeinzustand der Wöchnerin verschlechtert sich. – Treppenförmiger Pulsanstieg (Kletterpuls). – Anstieg der Körpertemperatur. **Beckenvenenthrombose:** – Druckschmerzhaftigkeit in der Leistengegend. – Das gesamte Bein verändert sich wie bei der Beinvenenthrombose. – Möglicherweise Schmerzen bei der Stuhlentleerung. – Bei rektovaginaler Untersuchung durch den Arzt tritt sog. Uteruskantenschmerz auf. Hinweis: Das linke Bein ist häufiger betroffen als das rechte Bein (Wagenbichler 1995).

Eine mögliche Komplikation aus einer tiefen Beinvenen- und auch Beckenvenenthrombose kann eine Lungenembolie, auch die Entwicklung eines postthrombotischen Syndroms (PTS) sein (siehe dazu Kap. 1.4.5.2).

Therapie bei Thrombophlebitis (akute Phlebitis)

Bei der oberflächlichen Venenentzündung am Bein (Beinen) ist die Frühmobilisation äußerst wichtig, wobei langzeitiges Sitzen und Stehen vermieden werden soll. Zuviel Bettruhe ist kontraindiziert, jedoch muss gerade eine Wöchnerin immer wieder ausruhen dürfen.

Maßnahmen:
- Hochlagerung der Beine (siehe Kap. 4.2.1.3)
- Kompression der Venen mit Kompressionsbettstrümpfen (siehe Kap. 4.2.1.3)
- Aktivieren der Mikrozirkulation der Fußsohlen, der Fußgelenk- und Wadenmuskelpumpe (siehe Kap. 4.2.1.3)
- Auf Abrollphase beim Gehen achten
- Aktive Bewegungstherapie durch Wochenbettgymnastik (siehe Kap. 4.2.1, für Z. n. Sectio Kap. 4.2.2)

Verordnungen:
- Entzündungshemmende Medikamente (Antiphlogistika)
- Schmerzstillende Medikamente

Lokale Anwendungen:
- Heparinhaltige Salben oder Gel zur lokalen Applikation
- Entzündungshemmende kalte Umschläge, Kompressen mit Quarkauflage u. a.

Verboten sind jegliche Massagen im Bereich der oberflächlichen Venenentzündung.

Therapie bei tiefen Beinvenen- und Beckenvenenthrombosen

Ziel ist, eine weitere Ausdehnung des Blutgerinnsels und eine Lungenembolie zu verhindern und durch Fibrinolyse den thrombotischen Verschluss in den ersten Tagen im Blut aufzulösen.

Hinweis: Bei frischen Thromben wird möglicherweise eine *Thrombektomie* durchgeführt, durch die sich die Gefahr des postthrombotischen Syndroms (PTS) deutlich vermindern lässt (Schneider 2000).

Die apparative Diagnostik einer Thrombose erfolgt durch Ultraschallverfahren: Duplex- und Farbdopplersonografie.

Hinweis: Eine Phlebographie kommt nach Huck (2000) nur noch als Ausnahme bei sehr adipösen Patientinnen in Betracht.

Medikamentöse Verordnung:
- Antikoagulantien: Heparinprophylaxe durch Perfusor. Die sofortige Heparinisierung erfolgt dann mit nahtlos überlappender Einstellung der Wöchnerin auf ein Cumarinpräparat: Marcumar.

Merke: Für alle physiotherapeutischen Maßnahmen ist oberster Grundsatz: Jede Vorgehensweise mit Thrombose-Wöchnerinnen wird nur von Ärztin/Arzt festgelegt. Die Therapie dieser Patientinnen wird von Fall zu Fall gemeinsam zwischen Gynäkologen, Internist/Phlebologen besprochen. Die PhysiotherapeutIn arbeitet mit der Patientin auf Anordnung!

Man unterscheidet:
- *Die Akute Phase* mit Gefahr für Lungenembolie, weil das frische Gerinnsel noch nicht mit der Venenwand verhaftet ist.
 Die subakute Phase mit Gefahr eines Thromboserezidives und möglicherweise noch Wochen dauernden Restsymptomen (Kristen 1985).

Grundsätzlich gilt:
- *Bettruhe:* Diese wird situationsabhängig als *absolute* oder *relative* Bettruhe verordnet. Bei einer frischen Thrombose ist absolute Bettruhe angeordnet, bei einer älteren Thrombose darf die Wöchnerin auch einmal aufstehen.
- *Hochlagerung:* Hochlagerung des erkrankten Beines mit Ruhigstellung auf einer Beinschiene (Polsterschiene). Erschütterungen für das Bein sollen vermieden werden!
- *Angepasste Kompressionsbehandlung:* Angemessene Antiemboliestrümpfe oder ein korrekt angelegter Kompressionsverband (die Wickeltechnik muss erlernt sein!), der mehrmals täglich durch die Physiotherapeutin erneuert wird. Adipöse Patientinnen benötigen mehrere Binden zur optimalen Kompression.

Hinweis: Die Kompressionsbehandlung soll für beide Beine bis hoch zur Leiste erfolgen, um den Befall des gesunden Beines durch die Ruhigstellung zu vermeiden.

Bei *Beckenvenenthrombose* muss auf weichen Stuhl geachtet werden, jedes Pressen muss vermieden werden.

Den Zeitpunkt, *wann* unter Kompression mit Mobilisation begonnen werden darf, ordnet der Arzt an (subakute Phase).

Hinweis: Etwa ab dem 5. Tag seit Thromboseentstehung beginnt junges Bindegewebe aus der Gefäßwand in das Gerinnsel einzusprossen. Dieses beginnt sich an der Venenwand zu befestigen, die Gefahr einer Embolie ist gering geworden, vorausgesetzt, die medikamentöse Therapie erfolgt lückenlos.

Ein Quick-Test (Protrombinbestimmung im Plasma) zeigt, wenn der Wert im therapeutischen Bereich liegt. Mit der Mobilisation unter Kompression der Beine darf begonnen werden.

Physiotherapie

Anmerkung: Bei Ultraschall-Strömungsmessungen nach dem Doppler-Prinzip wurden atemabhängige Strömungsgeräusche untersucht: Das Doppler-Signal des atemabhängigen Saug-Druck-Effektes auf den venösen Rückstrom verändert sich bei Einengung oder Verschluss durch einen Thrombus in der Vene. (Müller-Wiefel untersuchte 1974 die thorakoabdominale Saug-Druck-Pumpen-Wirkung auf die Hämodynamik der unteren Extremitäten.) Deshalb darf *keinesfalls* bei beginnenden und/oder vorhandenen Thrombosen eine *Tiefatmung* erfolgen. Die Gefahr besteht, dass sich durch diese Tiefatmung (Saug-Druck-Pumpe) ein Thrombus aus der Vene ablösen kann und über den venösen Rückstrom in die Lunge befördert wird. Dort löst er eine Embolie aus.

Maßnahmen:
- Pneumonieprophylaxe evtl. zunächst mit dem Vibrator, denn tiefe Atemzüge sind kontraindiziert.
- Bei Langzeitliegen Dekubitusprophylaxe
- Mögliche Mobilisation der Beine in Absprache mit dem Arzt: *Das gesunde Bein* aktiviert normal nach dem Prinzip der aktiven Thromboseprophylaxe, d. h. Mikrozirkulation an der Fußsohle und Sprunggelenk und Wadenpumpe aktivieren. *Das erkrankte Bein* darf *nur* Zehen bewegen.
- Das erste Aufstehen und Gehen erfolgt gemäß ärztlicher Verordnung, wenn die Emboliegefahr vorbei ist.
- Nach Besserung der akuten Thrombosegefahr beginnt in Absprache mit dem Arzt das Mobilisieren mit dem Ziel der Minderung der durch Bettruhe erzeugten venösen Strömungsverlangsamung. Das aktive Üben mit dem betroffenen

Bein in Bewegungsserien und die Übungsbehandlung der Frühwöchnerin kann mit aus den Kapiteln 4.2.1 und 4.2.2 ausgewählten Übungsvorschlägen begonnen werden. Die Mobilisation der Patientin geschieht stets mit Kompressionsverband, der bis zur Leiste reichen muss (Ehrenberg 1987).

4.2.3.6 Beschwerden am knöchernen Beckenring: Symphyse, Iliosakralgelenke, Steißbein

Für dieses Kapitel werden die Ausführungen aus Kapitel 1.3.8 und 1.4.12 vorausgesetzt

Symphysendislokation/Symphysenruptur (siehe Kap. 1.4.12.3)

Das am häufigsten nach der Geburt auftretende Problem am knöchernen Beckenring ist das Symphysenproblem. Ursache dafür ist bei möglicher Prädisposition aus der Schwangerschaft, dass unter der Geburt in der Austreibungsphase, besonders wenn diese in herkömmlicher klassischer Pressstellung mit Atemanleitung zum Valsalva-Pressdruck erfolgte, auf die Symphyse Kräfte eingewirkt haben, die zu Strukturverletzungen und Dislokation der Schambeinäste führten.

Das Symphysenproblem kann sein:
- Eine Verbreiterung des Spaltes zwischen beiden Schambeinästen unterschiedlichen Ausmaßes
- Eine Schambeinastverschiebung
- Eine Verletzung von Weichteilstrukturen der Symphyse (mit dabei unauffälligem Röntgenbefund der knöchernen Strukturen)
- Selten eine Symphysenruptur, möglicherweise mit Knochenabsplitterung

Ein Iliosakralgelenkproblem oder eine Steißbeindislokation/-ruptur sind oft mit dem Symphysenproblem verbunden.

Beschwerden meist unmittelbar nach der Geburt sind:

- Auffällig intensive Schmerzen im Beckenbereich
- Gelegentliche Schmerzausstrahlung in die Oberschenkel und zum Kreuzbein
- Schmerzen beim Drehen von Rückenlage in Seitlage
- Schmerzen beim Sitzen
- Schmerzen beim Gehen oder gar Gehunfähigkeit. (Der sog. „Watschelgang" ist dann ein Ausweichmechanismus)
- Das Abheben eines Beines aus Rückenlage wie auch das Halten eines passiv abgehobenen Bei-

nes in dieser Ausgangsstellung macht starke Probleme und Schmerzen.

Bei all diesen Symptomen muss an ein Symphysenproblem gedacht werden. Durch die in Kapitel 1.4.12.3 aufgezeigten Funktionstestuntersuchungen am knöchernen Beckenring können dann Schmerzen nach einer Dammverletzung wie auch eine beginnende Beckenvenenthrombose ausgeschlossen werden. Denn der *Funktionstest* der *reziproken Ab-/Adduktion* in den Hüftgelenken mit ausgestreckten Beinen in Rückenlage (Abb. 4.**38**) ist von einer Wöchnerin *mit Symphysenproblem* nicht oder nur unter Schmerzen und Qual durchführbar. Nach dem Testergebnis muss von der Therapeutin der Arzt verständigt werden, welcher zur Abklärung, ob es sich um eine Symphysenlockerung oder gar um eine Symphysenruptur handelt, sofort eine Röntgenuntersuchung (oder ein CT) veranlasst. Als weiterer Abklärungsschritt soll, wenn das Röntgenergebnis wie im Falle „Frau C." (siehe Kap. 1.4.12.3) keinen auffälligen Befund zeigt, die Schmerzen der Wöchnerin jedoch massivst sind, eine MRT-Kontrolle folgen.

Man bedenke:
Das Becken soll die stabile Basis unseres Körpers sein.

Abbildung 4.**39** des modifizierten *Klötzchen- zum Türmchen- Aufbaues* macht deutlich, wie sehr die übereinander gestellten Körperklötzchen auf der Basis „aufbauen". Instabilität der Basis lässt das Türmchen auseinanderfallen.

Bei *postpartalen Beckenringproblemen,* welche meist an der Symphyse oder auch an einem oder beiden Iliosakralgelenken lokalisiert sein können, braucht das Becken *Unterstützung,* denn *jede Hypermobilität* an den Beckengelenken verursacht Schmerzen und ist prognostisch für späterhin ungünstig, die Frau behält das Problem!

Eine *Kompressionsunterstützung für den Beckenring* ist bei Verletzung/Verschiebung knöcherner und faszialer Strukturen absolute Indikation! Diese Unterstützung des Beckenringes bei betroffenen Wöchnerinnen soll *sofort* nach Diagnostizierung durch Bestellung eines individuell der Wöchnerin angepassten Beckengürtels im Sanitätshaus eingeleitet werden.

Anmerkung: In der Praxis wird immer wieder erlebt, dass dann ein „sperriger" Ledergürtel geliefert wird, welcher der Wöchnerin so angelegt wird, dass ihr in Taillenhöhe beide Beckenschaufeln zusammengedrückt werden, statt ihr Becken in Höhe der beiden Trochanter unterstützend zu komprimieren. Die dadurch provozierten Abscherbewegungen für die

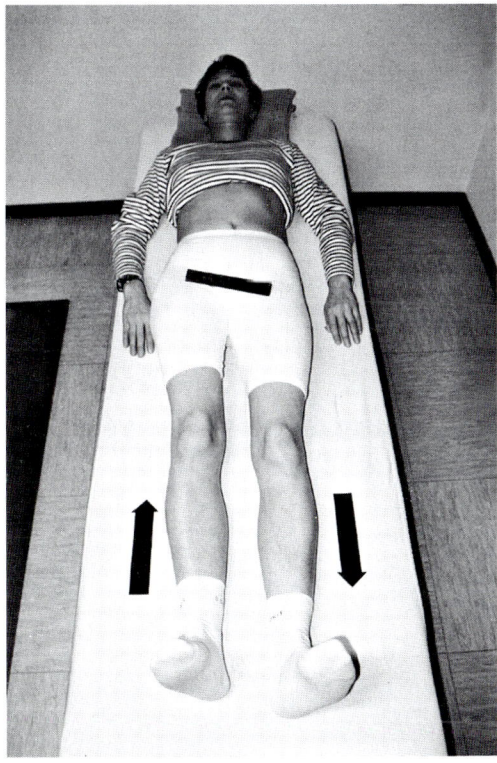

Abb. 4.**38** Funktionstest der reziproken Ab-/Adduktion

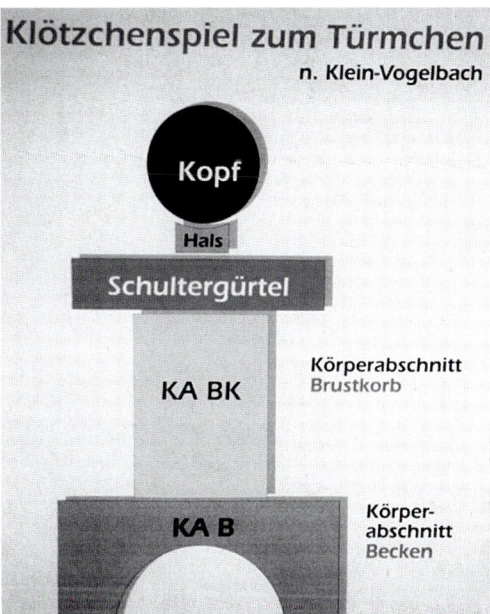

Abb. 4.**39** Klötzchenspiel

Schambeinäste verstärken den Schmerz, der bereits durch Wochenfluss, Nachwehen, möglichen Damm/Anal/Vulvaverletzungen geplagten Wöchnerin.

> **Merke:** Zur Unterstützung des Beckens in seiner Basisfunktion muss immer eine Druckverstärkung über beiden Trochantern zur Entlastung der Symphyse erfolgen (Abb. 4.**40**).

Die Wöchnerin mit Symphysenproblem braucht dringend einen ihrem Zustandsbild angepassten Beckengürtel mit Tragekomfort. Diesen bietet der Serola-Beckengürtel (SEROLA Sacroiliac Belt, entwickelt von Dr. Rick Serola), auf den mich meine Wiener Kollegin der Semmelweis-Klinik aufmerksam machte.

Dieser Beckengürtel wurde von „Frau C." (Fallbeispiel in Kap. 1.4.12.3) und anderen betroffenen Wöchnerinnen dankbar als hilfreiche Unterstützung ihrer vorübergehend verlorenen „Basis" angenommen. Bei allen täglichen Verrichtungen mit ihrem Baby, ihrer Familie, ihrem Haushalt, im Spät-Wochenbett bei sitzenden oder stehenden Alltagsbewegungen und selbst nach der Wochenbettzeit bei sportlichen Betätigungen wie Wandern, Walken, Tanzen, Tennisspiel u. a. tragen die Frauen nach einem postpartalen Symphysenproblem zuerst regelmäßig, dann bei Bedarf den Serola-Beckengürtel, weil er ihrer „Basis" Sicherheit gibt. Geliefert wird der Serola-Beckengürtel in den Größen:

- S = bis 86 cm Hüftumfang
- M = 87 – 100 cm Hüftumfang
- L = 101 – 120 cm Hüftumfang
- XL = 121 – 132 cm Hüftumfang

Der Hüftumfang muss bei jeder Wöchnerin individuell über beiden Trochanterpunkten in Symphysenhöhe gemessen werden. Da der textile Gürtel nur 150 g wiegt, stört er von Anfang an nicht. Er sollte von betroffenen Wöchnerinnen zunächst Tag und Nacht getragen werden, was eine Wöchnerin mit massiven Problemen und Schmerzen freiwillig tut, weil sich beim Tragen die Schmerzen/Beschwerden stark reduzieren. Durch seine Elastizität und Formbarkeit empfindet die Wöchnerin ihn als hilfreich, nicht störend. Er schränkt ihre Bewegungsfreiheit nirgendwo ein und hält trotzdem die Balance zwischen „Halt geben" und „Bewegung zulassen". Der Gürtel kann sogar von Hand in kaltem Wasser gewaschen werden.

(Bestelladresse des Serola-Becken-Gürtels : Therapiebedarf R.Engel, Frimberger Gasse 6, A-1130 Wien)

Bis zur Lieferung des Beckengürtels braucht die betroffene Wöchnerin jedoch eine *Soforthilfe*:
Die *Breite Bauchbinde* (Abb. 3.**41**).

Das Anlegen: Diese Bauchbinde und zwei Druckpelotten, welche in der Wochenstation durch mehrere mit Klebeband umwickelte Kompressen selbst zu eine Druckpelotte „gebastelt" werden können, (zwei dicke Wollsocken erfüllen den gleichen Zweck) werden auf dem Bett der Wöchnerin bereitgelegt. Wichtig ist, dass die Wöchnerin von jetzt ab keine Abscherbewegungen in den Hüftgelenken macht! Die Therapeutin stellt zum Anlegen der beckenkomprimierenden Bauchbinde *passiv* gleichzeitig beide Beine der Wöchnerin auf. Um die Bindentouren wickeln zu können, hebt die Wöchnerin immer wieder ihr Gesäß an. Das gelingt, wenn sie sich dabei an dem „Bettgalgen" festhält.

> **Hinweis:** Dieses „Bridging" in Rückenlage bei symmetrisch aufgestellten Beinen kräftigt die beckenstabilisierende Muskulatur und gehört deshalb in

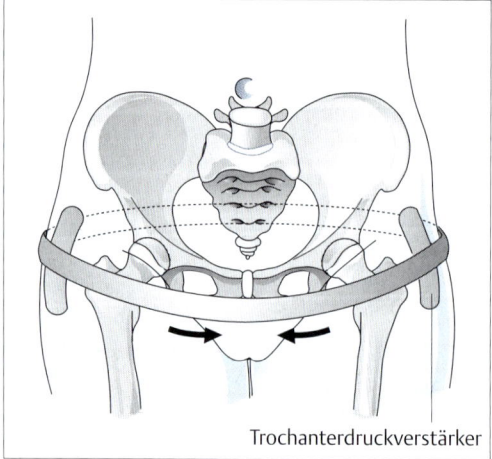

Trochanterdruckverstärker

Abb. 4.**40** Druckverstärkung an den Trochanteren

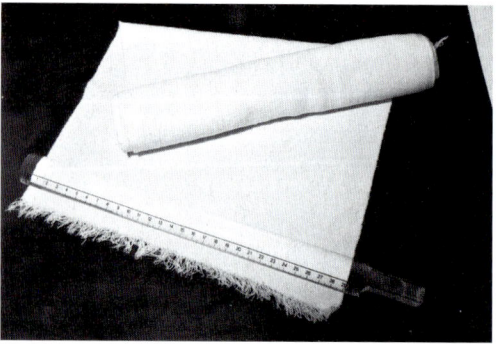

Abb. 4.**41** Breite Bauchbinde

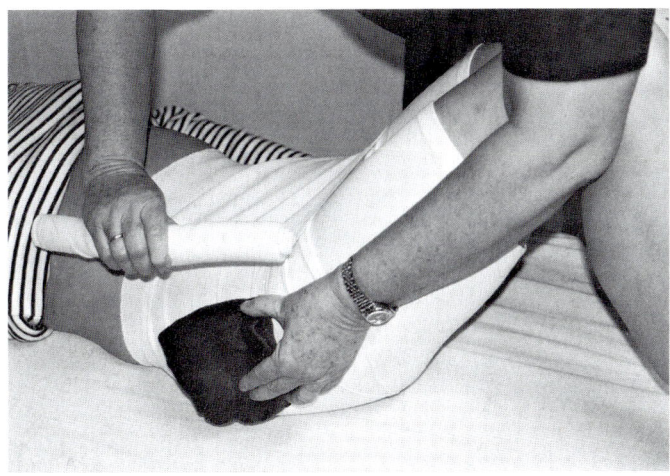

Abb. 4.**42** Druckpelotten an den Trochanteren

den nächsten Tagen und Wochen unbedingt zum physiotherapeutischen Programm.

In die zweite Bindentour werden rechts und links über den Trochanterpunkten die bereitliegenden Druckpelotten eingewickelt (Abb. 4.**42**) und dann die fertig umwickelte Bauchbinde fixiert. Beide Knie der Wöchnerin werden von jetzt an mit einer Knierolle unterlagert.

Hinweis: Bei einer adipösen Wöchnerin werden zwei Bauchbinden notwendig sein.

> **Merke:** Diese Bauchbinde ist ein *Provisorium* bis endgültig der Serola-Gürtel geliefert ist. Die Wöchnerin sollte erst dann die Klinik verlassen, weil der schnell sich lockernde Bauchbindenverband *mehrmals täglich erneuert* werden muss, um seine Wirkung zu behalten.

Physiotherapie

Beginn der Übungsbehandlung sobald die Kompression mit der Bauchbinde angelegt ist.
– Die erste wichtigste Maßnahme ist *passive und aktive Thromboseprophylaxe* in Rückenlage.
  Passiv durch Kompression der Beine durch Bettstrümpfe und abgewinkelte Hochlagerung der Beine (siehe Kap. 4.2.1.3); *aktiv:* nach dem in Kapitel 4.2.1.3 und 4.2.2.4 aufgezeigtem Prinzip erfolgt für beide Füße *gleichzeitig* das Anregen der Mikrozirkulation und das Aktivieren der Fußgelenk- und Wadenmuskelpumpe.

Hinweis: Oft ist die primäre Thromboseentstehung Folge einer örtlichen Kompressionseinwirkung auf das Becken unter der Geburt. Auch das Symphysen-

problem gehört dazu. Die schmerzbedingte Ruhigstellung der Wöchnerin begünstigt eine Thromboseentstehung durch Strömungsverlangsamung in den Blutgefäßen. Hinzu kommt eine zusätzliche Gefährdung durch die Wunde der ehemaligen Plazentahaftstelle (Virchow-Trias). Die Parität und Prädisposition spielen hier ebenfalls eine große Rolle. Von medizinischer Seite muss die Wöchnerin eine Heparin-Prophylaxe bekommen.

– Die zweite Maßnahme in der Ausgangsstellung Rückenlage: *Pneumonieprophylaxe* (siehe Kap. 4.2.2.3).
– Die dritte Maßnahme in Rückenlage: *Kostoabdominale Atembewegungsrichtungen* verbunden mit dem in Kapitel 4.2.1.5 aufgezeigten Prinzip des Aktivierens der Bauchmuskulatur für Unter- und Oberbauch, verbunden mit Phonationsausatem.
– Die vierte Maßnahme zur Kräftigung der Hüftabduktoren:
  Ausgangsstellung Rückenlage mit hüftbreit aufgestellten Beinen. Das gleichzeitige Aufstellen der Beine muss von der Therapeutin unterstützt werden. Bei Dorsalextension in den Fußgelenken stehen die Fersen auf dem Bett (Abb. 4.**43**).
  Ausführung: Die Therapeutin gibt mit ihren Händen am rechten und linken lateralen distalen Oberschenkel/Knie der Wöchnerin dosierten Widerstand, gegen den die Wöchnerin ihre Beine in annähernd transversale Abduktion spannt, ohne Bewegung zuzulassen. Diese statische/isometrische Muskelarbeit für die Hüftabduktoren wird mit Ausatmung („ff", „pff") und dem Verkürzen des Unterbauches – Verschmälern des Oberbauches verbunden. Mehrmals wiederholen.

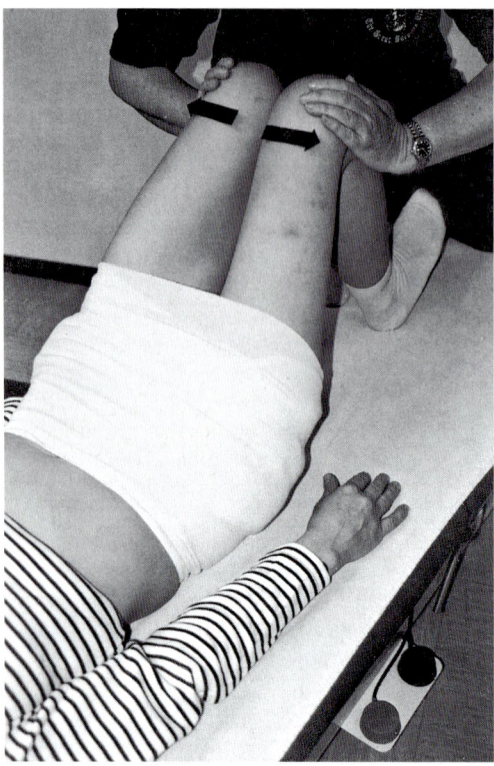

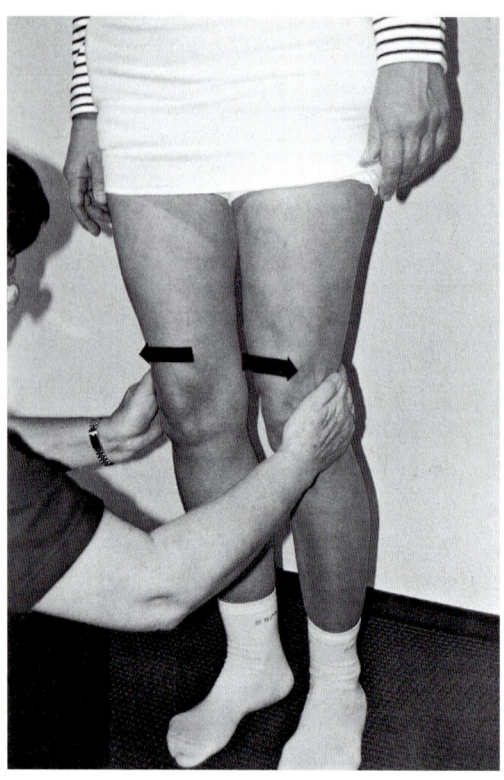

Abb. 4.**43** Kräftigung der Hüftabduktoren

Abb. 4.**44** Kräftigung der Hüftabduktoren im Stand

Variante 1–2 Tage später:
Ausgangsstellung Sitzen auf dem Bettrand, die Füße sind hüftbreit auf einem Fußhocker abgestellt.
Ausführung 1: Das Klötzchen zum Türmchen-Prinzip wird erarbeitet.
Ausführung 2: Die Therapeutin gibt mit ihren Händen jeweils am lateralen Knie dosierten Widerstand, gegen den die Wöchnerin jeweils ihre Beine in transversale Abduktion in den Hüftgelenken drückt.
Es darf keine Bewegung in den Hüftgelenken erfolgen. Dabei wird auf „ff", „pff" ausgeatmet, Unterbauch verkürzt – Oberbauch verschmälert.
– Die fünfte Maßnahme:
Ausgangsstellung Rückenlage, Füße aufgestellt.
Die Wöchnerin hält sich zunächst am Bettgalgen fest.
Ausführung: Das beim Bauchbindenwickeln beschriebene „Bridging" wird mit der Ausatmung verbunden, der Unterbauch kurz – der Oberbauch verschmälert.

Hinweis: Ist diese Übung zu anstrengend, wird sie auf die nachfolgenden Behandlungstage verschoben.

– Die sechste Maßnahme:
Ökonomische Bewegungsübergänge vom Liegen → Aufsitzen → Aufstehen (siehe Kap. 4.2.2.1) müssen mit der Wöchnerin erarbeitet werden. Für das Gehen soll sie kleinste Schritte wählen (z. B. zur Toilette).
– Die siebte Maßnahme (Abb. 4.**44**):
Ausgangsstellung Stand: Hüftgelenkbreites Stehen, die Kniescheiben zeigen nach vorn.
Die Therapeutin legt ihre Hände an den rechten und linken lateralen distalen Oberschenkel/ Knie. Die Wöchnerin drückt ihre Beine in die dosiert Widerstand gebenden Hände der Therapeutin und atmet dabei auf „ff" oder „pff" aus, verkürzt ihren Unterbauch, verschmälert den Oberbauch. Während des Übens müssen beide Kniescheiben nach vorn gerichtet bleiben.

Merke: Bereits während und nach der ersten Behandlung durch die Physiotherapeutin hat die Wöchnerin weniger schmerzen in Ruhe und beim Bewegen. Sie kann aufrechter stehen und muss den Hilfsmechanismus des „Watschelganges" aufgrund der Unterstützung ihres knöchernen Beckenringes durch die Bauchbinde und die Kräftigung ihrer hüftumgebenden Muskulatur weniger oder gar nicht mehr einsetzen.

Der Therapeutin bleibt die Wahl der Übungsangebote aus Kapitel 4.2.1 und 4.2.2 überlassen.

Merke: Jede Abscherbewegung für die Hüftgelenke ist jedoch verboten.

Alternative zur Bauchbinde

Eine vorübergehende Alternative kann – wenn greifbar und passend – ein Nierenschutzgürtel für Motoradfahrer sein (Abb. 4.45). Auch hier werden als Druckverstärker Pelotten, z. B. Wollsocken, rechts und links unter dem Gürtel über den Trochanterpunkten platziert.

Wenn dann der Serola-Beckengürtel oder ein ähnliches tragefreundliches Modell (kein sperriger Ledergürtel!) eingetroffen ist, wird er der Wöchnerin angepasst. Ist er eng um die Hüften (Trochanterpunkte) angelegt, kann er an beiden Seiten mit elastischen Bändern und Klettverschluß noch entsprechend verstellt werden (Abb. 4.46):

Ist der Gürtel passgerecht angelegt (Abb. 4.47), kann die Wöchnerin von ihrer jetzt unverzichtbar notwendigen Nachsorgehebamme täglich besucht, unter Mithilfe ihrer Familie daheim einigermaßen der Situation gewachsen sein, vielleicht ihr Baby selbst versorgen. Das ist schließlich ihr größter Wunsch, denn bei der Versorgung ihres Kindes wie auch bei vielen pflegerischen Maßnahmen ist die Wöchnerin im akuten Schmerzstadium nach der Geburt auf die Hilfe der Pflegepersonen angewiesen. Durch ihre Bewegungseinschränkung muss da auf Stuhl- und Harnentleerung vermehrt geachtet werden, da der Toilettengang für sie mühsam und das wiederholte Anfordern der Bettschüssel unangenehm ist.

Eine sofort anschließende physiotherapeutische ambulate Weiterbehandlung, zustandsabhängig vielleicht erst als Hausbesuch, muss der Arzt/die Ärztin *unbedingt* bei der Klinikentlassung verordnen!

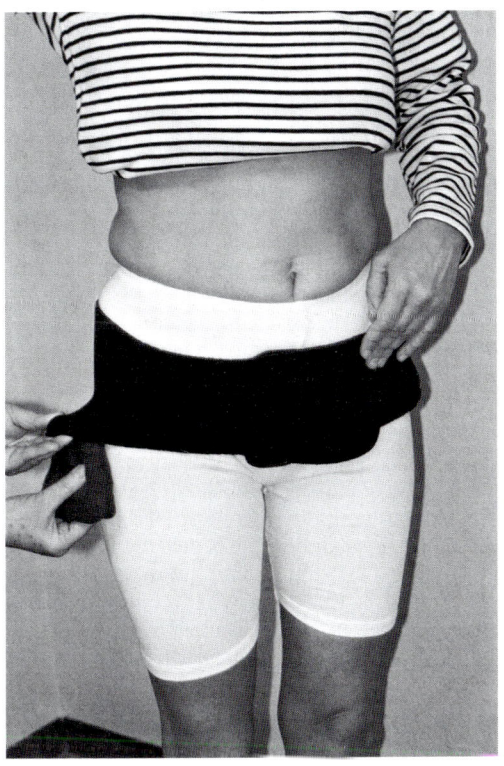

Abb. 4.45 Nierenschutzgürtel als Alternative zur Bauchbinde

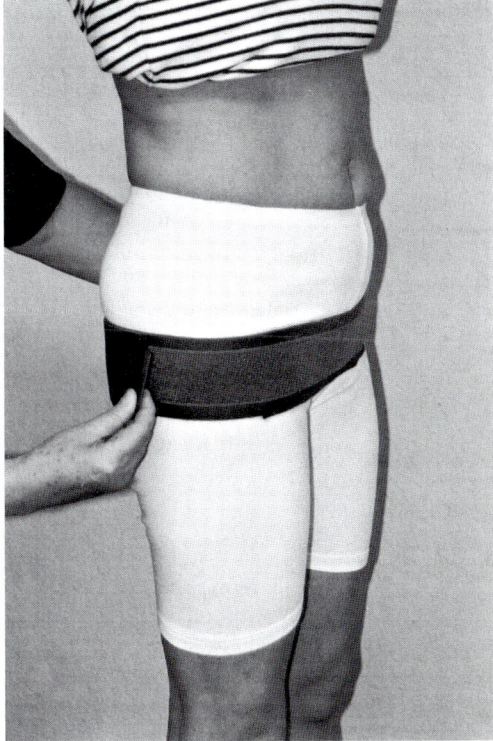

Abb. 4.46 Serola-Beckengürtel

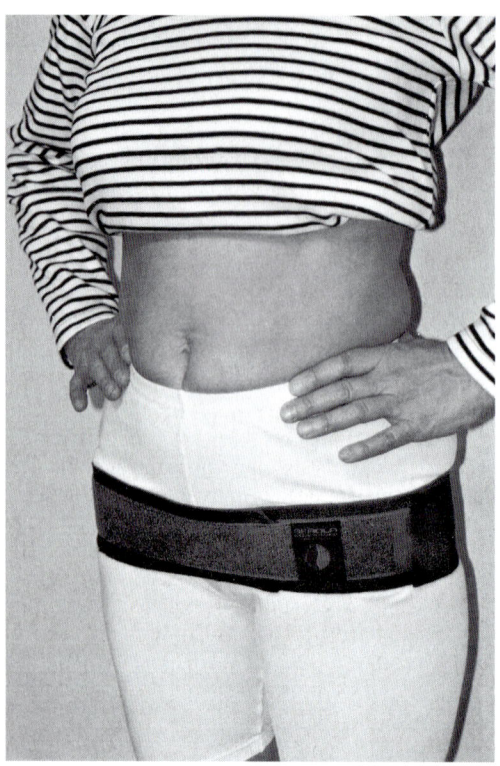

Abb. 4.**47**   Der Gürtel wird passgerecht angelegt

Hinweis: Diese Behandlung soll ausschließlich durch *Physiotherapeuten, Manualtherapeuten, Osteopathen* erfolgen! Inhalt dieser Behandlung müssen komplexe Gesamtbewegungen (Muskelketten) auf der Basis der physiologischen Aufrichtung sein, die dem momentanen Bewegungsverhalten der Wöchnerin angepasst sind. Der Beckenboden der Wöchnerin muss mit reaktivierenden und aktivierenden Übungen einbezogen sein. Asymmetrische Abscherbewegungen für die Hüftgelenke sind in den ersten Wochen der Behandlung kontraindiziert und müssen dann langsam erarbeitet werden.

Spätwochenbett

An dem Fallbeispiel „Frau C." in Kapitel 1.4.12.3 wurde die Problemsituation einer „verkannten" Symphysenproblematik aufgezeigt. Durch meine verspätete, erst 4 Wochen nach der Geburt sofort eingeleiteten passiven und aktiven physiotherapeutischen Maßnahmen wird deutlich, dass Diagnostik und Therapie sofort nach dem Erkennen des Symphysenproblems einsetzen sollten. Denn: Je eher das Problem erkannt ist, umso größer der Nutzen für die Wöchnerin. „Frau C." geht es ein

Jahr später wieder so gut, dass sie an ein zweites Kind denken mag.

Nicht alle Spätwöchnerinnen nach Symphysenschaden sind in der Lage, an einer Rückbildungsgymnastik teilzunehmen. Wurde das Problem in den ersten postpartalen Wochen falsch behandelt, z. B. nur Ledergürtel auf den Beckenschaufeln, z. B. Kräftigung der Beinadduktoren, was beides die Abscherbewegungen der Schambeinäste voneinander weg verstärkt oder das Problem ganz übergangen wird, („das gibt sich von alleine wieder") können die Schmerzen bei der Wöchnerin relativ schnell *chronisch* werden.

Man muss bei Wöchnerinnen mit Symphysenschäden, weil dieses für Betroffene nicht nur ein strukturelles sondern ganz schnell ein psychosomatisches Problem wird, bei der Körpertherapie immer das beschädigte „Erleben" einbeziehen. Denn die Freude und der Stolz über ihre geleistete Geburtsarbeit und über ihr Kind werden durch heftige Schmerzen, Bewegungseinschränkungen bis hin zur Gehunfähigkeit abrupt verstört.

Therapeuten sollten sich für die psychophysisch positive Beeinflussung der Wöchnerin passende Maßnahmen aus der Körperwahrnehmung zur Spannungsregulierung überlegen. Das *Konzept* für diese Patientinnen soll neben den physiotherapeutischen und manualtherapeutischen *Techniken* ganzkörperbezogene *Körperwahrnehmungsverfahren* einschließen, durch welche die verstörte Körper-Seele-Balance der Wöchnerin wieder hergestellt werden kann. Dazu gehört auch viel Arbeit mit dem Atem, mit den Körperräumen, Spiel mit den Gelenken (siehe Kap. 4.3.2.7) aber auch weiche Bewegungen mit Musik, mit denen die Wöchnerin ihr Körperbewusstsein neu zurückgewinnt.

Die Prognose für einen Symphysenschaden ist gut, wenn dieser *rechtzeitig* erkannt und *richtig behandelt* wird. Die Wöchnerin muss in dieser Zeit viel Geduld aufbringen und vorzeitige Be- und Überlastung vermeiden. Auch schwere Symphysenschäden bilden sich, richtig und rechtzeitig therapiert, zurück. Die mit Verlegung der Wöchnerin auf eine chirurgische Abteilung verbundene *Symphysenruptur*, welche dort chirurgisch versorgt wird, bedeutet für die betroffene Wöchnerin einen tiefen Einschnitt in ihr Erleben.

Hinweis: Der Schlaufenverband nach Naujoks als Fixationsverband bei Symphysenlockerung/ruptur im Wochenbett sollte *nicht mehr* angewendet werden (1992 wird er in „Gynäkologie/Geburtshilfe" v. Schmidt-Matthiesen noch gezeigt. Die Wöchnerin musste oft tage- oder wochenlang in Rückenlage im Bett liegen. 500–1500 g Gewichte hingen an jedem Ende eines um das Becken geschlungenen Gurtes rechts und links von der Bettkante herunter. Durch das Langzeitliegen waren Risiken für Thrombose, Embolie, Dekubitus, auch für eine Wochenbettdepression erhöht.

Die von schweren Symphysenschäden betroffenen Wöchnerinnen benötigen als Langzeitpatientinnen *täglich* in der Klinik und nahtlos nach der Entlassung dringend kompetente physiotherapeutische Behandlung.

Vor Jahren begleitete ich eine sehr ängstliche, nicht auf die Geburt vorbereitete Erstgebärende bei der Geburt, bei der sich in Steinschnittlage eine Symphysenruptur ereignete. Das zweite Kind bekam diese Frau, diesmal intensiv auf eine vertikale Gebärstellung vorbereitet, spontan und problemlos für ihre Symphyse auf dem Hocker.

Allen Frauen nach postpartalem Symphysenproblem ist dringend anzuraten, bei weiterem Kinderwunsch bei der Geburt eine vertikale Gebärstellung einzunehmen.

Ein unbehandeltes oder falschbehandeltes Symphysenproblem kann zu chronischen Schmerzen, vor allem bei allen Abscherbewegungen im Hüftgelenk (Treppensteigen, falsches Heben, einseitiges Tragen u. a.) führen. Bei Weichteilverletzungen in der Symphysenregion kann die Frau aufgrund der strukturellen Verbindungen des knöchernen Beckenrings zum Weichteilbeckenboden inkontinent werden.

Beschwerden an den Iliosakralgelenken (ISG)
(siehe Kap. 1.4.12.4)

Im Frühwochenbett werden Beschwerden an einem oder beiden Iliosakralgelenken meist im Zusammenhang mit einem Symphysenproblem gesehen. Ein verordneter tragefreundlicher Beckengürtel (z. B. von Serola) unterstützt und stabilisiert gleichzeitig auch die ISG und bringt der Wöchnerin für „ihr Kreuz" Erleichterung.

Physiotherapie bei *Kreuzschmerzen* und ischiasähnlichen Schmerzen kann die „Feldenkrais-Uhr" als gezielte Kreuzschmerztherapie sein (beschrieben in Kap. 4.2.2.5). Auch eine Kreuzmassage kann vorübergehend Hilfe bringen.

Im Spätwochenbett werden zur Kreuzschmerz- und „Ischias'-Behandlung in Kapitel 4.3.2.3 weitere Übungen aufgezeigt.

Bei massiver ISG-Problematik müssen die Funktionstests von Kapitel 1.4.12.4 eingesetzt und Physiotherapie als Einzelbehandlung verordnet werden. Diese Therapie erfolgt erst im Spätwochenbett.

Bei lumbalen Rückenschmerzen muss die zunächst *lokale*, dann erst *globale Stabilisierung*

der Rumpfwandmuskulatur erfolgen. (siehe Kap. 1.4.12.6)

Das Steißbein-Problem
(siehe Kap. 1.4.12.5)

Während der Geburt entstandene Steißbeinprobleme werden erst gegen Ende des Spätwochenbetts von Manualtherapeuten/Osteopathen therapiert.

4.2.3.7 Rektusdiastase – Out of Alignement der Bauchmuskulatur

Für dieses Kapitel werden die Ausführungen der in Kapitel 1.3.7.2 beschriebenen ventralen – lateralen – dorsalen Rumpfwandmuskulatur und den dort aufgezeigten Funktionseinschränkungen an der Bauchwandmuskulatur vorausgesetzt.

Der zweibäuchige Mm. rectus abdominis wird in der Schwangerschaft unter *hormonellem* Einfluss reflektorisch hypoton eingestellt. Der Muskel wird dünner und lateralisiert sich als Selbstschutz (Brügger nennt dies das *Rektusphänomen*). Die Verflechtung der Aponeurosen der seitlichen Rumpfwandmuskulatur in der Medianlinie, der Linea alba, reicht vom Processus xiphoideus bis zur Symphyse, so ist die „Schwachstelle" für eine Rektusdiastase vorgegeben.

Die Problematik einer Rektusdiastase beginnt, wenn der o. g. „Selbstschutz" überfordert ist. Mehr als zwei Querfinger Lateralisierung der beiden Rektusmuskeln bedeutet, dass diese durch die Schwangerschaft eine *topografische Positionsveränderung* erfuhren. Dann verlieren diese geraden Bauchmuskeln ihre eigentliche Zugrichtung, sie geraten aus ihrem „Alignement", d. h. aus ihrer vom geraden Muskelfaserverlauf vorbestimmten Ausrichtung. Dieses „Out of Alignement" ist als Rektusdiastase bekannt. Die dispositionierten und schwangerschaftsbedingt hypotonen geraden Bauchmuskeln sind dann, vor allem weil auch die anderen ventrolateralen Bauchmuskeln geschwächt sind, keine echten Gegenspieler mehr (Antagonisten) für den M. erector spinae und die kräftigen Glutaen auf der dorsalen Rumpfseite.

Merke: Eine Muskelüberdehnung, hier der Rectus abdominis, kann nicht mit Muskeldehnung therapiert werden. Auch kann ein verlängerter, überdehnter Bauchmuskel, der seine Verlaufsrichtung verlassen hat, sich nicht gemäß seiner vorgegebenen Funktion bewegen.

Eine unbehandelt gebliebene oder falsch behandelte Rektusdiastase kann als Folge bleibende Probleme und Beschwerden hinterlassen:

- Die Stabilisierung der lumbodorsalen Wirbelsäule ist nicht gewährleistet, permanente Überlastungs-, Kreuz- und Rückenschmerzen sind die Folge
- Die Körperstatik verändert sich von den Füßen – bis zur Kopfhaltung
- Die Atmung wird sich zum Nachteil aller kostoabdominalen Atembewegungsrichtungen verändern
- Fehlatem und Fehlstatik wirken sich folglich auf den Beckenboden und die Bauch- und Beckenorgane aus.

Der Ausprägungsgrad einer getasteten Rektusdiastase bestimmt die therapeutische Hilfe. Diese Hilfe brauchen die aus ihrem Alignement gewichenen Rektusmuskeln ab 2 Querfinger Breite, um in ihrer Funktion als ventrale Rumpfwandmuskeln wirken zu können.

Prüfen der Rektusabstände:
Ausgangsstellung der Wöchnerin: Rückenlage. Die Therapeutin legt die Finger einer Hand längs am Oberbauch an die Linea alba (fusca) der Wöchnerin.

Ausführung: Die Wöchnerin hebt Kopf und Schultern von der Unterlage ab, dabei soll die Halswirbelsäule flektiert werden, bis die Rektusmuskeln anspannen. Die Therapeutin tastet mit ihren Querfingern die Breite des Spaltes. Die medianen Ränder beider Recti sind deutlich zu tasten.

Getastet wird vom Proc. xiphoid über den Nabelring bis (möglicherweise) zur Symphyse.

Hinweis: Am Oberbauch ist das Auseinanderweichen der beiden Rektusbäuche meist breiter zu tasten. Ursachen:
1. Die Einbindung der oberhalb des Nabels breiteren Rektusbäuche in die Aponeurosen der Mm. obliquii externi und interni und des M. transversus abdominis. Unterhalb des Nabels liegt die Aponeurose des M. transversus abdominis *vor* dem dort schmalen M. rectus abdominis und bildet hier die Rektusscheide mit.
2. Der Fundus uteri steigt, bedingt durch das wachsende Kind in der Gebärmutter bis etwa zur 36. Schwangerschaftswoche bis zu den Rippenbögen, um dann nach vorn „abzusinken". Das überdehnt die Oberbauchmuskulatur und beide Rektusbäuche werden aus ihrem Alignement lateralisiert.

Mein über Jahrzehnte mit Wöchnerinnen erprobtes Behandlungskonzept zum ausrichtenden Manipulieren beider Rektusmuskeln wird an nachfolgenden Beispielen vorgestellt (Abb. 4.**48a – d**).

Zunächst wird mit passiven repositionierenden Griffen für die gerade Bauchmuskulatur das Alignement (Ausrichtung) hergestellt (Abb. 4.**48a** u. **b**) und manuell gehalten (Abb. 4.**48c**). Während der passive Griff gehalten wird (Vorsicht: Nicht kneifen sondern zusammenhalten!), erfolgt an einer Schulter (Steigerung: Schulter und diagonaler Beckenkamm) durch die Therapeutin ein leichter Widerstand (Abb. 4.**48d**). Gegen diesen Widerstand wird mit zunächst statischer/isometrischer später dynamisch-konzentrischer Muskelarbeit Richtung Nabel eine Spannung aufgebaut.

Hinweis: Das Übungsprinzip für die Bauchmuskulatur „Unterbauch kurz – Oberbauch schmal" wird in Verbindung mit Phonationsausatem („haa", „fff") eingesetzt (siehe Kap. 4.2.1.4 und 4.2.1.5).

> **Merke:** Jede Aktivierung des Muskels wäre ohne die vorangegangenen repositionierenden Griffe zum Alignement sinnlos! Falls die Grifftechnik anfangs nicht gelingt, kann alternativ der Bauch, jedoch *nur* beim Aktivieren, gewickelt werden. Zu beachten ist dann, dass unter dem Bauchwickel das Alignement der Bauchmuskulatur hergestellt ist!

Selbst nach Jahren, in denen die unbehandelte Wöchnerin ihre Rektusverbreiterung zurückbehält, was vor allem an der Nabelplatte sichtbar bleibt, kann der Frau durch passive, redispositionierende Griffe und gleichzeitiger Aktivierung der Bauchmuskulatur oft noch geholfen werden. Allerdings sind dann mehrere Behandlungen und ihre Mithilfe durch Eigenüben notwendig.

❯❯ Fallbeispiel 1: Wöchnerin 2. Para (Abb. 4.**49a – g**)
Anamnese:
1. Kind spontan, DR III°, danach Sensibilitätsverlust für Beckenboden.
2. Kind: 3340 g, 35 cm Kopfumfang. Spontan, Wassergeburt.
Befund: 3. Tag post partum, Rektusdiastase 5 Querfinger breit, die Bauchblase wölbt sich beim Anheben des Kopfes aus Rückenlage vor (Abb. 4.**49a**), Bauchform III rechts (asymmetrisch) (Abb. 4.**49b**), Bauchmuskeltonus kaum tastbar.

Das Übungsprinzip, Unterbauch kurz + Oberbauch schmal konnte erst nach vielen Wiederholungen mit der Ausatmung realisiert werden.

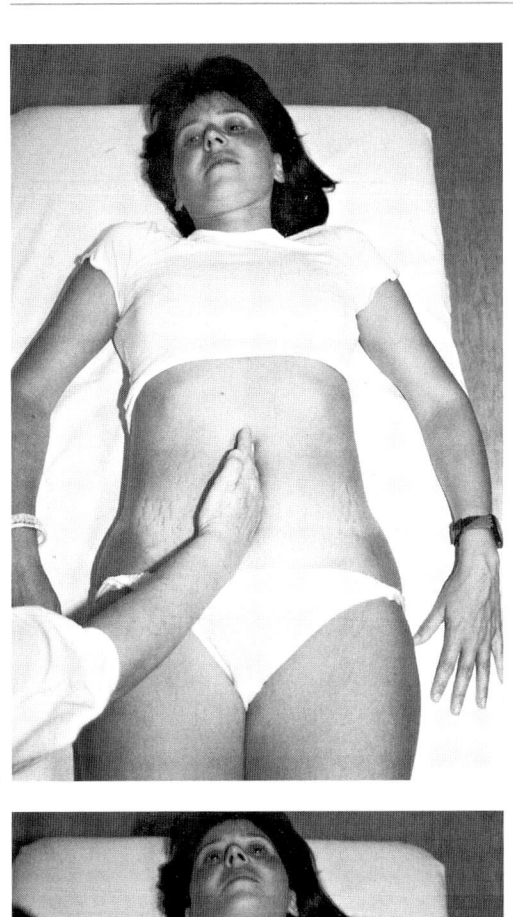

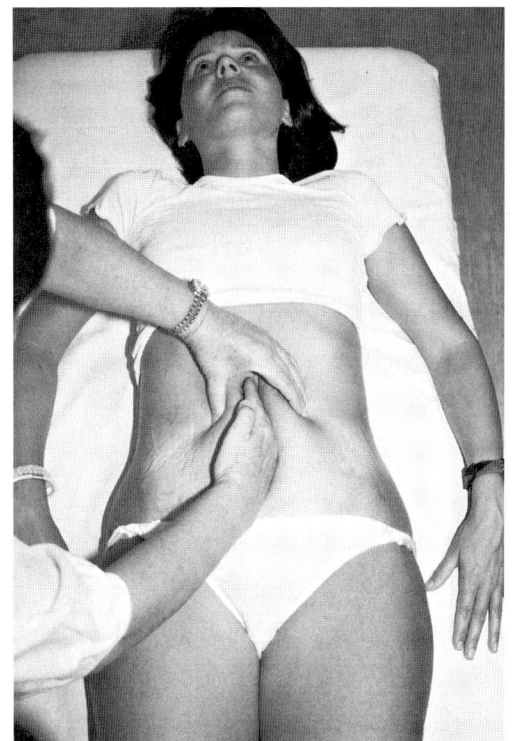

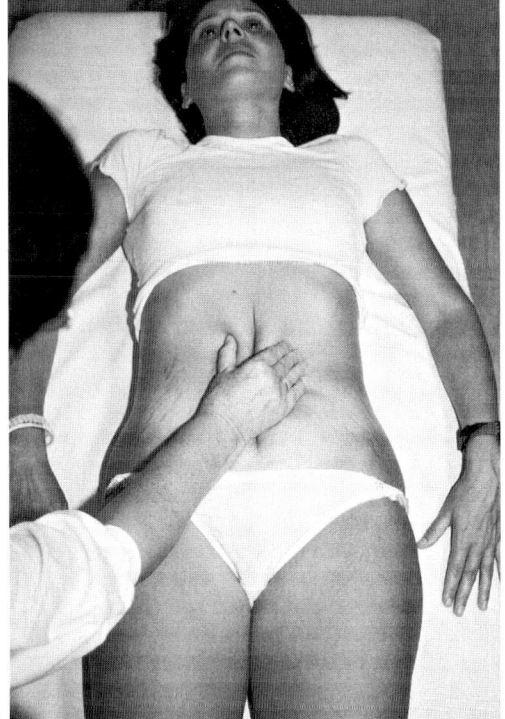

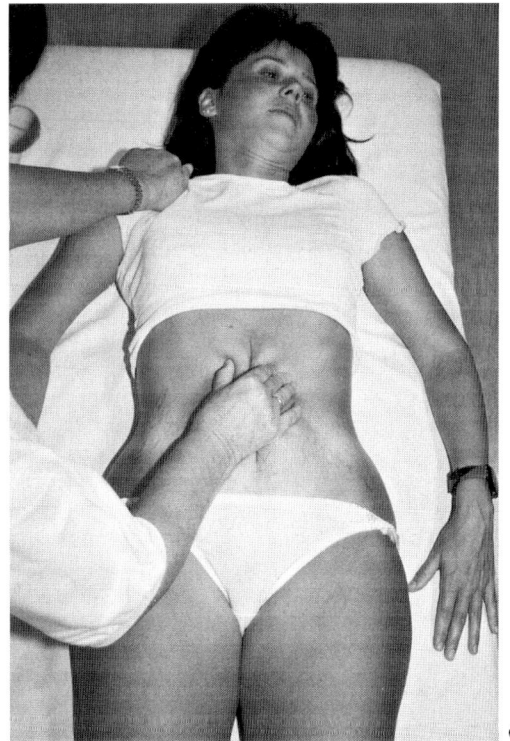

Abb. 4.**48a – d**

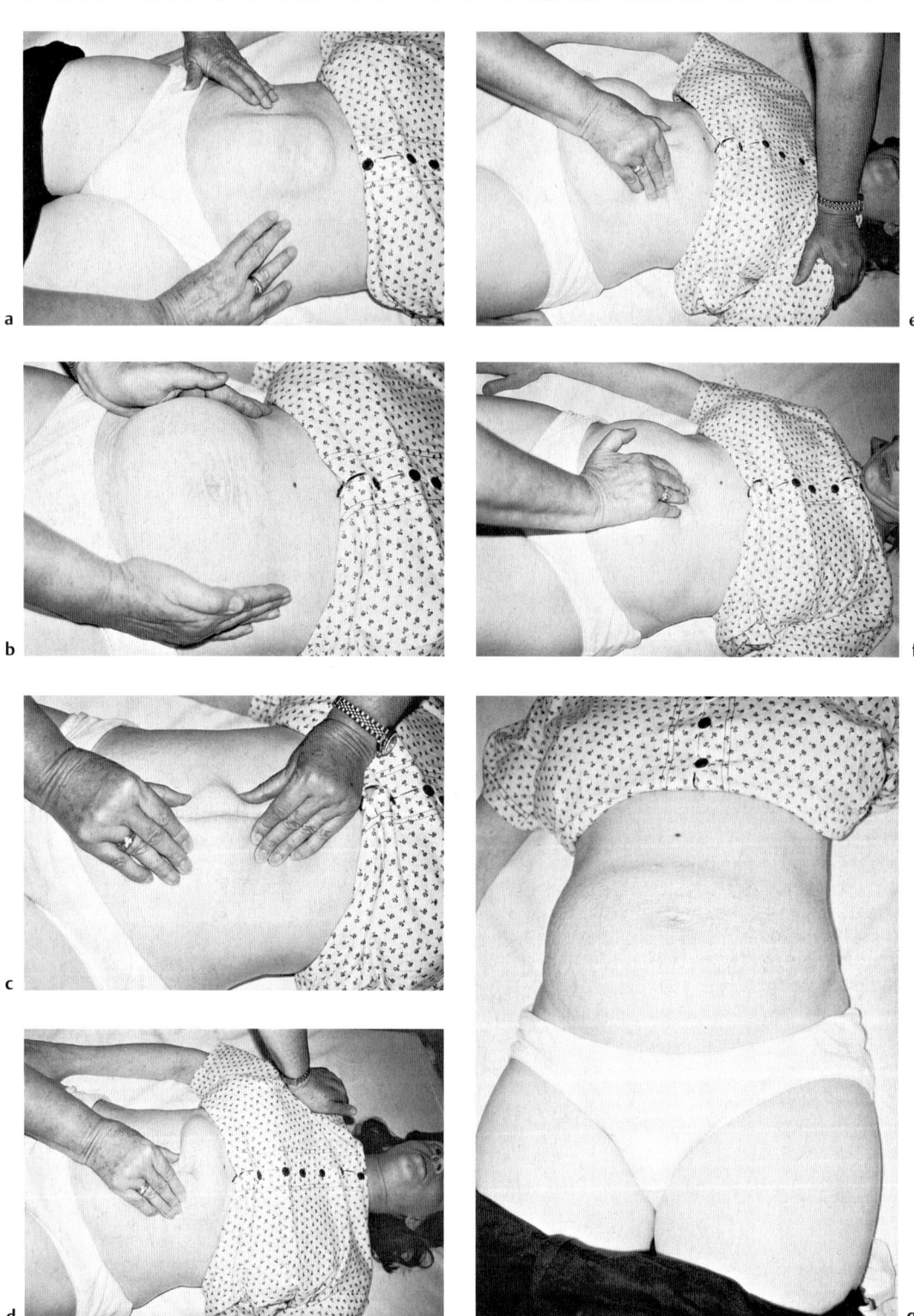

Abb. 4.**49a – g**

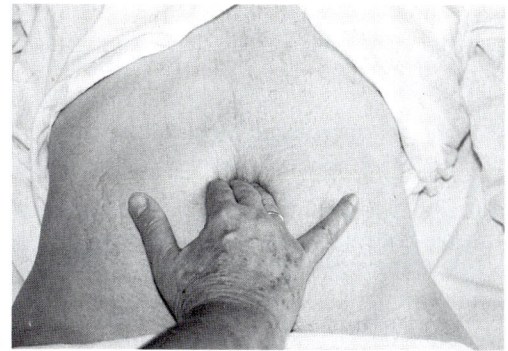

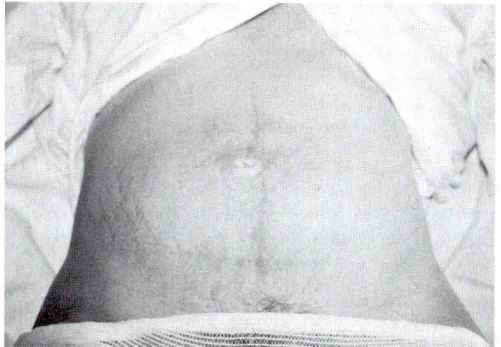

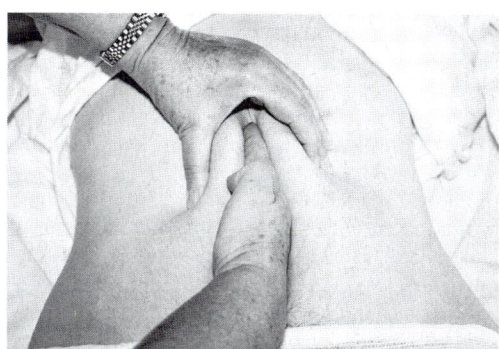

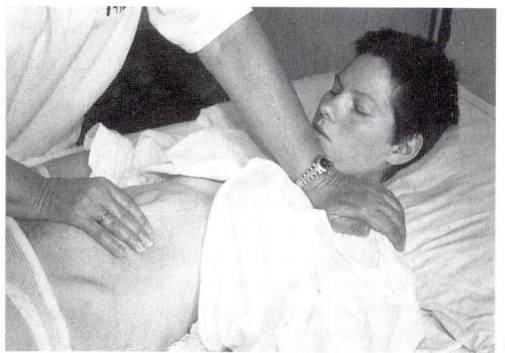

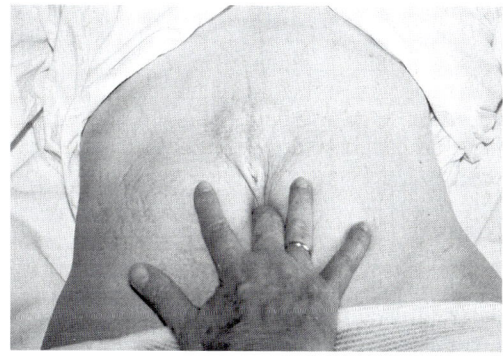

Abb. 4.**50a – e**

Behandlung:
    passiv: Fixieren der zwei Rektusbäuche im Ali-
gnement (Abb. 4.**49c**),
    dazu aktiv: Mit der Ausatmung werden die
rechte (Abb. 4.**49d**), später linke (Abb. 4.**49e**)
Schulter gegen leichten Therapeutenwiderstand in
statischer/isometrischer Muskelarbeit Richtung
Nabel angespannt (2 – 3 Wiederholungen je Seite).
    Nach der Behandlung: Rektusdiastase 3 Querfin-
ger breit (Abb. 4.**49f**). Die Wöchnerin hat jetzt das
Gefühl, ihre Bauchmuskulatur anspannen zu kön-
nen, der Bauch „gehorcht ihr wieder" (Abb. 4.**49 g**). **《**

Hinweis: Die Behandlung muss täglich wiederholt
werden.

》Fallbeispiel 2: Wöchnerin 1. Para (Abb. 4.**50a – e**)
Befund 3.Tag post partum: Rektusdiastase 3 Quer-
finger breit (Abb.4.**50a**) verläuft vom Xiphoid bis
fast zur Symphyse, Nabelkontur fast verstrichen
(Abb. 4.**50b**)
Behandlung:
    passiv: Fixieren der Rektusbäuche im Aligne-
ment (Abb. 4.**50c**)
    dazu aktiv: Mit Ausatmung und Anheben des
Kopfes werden rechte, später linke (Abb. 4.**50d**)
Schulter gegen leichten Therapeutenwiderstand
Richtung Nabel angespannt.
    Nach der Behandlung: Rektusabstand 1 Querfin-
ger breit (Abb. 4.**50e**). **《**

Hinweis: Die Behandlung zum Verschmälern des
Rektusspaltes durch das Positionieren der Rektusbäuche im Alignement kann ab 3. bis 4. Tag post
partum (bei Sectio-Wöchnerinnen nicht vor erfolgter Wundheilung und Entfernung der Fäden/Klam-
mern) durchgeführt werden.
Da diese Behandlung für die Wöchnerin anstrengend
ist, wird während des passiven repositionierenden

Griffes ein- höchstens zweimal pro Seite aktiviert, danach mit einer ruhigen, entspannenden Bauchatmung beendet. Täglich bis zur Entlassung aus der Klinik (Nachsorgehebammen haben beste Möglichkeiten, die Wöchnerin daheim entsprechend weiter zu behandeln) kann die Behandlung wiederholt werden. Die Wöchnerinnen helfen trotz der Anstrengung motiviert mit und kommentieren: Nach jeder Behandlung fühlt sich „ihr" Bauch besser, kräftiger, schmaler an, als ob ein „unsichtbares" Korsett da ist!

Anmerkung: Als „operative Korrektur von Bauchdeckendefekten" werden bei breiter Rektusdiastase die beiden seitlich aus dem Alignement geratenen Rektusmuskeln in der Mittellinie (Linea alba) wieder vereinigt. Wenn bei Mehrpara die Gewebsqualität ihre Elastizität verändert hat, werden zur Korrektur andere operative Verfahren verwendet. Ehe eine Frau diesen operativen Schritt unternimmt, lohnt sich der Versuch des Schließens der Rektusdiastase mit den oben aufgezeigten physiotherapeutischen Maßnahmen (vgl. Fallbeispiel „Frau B." in Kap. 1.4.10.1).

4.2.4 Übungsanleitung nach Klinikentlassung bis zum Besuch der Rückbildungsgruppe oder zum Eigenüben

Am Entlassungstag aus der Geburtsklinik fragen viele Wöchnerinnen von sich aus: „Was kann ich nun zu hause üben?"

In den meisten Kliniken ist es üblich, den Wöchnerinnen am Entlassungstag ein Merkblatt mit vielen aufgelisteten Übungen mitzugeben, welche die Wöchnerinnen selten motivieren sich zu Hause damit auseinander zu setzen. Dieser Umstand veranlasste mich schon vor 20 Jahren, einige knappe Anweisungen zu Übungen in Form eines Faltblattes, welches durch instruktive figürliche Skizzen ergänzt ist, zusammenzustellen. Diese Anleitung ist seitdem von mir mehrfach überarbeitet und ergänzt worden.

Für die Wöchnerin sind darin Übungsschwerpunkte für das Frühwochenbett und die Übergangszeit bis zum Besuch der Rückbildungsgymnastik, etwa 3. bis 5. Woche post partum, enthalten.

Diese Übungsanleitung kann eine Rückbildungsgymnastikgruppe nicht ersetzen aber in jedem Fall ist es ein besserer Weg als der, *nichts* zu tun.

Auch Wöchnerinnen bei Zustand nach Sectio, nach Geburtsarbeit mit Komplikationen und Problemen können aus dieser Anleitung für sich geeignete Übungshilfen auswählen oder besser

noch, empfohlen bekommen. Deshalb stelle ich hier den vollständigen Inhalt dieser Übungsanleitung vor.

4.2.4.1 Bewegungsübungen zur Rückbildung nach der Geburt

Übungsschwerpunkte: Atmung – Haltung – Bauch – Beckenboden

Das Frühwochenbett dauert bis zum 10. Tag nach der Geburt und sollte von einer Nachsorge-Hebamme mit Rat und Tat begleitet werden.

Nach der Geburt Ihres Kindes ist das Muskelgleichgewicht zwischen Bauch und Beckenboden oft gestört. Durch die schwangerschaftsbedingte Überdehnung Ihrer Bauchmuskulatur und die geburtsbedingte Überbeanspruchung Ihrer Beckenbodenmuskulatur sind beide Muskelgruppen zunächst funktionsgeschwächt. So kann in den ersten Stunden und Tagen nach der Geburt des Kindes das bewusste Spannungsgefühl für diese Muskeln erlahmt sein, manchmal kommt es sogar zur vorübergehenden Schwäche des Blasen- und Darmverschlusses. Bewegungsübungen im Frühwochenbett unterstützen die normalen Rückbildungsvorgänge, wenn beachtet wird, dass von leichten zu schwierigen Übungen langsam gesteigert wird.

„Fitmachende", anstrengende Übungen gleich nach der Geburt bewirken oft das Gegenteil!

Für das Spätwochenbett sollten Sie sich dann zwischen der 3. bis 5. Woche nach der Geburt einer Rückbildungsgruppe von einer Physiotherapeutin oder Hebamme geleitet anschließen, damit eine sinnvolle Steigerung der Übungen erreicht wird.

Dieser kleine Leitfaden für Rückbildungsgymnastik im Wochenbett ist in vier Übungsgruppen eingeteilt. Wählen Sie aus diesen Übungsgruppen unter Beachtung der Angabe des frühestmöglichen Beginns die Übungen aus, die Sie nicht überanstrengen und die Ihnen Spaß machen.

Beachten Sie dabei folgende Hinweise:
– Alle mit * versehenen Übungen sind für das Frühwochenbett für Sie ausgewählt, jedoch auch fürs Spätwochenbett geeignet.
– Beginnen Sie mit den Übungen am Tag nach der Geburt Ihres Kindes.
– Üben Sie regelmäßig, mehrmals täglich auf flacher Unterlage (kleines Kissen ist erlaubt).
– Üben Sie langsam und konzentriert, niemals ruckhaft.
– Sorgen Sie für gute Belüftung des Raumes.
– Legen Sie beim Üben beengende Kleidungsstücke ab.

– Darm und Blase sollten zuvor entleert sein.
– Die Brust sollte leer getrunken sein, also nicht direkt vor dem Stillen üben.
– Erheben Sie sich grundsätzlich aus der Rückenlage über eine Seitwärtsdrehung zum Sitzen/Stehen.
– Nehmen Sie im Frühwochenbett häufig die Bauchlage ein, Sie unterstützen damit die Rückbildung der Gebärmutter und das Abfließen des Wochenflusses.
– Frühzeitiges Aufstehen und Gehen unterstützen den Kreislauf und die Rückbildungsvorgänge. Achten Sie auf gutes Abrollen der Füße beim Gehen.

1. Übungsgruppe

Übungen zur Thromboseprophylaxe (Beginn am 1. Tag nach der Geburt)

Die Aktivierung der „Wadenpumpe" als Gefäßtraining und zur Verbesserung des Rückflusses in den Beinvenen sollte mehrmals täglich ausgeführt werden.

Nehmen Sie die Ausgangsposition Rückenlage ein und stellen beide Beine auf. Das übende Bein (re/li) strecken Sie stets so, dass beide Knie auf gleicher Höhe sind und aneinander gedrückt werden (Abb. **1**).

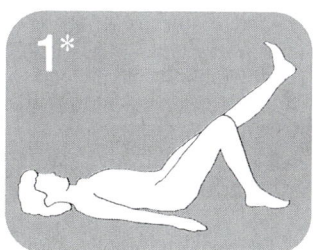

– 10-mal langsam und kräftig die Zehen einkrallen und strecken, nach kurzer Pause noch 2 × 10 Zehenbewegungen wiederholen. Dann wechseln Sie das Bein und beginnen von vorn.
– Danach Ausgangsposition re. Bein. 10-mal langsam und kräftig den Fuß im Fußgelenk auf- und abbewegen, nach kurzer Pause noch 2 × 10 Fußtretbewegungen wiederholen. Dann wechseln Sie das Bein und üben mit dem linken Fuß.
– Oder beide Beine bleiben ausgestreckt liegen und Sie ziehen gleichzeitig beide Füße (im Fußgelenk) hoch und drücken sie dann kräftig gegen den Fußgiebel des Bettes. (o. Abb.)
10-mal – dann kurze Pause und 2 × 10 Wiederholungen.

Merke: Auf Kompressionsstrümpfe sollte jede Wöchnerin, die Krampfadern oder Schmerzen in den Beinen hat, nicht verzichten!

2. Übungsgruppe

Üben der Bauchatmung, Aktivierung des Unterbauches
(Beginn am 1. Tag nach der Geburt)

Nehmen Sie die Ausgangsposition Rückenlage mit aufgestellten Beinen ein. Ihre Hände legen Sie großflächig ohne Druck auf den Unterbauch (Abb. **2**). Lassen Sie die Luft durch die Nase in den Bauch einströmen und durch den Mund auf „haa" (stimmlos) langsam ausströmen.

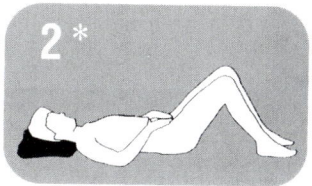

Mit der Einatmung hebt sich Ihr Bauch sanft in Richtung Ihrer Hände, mit der Ausatmung senkt er sich wieder. Danach versuchen Sie ausatmend Ihr Schambein Richtung Nabel zu ziehen. Der Abstand zwischen Schambein und Nabel verkürzt sich, der Oberbauch verschmälert sich.

Drehen Sie sich nun in Seitlage. Kopf – Brustkorb – Becken liegen in einer Linie, die Beine sind angebeugt (Abb. **3**). Wieder versuchen Sie, während Sie langsam durch den Mund ausatmen, das Schambein zum Nabel zu ziehen. Ihre oben liegende Hand kontrolliert das einatmende Weiten und das ausatmende Verkürzen Ihres Unterbauches und Verschmälern Ihres Oberbauches.

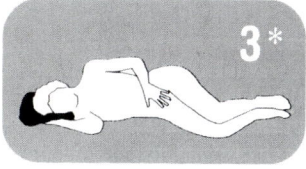

– VERSTÄRKUNG erfahren Bauch und Beckenboden, wenn Sie langsam auf „pf" oder „puh" ausatmen und sich dabei vorstellen, Ihr Bauch wird „wie ein Schwamm" ausgedrückt.
Begeben Sie sich jetzt in die Bauchlage, vorher legen Sie unter Ihren Unterbauch ein festes Kissen. Die Brust sollte nicht gedrückt werden (Abb. **4**). Ihre Einatmung erfolgt auch jetzt in Richtung Bauchraum. Ausatmend (durch den Mund auf „haa", „puh" oder „pf") ziehen Sie

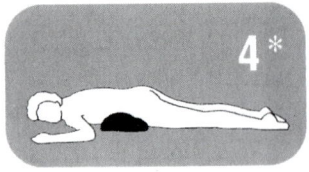

wieder Ihr Schambein in Richtung Nabel. Beobachten Sie, wie der Schambeinknochen dabei verstärkt in die Unterlage drückt.

3. Übungsgruppe

DER BECKENBODEN
– Wahrnehmen
– Behutsam üben
– Einsatz bei Druckbelastung

Die Aufgabe der Beckenbodenmuskulatur ist es, die inneren Bauchorgane – Gebärmutter, Blase, Darm – zu schützen und nach unten abzuschließen. Einzige Öffnungen, von Schließmuskeln umgeben, sind Harnröhre, Scheide und Enddarm.

Während der Geburt dehnt und weitet der vorangehende Teil des Kindes (in der Regel ist das der Kopf) den korbförmigen Beckenboden. Nach der Geburt braucht der Beckenboden eine Schonzeit, weil die Muskulatur beim Hindurchlassen des Kindes fast immer überfordert wird. Kleine Verletzungen am Muskel oder an seinen Befestigungsstellen müssen erst wieder ausheilen, ebenso wie die äußerlich sichtbare Dammnaht, falls das Kind ohne diese dammerweiternde Hilfe nicht geboren werden konnte! Im Frühwochenbett, bis zur Wundheilung, darf deshalb keine Übung eingesetzt werden, die den Beckenboden stark „kräftigen" soll.

Eine Ausnahme: Vor starkem Husten oder Niesen als Druck- und Schmerzentlastung ein sanftes Fantasiebild einsetzen:

Ihre Scheide und Afteröffnung „schlucken" sanft je ein „Zäpfchen" (es gibt Vaginal- und Analzäpfchen!) und halten dieses während Sie husten oder niesen müssen oder herzhaft lachen möchten.

Das bewusste Kennen lernen und Wahrnehmen Ihres Beckenbodens ist die Voraussetzung für alle späteren Beckenbodenübungen. Dafür kann Ihre erste Ausgangsposition das angelehnte Sitzen im Bett oder die Seitlage sein. Versuchen Sie, mit den After – Scheide – Harnröhre umschließenden Beckenbodenmuskeln ebenso zu „zwinkern" („blinzeln") wie Ihre Augen das können. Wenn Ihnen das gelingt, „blinzeln" Sie mit dieser „unsichtbaren" Beckenbodenübung in JEDER Ausgangsposition und bei jeder Gelegenheit. Erst wenn Sie

merken, wie die Muskeln Ihres Beckenbodens sich bewegen, nehmen Sie eine weitere „Fantasieübung" hinzu: „Winken" Sie mit Ihrem Steißbeinspitzchen dem Schambein zu! Dieses wiederum „unsichtbare" Winken kann auch hilfreich sein, wenn Sie Hämorrhoiden haben. (Da hilft zusätzlich etwas auf die Hämorrhoide aufgetragener Bienenhonig und ein darübergelegtes eisgekühltes Kirschkernsäckchen.)

Eine weitere Fantasieübung für den Beckenboden, die Sie am Ende des Frühwochenbetts beginnen können, ist die „Seeanemone": Bewegen – Greifen – Loslassen – rhytmisch – sanft- harmonisch – all das kann Ihr Beckenboden! Probieren Sie, ob es gelingt. Ihre Kiefergelenke werden sich mitbewegen, lassen Sie das zu! Überhaupt: Achten Sie immer darauf, dass Ihr Unterkiefer, auch Ihre Zunge, im Mund eine innerliche „Gähnbereitschaft" haben. Das wirkt sich günstig auf Ihren Atem und Ihre „Gelassenheit" aus.

Die Beckenboden-„Lift"-Übung kann Ihnen im Spätwochenbett in allen Ausgangspositionen (Sitzen, Stehen, Seitlage, Bauchlage) täglich mehr helfen, Ihre volle Beckenboden-Haltefunktion wiederzubekommen. Mit der Vorstellung, dass Sie Ihren Beckenboden wie einen „Lift" langsam über mehrere Ebenen von „unten" nach „oben" und wieder „zurückfahren" lassen, unterstützen Sie die Haltekraft und die Durchblutung der Beckenbodenmuskulatur. Beim „Liftfahren" nie die Luft anhalten, atmen Sie ruhig weiter. Sie können ebenso die Vorstellungshilfe, ihr Beckenboden öffnet und schließt sich sanft „wie eine Blüte" verwenden.

Von jetzt an kontrollieren Sie in Ihrem Tagesablauf immer wieder, egal ob Sie stehen, gehen oder sitzen, vorallem beim Heben und Tragen (Wäschekorb, Einkaufstasche, Kind/Kinderwagen), ob Ihr Beckenboden dabei *von unten* Halt gibt oder nach unten schwach ist. (Auch unfreiwilliger Harnabgang ist im Wochenbett bei solchen Belastungen nicht selten!)

Bei allen Druckbelastungen nach unten, ziehen sie VORHER Steißbein Richtung Schambein („winken") und Schambein Richtung Nabel oder denken Sie an das o. g. „Zäpfchenschlucken".

Merke: Jede Fehl- und Überbelastung geht zu Lasten ihres geschwächten Beckenbodens!

4. Übungsgruppe

Bauchatmung und Einsatz der Beckenbodenspannung werden ergänzt durch Bauchmuskelübungen.

Beachten Sie bitte: Alle folgenden Bauchmuskelübungen werden ausatmend bei gleichzeitiger sanfter Beckenbodenspannung eingeleitet.

1. Übung
Ausgangsposition Seitlage: Kopf – Brustkorb – Becken liegen in einer Linie, die Knie sind angebeugt. Der gebeugte untere Arm liegt unter dem Kopf. Schließen Sie die oben liegende Hand zu einer Faust und stellen Sie diese Faust in Nabelhöhe vor sich auf der Unterlage ab (Abb. **5**).

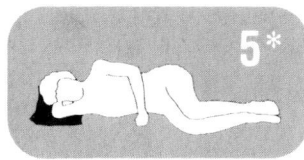

Während Sie hörbar ausatmend den Abstand Schambein und Nabel verkürzen, dazu sanft After und Scheide in sich hineinziehen, stemmt sich die Faust erst leicht, dann immer fester in die Unterlage. Beobachten Sie, wie Ihre Bauchmuskeln, besonders die der unten liegenden Bauchseite immer besser anspannen.

Üben Sie auch auf der anderen Seite.

2. Übung
Ausgangsposition Rückenlage, Beine angebeugt aufgestellt. Die Fußspitzen sind in Richtung Knie hochgezogen (Abb. **6**).

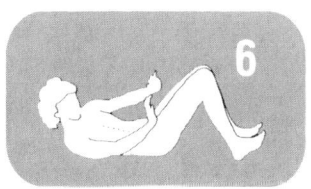

Während Sie ausatmend (Mund) den Fersendruck zur Unterlage verstärken und das Schambein Richtung Nabel ziehen, stemmen beide hochgestellten Hände zur re. (li.) Körperseite. Der Kopf wird in Bewegungsrichtung mit angehoben.

Ihr Kreuz und Ihre Fersen dürfen den Kontakt zur Unterlage nicht verlieren. Ihre Brustwirbelsäule bleibt gerade, der Oberbauch bleibt schmal.

3. Übung
Ausgangsposition Vierfüßlerstand – das ist auch im Bett möglich; sehr bald auf dem Boden üben! Kopf – Oberkörper – Becken stehen in einer Linie. Kreuz und Bauch sollten nicht nach unten durchhängen! Zwischen den Knien ist ein kleiner Abstand (Abb. **7**). Während Sie ausatmend das

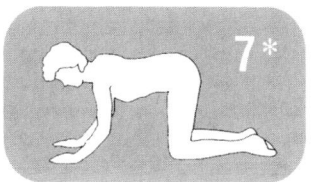

Schambein Richtung Nabel ziehen (es aktiviert Ihren Beckenboden und Unterbauch), verstärken Sie kurzfristig den Druck der rechten Hand und des linken Knies zur Unterlage.

Anschließend Wechsel des Druckes auf linke Hand und rechtes Knie.

Gönnen Sie sich kleine Pausen, wenn Sie diese Übung in jeder Diagonale mehrmals wiederholen.

4. Übung
Eine anstrengende aber wirkungsvolle Übung für das Spätwochenbett.

Ausgangsposition: Vierfüßlerstand. Die Knie und Füße etwa schulterbreit auseinander stellen, die Fußrücken müssen flach auf der Unterlage liegen.

Während Sie ausatmen, heben Sie, soweit es geht, die Knie vom Boden ab. Die Wirbelsäule bleibt gerade. Das Gewicht Ihres Körpers ruht dann nur noch auf den Händen und Fußrücken (Abb. **8**).

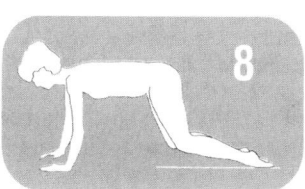

5. Übung
Ausgangsposition Seitlage: Die Knie sind angebeugt. Der obere Arm liegt lose gestreckt auf dem Körper, der untere Arm ist aufgestützt (Abb. **9**).

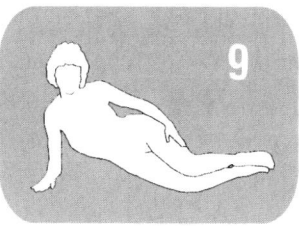

Während Sie ausatmend das Schambein zum Nabel ziehen und Ihren Oberbauch verschmälern, heben Sie, auf Knie und Unterarm gestützt, ihr Becken ab.

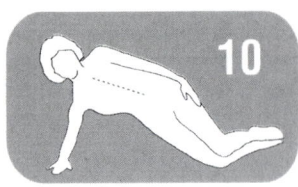

Dabei nicht ins Hohlkreuz gehen (Abb. **10**).

Ihr Bauch soll sich verkleinern, er darf nicht nach außen drängen.

> **Merke:** Die Seite, auf der das Hochstemmen mehr Mühe bereitet, sollte häufiger üben. (Vielleicht war auf dieser Seite der Rücken Ihres Kindes).

6. Übung

Stabilisation für Bauch- und Rückenmuskulatur.

Ausgangsposition: Sie stehen mit dem Gesicht zu einer Wand. In Hüftgelenkbreite stehen Ihre Füße fest am Boden, die Knie sind leicht gebeugt. Beide Unterarme lehnen in Schulterhöhe an der Wand. Die Wirbelsäule bleibt gerade (Abb. **11**).

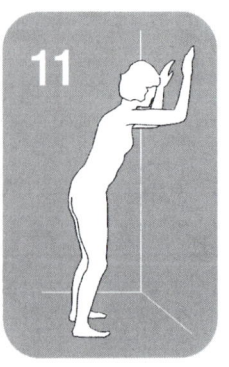

Während Sie langsam auf „haa", „pf" oder „puh" ausatmen, ziehen beide Ellenbogen in Ihrer Vorstellung Richtung Bauchnabel. Der Oberbauch wird schmal, der Unterbauch verkürzt sich, die Wirbelsäule bleibt stabilisiert.

Abwandlung:

Während der Ausatmung (s. o.) ziehen re. (li.) Ellenbogen und li. (re.) Knie Richtung Bauchnabel. Die Wirbelsäule bleibt gerade. Bei beiden Übungen keine Körperbewegungen zulassen.

Zur Erinnerung können der Wöchnerin die folgenden wichtigsten Ratschläge mitgegeben werden:

- Beim Husten, Niesen, Lachen und beim Heben und Tragen dem Beckenboden mit Kopfdrehung oder „über eine Schulter husten" Gegenhalt geben.
- Jedes Gewicht (Last) körpernah tragen.
- Immer über die Seite drehend zum Sitzen kommen.
- Eine Rückenschule oder Beckenbodengruppe, Schwimmen, Aquajogging, Walking auch Tanzen sind am Ende des Wochenbetts empfehlenswerte Angebote.
- Eine gewohnte sportliche Betätigung kann aufgenommen werden, wenn der Beckenboden wieder volle Haltefunktion hat.

4.3   Rückbildungsgymnastik im Spätwochenbett

Die Rückbildungsgymnastik im Spätwochenbett ist in der Regel eine *Gruppenarbeit*, wobei die Teilnehmerzahl 10 Wöchnerinnen nicht überschreiten sollte, um den individuellen Bedürfnissen einzelner Frauen gerecht werden zu können (siehe Kap. 6.1.2).

Durch *therapeutische Begleitung* der Spätwöchnerinnen sollen die Rückbildungsvorgänge nach Schwangerschaft und Geburt unterstützt werden. Ziel ist, jede Frau annähernd in ihren *körperlichen Zustand* vor Schwangerschaftsbeginn zurück zu führen und sie bei Problemen zu beraten. Erst nach Beenden des Stillens werden dann alle Rückbildungsprozesse abgeschlossen sein.

Eine *Einzeltherapie* kommt im Spätwochenbett in Betracht, wenn ein körperliches oder seelisches Problem der Wöchnerin diese erforderlich macht oder eine Wöchnerin dies aus persönlichen Gründen wünscht.

Jede Gruppenstunde soll mit einer *einleitenden Gesprächsrunde* beginnen, weil nur so die spezielle Situation der einzelnen Wöchnerinnen erfahrbar ist. Nur durch kompetente Gesprächsführung der Therapeutin, welche *aktives Zuhören* einschließt, werden die Frauen ermutigt, mögliche Beschwerden und Probleme zu verbalisieren. Wir wissen, dass intime körperliche Probleme eher in einer geschlossenen Gruppe angesprochen werden! Sucht eine Wöchnerin ein Einzelgespräch mit der Kursleiterin, muss sie von dieser dazu eine Gelegenheit erhalten.

Hinweis: Offene Kurse, in denen ein Hinzukommen jederzeit möglich ist, sind wegen Unterforderung der einen und Überforderung der anderen Wöchnerin nicht zu empfehlen. Auch kann sich in offenen Kursen ein Gemeinschaftsgefühl zwischen den Teilnehmerinnen nicht gut entwickeln.

Der *Beginn* der Rückbildungsgymnastik im Spätwochenbett, welcher günstigerweise zwischen der 3. bis 5. Woche post partum/post sectionem liegt, sollte mit einer *reduzierten Befundaufnahme* (siehe Kap. 2.3) erfolgen, damit die Bedürfnisse, Beschwerden oder Probleme der Frau rechtzeitig erkannt und behandelt werden können. Am Befund und den Zielen (siehe Kap. 3.2) sollte sich dann das Behandlungskon-

zept orientieren. Wichtig ist, dass die Therapeutin funktionelle Bewegungsabläufe beherrscht, um unfunktionelle vermeiden zu können (siehe Kap. 4.1).

Nachfolgende Empfehlungen sind als Orientierungshilfe für Einsteigerinnen in die Rückbildungsgymnastik im Spätwochenbett gedacht:

Die erste Gruppenstunde

Hier muss Zeit eingeplant werden für das Kennen lernen untereinander und ein miteinander vertraut werden, auch dafür, dass manche Wöchnerinnen möglicher weise unverarbeitete Gebärerlebnisse ansprechen.

Im Anschluss an die Gesprächsrunde werden erste physiotherapeutische Maßnahmen nach der Vorgehensweise der Behandlung im Frühwochenbett (siehe Kap. 4.2) erarbeitet:

- Die Befunderhebung für die Bauchmuskeln, den Beckenboden, die Beine
- Der „Klötzchen zum Türmchen-Aufbau"
- Stimulation der gesamten Rumpfkapsel durch kostoabdominale Atembewegungsrichtungen verbunden mit Phonationsausatem
- Das Grundprinzip für Bauchmuskulatur: Unterbauch kurz – Oberbauch verschmälern
- Lokales Stabilisieren der Rumpfwandmuskulatur
- Verbessern der Beckenbodenfunktion durch reaktive und aktive Muskelarbeit
- Ökonomische Bewegungsabläufe vom Liegen bis zum Stehen, Gangbild
- Bückverhalten, richtiges Heben und Tragen, Sitzverhalten auf der Toilette
- Ernährungsberatung.

Hinweis: Wichtige Fragen und Anregungen zum Stillen sind Inhalte der Stillgruppe, welche die Wöchnerin mit ihrem Baby gemeinsam besucht.

Die gelernten Übungen und Verhaltensweisen im Alltag werden am Ende der Stunde noch mal besprochen und bis zur nächsten Gruppenstunde zum täglichen Üben daheim empfohlen.

Zum Ausklang der ersten Gruppenstunde könnte eine Übungseinheit aus Kapitel 4.3.2.7 „Körperwahrnehmung zur Spannungsregulierung" angeboten werden.

Die zweite Gruppenstunde

Diese beginnt wieder mit einem kurzen Gruppengespräch:

– zu körperlichen Beschwerden/Problemen,
– zum Umsetzen der Übungen und Empfehlungen aus der ersten Stunde.

Die Inhalte der 1. Gruppenstunde werden wiederholt.

Danach wählt die Therapeutin geeignete Übungen aus den im nachfolgenden Kapitel aufgezeigten, nach Zielsetzung geordneten Übungsvorschlägen aus. Diese können ohne oder auch mit Spürhilfen oder Übungshilfen in verschiedenen Ausgangsstellungen (ASTEN) angeboten werden.

> **Merke:** *Nicht die Anzahl* der angebotenen Übungen sind Hinweis auf die Qualität einer Rückbildungsstunde, sondern die *sorgfältige Auswahl* der Übungen, mit denen die körperbezogenen Übungsziele erreicht werden sollen! Dabei müssen *unbedingt* dynamische/anstrengende Übungsphasen mit Ruhephasen oder leichten Übungen abwechseln!

In den nachfolgenden *Gruppenstunden 3–10* ist wichtig, dass die Übungsanforderung entsprechend dem Leistungsvermögen der Wöchnerinnen gesteigert wird!

Die Therapeutin muss auch erkennen, wenn eine von ihr angebotene Übung für die Wöchnerin noch zu schwierig ist. Diese sollte dann gegen eine leichtere Übung eingewechselt werden. In den nachfolgenden Rückbildungsstunden kann diese Übung dann erneut angeboten werden.

Hausaufgaben zum täglichen Üben ergänzen das Übungsprogramm. Diese Übungen dürfen (und müssen oft!) für die Wöchnerinnen unterschiedlich sein, um das speziell herausgefundene Problem oder Beschwerden jeder Frau berücksichtigen zu können.

Für den *Ausklang einer jeden Gruppenstunde* werden in Kapitel 4.3.2.8 verschiedene Vorschläge aufgezeigt. Aus diesem Angebot kann die Therapeutin nach folgendem Gesichtspunkt auswählen: War die Gruppenstunde dynamisch/anstrengend, z. B. Ballübungen, Brückenaktivitäten, dann könnte der Abschluss eine Entspannungsübung zur Körperwahrnehmung sein. War die Stunde „leise", mehr in den Körper gerichtet, z. B. konzentrierte Beckenbodenarbeit, Feldenkraisbewegungen u. a.,

kann als Ausklang der Stunde ein dynamischer Stundenausklang angeboten werden.

4.3.1 Anwendung von Lagerungshilfen, Spürhilfen und Übungshilfen

Wie schon in der Geburtsvorbereitung sind ebenso im Wochenbett *Lagerungs-, Spür- und Übungshilfen* eine teils notwendige, in jedem Fall die Rückbildungsgymnastikstunden bereichernde Abwechslung. *Lagerungshilfen* unterstützen den Körper der Wöchnerin beim Stillen und bei der Rückbildung des Uterus. *Spür- und Übungshilfen* sensibilisieren die Eigenwahrnehmung und erleichtern Bewegungsabläufe. Außerdem bereitet das Üben mit Spür- und Übungshilfen den Frauen in der Rückbildungsgruppe meist mehr Freude als das Üben ohne diese Hilfen.

4.3.1.1 Lagerungshilfen

Corpomedkissen: Für diese Lagerungshilfe gibt es inzwischen viele Marktanbieter. *Füllqualität* (winzige styroporähnliche Kügelchen) und *Füllzustand* (nicht prall gefüllt) sind zur optimalen Benutzung eine wichtige Vorgabe. Das *halbrunde* flexible Corpomedkissen (Abb. 4.**51a**)ist für die Frühwöchnerin beim Stillen im Bett oder auf einem Stuhl sitzend (Abb. 4.**51b**) eine hervorragende Lagerungs- und Stützhilfe für den Rücken und für die Arme.

Ein weiterer Vorteil ist, dass das Baby kurzzeitig in der Mulde des Corpomedkissens auf dem Boden sicher abgelegt werden kann.

> **Hinweis:** Niemals das Baby unbeaufsichtigt auf dem Wickeltisch liegen lassen. Dieser Hinweis kann jungen Müttern/Eltern gar nicht oft genug gegeben werden!

Das rechteckige Lagerungskissen von Corpomed (Abb. 4.**51a**) eignet sich sehr gut zur Unterstützung und Kontraktionsanregung des Uterusmuskels zum Abfluss der Lochien im Frühwochenbett in der *Bauchlage-Lagerung*.

4.3.1.2 Spürhilfen

Kirschkernsäckchen

Das uralte schweizer Hausmittel ist aus der Arbeit mit Schwangeren, Gebärenden und Wöchnerinnen nicht mehr wegzudenken.

Der Handel bietet das waschbare und jahrelang haltbare Kirschkernsäckchen heute in unterschiedlichen Größen an, wobei sich die Größe 20 ×

20 cm für die nachfolgenden Anwendungsvorschläge bewährt hat.

Eisgekühltes Kirschkernsäckchen (Gefrierfach) als kühlende Auflage:

– bei Venenschmerzen/-entzündung in den Beinen
– bei heilender Dammnaht
– bei Hämatom im Vulvabereich
– bei Varizen und Anschwellung im Vulvabereich
– bei Hämorrhoiden: Hier sollte für den Analbereich ein extra kleines Kirschkernsäckchen zur Verfügung sein

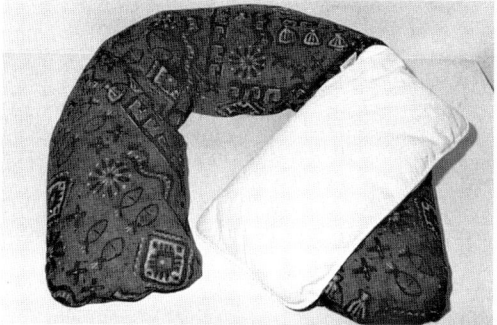

a

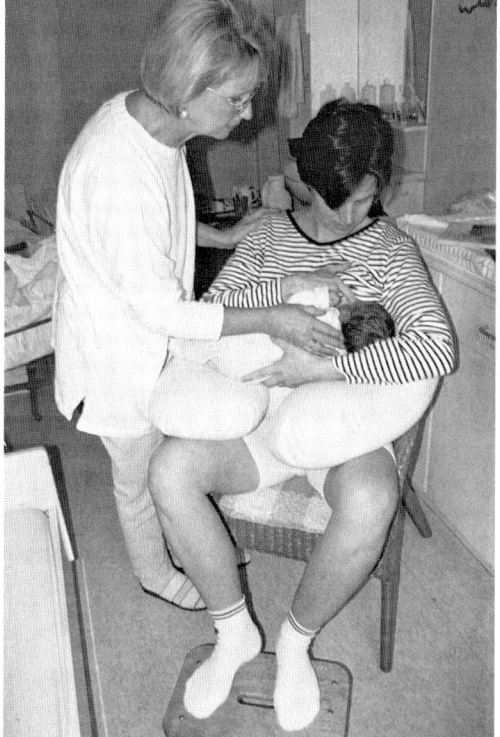

b

Abb. 4.**51a** und **b** Lagerungskissen
a rechteckiges und
b halbrundes flexibles Coropomedkissen als Stillkissen

– bei Brustentzündung bzw. Rötung
– als schnelle Alltagshilfe für die Familie, wobei Kühlung eine Soforthilfe ist, z. B. Insektenstich, kleine Blutergüsse, verstauchter Knöchel.

Empfehlung: Ein oder mehrere Kirschkernsäckchen für den Notfall immer im Gefrierschrank bereithalten. Bei Auflage im Intimbereich könnte das Säckchen aus Hygienegründen in einen kleinen Plastikbeutel getan werden.

Wirkung der eisgekühlten Kirschkerne: Abschwellend, entstauend, durchblutungsfördernd, schmerzstillend.

Vorteil gegenüber einer Eispackung: Die gekühlten Kirschkerne werden nicht als „aggressiv kalt" empfunden.

„Trockene" Wärmflasche: Ein in Mikrowelle/ Backofen erwärmtes Kirschkernsäckchen hat eine langzeitige Wärmespeicherung. In der Zeit nach der Geburt ist die „trockene" Wärmflasche für Mutter, Kind und die übrige Familie anzuwenden:

– als Baby's Wärmflasche
– bei Darmstörungen
– bei Bauchschmerzen/Menstruationsbeschwerden
– bei Muskelverspannung durch die Stillhaltung im Nacken/Schultergürtelbereich
– bei Kreuz/Rückenschmerzen.

Als Spür- und Übungshilfe kann das Kirschkernsäckchen (Abb. 4.**52**) in der Rückbildungsgymnastik im Spätwochenbett zur Anwendung kommen:

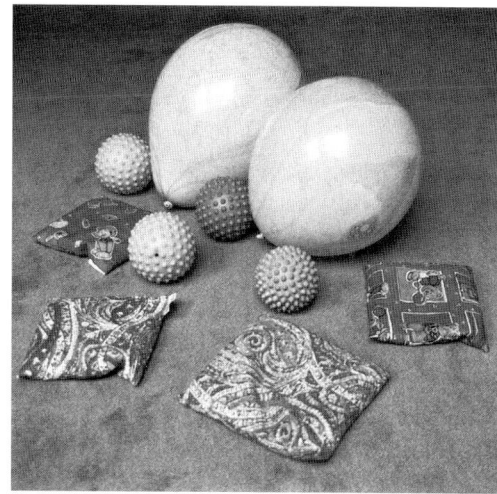

Abb. 4.**52** Kirschkernsäckchen

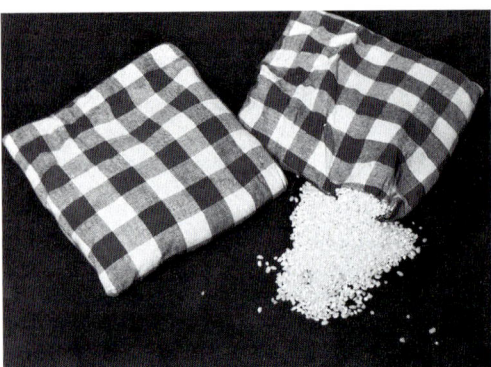

Abb. 4.**53** Reissäckchen

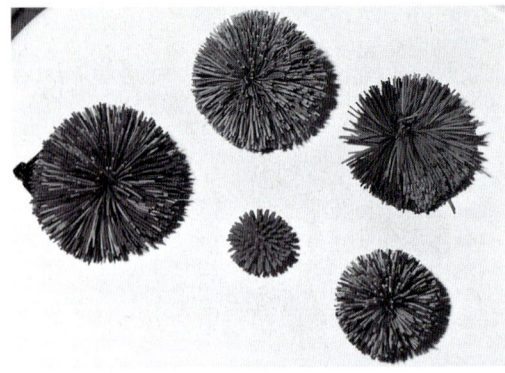

Abb. 4.**54** Fluddel

– zum Verbessern der Körperwahrnehmung
– zur Eutonisierung der Fußmuskulatur, der Hüft-
  und Wirbelsäule umgebenden Muskulatur
– beim aktivierenden Üben mit dem Beckenboden.

Reissäckchen

Reissäckchen (Abb. 4.53) sind als Spür- und
Übungshilfe besonders zum Sensibilisieren und
fein abgestimmten Aktivieren für den Beckenboden
(siehe Kap. 4.3.2.6) im Spätwochenbett aber auch
in jeder späteren Beckenbodentherapie einsetzbar.

„Fluddel"

Das ist eine die Vorstellung und das Spüren/Wahr-
nehmen unterstützende Hilfe für das sensible Ak-
tivieren des Beckenbodens (siehe Kap. 4.3.2.6). Als
„Koosh"-Ball wird er im Handel in verschiedenen
Größen von 50–90 mm Durchmesser angeboten
(Abb. 4.54).

Noppenball (Sensyball)

Der 9–12 cm (Durchmesser) große, handliche
Noppenball (siehe Abb. 4.52) kann mit einer Spe-
zialpumpe von weich bis hart aufgepumpt werden. Er ist gegenüber dem weit häufiger angebotenen Igelball im Vorteil, weil der Igelball hart,
unelastisch, nicht aufpumpbar und stachelig ist
und deshalb oft sogar als unangenehm bis
schmerzhaft bei der Anwendung empfunden wird.
  Der *Noppenball* ist eine die Rückbildungsgymnastik mit Wöchnerinnen bereichernde Spür- und
Übungshilfe für Füße, Wirbelsäule, Becken. Durch
seine Anwendung wird die Körperwahrnehmung
unterstützt. Für Rücken, Kreuz und Nacken/Schul-
tergürtel ist er eine Massagehilfe.

Luftballon

Die eutonische Arbeit mit dem *Luftballon* (Abb.
4.52) oder *Overball* (Abb. 4.55) erweitert und bereichert in der Rückbildungsgymnastik das Angebot der Übungsauswahl.
  Wird mit dem *Luftballon* gearbeitet, muss auf
eine gute Qualität (Therapiezwecke) geachtet
werden, weil ein ruhiges, konzentriertes Arbeiten
sonst durch einen mit Knall platzenden Luftballon
gestört werden kann. Aus diesem Grund kommt
auch in meinen Therapiestunden der Overball zur
Anwendung, wenngleich eine höhere Sensibilisierung für die Körperwahrnehmung aufgrund der
dünneren Haut durch den Therapie-Luftballon besteht.
  Vorteil des dickhäutigen, aber weichen und grif-
figen Overballs ist, dass er immer wieder ver-
wendbar, abwaschbar und bei jahrelangem Ge-
brauch kostengünstiger ist.
  Mit dem Luftballon oder Overball als Übungshilfe ist das Üben *allein* oder *zu Zweit* möglich.
  Anwendungsvorschläge des Luftballons/Over-
balls

1. als *Spürhilfe*: Verbessern der Körperwahrneh-
   mung
2. als *Übungshilfe* bei der Körperarbeit:
   – Verbessern der Gelenkbeweglichkeit, z. B. an
     Wirbelsäule, Brustkorb und auch an anderen
     Gelenken.
   – Verbessern aller kostoabdominalen Atembe-
     wegungen mit Vergrößern des Atemzugvolu-
     mens
   – Verbessern der Ausatmung durch Phonations-
     atem
   – Verbessern der reaktiven Beckenbodenarbeit.
     (z. B. beim Sitzen auf dem Overball)

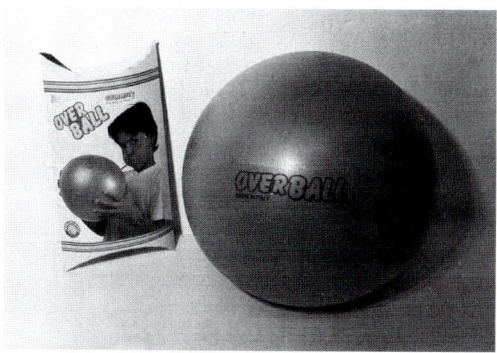

Abb. 4.**55** Overball

– Als Stabilisierungshilfe lokaler Rumpfwandmuskulatur in Bauchlage.

4.3.1.3 Übungshilfen

Pezziball

Von Material und Oberflächenstruktur hat sich in
der Praxis dieser Therapieball, den es in unterschiedlichen Größen gibt, über Jahrzehnte bewährt. In Verbindung mit der Airex-Gymnastik-
matte gibt das Üben auf und mit dem Ball der
Wöchnerin in der Rückbildungsgruppe Sicherheit.

Die Elastizität des Balles einerseits, seine Kugelform andererseits bewirken, dass die Ballgymnastik mit einem besonderen Anspruch an den Körper, jedoch auch mit Freude und Fröhlichkeit oft
geradezu spielerisch geübt werden kann.

Bei der Ballgymnastik ist fast permanent die Balance gefährdet und so sind, bedingt durch die
Ballform, ständig Gleichgewichtsreaktionen des
Körpers notwendig, obwohl das Körpergewicht
auf einer relativ großen Unterstützungsfläche verteilt ist. Gefordert sind durch das Balancieren des
Gleichgewichts ständig Wirbelsäule und Rumpfwandmuskulatur.

> **Merke:** Bei der Wöchnerin kann sich mit Ball-
> gymnastik in verschiedenen Ausgangsstellungen,
> z. B. Sitz auf dem Ball, Bauchlage über dem Ball,
> Anlehnen an den Ball, Rückenlage über dem Ball,
> Seitlage über dem Ball, die durch Schwanger-
> schaft und Geburtsarbeit überdehnte Muskulatur
> *spielerisch* wieder aufbauen und ihre dynamische
> Kraft zurückgewinnen.

Empfehlung: Ab etwa 3. Rückbildungsgymnastikstunde könnte für das Üben auf dem Pezziball ein
Drittel der Stunde als Übungszeit eingeplant werden. Wichtig ist jedoch, das unkontrollierte, nicht

fachgerechte und dadurch viele Frauen verunsi-
chernde Umgehen mit dem großen Therapieball
zu vermeiden. Deshalb werden nachfolgend die
prinzipiellen wichtigsten Hinweise zur *richtigen
Handhabung* des Balles aufgezeigt:

Funktionelle Wirkungsweisen (nach Klein-Vogelbach):

– Der Körper hat während des Übens mit dem Ball
stets zwei Unterlagen, den stabilen Boden und
den labilen Ball.
– Teilgewichte des Körpers können auf den Ball
abgegeben werden.
– Gleichgewichtsreaktionen werden verstärkt
durch mobile Unterlage ausgelöst.
– Das Körpergewicht ist über eine relativ große
Unterstützungsfläche verteilt, abhängig davon,
wie voll der Ball aufgepumpt ist.

Allgemeine Hinweise

– Passende Ballgröße (Ballhöhe): Diese muss der
Körperlänge, insbesondere der Beinlänge, angepasst sein. Abstand Hüftgelenk – Boden > Abstand Kniegelenk – Boden.
– Benutzung des Balles und alle Ballübungen
müssen an die Konstitution und Kondition der
Frau angepasst werden, d. h. neben Körpergröße
und Gewicht müssen auch die muskuläre Situation und evtl. bestehende Gelenkfehlstellungen
berücksichtigt werden.
– Ballhärte: *Vor und während der Geburt* wünschen wir keinen prall aufgepumpten Ball, weil
dadurch die Rollfähigkeit gebremst wird und
dies so der Gebärenden (vor allem der Ungeüb-
ten) mehr Sicherheit gibt. *Im Spätwochenbett*
soll der Ball, wie in der Physiotherapie üblich,
prall aufgepumpt sein. Die Kugelform des Balles
soll beim Sitzen nur mäßig abgeflacht werden.
Jetzt ist verstärkte Rollfähigkeit des Balles am
Boden zur Auslösung von Gleichgewichtsreaktionen erwünscht.
– Bodenbeschaffenheit: Ballarbeit zur Sicherheit
der Frau in Verbindung mit rutschfester Airex-
Matte vor, während und nach der Geburt.
Verboten: Das Üben auf blank gewachsten Bö-
den und auf Steinböden wegen Rutsch- und
Sturzgefahr.
– Empfohlen wird anliegende Baumwollkleidung,
um nicht in weiter Bekleidung beim Bewegen
behindert zu sein.

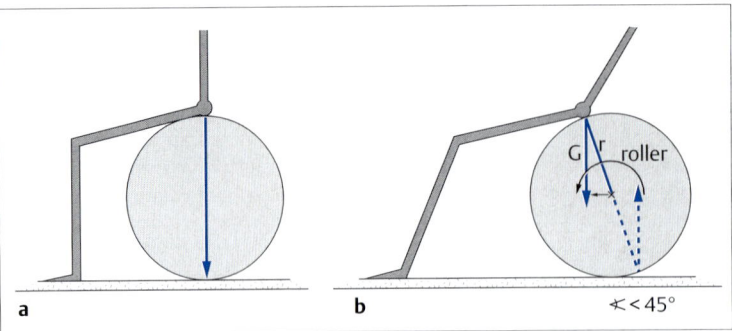

Abb. 4.**56a** u. **b** Belastung des Balles
a zentrisch: keine Rollbewegungen möglich,
b exzentrisch, Roll-
bewegungen möglich

Ausführungshinweise zur Ballgymnastik
(nach Klein-Vogelbach)

– Belastung des Balles (Abb. 4.**56 a** u. **b**): Möglichkeiten im Sitzen: vorne/hinten, rechts/links,
schräg vorn/schräg hinten, in Seit-, Bauch- und
Rückenlage werden Teilgewichte des Körpers
auf den Ball abgegeben.
– Die Ballgymnastik soll behutsam und ohne Hast
ausgeführt werden. Da der Ball für den Körper
eine mobile, labile Unterlage bedeutet, können
unkontrollierbare Beschleunigungen leicht auftreten. Dieses Risiko kann durch behutsames
Vorgehen vermieden oder doch gemindert werden.

Anmerkung: Am Anfang übt die Wöchnerin das Bewegen auf dem Ball langsam, stoppt den Bewegungsablauf beliebig ab, bewegt weiter und stoppt
wieder ab. Dadurch bekommt sie Ballgefühl und Sicherheit.

– Die Ballgymnastik soll ohne großen Kraftaufwand, soll spielerisch gemacht werden. Deshalb
wird bei allen Ballübungen die ökonomische
Aktivität angestrebt.

Merke: Ballgymnastik darf keinerlei Schmerzen
hervorrufen. Die Übungen sollen von der Frau als
angenehm empfunden werden. Auftretende
Schmerzen sind eine absolute Kontraindikation
für eine Ballübung. Die Therapeutin muss entweder für die eine Spätwöchnerin oder für die ganze
Gruppe eine andere Übung wählen. Oft genügen
kleine Veränderungen/Abwandlung der Übung
oder die Korrektur unökonomischer Ballbenut-
zung.

Nutzen bei Anwendung des Balles im Spätwochenbett – *Voraussetzung: Dammnaht ist verheilt!*

– Ball als Sitzhilfe zur Verbesserung der Haltung
durch Stabilisierung der antagonistischen Rü-
cken- und Bauchmuskulatur, auch bei Alltags-
verrichtungen.
– Ball zum Anlehnen beim Stillen als Entlastung
für den Rücken.
– Entstauung durch Hochlagern der Beine auf den
Ball.
– Aktivieren der Wadenpumpe durch „dopsen"
(s. u.).
– Kreuzschmerzprophylaxe durch Beckenbewegungen in verschiedenen Ausgangsstellungen.
– Reaktive und aktive Beckenbodenarbeit auf
dem Ball sitzend.
– Funktionelles Bauchmuskel-Training durch Brückenaktivität, verstärkt durch Verkleinern und
Aufgeben der Unterstützungsfläche.
– Lokales und globales Stabilisieren der Rumpf-
wandmuskulatur
– Für den Ausklang der Gruppenstunde sind ent
spannende, spielerische Bewegungsformen al-
lein oder zu zweit mit dem Ball zu empfehlen.

Hinweis: Im Frühwochenbett ist der Ball aus folgenden Gründen kontraindiziert:
– Wundheilung Naht/Hämatom u. a., Damm- und
Beckenbodenproblematik
– Rutschgefahr bei PVC u. ä. Bodenbelägen im Kli-
nikzimmer
– Hygienefrage im Krankenzimmer: Jeder Besucher,
auch das Klinikpersonal „besetzt" und betastet
den Ball.

Das richtige Aufsitzen auf dem Ball:
Aufgabe der Therapeutin ist das Vermitteln von
Sicherheit im Umgang mit dem Ball, weil das
„Sich-richtig-auf-den-Ball-setzen-können" später
„auf-dem-Ball-den-Körper-ablegen-können" eine
Voraussetzung für *alles sichere Üben* ist. Keine
Wöchnerin sollte vom Ball herunterfallen bzw. ab-
stürzen!
Ausgangsstellung: Hüftbreites Stehen, Klötzchen

zum Türmchen eingeordnet. Mit einer rückgreifenden Hand wird der Ball am Wegrollen gehindert.

Ausführung: Mit verbaler Begleitung durch die Kursleiterin: Beide Sitzbeinhöcker sind in der Fantasie „Taschenlampen", die beim langsamen Absetzen das vordere Drittel des Balles anleuchten, bis das Gesäß zum Ball Kontakt hat. Unter Verstärkung des Fußdruckes zum Boden und Ausnutzung einer kleinen Rollbewegung des Balles setzt die Frau ihr „Türmchen" nun senkrecht auf den Ball, Fuß- und Beinachsen sind eingeordnet. Sie sitzt jetzt in ihrer physiologischen Belastungshaltung (s. u. Abb. 4.**59a**).

Variante

Ausgangsstellung: Kurz vor dem Absetzen auf dem Ball, wenn das Gesäß nur „hauchdünnen" Kontakt zum Ball hat, stützen sich beide Hände auf dem entsprechenden Oberschenkel ab, das „Türmchen" ist nach vorn verlagert (Abb. 4.**57**).

Ausführung: Das Becken wird nach rechts und links (Lateralflexion der Wirbelsäule) bewegt. Fantasiehilfe: „Als ob ein Ei ausgebrütet wird". Auf „wa –wa –wa" oder „wi –wi –wi" wird dabei ausatmend laut getönt. Erst danach wird das „Türmchen" senkrecht auf der vorderen Ballhälfte abgesetzt.

Impulse zum „Dopsen" auf dem Ball:

Soll nach dem Aufsitzen auf dem Ball ein „Dopsen" ausgelöst werden, z. B. für reaktive Beckenbodenarbeit oder für andere zielgerichtete Übungen, sind *zwei Primärbewegungen* als Impulsgeber möglich:

– Erster Auslöser
Ausgangsstellung: Füße stehen in Hüftbreite im Zehenstand (Plantarflexion).
Ausführung: Beide Fersen „dopsen" so lange auf den Boden, bis der Impuls sich auf die Frau und den Ball überträgt: Es „dopst"! (Abb. 4.**58a**)

– Zweiter Auslöser
Ausgangsstellung: Füße stehen in Hüftbreite am Boden.
Ausführung: Beide Vorderfüße heben vom Boden ab (Dorsalextension) und „dopsen" solange auf den Boden, bis der Impuls sich auf die Frau und den Ball überträgt: Es „dopst"! (Abb. 4.**58b**)

Beachte bei der Ausführung:
– Körperklötzchen im „Türmchen"
– Fuß- und Beinachsen-Stellung
– Ballbelastung beim „Dopsen" zentrisch ohne Rollbewegung.

Beachte bei allen Übungen auf dem Ball:
– Ballbelastung beim Üben *zentrisch* ohne Rollbewegung oder *exzentrisch* mit Rollbewegungen.
– Mit Phonationsausatem (aphonische oder phonische Laute) üben.

Hinweis: Nie mit angehaltenem Atem üben!

– Bauchmuskelprinzip: Unterbauch kurz – Oberbauch verschmälern

Hinweis: Daran muss die Wöchnerin beim Üben ständig erinnert werden.

Sitzscheibe

Die aufblasbare flexible Sitzscheibe (Sitzkissen/Ballkissen) ist vom Material und Beschaffenheit dem Pezziball ähnlich und kann, auf einem Hocker/Stuhl (Abb. 4.**59a**) aufgelegt, eine Übungshilfe für Beckenbodenstimulierung und -training sein. Die Wirkung ist jedoch abgeschwächter als auf dem Ball.

Zur Schulung der Gleichgewichtsreaktion für die Rumpfwände und gleichzeitiger Beckenbo-

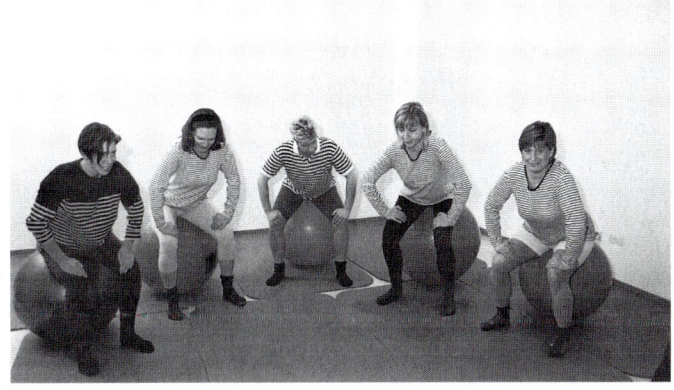

Abb. 4.57 Das Gesäß hat nur „hauchdünn" Kontakt zum Ball

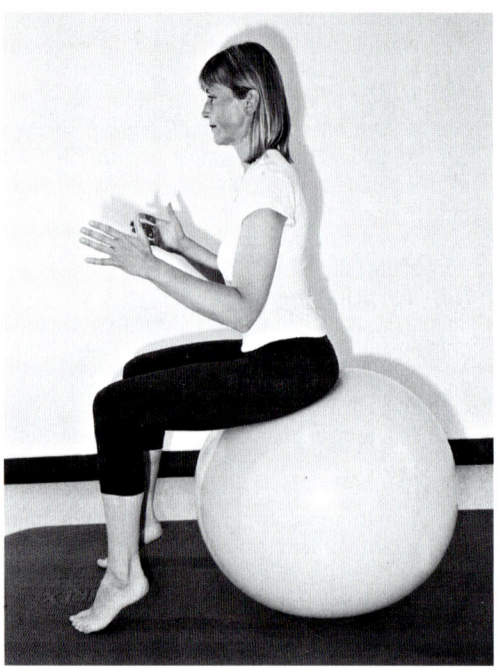

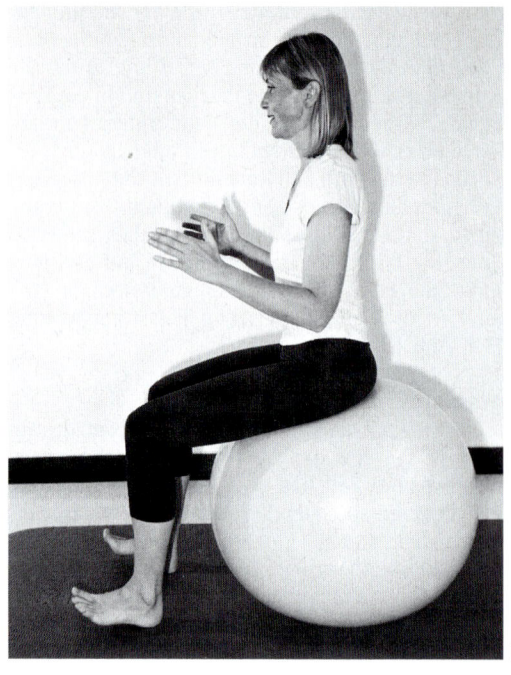

a

b

Abb. 4.**58a** u. **b** Dopsen auf dem Ball
a Auslöser Plantarflexion

b Auslöser Dorsalextenion

denstimulation können Ball und Sitzscheibe gemeinsam verwendet werden (Abb. 4.**59b**). Diese Kombination bedeutet für die Spätwöchnerin eine gesteigerte Anforderung.

Thera-Band

Dieses Latexband ist eine Übungshilfe, die durch ihre Längenveränderung beim Üben nach dem Prinzip „Widerstand überwinden" alle angesprochenen Muskelgruppen kräftigen kann.

Die angebotenen 8 Farben des Thera-Bandes kennzeichnen seinen Widerstand, der vom extrem leichten über Abstufungen bis zum maximal starken Widerstand reicht.

Für die Arbeit mit Spätwöchnerinnen wird, um dem Leistungsstand der Wöchnerin gerecht zu werden, die Farbe rot = mittelstarke Zugkraft bei einer Bandlänge von ca. 200 cm empfohlen.

Können Übungen mit dem Thera-Band etwa 10× ohne Überforderung wiederholt werden, entspricht die Farbwahl des Bandes den Anforderungen. Das Band wird, an den Enden jede Hand umschlingend, fixiert. Ein doppelt gehaltenes Band bedeutet entsprechend erhöhten Widerstand.

Das leichte und von der Anschaffung günstige Thera-Band kann von der Wöchnerin zum Eigen-

üben eingesetzt werden. Im folgenden Übungsteil sind Vorschläge dazu vorgestellt.

Hinweis: Buchempfehlung: Kempf u. a. Trainingsbuch Thera-Band. ro-ro-ro 1996.

4.3.2   Schwerpunkte der Rückbildungsgymnastik

Die Muster unserer *Grundmotorik* sind
– sich drehen, sich aufsetzen, sitzen,
– sich zum Stand erheben, stehen, gehen

und dies alles im Zusammenhang mit der Atmung und im Zusammenhang mit dem Körperausdruck für Gefühle und Emotionen (Roxendahl u. Nordwall 1993; sie sprechen von der „Ich-Identität" im Körper).

Alle positiven wie auch negativen Eindrücke in unserem Leben wirken sich auf unsere motorischen Grundmuster aus. Wie ein Mensch dem Boden (seiner Unterlage) begegnet, wird sichtbar im Gehen, im Sitzen und auch in seiner Fähigkeit für Balance. Jeder kann einmal versuchen, im Einbeinstand den Kopf nach rechts und links zu drehen oder wie der Jogi stundenlang auf einem Bein ba-

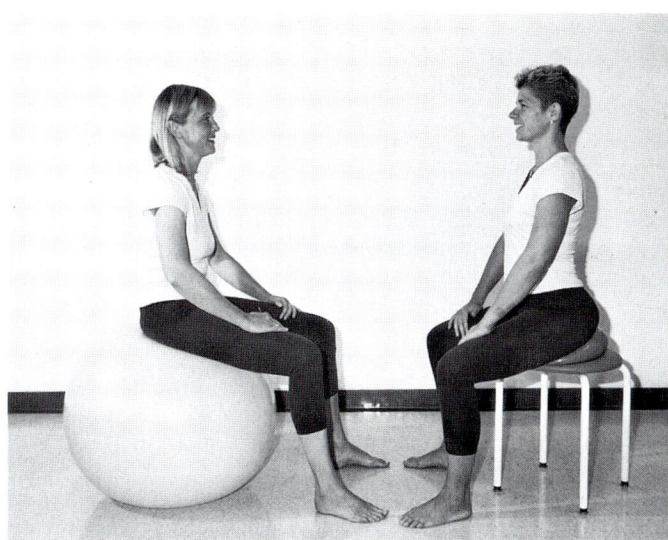

Abb. 4.**59a** Physiologische Entlastungshaltung auf dem Ball oder auf dem Hocker mit Sitzscheibe (Ballkissen)
b Ball kombiniert mit Sitzscheibe

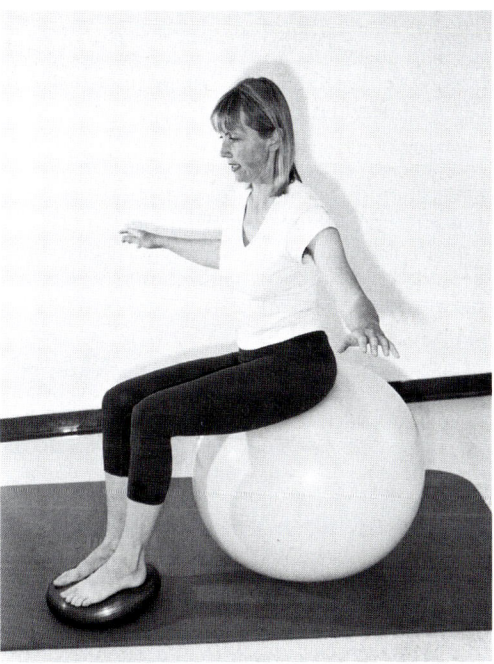

b

lancierend verharren. Danach wird uns schnell bewusst, wo wir selbst bei der Koordination unseres Körpers mit unserer eigenen Gleichgewichtsreaktion „abgeholt" werden können.

In meinem Angebot für Spätwöchnerinnen werden alle diese Muster unserer Grundmotorik, wird der Atem und die Körperwahrnehmung in Ruhe und beim Bewegen mit Inhalt gefüllt. Die Fähigkeit für Balance wird mit vielen Übungen in den unterschiedlichsten Ausgangsstellungen geschult.

Alle Rückbildungsübungen sollen dem Ziel dienen, dass jede Frau ihr ökonomisches Bewegungsverhalten wiederfindet oder erlernt. Wie sie dann dem Boden beim Stehen, Gehen, beim Sitzen, beim Bewegen und in ihrer Körperhaltung bei alltäglichen Belastungen begegnet, wird die Frau für sich gestalten, weil sie sich dann aus der Obhut der sie viele Wochen begleitenden Therapeutin gelöst hat.

Die zu vermittelnden Inhalte der Rückbildungsgymnastik bauen auf den therapeutischen Maßnahmen des Frühwochenbettes und dem körperlichen Zustand der Frau auf.

4.3.2.1 Statik

Wortherkunft: griech. statos = stehend

Die Statik als Körperhaltung hat bei jedem Menschen in Form von Belastung Einfluß auf sein Bewegungssystem. Für die passiven und aktiven Strukturen der Gelenke und Muskulatur entsteht, wenn die „ökonomische Entlastungshaltung" aufgegeben wird, ein funktionelles Problem. Abweichungen von der normalen Statik verursachen, wenn diese zur unkorrigierten Dauerbelastung werden, in der aufrechten Haltung zuerst Beschwerden, später oft richtige Schmerzen. Man spricht dann auch von statischen Dysbalancen oder statischen Beschwerden, die sich auf die Gelenke (Bänder, Gelenkkapseln) und/oder auf die Muskulatur auswirken: Die Gelenke, durch welche die Körperteile miteinander verbunden sind, erfahren als passive Strukturen Gelenkfehlstellungen. Die Muskulatur reagiert mit Verkrampfung (Hypertonus), mit Muskelverhärtungen (Myogelosen) aber auch mit Überdehnung und Durchblutungsstörungen. Andererseits können auch Hypotonus und Überdehnung entstehen und beides führt zu falscher Koordination der Muskelketten und damit der Bewegungsabläufe. Wenn bei aufrechter Haltung die Körperabschnitte (s. Türmchen) genau übereinanderstehen, bedeutet das für die Gelenke und alle Strukturen ökonomische Beanspruchung.

Statische Abweichungen von der Norm bei der Wöchnerin

Die Veränderung des Muskeltonus der Rumpfwandmuskulatur und die deutliche Verlagerung des Körperschwerpunktes im letzten Trimenon der Schwangerschaft nach ventral bewirken für die Schwangere statische Veränderungen an Wirbelsäule und Becken. Auch die Bein- und Fußachsenbelastung erfahren Abweichungen von der Norm. So werden die Beine zu einem schlecht geeigneten „Unterbau" für Wirbelsäule und Becken. Durch Fehlhaltungen und Gewichtszunahme des „Oberbaues" sinkt das Fußlängsgewölbe ab (so genannter Schwangerenplattfuß). Das hat, weil keine Abrollphase mehr möglich ist, Auswirkungen auf das Gangbild. (sog. „Watschelgang") Bei einer Gewichtszunahme von mehr als 10 kg in ganz kurzer Zeitspanne ist das entstehende statische Problem verstehbar. Erfuhr die Schwangere in der Geburtsvorbereitung keine Haltungs- und Gangbildkorrektur, ist eine *statische Fehlhaltung* und ein *Fehlverhalten* des Ganges bis zu Beginn der Rückbildungsgymnastik im Spätwochenbett oft schon zu adaptiertem Verhalten geworden.

Anmerkung: Hat eine Wöchnerin mehrere ausgetragene Schwangerschaften hinter sich, oder eine Mehrlingsschwangerschaft mit sehr schweren Kindern, welche bei ihr nicht nur eine sehr hypotone Bauchmuskulatur sondern auch eine sog. „Fettschürze" (Fetthängebauch) hinterließen, entsteht ein verstärktes statisches Problem. Denn solch eine *Enteroptose* wird Störungen für die nicht mehr im Bauchraum lückenlos dicht aneinanderhängenden Kleinbeckenorgane verursachen und Auswirkungen auf die Haltung der Wirbelsäule und des Beckens haben. Fehlstellungen in den Hüftgelenken, in Knie- und Fußgelenken sind die Folge. Ebenso eine Varikosis der unteren Extremitäten.

Sichern der Statik

In der Rückbildungsgymnastikgruppe muss das *Sichern der Körperstatik* erste physiotherapeutische Maßnahme sein. Dazu wird in verschiedenen

ASTEN wie z. B. *Sitzen*, Vierfüßler, *Stehen*, *Gehen* und vor allem für *Alltagsbelastungen* in der Gruppe geübt.

Sitzen

Die Wöchnerin muss lernen, ihre Körperabschnitte (KA) in der Körperlängsachse (KLA) einzuordnen und eingeordnet in allen Ausgangsstellungen halten zu können. Da die Bauchmuskeln Antagonisten zur Rückenmuskulatur sind, helfen beide Muskelgruppen die Statik zu sichern. Beide Muskelgruppen verbinden den KA „Becken" (Beckenring und fünf Lendenwirbel) mit dem KA „Rumpf" (12 Brustwirbel und Rippen). Erst wenn die „Körperklötzchen" Becken – Brustkorb – Schultergürtel – Kopf zu einem „Türmchen" eingeordnet gehalten werden können, kann die Übungsanforderung gesteigert werden. Durch Übungen zum Stabilisieren der Rumpfmuskulatur (siehe nachfolgendes Kapitel) und zur Kräftigung der Fuß- und Beinmuskulatur wird die Statik gesichert. Erst dann ist der Weg zum Mobilisieren ohne Fehlverhalten vorbereitet.

> **Merke:** Die Atmung wird sich durch den „Klötzchen zum Türmchen-Aufbau" verbessern, denn Haltung und Atmung bedingen einander: Funktionelle Fehlatmung ist nicht selten Folge einer veränderten Statik, einer unökonomischen Belastungshaltung.

Übungsbeispiel: „Das sitzende Türmchen"

Hinweis: Bei allen Übungen fließt der Atem. Durch Sprechatem während des Übens wird das Luftanhalten verhindert.

1. Übung: „Das Wahrnehmen der Sitzbeinhöcker als architektonische Basis im Sitzen"

Ausgangsstellung: Schneidersitz, später Sitz auf dem Hocker mit Sitzscheibe oder Pezziball (Ballkissen)

Ausführung: Die rechte Hand wird flach zwischen Boden und rechtem Sitzbeinhöcker gelegt. Die rechte Gesäßhälfte wird auf der Hand (bzw. einer Spürhilfe) konzentriert bewegt. Begleitet wird die Bewegung mit Sprechatem, z. B. „wa – wa – wa – wa".

Nachdem die Hand (bzw. Spürhilfe) entfernt ist, wird die Sitzqualität beider Gesäßhälften verglichen. Die „bearbeitete" Seite wird danach deutlicher, flächiger, breiter zu spüren sein, weil die Muskulatur eutonisiert ist.

Nachdem auch die andere Gesäßhälfte mit der Hand (Spürhilfe) gearbeitet hat, wird die Sitzqua-

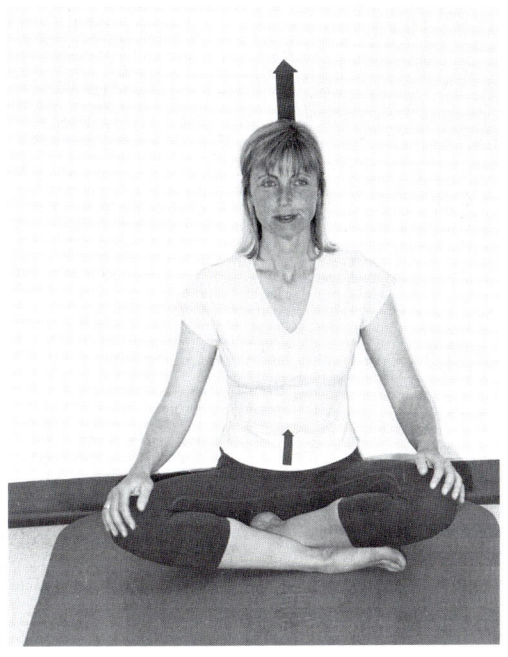
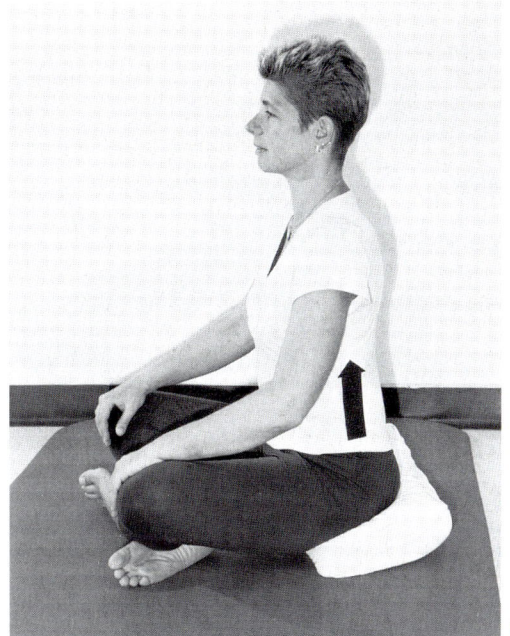

Abb. 4.**60a** u. **b** Klötzchenspiel zum Türmchen

lität nachgespürt und verbalisiert: „Sitzt das Be-
ckenklötzchen auf beiden Sitzbeinen?"

Hinweis: An Stelle der Hand kann als Spürhilfe ein
Kirschkern- Reissäckchen oder ein Noppenball verwendet werden.

2. Übung: „Klötzchenspiel zum Türmchen"
   Ausgangsstellung: Schneidersitz, evtl. mit Kissen
als Sitzhilfe unter dem Steiß, später Sitz auf dem
Pezziball oder einem Hocker mit Sitzscheibe.
   Ausführung: Sitz auf den Sitzbeinen (Tuber ossis
ischii). Nacheinander werden die Körperklötzchen
Becken – Brustkorb – Schultergürtel – Kopf mit den
eigenen Händen rundum ertastet und vom Becken
bis zum Kopf zu einem *stehenden Türmchen* aufgebaut (Abb. 4.**60a** u. **b**).
   Ergänzung: Steht das Türmchen senkrecht, wird
eine Fantasiehilfe erklärt: „Medaillon zeigen!" Das
Brustbein wird dezent nach vorn oben geschoben,
als ob man auf ein „Fantasie-Medaillon" aufmerksam machen will. Dadurch kommt es zu einer ex-
tensorischen Stabilisation des KA Brustkorb innerhalb des Türmchens.

3. Übung: „Türmchen rühr' Dich"
   Ausgangsstellungen:
– Schneidersitz (Abb. 4.**61a**), beide Hände können
   auf dem Brustbein liegen.

– Hocker evtl. mit Ballscheibe
– 2 Wöchnerinnen sitzen Rücken an Rücken auf
   einem Pezziball (Abb. 4.**61b**) und halten sich an
   den Händen.

Ausführung: Das Türmchen wird im Raum nach
vorn und hinten bewegt. Diese Bewegung findet
nur in den Hüftgelenken statt, das Türmchen
bleibt dabei in sich stabil.
   Erinnerung: Atem fließen lassen, „Medaillon"
zeigen.

Stehen

Der Stand bedeutet eine ständige Auseinandersetzung mit der Schwerkraft. Somit kommt der richtigen Körperhaltung eine wichtige Funktion zu. Ist
die Haltung von den Füßen bis zum Kopf ökonomisch, bedeutet dies für alle beteiligten Strukturen die bestmögliche Belastung.
   Haltung im Stehen beginnt bei den Füßen! Auf
der bekannten Abbildung des Homunkulus (Pen-
field u. Rasmussen 1950) für bestimmte Funktionen in unseren Hirnarealen fällt auf, dass unsere
Hände und auch Fußsohlen ein viel größeres Areal
als der Rumpf zur Verfügung haben. Dieses zu
nutzen und zu benutzen setzt notwendige Reize
voraus, welche von den Fußsohlen oder Händen
ausgehen und „oben" ankommen können. Die

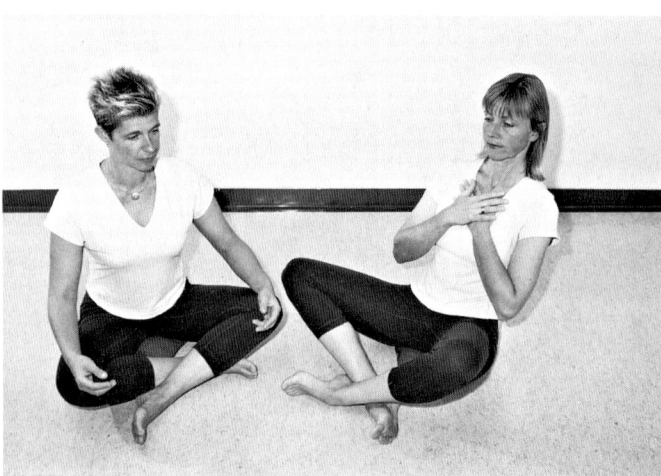

Abb. 4.**61** a u. **b**
a „Türmchen rühr' Dich" im Schneidersitz
b als Partnerübung auf dem Pezziball

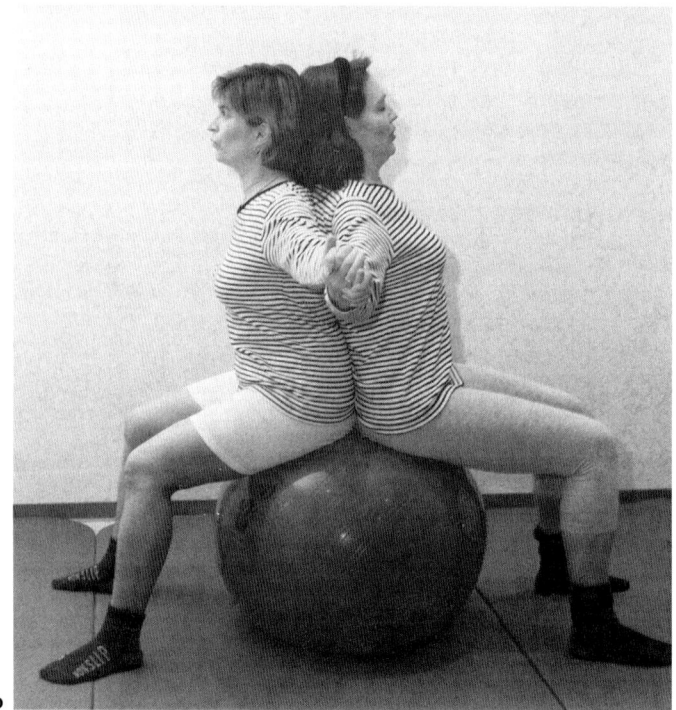

Hände erhalten diese Reize weitaus häufiger, weil
wir sie ständig gebrauchen. Den Fußsohlen ermöglicht z. B. barfuß gehen sensorische und motorische Stimulationen, die schon das Tragen von
Socken abschwächen und Schuhe gar verhindern.
(Zitat H. Biedermann: „Keiner lernt Klavier spielen
mit Handschuhen.")
   Zum Üben optimaler Fußbelastung wird eine
Fußsensibilisierung, z. B. mit Kirschkernsäckchen
oder Noppenball möglichst barfuß oder mit dünnen Söckchen empfohlen (Abb. 4.**62**).

Wie soll die Fußbelastung aussehen?
Als Norm einer guten Fußbelastung gilt:
– Beim Stehen sollen beide Füße gleichzeitig be-
lastet werden
– Abstand der Füße zueinander am Boden: Hüft-
gelenksbreite

Jeder Fuß wird auf 3 Punkten belastet (Abb.
4.**63a**):
– Ferse am lateralen Drittel
– Großzehenballen

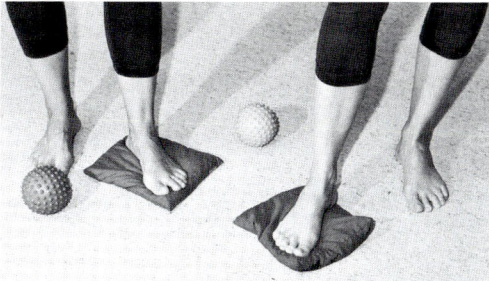

Abb. 4.**62** Fußsensibilisierung auf dem Kirschkern-säckchen

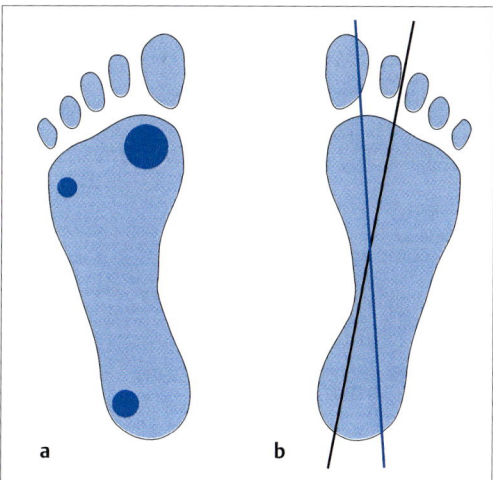

Abb. 4.**63a** u. **b**
a Die drei Hauptbelastungspunkte des Fußes beim Stehen
b Anatomische (schwarz) und funktionelle (blau) Fuß-längsachse

– Kleinzehenballen
– Alle Zehen sollen Bodenkontakt haben, sind weder eingekrallt noch nach oben gezogen.

Bei der Fußstellung werden 2 Fußlängsachsen unterschieden (Abb. 4.**63b**):
– *anatomische Längsachse* von der hinteren Fersenmitte zum Grundgelenk der zweiten Zehe,
– *funktionelle Längsachse* vom lateralen Kalkaneus (Ferse) zur Mitte des Großzehengrundgelenkes. Eine funktionelle Fußlängsachse erfordert eine Längswölbung des Fußes. Diese Achse ist für das Stehen und für die Abrollphase beim Gehen von Bedeutung.

Die Fuß- und Beinachsenbelastung muss im Zusammenhang mit der Rumpfstabilität gesehen werden.

> **Merke:** Bei guter Fuß- und Beinachsenbelastung müssen sich das obere Sprunggelenk des Fußes, das Kniegelenk und das Hüftgelenk ökonomisch übereinander einordnen lassen (Klein-Vogelbach 1990).

Der *Haltungsaufbau* beginnt bei den Füßen (Abb. 4.**64a–c**):
– hüftgelenksbreites Stehen bei richtiger Fußachsenbelastung,
– achsengerechte Beinbelastung, weil die Beine der stabile Unterbau für die Wirbelsäule sein müssen, sollen Ober- und Unterschenkel genau übereinander stehen.
– Klötzchen vom Becken bis zum Kopf im „Türmchen" einordnen: das Becken balanciert auf den Hüftgelenken (Kugelgelenke), seine Beweglichkeit ist abhängig von der Beweglichkeit der Hüftgelenke und Lendenwirbelsäule. Die Wirbelsäule ist bei gut eingeordnetem Körperklötzchen zum Türmchen in der Lage, den Rumpf dynamisch zu stabilisieren.

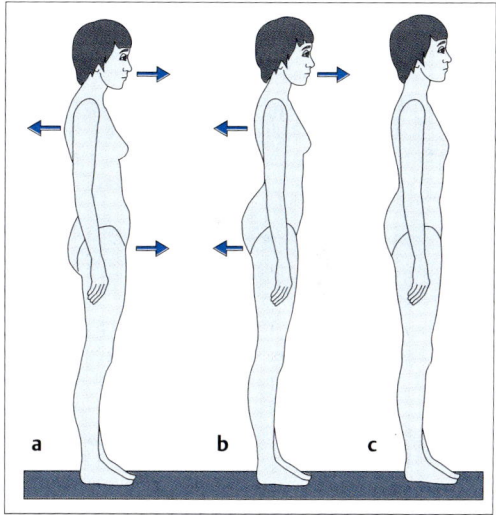

Abb. 4.**64a–c** Der Haltungsaufbau beginnt bei den Füßen

Gehen

Beim normalen *Gehen* ist die *funktionelle Fußlängsachse* nach vorn, d. h. in die Fortbewegungsrichtung eingestellt. Die Beuge- und Streckachsen der Hüft-, Knie- und Großzehengrundgelenke sollen beim *ökonomischen Gehen* parallel eingestellt werden können. Das Abrollen der Füße erfolgt von der Ferse bis zum Ablösen des Großzehs vom Boden. In normalem Gangtempo (etwa 110 Schritte pro Minute) wird mit und ohne Schuhe das Gangbild betrachtet.

Merke: Spurbreite, Schrittlänge und Fortbewegungsrichtung sind unter Berücksichtigung des Konstitutionstyps ausschlaggebend für das Gangbild.

Aus der Schwangerschaft bringt die Frau oft ein asymmetrisches Gangbild, welches post partum noch durch Nahtschmerz oder andere Probleme im Vulvabereich als „Watschel- oder Trippelgang" von der Norm abweicht, mit. Unbewusst hat sie sich dieses Gangbild bereits angeeignet. Die Aufgabe der Rückbildungsgymnastik muss das rasche Wiedererlangen der Vorwärtsbewegung bei Gehen sein:

– die Abrollphase und die Schrittabfolge wird besprochen und geübt,
– auf kontralateralen Armpendel beim Gehen wird geachtet.

Übungsbeispiele:
Zum Verbessern der Haltung im Stehen und beim Gehen eignen sich alle Fußübungen mit Spürhilfen, z. B. Kirschkernsäckchen, Reissäckchen, Noppenball zum Eutonisieren und Aktivieren der kurzen Fußmuskulatur zum Sichern der Standbein- Spielbeinbelastung.

1. Übung: „Standbein – Spielfuß"
Spürhilfe: Kirschkernsäckchen
Ausgangsstellung: Einbeinstand, das Standbein soll das Gewicht des Körpers ohne Ausweichbewegungen des Rumpfes übernehmen können.
Ausführung: Mit dem Vorfuß des Spielbeines wird ein Kirschkernsäckchen mehrmals auf dem Boden um das Standbein herumgeschoben. Richtungswechsel. Dann Seitenwechsel für Spielfuß und Standbein (Abb. 4.**65**).

Hinweis: Die kurze Fußmuskulatur des jeweiligen Standfußes wird aktiviert, die Mikrozirkulation der Fußsohle angeregt.

2. Übung: „Von Insel zu Insel"
Spürhilfe: Kirschkern- und Reissäckchen.
Bei diesem Gruppenspiel werden alle vorhandenen Kirschkern- und Reissäckchen in nicht zu großen Abständen als „Inseln" auf den Boden ausgelegt. Es müssen mehr „Inseln" als Teilnehmerinnen da sein. Jede Wöchnerin steht mit beiden Füßen auf einer „Insel".

Spielregel: Keiner darf beim Inselwechseln „ins Wasser", d. h. auf den Boden treten.

Ausführung:
– Die „Insel" wird mit beiden Füßen erkundet. Die Füße bearbeiten dabei kräftig das Kirschkern- oder Reissäckchen.
– Jede Frau verlässt „ihre Insel", um auf einer anderen „Insel" wiederum die Fußsohlen kräftig mit der entsprechenden Spürhilfe zu bearbeiten.

Nach mehrmaligem Wechsel werden die Füße, wieder auf den Boden stehend, nachgespürt: „Wie stehen die Füße jetzt?" Hat diese Fußarbeit Einfluss auf die „Standfestigkeit"? Fühlt sich der ganze Körper „eutonisiert"? Wie geht es jetzt dem Atem?
Abschließend erfolgt ein „bewusstes" Gehen durch den Raum in Spurbreite, mit Abrollphase für jeden Fuß.
Hausaufgabe: Bewusstes Gehen und Beobachten des eigenen Gangbildes im Alltag „wie begegne ich dem Boden?".

Alltagsbelastungen/Alltagsverhalten

Hier verweise ich auf vorangegangene Ausführungen:

– Kapitel 4.2.1.9 – Bewegungsübergänge und Alltagsverhalten (Bücken/Heben/Tragen)
– Kapitel 4.2.2.1 – ökonomische Positionswechsel vom Liegen – Aufsitzen – Stehen

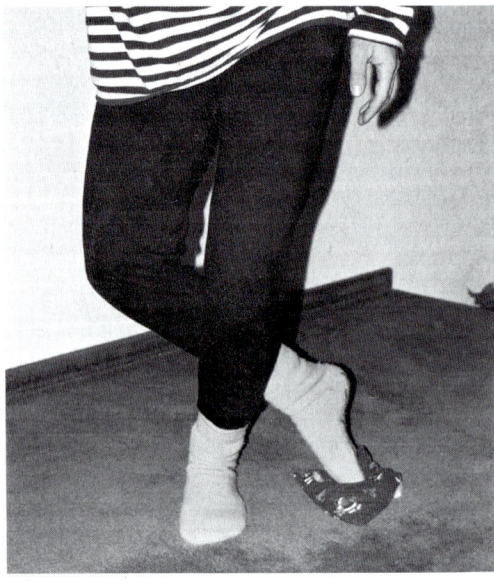

Abb. 4.**65** „Standbein – Spielfuß"

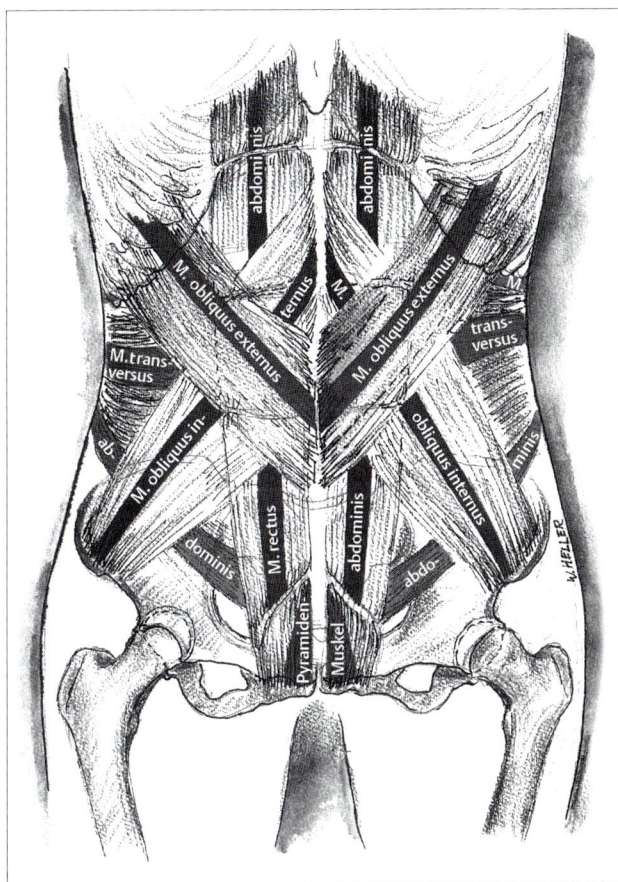

a

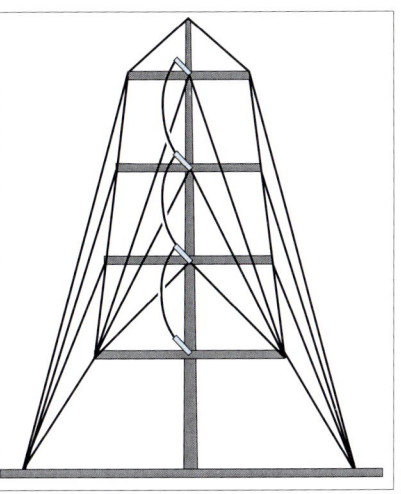

b

Abb. 4.**66a** u. **b**
a ventrolaterale Vergurtung
b dorsale Vergurtung, entsprechend den
Rahen eines Schiffsmastes (nach Ben-
ninghof)

– Kapitel 1.3.9 – Stillhaltungen
– Kapitel 1.6.1.2 u. 3 – Handling des Säuglings,
  Traglings

Auch das ökonomische Halten, Hochheben und
Tragen von Kleinkindern zur Entlastung für Rücken, Kreuz, Wirbelsäule, Nacken, Schultergürtel,
auch für Arme und Handgelenke muss angesprochen werden, um Folgeschäden durch Fehlbelastungen zu vermeiden.

4.3.2.2 Stabilisieren der Rücken-
und Bauchmuskulatur

Alle Rumpfwandmuskeln tragen zur Stabilität und
zur Mobilität der Wirbelsäule bei.

Dieses statisch-dynamische Gleichgewicht wird
durch das ventrolaterale (Abb. 4.**66a**) und dorsale
(Abb. 4.**66b**) Vergurtungsprinzip deutlich.

In der Schwangerschaft erfuhr das Gleichgewicht der antagonistisch arbeitenden Rücken-
und Bauchmuskulatur erhebliche Dysbalancen,

deren Ausprägung und Rückbildung im Wochenbett stark abhängig ist vom Konstitutionstyp, von
der Parität, von der Gewichtszunahme in der
Schwangerschaft, von Größe/Gewicht des Kindes
bei seiner Geburt, ob eine Mehrlingsschwangerschaft bestand.

Wenn die Rückbildung der muskulären Dysbalancen in der Wochenbett-Zeit mit funktionsrichtigem Üben unterstützt werden soll, sind
Kenntnis von Anatomie und Muskelfunktion der
ventralen – lateralen – dorsalen Rumpfwandmuskulatur Voraussetzung (siehe Kap. 1.3.7.2).

– Für das funktionelle Bauchmuskeltraining sollen Ursprung und Ansatz bekannt sein und der
  sich daraus ergebende Faserverlauf jedes die
  ventrolaterale Rumpfwand vergurtenden Muskels sowie deren Hauptfunktionen.
– Große Bedeutung kommt nach neueren Erkenntnissen (Hamilton 2000) dem lokalen/seg-
  mentalen und dem globalen Stabilisieren der
  Rumpfwandmuskulatur zu (siehe Kap. 1.3.7.2).

– Der dorsale Rückenmuskel Erector spinae hat „Helfer". Dieser lange Rückenstrecker hilft, wie alle langen oberflächlich liegenden Muskeln zwischen Oberkörper und Becken, das antagonistische Gleichgewicht zwischen ventraler und dorsaler Rumpfwand zu halten.

Der M. erector spinae gehört somit zum *global* stabilisierenden System. Allein ist der Erector spinae nicht in der Lage, einzelne lumbale Wirbelsegmente zu stabilisieren.

Dazu bedarf er der *Hilfe* der gelenknahen, am Wirbelsegment ansetzenden Muskeln. Das sind die kurzen Mm. multifides und im Lumbalbereich der tiefliegende laterale Bauchmuskel transversus abdominis. Durch Zentralisierung jedes Wirbelgelenkes sichern diese Muskeln die *lokale* Stabilität. Wird diese lokale/segmentale Stabilisierung bei Wöchnerinnen außer acht gelassen, behalten diese ihre Rückenschmerzen oder bekommen durch „falsches" Üben lumbale Rückenschmerzen.

Anmerkung: Bei allen Belastungshaltungen, z. B. Bücken, Heben von Lasten, besonders mit runder Wirbelsäule (d. h. nicht im Türmchen stabilisierter Rumpf) muss der lange Rückenmuskel mehr leisten, als er vermag. Entlastende Hilfe und Unterstützung erhält der M. erector spinae auf der ventro-lateralen Rumpfwandseite von dem vor der Wirbelsäule liegenden ventralen Aufrichtesystem. Das ist das Zusammenspiel von M. transversus abdominis, den Mm. obliquii externi und interni, dem Diaphragma pulmonale, der Beckenbodenmuskulatur und der nicht komprimierbaren, aber in sich verschiebbaren Bauchblase (siehe Kap. 1.3.7 und Bruzek, Bieber-Zschau, Herz 1995).

Die Unterstützung des dorsalen M. erector spinae durch das ventrale Aufrichtesystem vermindert deutlich die Belastung auf Bandscheiben und die Lendenwirbelsäule.

Merke: *Nicht* erfolgreich kann nach Hamilton und Richardson (2000) das Trainieren des *globalen* Muskelsystems zur Wiedererlangung des antagonistischen Muskelgleichgewichtes für Bauch- und Rückenmuskulatur sein, wenn nicht vorher das *lokale*, segmental stabilisierende Muskelsystem für die Wirbelsäule gekräftigt wurde.

In der Rückbildungsgymnastik muss, da bei den Spätwöchnerinnen zunächst von Muskelschwächen des lokalen und globalen Systems ausgegangen werden kann, das Übungsprinzip beim Stabilisieren sein: Zunächst lokales/segmentales Stabilisieren der Wirbelsäule, erst dann globales Stabilisieren für Rücken- und Bauchmuskulatur.

Übungsbeispiele für lokales/segmentales Stabilisieren

Die Übungen sind gleichermaßen geeignet
– zur Haltungskontrolle, d. h. es kann überprüft werden, ob lokales/segmentales Stabilisieren der Wirbelsäule möglich ist,
– zur Korrektur der Haltung, d. h. zur Behandlung bei Schwäche der lokalen Muskeln.

Die Schwäche ist ersichtlich, wenn beim Üben der Abstand zwischen Brustbeinspitze und Nabel nicht gehalten werden kann, die Lendenwirbelsäule nach hinten ausweicht. Die lumbalen Rückenschmerzen bleiben oder verstärken sich.

Alle Übungen zur lokalen Stabilisierung helfen dem Becken, zur Lendenwirbelsäule eine Verbindung in Neutralstellung zu erhalten oder wieder zu erlangen.

1. Übung: „Horizontales Stabilisieren"
Spürhilfe: Overball
Ausgangsstellung: Bauchlage, ein leicht aufgepumpter Overball liegt weich unter dem Oberbauch (nicht Unterbauch!) (Abb. 4.**67**).

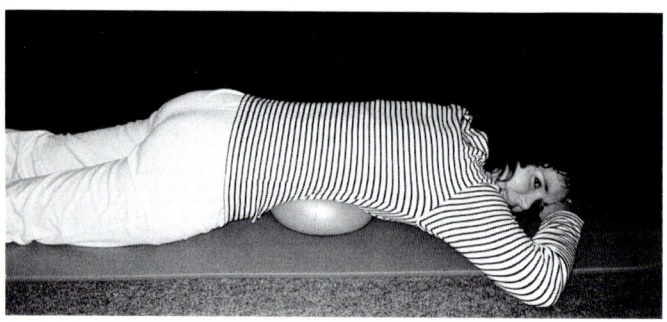

Abb. 4.**67** „Horizontales Stabilisieren"

Ausführung: Mehrmaliger kräftiger Hustenstoß oder kräftiges „tschi-tschi-tschi" (wie niesendes „hatschi" ohne „ha").

Kontrolle: Die Lendenwirbelsäule soll nicht nach dorsal ausweichen.

2. Übung: „Türmchen rühr' Dich"

Hinweis: Der Aufbau des Türmchens ist im vorangegangenen Kapitel „Statik" beschrieben. Ausgangsstellung: Sitz im Türmchen auf dem Hocker.

Ausführung: Das Türmchen wird nach vorn und nach hinten aus den Hüftgelenken bewegt. Die Lendenwirbelsäule und das Becken bleiben während der steigenden Belastung des Rumpfes im Türmchen stabilisiert.

3. Übung: „Das Türmchen bleibt stabil"
Ausgangsstellung 1: Sitzen im Türmchen auf dem Hocker (Abb. 4.**68a**)
Ausgangsstellung 2: Sitzen im Türmchen auf dem Ball (Abb. 4.**68b**), beide Hände liegen flach am lateralen Brustkorbrand. Beide Füße stehen etwas mehr als hüftbreit fest auf dem Boden. Stellung der Fuß- und Beinachsen beachten, evtl. korrigieren.
Ausführung: Mehrmaliger kräftiger Hustenstoß oder „tschi-tschi-tschi".

Kontrolle: Der Abstand Brustbeinspitze – Nabel bleibt erhalten, wenn segmental-stabilisiert werden kann.

4. Übung: „Kurz und bündig" (nach Klein-Vogelbach)
Ausgangsstellung: Sitz auf dem Hocker, Klötzchen im Türmchen. Beide Unterarme sind 90° abgewinkelt, die Daumen zeigen nach oben.
Ausführung 1: beide Hände machen gleichzeitig eine (mehrere) schnell kurze Bewegung *nach unten*, wobei die Brustwirbelsäule extensorisch stabilisiert wird.
Ausführung 2: beide Hände machen gleichzeitig kurze schnelle Bewegungen *nach oben*, wobei die Brustwirbelsäule flexorisch stabilisiert wird, (Bauchmuskulatur)
Ausführung 3: beide Hände machen gegenläufig „kurz – und bündige" Bewegungen *nach unten/ nach oben* (Abb. 4.**69**).
Kontrolle: Abstand Nabel – Brustbeinspitze muss erhalten bleiben, Türmchen bleibt stabilisiert.

Hinweis: Alle drei „kurz und bündig"-Varianten werden mit Sprechatem, z. B. „fit-fit-fit-fit" begleitet.

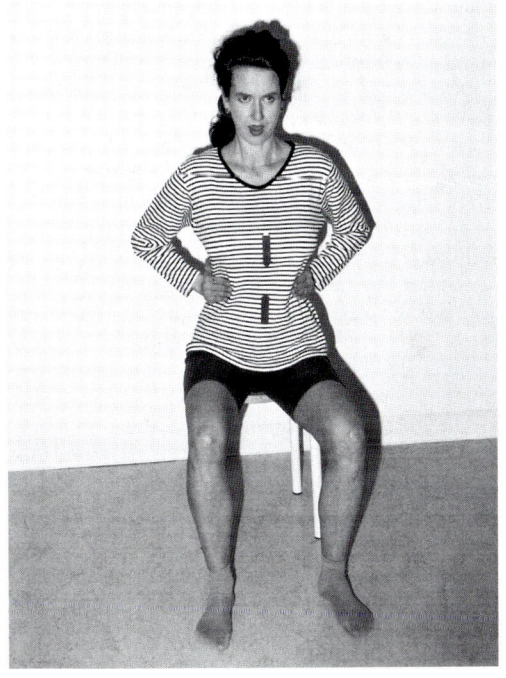
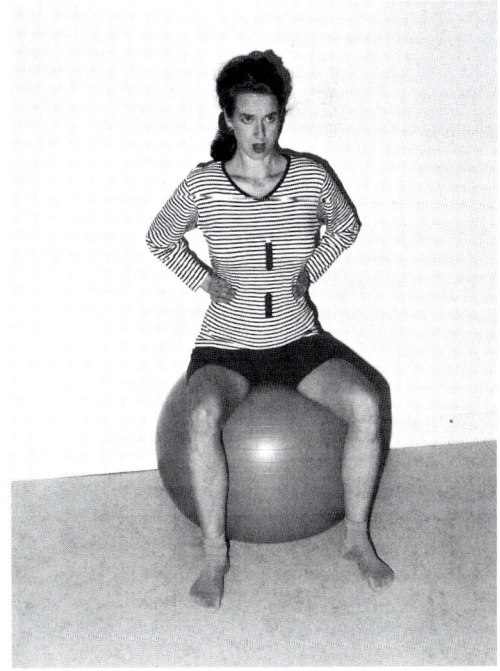
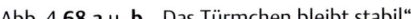

Abb. 4.**68 a** u. **b** „Das Türmchen bleibt stabil"

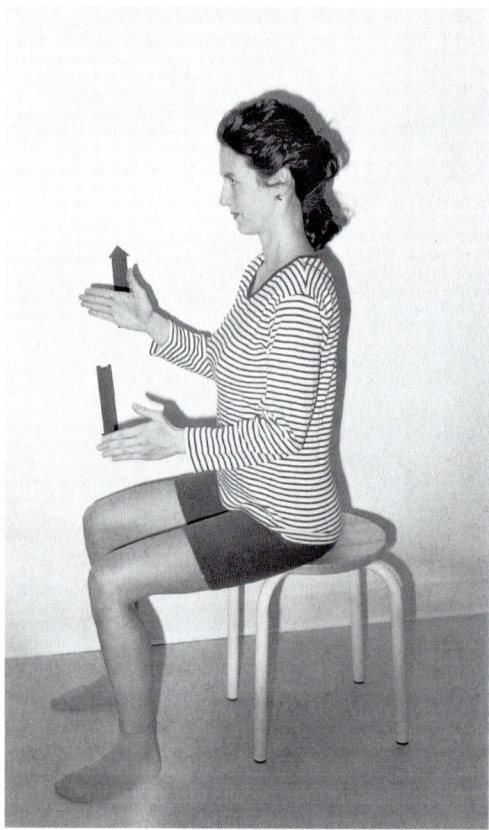

Abb. 4.**69** „Kurz und bündig"

Anmerkung: Bei schnellen Armbewegungen („kurz und bündig") wurde für den M. transversus abdominis bei Menschen mit chronischen Schmerzen im Lumbalbereich eine mangelhafte Koordination und zeitliche Abstimmung des Muskels aufgezeigt. (Hamilton, 2000) Bei dieser verzögerten Aktivität des queren Bauchmuskels änderte dieser die Belastungsrichtung/Ausweichbewegung.

Hausaufgabe: Jede Wöchnerin kann für sich vor einem Spiegel üben und beobachten, ob bei Hustenstoß oder Sprechatem die Oberbauchdistanz gehalten werden kann.
Erst wenn segmentale/lokale Stabilisierung möglich ist, kann das Stabilisieren der bewegenden *globalen* Muskulatur in vielen unterschiedlichen Ausgangsstellungen mit und ohne Übungshilfe, z. B. Ball, erfolgen. Die Notwendigkeit dieser zeitlichen Reihenfolge wurde durch Arbeiten von Hodges, Richardson, Hides, O"Sullivan und Jull von Hamilton (2000) aufgezeigt.

Übungsbeispiele zur globalen Stabilisierung der Rumpfmuskulatur

Die Übungen werden jetzt in ihren Anforderungen immer mehr gesteigert. Wichtig ist dabei, dass grundsätzlich mit Sprechatem (aphonische oder phonische Laute, siehe Kap. 4.2.1.4 und 4.2.1.6) das Üben begleitet wird, d. h. immer mit der Ausatmung üben! Wenn bei anstrengenden Übungen nicht eine ausreichende Menge Sauerstoff verfügbar ist, kommt es zur vorübergehenden Zunahme von Milchsäure (Carriere 1999). Steigt die Konzentration von Milchsäure im Blut weiter an, ermüden die Teilnehmerinnen der Rückbildungsgruppe schnell. Deshalb muss man wissen, dass nach anstrengendem Üben eine Erholungsphase folgen muss. In dieser Erholungsphase wird mehr Sauerstoff benötigt, *weil* das Blut, aus der Muskulatur zurückfließend, wieder mit Sauerstoff beladen wird, *weil* die Atemmuskulatur nach dem Üben noch vermehrt arbeitet und Sauerstoff benötigt und *weil* auch das Herz mehr arbeitet und Sauerstoff braucht.

Türmchenvariationen

1. Übung: „Cowboy"
  Übungshilfe: Pezziball (siehe Kap. 4.3.1.3)
  Ausgangsstellung: Sitz auf dem Ball im Türmchen, Füße haben festen Bodenkontakt. Zentrische Ballbelastung. Die Hände sind zunächst auf den Oberschenkeln abgelegt. Bei den Varianten ist die Armhaltung der ASTE wie bei „kurz und bündig".
  Ausführung: Impuls zum „Dopsen" beachten! Hopsen auf dem Ball; mit zwischenzeitlichem Abstoppen – Weiterhopsen im stabilen Türmchen!
  Varianten des Cowboys: Das Hopsen wird durch kurze, abgestoppte Handbewegungen – nach unten/– nach oben kurz unterbrochen, dann weitergehopst (Abb. 4.**70a**).
  Variante für Geübte / Ausführung: Die Stimulation des Hopsens mit zentrischer Ballbelastung wird begleitet durch z. B. gegenläufige Armbewegungen, Beinbewegungen, Arm- und Beinbewegungen (Abb. 4.**70b**).
  Wirkung: Rumpfstabilisation und Gleichgewichtsreaktion, der Beckenboden wird beim Hopsen reaktiv arbeiten.

Hinweis: Sprechatem, z. B. „hops, hops" oder „fit-fit" verhindert Luftanhalten.

2. Übung: „Das Türmchen wird höher"
  Übungshilfe: Pezziball
  Ausgangsstellung: Sitz im Türmchen auf dem Ball, Füße stehen hüftbreit fest auf dem Boden.

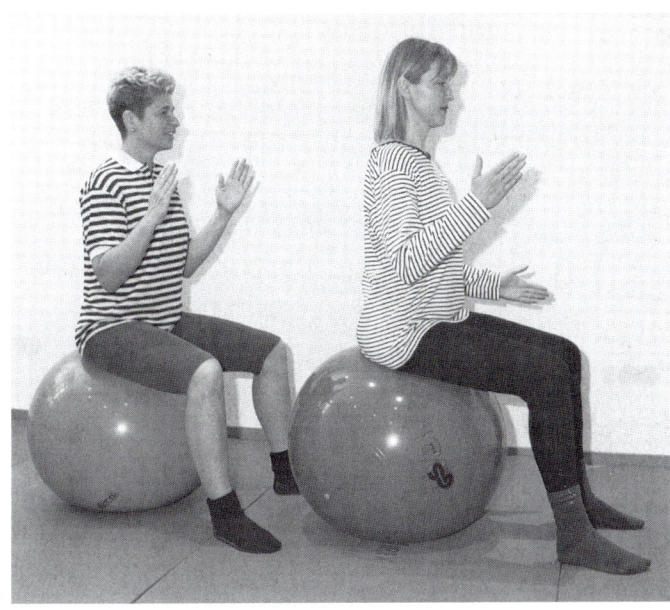

Abb. 4.**70a** u. **b** Cowboy
a Variante mit kurzen, abgestopp-
ten Handbewegungen
b Variante mit gegenläufigen Arm-
und Beinbewegungen

a

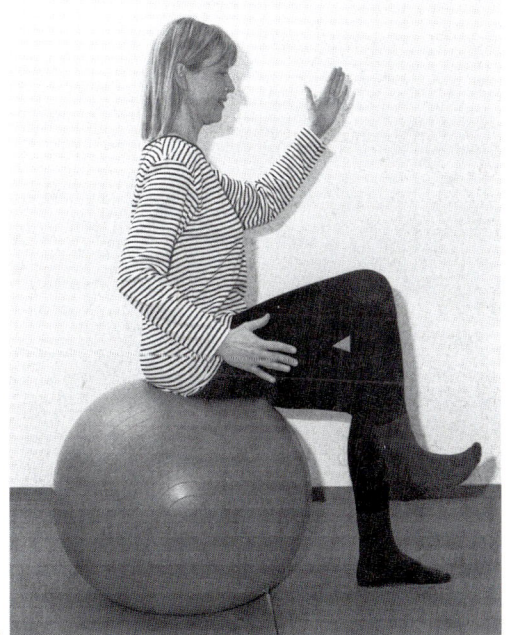

b

Hinweis: bei langsamen Tempo wird mit der Seitdre-
hung ausgeatmet, die Einatmung erfolgt zurück zur
Mitte (ASTE) usw. Mit der Ausatmung Unterbauch
verkürzen – Oberbauch verschmälern.

Wirkung: Die Rotation der unteren Brust- und
oberen Lendenwirbelsäule vergrößert das Atemzugvolumen. Es kommt zur Pektoralisdehnung,
das verbessert die Statik des Schultergürtels (Stillhaltung!).

Variante dieser Übung:
Ausgangsstellung: Sitz auf dem Ball, Arme in
„O"-Halte über dem Kopf. Das Türmchen ist
durch Flexion in den Hüftgelenken weit nach vorn
geneigt, das „O" der Arme wird zum „U" oder einem geöffneten „O".
Ausführung: Der Rumpf dreht aus dem vorgeneigten Türmchen während der Ausatmung
nach rechts, zur Mitte (ASTE) wird eingeatmet, bei
Drehen nach links ausgeatmet (Abb. 4.**72**).
Diese Variante setzt voraus, dass die Rumpfstabilität gehalten werden kann.

Hinweis: Bei der Ausatmung Unterbauch verkürzen
– Oberbauch verschmälern.

3. Übung: „Das Türmchen breitet die Arme aus"
Übungshilfe: Pezziball
Ausgangsstellung: Sitz auf dem Ball im Türmchen. Die Arme werden vor dem Brustkorb zu
einem runden „O" zusammengeführt (Abb. 4.**73a**).

Beide Arme bilden über dem Kopf ein offenes
„O", bei dem sich die Fingerspitzen fast berühren
(Abb. 4.**71a**).
Ausführung: Der Rumpf dreht ohne Rollbewegung des Balles nach rechts (Abb. 4.**71b**) und nach
links (Abb. 4.**71c**), das „O" der Arme bleibt dabei
erhalten.

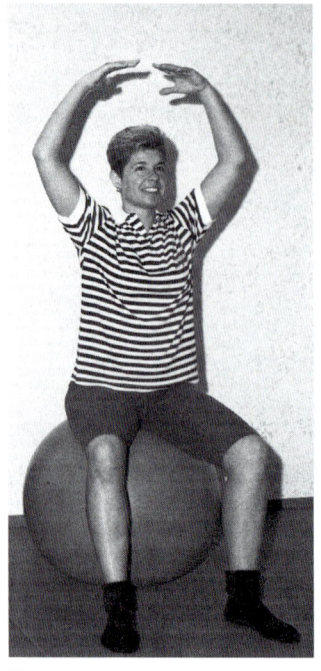
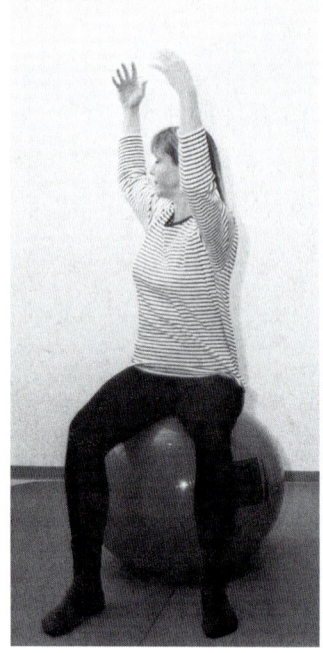
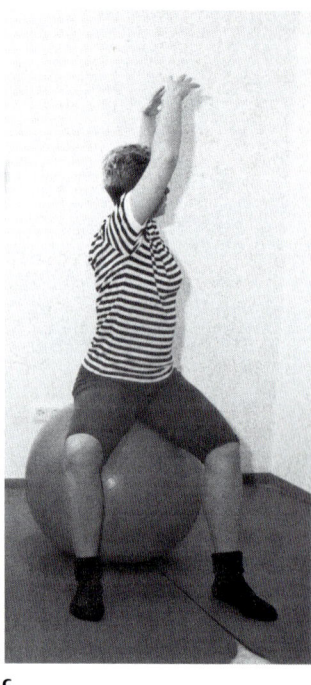

a   b   c

Abb. 4.**71a – c** „Das Türmchen wird höher"

Ausführung: Das Türmchen neigt sich mit dem „O" der Arme in langsamen Tempo nach vorn (Abb. 4.**73b**) und nur soweit nach hinten (Abb. 4.**73c**), dass die Lendenwirbelsäule stabil über dem Becken bleiben kann.

Hinweis: Sprechatem „vor" „und" „rück" begleitet das Üben und reguliert so das Tempo. Die Ballbelastung ist zentrisch.

Brückenvariationen

Vorab: *Die Brückenaktivität – erklärt am Beispiel „Vierfüßler"*

Die Ausgangsstellung des „Vierfüßler":
– Hände und Knie/Unterschenkel sind Kontaktpunkte zur Unterlage.

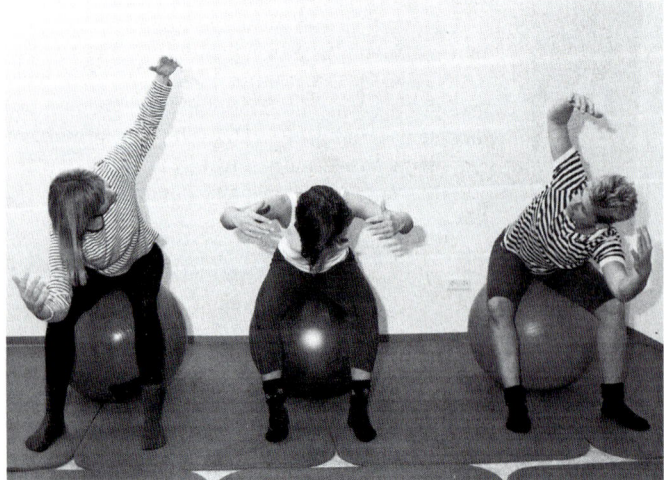

Abb. 4.**72** Der Rumpf dreht aus dem vorgeneigten Türmchen

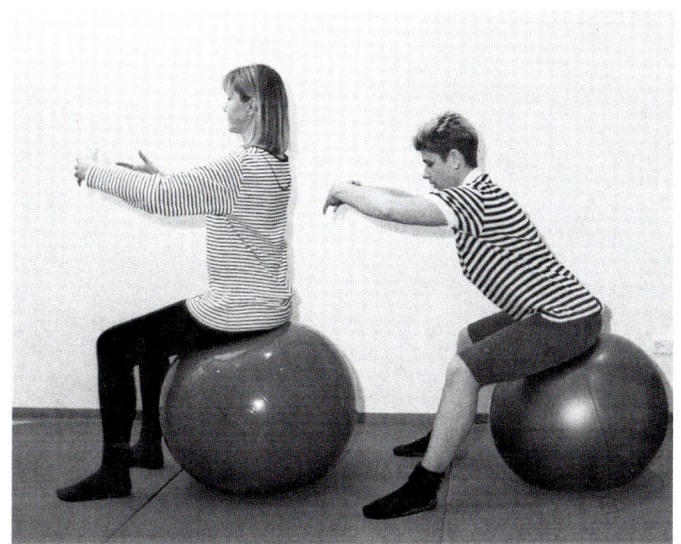

Abb. 4.**73a** u. **b** „Das Türmchen breitet die Arme aus"

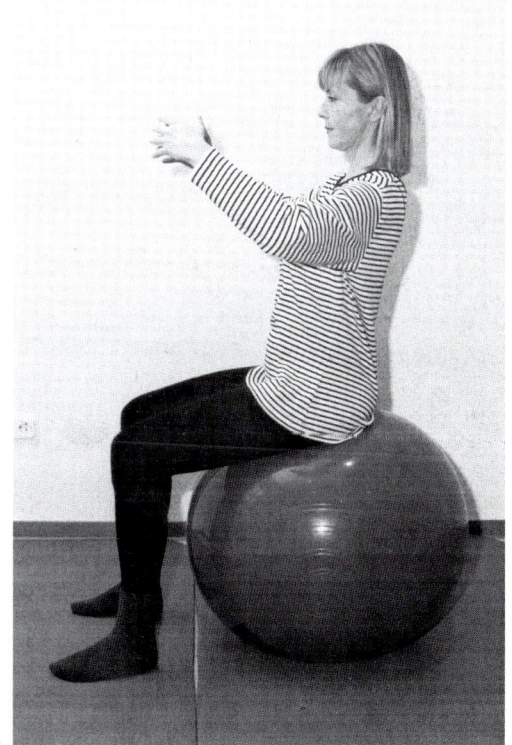

Türmchen eingeordnet, die Lendenwirbelsäule soll nicht absinken.

Im „Vierfüßler" sprechen wir für die Bauchmuskulatur von einer *Brückenaktivität*. Das bedeutet: Eine „Brückenaktivität" ist die Muskelaktivität, welche dann entsteht, wenn mehr als eine Kontaktstelle zur Unterlage besteht. Die zwei oder mehr Kontaktstellen zur Unterlage bilden dann immer „Brücken" mit ihren angrenzenden Körperabschnitten (KA). Die Brückenkonstruktion wird im Vierfüßler sehr deutlich, da hat die „Brücke" vier Stützpfeiler und vier Kontaktpunkte (2 Hände und 2 Unterschenkel) zur Unterlage. Den Brückenbogen bilden dann Becken und Brustkorb. Der Bogen wird von der Bauchmuskulatur verspannt. Diese hat dann Brückenaktivität.

Merke: Die Übungsbeispiele im Vierfüßler aus der Geburtsvorbereitung (Heller 1998) können alle in der Rückbildungsgymnastik angeboten werden. Nachfolgende Übungsbeispiele *dagegen* sind *nur* in der Rückbildungsgymnastik – keinesfalls bei Schwangeren anzuwenden!

1. Übung: „Der sich bewegende Vierfüßler"
   Ausgangsstellung: Vierfüßlerstand
   Ausführung: 2 Kontaktpunkte der Brücke werden aufgegeben. Der rechte Spielarm und das linke Spielbein werden bei verlängerter KLA nach vorn/oben und nach hinten/oben ausgestreckt. Die Lendenwirbelsäule darf nicht absinken. Brückenaktivität wird bei nur noch zwei Kontaktpunkten zur Unterlage (linke Hand, rechter Unter-

– Die Knie stehen als sichere Unterstützungsfläche in Hüftbreite
– Die Stützhände sind unter den Schultern, die Finger zeigen leicht zueinander
– Die Körperklötzchen sind zum horizontalen

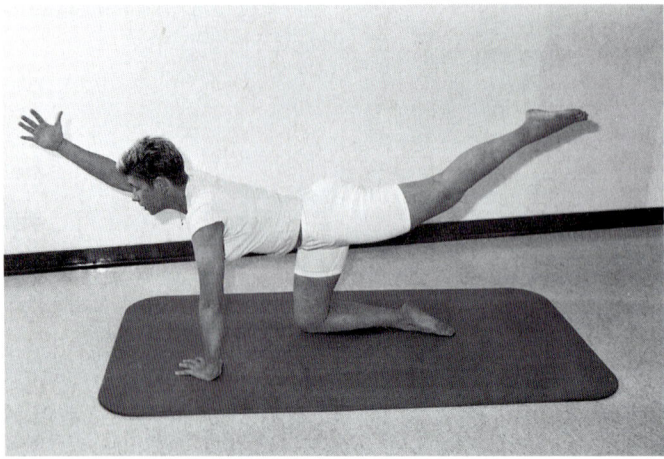

Abb. 4.**74** „Der sich bewegende Vierfüßler"

schenkel) verstärkt. Das Bewegungstempo ist langsam und wird von der Ausatmung „ffff" begleitet. In der Endstellung (ESTE) kann kurzzeitig verweilt werden. Mehrmals üben, dann Seitwechsel (Abb. 4.**74**).

Wirkung: Brückenaktivität Bauchmuskulatur, Rumpfstabilisation, durch die Arm- und Beinstreckung Extension der Wirbelsäule.

2. *Übung:* „Vierfüßler wird Dreifüßler"

Ausgangsstellung: Vierfüßler

Ausführung: Über Ellenbogenflexion senkt sich mit der Ausatmung der Rumpf Richtung Boden ab, gleichzeitig wird das rechte (linke) Spielbein in langsamen Tempo ausgestreckt und angehoben. In der Endstellung ist der Fuß dann in Dorsalextension (Abb. 4.**75**).

Wirkung: Brückenaktivität, Rumpfstabilisation,

leichte Pektoralisdehnung, Milchflussanregung, Aktivieren der Wadenpumpe.

3. *Übung:* „Vierfüßler wird Zweifüßler"

Ausgangsstellung: Vierfüßler, Unterarmstütz

Ausführung: Der linke Spielarm wird im Ellenbogen flektiert und supiniert, Hand/Finger werden in leichter Beugung an der Schulter abgelegt. Der Oberarm ist in leichter Abduktion. Das rechte Spielbein wird in der verlängerten KLA nach hinten/oben ausgestreckt.

Die Lendenwirbelsäule darf nicht absinken. Im Seitenwechsel üben (Abb. 4.**76**).

Wirkung: Rumpfstabilisation, Brückenaktivität, Koordination, Milchflussanregung.

Hinweis: Die Bewegung von Spielarm und Spielbein erfolgt von der ASTE in die ESTE langsam mit der

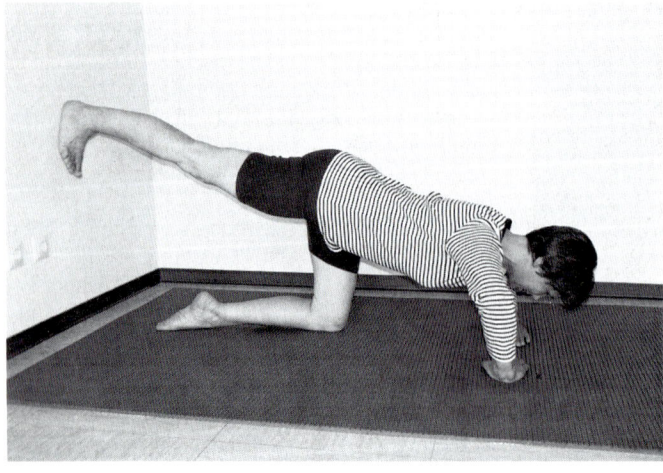

Abb. 4.**75** „Vierfüßler wird Dreifüßler"

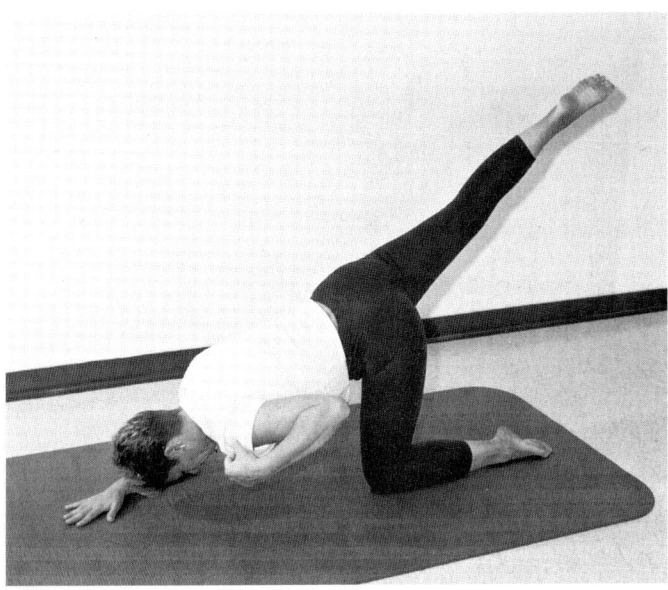

Abb. 4.**76** „Vierfüßler wird Zweifüßler"

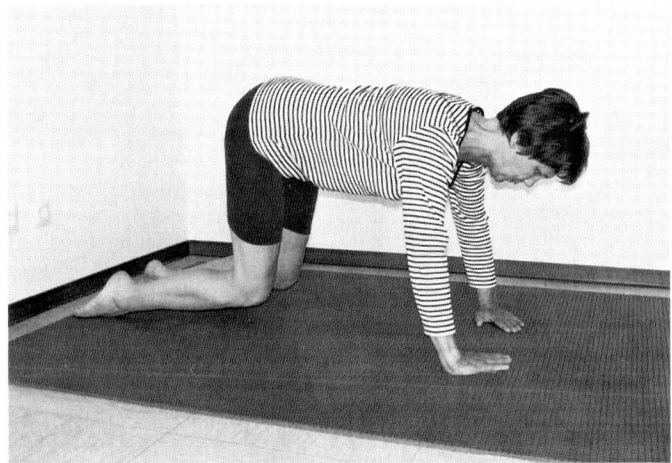

Abb. 4.**77a** u. **b** „Schwebebrücke"

a

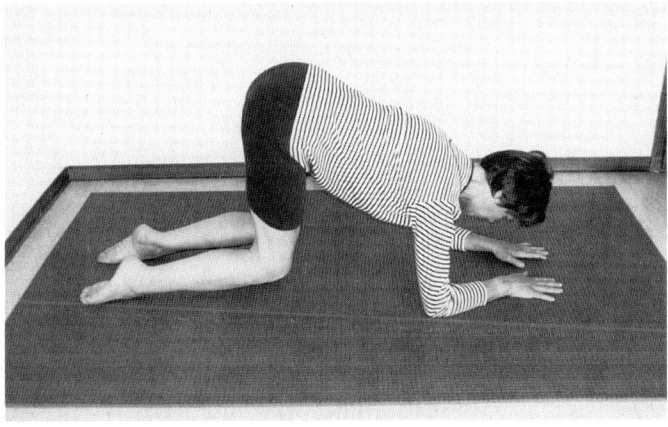

b

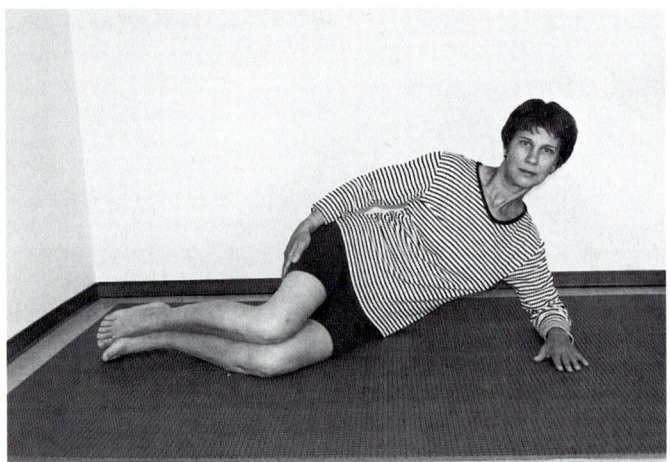

a

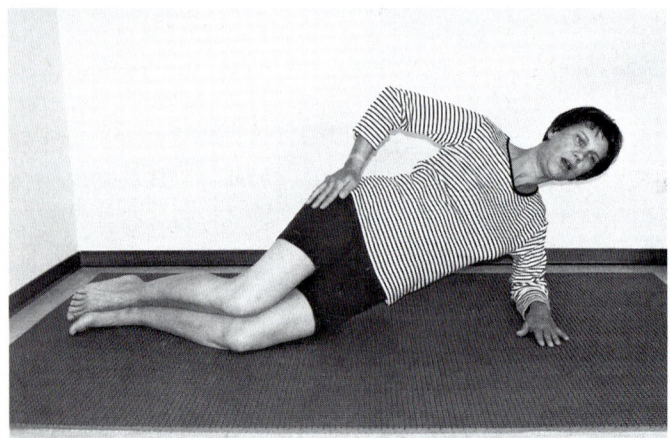

b

Abb. 5.**78a** u. **b** „Brückenbogen aus Seitlage"

Ausatmung. Unterbauch kurz – Oberbauch verschmälern.

4. Übung: „Schwebebrücke"
Ausgangsstellung: Vierfüßler (Diese Übung wurde von Hede Kallmeyer vor vielen Jahrzehnten erstmals vorgestellt.)
Ausführung: Im Türmchen werden beide Knie und Unterschenkel vom Boden abgehoben (je höher, umso schwieriger). Kontaktpunkte zur Unterlage sind dann nur noch die Vorfüße. (Abb. 4.**77a**).
Variante: Die Ausgangsstellung wird für die Arme zum Unterarmstütz verändert, die
*Ausführung bleibt wie oben (Abb. 4.**77b**).*
Wirkung: Brückenaktivität, Stabilisieren des Rumpfes.

Hinweis: Bei langsamen Üben wird auf „ffff" ausgeatmet, bei Temposteigerung mit Sprechatem: „wipp-wipp-wipp".

5. Übung: „Brückenbogen aus Seitlage" (nach Hede Kallmeyer)
Ausgangsstellung: Seitlage, Knie und Hüftgelenke gebeugt, unten liegender Arm im Unterarmstütz, oberer Arm ist locker auf dem Rumpf abgelegt (Abb. 4.**78a**).
Ausführung: Mit der Ausatmung hebt sich das Becken, der Brustkorb und die Oberschenkel langsam senkrecht vom Boden ab. Kontaktpunkte und Stützpfeiler sind jetzt Unterarm/Hand und Knie/Unterschenkel/Fuß. Das Türmchen wird übend gehalten (Abb. 4.**78b**). Im Seitenwechsel üben.
Wirkung: Rumpfwandstabilisation als Brückenaktivität.

Hinweis: Weniger Kontaktstelle des Beines zur Unterlage bedeutet Verstärkung der Brückenaktivität für die laterale, untenliegende Rumpfwand. Das Verkürzen des Unterbauches und Verschmälern des Oberbauches sichern eine Abstützaktivität ohne Aus-

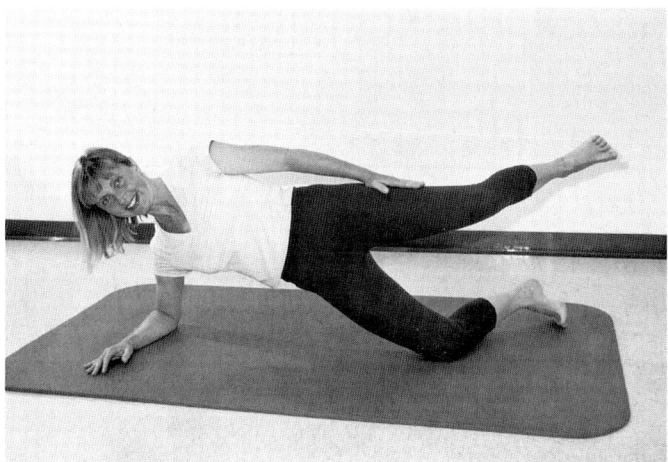

Abb. 4.**79** „Chinesische Brücke"

weichbewegung. Bei dieser Übung kann im Seitenvergleich die Muskelschwäche der Seite festgestellt werden, wo der Rücken des Kindes vor der Geburt mehr Dehnung der Bauchmuskeln beanspruchte. Die schwächere Seite muss öfter üben. Variante als Steigerung: Mit ausgestreckten Beinen üben.

6. *Übung:* „Chinesische Brücke" (Eine anspruchsvolle Übung für späte Wöchnerinnen)
Ausgangsstellung: Seitlage, Beine in Knie und Hüfte gebeugt. Rumpf in schräger Abstützung auf dem untenliegenden Arm.
Ausführung: Mit der Ausatmung heben Rumpf, Becken und Oberschenkel langsam vom Boden ab. Kontaktpunkte bleiben für das Bein Knie/Unterschenkel/Fuß. Das obere Spielbein abduziert bei leichter Innenrotation im Hüftgelenk, der Fuß stellt sich in Pronation ein (Abb. 4.**79**) Seitenwechsel.

Wirkung: Rumpfstabilisation, Brückenaktivität der lateralen Rumpfwandmuskeln.

7. *Übung:* „Hoch das Bein"
Ausgangsstellung: Seitlage, oberes Bein in 90° Knie- und Hüftgelenkflexion, unteres Bein ausgestreckt am Boden. Die obere flache Hand wird bei gebeugten Ellenbogen und Supination in Brusthöhe abgestellt.
Ausführung: Mit der Ausatmung werden gleichzeitig in langsamen Tempo der Druck der Hand in die Unterlage erhöht und das untere Bein vom Boden abgehoben (Abb. 4.**80**).
Wirkung: Rumpfstabilisation, Lateralflexion WS, Beckenbodenspannung, Adduktion im aktiven Bein, Dehnung der Abduktion (M. tensor fascia latae), Milchflussanregung.

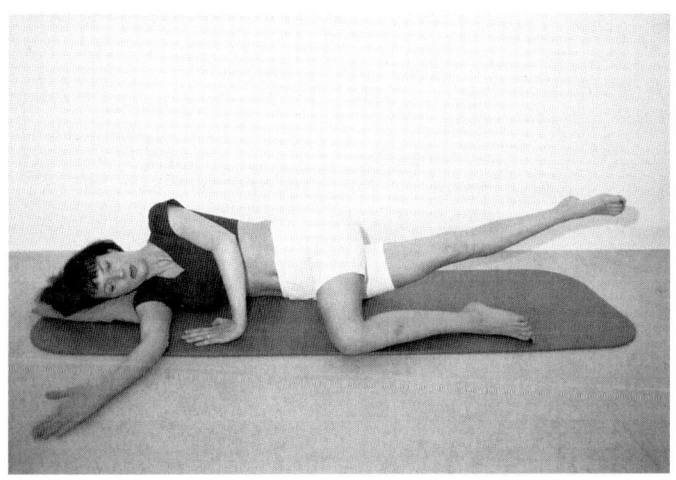

Abb. 4.**80** „Hoch das Bein"

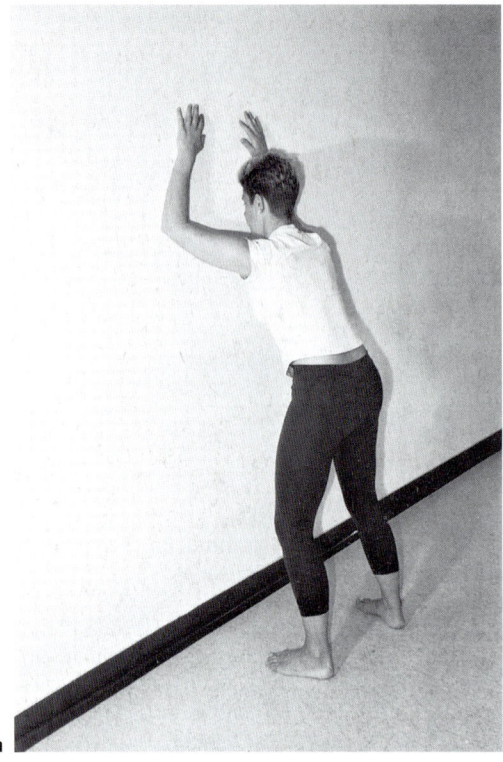

a

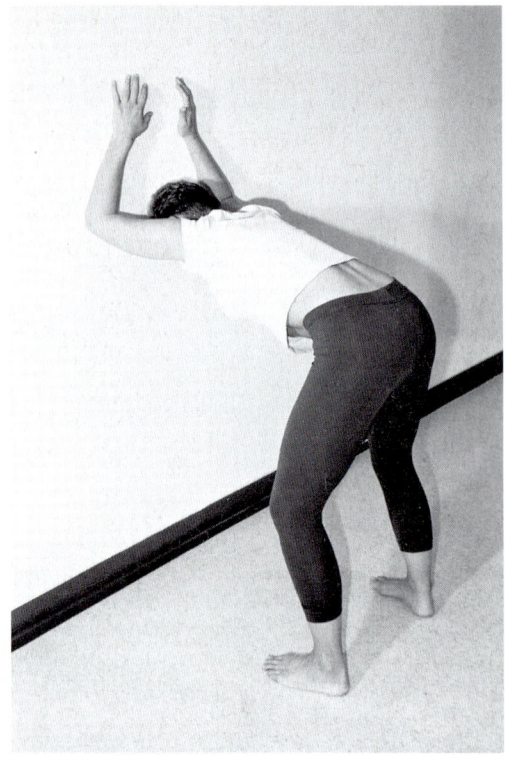

b

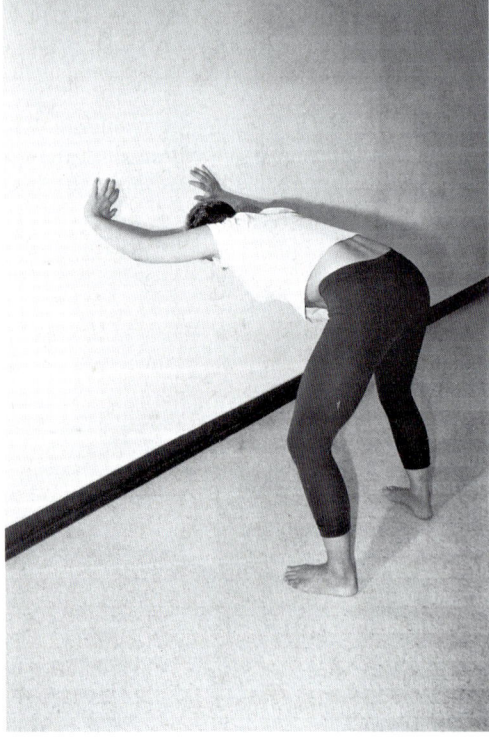

c

Abb. 4.**81a–c** „Abstieg von der Brückenleiter"

8. Übung: „Abstieg von der Brückenleiter"

Ausgangsstellung 1. Stufe: Beckenbreites Stehen in leichter Knieflexion mit etwas Abstand und dem Gesicht zur Wand. Beide Unterarme liegen in Ellenbogenflexion und leichter Supination an der Wand. Das Türmchen steht leicht nach vorn geneigt (Abb. 4.**81a**).

Ausgangsstellung 2. Stufe: Der Abstand der Füße zur Wand ist vergrößert, ebenso die Flexion in Knie- und Hüftgelenken. Die Unterarme/Hände liegen an der Wand (s. o.). Das Türmchen steht fast horizontal (Abb. 4.**81b**).

Ausgangsstellung 3. Stufe: Der Abstand der Füße zur Wand ist nochmals vergrößert, nur die Hände stützen sich an der Wand mit leichter Ellenbogenflexion ab. Das Türmchen steht jetzt horizontal (Abb. 4.**81c**).

Hinweis für 1.–3. Stufe: Die Lendenwirbelsäule darf nicht absinken.

Ausführung: Mit der Ausatmung wird Unterbauch verkürzt, Oberbauch verschmälert. Der Druck aller vier Kontaktpunkte zu Wand und Boden wird erhöht.

Varianten:
– Druckerhöhung beider Unterarme/Hände zur Wand,
– Druckerhöhung eines Unterarmes/Ellenbogens zum gegenseitigen Ellenbogen als diagonale Aktivität,
– Druckerhöhung beider Ellenbogen zueinander.

Wirkung: Brückenaktivität, Rumpfstabilisierung, verschmälern des Oberbauches, Fußsohlenstimulation, Beckenbodenstimulation.

Hinweis: Das Üben geschieht mit statischer/isometrischer Muskelarbeit.

9. Übung: „Stabilisieren zu Zweit"
Ausgangsstellung 2 Frauen: Hüftbreiter Stand mit den Rücken zueinander. Der Abstand ist abhängig von der jeweiligen Konstitution (Armlänge, Körpergröße). Beide geben sich die Hände.
Ausführung: Während der Ausatmung wird der Unterbauch verkürzt, der Oberbauch verschmälert, das Medaillon auf dem Brustbein gezeigt und gleichzeitig neigen sich beide stabile Türmchen nach vorn. An der Lendenwirbelsäule soll es kein Absinken geben (Abb. 4.**82**)!
Wirkung: Rumpfstabilisierung, Fußsohlenstimulation, Vertrauen aufbauen für das „sich überlassen" können.

Stabilisieren mit dem Thera-Band

Übung 1.
Ausgangsstellung: Sitz auf dem Ball (Hocker) im „Türmchen". Das doppelt gefaltete Theraband wird in Schulterhöhe von der linken Hand bei gebeugtem Unterarm und abduziertem Oberarm festgehalten. Der im Ellenbogen gestreckte rechte Spielarm ist im Schultergelenk etwas über 90° abduziert, und fasst mit der Hand das Bandende ohne Zug.
Ausführung: Das diagonal vorm Körper gehaltene Band wird langsam mit der Ausatmung von der Spielhand schräg nach oben gezogen. Unterbauch kurz, Oberbauch schmal. Mit Kopfdrehung können die Augen die Zug-Bewegung begleiten. Mehrmals üben, dann Seitenwechsel (Abb. 4.**83**).
Wirkung: Schultergürtelstabilisation, Rumpfstabilisation, Unterstützen der Brustmuskulatur zur Milchflussanregung.

Übung 2.
Ausgangsstellung: Rückenlage (mit Kopfkissen). Lendenwirbelsäule wird bei Bedarf mit einem kleinen Lagerungskissen gestützt. Beide Knie- und Hüftgelenke sind in etwa 90° Flexion, beide Arme liegen am Boden in ABD/AR. Das Theraband wird flächig um beide Knie gelegt und von beiden Händen fixiert.
Ausführung: Während der Ausatmung werden beide Handrücken in die Unterlage gedrückt.

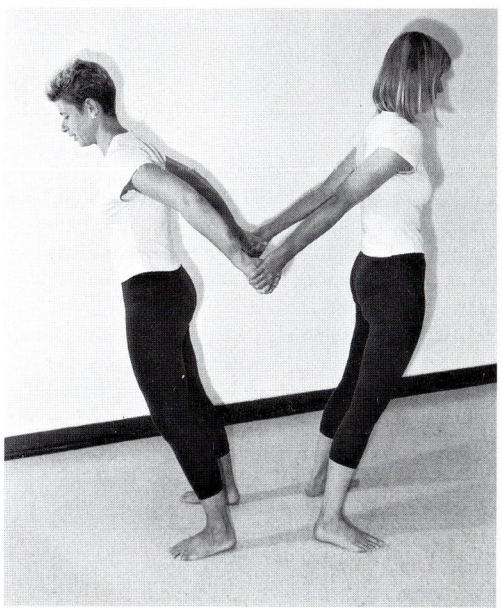

Abb. 4.**82** „Stabilisieren zu Zweit"

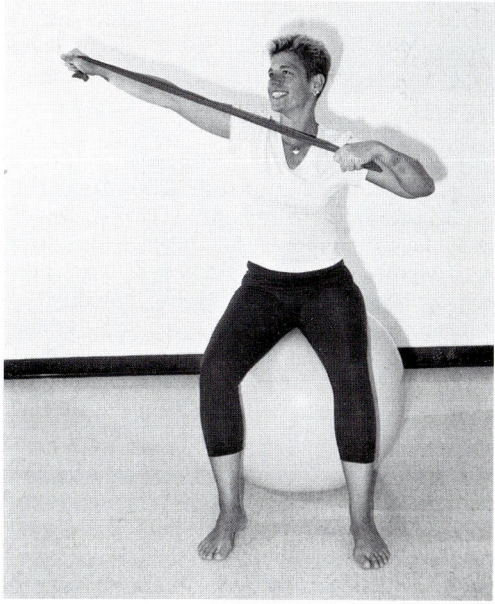

Abb. 4.**83** Therabandübung mit Betonung des Schultergürtels

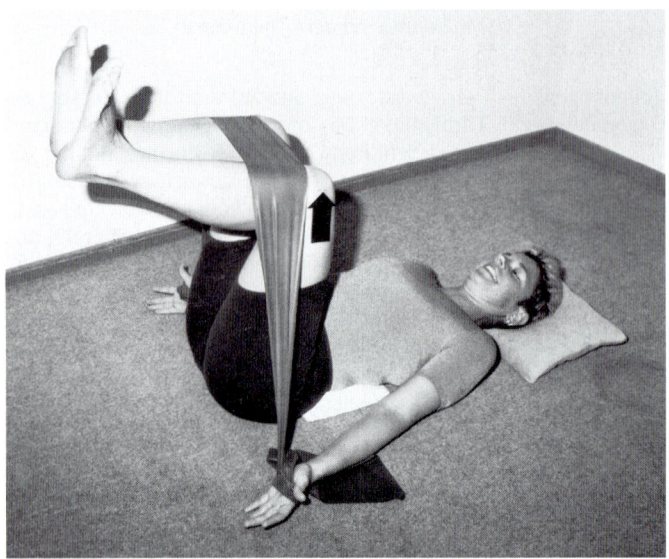

Abb. 4.**84** Therabandübung mit Betonung der Rumpfstabilisierung

Gleichzeitig werden beide Knie Richtung Decke (nicht Richtung Kopf) geschoben (Abb. 4.**84**).

Wirkung: Isometrisch/statische Bauchmuskelarbeit. Rumpfstabilisierung (für späte Wöchnerinnen!)

„Frösche" für das Bauchmuskeltraining

1. Übung: „Der Frosch auf dem Ball" (modifiziert nach Klein-Vogelbach)

Hinweis: Es werden auf dem Ball nur die Armkomponenten des „Klassischen Frosches" zur funktionellen Verkürzung der Bauchmuskulatur und zum Verschmälern des Oberbauches angeboten.

Ausgangsstellung: Sitz auf dem Ball im Türmchen. Die Ballbelastung bleibt zentrisch. Füße stehen etwas mehr als hüftbreit fest auf dem Boden. Beide Arme werden in Richtung Decke nach oben gehoben, die Schultergelenke in Extension/Adduktion/Außenrotation, die Unterarme in Pronation, die Hände als Fäuste in Volarflexion eingestellt.

Verbale Hilfe: „Arme hoch strecken, beide Fäuste schauen voneinander weg und beugen im Handgelenk." (Abb. 4.**85a**)

Ausführung 1: Mit der Ausatmung („fffff") werden die Fäuste geöffnet, die Finger abgespreizt, die Arme gedreht. Die Ellenbogen vor der Brust zusammengeführt, die Unterarme bilden ein „V" und die Hände tragen in der Endstellung ein „Tablett" (Abb. 4.**85b**). Dabei wird der Unterbauch verkürzt und das durch die Armbewegungen zum „V" ausgelöste Verschmälern des Oberbauches verstärkt.

Hinweis: In der Frosch-Endstellung eine kurze Zeit verweilen, dabei kann der Anfang eines Kinderliedes gesummt oder gepfiffen werden, die Ellenbogen können noch mehr zur „V"-Spitze angenähert werden. Wie eng das „V" zusammenkommt, ist bei Wöchnerinnen von ihrem Brustumfang abhängig.

Ausführung 2: Den klassischen Arm-Frosch mehrmals ausatmend ohne Pause wiederholen, der Abstand Brustbeinspitze – Nabel muss erhalten bleiben. Das Rückführen von der ESTE in die ASTE erfolgt mit der Einatmung.

2. Übung: „Skarabäus auf der Kugel" (vor – rück - rechts – links) modifizierte „Krabbe" und „Salamander" nach Klein-Vogelbach.

Ausgangsstellung: In Bauchlage über dem Ball, Oberschenkel und Oberarme sind am Ball mit leichtem Druck angelegt. Beide Füße sind im Zehenstand und beide Hände ballnah am Boden aufgestellt (Abb. 4.**86a**).

Ausführung: Die Füße drücken sich vom Boden ab, die zentrische Ballbelastung wird zu einer exzentrischen Ballbelastung und das Gewicht wird auf die Kontaktpunkte Hände verlagert (Abb. 4.**86b**). Mehrmals Wechsel der Kontaktpunkte Hände/Füße zur Unterlage.

Ausführung Variante 1: Kontaktpunkte sind Hand und Fuß einer Körperseite zum Boden. Die Bewegung findet jetzt von rechts nach links statt. Durch Abdrücken von Hand und Fuß einer Seite erfolgt eine Gewichtsverlagerung zu Hand und Fuß der anderen Seite. Wechsel der Kontaktpunkte Hand und Fuß von rechter zu linker Körperseite.

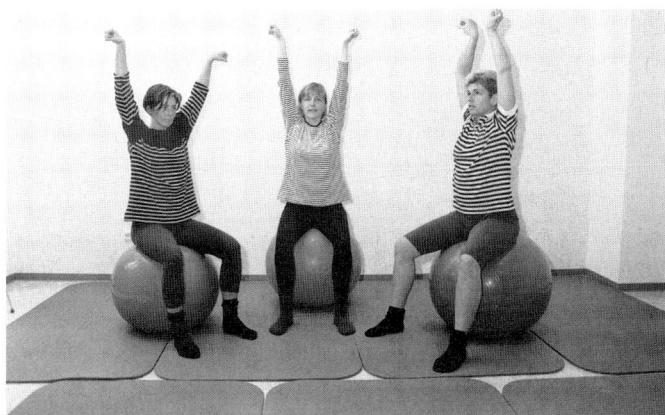

Abb. 4.**85a** u. **b** „Frosch"
a ASTE
b ESTE

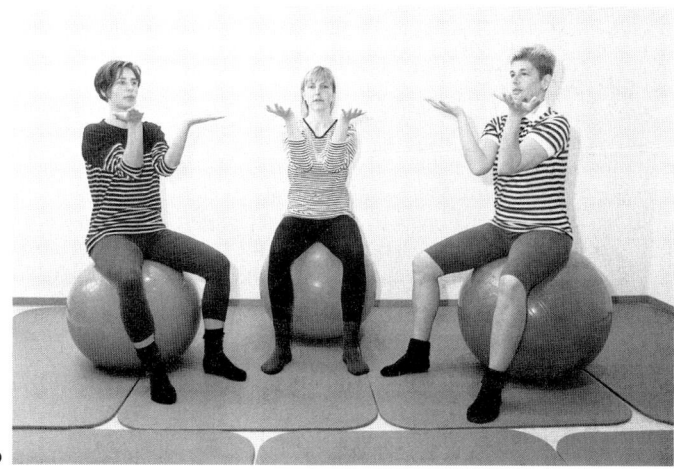

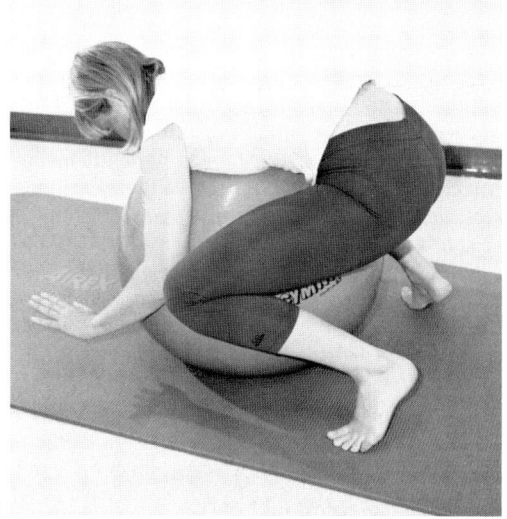 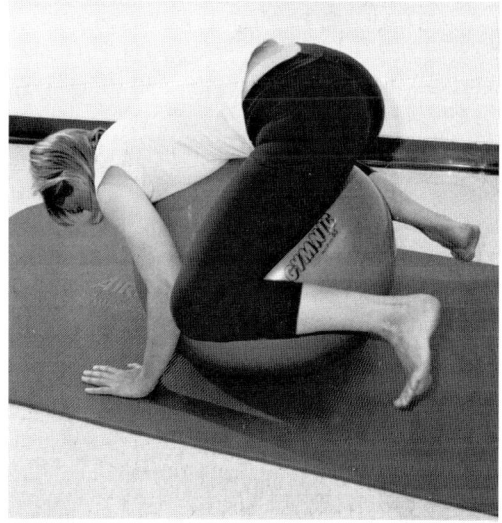

Abb. 4.**86a** u. **b** „Skarabäus auf der Kugel"   **b** ESTE
a ASTE

Ausführung Variante 2: Mit der Ballrollung wird bei raschem Tempo stets nur ein Kontaktpunkt zur Unterlage hergestellt. Von der Unterlage drücken sich nacheinander *rechte Hand – rechter Fuß – linker Fuß – linke Hand – rechte Hand* usw. ab.

Alle Varianten des „Skarabäus mit seiner Kugel" sollen in zügigem Tempo ausgeführt werden.

Wirkung: Gleichgewichtsverlagerung des Rumpfes stimuliert die Muskelaktivität der Rumpfmuskulatur. Lateralflexion der Wirbelsäule, Kräftigung des Schultergürtels, Anregung des Milchflusses.

Weitere Übung: „Gallionsfigur"
Übungshilfe: Pezziball
Ausgangsstellung: Knien hinter dem Ball, abgestützt mit den Zehen, der Rumpf liegt auf dem Ball, die Hände stützen seitlich auf den Ball (Abb. 4.**87a**).
Ausführung 1: Durch Abdrücken von den Zehen und gleichzeitigem Strecken der Knie kommt der Ball in Rollung. Die gestreckten Zehen sind 2 feste Kontaktpunkte zum Boden. Die Wirbelsäule streckt sich. Das Rumpftürmchen hat nur mit Bauch und Becken Kontakt zum Ball. Die „2 Stützhände" sichern die Balance durch Abstützen auf dem Ball (Abb. 4.**87b**).
Ausführung 2: wie 1, am Ende der Streckung der Wirbelsäule und der Knie- und Hüftgelenke geben beide Hände ihren Kontaktpunkt zum Ball auf, die Arme werden zur Seite gestreckt. Rumpf und Arme müssen gegen die Schwerkraft gehalten werden. Kontaktpunkte zur Unterlage sind nur noch die Füße im Zehenstand und Bauch/Becken auf dem Ball (Abb. 4.**87c**).

Hinweis: Die Lendenwirbelsäule darf nicht zum Hohlkreuz absinken. Der Atem fließt weiter.

Wirkung: In der Endstellung Stabilisation des Rumpfes (Wirbelsäule) gegen die Schwerkraft, zwischen Becken und Fußspitzen Brückenaktivität, auf dem Weg von ASTE zu ESTE Mobilisation der Wirbelsäule.

Weitere Übung: „Der Brückenbauch"
Die *globale* Kraft und Ausdauer der Rumpfwandmuskulatur kann mit dem modifizierten Brückenbauch (Klein-Vogelbach) aus horizontalem Unterarm- und Zehenstütz festgestellt werden. Kann die Frau den *Brückenbauch* ohne Ausweichbewegungen für die gestreckte Rumpfstellung für kurze Zeit ohne Mühe halten, dann kann der Brückenbauch als Übung eingesetzt werden.

Ausgangsstellung: Horizontaler Unterarmstütz, die Arme liegen parallel, der Rumpf und die Beine sind gestreckt.
Ausführung: Mit Zehenstütz werden ausatmend (Unterbauch kurz – Oberbauch schmal) Beine und Rumpf stabil im Türmchen von der Unterlage abgehoben. In der Endstellung des Brückenbauches ist die stabilisierende Aktivität ventral (Abb. 4.**88**).
Steigerung durch geänderte Ausgangsstellungen:

1. Beide Unterarme werden weiter nach vorn aufgestützt, die ventrale Muskelaktivität erhöht sich bei der Ausführung der Übung.
2. Ein Bein wird in der ESTE *Brückenbauch* wenig deckenwärts angehoben. Seitenwechsel.

4.3.2.3 Mobilisation aller Gelenke

Das Sichern der lokalen/globalen Stabilisierung und das Sichern der Statik wurde im vorangegangenen Kapitel behandelt. Das stabile Klötzchen-*Türmchen* steht!

Mit unseren Armen und Beinen können wir Einfluss auf den Rumpf nehmen und dies über zwei Gelenkpaare: Die Hüft- und Schultergelenke, welche als Kugelgelenke „Schaltstellen" für Bewegungsabläufe sind. Von der Stellung und Beweglichkeit dieser Kugelgelenke an Hüften und Schultern sind alle benachbarten Gelenke abhängig:

– am Rumpf die *Wirbelsäule*
– alle *Extremitätengelenke*
– als einzige Kopfgelenke die *Kiefergelenke.*

Eine ökonomische, alle Bewegungskomponenten dieser Kugelgelenke voll ausschöpfende Hüft- und Schultergelenksbeweglichkeit hilft die Statik zu sichern. Bewegungs- und Übungsangebote für Statik und Mobilität sind meist nicht so deutlich voneinander abzugrenzen, wie die Kapitelzuordnung dies tut. Spätestens bei den aufgezeigten Übungsbeispielen wird das ersichtlich.

Alle Übungen berücksichtigen einen ökonomischen Bewegungsablauf nach funktionellen Gesichtspunkten und sollen Spätwöchnerinnen helfen, ihre Beweglichkeit und ihr Bewegungsgefühl wieder zu erlangen. Ziel dieser Übungsangebote ist nicht „überschüssige Pfunde" wieder loszuwerden.

Übungsbeispiele

Übung: „Hula Hula rechts – links" (modifiziert nach Klein-Vogelbach)

Abb. 4.**87a–c** „Gallionsfigur"

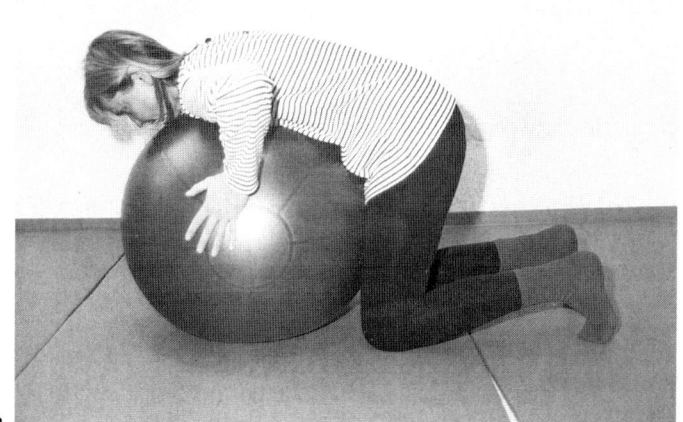

a

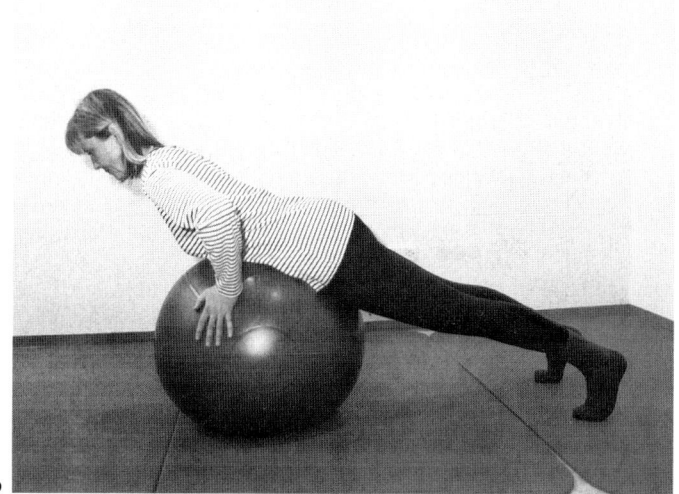

b

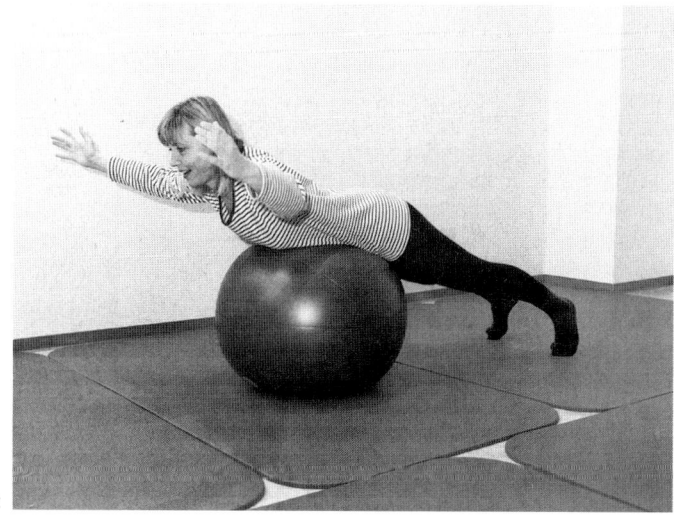

c

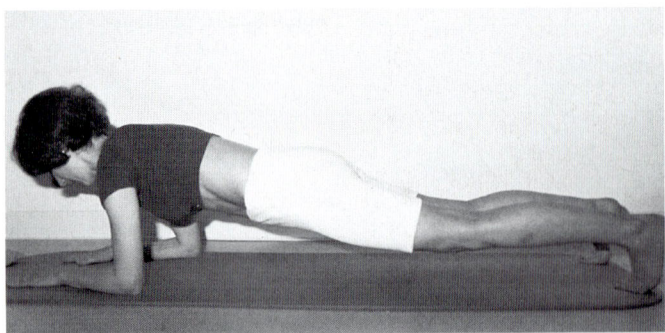

Abb. 4.**88** „Der Brückenbauch"

Ausgangsstellung: Sitz auf dem Ball im Türmchen. Bei Abduktion der Arme sind beide Handflächen in Brusthöhe aneinandergelegt, die Fingerspitzen zeigen nach kranial (Abb.4.**89**, Mitte).

Ausführung: Das Becken hebt sich abwechselnd nach rechts und links (Abb. 4.**89**) wenig vom Ball ab (Lateralflexion in der Lendenwirblsäule). Der Ball macht eine Rollbewegung. Der Atem fließt weiter oder die „Hula"-Seitbewegung wird mit Sprechatem begleitet, z. B. „Hula" – „Hula" oder „rechts" – „links", um Luftanhalten zu verhindern.

Hinweis: Mit langsamen Tempo beginnen, dann das Tempo steigern. Wenn der Druck unter den Handballen verstärkt wird, kann sich der Oberbauch verstärkt verschmälern.

Variante: Bei gleichbleibender Ausgangsstellung erfolgt zuerst mit zentrischer, danach mit exzentrischer Ballbelastung eine Kreisbewegung des Beckens.

Wirkung: Mobilisation der Wirbelsäule in Lateralflexion, Hüftgelenkmobilisation, Pektoralisanspannung, Milchflussanregung, Beckenbodenstimulation, bei Variante zusätzlich Extension/Flexion der Lendenwirbelsäule.

Übung: „Tiefes Kriechen"

Ausgangsstellung: Tiefe Rutschstellung, Beine hüftbreit (Abb. 4.**90a**).

Ausführung, 1. Phase: Aus der tiefen Rutschstellung werden die Arme so weit zurückgezogen, bis sie in „U"-Halte kommen (Abb. 4.**90b**) In dieser Ausgangsstellung wird ein Zwischenstopp eingelegt zum mehrmaligen Absenken des Brustkorbs Richtung Boden und zurück in die „U"-Halte, um den Pectoralismuskel zu dehnen.

Ausführung, 2. Phase: Aus der tiefen „U"-Halte hochstemmen zum „Katzenbuckel" (Abb.4.**90c**).

Ausführung, 3. Phase: Vom „Katzenbuckel" sich mit den Händen Richtung Fersen abdrücken, damit sich das Gesäß absetzen kann.

Ausführung, 4. Phase: Vom „Päckchensitz" (Abb. 4.**90d**) wieder die Position „Tiefes Kriechen" einnehmen (Abb. 4.**90b**).

Die Abfolge der verschiedenen Phasen kann variabel gestaltet werden. Atem fließen lassen.

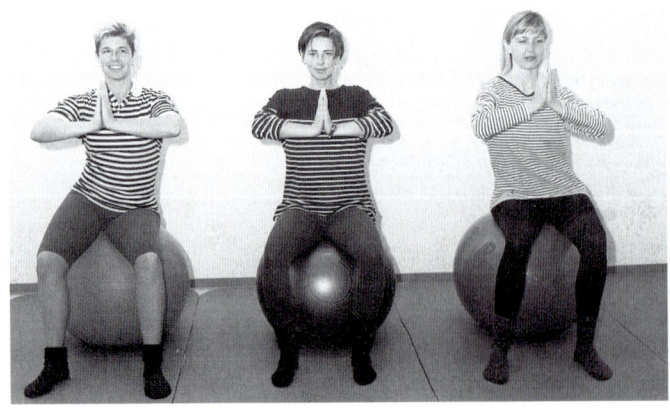

Abb. 4.**89** „Hula Hula rechts – links"

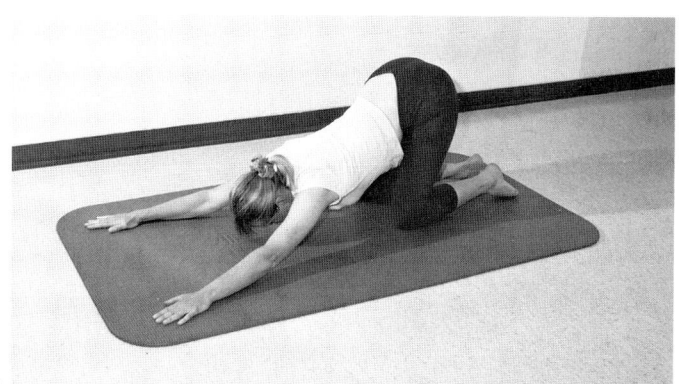

Abb. 4.**90a – d** „Tiefes Kriechen"

a

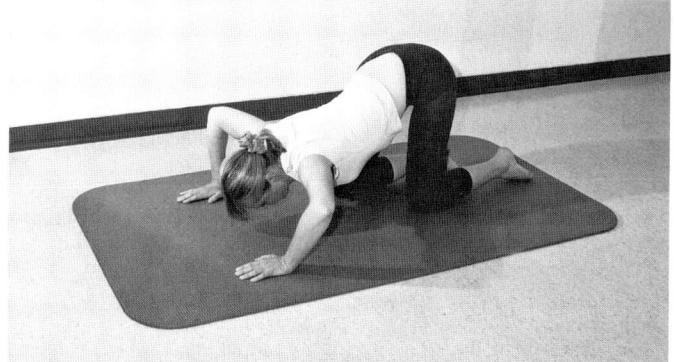

b

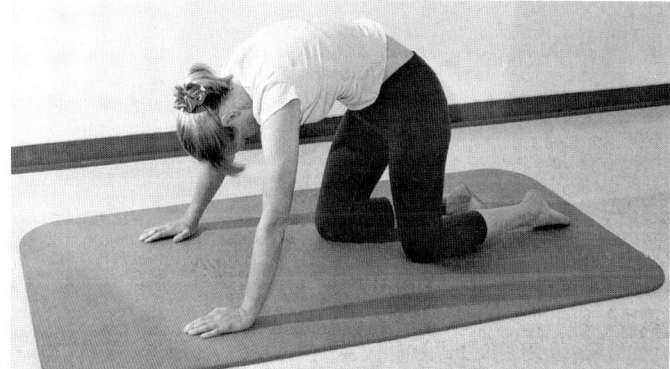

c

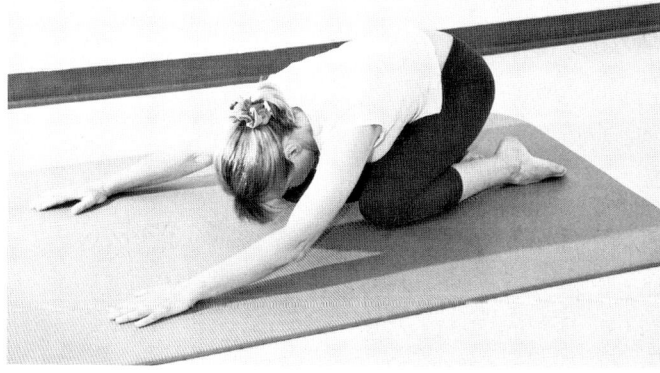

d

Abb. 4.**91a–c** „Zeig den Ball"

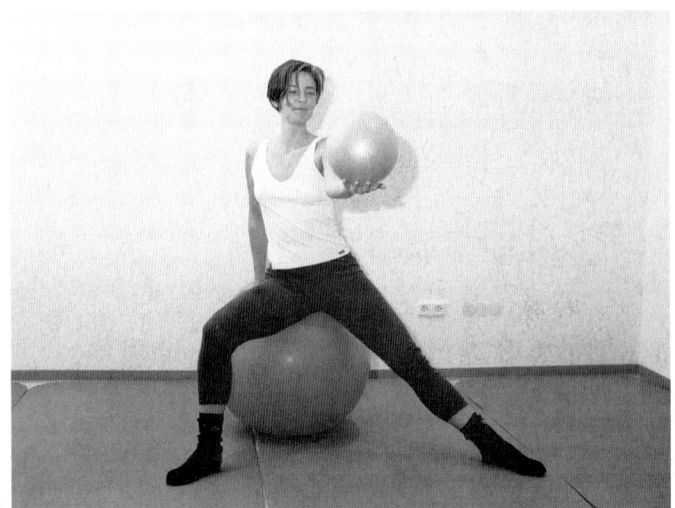

a

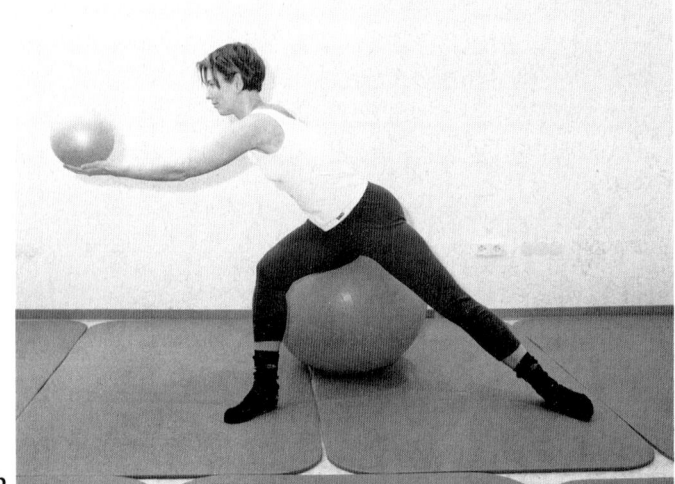

b

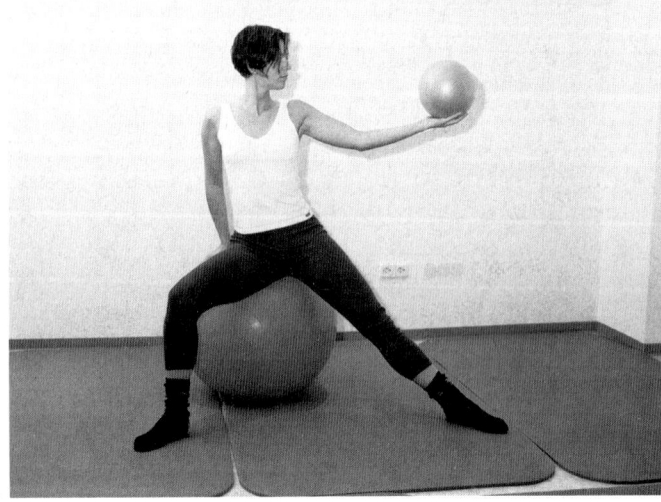

c

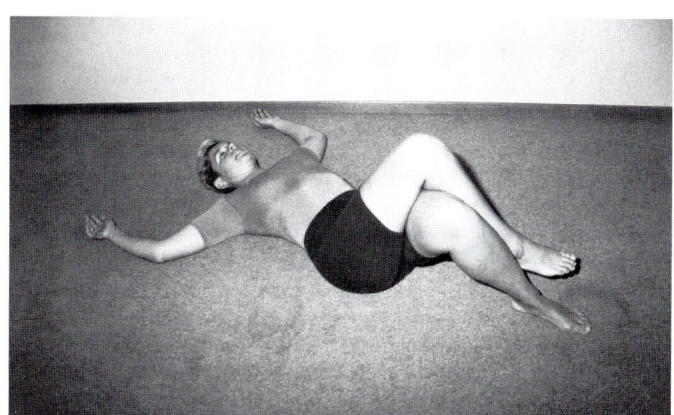

Abb. 4.**92a** u. **b** „Drehkreuz"

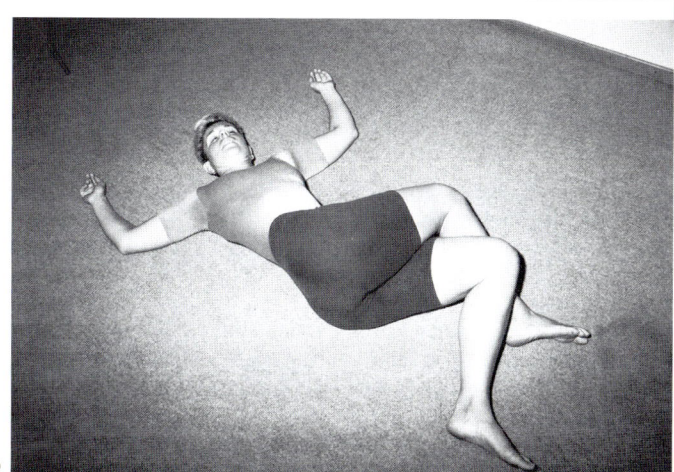

a

b

Wirkung: Haltungskorrektur, Pektoralisdehnung, endgradige Extension und Flexion der Wirbelsäule, Bauchmuskelkräftigung, Rückenmuskeldehnung und -kräftigung, Milchflussanregung.

Übung: „Zeig den Ball"
Übungshilfe: Pezziball und Overball
Ausgangsstellung: Sitz auf dem Ball im Türmchen. Linkes Bein ist in Außenrotation/Abduktion/Extension im Hüftgelenk und Extension im Kniegelenk zur Seite ausgestreckt. Der linke Arm ist nach vorn in Außenrotation/Flexion im Schultergelenk und Supination im Unterarm ausgestreckt und hält damit den Overball deckenwärts. Die rechte Hand stützt sich auf dem Pezziball ab (Abb. 4.**91a**).
Ausführung 1: Durch Rotationsbewegung der Wirbelsäule und Innenrotation im linken Hüftgelenk zeigt der Ball dem „Türmchen" den Weg nach rechts/unten (Abb. 4.**91b**), dabei kommt es zu ei-

ner Neigung des Türmchens über dem Standbein (ESTE).
Ausführung 2: Bei dem Rückweg wird über die Ausgangsstellung hinaus soweit wie möglich nach links gedreht (ESTE). Der Kopf folgt der Armbewegung, das Türmchen bleibt stabil (Abb. 4.**91c**). Die Seite wird gewechselt.
Wirkung: Rotation der Wirbelsäule, Mobilisation der Hüftgelenke, Rumpfstabilisation, Milchflussanregung durch Armbewegungen

Hinweis: Ausatmung von ASTE zu ESTE – Einatmung von ESTE zu ASTE.

Übung: „Drehkreuz"
Ausgangsstellung: Rückenlage. Arme in „U"-Halte am Boden, Beine sind aufgestellt. Das rechte gebeugte Bein wird hüftnah über das linke Bein gekreuzt (Abb. 4.**92a**).
Ausführung: Die beiden überkreuzten Beine werden langsam, soweit es möglich ist, nach

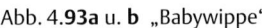

Abb. 4.**93a** u. **b** „Babywippe"

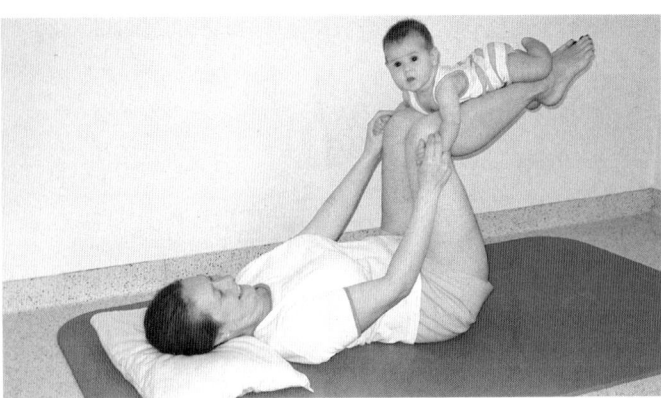

a

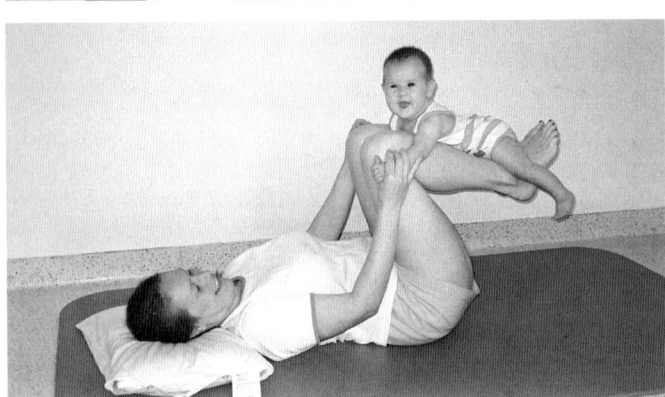

b

rechts abgesenkt. Das Becken hebt auf der entsprechenden Seite mit ab. Das Absinken der Beine erfolgt mit der Ausatmung (Abb. 4.**92b**). Danach Seitenwechsel.

Wirkung: Rotation der Lenden- und Brustwirbelsäule, Pektoralisdehnung, Piriformisdehnung, Beckenbodenkräftigung.

Übung: „Babywippe"
Ausgangsstellung: Rückenlage (Kopfkissen). Beide Beine werden weit an den Körper gebeugt, damit das Baby sicher auf den Unterschenkeln der Mutter aufliegt. Die in Dorsalextension eingestellten Füße sind eine Absicherung für das Baby. Die Mutter fasst die Hände ihres Kindes.
Ausführung: In langsamen Tempo werden beide Unterschenkel nach oben (Abb. 4.**93a**) und nach unten (Abb. 4.**93b**) bewegt. Das Baby wird durch die Bewegungen der Unterschenkel auf und ab gewippt.
Variante: Das Becken wird abwechselnd in Kippstellung (Extension der Lendenwirbelsäule/ Flexion im Hüftgelenk) und in Aufrichtestellung (Flexion der Wirbelsäule/Extension im Hüftge-

lenk) bewegt. („6" und „12" der Feldenkrais-Uhr) Ausatem = „12"/Einatem = „6"
Wirkung: Kräftigung der Beinmuskulatur, Mobilisation der Lendenwirbelsäule (Extension/Flexion), Bauchmuskelverkürzung, vor allem Unterbauch.

Übung: „Babyschaukel"
Ausgangsstellung: Rückenlage (Kopfkissen), identisch mit „Babywippe"
Ausführung: In langsamen Tempo werden beide Beine etwas zur rechten (Abb. 4.**94a**) und zur linken (Abb. 4.**94b**) Seite abgesenkt. Das Baby wird „geschaukelt".
Wirkung: Beim Baby wird die Gleichgewichtsreaktion angesprochen. Bei der Mutter die Rotation der Wirbelsäule und Lateralflexion mit fallverhindernder Halteaktivität (zur Sicherung für ihr Kind).

Übung: „Stehende Frösche"
Vorab: Die Komponenten des „klassischen Frosches" für die Arm(e) und des „Urfrosches" für die Bein(e) werden am Beispiel „Diagonaler Frosch" in der Ausgangsstellung Stand beschrieben.

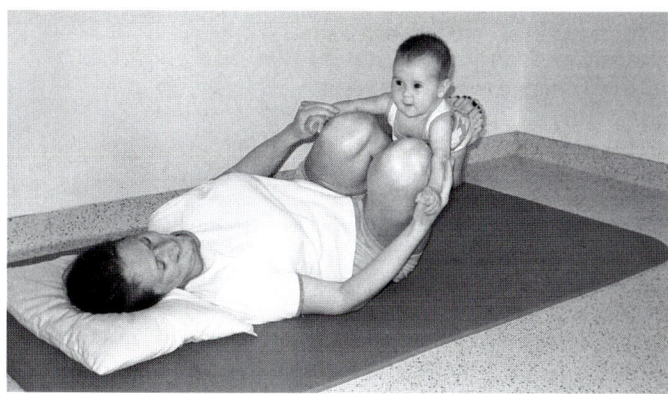

Abb. 4.**94a** u. **b** „Babyschaukel"

a

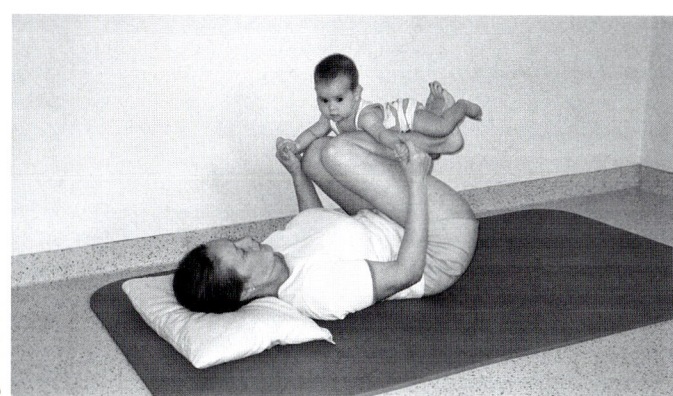

b

Veränderte Ausgangsstellungen: Im *Sitzen auf dem Hocker* können die Armkomponenten des klassischen Frosches mit den Beinkomponenten des Urfrosches auf der Körperdiagonalen, z.B. rechter Arm und linkes Bein geübt werden. In *Seitlage* wird z. B: rechter Arm und rechtes Bein geübt.

Hinweis: Auf dem Ball sitzend ist das Hinzunehmen der Beinkomponenten aus Gründen der Instabilität für die Frau in der Rückbildungsgruppe nicht zu empfehlen.

1. Armkomponente „Klassischer Frosch":
Ausgangsstellung und *Ausführung* sind im vorangegangenen Kapitel „Stabilisation" (Abb. 4.**85a** u. **b**) beschrieben. Die „Stehenden Frösche" auf Abb. 4.**95** zeigen mit ihrem rechten Arm die ASTE und mit ihrem linken Arm die ESTE des *klassischen Frosches.*
2. Beinkomponente „Urfrosch":
Ausgangsstellung: hüftgelenkbreiter Stand
Ausführung: Ein Bein wird in sagittaler Ebene in Hüft- und Knieflexion bei gleichzeitiger Innenrotation im Hüftgelenk angehoben. Die Innenrotation des Hüftgelenks bewirkt, dass sich der Unter-

schenkel wie ein „Zeiger" nach außen bewegt und gleichzeitig wird der Fuß in Pronation gebracht. Wenn der Oberschenkel im Hüftgelenk 90° oder mehr angebeugt ist, und der Unterschenkel/Fuß fächerförmig nach außen zeigt, steht der „Urfrosch" eines Beines fertig da (Abb. 4.**95**).
3. Das Zusammenspiel von Arm- und Beinkomponente auf der Körperdiagonalen in der Vertikalen ist ein optimales funktionelles Bauchmuskeltraining.
Wirkung: Funktionelles Bauchmuskeltraining. Ausgleich einer lumbalen Hyperlordose. Koordinationstraining.

Hinweis: Abstand Brustbeinspitze – Nabel bleibt erhalten, Abstand Symphyse – Nabel soll sich nur soweit verkürzen, dass die Körperklötzchen möglichst stabil eingeordnet bleiben.

Übung: „Rund wie ein Igel"
Ausgangsstellung: Vierfüßler.
Ausführung: Der linke Fuß bewegt sich in sagittaler Ebene über Knie/Hüftflexion in den Zehenstand. Der Kontaktpunkt rechte Hand wird aufgelöst, der rechte Arm wird zwischen beiden

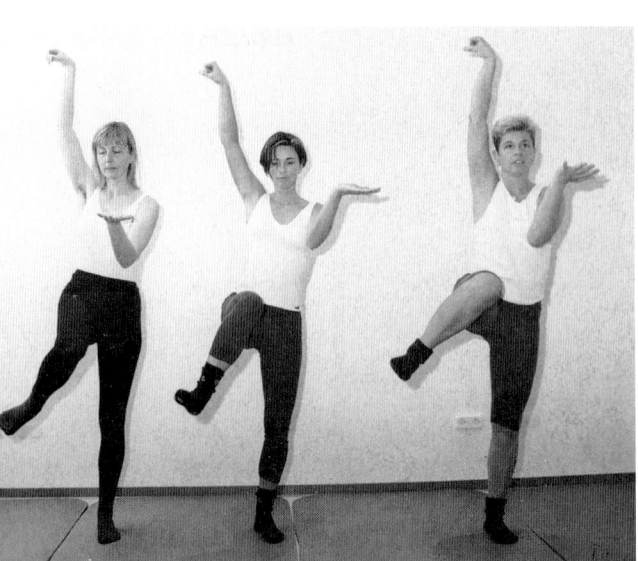

Abb. 4.95 „Stehende Frösche"

Beinen hindurch fußwärts bewegt. Die linke Hand erfährt eine Druckerhöhung zum Boden, die sich durch Verkürzen des Abstandes linke Schulter zur linken Hand nochmals verstärkt. Der Kopf wird in die endgradige Flexion der Wirbelsäule einbezogen. Der Igel ist „rund" (Abb. 4.96). Langsamer Ausatem begleitet von ASTE bis ESTE den sich „rundenden Igel", der sich dann wieder in den Vierfüßler zurück begibt.

Variante: Zwei Kontaktpunkte der Brücke werden aufgegeben, rechter Spielarm und linkes Spielbein werden bei verlängerter Körperlängsachse nach vorn/oben und hinten/oben ausgestreckt (Abb. 4.74 siehe Kap. Stabilisation).

Wirkung: Wirbelsäulenrotation und Flexion, Hüftgelenkmobilisation, Schultergürtelstabilisation auf dem Brustkorb bei der Rotation, Milchflussanregung.

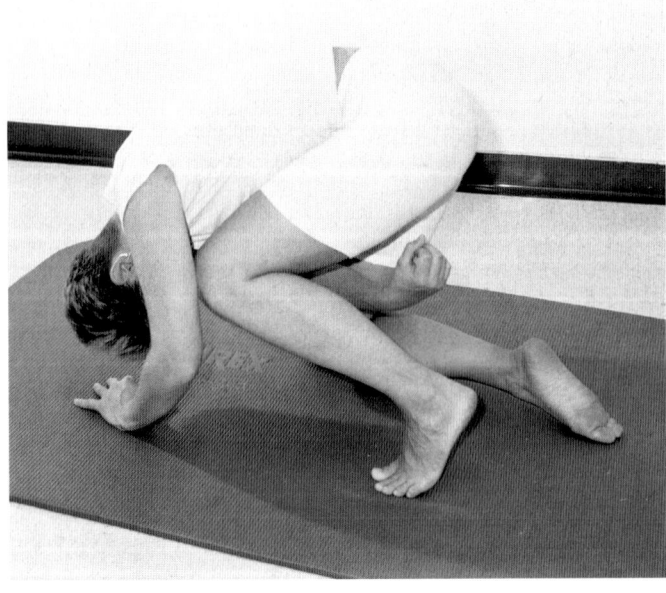

Abb. 4.96 „Rund wie ein Igel"

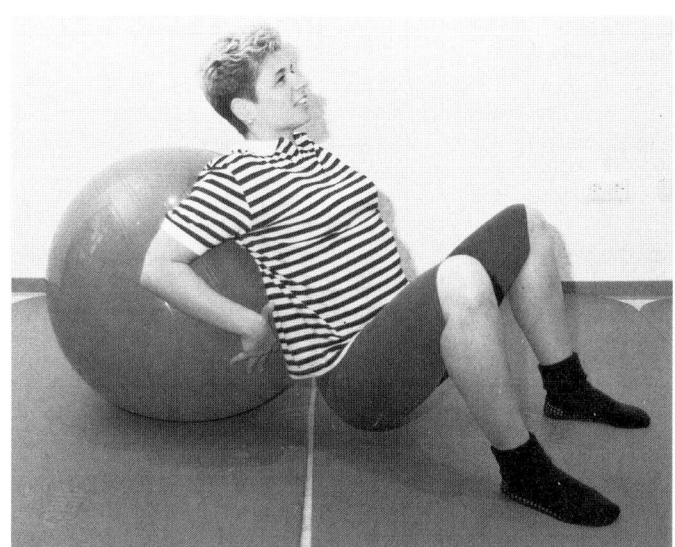

a

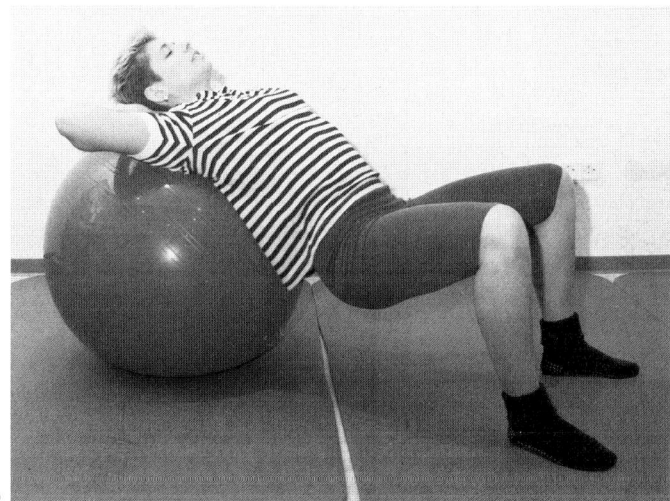

b

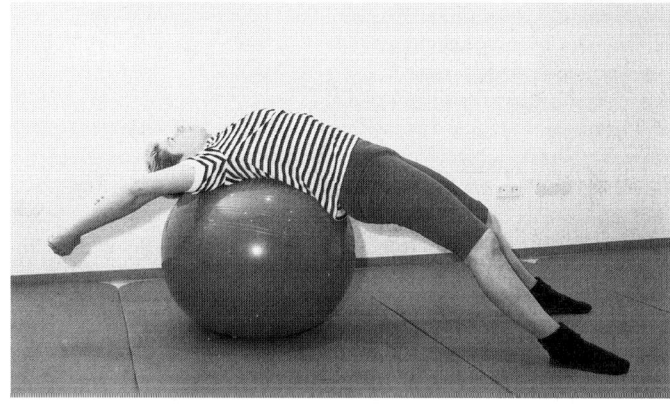

c

Abb. 4.97a–c „Esel streck dich"

Übung: „Esel streck dich" (nach Klein-Vogelbach)

Ausgangsstellung: Der Ball dient dem Rumpf als Lehne, wobei das Gesäß durch Flexion in den Hüft- und Kniegelenken etwas vom Boden abgehoben ist. Die Füße stehen etwas mehr als hüftbreit am Boden, Fußspitzen zeigen nach vorn. Die Kontaktpunkte Füße bleiben konstant erhalten (Abb. 4.**97a**).

Ausführung, 1. Phase: Durch Abdrücken der Füße vom Boden hebt sich das Gesäß, der Rücken legt sich durch Ballrollen gestreckt auf den Ball ab. Auch der Kopf liegt jetzt in den Händen als Kopfstütze auf dem Ball ab (Abb. 4.**97b**).

Ausführung, 2. Phase: Durch Streckung der Beine in den Knie- und Hüftgelenken legt sich der gestreckte Körper auf dem Ball ab. Der Kopf kann in der Kopfstütze der Arme liegen bleiben oder die Arme werden nach hinten/unten ausgestreckt (Abb. 4.**97c**). Der Rückweg des „gestreckten Esels" führt wieder zur ASTE. Beim Beenden der Übung sinkt das Gesäß dann auf den Boden.

Wirkung: Wirbelsäule, vor allem die Brustwirbelsäule wird passiv in der Extension mobilisiert. Kräftigung der Fuß- und Beinmuskulatur. Koordination.

Hinweis: Das Tempo ist langsam, es dürfen keine unkontrollierten Beschleunigungen auftreten. Der Atem fließt ruhig weiter.

Übung: „Seeigel und Goldfisch" (nach Klein-Vogelbach)

Ausgangsstellung: Für „Seeigel" und „Goldfisch" identisch: Fersensitz im Türmchen. Der Ball wird auf den Oberschenkeln abgelegt und bauchnah gehalten (Abb. 4.**98a**).

Ausführung 1 von ASTE zum „Seeigel": Aus dem Rumpf wird Schwung geholt. Das Becken hebt sich an, über Ballrollung stützen sich beide Hände vor dem Ball als Kontaktpunkte auf den Boden ab und gleichzeitig beugen sich Knie und Hüftgelenke bis zur totalen Flexion für Wirbelsäule, Hüft- und Kniegelenke. Der *Seeigel* „thront" auf dem Ball (Abb. 4.**98b**).

Ausführung 2 vom „Seeigel" zum „Goldfisch": Die Hände am Boden geben etwas Abdruck, wodurch sich der Körper etwas anhebt und durch beginnende Streckung in Hüft- und Kniegelenken der Körper auf dem Ball rollend unterwegs zum „Goldfisch" ist (Abb. 4.**98c**).

Ausführung 3 angekommen im „Goldfisch": Die ESTE Goldfisch ist durch Absenken der Schultern nach unten und Ausstrecken der Beine nach oben erreicht (Abb. 4.**98d**).

Ausführung 4 unterwegs vom „Goldfisch" zum „Seeigel": Wenn die Knie annähernd vertikal auf dem Ball stehen (Abb. 4.**98e**), kann bei einem Zwischenstopp über Ballrollung durch mehrmaliges Beugen und Strecken der Hüft- und Kniegelenke, die Brückenaktivität geübt werden.

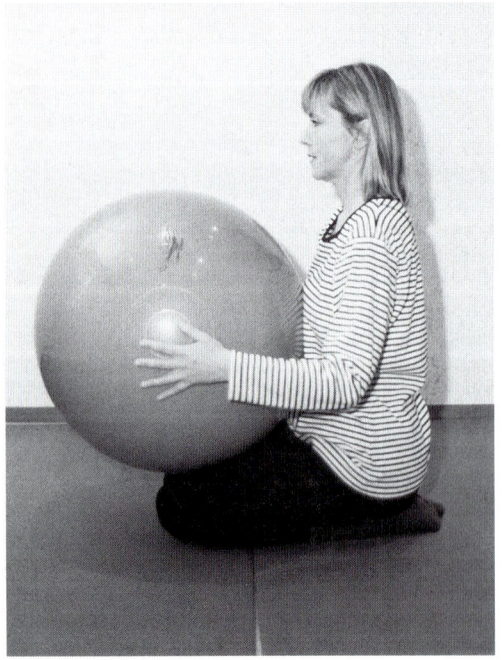

a

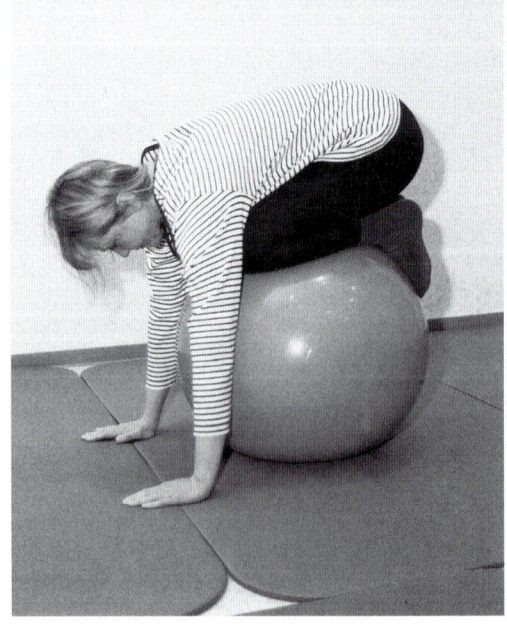

b

Abb. 4.**98a–e** „Seeigel" und „Goldfisch"

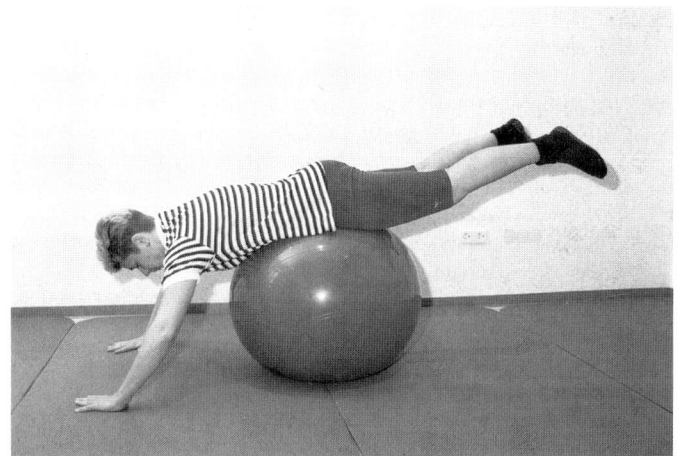

c

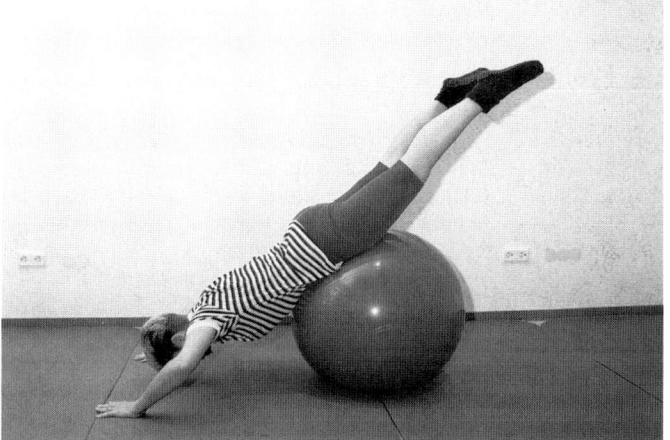

d

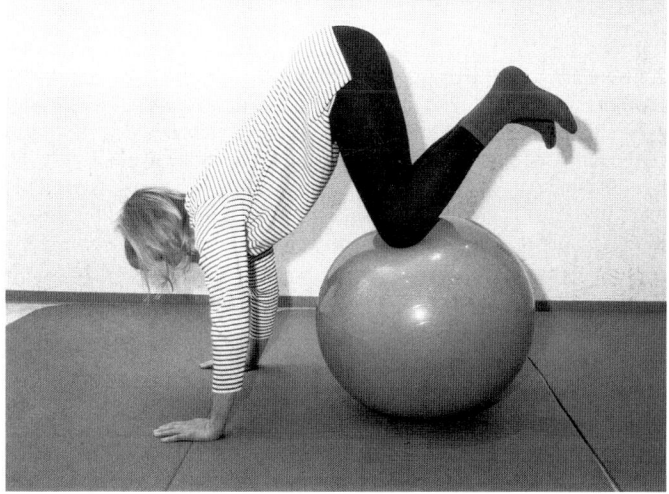

e

Ausführung 5 ankommen auf dem Ball im „Seeigel": Zurückgekommen im Seeigel (siehe Abb. 4.**98b**), ist diese Ausgangsstellung dann die Startbasis, um mehrmals in den Goldfisch zu gehen und bei Beenden des Übens vom „thronenden Seeigel" in der Endstellung anzukommen.

Wirkung:
– Endgradige Flexion und Extension der Wirbelsäule
– Verbessern von Hüft- und Kniegelenkbeweglichkeit
– Brückenaktivität für die Bauchmuskulatur
– Koordination bei labilerer Gleichgewichtslage.

Hinweis: Der Atem soll weiterfließen, alle schwierigen Bewegungen sollen mit der Ausatmung geschehen.

Übungsvorschläge bei Kreuzschmerz und ISG-Beschwerden

Gelenkschmerzen strahlen bis in die zum Gelenk gehörenden Weichteilstrukturen aus, Kreuz- und Ischiasschmerzen, Iliosakralgelenkprobleme, Symphysenschmerzen sind so kein lokales Problem allein, denn die Muskulatur, die Sehnen und Bänder des „Problem-Gelenkes" reagieren mit „ausstrahlenden" Schmerzen. Oft sind diese auf die Weichteilstrukturen ausstrahlenden Schmerzen das Signal, das Problem zu suchen. Überprüft werden muss dazu die Muskelkraft der Bauchmuskulatur (lokal/global), der Rückenstrecker und der das Becken stabilisierenden Muskulatur (Gangbild/ Stand) und auch, ob die Körperabschnitte im Türmchen gehalten werden können.

Wenn im Spätwochenbett der Vorlauftest auffällig ist und alle in dem Kapitel 1.4.12. und 4.2.3.6 aufgezeigten passiven und aktiven Übungsvorschläge, die nachfolgend noch um einige *Übungsvorschläge ergänzt* werden, keine Abhilfe bringen, muss die Spätwöchnerin Einzeltherapie erhalten, z. B. Manualtherapie, Physiotherapie, physikalische Therapie, medikamentöse Schmerztherapie.

Als Folge unbehandelter Dysbalancen können nicht selten lebenslange Beschwerden die Lebensqualität negativ beeinflussen. Mögliche Beschwerden, bei denen für Laien das Ursache-Wirkungs-Prinzip oft gar nicht mehr ersichtlich ist, können latente Unterleibsschmerzen an den Beckenorganen, Harnblasendysfunktion, latente Kopfschmerzen (Migräne) u. a. m. sein. Das Problem „des Kreuzes" kann so zu einem hohen psychophysischen Leidensdruck werden.

In diesem Zusammenhang muss erinnert werden, dass eine *schwere Geburt* oft der Auslöser für Fehlstellungen im knöchernen Becken ist und das durch Weichteilstrukturverletzungen während der Geburt Dysfunktionen entstehen können.

Immer mehr Ärzte und Therapeuten befassen sich mit unterschiedlichen neuen Therapieansätzen zu diesem Problem lumbaler Dysfunktionen; für uns, die wir in der Rückbildungsgruppe eine solchermaßen problembehaftete Frau schnell erkennen, muss das Weiterleiten dieser Patientin an fachkompetente Helfer oberstes Gebot sein.

In der Rückbildungsgruppe werden Übungen bei Kreuzschmerzen und ISG-Problemen für den Spannungsausgleich der Muskulatur angeboten. Hat eine Wöchnerin einseitige Beschwerden, soll der Vorlauftest klären, in welche Richtung die Spannung beim Üben primär erfolgen soll.

Ergänzende Übungshilfen, welche in der Gruppe für alle Teilnehmerinnen geeignet sind

1. Spannungsausgleich der Hüft- und Beckenmuskulatur bei ISG
Ausgangsstellung: Rückenlage (Kopfkissen). Beide Beine sind in Hüft- und Knieflexion angebeugt. Rechtes Bein hat dabei mehr als 90° Flexion im Hüftgelenk. Die linke Hand liegt auf dem linken vertikal stehenden Oberschenkel in Kniehöhe, die rechte Hand am proximalen Unterschenkel.
Ausführung: Mit der Ausatmung erwidern beide Beine gleichzeitig den Druck der Hände (Abb. 4.**99**), das rechte Bein strebt in die Streckung, das linke Bein in die Beugung im Hüftgelenk.
Wirkung: Korrekturhilfe für die ISG auf der Sagittalebene (SE), Kräftigung der Flexoren und Extensoren der Hüftgelenke.

Hinweis: Statische/isometrische Muskelarbeit für die Hüftbeuger und Strecker.

2. Selbsthilfeübung zur Entspannung der Hüftmuskulatur bei Kreuz- und Ischiasbeschwerden
Ausgangsstellung: Rückenlage (Kopfkissen). Linkes Bein ist in 90° Hüft- und Knieflexion eingestellt, der Unterschenkel ist nicht aktiviert. Rechtes Bein in halber Schneidersitzstellung, mit dem Unterschenkel am Oberschenkel des linken Beines angelehnt (Abb. 4.**100**).
Ausführung: Der linke Oberschenkel drückt in die Hände im Sinne einer Streckbewegung. Der Unterschenkel des „Schneidersitzbeines" drückt gleichzeitig gegen den linken Oberschenkel. Die Ausatmung begleitet die Übungsphase. Seitenwechsel bei beidseitigem Problem.
Wirkung: Beckenstabilisation durch isometrische Kräftigung der Hüftmuskulatur. Am „Schneidersitzbein" Dehnung des M. piriformis.

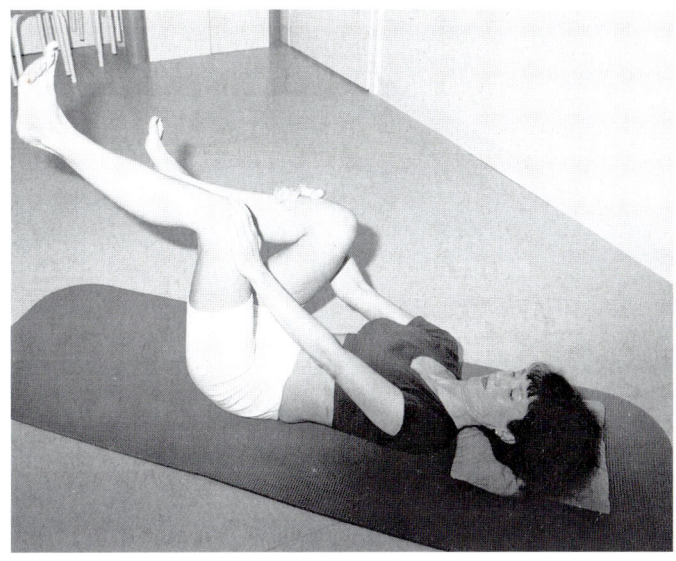

Abb. 4.**99** Spannungsausgleich der Hüft- und Beckenmuskulatur bei ISG

3. Spannungsaufbau für die Hüftmuskulatur zu Zweit.

Ausgangsstellung, 1. Frau: Rückenlage (Kopfkissen). Beine aufgestellt, Knie stehen hüftbreit auseinander. Auf korrekte Stellung der Fuß- und Unterschenkelachsen achten.

Ausgangsstellung, 2. Frau: Kniet am Fußende und legt ihre Hände an die äußeren Knie der Partnerin.

Ausführung 1: Gegen den Druck der Hände spannt die liegende Frau während sie ausatmet beide Beine nach außen, ohne dass eine Bewegung entsteht (Abb. 4.**101a**).

Hinweis: Der Druck der Hände zum Gegenspannen für isometrische Muskelarbeit muss angemessen sein!

Ausführung 2: Nach dem isometrischen Spannungsaufbau soll die liegende Partnerin auch ohne Handkontakt die Spannung kurze Zeit halten können (Abb. 4.**101b**). Danach wechseln die Partnerinnen um.

Wirkung: Kräftigung der Abduktoren und Außenrotatoren in den Hüftgelenken und weiterlaufend des Beckenbodens.

4. Behutsame (vorsichtige) Mobilisation für ISG und Hüftgelenke

Ausgangsstellung: Rückenlage (Kopfkissen). Die Arme liegen in „U"-Form am Boden. Ein Bein ist

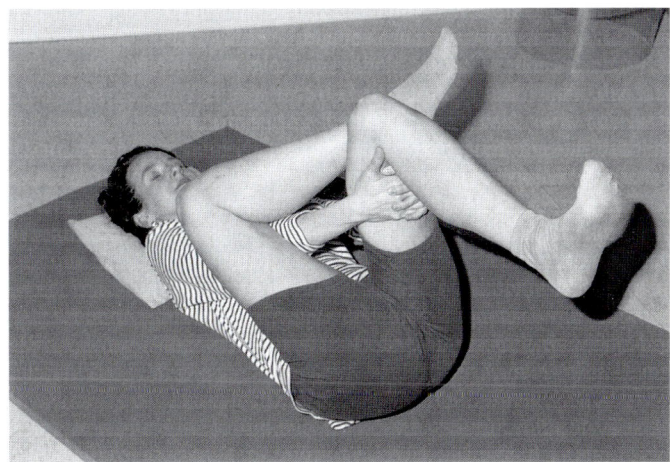

Abb. 4.**100** Selbsthilfeübung zur Entspannung der Hüftmuskulatur bei Kreuz- und Ischiasbeschwerden

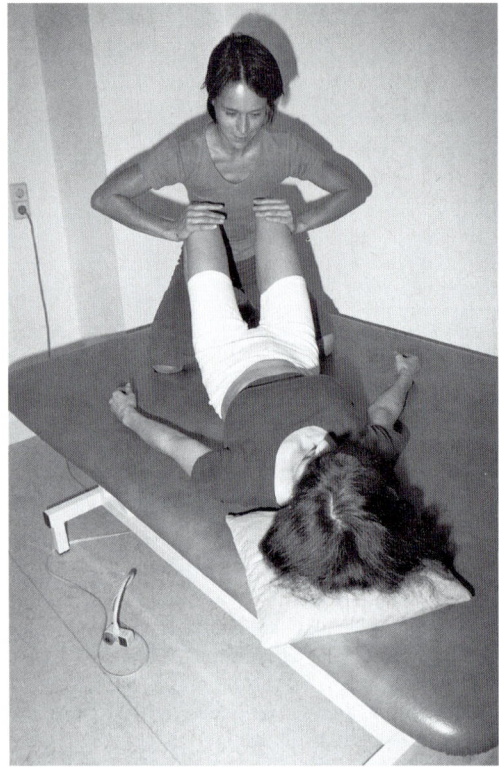
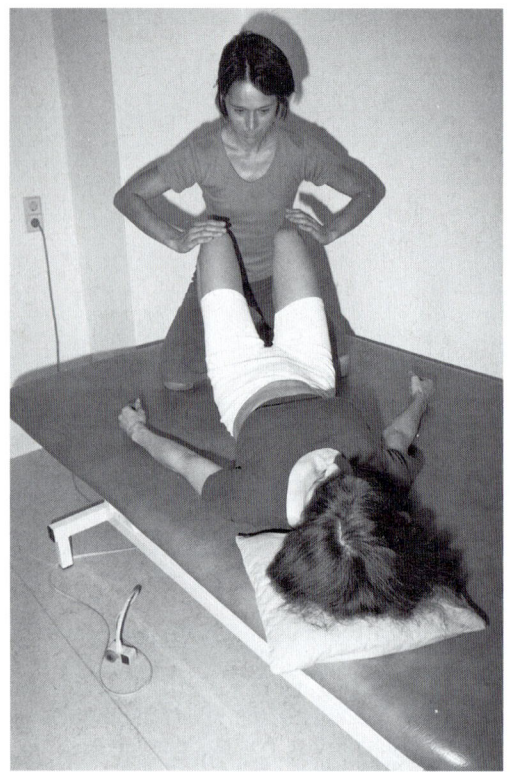

a   b

Abb. 4.**101a** u. **b** Spannungsaufbau für die Hüftmuskulatur zu Zweit

ausgestreckt. Der in Knie und Hüfte gebeugte rechte (linke) Fuß wird an der Außenseite des linken (rechten) Beines aufgestellt.

Ausführung: Mit zunehmender Druckaktivität drückt die rechte (linke) Fußsohle in die Unterlage. Dadurch wird eine Bewegungskette ausgelöst, welche über das Bein zum rechten Becken weiterläuft, die Beckenseite leicht abhebt und eine Rotation in der Lendenwirbelsäule und unteren Brustwirbelsäule bewirkt (Abb. 4.**102**). Mit Beginn der Druckerhöhung des Fußes wird langsam ausgeatmet. Die Druckentlastung am Fuß führt die Bewegung in die ASTE zurück.

Mehrmals wiederholen, im Seitenvergleich die Körperhälften nachspüren lassen, danach Seitenwechsel.

Wirkung: Rotation der LWS/BWS, vorsichtige Mobilisation für Hüftgelenk und ISG.

4.3.2.4 Entstauungstherapie

Alle bei Behandlung im Frühwochenbett (siehe Kap. 4.2.1.3) aufgezeigten passiven und vor allem aktiven Maßnahmen zur Entstauungs- und Thromboseprophylaxe oder -therapie können im

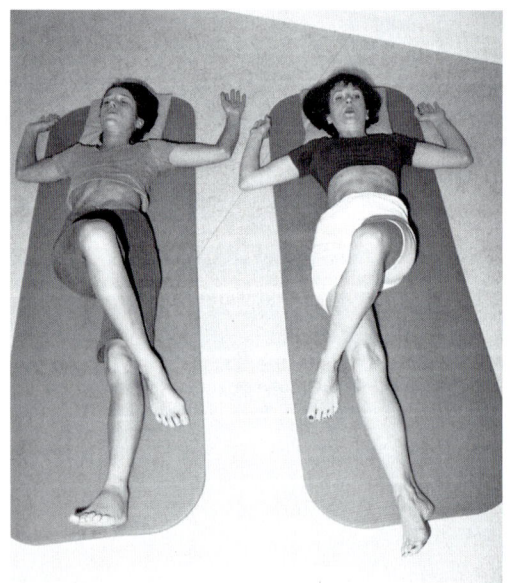

Abb. 4.**102** Behutsame Mobilisation für ISG und Hüftgelenke

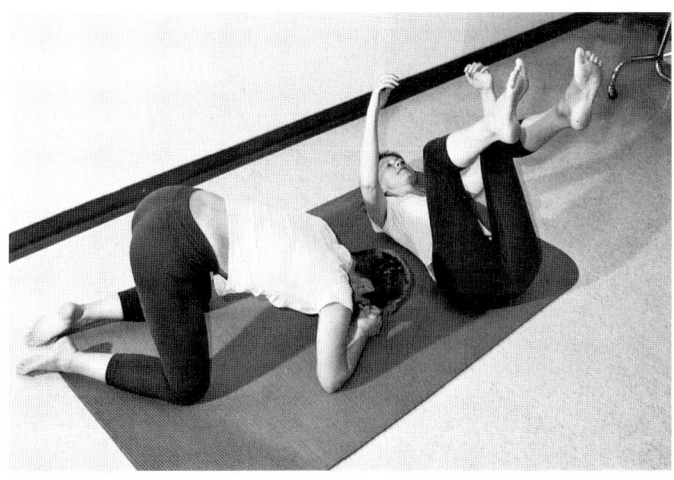

Abb. 4.**103** Tönnchen- und Käferstellung

Spätwochenbett als Gruppenarbeit zwischengeschaltet werden.

Die sich erst allmählich wieder zurückbildende progesteronabhängige Gefäßwandweitstellung während der Schwangerschaft rechtfertigen diese Maßnahmen auch und immer noch bei Spätwöchnerinnen.

Die passiven und aktiven Übungsangebote unterstützen
– die Beschleunigung der Strömungsgeschwindigkeit in Venen- und Lymphsystem,
– tonisieren über die Waden- und Fußgelenkpumpe die Gefäßwände,
– beugen Ödemen vor bzw. unterstützen die Reabsorption von vorhandenen Ödemen in den Beinen,
– fördern die Spannkraft für Fuß- und Beinmuskulatur.

Es wird empfohlen, bei allen Wöchnerinnen der Rückbildungsgruppe die Beine ohne Bekleidung zu inspizieren, was in der warmen Jahreszeit durch kurze Gymnastikhosen problemlos erfolgen kann. Tragen Frauen lange Gymnastikhosen, muss nachgefragt werden, um eine Varikosis (Stauungsödem), vor allem bei Mehrgebärenden und adipösen Frauen erkennen zu können. Klagen Spätwöchnerinnen über „schwere Beine", Schwellungen der Füße und Fußknöchel, über Spannungs- oder Unruhegefühl in den Beinen, vor allem nach längerem Stehen oder Sitzen und während der warmen Jahreszeit, sind entstauende passive Maßnahmen wie Hochlagerung evtl. sogar Kompression wie auch die Aktivierung der Waden- und Fußgelenkpumpe zur Thromboseprophylaxe dringend erforderliche therapeutische Maßnahmen in der Rückbildungsgymnastik.

Ergänzende Übungsvorschläge

1. Übung: Tönnchenstellung und Käferstellung (Abb. 4.**103**)

Der mehrmalige Wechsel zwischen *Tönnchenstellung* und *Käferstellung* kann immer wieder nach anfordernden Übungen angeboten werden.

In der Tönnchenstellung sollte zum Abschluss der wechselnden Stellungen auf den Atem im Rücken (nach lumbodorsal) eingegangen werden. Auch eine kurzzeitige Körper- und Atemwahrnehmung zur Entspannung kann in dieser Ausgangsstellung angeboten werden. Die Zunge liegt locker im Mundboden, der Rachenraum soll in „Gähnbereitschaft" sein.

2. Übung: Aktivieren der Wadenpumpe im Bridging

Ausgangsstellung: Rückenlage, Kopfkissen unterlagert, Beine aufgestellt. Die Arme liegen neben dem Körper oder in einer U-Stellung, d. h. bei 90° Abduktion und Außenrotation im Schultergelenk und 90° Flexion im Ellbogen auf dem Boden auf („wie ein satter Säugling").

Ausführung: Mit der Ausatmung wird das Gesäß bis zur Extension in beiden Hüftgelenken abgehoben. Ein Unterschenkel wird zur Streckung gebracht. Nach dem Prinzip 10 – 10 – 10 erfolgt die Aktivierung der Wadenpumpe über Dorsalextension und Plantarflexion im Fußgelenk (oberes Sprunggelenk).

Nach dem Abstellen des Unterschenkels/Fußes und dem Ablegen des Gesäßes folgt eine Erholungspause mit Bauchatmung. Dann Seitenwechsel und abschließende Bauchatmung (Abb. 4.**104**).

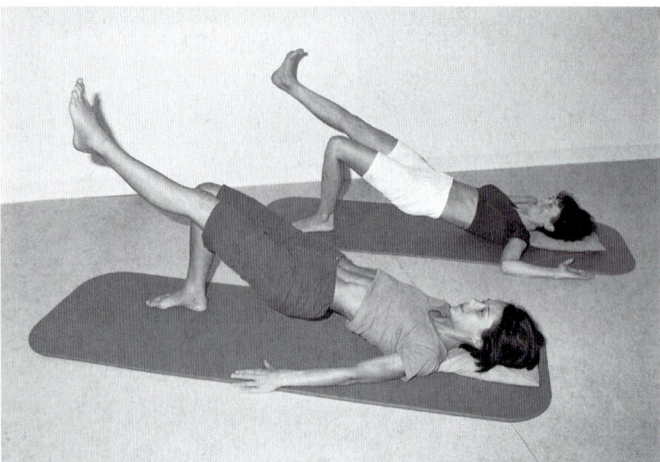

Abb. 4.**104** Aktivieren der Wadenpumpe im Bridging

Wirkung:
– Fördern des venösen Rückstroms in den Beinen.
– Rumpfstabilisation durch einen Brückenbogen
  auf den Kontaktpunkten Schultergürtel, Kopf,
  Arme und ein Fuß.
– Beckenbodenstimulation in seiner Entlastungs-
  stellung, auch Entstauung bei Vulvaödem.

3. Übung: Hochlagern der Beine auf dem Ball
Ausgangsstellung: Rückenlage im Türmchen,
Beine auf dem Ball abgelegt.
Ausführung 1: Aktivieren der Wadenpumpe:
Dorsalextension und Plantarflexion in den oberen
Sprunggelenken.
Steigerung: Das Gesäß wird etwas während des
Aktivierens der Wadenpumpe leicht vom Boden
abgehoben (Abb. 4.**105a**). Der Atem fließt weiter,
bei der Ausatmung, Unterbauch kurz – Oberbauch
schmal. Seitenwechsel und abschließend ruhige
Bauchatmung.
Ausführung 2: Füße in Dorsalextension. Das linke Ballbein muss auf einer labilen Unterlage balancieren, während das rechte Spielbein in der
Luft bei abgehobenem Becken mehrmals zwischen Extension und Flexion im Knie- und Hüftgelenk in der Sagittalebene kopfwärts und ballwärts
bewegt (Abb. 4.**105b**) Das Bein wird danach wieder auf dem Ball, das Becken auf dem Boden abgelegt. Bauchatmung in der Erholungsphase, dann
folgt Seitenwechsel.

Hinweis: Je kräftiger die hüftgelenkstabilisierende
Muskulatur ist, umso mehr verbessert die Wöchnerin auf der labilen Unterlage Ball ihren Brückenbogen
und ihre Sicherheit für diese recht schwierige Ko-
ordinationsübung.

Wirkung:
– Entstauung der Bein- und Beckenvenen
– Koordination/Gleichgewicht
– Rumpfstabilisation
– reaktive Beckenbodenarbeit.

4.3.2.5 Wahrnehmen kostoabdominaler Atemrichtungen

Atem und Bewegung bedingen einander: Unser
Atem geschieht autonom. Atembewegungen können jedoch auch wahrgenommen und willentlich
vergrößert werden. Eine Körperbewegung mit der
Atmung ausgeführt, ist eine harmonischere Bewegung, als wenn während des Übens der Atem angehalten wird.
   In meinem Buch *Geburtsvorbereitung Methode
Menne-Heller* (1998) habe ich, weil Atem und Gebären so unabdingbar für zwei Menschen, für
Mutter und Kind, zusammengehören, ausführlich
die „Arbeit am Atem" aufgezeigt.
   Wenn Wöchnerinnen bereits in der Geburtsvorbereitung die Wahrnehmung *ihrer* Atmung mit
dessen dreigeteilten Rhythmus vermittelt bekamen und an sich selbst erfahren haben, sind sie in
der Rückbildungsgymnastik gegenüber den Frau-
en, die ihren dreiteiligen Atemrhythmus nie wahrgenommen und erlebt haben, für alles Üben im
Vorteil: Sie haben den „längeren" Atem.

   Der dreiteilige Atemrhythmus setzt sich zusammen aus
– der Einatmung – „den Atem bekommen"
– der Ausatmung – dem „Hergeben des Atems"
– der Atempause – dem „Warten können", bis der
  neue Einatem *von alleine* wiederkommt.

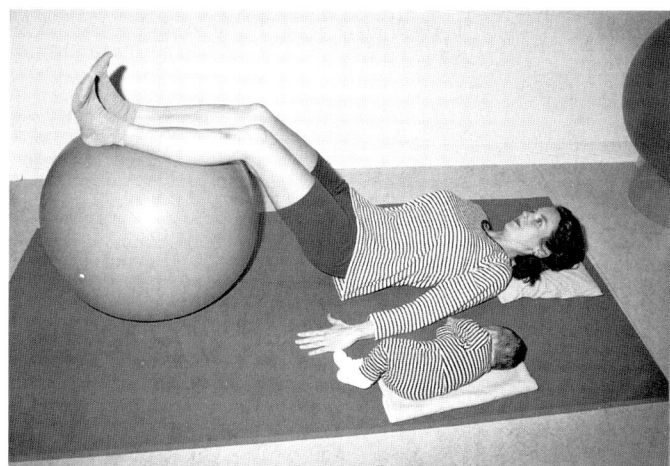

Abb. 4.**105a** u. **b** Hochlagern der Beine auf dem Ball

a

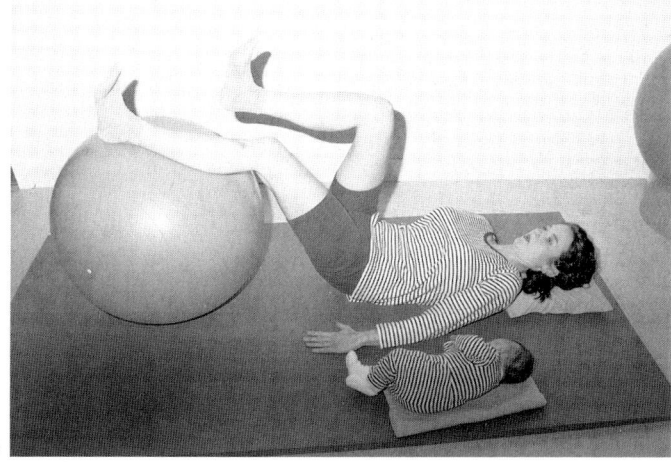

b

In mehreren Kapiteln des vorliegenden Buches habe ich über Atem und Atembewegungen, über das Zusammenwirken der abdomino-pelvinen Leibeshöhle, über den Rumpfkapselsynergismus von Zwerchfell – Rumpfwandmuskulatur – Beckenboden, über Phonationsausatem und über Hilfen zur Atemvertiefung geschrieben. In diesem Kapitel werden nun ergänzend hilfreiche Übungsbeispiele aufgezeigt, mit denen es auch in der Gruppenarbeit einer Rückbildungsgymnastik gelingen kann, den Spätwöchnerinnen einen *langen Atem* zu geben. Denn diesen *langen Atem* können sie in ihrer neuorientierten Lebenssituation mit dem Kind gut gebrauchen. Vielleicht benötigen sie diesen Atem aber auch, weil sich für sie viele ihrer „guten Hoffnungen" nicht so, wie gedacht oder erwartet, erfüllt haben.

Eine Rückbildungsstunde, in welcher die Atemwahrnehmung und Arbeit am Atem erfahrbar gemacht wird, ist eine stille, eine in sich hineinspürende Stunde. Den Gewinn solch einer Stunde spüren und erleben die Frauen dann meist hinterher: Es geht ihnen gut, sie sind seelisch-körperlich balanciert, gelassener und eine wichtige Selbsterfahrung für sie ist, dass sie den Weg in „ihren" Körper zu „ihrem" Atem gefunden haben. Manche der Frauen sind überrascht, vor allem jene, die nie zuvor eine Arbeit am Atem erlebten, dass „ihr" Bauchatem nicht nur nach vorn, sondern auch an den Seiten (nach lateral), nach hinten (nach lumbodorsal) und gar nach unten (nach kaudal) bis zu ihrem Beckenboden wahrgenommen werden kann.

Zum raschen Spüren und Verstehen dieser Atembewegungen hilft den Frauen der Hinweis: *Unser Atem möchte aufgeschlossen werden und dazu bedarf es passender „Schlüssel".* Ein „Schlüssel" zum Öffnen des „Atemhauses" ist das Lösen von Verspannungen an den Kiefergelenken, von Verspannungen im Mundraum, von Spannungen am Zungengrund mit Auswirkung auf die Glottis-Öffnung und darauf, dass die Zunge verspannt im Gaumen anliegt. Intensive *Mundraumarbeit* ist dann eine hilfreiche Lösungstherapie, damit sich der Atem vertiefen kann.

Das Tiefergehen des Atems bedeutet, dass auch der Beckenboden über die Dynamik des Zwerchfells erreicht wird. Der Beckenboden kann bei allen kostoabdominalen Atembewegungen eines kraftvoll arbeitenden Zwerchfellmuskels sanft mitschwingen. (Zwerchfell – Beckenboden – Synergismus) Das kann dann als Atembewegung nach kaudal wahrgenommen werden. Ein Beckenboden, welchem aus seinem Ruhetonus heraus dieses *Mitschwingen* in verschiedene Tonuszustände gelingt, ist ein weiterer „*Schlüssel*" für das „*Atemhaus*".

Voraussetzungen, um den Atem bewusst wahrnehmen zu können, sind z. B. die Körperhaltung (Statik), eine dynamische Wirbelsäule, gute Brustkorbbeweglichkeit und eine elastische Körperhülle, welche über die Körperwahrnehmung zur Spannungsregulierung in Ruhe und bei Bewegung erfahrbar gemacht werden kann. Mit unserer therapeutischen Begleitung können wir den Frauen helfen, ihren Atem zu erfahren und zu verbessern.

Folgende Übungsbeispiele für *Mundraumarbeit*, für das *Wahrnehmen der Körperhülle* und für das *Wahrnehmen und Vergrößern der kostoabdominalen Atembewegungen* sollen Anregungen zur Vermittlung dieser Arbeit an Spätwöchnerinnen in der Rückbildungsgruppe sein.

Übungsbeispiele

1. Übung: „Mundraumarbeit"

Ausgangsstellung: Sitz auf Ball, auf dem Stuhl/ Hocker oder auf dem Boden. Wichtig: Klötzchen im Türmchen!

Ausführung der Zungenbewegungen:
– die Zungenspitze tastet den ganzen Mundraum gründlich aus,
– die Zungenspitze massiert kräftig den Gaumen,
– die Zunge wird weit aus dem Mund herausgestreckt und so nach unten zum Kinn und nach oben zur Nasenspitze bewegt,
– Schmatzbewegungen mit der Zunge im Mund.

Ausführung des Sprechatems:
– mehrere explosive „phh-phh-phh" werden durch einen nur an einem Mundwinkel geöffneten Lippenspalt Richtung Kiefergelenk geschickt. Danach den Unterschied beider Gesichtshälften vergleichen, dann Wechsel zur anderen Mundseite,
– tönen vieler „staunender „ahh" (das „a" wird wie das englische „all" gesprochen).

Spürhilfe „Korken" (nach Klein-Vogelbach): Ein Korken, welcher vorher mundgerecht gekürzt wurde, wird zwischen oberer und unterer Zahnreihe gehalten (Abb. 4. **106**). Beliebige Aussprüche, Kinderlieder oder einfach Vokal-Konsonantenverbindungen werden etwa 2 – 3 Minuten artikuliert. Nach Entfernen des Korkens werden Sprech- und Tönlaute zum Vergleich wiederholt.

Hinweis: Der Speichelfluss verstärkt sich beim Üben, deshalb soll den Kursteilnehmerinnen zusammen mit dem Korken ein Papiertuch gegeben werden.

Wirkung:
– Lösen von Kiefergelenkspannungen
– Sprechen und Tönen geht danach leichter
– Die Zunge bleibt im Mundboden, Zungengrund und Kehlkopf werden als entspannt empfunden.
– Atemvertiefung.

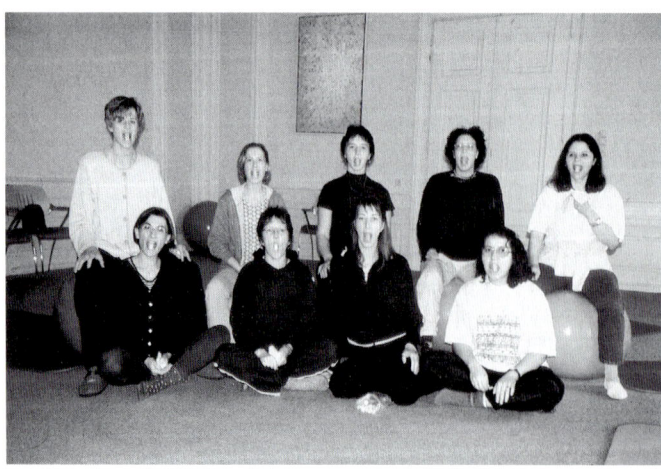

Abb. 4.**106** Sprechen mit dem Korken

2. Übung: Mondlage (modifizierte Dehnlage nach Haase/Schweizer)

Ausgangsstellung: Rückenlage (Kopfkissen). Ein Arm wird leicht angebeugt und locker um den Kopf gelegt, der andere Arm liegt neben dem Körper. Die Augen sind geschlossen.

Hinweis: Die „Mondlage" muss „entwickelt", darf nicht „gemacht" werden!

– *Ausführung:* Diese erfolgt in kleinen Schritten, hier am Beispiel „Mondlage nach links":
  das linke Bein geht am Boden einen kleinsten Schritt nach links
– das rechte Bein folgt
– wieder geht das linke Bein etwas weiter nach links
– wieder folgt das rechte Bein nach
– dieses wird Schritt für Schritt solange fortgesetzt bis der Körper wie eine Mondsichel am Boden liegt, ohne das dabei eine Beckenseite abgehoben wird (Abb. 4.**107**)
– in die gedehnte rechte laterale Rumpfseite wird etwa 2–3 Minuten der Einatem gelenkt
– der Weg wird mit den Beinen Schritt für Schritt zurückgegangen bis sich das Gefühl, „gerade zu liegen" einstellt.

Kontrolle: Zum Schluss kann die Frau ihre Lage mit den eigenen Augen kontrollieren und sich dann selbst aus der meist noch leicht konvexen Lage zurückkorrigieren. Wechsel zur anderen Seite.

Wirkung: Atemvertiefung vor allem für die *lateralen* Atembewegungen und verbesserte Wirbelsäulenbeweglichkeit für Lateralflexion. Gelöstes, entspanntes Empfinden.

3. Übung: „Dehnlage"

Ausgangsstellung: Seitlage (Kopfkissen). Das untere Bein liegt in 90° Hüft- und Knieflexion. Der untere Arm wird nach vorn abgelegt. Der obere Arm wird in endgradiger Streckung über dem Kopf abgelegt. Das obere Bein ausgestreckt nach hinten/unten abgelegt. Die Augen sind geschlossen.

Ausführung: In die oben liegende Rumpfseite wird der Einatem von der Achselhöhle bis in den unteren Beckenraum gelenkt. Die langsame Ausatmung erfolgt durch den Mund. In Rückenlage wird nachgespürt, dann Seitenwechsel.

Verbale Hilfe: „Nach der Ausatmung warten, bis die neue Einatmung von allein kommt."

Wirkung: Atemvertiefung, vor allem für die laterale Atembewegung. Erleben des dreiteiligen Atemrhythmus. Verbessern der Lateralflexion der Wirbelsäule.

4. Übung: Atemhilfe für laterale Atembewegungen

Spürhilfe: Overball oder Therapieluftballon

Ausgangsstellung: Rückenlage. In die Beuge des rechten Armes wird zwischen Oberarm und Rumpf ein Overball gelegt.

Ausführung 1: Mit stimmlosem expolsivem „ph-ph-ph" wird der Ausatem durch den rechten Mundwinkel zum Ball geschickt (Abb. 4.**108a**). Für den lateralen Brustkorb – Overball – Arm kommt es während der Explosionslaute zu einer kleinen reaktiven Bewegung nach rechts außen. Mehrmals wiederholen. Ohne den Ball im Seitenvergleich nachspüren, danach Seitenwechsel.

Ausführung 2: Jede Einatmung wird willentlich langsam in den Ball gelenkt. Das geschieht *mit der Vorstellung*, dass die eigene Einatemluft den Ball auch noch mit Luft füllen würde. Bei der Aus-

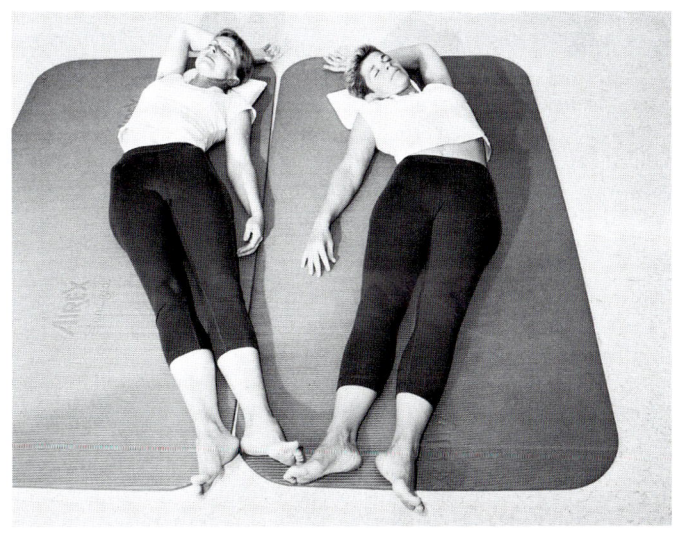

Abb. 4.**107** Mondlage

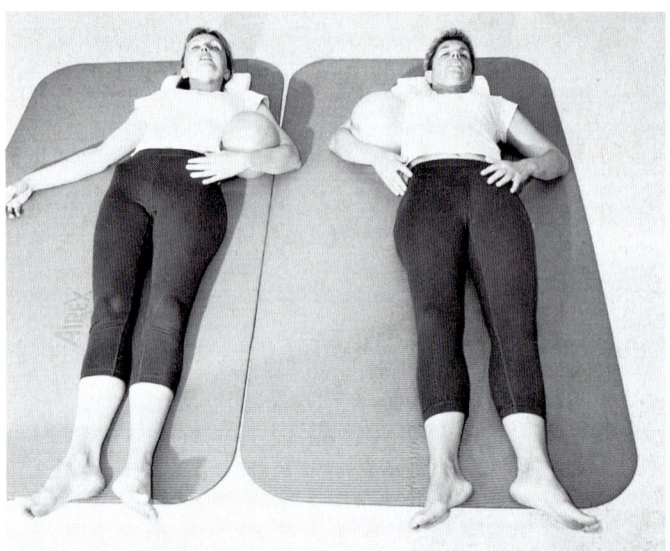

Abb. 4.**108a** u. **b** Atemhilfe für
laterale Atembewegungen

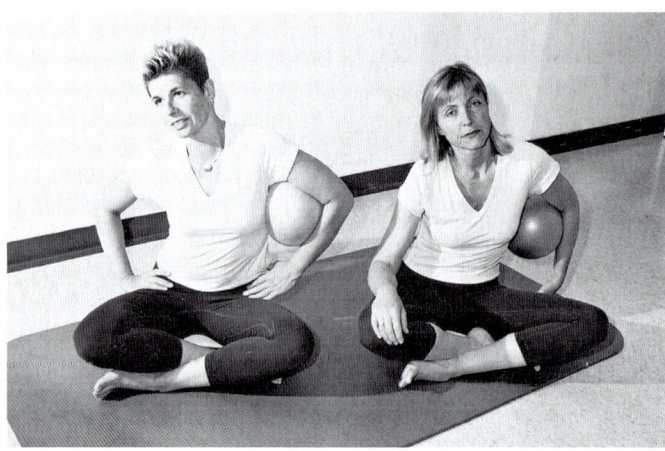

atmung auf „fff" oder stimmlosem „haaa" wird *in der Vorstellung* auch die Ballluft mit ausgeatmet. Ohne Ball im Seitenvergleich nachspüren, danach Seitenwechsel.

Hinweis: Die Zunge liegt locker im Mundboden.

Variante: Veränderte Ausgangsstellung zum Schneidersitz, Gesäß mit Kissen unterlagert (Abb. 4.**108b**). Dann die Ausführungen 1 und 2 wie oben.
    Wirkung: Atemvertiefung vor allem für die lateralen Atembewegungen, gelöster Mundraum/Kiefergelenke, verbesserte Lateralflexion der Wirbelsäule.

5. Übung: Wahrnehmungshilfe für den Atem nach lumbodorsal/kaudal
    Spürhilfe: Kirschkernsäckchen/Overball – zwei Frauen arbeiten miteinander.
    Ausgangsstellung, 1. Frau: Vierfüßler
    Ausgangsstellung, 2. Frau: Sie steht in ökonomischer Belastungshaltung „arbeitsbereit".
    Ausführung: 2. Frau massiert mit dem Kirschkernsäckchen Kreuzbein, Becken und Gesäß der 1. Frau (Abb. 4.**109a**) Danach werden die Positionen gewechselt.
    Variante:
    Ausgangsstellung, 1. Frau: Tönnchenstellung
    Ausgangsstellung, 1. Frau: Sie steht in ökonomischer Belastungshaltung „arbeitsbereit".
    Ausführung: Der Overball wird mit etwas Druck auf Kreuz – Becken – Gesäß der 1. Frau abgerollt (Abb. 4.**109b**) Danach wird umgewechselt.

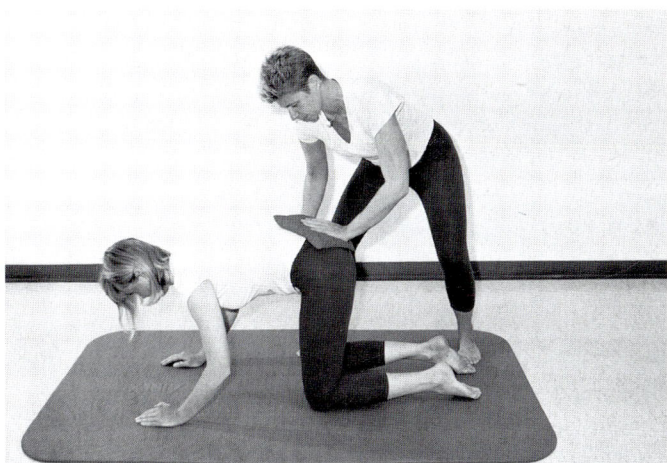

Abb. 4.**109a** u. **b** Wahrnehmungshilfe für den Atem nach lumbo-
dorsal/kaudal

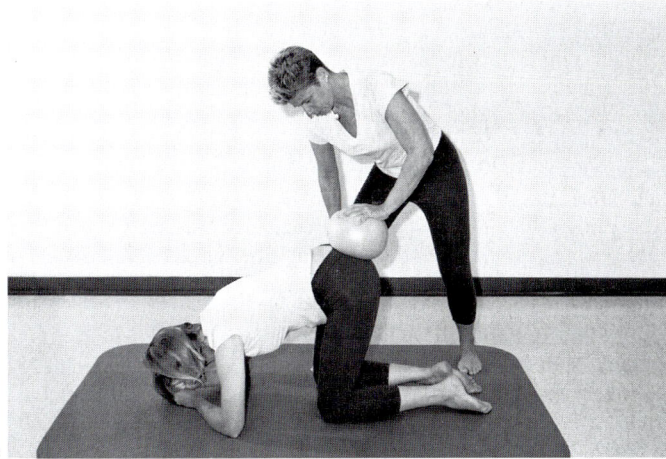

a

b

Wirkung: Sensibilisierung der Körperhülle, um lumbodorsale und kaudale Atembewegungen erfahrbar zu machen.

6. Übung: Wahrnehmen der Atembewegungen nach lumbodorsal und kaudal
Spürhilfe: Overball
Ausgangsstellung: Schneidersitz, der Overball stützt Kreuz und Steiß, die Hände liegen an der lumbodorsalen Atemwand (Abb. 4.**110**).
Ausführung 1: Die Einatembewegungen unter den Händen (nach lumbodorsal) wahrnehmen und danach willentlich vergrößern
Ausführung 2: Die Einatembewegungen Richtung Overball (nach kaudal) wahrnehmen und danach willentlich vergrößern. Die Ausatmung wird durch aphonische Laute „haaaa" oder „ffff" begleitet.
Verbale Hilfe: „Warten, bis der neue Einatem von allein kommt!"

Wirkung: Atemwahrnehmung in Regionen, die vorher für viele Frauen nicht für „Atemspüren" besetzt waren. Atemvertiefung. Psycho-physische Gelassenheit.

4.3.2.6. Funktionseinheit Beckenboden

Hinweis: Wissensvoraussetzung zu diesem Kapitel sind die Ausführungen in Kap. 1.3.7.3, 1.4.4, 1.4.7. und 1.4.8

Eine funktionstüchtige Beckenbodenmuskulatur ist die Basis, welche alle anderen Strukturen und die Organe im kleinen Becken unterstützt und sie in ihrer regelrechten Lage halten kann.
Der Beckenboden ist der *intimste Körperteil* der Frau. Zur urethralen und analen Speicher- und Entleerungsfunktion sind Sexualität, Erotik, Freude, „ein sich selbst gehören" und das willentlich „sich öffnen und empfangen können" Erlebnis-

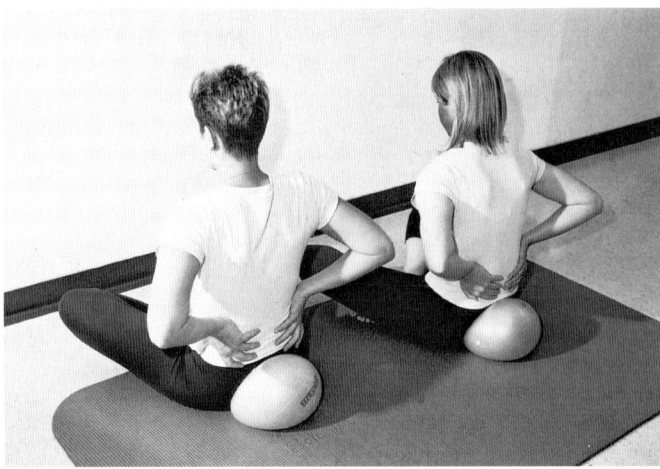

Abb. 4.**110** Wahrnehmen der Atembewegungen nach lumbo-dorsal und kaudal

bereiche, welche im Leben einer Frau eine wichtige Bedeutung haben. Oft genug ist aus der Erziehung heraus oder durch negative Schlüssel-erlebnisse in Kindheit oder Jugend dieser „heim-liche" Körperteil tabuisiert. Das muss jeder Thera-peutin bewusst sein, wenn sie Übungen anleitet, besonders die mit Eigenabtasten, Sich-selbst-be-rühren verbunden sind.

Bei allem Üben am Beckenboden müssen die Frauen im übertragenen Sinne von der Therapeu-tin „an die Hand genommen" werden. Die Seele darf dabei nie verletzt werden! Der Zugang zum eigenen Körper, mehr noch zum eigenen Becken-boden hat für viele Frauen, besonders wenn sie in einer Gruppe darüber sprechen sogar etwas mit „Mut" zu tun. Das Üben mit dem Beckenboden geht mit einem ungleich stärkeren psychischen Erleben einher, als wenn mit einem anderen Kör-perteil geübt wird.

Weil aber nicht geübt werden kann, was nicht bekannt ist, da, wie wir wissen, die Sensorik die Motorik beeinflusst, sind Fantasiehilfen und Fantasienamen in der Therapie für das Anleiten zum Üben der Brückenschlag vom Verstehen zum Tun.

Die Vorgehensweise ist dabei in Einzel- wie auch Gruppentherapie wichtig:

– diesen „geheimen" Körperteil mit seinen drei Öffnungen benennen,
– durch Eigenabtasten „seine" Lage erkunden, auch wo „er" seine Verankerung im knöchernen Beckenring hat,
– ‚ihn" zu sensibilisieren und dadurch wahr-zunehmen,
– ‚ihn" in seiner Arbeitsweise bewusst kennen zu lernen: Dies kann 1. willentlich, also aktivierend

gelenkt werden, oder 2. auch reaktivierend/re-flektorisch durch andere Auslöser, wie z.B. Nie-sen, Husten, Räuspern (reflektorisch), z.B. durch explosiven Sprechatem, vor allem mit Lauten wie „p", „t", „k", welche unwillkürlich den Be-ckenboden erreichen (reaktiv).
– Auch Beckenbewegungen massieren den Be-ckenboden in alle Richtungen durch (Larsen 2000).

Bereits in der Geburtsvorbereitung ist die Funk-tionseinheit Beckenboden mit ihrem Zwerchfell – Beckenboden – Synergismus (bei Glottisöffnung) als „Ort des Geschehens beim Gebären" ein wich-tiger Bestandteil der Körperarbeit. Hier, bei schwangeren Frauen, ist Beckenbodenarbeit Prä-vention für ein „sich besser öffnen können" beim Gebären und dadurch weniger verletzungsanfällig zu sein. Denn wenn eine Schwangere für ihren Be-ckenboden die verschiedenen Tonuszustände, welche sich aus seiner korb-muldenförmigen Auf-hängung im knöchernen Beckenrahmen ergeben, erfahren hat, kann sie das „sich öffnen" während der Geburt besser umsetzen.

Das für die Beckenbodenstrukturen einschnei-dende, gravierende Ereignis ist dann die *Geburt des Kindes*. Strukturveränderungen (muskuläre Dehnungen) und/oder Verletzungen der Becken-bodenstrukturen sind leider oft nicht zu umgehen. Das schließt auch Frauen mit Kaiserschnittentbin-dungen nicht aus.

Bei einer *Traumatisierung des Beckenbodens während der Geburt* muss *danach* unterschieden werden, *welche* Strukturen Geburtsverletzungen erfuhren.

Postpartale Strukturverletzungen
(siehe Kap. 1.4.4, 1.4.7 und 1.4.8)

Diese können sein:
1. Muskuläre Verletzungen
Ursachen: Tiefe Episiotomie, Dammriss III/
IV. Grades, Forcepsentbindung, großes Kind/lange
Austreibungsperiode mit entsprechendem Ge-
burtsmanagement (Steinschnittlage mit Atemanleitung zum Valsalva-Pressdruck, Kristellergriff
u. a.).
2. Bindegewebige/fasziale Verletzungen
an der Aufhängestrukturen des Beckenbodens
und der Beckenorgane, z. B. endopelvine Faszie,
Pubocervicalfaszie.
Ursache sind oft Symphysendislokationen und
andere Beckenringprobleme, Steißbeinverletzun-
gen, entstanden während der Geburt, und die
oben bei 1. aufgezeigten Ursachen.
3. Nervale Verletzungen z. B. des N. pudendus,
N. perinealis.
Ursachen nervaler Verletzungen: s. o.

Hinweis: Post partum ist die Nervenleitgeschwindigkeit bei allen Frauen verlängert (von Snooks und
Swash 1984 transvaginal an der Spina ischiadicum
mit Fingerelektrode und am M. sphinkter urethra
mit Oberflächenelektrode gemessen).

Innerhalb eines Jahres kommt es bei 70–90 % aller
Frauen nach der Geburt zur Normalisierung, für
die dann noch verbleibenden Frauen mit nervaler
Schädigung geht man von gesicherten nervalen
Strukturverletzungen aus.
Konsequenz: Bei Speicher- und Entleerungsstö-
rungen von Blase und Darm sollte regelmäßige
Physiotherapie für die Beckenbodenmuskulatur
mit wiederholter Biofeedbackkontrolle über den
Zeitraum von 9 Monaten das Therapiekonzept
sein, weil in diesem Zeitraum eine Normalisierung
für nervale Strukturen möglich ist.

Hinweis: Es soll immer erst versucht werden, die
verletzten Beckenbodenstrukturen durch zuerst
sanftes, dann kräftiges Aktivieren des Beckenbodens
wieder aufzubauen. Danach wird auch reaktivierend
mit dem Beckenboden geübt.

Postpartale Muskelschwäche

Fast jede Frau erlebt nach der Geburt, dass „ihr"
Beckenboden „nicht ansprechbar" ist, ihr „nicht
gehorcht". Die gedehnten Muskelfasern sind zunächst nicht kontraktionsbereit, sie sind unelastisch. Ohne Strukturverletzungen wird mit den
nachfolgend aufgezeigten Beckenbodenübungen

bis zum Ende des Spätwochenbetts/Ende der Stillzeit der Beckenboden seine normale Muskelkraft
wieder erreichen.

Die Aufgaben des muskulären Beckenbodens in seiner normalen Arbeitsweise

Muskeltonus und Tonusveränderungen

Eine Beckenbodenmuskulatur, welche ihre ökonomische dynamische Kraft einsetzen kann, ist in
der Lage, *Tonusveränderungen zu regulieren.*

Tonuslagen:
– vom *Eutonus* = Bereitschaftstonus zum Reagieren auf alle Druckbe- und -entlastungen,
– zum *Öffnungstonus* = entspannter Hergebetonus
 für Miktion/Defäkation und Gebären. In der Sexualität als Öffnungstonus oder
– Zum *Hypertonus* = Verspannungs- oder Sicherheitstonus, *reflektorisch* sichert der M. puborectalis, z. B. beim Niesen und anderen intraabdominalen Drucksteigerungen die Kontinenz
 der Ausscheidungsorgane.

Willentlich kann mit dieser Tonussteigerung z. B.
Winde/Stuhl zurückgehalten werden.
Beim Beckenbodentraining ist der Hypertonus
die maximale Anspannungskraft des Beckenbodens, welche dann willentlich hergestellt und gehalten werden kann.

Unser Beckenboden kann den jeweiligen Bedürfnissen und Anforderungen angepasst, durch
Tonusveränderungen reagieren (Abb. 4.**111**):
– er hat die Fähigkeit zu entspannen,
– er sichert mit dynamischer Ausdauerkraft bei
 allen Druckverschiebungen der Bauch- und Beckenorgane immer wieder deren regelrechte
 Lage,
– er kann plötzliche intraabdominale Drucksteigerungen abfangen.

Eine Unterstützung für das Verändern seiner Tonuslage erhält der Beckenboden durch die Körperstatik („Türmchen") und haltungsabhängig dann
auch über das Atmungsdiaphragma. (Zwerchfell –
Beckenbodensynergismus)

Quergestreifte und glatte Muskulatur

Wenn die *quer gestreifte* Willkürmuskulatur, d. i.
Diaphragma pelvis und – urogenitale, die Mm.
coccygei und beide äußere Verschlusssphinkter mit
der *glatten* autonomen Muskulatur des Beckenbodens zusammenarbeitet, unterstützt die reak-

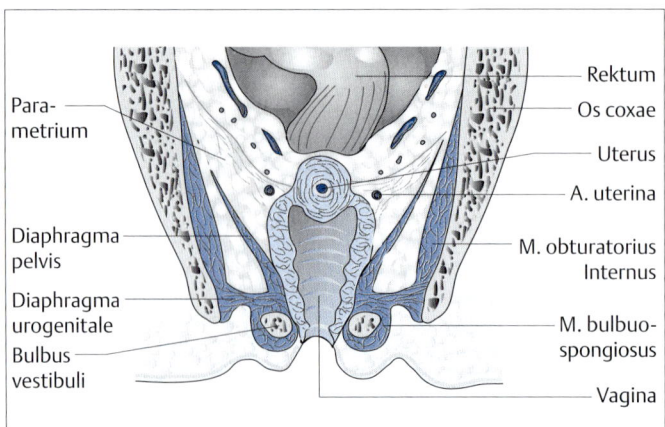

Abb. 4.111 Frontalschnitt durch das Becken. Die Scheide ist nur im unteren Drittel mit Beckenbodenmuskulatur umgeben. Daraus ergibt sich der maximal mögliche Spannungsaufbau der willkürlichen Beckenbodenmuskulatur.

tionsfähige Willkürmuskulatur das autonome System, z. B. bei Speicherung und Entleerung von Blase und Darm (siehe Kap. 5.1.1). Ein vom Os pubis (Schambein) bis zum Steißbein reichender „Tragegurt" glatter Muskulatur ist von Wichtigkeit für die Lage der Urogenitalorgane und des Anus zueinander.

Muskelfaserverläufe (Abb. 4.**112**)

1. Alle vom Schambein sagittal (längs) zum Steißbein (Os coccygis) verlaufenden Muskelanteile, z. B. M. levator ani: Puborectalis und Pubococcygeus werden entsprechend ihres Faserverlaufs längs therapiert. Die Kontraktion beider Levator-Muskelanteile bewirkt eine Verkürzung der Levatorschlinge, die sich dann, den Steiß nach vorn ziehend, kraftvoll Richtung Symphyse bewegt. Die Organe im kleinen Becken werden gehalten.
   2. Alle vom Tuber ischiadicum *transversal* (quer) zum Steißbein verlaufenden Muskelanteile, z. B. M. coccygeus, M. iliococcygeus (Levatoranteil), die mittlere Beckenbodenschicht: M. transversus perinei profundus (perineale Membran) werden entsprechend ihres Faserverlaufs *quer* therapiert.

Hinweis: Indem die Sitzbeine kraftvoll zueinander gebracht werden, werden beide ISG funktionell stabilisiert und das Kreuzbein wird zwischen den Hüftbeinen „verkeilt".

3. Durch diagonale Fasern der Beckenbodenmuskeln können Rektum, Vagina und Urethra differenziert, aber auch als Ganzes bewegt werden (Larsen 2000).

Merke: Durch willentliches kräftiges Anspannen der sagittalen/längs, transversal/quer und der diagonal verlaufenden Muskelfasern ebenso der zwei Willkürsphinkter/Schnürer (ani und urethra) kann *aktivierend* Muskelkraft verbessert werden.

Langsame und schnelle Muskelfasern

Diese sind abhängig von ihrer Muskelfaserzusammensetzung. Muskelfaserarten sind:

– langsame, sich mit niedriger Kraftentwicklung kontrahierende Muskelfasern sind die Slow-twitch-Fasern (Typ I oder ST),
– schnelle, sich mit hoher Kraftentwicklung aber geringem Ausdauervermögen kontrahierende Muskelfasern sind die *Fast-twitch-Fasern* (Typ II oder FT).

Im Beckenboden sind zu mehr als 70 % Slow-twitch-Fasern, im M. sphinkter ani externus etwa 90 %dieser langsam zuckenden Fasern vorhanden. Damit kann der Beckenboden beides:

– über lange Zeit den Muskeltonus halten (Dauerleistung der Slow-twitch-Fasern),
– bei allen intraabdominalen Drucksteigerungen kann er schnell reagieren (Fast-twitch-Fasern). Er kann die Entleerungs- und Speichervorgänge sichern.

Bei Bedarf und Notwendigkeit (Niesen/Husten) helfen nach Maximalanspannung der *slow-twitch-Fasern* die *Fast-twitch-Fasern* mit (Bø 2001).
   Nach Meinung von Bø (2001) hat jede Frau eine individuelle Anzahl von Muskelfasern. Daraus wäre erklärbar, dass jede Frau auch eine individuelle

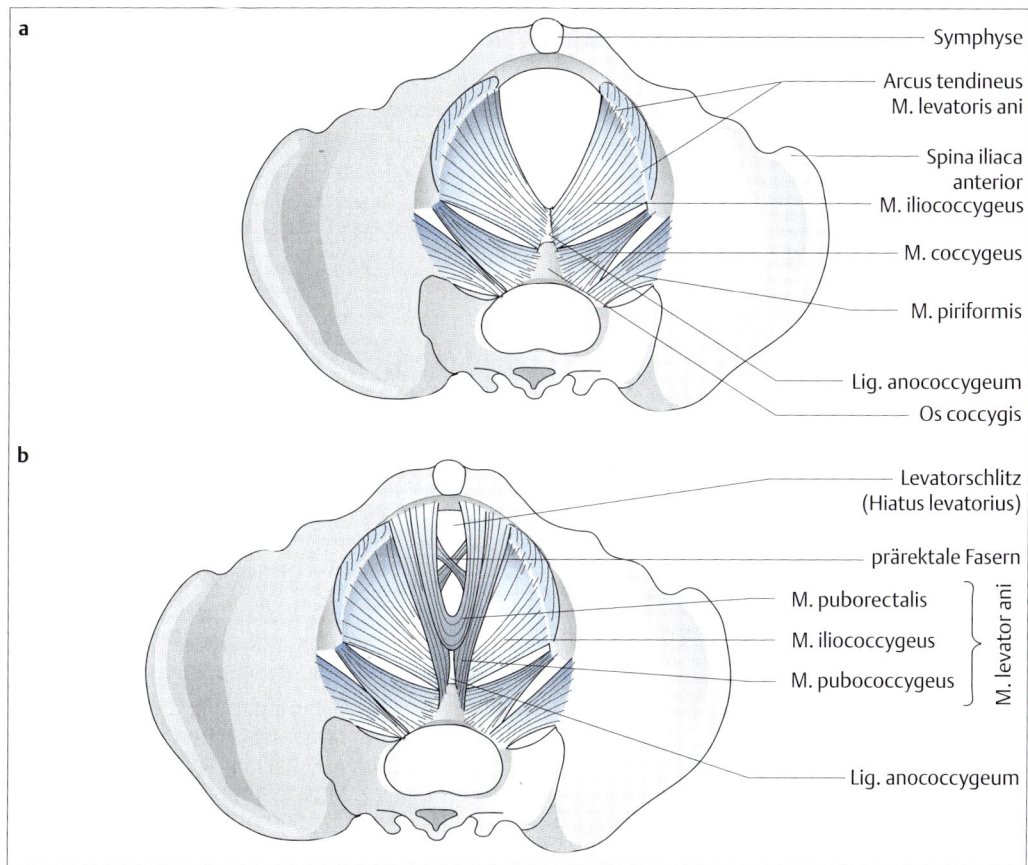

Abb. 4.**112** Diaphragma pelvis und seine Muskelfaser-verläufe

a Ansicht von unten
b Ansicht von oben

Disposition für Beckenbodenschwäche hat. Bei Wöchnerinnen kommen zu dieser individuellen Anlage hinzu: Multiparität und mögliche o. g. Strukturverletzungen.

> **Merke:** Beim Üben mit dem Beckenboden muss berücksichtigt werden, ob sich der Beckenboden schnell und kräftig – oder langsam und weniger kräftig zusammenzieht. Alle schnellen, wippenden/dopsenden Bewegungen auf dem Pezziball aktivieren die Fast-twitch-Fasern.

Muskelarbeit des Beckenbodens

Diese ergibt sich aus seiner anatomischen Lage mit seiner Befestigung am knöchernen Beckenbodenrahmen:

Die Muskelbewegungen des Beckenbodens sind keine rein isometrischen/statischen, aber auch keine isotonischen/dynamischen Muskelkontrak-tionen. Schünke (2000) schreibt dazu: Viele Muskelbewegungen sind Mischbewegungen, bei denen sich sowohl die Länge als auch die Spannung des Muskels verändern. Das sind auxotonische Muskelkontraktionen. Meines Erachtens trifft dies auch auf die Muskelarbeit des Beckenbodens zu.

Koordination Beckenboden zu anderen Muskelgruppen

Die Koordination mit anderen Muskelgruppen ist für die Übungstherapie wichtig:

1. Koordination zur Rumpfwandmuskulatur
– M. transversus abdominis
– M. rectus abdominis
– Zwerchfellmuskel (Diaphragma pulmonale).

Beim Beckenbodentraining unterstützt die Bauchmuskulatur, vor allem der M. transversus abd. die Aktivität des M. pubococcygeus des Levator ani (EMG-Messung von Sapsford u. Hodges 2000).

Plötzliches Anspannen der Bauchmuskulatur geht automatisch (synergistisch) mit Kontraktion des Levator ani einher und umgekehrt Beckenboden – Bauchmuskelsynergismus (siehe Kap. 4.1.3).

2. Koordination zu den Hüftaußenrotatoren:
Beckenboden und Hüftaußenrotatoren bilden eine fortlaufende Muskelschlinge für den transversalen Beckenboden (transversaler Faserverlauf).

Hinweis: Wenn „irrtümlich" eine Beckenbodenaktivierung über kräftiges Anspannen des M. glutaeus max. eingeleitet wird („Po zusammenkneifen"), wird die geschwächte oder strukturverletzte Beckenbodenmuskulatur durch die kräftige Anspannung der großen Glutaeus *passiv* in die bindegewebigen/faszialen Weichteilstrukturen oberhalb des muskulären Beckenbodens verschoben. Verstärkt wird dieses Problem, wenn gleichzeitig nach kostosternal eingeatmet wird. Eine wirkliche Aktivierung der Beckenbodenmuskulatur findet *nicht* statt.

Merke: Weder mit Anspannung der großen Glutaeenmuskeln noch mit Hüftadduktorenspannung erreicht man den Beckenboden.

3. Nach Laycock (2000) werden, wenn die volle Blase am Überlaufen bei plötzlichem imperativen Harndrang gehemmt werden soll, die Muskeln des Beckenbodens, die Glutaeen, die Plantarflexoren und die kleinen Fußmuskeln benutzt, z. B. trippeln kleine Kinder auf den Zehenspitzen und kneifen den Po zu.

Im Frühwochenbett muss der Wundheilung und dem Wiederaufbau verletzter Beckenbodenstrukturen durch physiologische Wundheilungsreize (siehe Kap. 1.4.4) absolute Priorität gegeben werden. Die in Kapitel 4.2.1 aufgezeigte Arbeit mit dem Beckenboden kann im Spätwochenbett nach erfolgter Wundheilung zum Einstimmen einer Rückbildungsgruppe für die Arbeit am Beckenboden verwendet werden.

Im Spätwochenbett beginnt dann der Kraftaufbau für den geschwächten/dysbalancierten Beckenboden. Dazu ist anatomische Kenntnis von Beckenbodenmuskulatur, ihren Ursprüngen und Ansätzen innerhalb des knöchernen Beckenrahmens und den sich aus der anatomischen Lage ergebenden Faserverlauf der einzelnen Muskeln

wichtig, weil daraus deren Funktionen und das Therapiekonzept abgeleitet wird.

Beckenboden-Therapie

Es ist immer eine ganzheitliche Therapie, welche den ganzen Menschen erreichen soll.

Je besser das Gefühl für eine Übung wird und ist, um so besser kann sich die geforderte Muskulatur an ihre Aufgabe anpassen.

Körperliche Voraussetzungen zum funktionsrichtigen Üben sind:

Körperarbeit
– Statik von den Füßen – Beinen – Becken – Rumpf bis zum Kopf sichern, das ist der „Klötzchen-zum-Türmchen-Aufbau"
– Lokale Rumpfstabilisation
– Globale Rumpfstabilisation: Erst wenn das „Türmchen" steht, kann *dynamisches Stabilisieren* durch das Mitbewegen von Armen und Beinen erfolgen.

Arbeit am Atem
– Zwerchfell – Beckenbodensynergismus
– Beckenboden – Bauchmuskelsynergismus
– Phonationsausatem mit aphonischen und phonischen Lauten. Explosiver Sprechatem.

Körperwahrnehmung zur Spannungsregulierung
Als Begleittherapie zur Lösung von körperlichen und seelischen Verspannungen.

Ausgangsstellungen (ASTEN)
Der Beckenboden ist, wie auch das Zwerchfell und die Glottis, ein gegen die Schwerkraft haltendes Muskelsystem. (Beim „räuspern" sind die neuromuskulären Zusammenhänge dieser *drei Zwerchfelle* spürbar.) Bei aufrechter Körperhaltung muss der Beckenboden eine permanente Dauerleistung bringen. Die Rückenlage ist unsere Schlaf- und Ausruhelage. Für Beckenbodenübungen ist sie weniger gut geeignet, weil die funktionelle Arbeit von Beckenboden und Bauchmuskulatur nur in der Auseinandersetzung mit der Schwerkraft gefordert ist und gefördert wird (Tanzberger 1991).

Bei der Wahl der Ausgangsstellungen sollte allen vertikalen und halbvertikalen Stellungen der Vorzug gegeben werden, z. B. Stand, Kniestand, Vierfüßler, Hocke. Schneidersitz, Sitz auf dem Hocker mit Ballscheibe, Sitz auf dem Pezziball. Auf dem Ball sitzend begleiten Roll-, Wipp- und Aufprallbewegungen und explosiver Sprechatem das Üben. Eine von Wöchnerinnen beim Üben sehr gern eingenommene Entlastungsstellung für den Beckenboden ist die Tönnchenstellung.

Übung: „Den knöchernen Beckenrahmen abtasten und Sensibilisieren des muskulären Beckenbodens"

Das *Kennen Lernen* des knöchernen Beckens als Rahmen für den Beckenboden ist, um diesen zu erreichen, die *erste Aufgabe.*

Abtasten des knöchernen Beckens, um zu „begreifen", wo der muskuläre Beckenboden im knöchernen Beckenrahmen verankert ist:

Ausgangsstellung 1: Stand, die Füße stehen in mehr als hüftbreiter Abduktion, leichter Knieflexion und ökonomischer Fußbelastung am Boden.

Ausgangsstellung 2: Kniestand, mehr als hüftbreiter Abstand der Knie, im Hüftgelenk Abduktion und Außenrotation. (Eine Hand liegt am Schambein und die andere am Übergang Kreuzbein – Steißbein.)

Ausführung zu 1 und 2: Eine Hand tastet den Schambeinknochen ab und reibt das Schambein. Die zweite Hand tastet das Kreuzbein und den Übergang Steißbein bis zur Steißbeinspitze ab (Abb. 4.**113**). Mit der Ausatmung „fff" verkürzt sich vom Schambein und Steißbein der Abstand der Finger/Hände zueinander.

Wirkung: Tonuserhöhung der Beckenbodenmuskulatur mit vorwiegend längs (sagittal) verlaufenden Muskelfasern.

Ausgangsstellung: s. o.

Ausführung: Mit beiden Händen/Fingern werden beide Sitzbeinhöcker (Tuber ossis ischii) gesucht und getastet und „örtlich" massiert (Abb. 4.**114** rechts). Mit der Ausatmung „fff" streben beide Sitzbeine zueinander, mit der Einatmung auseinander. Das wird von Atemzug zu Atemzug verstärkt.

Wirkung: Tonuserhöhung der Beckenbodenmuskulatur mit vorwiegend quer (transversal) verlaufenden Muskelfasern.

Ausgangsstellung: s. o.

Ausführung: Die Finger beider Hände tasten den oberen Knochenrand am Schambein (linea terminalis) ab und gleiten dann langsam über den Knochenrand nach innen (Abb. 4.**114** links). So lange wiederholen, bis der Beckenboden reagiert, „er beißt zu", das bedeutet, er spannt reaktiv an.

Wirkung: Auslösen des Unterbauch – Beckenboden – Synergismus reaktiv. Das Bewusstsein für den Beckenboden wird „geweckt"/sensibilisiert.

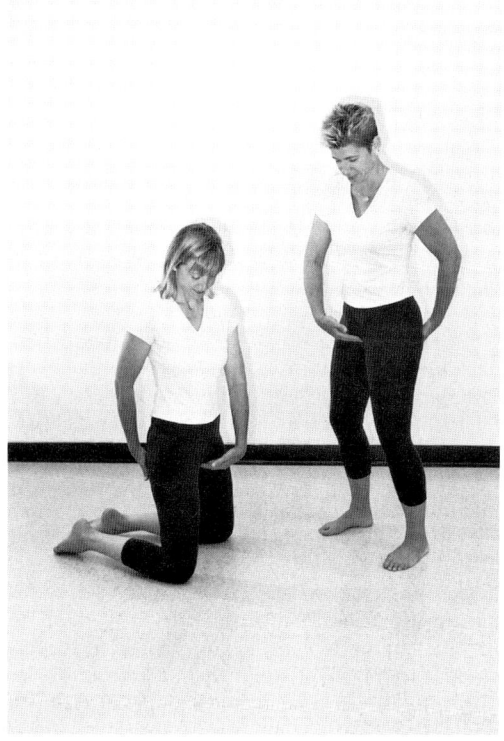

Abb. 4.**113** „Den knöchernen Beckenrahmen abtasten und Sensibilisieren des muskulären Beckenbodens"

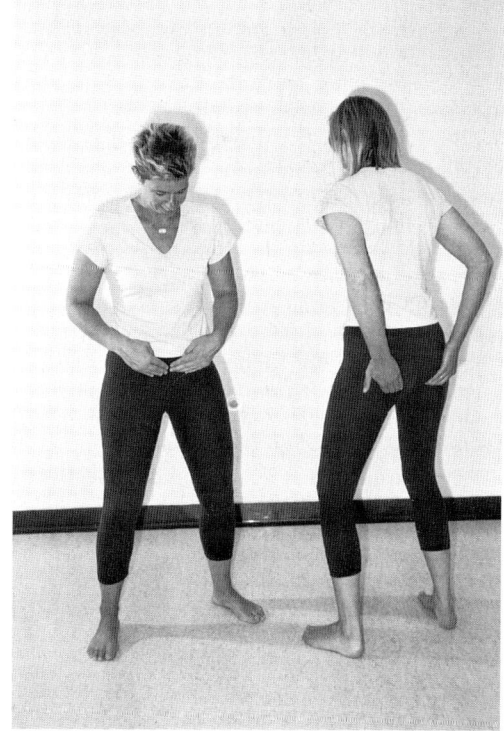

Abb. 4.**114** Suchen und Massieren der Sitzbeinhöcker und des Schambeins

Übungsbeispiele: Sensibilisieren und sanftes Aktivieren des Beckenbodens für alle Muskelfaserverläufe (quer/längs/diagonal).

Ausgangsstellungen für die Übungen 1–6: alle ASTEN möglich,

Ausgangsstellungen für die Übungen 7 u. 8: Sitz auf dem Boden, auf dem Ball oder Hocker mit Ballscheibe.

Hinweis: Die Zunge liegt locker im Mundboden, der Atem fließt weiter.

Ausführung

1. Übung: „Zwinkern" mit dem Beckenboden, wie es die Augendeckel können.

2. Übung: „Strohhalm", der Beckenboden „trinkt" und zieht dabei in der Fantasie an einem Strohhalm – bis das Glas leergetrunken ist.

3. Übung: „Seeanemone", der Beckenboden kann sich in alle Richtungen gleich einer Seeanemone bewegen.

4. Übung: „Fluddel" (siehe Kap. 4.3.1.3), in der Vorstellung wird der in der Scheide liegende Fluddel mit den Scheidenfalten in alle Richtungen gedreht.

5. Übung: „Blüte", der Beckenboden kann sich wie eine Blüte öffnen und schließen, die Betonung liegt auf dem Schließen.

Variante zur 5. Übung: Der Beckenboden schnürt sich zu und auf. Die Betonung liegt bei ‚zu".

6. Übung: „Blüte und Pyramide", zusätzliches Aktivieren des Unterbauches über die Vorstellung, den Pyramidenmuskel, während sich die „Blüte" des Beckenbodens ausatmend auf „fff" oder „pfff" langsam verschließt, pyramidenförmig in die Anspannung einzubeziehen.

7. Übung: „Steißbeinspitzchen winkt" mehrmals dem Schambein zu.

Variante 1 zur 7. Übung: Das Steißbeinspitzchen rollt sich nach innen/oben auf und entsprechend wieder aus. Vergleich: Kindertute.

Variante 2 zur 7. Übung: Die Steißbeinspitze bewegt sich nach rechts und nach links. Vergleich: Wie ein Löwe seine Schwanzquaste bewegt.

8. Übung: „Liegende 8", Sitz mit dem Gesäß auf einer liegenden 8, welche durch den M. bulbospongiosus und den M. sphinkter ani ext. gebildet wird und sich im Perineum kreuzt. Beide Achterbogen werden mit der Ausatmung auf „fff" zwischen Schambein und Steißbein langsam zueinander verkürzt und sich wieder verlängert.

Übungsbeispiele für aktivierende und reaktivierende Arbeit mit dem Beckenboden

Vorab: Bei Bewegungen des Beckens in alle dreidimensionalen Richtungen (transversale/frontale/sagittale Ebene) wird der an den Innenwänden des kleinen Beckens befestigte Beckenboden den Bewegungen entsprechend mitbewegt, d. h. der Beckenboden muss sich immer gemäß der Bewegungsrichtung des Beckens impulsartig anspannen. Larsen (2000) spricht von *Massagekontraktionen*, wobei hier ein selektives Anspannen einzelner Muskeln durch ein komplexes Bewegen des Beckenbodens in allen Dimensionen innerhalb des Beckenringes geschieht. Voraussetzung dazu ist eine gute Beckenbeweglichkeit.

1. Übung: „Türmchen verneigt sich" (modifiziert nach Cantieni)

Ausgangsstellung: Stand im Türmchen. Die Fingerspitzen liegen etwa in Höhe der Trochanterpunkte auf dem seitlichen Becken, bei Abduktion der Arme im Schultergelenk und Ellenbogenflexion.

Ausführungsvarianten:

– Die Hände massieren kräftig beide Beckenseiten über den Trochanterpunkten.

– Ausatmend auf „fff" streben beide Trochanter, von den Fingern taktil unterstützt und beide Sitzbeinhöcker „in der Vorstellung" zueinander (Abb. 4.**115a**).

– Der Rumpf senkt sich in den Hüftgelenken nach vorn ab (Abb. 4.**115b**), während ausatmend auf „fff" die Trochanter „in der Vorstellung" zueinander streben, taktil unterstützt durch die Hände. Zusätzlich streben die Sitzbeine zueinander, der Unterbauch wird kurz, der Oberbauch verschmälert.

Wirkung: Tonuserhöhung der Beckenbodenmuskulatur vor allem für die transversalen, aber auch diagonalen Muskelfasern.

2. Übung: „Hula-Hula-Variationen" (modifiziert nach Klein-Vogelbach)

Ausgangsstellung: hüftbreiter Sitz auf dem Ball im Türmchen. Beide Hände liegen fest am Ball an, die Fingerspitzen zeigen bodenwärts. Bei rechts – links, Hände seitlich, bei vor – rück, Hände vorn und hinten.

1. Variante „Hula rechts – links": Die rechte Hand drückt den Ball kräftig nach links, der linke Sitzhöcker soll ein Wegdrücken und Rollen des Balles nach links verhindern. Dabei „schnürt" während der Ausatmung auf „fff" der Beckenboden zu, verstärkt auf der linken Seite (Abb. 4.**116a**). Mit der Einatmung wird das Spannen aufgelöst. Danach erfolgt der Seitenwechsel (Abb. 4.**116b**).

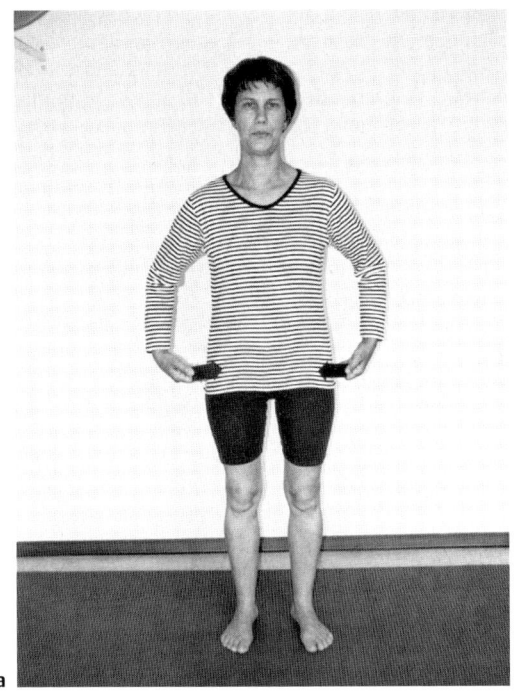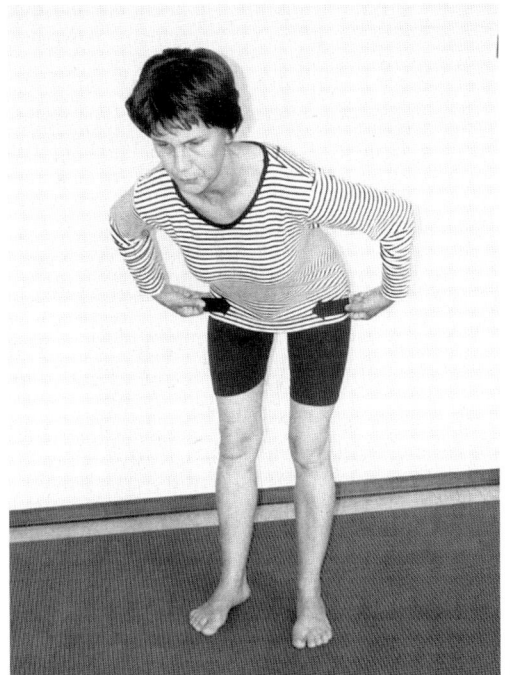

Abb. 4.**115a** u. **b** „Türmchen verneigt sich"

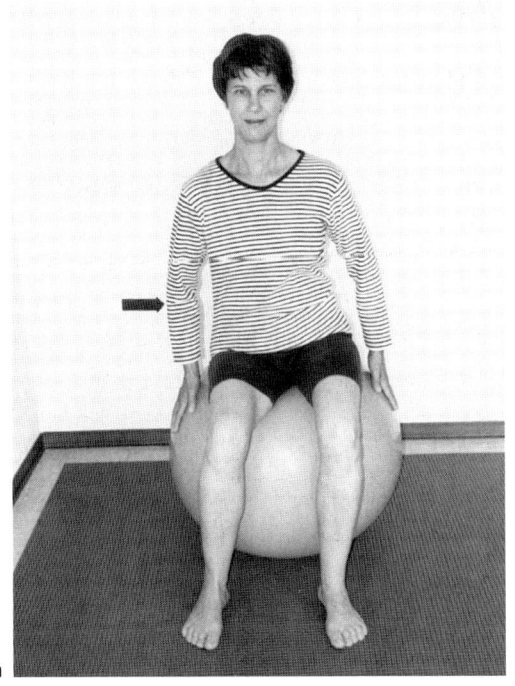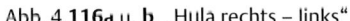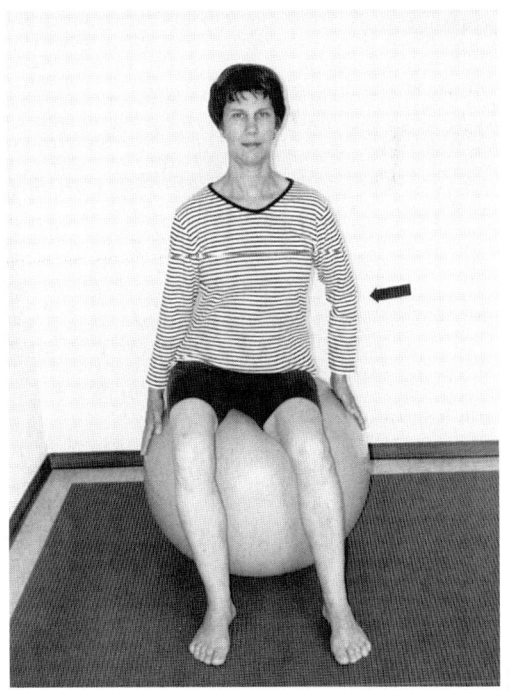

Abb. 4.**116a** u. **b** „Hula rechts – links"

Hinweis: Durch das ausatmende „Verschnüren" des Beckenbodens wird das Tempo rechts – links reguliert. Die Ballbelastung soll zentrisch bleiben.

Wirkung: Tonuserhöhung vorwiegend der transversal verlaufenden aber auch der diagonalen Muskelfasern und der äußeren Sphinkter.

2. Variante „Hula vor-rück":
Ausgangsstellung: s. o., die Hände liegen vorn zwischen den Oberschenkeln und hinten an der Rückseite des Balles.
Ausfühung: Bei Druck der hinteren Hand an den Ball nach vorn lassen beide Sitzbeine, unterstützt von der vorderen Hand, keine Rollbewegung des Balles zu (zentrische Ballbelastung). Dabei verstärkt sich der Druck unter den Füßen. Die begleitende Ausatmung „fff" oder „pfff" hilft den Beckenboden zu verschnüren, besonders die Regio analis (Abb. 4.**117a**). Mit der Einatmung wird die Spannung gelöst und mit der nächsten Ausatmung „fff" kommt der Druck auf den Ball von der vorderen Hand, die Sitzbeine lassen wieder keine Rollbewegung zu. Die Regio urogenitalis des Beckenbodens wird „verschnürt", der Unterbauch aktiviert (Abb. 4.**117b**).
Wirkung: Tonuserhöhung vorwiegend längsverlaufender Muskelfasern und der Verschlusssphinkter, sowie des Bauchmuskel-Beckenbodensynergismus.

Hinweis: Wird über den Druck einer Hand eine Rollbewegung des Balles zugelassen, kommt das Becken abwechselnd in Aufrichte- und Kippstellung. Diese reaktive Beckenbodenarbeit wird noch verstärkt durch Sprechatem, z. B. „rück – vor", „hop – hop", „fitt – fitt".

3. Variante „Hula vor-rück mit Theraband":
Ausgangsstellung: Hüftbreiter Sitz im Türmchen auf dem Ball. Das Theraband liegt unter beiden Füßen und wird von beiden Händen der nach oben geführten Arme in leichter Spannung gehalten.
Ausführung: Über den Zug beider Hände am Theraband nach schräg oben während der Ausatmung wird das Becken bei leichter Rollbewegung des Balles in Extension der Lendenwirbelsäule/Beckenkippung gebracht (Abb. 4.**118a**). Verringern die Hände den Zug am Band, bewegt sich das Becken mit leichter Rollbewegung in Flexion der Lendenwirbelsäule. Die Einatmung kann so in lumbodorsalen und kaudalen Atemrichtungen erfolgen (Abb. 4.**118b**).
Wirkung: Reaktive Beckenbodenarbeit vorwiegend längsverlaufende Muskelfasern. Atembewegungen nach lumbodorsal/kaudal.
Ausführungsvariante: Der Zug des Therabandes wird abwechselnd auf einer Seite verstärkt, die dabei erfolgende Lateralflexion der Wirbelsäule

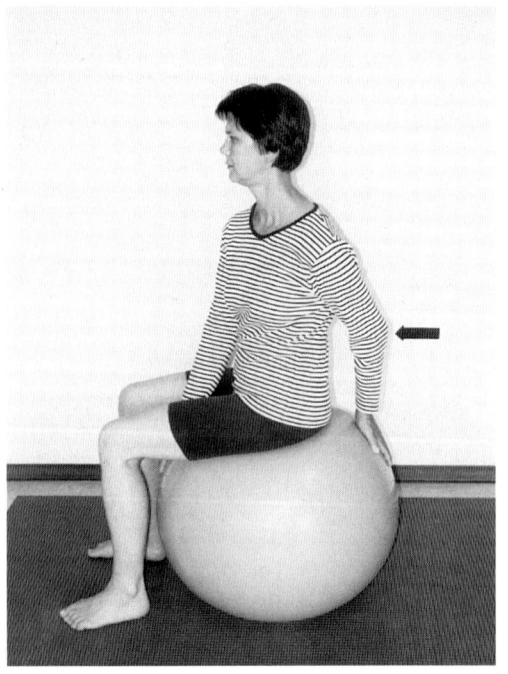
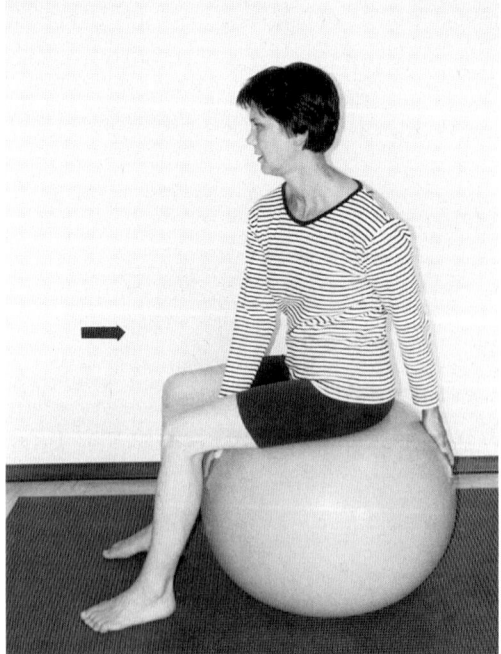

a   b

Abb. 4.**117a** u. **b**   „Hula vor-rück"

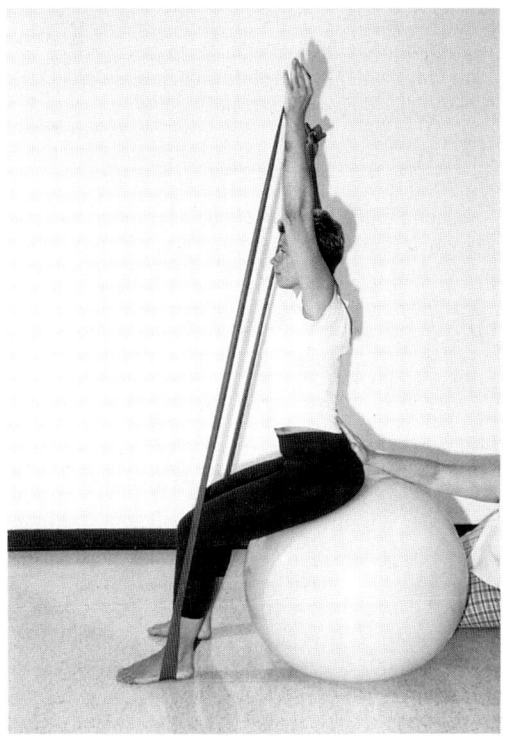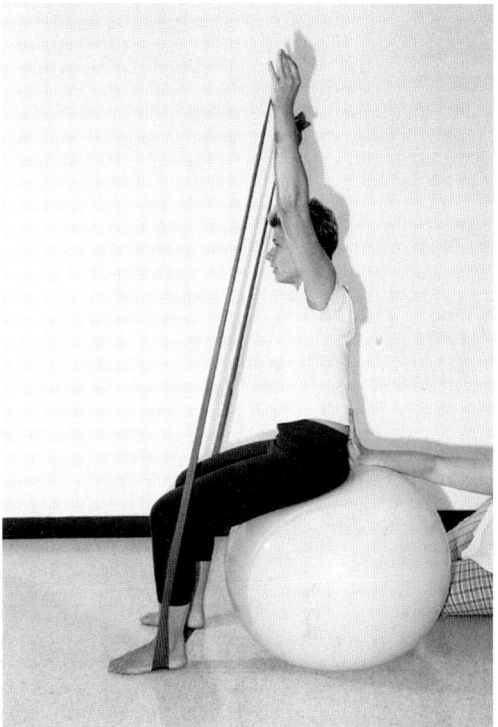

a   b

Abb. 4.**118a** u. **b**   „Hula vor-rück" mit Theraband

bewirkt reaktiv ein Anheben einer Gesäßhälfte vom Ball. Mit Sprechatem, z. B. „Hula-Hula", „fit-fit", „seit-seit" können die Bewegung verstärkend begleitet werden.

Wirkung: Reaktive Beckenbodenarbeit, vor allem der transversal und diagonal verlaufenden Muskelfasern. Mobilisation der Lateralflexion der Lendenwirbelsäule.

3. Übung: „Münchhausen auf der Kugel"

Ausgangsstellung: Bauch und Becken sind auf dem Ball abgelegt. Die Arme bilden zwei Stützpfeiler zum Boden. Die Beine sind in den Hüftgelenken in Abduktion, Flexion, leichter Innenrotation, die Kniegelenke in Flexion, die Füße in Pronation eingestellt. Die Oberschenkelinnenseite drückt an den Ball (Abb. 4.**119**).

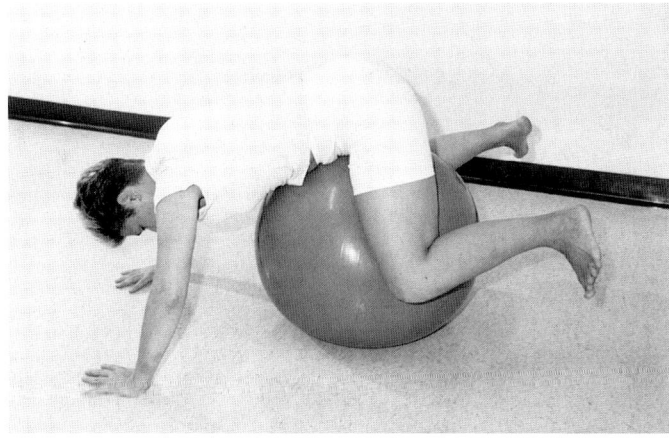

Abb. 4.**119** „Münchhausen auf der Kugel"

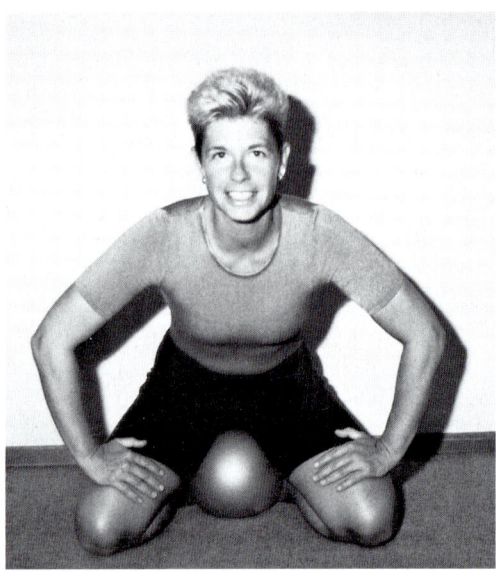

Abb. 4.**120** „Ritt auf dem Overball"

Ausführung 1: Beckenkreisen mit Rollbewegung des Balles mit Richtungswechsel.

Ausführung 2: Reaktiv wird eine Flexion der Lendenwirbelsäule durch explosiven Sprechatem „fit", „hopp", „höck" u. a. ausgelöst.

Wirkung: Beckenbodenstimulation, bei Sprechatem reaktivierende Beckenbodenarbeit.

4. Übung: „Ritt auf dem Overball"
Spürhilfe: Overball oder Therapieluftballon
Ausgangsstellung: Fersensitz mit Abstützaktivität der Hände auf den Oberschenkeln. Das Türmchen ist durch Flexion in den Hüftgelenken vorgeneigt. Becken und Beckenboden sitzen auf dem Overball.
Ausführung: Explosiver Sprechatem mit allen

Vokal-Konsonanten-Verbindungen, welche reaktiv am Ball ankommen sollen.
Wirkung: Reaktivierende Beckenbodenarbeit, Fast-twich-Fasern werden aktiviert.

5. Übung: „Eine Blüte schließt und öffnet sich"
Spürhilfe: Overball, Noppenball
Ausgangsstellung: Rückenlage (Kopfkissen), Beine mehr als hüftbreit aufgestellt, die Arme locker neben dem Rumpf abgelegt. Unter dem Steißbein liegt ein Noppenball oder ein Overball (Abb. 4.**121**).
Ausführung 1: Beckenkreisen rund um den Ball, Richtungswechsel.
Wirkung: Stimulation der Beckenbodenmuskulatur in entlastender Ausgangsstellung
Ausführung 2: Mit aphonischer Ausatmung (z. B. „fff" oder „pfff") wird das Steißbein langsam und kraftvoll Richtung Schambein bewegt, wodurch sich der Beckenboden-Unterbauchsynergismus verstärkt. Ohne Spannung legt sich mit der Einatmung das Becken wieder auf dem Ball ab.
Verbale Hilfe: „Mit der Ausatmung schließt sich der Beckenboden, wie eine Blüte ihre Blätter, mit der Einatmung werden die Blütenblätter wieder geöffnet".

Hinweis: Druckverstärkung unter den Füßen zum Boden verstärkt reaktiv die Bewegung und das Verschließen der Blüte.

Wirkung: Kräftigung der Beckenbodenmuskulatur, vorwiegend der längsverlaufenden Muskelfasern mit Unterbauchaktivierung
Ausführung 3: Mit der Ausatmung streben beide Sitzbeinhöcker zueinander, ausatmend wieder auseinander.
Wirkung: Kräftigung der Beckenbodenmuskulatur, vorwiegend der transversal verlaufenden Muskelfasern.

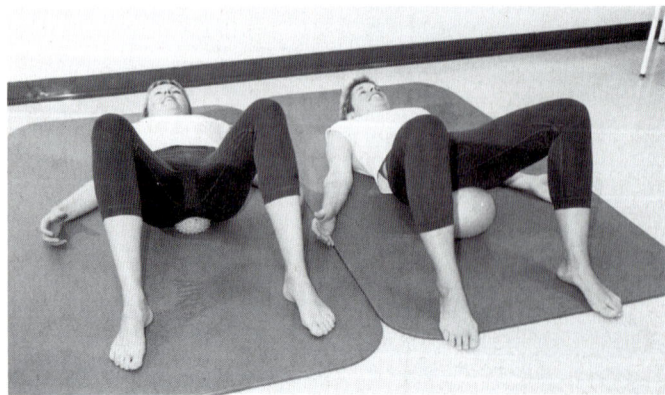

Abb. 4.**121** „Eine Blüte schließt und öffnet sich"

6. Übung: „Kick – und – kick" (modifiziert nach Tanzberger)

Ausgangsstellung: Sitz im Türmchen auf dem Pezziball, Beine mehr als hüftbreit auseinander, Füße haben stabilen Bodenkontakt. Die Arme sind im Schultergelenk in etwa 90° Abduktion, leichte Innenrotation eingestellt (Abb. 4.**122a**).

Ausführung 1. Phase: Andopsen des Balles über die Füße bis das Türmchen auf dem Ball hopst (siehe Kap. 4.3.1.3).

Ausführung 2. Phase: Bei jedem Dopsen werden beide Arme von der ASTE wie „Wasser schöpfende Hände" nach vorn/oben bewegt. Dabei finden im Schultergelenk Adduktion/Innenrotation/Flexion statt, im Ellenbogengelenk Flexion/Unterarm Supination. Mit Sprechatem „kick" wird die Schöpfbewegung der Arme auf dem Ball begleitet.

Ausführung 3. Phase: Das Zurückgehen der Arme in die ASTE wird von einem gesprochenem „und" begleitet.

Ausführung 4. Phase: Mit jedem „kick" kann das Dopsen verstärkt werden, bis Gesäß und Ball fast den Kontakt verlieren. Die „kick"-Endstellung kann etwas gehalten werden (Abb. 4.**122b**).

Hinweis: Ausführung von „kick und kick" soll in zügigem Tempo erfolgen.

Wirkung: Reaktives Anspannen des Beckenbodens und beider Verschlusssphinkter durch das auf- und abwippen auf dem Ball, verstärkt durch den Sprechatem. Die Fast-twitch-Fasern werden aktiviert.

7. Übung: „Wie geht es Babys Beckenboden beim Dopsen?"

Hinweis: Diese Übung ist erst geeignet, wenn Baby sichere Kopfkontrolle hat.

Ausgangsstellung: Die Mutter sitzt auf dem Ball, Beine in den Hüftgelenken weit abduziert, die Unterschenkel sind vertikal durch Flexion in den Kniegelenken eingestellt. Die Füße haben festen Bodenkontakt. Baby sitzt vor seiner Mutter auf dem Ball und wird sicher gehalten.

Ausführung: Mit Sprechatem, z. B. „hopp-hopp-hopp" oder „hoppe hoppe Reiter usw." dopst die Mutter mit ihren Füßen den Ball erst an, dann wird vertikal weitergedopst. Bei jedem Hochdopsen verkürzt die Mutter ihren Unterbauch (Abb. 4.**123**).

Wirkung: Reaktive Beckenbodenarbeit, die Fast-twitch-Fasern werden aktiviert.

8. Übung: „Der sprechende Beckenboden"

Hinweis: Für alle Übungsvorschläge muss die Zunge locker in der Unterkieferschale liegen.

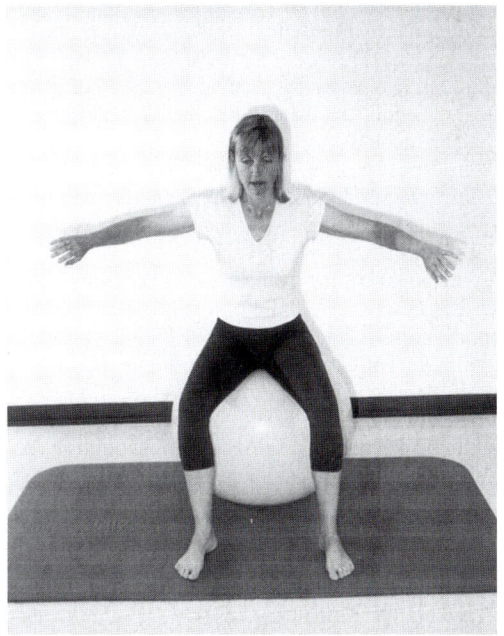 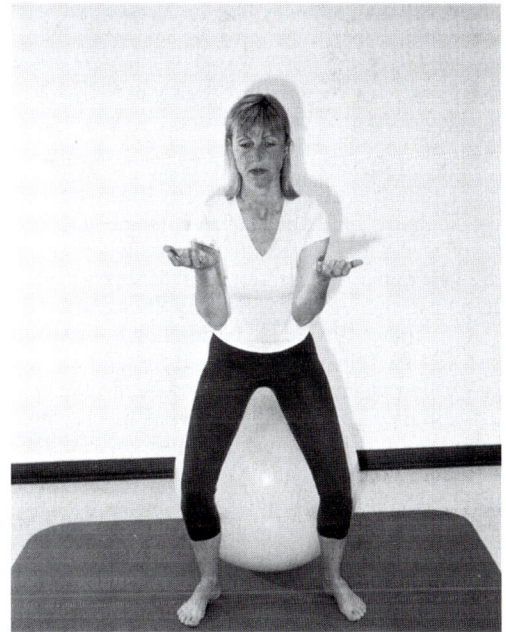

a

b

Abb. 4.**122a** u. **b** „Kick – und – kick"

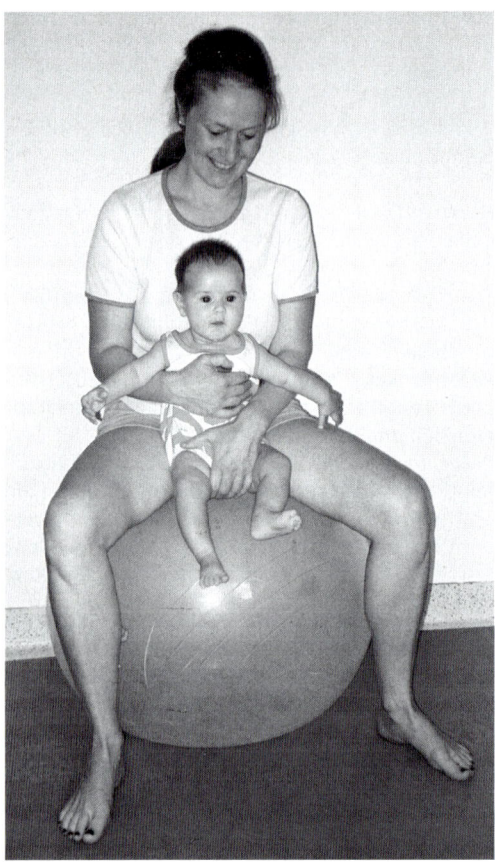

Abb. 4.**123** „Wie geht es Babys Beckenboden beim

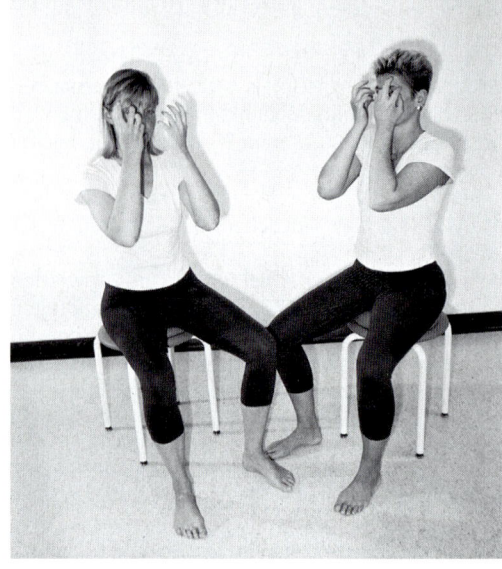

Abb. 4.**124** „Die dritte Hand"

Variante 1: „Die dritte Hand" (modifiziert nach Gotved)

Ausgangsstellung: Sitz im Türmchen auf dem Hocker mit Ballscheibe(Ballkissen). Die Beine werden mehr als hüftbreit abduziert, beide Füße haben festen Bodenkontakt. Beide Handteller stehen bei gebeugten Unterarmen beiden Augen gegenüber. Zwischen Auge und Hand ist etwas Abstand.

Ausführung: Die Finger beider Hände bewegen sich solange spielerisch, greifend, drehend vor den geöffneten Augen, bis der Beckenboden „wie eine dritte Hand" ähnliche Bewegungen macht (Abb. 4.**124**). Zu dieser Übung viel Zeit lassen, da die reaktive Rückmeldung erst nach geraumer Zeit eintritt.

Wirkung: Sanft stimulierende reaktive Beckenbodenarbeit.

Hinweis: Diese zunächst reaktive Beckenbodenarbeit wird mit ähnlichem Bewegungsmuster wie bei der „Seeanemone" dann auch aktivierend weitergeübt.

Variante 2: „Augen rollen"

Ausgangsstellung: Sitz im Türmchen auf dem Hocker mit Ballscheibe, sonst wie Variante 1. Die Hände sind auf den Oberschenkeln abgelegt.

Ausführung: Die weit geöffneten Augen rollen langsam rundum (Abb. 4.**125**). Nach kurzer Zeit werden reaktiv die Kiefergelenke und das Becken auf der Ballscheibe das Augenrollen durch eigene Bewegungen begleiten.

Hinweis: Die reaktive Beckenbodenarbeit entspricht dem Bewegungsmuster der willentlich aktivierten „Seeanemone".

Wirkung: Reaktivierende Beckenbodenstimulation, ausgelöst weitab vom Beckenboden.

Variante 3: „Lick-Lack-Lock"

Ausgangsstellung: Stand (Abb. 4.**126 links**). Beide Beine mit viel Abduktion und etwas Außenrotation im Hüftgelenk, beide Knie in leichter Flexion. Die Füße haben festen Bodenkontakt, der Kopf ist leicht nach vorn gebeugt. Kniestand (Abb. 4.**126 rechts**). Beide Unterschenkel stehen mehr als hüftbreit auseinander in Abduktion/Außenrotation, die Unterschenkel zeigen zueinander. Der Kopf ist leicht nach vorn geneigt.

Ausführung: Eine Hand sucht mit ihrem Mittelfinger das Perineum und legt den Finger deutlich darauf.

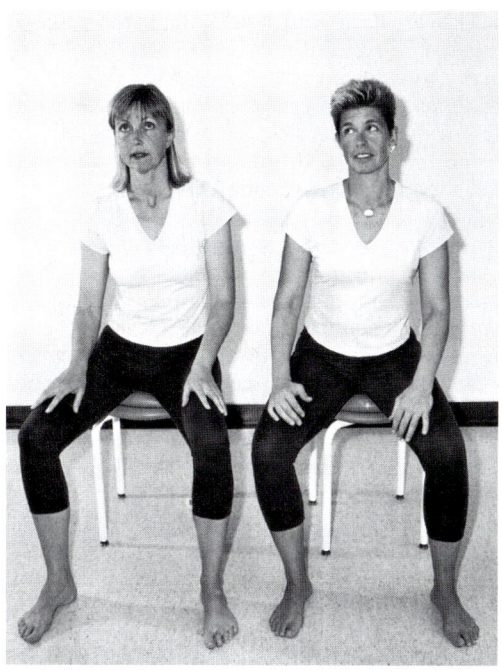

Abb. 4.**125** Augenrollen

Explosiver Sprechatem:
– 1. Phase. „LLLL" solange tönen, bis sich der Damm nach unten in den Tastfinger begibt (Öffnungstonus).
– 2. Phase. Erst dann folgt explosiv das „ickk". Durch die Explosivkraft des Sprechatems schnellt bei „ickk" der Beckenbodentonus in den Sicherheitstonus (Hypertonus), um dann langsam zum Ruhetonus (Eutonus) zurückzufinden.

Erst dann folgt gleichermaßen spürsam das „LLLackk" und dann das „LLL-ockk".
Wirkung: Die verschiedenen Tonuszustände des Beckenbodens, reaktiv ausgelöst durch explosiven Sprechatem, werden „begriffen".

9. Übung: „Was vier Sitzbeine auf einem Ball alles können"
Ausgangsstellung: Zu Zweit Rücken an Rücken Sitz im Türmchen auf dem Pezziball. Die Beine sind mehr als hüftbreit aufgestellt, die Füße haben festen Bodenkontakt. Die Hände können miteinander gefaßt werden (Abb. 4.**127**).

Hinweis: Alle folgenden Ausführungen werden mit Ausatmen auf „fff", Verkürzen des Unterbauches und Verschmälern des Oberbauches geübt.

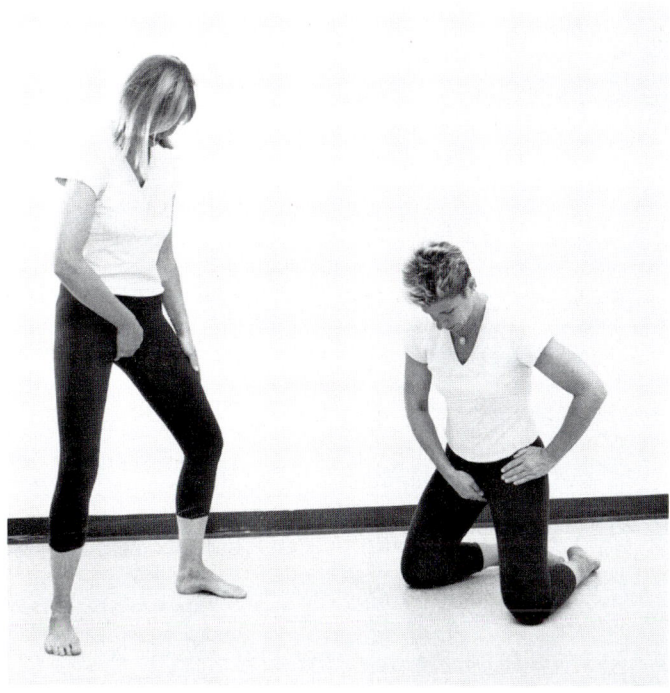

Abb. 4.**126** „Lick-Lack-Lock"

Ausführung als reaktivierende Beckenbodenarbeit:
Variante 1: Gemeinsames Beckenkreisen in Hüftgelenken und Lendenwirbelsäule, wobei sich beide Frauen nonverbal auf die gemeinsame Bewegung einstimmen. Die Bewegung des Beckens beginnt klein bei wenig Mitbewegung des Balles, vergrößert sich – und verkleinert sich wieder, bei wenig Mitbewegung des Balles.
Variante 2: Über Flexions- und Extensionsbewegungen der Lendenwirbelsäule und Hüftgelenke werden beide Becken synchron in Aufrichte- bzw. Kippbewegung und umgekehrt bewegt.
Ausführung als aktivierende Beckenbodenarbeit:
Variante 3: Die Beckenbewegungen werden mit dem Auftrag für Frau (1) „Steißbein zieht Richtung Schambein" bzw. für Frau (2); Schambein geht Richtung Steißbein" eingeleitet und die Bewegungen wechselweise angepasst.

Hinweis: Das Tempo der wechselnden Beckenbewegungen reguliert die langsame Ausatmung auf „fff" von der Mitte (ASTE) in die Endstellung.

Wirkung: Vorwiegend längsverlaufende Muskelfasern werden tonisiert. Der Unterbauch verkürzt bzw. verlängert.
Variante 4: Die rechten Sitzbeinhöcker beider Frauen spannen sich Richtung linke Sitzbein-

höcker an, dazu wird langsam auf „fff" ausgeatmet. Danach die linken zu den rechten Sitzbeinhöckern anspannen.
Wirkung: Vorwiegend quer verlaufende Muskelfasern werden tonisiert. Eine Steigerung erfolgt, wenn dieser Zug Richtung gegenüber liegenden Sitzhöcker mit Ausatmung auf „pffff" noch verstärkt wird.
Variante 5: Beide Sitzbeine jeder Frau streben zueinander, der Abstand zwischen ihnen soll sich verkleinern. Der Beckenboden wird mit Ausatmung auf „fff" oder auf „pfff" von beiden Seiten nach innen/oben geschnürt. Das Türmchen verlängert sich.
Abwandlung: Die Türmchen neigen sich über Hüftflexion nach vorn bzw. Hüftextension nach hinten. Beim Auftrag „Sitzknochen streben zueinander" wird durch das Vor- und Rückneigen des Türmchens einmal die *Regio urogenitale*, dann die *Regio anale* mit der Ausatmung „pfff" tonisiert.
Wirkung: Tonuserhöhung vorwiegend für transversale Muskelfasern im vertikalen Türmchen. Beim Verlagern des Türmchens vor – rück werden zusätzlich die diagonalen Muskelfasern und die Verschlusssphinkter aktiviert.

10. Übung: „Die Sitzbeinhöcker-Taschenlampen"
Wirkung: Ein Wechsel von reaktivierender und aktivierender Tonisierung für den Beckenboden,

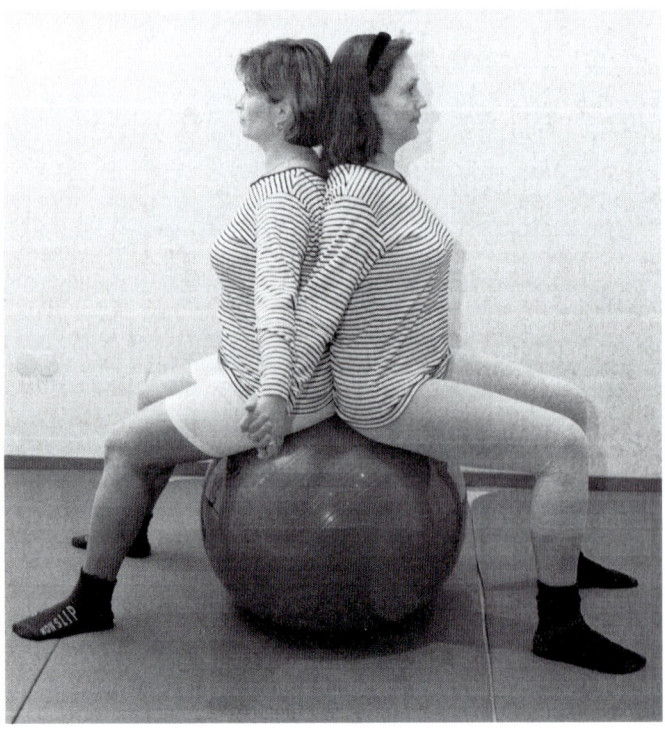

Abb. 4.**127** „Was vier Sitzbeine auf einem Ball alles können"

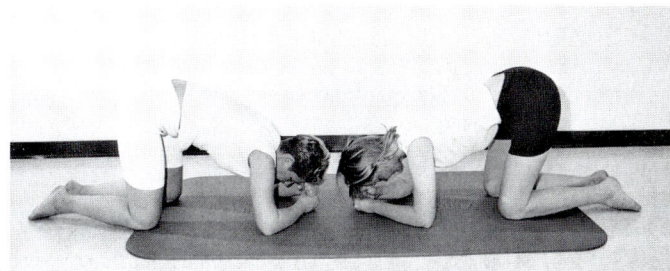

Abb. 4.**128a–d** „Die Sitzbein-höcker-Taschenlampen"

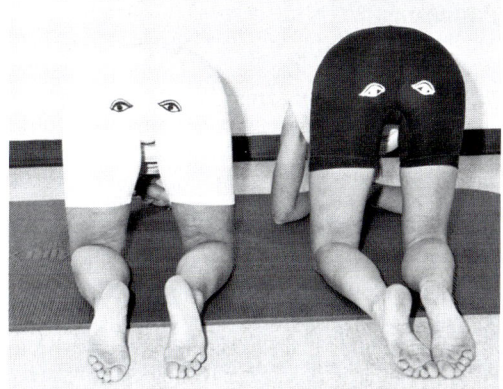

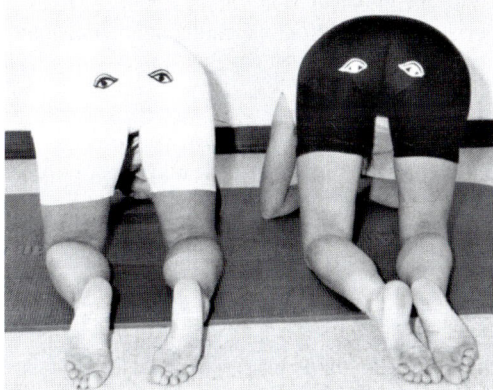

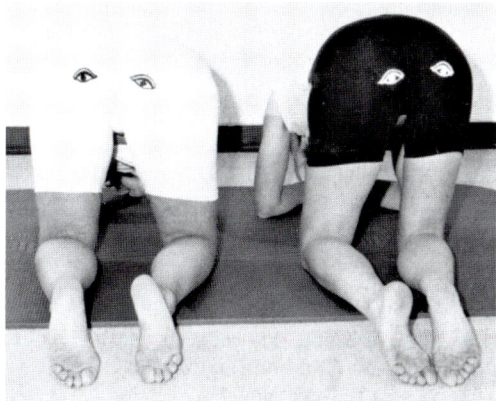

für transversal/sagittal und diagonal verlaufende Muskelfasern. Bewegungskomponenten sind: Extension/Flexion/Lateralflexion in der Wirbelsäule, Extension/Flexion in den Hüftgelenken.

Ausgangsstellung: Tönnchenstellung (Abb. 4.**128a**) als Entlastungsstellung für den Beckenboden.

Ausführung: Die Geschichte der Sitzbeinhöcker-Taschenlampen geht so: „Es waren einmal zwei einsame Sitzbeinhöcker-Taschenlampen, die immer nur starr geradeaus blickten (Abb. 4.**128b**) irgendwann begannen sie sich für einander und für ihre Umgebung zu interessieren.

Beide Sitzbeintaschenlampen „leuchten" die Fersen an, über die Waden weiter bis in die Kniekehlen hinein und danach wieder den Weg zurück bis sie wieder geradeaus leuchten.

Beide Sitzbeinhöckertaschenlampen leuchten nach oben deckenwärts und langsam wieder geradeaus. Beide Sitzbeinhöckertaschenlampen leuchten sich gegenseitig an, bis sie „schielen" müssen. (Abb. 4.**128c**) und wieder geradeaus.

Die rechte Sitzbeinhöckertaschenlampe schaut lange Zeit zur linken, die linke aber blickt starr geradeaus, deshalb schaut die rechte etwas beleidigt wieder geradeaus. Dann schaut die linke Sitzbeinhöckertaschenlampe ebenso lange Zeit zur rechten, die rechte aber blickt starr geradeaus. Deshalb schaut dann auch die linke wieder geradeaus. Nach einer Weile beschließen sie, jetzt zusammen nach rechts und dann nach links außen (Abb. 4.**128d**) zu schauen. Weiter geht der Weg für beide, bis sie sich wieder „anschielen". Am Ende beschließen beide, gemeinsam rundum den Raum auszuleuchten, soweit ihr Lichtkegel das zulässt."

… und weil sie Gefallen an dem gemeinsamen Tun gefunden haben, klatschen sie sich viele Male zueinander Applaus.

Merke: Beim Üben mit dem Beckenboden ist die Intensität mit der eine Übung ausgeführt wird, wichtiger als deren Häufigkeit.

Spätwöchnerinnen werden mit den Angeboten, welche insgesamt alle Übungsprinzipien für die

Arbeitsweise der Muskulatur berücksichtigen, wie Tonusveränderung, Tempoveränderung, aktivierende/reaktivierende Muskelarbeit, Muskelfaserverläufe, Atembeteiligung beim Üben ihrem Beckenboden seine dynamische Kraft und Elastizität zurückgeben. Dann ist der Beckenboden nach der Geburt wieder in der Lage, seine Aufgaben zu erfüllen:

- Das *Halten* der Organe (Harnblase, Uterus, Rektum)
- Das *Sichern* der Beckenorgane zueinander (Harntrakt, Uterus, Rektussystem)
- Mit seiner dynamischen Ausdauerleistung Druckverschiebungen *auszugleichen*.

Häufig verschwinden diffuse Kreuzschmerzen durch funktionsrichtiges Beckenbodentraining.

Im spätesten Wochenbett benötigen manche Frauen weitere Hilfen für ihren Beckenboden.
Bei Strukturschädigungen mit Funktionsstörungen am Beckenboden, auch bei Senkungsbeschwerden über die Zeit der Rückbildung im Wochenbett hinaus, bzw. wenn sich in der Rückbildungsgymnastik die Beschwerden/Dysfunktionen nicht gebessert haben, sollen betroffene Frauen noch einige Monate in Einzeltherapie oder in einer speziellen Beckenbodengruppe weiterarbeiten.

> **Merke:** Nur durch Zusammenarbeit der Physiotherapie mit den Urogynäkologen kann eine Therapie für die betroffene Frau erfolgversprechend sein.

Jetzt muss der Übungstherapie eine Funktionsdiagnostik vorausgehen: Fehlen die reflektorischen Kontraktionen bei guter Willküranspannung des Levator ani, kann eine Physiotherapie mit effektivem Beckenbodentraining über Beckenbodenkontraktionen bis zur Maximalspannung erfolgreich sein. Fehlt die Willküraktivität, sind Elektrostimulation und Physiotherapie erforderlich.
Die *Übungstherapie* muss (nach Bø 2001) von der Therapeutin wie folgt angeleitet werden, damit die Frau in der Lage ist, 3-mal täglich daheim richtig zu üben: 8 –12 langsame Kontraktionen für den Beckenboden bis zu seiner maximalen Verspannung, die nach einer vollständigen Erholungspause mehrmals wiederholt werden. Geübt wird im Türmchen mit der Ausatmung.

Geeignete *Übungsbeispiele* sind:
1. Übung: „Die Beckenbodenblüte"
Die Blütenblätter werden vom Öffnen zum *maximalen Verschließen* in Verbindung mit Ausatem

„pfff" und dem „Verschnüren" beider Sphinkter nach oben verschlossen und kurze Zeit verschlossen gehalten. 8 – 12 Wiederholungen.
2. Übung: Kirschkerne oder Reiskörner „aufpicken"
Ausgangsstellung: Sitzen auf einem Kirschkern- oder Reissäckchen.
Wird das Türmchen in den Hüftgelenken nach vorn geneigt, ist die *Regio urogenitale* beim Üben belastet, wird das Türmchen nach hinten geneigt, ist die *Regio anale* beim Üben belastet.
Ausführung: Zehn Kirschkerne (Reiskörner) werden in der Fantasie von der Scheide/Anus aufgepickt und dann kurze Zeit sehr festgehalten, ehe sie einzeln wieder herausgeworfen werden. Begleitet wird das Aufpicken mit Sprechatem „pick, pick". Wechsel dieser reaktivierenden Aktivierung zwischen maximaler Anspannung (Kerne festhalten) bis zur Entspannung des Beckenbodens mit mehrmaliger Wiederholung.
3. Übung: „Kick – und – Kick auf dem Ball" (s. o.)
In der Endstellung „Kick" bleibt das Gesäß fast ohne Ballkontakt für kurze Zeit abgehoben.
Bei betroffenen Frauen muss der Therapieerfolg in gewissen Zeitabständen durch Biofeedback-Kontrolle gesichert werden. Der früheste Zeitpunkt für Biofeedback nach der Geburt liegt nach der ersten Kontrolluntersuchung beim Frauenarzt etwa 4 – 6 Wochen post partum.

Hinweis: Mit dem Oberflächen-EMG als *quantitatives* EMG ist nur eine grobe Beurteilung des Beckenbodens möglich, es kann dabei nicht beurteilt werden, ob Verletzungen muskulärer oder nervaler Beckenbodenstrukturen vorliegen. Dazu ist dann ein Nadel-EMG als qualitatives EMG erforderlich (Quelle: Uni-Frauenklinik Graz, Prof. Dr. Tamussino und Team).

Das in Kapitel 1.3.7.3 aufgezeigte Oxford-Schema nach Laycock zur Palpation der Muskelkraft des Beckenbodens ist nicht wirklich objektivierbar, weshalb bei Spätestwöchnerinnen mit Beckenbodendysfunktionen der Biofeedbackkontrolle in Verbindung mit Physiotherapie der Vorzug gegeben wird. Ein eigenes *Tasting* kann, wie in Kapitel 1.3.7.3 aufgezeigt, den Spätwöchnerinnen zur Selbstkontrolle ihrer Beckenbodenkraft empfohlen werden, gleichzeitig ist das eine aktivierende Beckenbodenübung.

Hinweis: Eine Anweisung zum richtigen Miktions- und Defäkationsverhalten (s. Kap. 4.2.1.11) gehört ebenso in die Rückbildungsgymnastik wie das Sprechen über Sexualität und mögliche Kohabitationsprobleme (siehe Kap. 1.4.9.3 und 1.5.3).

Bis ins hohe Alter ist für betroffene Frauen Beckenbodentherapie erlernbar. Dazu berichtet mir eine Kollegin über eine Erfahrung in ihrer Inkontinenzgruppe: „Nachdem alle Kursteilnehmer ihren Beckenraum ausgeleuchtet hatten (siehe nachfolgendes Kap.) und sich mit dem inneren Auge wahrnahmen, Beckenboden und Blase „orten" konnten, kam von einer 72-jährigen Frau, die 10 Kinder geboren hatte, eine unbeschreibliche Reaktion: Sie stand auf, fiel mir um den Hals, weinte und sagte tief glücklich *„seit dem Tod meines Mannes vor vielen Jahren war ich so vergrämt, dass ich nicht mehr weinen konnte. Erst nach dieser Übung spüre ich, auch im Bauch-Beckenraum ein Mensch zu sein. Wenn ich das in meinem Leben vorher gewusst und gespürt hätte, ich hätte anders gelebt."* Diese Frau spürte sich 20 Jahre jünger und ihr Leben hatte wieder lebenswerte Impulse."

4.3.2.7 Körperwahrnehmung zur Spannungsregulierung

Die Lösungs- und Entspannungsverfahren, deren Anfänge vor mehr als 80 Jahren aus der Grundform der Gymastik, den Leibesübungen hervorging und von Frauen wie Hede Kallmeyer, Elsa Gindler, Alice Schaarschuch, Gerda Alexander, Marianne Fuchs und vielen anderen mit unterschiedlichen methodischen Ansätzen weiterentwickelt wurde, sind heute aus vielen Therapien, auch aus der Geburtsvorbereitung nicht mehr wegzudenken (Heller 1998). Auch in der Rückbildungsgymnastik nach der Geburt sind, in manche Gruppenstunden eingefügt, Stress und Spannung abbauende Übungs- und Erfahrungsangebote der Körperwahrnehmung zur Spannungsregulierung in Ruhe und beim Bewegen sehr zu empfehlen.

Diese körperliche Selbsterfahrung ist nicht an eine bestimmte Methode gebunden, sondern an die Einhaltung folgenden Prinzips: „Hinlenkung des Bewusstseins durch Konzentration auf den Körper und auf Körperfunktionen", was Ruth Menne so formulierte: „Da sein, wo etwas geschieht".

Durch differenziertes Wahrnehmen von Körperempfindungen, Bewegungsabläufen, Körperhaltungen, Spannungszuständen der Muskulatur, des Atembewegungsvorganges ändern sich „beim Entspannen" körperliche Überspannungen/Verkrampfungen aber auch Unterspannungen/Erschlaffung. Diese Zustände des Körpers werden vitalisiert, d. h. ein hypertoner oder hypotoner Zustand wird in eine *eutonische Grundbalance* gebracht.

Die Spannungsbreite der Regulierung dieser unterschiedlichen Tonuslagen vom Hypertonus oder vom Hypotonus zum *Eutonus* lässt uns von *Spannungsregulierung* sprechen. Ist diese wichtige Schwingungsfähigkeit möglich, bewirkt der flexible Tonus nach extremen Spannungslagen wieder ein Zurückschwingen in die Mittellage, den Eutonus. Das betrifft den ganzen Menschen in seiner psycho-physischen Einheit, den wir über die Körperwahrnehmung erreichen können. Diese Schwingfähigkeit in verschiedenen Tonuslagen hat ebenso der (oft tabuisierte) Beckenboden (siehe Kap. 4.3.2.6).

> **Merke:** Nur wenn Fehlspannungen als solche erkannt werden, können sie korrigieren werden:
> – Verspannungen, um sie lösen zu können,
> – Unterspannungen, um sie vitalisieren zu können.
> Nur wer Fehlatem als solchen an sich erfährt, kann ihn verändern.
> Der Atem ändert sich in der Regel von selbst zum physiologischen Atem, wenn an Fehlhaltungen und Fehlspannungen gearbeitet wird (Ehrenberg 1992).

Die *Körperwahrnehmung zur Spannungsregulierung* kann *in Ruhe* und *beim Bewegen* durch entsprechende therapeutische Angebote erfolgen.

Positive Reaktionen treten um so schneller und intensiver ein, je vertrauter, sicherer und erfahrener eine Frau damit umgehen kann. Damit haben sich bedingte Reflexe gebildet und es gelingt ihr, einzelne Körperbereiche schneller und deutlicher in ihr Bewusstsein zu bringen. Haben Wöchnerinnen in der Geburtsvorbereitung diese Körperwahrnehmung zur Spannungsregulierung erfahren, sind schnellere Reaktionen auf die Übungsangebote zu erwarten. Solche *Reaktionen* und Rückmeldungen sind nach Ehrenberg (1985):

– *Wachheit (Vigilanz)*
  Aufmerksame Wachheit führt zu größerer Wahrnehmungsfähigkeit für den Körper und die Umgebung,
  einem angenehmen Ruheempfinden,
  einer verbesserten Leistungsfähigkeit.
– *Körperbild*
  Gefühl/Empfinden für Körpergrenzen und deren Erweiterung
  Damit das Phänomen für die „Erweiterung der eigenen Hülle" von der Frau wahrgenommen wird, sollte anfangs einseitig geübt werden, danach die wahrgenommenen Veränderungen des Körpers verbalisiert werden. Erst dann soll mit der anderen Seite weitergeübt werden.

Reaktionen können sein:
- geänderte Lage von Gliedmaßen oder von ganzen Körperabschnitten
- Reliefveränderungen der Muskulatur
- manuell tastbare Unterschiede der Muskelspannung
- einzelne Körperbereiche können stärker ins Bewusstsein geholt werden.

- *Vegetative Auswirkungen*
Das autonome Nervensystem kontrolliert und stimuliert Organfunktionen im Wechsel zwischen Sympathikus und Parasympathikus. Die Sympathikus-Wirkung dominiert bei physischen und psychischen Stresssituationen, z.B. verstärkte Muskelarbeit, schnelleren Herzschlag, erhöhte Atemfrequenz. Die Parasympathikus-Wirkung dominiert, wenn man ruhig und entspannt ist, z.B. langsamer Herzschlag, verlangsamte Atemfrequenz.

- *Reaktionen können sein:*
Z.B. Senkung der Ruhepulsfrequenz, Senkung eines systolischen Blutdrucks, Verbesserung des Wärmeempfindens, gleichmäßigere Hautdurchblutung, eine vermehrte Blasenentleerung, anfangs evtl. vermehrter Speichelfluss/mehr Nasensekret/Tränenfluss.
Irritierende anfängliche Reaktionen: Z.B. leichtes Frösteln, Schläfrigkeit, nachlassende Konzentration, initiale Unruhe/Unbehagen, welche jedoch nach Eingewöhnung verschwinden. Dann sind die Reaktionen auf die Körperwahrnehmung Frische, erhöhte Leistungsfähigkeit, Wachheit.

Praktische Voraussetzungen, welche notwendig sind, wenn Körperwahrnehmungsübungen angeboten werden:
- Im Übungsraum muss eine angenehme Raumtemperatur vorherrschen und Belüftung möglich sein.
- Ruhe im Umfeld zur besseren Konzentration ist erwünscht.
- Keine einengende, atmungsundurchlässige Kleidung tragen.
- Die Unterlage soll weich, körper- und fußwarm und rutschfest sein (z.B. Airex-Matte).

Ausgangsstellungen können sein:
- Rückenlage: Kissen unter dem Kopf, damit der Kopf im „Türmchen" eingeordnet sein kann
Variante: Beine auf dem Ball abgelegt.
- Seitlage mit angebeugten Beinen: 2 Kissen als Lagerungshilfen: eines unter den Kopf, das zweite zwischen beide Knie.

- Angelehntes Sitzen am Pezziball: Wand – Ball – Rücken der Frau. (Das ist auch eine günstige Stillhaltung oder Ruhehaltung für Mutter und Baby.) Variante zu Zweit an einem Ball: Rücken – Ball – Rücken. Beide Knie sollen im Sitzen mit Lagerungskissen unterstützt sein.

Vorschläge für Spannungsregulierung durch Körperwahrnehmung in Ruhe
1. Vorschlag: „Wie trägt mich die Unterlage?"
Ausgangsstellung: Rückenlage (Kopfkissen)
Ausführung: Begonnen wird mit einer beobachtenden „Bestandsaufnahme" um die Wahrnehmungsfähigkeit zu schulen.

Fragen der Therapeutin im Dialog mit den Wöchnerinnen
- „Welche Berührungspunkte des Körpers haben Kontakt zur Unterlage?"
z.B. Fersen – Waden – Oberschenkel – Gesäß – Rücken – Arme – Hände – Kopf.
- „An welchen Stellen liegt der Körper nicht auf?"
z.B. Kniekehlen, „Hohlkreuz", Schultern, Nacken.

Die nachfolgenden Fragen der Kursleiterin erwarten keine Antwort. Alle Berührungspunkte zur Unterlage werden von Fersen bis Kopf noch mal angesprochen, im Anschluss daran Fragen stellen:

- Werden Sie von der Unterlage getragen?"
- Können Sie sich der Unterlage überlassen?
- Liegen sie mit ihrem ganzen Körper in einer Ihren Körperkonturen angepassten Körperschale?
- Können Sie sich in „Ihre" Körperschale immer mehr hineinsinken lassen?

Nach dem „Zu-Ende-gehen-lassen" wird gründlich nachgespürt und den Wöchnerinnen für grundsätzliches Dehnen und Räkeln, mit Einladung zum Gähnen viel Zeit gelassen.
Zum Abschluss wird gemeinsam über das Wahrgenommene und das Befinden gesprochen.

Hinweis: In den Ausgangsstellungen Rückenlage – Beine auf dem Ball abgelegt, in Seitlage oder Sitzen am Ball muss die Kursleiterin die Berührungspunkte zur Unterlage entsprechend anpassen.

2. Vorschlag: „Fantasiereise durch die Körperräume"
Mögliche Ausgangsstellungen: Rückenlage oder Seitlage, die Augen sind geschlossen.
Die *innere Tastarbeit* (nach Schaarschuch/ Haase) meint einen wahrnehmenden Spaziergang durch die Körperräume, von denen Ruth

Menne sagte: „Räume des Hauses, in dem wir wohnen".

Diese Reise durch den Körper erfolgt in 3 Sequenzen:

Sequenz 1: Mit dem „inneren Auge" werden alle Körperräume betrachtet:
– Mundraum: Rechte – linke Backentasche im Vergleich
– Gaumenraum: Vorn der harte, dahinter der weiche Gaumen
– die Unterkieferschale und die zwischen Mundmitte und „Unterkieferkörbchen" liegende Zunge
– Nasenräume als Nasendüsen, Qualitätsunterschied:
– von außen kommende Kühle (Einatem)
– von innen nach außen gehende Wärme (Ausatem)
– Rachenraum als Verbindungsraum zwischen Nasenräumen und Mundraum
– Halsraum, dieser lässt abhängig von der Kopfhaltung das freie Schwingen des Kehlkopfes zu („räuspern")
– Brustraum, da der Brustkorb, verbunden durch bewegliche Rippen-Wirbelgelenke nicht starr ist, wird der Brustraum im Wechsel von Ein- und Ausatem als bewegter Raum erfahren. Der Boden des Brustraumes ist das Zwerchfell, für den Bauchraum darunter ist da Zwerchfell das „Dach". So ist unser Zwerchfell. „Mittler" zwischen Bewegungen des Brust- und des Bauchraumes.
– Bauchraum: Ein bewegter Raum , in dem das Kind vor seiner Geburt wohnte, in dem das Ein- und Ausatmen dynamisch als „Kommen und gehen", als „Hergeben und Bekommen" erfahrbar wird.
– Bei Kaiserschnitt wurde das Kind aus dem Bauchraum heraus zur Welt gebracht. Das muss bei verbaler Kursbegleitung bedacht werden.
– Beckenraum, der Raum durch den das Kind bei seiner Geburt hindurch gehen musste
– Ein Blick auf den Boden des Beckens: Der *Beckenboden* mit seinen drei Auslässen, der jetzt, nach der Geburt, welche maximales Öffnen für das Kind bedeutet, über das ausatmende „ff", „ff" wieder zugeschnürt werden kann.

Sequenz 2: Mundraum, Becken- und Beckenhöhle werden in der Fantasie ausgetastet.
– Mundraum: Mit einem gedachten Tastfinger werden die rechte, dann die linke Wange von innen ausgetastet. Danach der Gaumen und die Unterkieferschale
– Becken und Beckenraum: Mit einer „modellierend" gedachten Tasthand wird das Becken von

außen (wie für die Beckenbodenarbeit schon real getastet, siehe Kap. 4.2.3.6) abgetastet: Beckenschaufeln und Beckenkämme rechts und links, Kreuzbein, Steißbein, Sitzbeine rechts und links, Schambein und Schambeinäste rechts und links.
– Danach wird der Beckenraum (Beckenhöhle) in der Fantasie mit der „gedachten Tasthand" „von innen" in der Reihenfolge ausmodelliert: Schambein zum rechten Schambeinast, zum rechten Hüftgelenk über Kreuzbein/Steißbein zum linken Hüftgelenk weiter zum linken Schambeinast und zum Schambein zurück.

Sequenz 3: Die Beckenhöhle wird in der Fantasie ausgeleuchtet.

Nachdem die inneren Körperräume mit dem „inneren Auge" betrachtet, der Mundraum mit einem gedachten Tastfinger ausgetastet wurde, das knöcherne Becken „von außen" und die Beckenhöhle (kleines Becken) „von innen" mit der Fantasie-Tasthand ausgetastet wurde, werden *Mund- und Beckenraum* in der Fantasie mit einer Lichtquelle der Wahl (Kerze, Taschenlampe, warmes Licht, Sonnenlicht) *ausgeleuchtet.*

Am Ende dieser „Fantasiereise durch die Körperräume" soll ein Gespräch erfolgen, in dem möglichst viele Frauen der Gruppe über das „Erlebte" sprechen können.

Beide von mir ausgewählten Angebote zur „Körperwahrnehmung in Ruhe" schulen die Wahrnehmungsfähigkeit. Ziel ist, die Wöchnerinnen in einen psycho-physisch gelösten, entspannten Zustand zu bringen, damit jede ihren Alltagsbelastungen „gelassener" gerecht werden kann. Möglicherweise wird mit der „Fantasiereise durch die Körperräume" nochmals die Geburt erlebt, für manche Frau dadurch ansatzweise aufgearbeitet.

Hinweis: Meine inhaltlichen Angebote können je nach Bedürfnissen einzelner Frauen bzw. der Gruppensituation entsprechend verändert werden.

Vorschläge für Spannungsregulierung durch Körperwahrnehmung beim Bewegen

Merke: Hier ist nicht ein feststellendes Beobachten gemeint sondern ein wahrnehmendes Spüren.

Vorschlag 1: „Das Spiel an den Gelenken durch feine, entspannende Gelenkreize" (modifiziert nach Fuchs, Funktionelle Entspannung)

Die *Ausgangsposition* soll bequem sein: Rückenlage (Kopfkissen) oder Sitz an Pezziball gelehnt, Knie mit Kissen unterlagert.

Vorinformation: Jedes Körpergelenk ist vergleichbar einem „Ventil". Wo werden bei diesem „Gelenkspiel" „verstopfte Ventile" (Gelenke), wo „durchlässige Ventile" (Gelenke) vorgefunden?

Ein aufmerksames, mehrmaliges „Begrüßen" (Bewegen) aller Körpergelenke nacheinander ermöglicht die eigene Beweglichkeit, das eigene „Gelenkigsein" zu erfahren.

Hinweis: Die *Ausführung* soll kein achsengerechtes Bewegen, sondern das Freispielen des jeweiligen Gelenkes sein.

Ausführung: Das „Begrüßen" der Gelenke wird von der Kursleiterin *verbal* begleitet. Dabei wird das angesprochene Gelenk mehrmals spielerisch bewegt: „Guten Tag, ihr Zehengelenke des rechten Fußes!"

Danach: Aufmerksames Nachspüren: Was hat sich verändert?

Das gleiche Begrüßen für das rechte Fußgelenk/ Kniegelenk/Hüftgelenk: Im Seitenvergleich nachspüren. Begrüßen der linken Zehengelenke/linkes Fußgelenk/Kniegelenk/Hüftgelenk: Nachspüren beider Beine.

Begrüßen der Lendenwirbelsäule, der Brustwirbelsäule, des rechten Schultergelenkes, des rechten Ellenbogengelenkes, des rechten Handgelenkes und aller Fingergelenke der rechten Hand: Seitenvergleich und dann die Gelenke von Schulter bis Finger der linken Seite begrüßen.

Danach wird die Halswirbelsäule „spielerisch" begrüßt mit Wechsel von einem „Hans-guck-in-die-Luft" (leichte *Extension* der HWS) und Doppelkinn machen (leichte *Flexion* in der HWS), auch mit einem spielerischen Hin- und Herwiegen des Kopfes.

Zuletzt werden beide Kiefergelenke mit allen möglichen Kau- und Schmatzbewegungen „begrüßt", Gähnreiz und Gähnen zulassen!

Gründliches Nachspüren und anschließend über mögliche Veränderungen, die durch das „begrüßende" Gelenkspiel wahrgenommen werden, sprechen.

> **Merke:** Kleine Bewegungsreize im Ausatem können an den Gelenken, selbst an peripheren Gelenken Atembewegungen auslösen und den Spürsinn für Vorhandenes und für dessen Veränderungen locken und verstärken.

Vorschlag 2: „Nehmen und Geben für zwei."

Zwei Frauen üben gemeinsam mit dem Pezziball und wechseln auch ihren Part.

Ausgangsstellung 1. Frau: Sitz im Türmchen auf dem Pezziball mit großer Abduktionsstellung in

den Hüftgelenken. Mit den Händen hält sie die Füße ihrer Partnerin umfasst..

Ausgangsstellung 2. Frau: Liegend (Kopfkissen) Becken mit Beckenkissen unterlagert. Beide Arme sind jeweils in 90° ABD/AR (in U-Halte) auf der Unterlage abgelegt. Diese Frau gibt ihr ganzes Beingewicht auf die Oberschenkel ihrer Partnerin ab, bei ca. 90° Flexion in Hüft- und Kniegelenken und deutlicher Außenrotation der Hüftgelenke.

Ausführung 1. Frau: Unter Ausnutzung einer schrägen Rollbewegung des Balles nach vorn/ rechts schiebt das rechte Knie reaktiv auf die Ballrollung nach vorn und etwas seitlich. Dabei nimmt die Flexion im Kniegelenk zu, gleichzeitig dreht der Rumpf in die selbe Bewegungsrichtung mit (Abb. 4.**129a**).

Ausführung 2. Frau: Durch die Abgabe des Beingewichtes kann sie sich den Bewegungen von Ball und Partnerin überlassen. Dies bewirkt eine Zunahme der Abduktion und Außenrotation im linken Hüftgelenk und eine Lateralflexion in der Lendenwirbelsäule.

Ausführungshinweis: Langsam mit fließenden Bewegungsablauf für beide Frauen wird von der rechten zur linken Seite gewechselt (Abb. 4.**129b**) und der Wechsel mehrmals wiederholt. Der Atem fließt ruhig weiter.

Vorschlag 3: „Huckepack-Transport"

Ausgangsstellung: Rückenlage (Kopfkissen), beide Beine werden hüftbreit aufgestellt, das gebeugte linke Bein sinkt nach außen, das gebeugte rechte Bein steigt mit dem Fuß auf dem linken Innenfuß so auf, dass das rechte Fußlängsgewölbe auf der linken Ferse abgestellt ist (Abb. 4.**130a**).

Ausführung: Im Zeitlupen-Tempo leitet das linke Bein die Bewegung bis zur Streckung ein und behält dieses Tempo bei. Das rechte Bein fährt „huckepack" ohne Eigenimpuls auf dem linken Bein mit (Abb. 4.**130b**). Kurz vor der endgradigen Streckbewegung des linken Beines fällt das rechte Bein „wie eine reife Frucht vom Baum" auf den Boden (Abb. 4.**130c**).

Hinweise: Das Üben mit dieser Seite kann mehrmals wiederholt werden. Beim Nachspüren wird das transportierte rechte Bein gelöst und locker, länger und außenrotierter, das Becken breitflächig auf der Unterlage aufliegen. Wechsel zum „Huckepack-Transport" für die andere Seite. „Unterwegs sein" ist wichtiger als „rasch ankommen wollen"!

Zum kurzzeitigen Entspannen – Ausruhen – sich Lösen – eignet sich:

Vorschlag 4a: Die „Päckchenstellung" (Abb. 4.**131**)

In dieser Ausgangsstellung kann die Kursleiterin

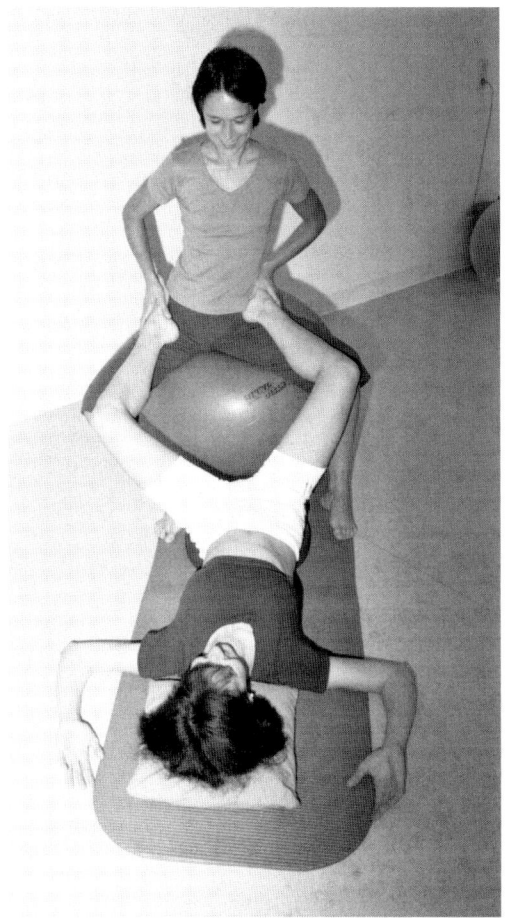

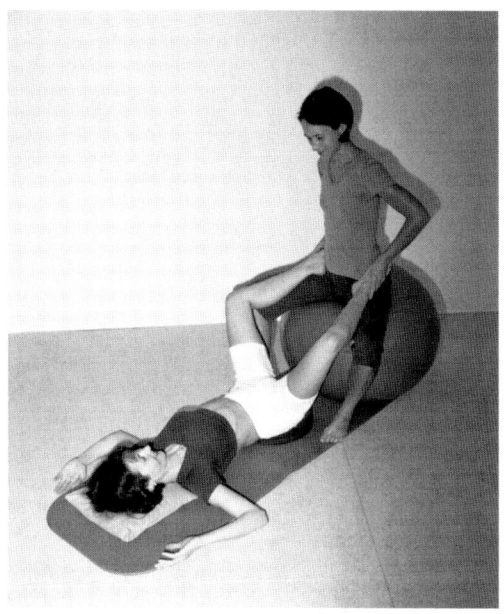

a

b

Abb. 4.**129a** u. **b** „Nehmen und Geben für zwei."

die lumbodorsale/kaudale Atembewegung anleiten.

Verbale Kursbegleitung: „Ihr ganzer Rücken und ihr Gesäß sind bereit, Atem aufzunehmen. „Riechen" sie (weite Nasendüsen) bei höhligem Mundraum (Glottisöffnung) den Einatemstrom über den Rücken, entlang der Wirbelsäule bis in das Gesäß. Ausatmend auf „ffffff" oder „haaaaa" machen sie sich wieder vollkommen leer und warten dann, bis die neue Einatmung „von alleine" kommt, um sie dann wieder über den Rücken bis zum Gesäß einströmen zu lassen."

Die Päckchenstellung wird zur Seitlage aufgelöst, erst dann zum Sitzen kommen lassen.

Vorschlag 4b: „Der Ball dient als Lehne" (Abb. 4.**132**)

In dieser Ausgangsstellung werden Kopf und oberer Rücken bequem auf dem Ball abgelegt. Die Augen können geschlossen werden. Die hüftbreit aufgestellten Füße sichern auf der rutschfesten Matte das Ablegen von Rücken und Kopf auf dem Ball. Schultern und Oberarme liegen ebenso gelöst auf dem Ball, die Hände jeweils auf den Oberschenkeln.

Der Atem kann „in alle Richtungen" fließen.

Vorschlag 4c: Der Ball als Lehne mit Baby

Im Sitzen wird der Rücken am Ball, welcher an der Wand steht, angelehnt. Die abhängig von der Konstitution aufgestellten Beine sind für das Baby eine Wiege (Abb. 4.**133**).

Das Vermitteln von Angeboten aus Entspannungstechniken und Methoden (z. B. Lösungstherapie, Eutonic, funktionelle Entspannung u. a.) helfen Wöchnerinnen „sich lösen", „sich entspannen", „sich wiederfinden" zu können, „innerlich zur Ruhe" zu kommen.

Nach der Geburt sind Wöchnerinnen durch die neue Lebenssituation mit dem Familienzuwachs, durch Neuorientierungen und neue Aufgaben oft ruhebedürftig und innerlich angespannt oder erschöpft und recht schlaff.

In der Gruppenarbeit nehmen sie ihre Überspannungen oder Unterspannungen wahr, finden einen gelösten Körperzustand durch Entspannen oder Vitalisieren. Das stabilisiert ihr Körperbewusstsein und stärkt ihr Selbstvertrauen.

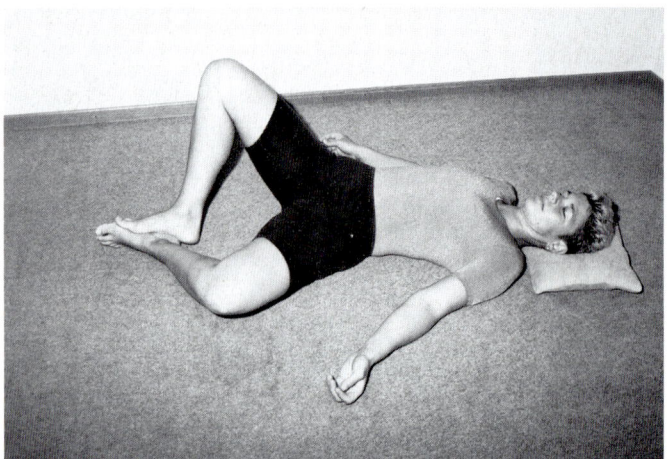

Abb. 4.**130a – c** „Huckepack-Transport"

a

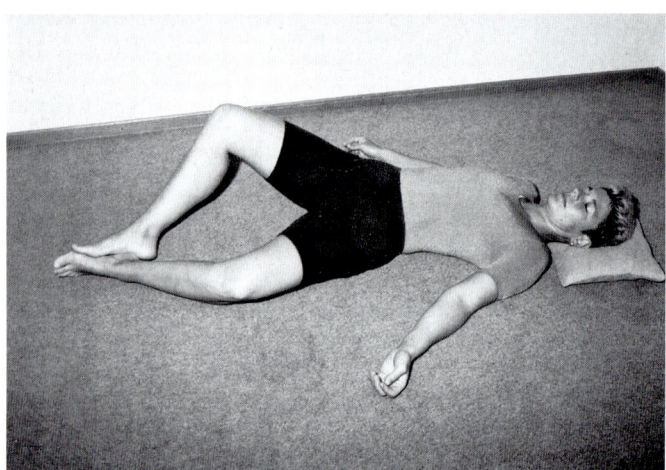

b

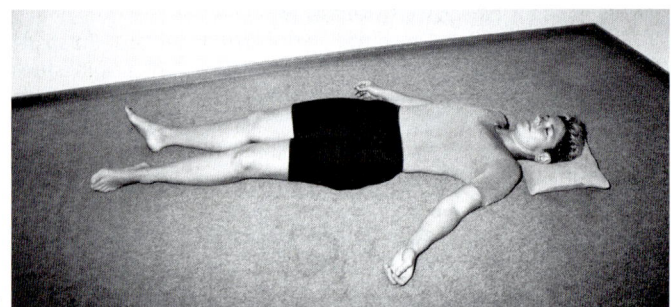

c

4.3.2.8 Angebote für den Ausklang der Gruppenstunde

Jede Rückbildungsstunde soll den Körper der Wöchnerin anfordern, nie überfordern! Empfindet eine Frau diese von der Kursleiterin ausgewählten Übungen als zu anstrengend, so ist diese „Anstrengung" die natürliche Auseinandersetzung mit dem eigenen Körper und seinen Problemen. Wird diese „Anstrengung" zum individuellen Problem nur einer Frau in der Gruppe, dann muss für diese Frau eine spezielle Änderung für das Bewegungsangebot erfolgen.

Empfindet eine ganze Gruppe diese „Anstrengung" als zu hoch, muss wohl die Dosierung für alle Frauen geändert werden. Das gilt auch für das

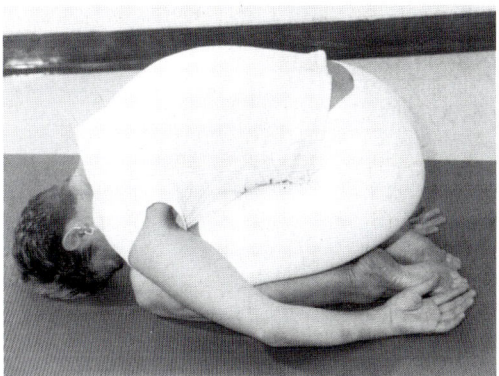

Abb. 4.**131** Die „Päckchenstellung"

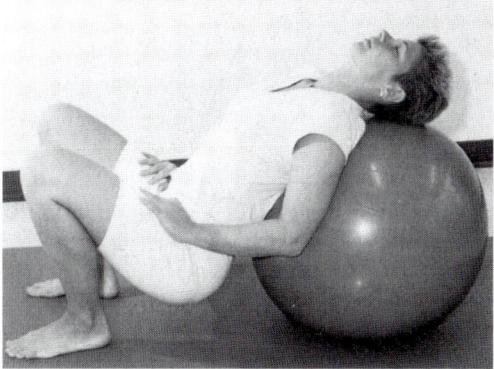

Abb. 4.**132** „Der Ball dient als Lehne"

Angebot zum Abschluss einer Rückbildungsgruppenstunde.

Jede Stunde sollte mit einem besonderen Stundenabschlussangebot beendet werden, durch welches die Frauen psychisch-physisch balanciert nach Hause gehen und für ihren Alltag mit seinen vielfältigen Aufgaben neu motiviert sind. Sie sollten sich auf die nächste Rückbildungsstunde freuen und gern wiederkommen. Der Stundenabschluss soll von der Kursleiterin entsprechend ihrem Angebot während der Gruppenstunde ausgewählt werden: So kann die eher ruhige, in den Körper und zum Atem gerichtete Stunde mit einem dynamischen Abschluss ausklingen.

Die Stunde mit anfordernden Übungsangeboten könnte mit Körperwahrnehmungsarbeit zum Entspannen abschließen. Angebote dazu sind im vorangegangenen Kapitel aufgezeigt, z. B. „sich auf der Unterlage spüren – sich auf ihr niederlassen", „Innere Tastarbeit mit Fantasiereise durch die Körperräume" oder das „Begrüßen der Gelenke".

Die Arbeit mit vorher mundgerecht gekürzten Korken, die man im Mund zum Sprechen und Singen zwischen oberen und unteren Zähnen festhält (Abb. 4.**134**), können zum Singen von Kinderliedern oder dem Aufsagen von Kinderreimen, dabei dann auch ohne Korken, ein fröhlicher Stundenabschluss sein!

> **Merke:** Fingerspitzengefühl, auch ihre Intuition für das momentan Passende, wird der Kursleiterin immer wieder helfen, den *geeigneten Stundenabschluss* finden zu lassen.

Vorschläge zum Stundenabschluss mit Musik

Weil Geräusche, Klang und Rhythmus so alt wie die Menschheitsgeschichte sind und junge Menschen für Rhythmus sehr aufgeschlossen sind, kann die Rückbildungsstunde ab und zu damit ausklingen. Takt und Rhythmus geben, dafür etwas Gefühl vorausgesetzt, die Bewegung vor, welche ein rhythmischer Wechsel von geringer und

Abb. 4.**133** Der Ball als Lehne mit Baby

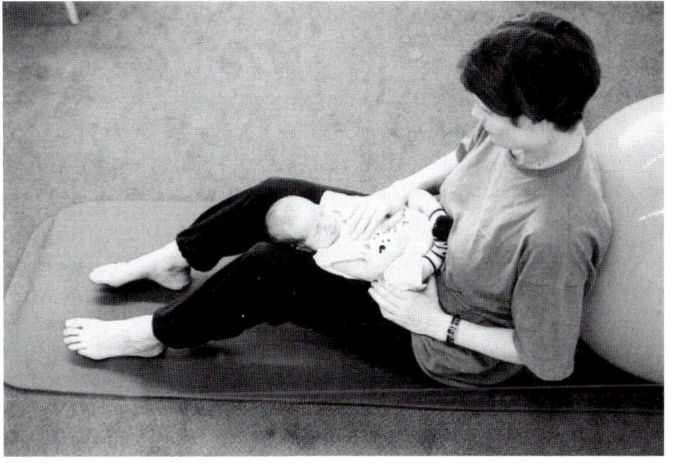

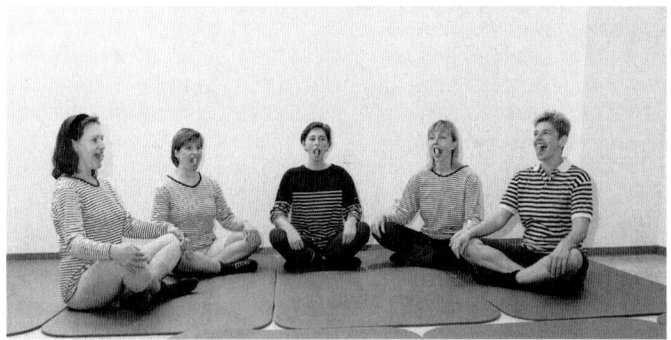

Abb. 4.**134** Sprechen und Singen mit dem Korken

gesteigerter Belastung mit nachfolgender Erholung sein kann. Ob die Füße dabei bewusst langsam gehen oder sich am Ort bewegen, ob dazwischen Tanzelemente eingebaut werden, die dann wieder in eine geringe Belastung übergehen, mit Schritten nur am Ort wechseln, sollte jede Wöchnerin für sich gestalten können.

Vorschlag 1: Freies Bewegen zu Perkussion (z. B. „Guem et zaka – Best of Percussion").

Die Wöchnerinnen haben ihre eigenen Fantasien, den Rhythmus mit Freude umzusetzen (Abb. 4.**135**).

Vorschlag 2: Bauchtanz (nicht der klassische)

Einen fröhlichen Stundenabschluss garantieren Bauchtanzbewegungen mit dem Ball zu ruhiger orientalischer Musik oder einer anderen, passender Musik nach Wahl der Kursleiterin..

Varianten: Tanz mit dem über dem Kopf gehaltenen Ball (Abb. 4.**136a**), Tanz mit dem Ball am

Bauch (Abb. 4.**136b**) und Spiel und Tanz zugleich am Ort, die Bälle werden von allen Frauen zusammengehalten ohne dabei die Hände zu benützen (Abb. 4.**136c**).

Vorschlag 3: Sirtaki zur Musik (z. B. Alexis Sorbas)

Die Musik hat langsame und schnelle Folgen. Dazu können sich die Frauen mit Schritten am Ort, mit Schritten zur Seite (z. B. ein Fuß setzt zur Seite, der andere kreuzt davor, der erste wieder zur Seite, der andere kreuzt dahinter usw.) bewegen, sie können sich auch mit Fußdruck um die eigene Achse drehen aber auch die Musik einfach so, wie sie diese empfinden, umsetzen. Je schneller die Musik wird, umso langsamer werden die Schrittfolgen am Ort.

Variante: Die Frauen werden aufgefordert „sich zu dieser Musik einfach nur am Platz stehend zu „schütteln", so, als ob man „seine Knochen" aus-

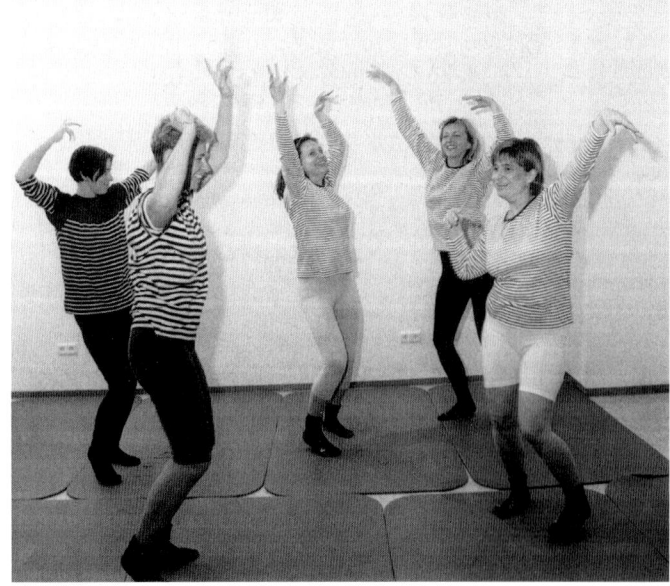

Abb. 4.**135** Freies Bewegen zu Perkussion

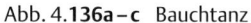
Abb. 4.**136a–c** Bauchtanz

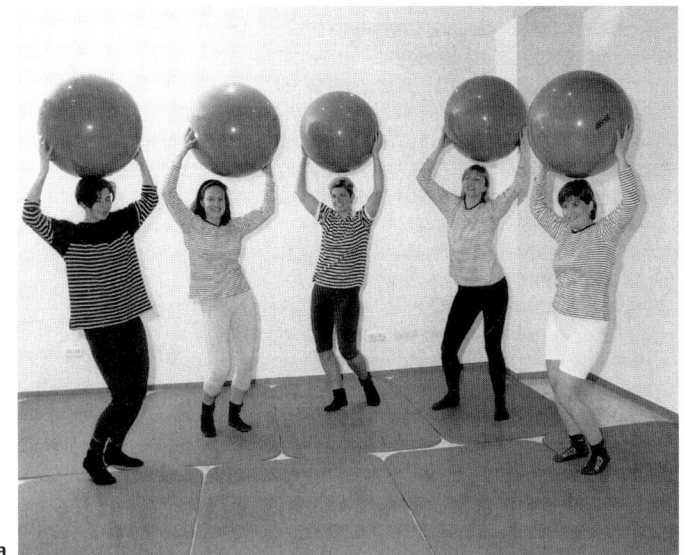
a

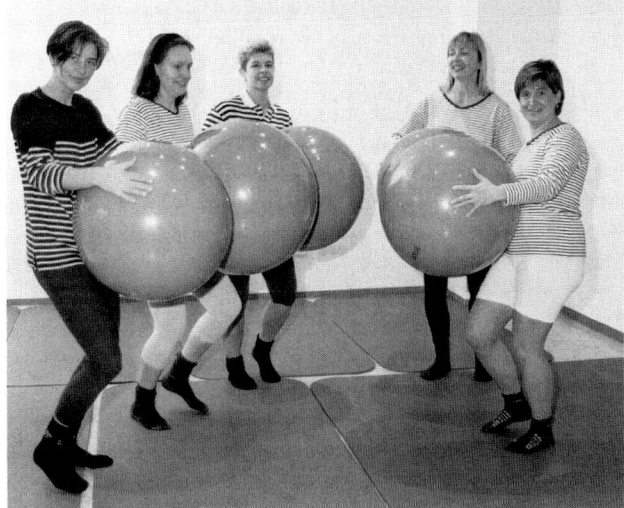
b

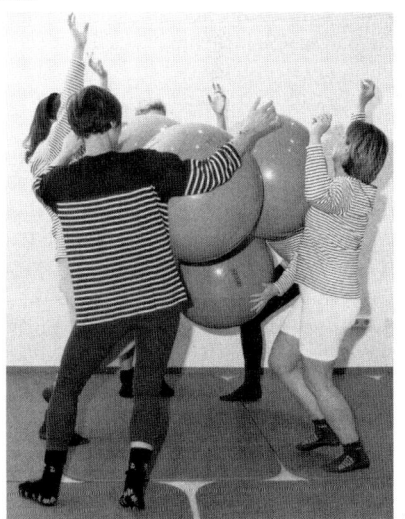
c

schütteln will." Das kann mit Standbein – Spielbein oder auf beiden Füßen stehend erfolgen.

Vorschläge ohne Musik

Vorschlag 1: Tanz um den Ball
Voraussetzung ist, dass dazu im Übungsraum genügend freie Wand zur Verfügung ist.
Auf der Abbildung 4.**137** zeigen 5 Wöchnerinnen den Bewegungsablauf von links nach rechts, den eine Wöchnerin beim Tanz um den Ball dann allein vollzieht.
Spielregel: Der Ball soll bei der Drehung um die eigene Achse den Boden nicht berühren, die Hände dürfen nicht zu Hilfe genommen werden.

Ausführung:
– Stand mit dem Ball zwischen Rücken und Wand.
– Mit Ballrollung an der Wand wird der Körper zur Seite gedreht.
– Die nachfolgende Drehung zum Bauch – Ball – Wandkontakt lässt den Ball oft etwas nach unten rutschen, Beine und Füße sollen verhindern, dass er zu Boden fällt.
– Der Ball wird durch Körperbewegung in Bauchhöhe gebracht.
– Wiederankommen in der Ausgangsstellung Rücken – Ball – Wand.

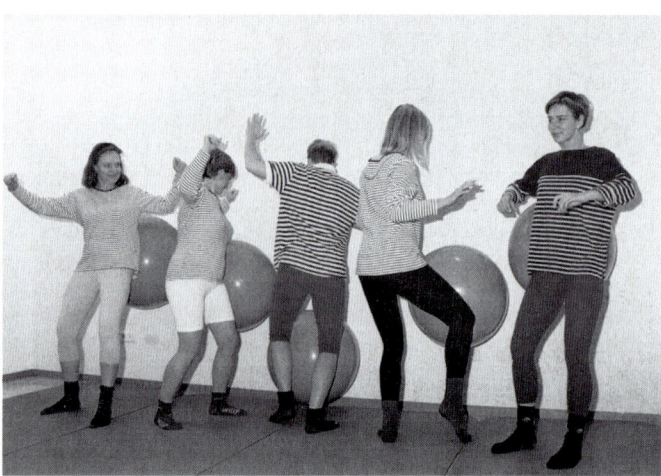

Abb. 4.**137** Tanz um den Ball

Wirkung: Dieser Tanz um den Ball ist eine Bewegungsanforderung für alle passiven und aktiven Strukturen (Gelenke und Muskulatur).

Vorschlag 2: „Fröhliche Ansprache für den Beckenboden"

Zunächst ist die Ausgangsstellung ein abgestützter Sitz „fast" auf dem Ball sitzend. Das Gesäß hat nur „hauchdünnen" Kontakt zum Ball. Das Türmchen ist nach vorn geneigt. Mit Sprechatem wird lauthals getönt: „wi, wi, wi" – „wa, wa, wa" mit Beckenbewegungen nach rechts und links in der Fantasie „das große Ei ausbrütend" (Abb. 4.**138a**). Anschließend hopsen die Frauen auf dem Ball quer durch den Raum (Abb. 4.**138b**) und dann auch aufeinander zu, wo sie sich wieder lauthals mit „wa, wa, wa" begrüßen. Dieses fröhliche dynamische Spiel klingt dann auf dem Ball mit „zur Ruhe kommen", „dem Atem nachspüren" aus. Dabei geben sich die Frauen ihre „Hops-Höhe" selbst vor.

Wirkung: Der Beckenboden arbeitet reaktiv, die Bein- und Fußmuskulatur wird gekräftigt, die Fröhlichkeit bei diesem Stundenabschluss ist sicher!

> **Merke:** Dies Angebote für den Ausklang einer Gruppenstunde sind Vorschläge, keine Anleitungen, die übernommen werden müssen. Suche jede Kursleiterin das aus, wo sie voll dahinterstehen kann.

4.3.3   Ausblick für die Zeit nach der Rückbildungsgymnastik

Am Ende des Rückbildungskurses, etwa 4–5 Monate nach der Geburt, stellt sich für die Frauen die Frage: Wie geht es weiter, was kann ich für mich, für meinen Körper tun?

Die Kursleiterin wird dann, weil sie „ihre Frauen" nach wochenlanger Rückbildungsgymnastik kennt, gut beraten können. Diese Beratung ist wichtig, um Spätfolgen für den Körper der Frau vermeiden zu helfen. Keinesfalls sollte die nachfolgende Aktivität dann noch „Rückbildungsgymnastik" heißen, denn jetzt ist der Zeitpunkt für die Frau gekommen, nicht zurück – sondern vorwärts zu blicken. Gar nicht so selten meldet sich zu diesem Zeitpunkt ein neues Baby an.

Angebote für die Zeit danach können sein:
- Frauen, die, aus welcher Motivation auch immer, nichts mehr in Richtung Gruppenangebote tun wollen oder können, bekommen von der Kursleiterin in der letzten Stunde *Empfehlungen für einige sinnvolle Übungen*, welche sie daheim auch allein täglich machen können. Weil man aber nicht gut üben kann, was man nicht richtig gelernt und verstanden hat, sollten es Übungsangebote sein, die sich häufig in den Stunden wiederholen und deren *richtige Ausführung* der Frau geläufig ist.
- Eine *Wirbelsäulengymnastik/Rückenschule* zu empfehlen, ist sicher der beste Übergang, ehe die Frau ihre individuelle Sportart, welche für sie vor Beginn der Schwangerschaft eine Bereicherung war, wieder aufnimmt. Vor allem, wenn es sich dabei um Sprung-Sportarten, auch Jogging handelt. Erst muss der Beckenboden

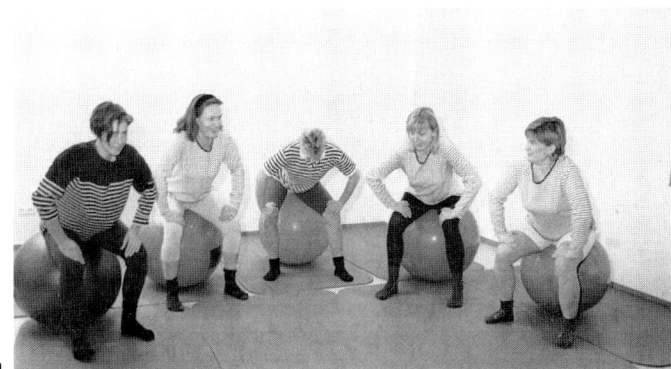

Abb. 4.**138a** u. **b**
a „Ei ausbrüten"
b Dopsen durch den Raum

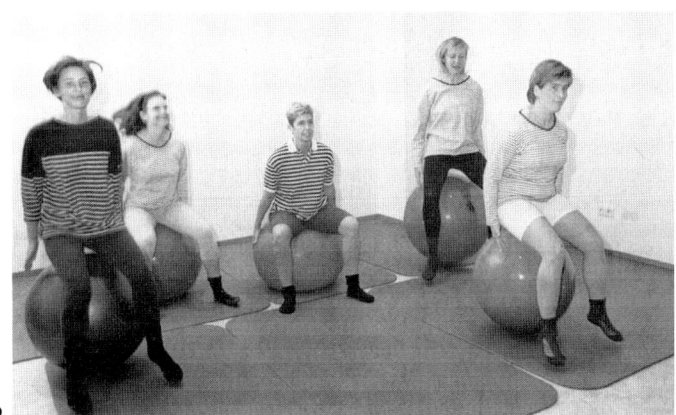

seine volle Belastbarkeit zurückgewonnen haben, um diesen massiven Druckerhöhungen standzuhalten. Auch mit besonders großen Stillbrüsten sind solche sportlichen Betätigungen problematisch. Für diese Frauen ist statt Jogging zunächst Walking die sinnvollere sportliche Betätigung.

– Eine *Beckenbodengruppe/Beckenbodenschule* soll empfohlen werden, wenn der Beckenboden immer noch schwach ist, seine Haltefunktion noch nicht wieder erreicht hat und unfreiwilliger Harn-/Wind-/Stuhlabgang nicht behoben ist. Dann soll diesen Frauen zum weiteren Beckenbodentraining eine spezielle Beckenbodentherapie empfohlen werden. Bietet die Kursleiterin diese nicht selbst an, muss eine Frau mit Beckenbodendysfunktion unbedingt weitergeleitet werden.

– Eine *Bauchtanzgruppe,* geleitet von einer professionellen Bauchtänzerin, ist für Frauen, die sich gern zu Musik bewegen, empfehlenswert.

– *Bewegen im Wasser, Schwimmen, Aqua-Jogging* und der neue Trend *Aqua-Fitness:*
Wann darf eine Frau nach der Geburt wieder ins Wasser gehen? Nach beendetem Wochenfluss

kann die Frau, auch parallel zur Rückbildungsgymnastik wieder Schwimmen gehen oder sich einer Gruppe „Bewegen im Wasser" anschließen. Stillen ist keine Kontraindikation, sich im Wasser eines Schwimmbeckens zu bewegen. Die Brustwarzen dürfen jedoch nicht wund bzw. entzündet sein oder Rhagaden aufweisen. Eine Ringelblumensalbenkompresse auf den Brustwarzen gibt Schutz. Das *Bewegen im Wasser* unterstützt die Rückbildung nach der Geburt. Bei vertikaler Körperhaltung im Wasser werden durch den hydrostatischen Druck Bauch- und Beckenorgane angehoben. Durch Fußtretbewegungen oder Gehen im Wasser mit und ohne Bodenkontakt wird der venöse Rückstrom in den Beinen günstig beeinflusst. Dieses *Aqua-Jogging* ist sogar ein wirkungsvolles Venentraining, bei dem gleichzeitig Herz und Kreislauf angeregt werden. Beim Joggen im Wasser erfolgt die Entlastung vom Körpergewicht; eine volle Entlastung erfolgt beim Joggen ohne Bodenkontakt, eine Teilentlastung erfolgt mit Bodenkontakt. *Aqua-Fitness* heißt ein neuer Trend, das ist dann auch schon so dynamisch, wie es klingt. Hier werden Übungen für Bauch- und

Rückenmuskulatur und für die Oberschenkel angeboten, teils mit extra dafür entwickelten Hilfsgeräten. Zunächst soll dem Aqua-Joggen der Vorzug gegeben werden.

– *Babyschwimmen*: Wird am Wohnort Babyschwimmen angeboten, ist das eine schöne Variante zu all den anderen Mutter-Kind-Angeboten. Der enge Haut- und Körperkontakt zwischen der Mutter und ihrem Baby ist für beide bereichernd. Auch auf die Entwicklung der sensomotorischen Fähigkeiten des Kindes wirkt sich das „mit dem Baby im Wasser sein" günstig aus (Schulz 1999).

Mit funktionsrichtigem Üben und individueller Beratung soll die Spätwöchnerin zu ihrer normalen körperlichen Belastbarkeit geführt werden. Spätschäden, welche sich bis in weitere Lebensabschnitte der Frau auswirken können, werden im nachfolgenden Kapitel thematisiert.

5 Beckenbodendysfunktion in späteren Lebensabschnitten der Frau

Beate Carrière, Angela Heller

Definition: Beckenbodendysfunktionen sind traumatische, nervale und mechanische Störungen an den Speicher-und Ausscheidungsorganen des Beckenbodens, aber auch Schwächung oder Verletzungen im Beckenbodensystem (Muskulatur, Faszien, Ligamente). Jede Beckenbodendysfunktion mindert oder nimmt Lebensqualität, entsprechend stehen Betroffene unter mehr oder weniger hohem Leidensdruck. Ein somatisches wird zum psychosomatischem Problem. Viele dieser Probleme resultieren aus der Geburt und setzen sich fort bis in die späteren Lebensabschnitte, das Klimakterium und Senium der Frau.

Unabhängig von Geburten können Beckenbodendysfunktionen auch aus unterschiedlichster Ursache mit unterschiedlichster Auswirkung auftreten.

In diesem Kapitel werden behandelt:
- Neurophysiologie des Beckenbodens (siehe Kap. 5.1)
- Urologische Störungen, hier: Miktionsstörungen (Harninkontinenz), deren Ursachen und klinisches Bild (siehe Kap. 5.2)
- Proktologische Störungen, hier: Defäkationsstörungen (Stuhl- und Windinkontinenz), deren Ursachen und klinisches Bild (siehe Kap. 5.3)
- Gynäkologische Störungen, hier: Senkungen und Prolapse des Genitales der Frau, deren Ursachen und klinisches Bild (siehe Kap. 5.4)
- Für diese Störungen werden hier kurzgefasste Physiotherapie-Übungsbeispiele vorgestellt (siehe Kap. 5.5), welche eine Ergänzung zu den Übungen in Kap. 4 sind.

5.1 Neurophysiologie des Beckenbodens

Will man die Irritationen, die im Beckenbodenbereich zu Inkontinenz führen, richtig beurteilen, muss man versuchen, die neurophysiologischen Grundlagen der Miktion und Defäkation zu begreifen. Immer wieder wird auf Tagungen betont, dass viele dieser komplizierten Zusammenhänge noch nicht bekannt sind, und dass es

viel mehr Reflexe gibt als auch hier erwähnt werden.

Um diese neurophysiologischen Zusammenhänge bei normaler Blasenfüllung und Entleerung ebenso bei normaler Stuhlspeicherung und -entleerung zu verstehen, ist die Kenntnis von der Beschaffenheit der ausführenden Organe des Harn- und Darmtrakes (siehe dazu Kap. 1.3.5. und 1.3.6) und der sie umgebenden Beckenbodenmuskulatur (siehe Kap. 1.3.7.3) wichtig.

5.1.1 Zusammenwirken von Urethra (Harnröhre) – innerem Blasenschließmuskel – äußerem Blasenschließmuskel – Harnblase und deren autonomer Kontrolle

Urethra (Harnröhre)

Die Harnröhre ist bei Frauen ungefähr 4 cm lang und normalerweise steht sie etwa senkrecht auf der Muskulatur des Beckenbodens. Bei der Miktion, der Entleerung der Blase, verkürzt sich die Urethra, wird dadurch weiter und gleichzeitig entspannen sich der innere und äußere Schließmuskel der Urethra. Der Einfluss des Östrogens auf die Koaptation (Zusammenhalt) der Schicht um die Urethra ist nachfolgend beschrieben.

Innerer Blasenschließmuskel

Der innere Blasenschließmuskel (M. sphincter urethrae internus) befindet sich am Blasenhals. Er besteht, wie die Blasenwand aus glatter Muskulatur. Er wird aus einem Anteil glatter Muskulatur des Blasentrigonums (in das die Ureter schräg einmünden) und zwei U-förmigen Schlingen des glatten Blasenmuskels gebildet. Die innige Zusammenarbeit der sympathischen und parsympathischen Nervenfasern des Sphinkter urethrae internus als Gegenspieler zur Blase wird nachfolgend beschrieben.

Äußerer Blasenschließmuskel

Der äußere Verschluss der Blase wird durch den Schließmuskel (M. sphincter urethrae externus) ermöglicht, der die Urethra einschnürt. Er besteht aus drei Muskeln (M. sphincter urethrae, M. compressor urethrea und M. sphincter urethrovaginalis), von denen der M. sphincter urethrae vor allem den mittleren Teil der Urethra umschließt. Die beiden anderen Muskeln schließen sich distal an. Die quergestreiften Schließmuskeln unterliegen willentlicher Kontrolle, haben schnelle (fast fibers) und langsame Fasern (slow fibers) und verlaufen zirkulär um die Harnröhre. Diese Muskeln stehen unter somatischem Einfluss des Nervus pudendus, der seinen Ursprung in den sakralen Segmenten S2, S3 und S4 hat. Wie bei der Muskulatur des Beckenbodens hat diese Muskulatur eine Besonderheit, nämlich, dass der Ruhetonus höher ist als bei anderen Skelettmuskeln. Dies garantiert bei intakter Muskulatur auch Kontinenz in Ruhe, wie z. B. beim Schlafen. Der Anteil der schnellen Fasern (fast fibers) ermöglicht ein rasche Kontraktion, die beim Husten und Niesen notwendig ist, um kontinent zu bleiben.

Die Harnblase und ihre autonome Kontrolle

Die Harnblase (M. detrusor vesicae) ist für die Speicherung und Entleerung des Urins zuständig. In leerem Zustand ist sie durch den Druck der Umgebung und von oben durch die Eingeweide her schüsselförmig eingedellt. Sie verbirgt sich hinter der Symphyse. Wenn sie sich füllt wird sie runder, steigt höher und erst wenn sie sich kontrahiert, wird sie kugelig. Da der Uterus mit der hinteren Blasenwand verbunden ist, folgt er der Bewegung der Blase. Das obere Ende der Blase berührt das Peritoneum (Bauchfell), welches bei der leeren Blase eine quere Reservefalte bildet, die bei der Füllung verstreicht. Hinter der Symphyse liegt ein Verschiebespalt, in dem die Blase bei ihrer Füllung emporgleitet. Da die Blase bei der Füllung das Bauchfell mit in die Höhe nimmt, kann in diesem Spalt die Blase operiert werden, ohne das Peritoneum zu verletzen. Bereits im Mittelalter haben die „Steinschneider" von dort den Zugang zur Blase genommen, um Blasensteine zu entfernen (Benninghoff 1942).

Die Muskulatur der Blasenwand besteht aus glatten Fasern, die in verschiedene Richtungen laufen. Innen ist die Blase von einer zweischichtigen Schleimhaut ausgekleidet (Mukosa und Submukosa). Das Epithel der Blase ist für normale Harnbestandteile undurchlässig, bei längerem Verweilen des Harns findet ein Austausch mit dem Blut durch Diffusion und Osmose statt (Benninghoff 1942).

Das Besondere an dieser glatten Muskulatur ist, dass sie, anders als glatte Muskulatur im übrigen Körper, auch willentlich beeinflusst werden kann. Die Miktion (Entleerung der Blase), bei der sich diese Muskulatur kontrahiert, kann bewusst hinausgezögert oder vorgezogen werden. Wer z. B. in die Stadt zum Einkaufen fährt, geht noch schnell mal auf die Toilette, auch wenn die Blase noch nicht signalisiert, dass sie voll ist. Ebenso kann eine Person mit einer gesunden Blase auch noch eine Weile warten, wenn der Detrusormuskel signalisiert, dass sie voll ist.

Die Füllphase dauert ca. 2 – 3 Stunden und die Ansammlung von Urin wird dem Gehirn über Dehnungssensoren in der Blasenwand zum ersten Mal mitgeteilt, wenn ca. 150 ccm Urin in der Blase sind, dringlicher wird das Gefühl der vollen Blase wenn ca. 300 – 500 ccm Urin gespeichert sind. Bei einem intakten Füllmechanismus der Blase, passt sich der Detrusor dem Druck an; er bleibt entspannt, bis die Blase voll ist.

5.1.2   Innervation beim Ablauf einer normalen Miktion

Das Wunder einer gut funktionierenden Blase hängt ab von (Abb. 5.**1**):

- intaktem Nervensystem (zentralem und peripherem)
- funktionierendem autonomen Nervensystem (sympathisch und parasympathisch)
- guter motorischer Kontrolle (Skelettmuskel-System)
- Wahrnehmungsgefühl (sensorisches System)
- Motivation und Erinnerung (limbisches System)
- psychisches System.

Merke: Wenn eine Muskelkontraktion nicht wahrnehmbar ist, kann man nicht erwarten, dass die Übungen korrekt ausgeführt werden. Die Sensorik bestimmt, wie gut die Motorik funktioniert. Ein geschwächter Muskel verursacht eine Störung, auch wenn die anderen Systeme intakt sind. Zum Beispiel nützt einem körperlich stark geschwächen Patienten die intakte Wahrnehmung nicht, wenn die Kraft fehlt, sich zu entkleiden und eine Toilette zu benützen. Ebenso ist ein intaktes autonomes System nicht ausreichend, wenn zum Beispiel bei dementen Patienten weder Motivation noch Erinnerung intakt sind. Einer depressiven Person nützen starke Muskeln nichts, wenn die Wahrnehmung gestört ist.

Für eine gut funktionierende, gesunde Blase müssen viele Systeme des Nervensystems zusammenarbeiten, das

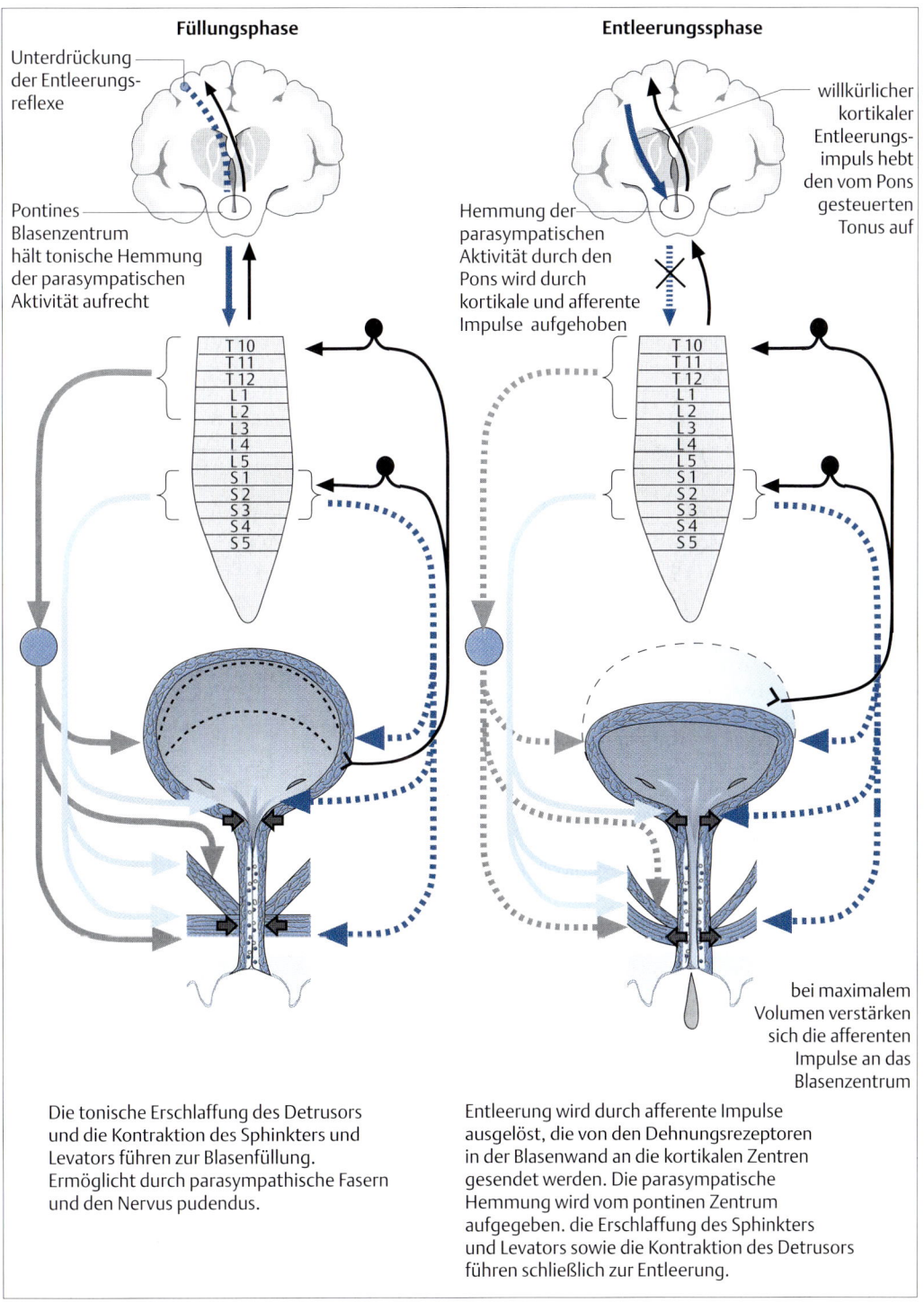

Füllungsphase

Unterdrückung der Entleerungsreflexe

Pontines Blasenzentrum hält tonische Hemmung der parasympatischen Aktivität aufrecht

T 10
T 11
T 12
L 1
L 2
L 3
L 4
L 5
S 1
S 2
S 3
S 4
S 5

Die tonische Erschlaffung des Detrusors und die Kontraktion des Sphinkters und Levators führen zur Blasenfüllung. Ermöglicht durch parasympathische Fasern und den Nervus pudendus.

Entleerungssphase

willkürlicher kortikaler Entleerungsimpuls hebt den vom Pons gesteuerten Tonus auf

Hemmung der parasympatischen Aktivität durch den Pons wird durch kortikale und afferente Impulse aufgehoben

bei maximalem Volumen verstärken sich die afferenten Impulse an das Blasenzentrum

Entleerung wird durch afferente Impulse ausgelöst, die von den Dehnungsrezeptoren in der Blasenwand an die kortikalen Zentren gesendet werden. Die parasympathische Hemmung wird vom pontinen Zentrum aufgegeben. die Erschlaffung des Sphinkters und Levators sowie die Kontraktion des Detrusors führen schließlich zur Entleerung.

Abb. 5.1 Blasenfunktion

– zentrale Nervensystem,
– autonome Nervensystem,
– sensorische System,
– limbische System,
– muskuloskelettale System und
– die Psyche.

Autonome Innervation

Die Blase steht unter Kontrolle des autonomen (vegetativen) Nervensystems. Die sympathischen Nervenfasern treten efferent (absteigend) von Th 10 bis L2 im thorako-lumbalen Bereich aus dem Rückenmark aus. Von dort ziehen sie, umgeschaltet in paravertebralen Ganglien über den oberen hypogastrischen Plexus (unterhalb des Aortenbogens) zum unteren hypogastrischen Plexus und von dort zur Blase, zum Darm und den Geschlechtsorganen. Der Sympathikus hemmt die Blase und sorgt damit für Kontinenz. Der Gegenspieler des Sympathikus ist der Parasympathikus, der aus dem Sakralmark S2–S4 kommt und über den N. pelvicus (splanchnicus) zum unteren hypogastrischen Plexus und von dort zur Blase, dem Darm und den Geschlechtsorganen gelangt. Seine Aufgabe ist die Entleerung der Blase.

Die Blasenentleerung erfordert ein fein abgestimmtes Zusammenspiel von Sympathikus und Parasympathikus, denn wenn sich der Detrusor kontrahiert, muss sich der Sphinkter urethrae internus sowie der äußere Sphinkter und die Beckenbodenmuskulatur entspannen, was über den N. pudendus geschieht, der auch aus dem Sakralmark kommt. Diese delikate, integrative Abstimmung funktioniert durch das untere hypogastrische Ganglion, in dem sich diese verschiedenen Nervenbahnen vernetzen und miteinander kommunizieren (Wesselmann et al. 1997).

Somatische Innervation

Der N. pudendus hat Faseranteile, die an der Vernetzung im unteren hypogastrischen Ganglion teilhaben. Der Nerv kann die autonomen Funktionen deshalb modulieren. Eine enge Zusammenarbeit mit den autonomen Nerven ist für eine gut funktionierende Blasen- und Darmentleerung notwendig. Der Beckenboden muss zur Unterstützung von Blase, Urethra und Rektum immer einen erhöhten Ruhetonus haben, um auch in der Nacht Kontinenz zu gewährleisten, sich aber während der Entleerungsphase entspannen.

Die Muskulatur des Beckenbodens steht unter somatischer Kontrolle des N. pudendus, der ein Teil des sakralen Nervenplexus ist und die Wirbelsäule in den Sakralsegmenten S2 bis S4 verlässt.

Durch seine Lage ist der N. pudendus sehr verletzungsanfällig, insbesondere bei Gebärenden. Lange Austreibungsphasen bei großen Kindern, Zangengeburten und Episiotomien gefährden den N. pudendus besonders. Die Dehnung dieses Nerves kann zu peripherer Denervierung und damit zu vorübergehender, manchmal andauernder Beckenbodenschwäche mit Inkontinenz von Winden, Stuhl und Urin führen (Walters und Karram 1997, Franz et al. 1999, Sultan und Kamm 1997).

Sensible Innervation

Für die sensorische Innervation sind vor allem die bei Dehnung und Kontraktion stimulierten propriozeptiven (rückmeldenden) Nervenenden in Kollagenbündeln in der Blase zuständig, sie vermitteln das Gefühl einer vollen Blase. Schmerz- und Temperaturnervenfasern liegen frei in der Mukosa und Submukosa (Walters und Karram 1997). Auch Urethra und Darm sind sensorisch innerviert.

Reflexe der Miktion

Zum Verständnis der Inkontinenz in späteren Lebensabschnitten der Frau werden hier nur die wichtigsten Reflexe erklärt, die hauptsächlich von den Miktionszentren in der Pons und im Sakralmark und über den Kortex gesteuert werden. Detaillierte Informationen sind bei Jäning 1995, Versprille-Fischer,1997, Füsgen und Melchior, 1997, Walters und Karram 1997 nachlesbar.

1. Miktionszentrum in der Pons im Hirnstamm, Koordination der Entleerung der Blase

Im Hirnstamm, genauer in der Brücke (Pons) befindet sich das pontine Miktionszentrum, in dem während der Füllung der Blase sowohl die Erregbarkeit des M. sphincter urethrae externus gefördert wird, anderseits die Neurone zur Harnblase gehemmt werden. Sympathische Neurone zum unteren Harntrakt werden außerdem über sakrolumbale Reflexwege erregt und erzeugen eine Hemmung des Detrusors, eine Hemmung der parasympathischen Impulsübertragung und sie verhindern eine Kontraktion des Trigonums (Jäning 1995). Dieses besteht aus glatter Muskulatur, befindet sich in der Blase, die Ureter münden, von den Nieren kommend schräg in das Trigonum hinein. Faseranteile dieser autonom gesteuerten Muskulatur bilden den innerern Sphinkter der Blase.

2. Koordination der willentlichen Kontrolle des Miktionsreflexes

Die Suprapontine Kontrolle liegt im Kortex, das heißt, dort wird ein Drang zum Urinieren willentlich beeinflusst. Ausgelöst durch den Entschluss die Blasenentleerung vorzuziehen oder zu verzögern, werden erregende oder hemmende Impulse in den Basalganglien und im Hypothalamus moduliert, allerdings unwillkürlich.

Selbstverständlich gibt es auch Verbindungen zum Kleinhirn, das für die motorische Koordination (Qualität) einer Muskelkontraktion zuständig ist und zum limbischen System, das uns motiviert, die Blase früher oder später zu entleeren. Das limbische System ist auch der Sitz des Gedächtnisses und Angst und Freude werden davon beeinflusst.

3. Die willentliche Steuerung und Koordination der Beckenbodenmuskulatur einschließlich des M. sphincter urethrae externus und der Blase

Dieser Reflexbogen geht von der Hirnrinde zum Miktionszentrum in der Pons und im Sakralmark und von dort über den N. pudendus zur Beckenbodenmuskulatur. Über diesen Reflexbogen kann der Beckenboden willentlich angespannt werden, wenn das erforderlich ist. Ebenso kann der Beckenboden willentliche entspannt werden.

4. Reflexbogen von der Blase zum Miktionszentrum im Sakralmark S2–S4 und zum M. sphincter urethrae externus

Dieser Reflexbogen sorgt für die Koordination von Blasenmuskel und urethraler Muskulatur. Bei Störungen ist infolge unkontrollierbarer Blasekontraktionen eine Reflexinkontinenz zu befürchten. Unfähigkeit, den M. sphincter externus urethrae willentlich zu entspannen, kann ein Teil dieser mangelnden Koordination sein.

5.2 Urogynäkologische Störungen bei Speicherung und Entleerung der Blase

Inkontinenz als Speicher- und Entleerungsstörung der Harnblase bedeutet unfreiwilligen Abgang von Urin in einem Ausmaß, das für die betroffene Person ein Problem darstellt. Die Gesellschaft für Inkontinenzhilfe (GIH) schätzt, dass heute ca. 4 bis 5 Millionen Deutsche an Harn- und Stuhlinkontinenz leiden, und das die Dunkelziffer noch einmal so groß ist. Diese Zahlen decken sich mit denen, die in England und USA bei Untersuchungen herausgefunden wurden (GIH 2000). Überwiegend Frauen sind von Inkontinenz betroffen, ca. 55 % von Stressinkontinenz, 10–15 % von Urge- (Drang-)Inkontinenz, 30 % von einer Mischform aus Stress- und Urgeinkontinenz (Pages 1997). Hinter dem Symptom Inkontinenz kann sich eine ernsthafte Krankheit verbergen, deshalb

ist eine medizinische Abklärung immer zu empfehlen.

Nach einer Untersuchung von Wagner und Hu (1998) sind die jährlichen Kosten von Inkontinenz in den letzten Jahren stark gestiegen. Während z. B. die Kosten im Jahre 1993 in USA auf 16.4 Milliarden Dollar geschätzt wurden, waren es 1995 bereits 26,3 Milliarden Dollar, ca. US$ 3565,00 pro Jahr für jede inkontinente Person. Ebenso sind die Kosten in Deutschland stark gestiegen. Die Autoren haben in USA nur eine bestimmte Altersgruppe untersucht (über 65-Jährige) und deshalb können die Kosten noch erheblich höher sein. Die Autoren glauben, dass die Kosten deshalb so eskaliert sind, weil:

– viel mehr Produkte für den Inkontinenzmarkt produziert und verkauft werden, wie z. B. Papiereinlagen, Windeln, Konen, medizinische Apparate (Biofeedback, Elektrostimulation) Medikamente etc.
– die Menschen älter werden
– die Häufigkeit der Inkontinenz auch aus verschiedenen anderen Gründen zugenommen hat, weil die Menschen mit mehr Krankheiten alt werden (z. B. Diabetes, Herzinsuffizienz etc.).

Viele Betroffene leiden im Stillen, die Dunkelziffer ist hoch. Die Folgen nicht behandelter Inkontinenz sind Depressionen, Schlaflosigkeit, soziale Isolation, ja sogar Frakturen, weil Personen, die sich nicht schnell genug entkleiden können oder zur Toilette hasten, sturzgefährdet sind. Erfolglose Behandlung verschlechtert Depression und andere Symptome (Rosenzweig et al. 1991).

Bedauerlicherweise ist immer noch nicht durchgedrungen, dass bei über 90 % der Patienten mit Inkontinenz der Zustand beseitigt oder deutlich gebessert werden kann (Retzky und Rogers 1995), zum Teil sogar in kurzer Zeit, wie die folgende Untersuchung zeigt: Patienten, die beim Husten Urin verloren und die an einer leichten Stressinkontinenz litten, wurde beigebracht, vor dem Husten den Beckenboden anzuspannen. Ihr Befund besserte sich nach nur einer Woche Üben deutlich, obgleich es viel länger dauern würde, die Muskulatur zu kräftigen. Die Patienten lernten, reflexartig vor dem Husten die richtigen Muskeln anzuspannen (Miller et al. 1998).

5.2.1   Ursachen für unterschiedliche Störungen

Ursachen für die verschiedenen Störungen im Beckenbodenbereich, die in späteren Lebensabschnitten der Frau zur Inkontinenz beitragen, können sein:

Traumatische Schädigungen, entstanden bei der Geburt

Sie sind eine wesentliche Ursache für degenerative Veränderungen, was in vorherigen Kapiteln 1.4.7 und 1.4.8 beschrieben wurde und für spätere Lebensabschnitte der Frau nachfolgend aufgezeigt wird. Daraus wird deutlich, weshalb eine fachkompetente Betreuung während Schwangerschaft, der Geburt und als Prävention eine gute Geburtsvorbereitung wichtig sind, mögliche Probleme vermeiden zu helfen. Um die gedehnte, geschwächte und oft verletzte Muskulatur nach der Geburt aufzubauen, damit sie die ihr gestellten Aufgaben wieder übernehmen kann, ist eine funktionell richtige Rückbildungsgymnastik wichtig. Dies betrifft auch Frauen, die durch eine Sectio (Kaiserschnitt) entbunden wurden.

Die Gefahr einer Inkontinenz ist aus verständlichen Gründen bei Frauen größer als bei Männern, denn sie entsteht aus einer Summation von Veranlagung (schwaches Bindegewebe), physiologisch bedingter Alterung, hormonelle Umstellung, Lebensstil, körperlichen Belastungen, eingenommenen Medikamenten, zusätzlichen Krankheitsbildern und Traumen, die bei jeder Geburt eintreten können.

Bei schwierigen Geburten, z. B. nach Forzeps, Dammriss, tiefem Dammschnitt, langer protrahierter Austreibungsphase (siehe Kap. 1.4.7 und 1.4.8) kann dies zu Nervenverletzungen, meist des N. pudendus führen, eine neurologische Störung, die sich lange auf die Beckenbodenfunktion der Frau auswirken kann. Die Frau ist dann bei anhaltender Schädigung des N. pudendus, in erhöhtem Maße einer Inkontinenz von Winden, Stuhl und Urin ausgesetzt (Snooks et al. 1984, Allen et al. 1990, Ryhammer et al. 1995, Retzky und Rogers 1995, Franz et al. 1999).

Verletzungen der endopelvinen Faszie

Die endopelvine Faszie gibt den Organen Halt und verbindet sie. Sie besteht aus Kollagen, Elastin, Nerven, Gefäßen, glatten Muskeln und Bändern. Diese Matrix muss man sich wie eine Art gewebeartige Haftschicht vorstellen, die alles im Becken zusammenhält. Ihre Ausläufer reichen bis zum pulmonalen Diaphragma (Zwerchfell), und in die Umgebung der Bauchorgane. Verletzungen der endopelvinen Faszie, einschließlich Ab- oder Einrissen der Faszie können zu Spätschäden führen, die manchmal operativ zu beheben sind. Wie ein Netz tragen die Ligamente der endopelvinen Faszie die Organe im Becken. Uterus, Blase, Urethra und Rektum befinden sich in dieser federnden Aufhängung, unterstützt von der Muskulatur des Beckenbodens. Vermag einerseits eine intakte Beckenbodenmuskulatur Ein- und Abrisse von Bändern teilweise zu kompensieren, so werden anderseits Ligamente und Faszien überstrapaziert, wenn die Beckenbodenmuskulatur nicht optimal arbeitet, wie z. B. bei Nervenschädigungen der Muskulatur durch ein Geburtrauma. Die passiven Halteapparate müssen dann die Muskelfunktionen so gut es geht übernehmen. Wall und DeLancy (1991) vergleichen die Probleme der Ermüdung solcher Strukturen mit denen von Patienten, die eine Poliomyelitis (Kinderlähmung) hatten und bei denen durch die ungenügende Zusammenarbeit von Muskeln und Bändern in einem gelähmtem Bein auf Dauer Überlastungsprobleme entstehen. Eine muskuläre Insuffizienz im Beckenbodenbereich beansprucht zum Ausgleich die endopelvinen Bänderstrukturen. Natürlich hängt es vom Ausmaß der primären Schädigung ab, wie sich die Spätfolgen entwickeln und wieweit sie kompensierbar sind.

Senkungen und Prolapse (siehe nachfolgend)

Senkungen und Prolapse, die durch Verletzungen der endopelvinen Faszie, durch Nervenläsionen, durch Schwäche des Beckenbodens oder durch Darmentleerungsstörungen entstehen, verschlimmern jede schon vorhandene Inkontinenz.

Knochenverletzungen

Der knöcherne Ring des Beckens kann sich bei der Geburt, wie auch bei Unfällen verschieben oder es kann zu Frakturen kommen. Frakturen und Dislokationen des Beckenringes sind in Kap. 1.4.12 und 4.2.3.6 beschrieben.

Wenn die biomechanischen Verhältnisse nach einer Verletzung nicht wieder ins Lot gelangen, drohen Beschwerden im Beckenbodenbereich, weil Muskulatur und Bänder nicht optimal funktionieren. Muskelverkürzungen können zu einer Minderdurchblutung in der Muskulatur und zu Schmerzen führen. Durch Verletzung verspannte Beinadduktorenmuskulatur kann z. B. zu Schmerzen im Beckenboden beitragen (Travell und Simons 1992). Verletzungen im Sakralbereich können den N. pudendus schädigen und zusätzlich eine Verletzung der autonomen Nerven verursachen. Eine genaue Unfallanamnese ist wichtig für die Behandlung der betroffenen Strukturen, besonders bei Schmerzen im Beckenbodenbereich.

》 *Fallbeispiel*:
Eine junge Frau blieb bei einem Reitunfall im Sturz mit dem linken Fuß im Steigbügel hängen, wodurch sich ihre Symphyse verschob. Verordnet wurde eine Behandlung der schmerzhaften Hüfte. Die Anamnese ergab, dass die Patientin auch auf das Kreuzbein (Sakrum) gefallen war. Zusätzlich zu den Beckenboden und Hüftbeschwerden litt sie an klitorischen Schmerzen und musste häufig urinieren. Ihre Symptome deuteten auf eine Nervendehnung von parasympathischen Fasern im Sakralbereich und eine Verletzung der linken Adduktorenmuskulatur des Beines hin. Alle Symptome wurden bei der Behandlung berücksichtigt und der Zustand besserte sich. **《**

Auch für eine korrekte Behandlung eines Geburtstraumas ist jedes Symptom ernst zu nehmen.

Einfluss von hormoneller Umstellung und Übergewicht

Eine Geburt bringt eine hormonelle Umstellung mit sich, die auch die Neigung zur Gewichtszunahme im Wochenbett erhöht (van Kampen 2000). Es ist bekannt, dass Übergewicht eine Inkontinenz verschlimmert (Dwyer et al. 1982), besonders wenn später in der Menopause noch ein Östrogenmangel hinzukommt. Östrogen beeinflusst die muköse Koaptation (Zusammenhalt)und die submuköse Vaskularisierung der Urethra, die ein Teil des Kontinenzmechanismus sind. Diese Schicht um die Urethra wirkt wie ein Schwamm, der aufgedunsen den Ruhetonus der Urethra verstärkt und hilft, unfreiwilligen Abgang von Urin zu verhindern. Bei Östrogenmangel vertrocknet die muköse Koaptation wie ein ausgedörrter Schwamm, die Urethra hat weniger Spannung und Urin kann leichter ungewollt abgehen.

Altersbedingte physiologische Atrophie der Muskulatur (und die Menopause mit hormonellen Veränderungen), die einen vorgeschädigten Beckenboden betreffen, verstärken oft schon vorhandene Probleme. Besonders, wenn dann noch ein Übergewicht von diesen geschwächten Strukturen gehalten werden muss. Nicht behandelte Probleme nach der Geburt summieren sich im späteren Lebensabschnitt der Frau.

Rauchen

Raucher leiden vermehrt an Inkontinenz, weil Nikotin Detrusorkontraktionen auslösen kann, außerdem die Kollagensynthese vom Nikotin negativ beeinflusst und vermutlich anatomische und neuromuskuläre Veränderungen auslöst. Weiter hat Nikotin einen Antiöstrogeneffekt, der die Rezeptoren im innerern Sphinkter der Urethra beeinträchtigt. Schließlich neigen Raucher dazu, vermehrt zu husten, was die Aufhängung der endopelvinen Faszie strapaziert (Retzky und Rogers 1995, Bump und McClish 1992). Rauchen gilt deshalb als kontinenzschädigend.

Zusätzliche Erkrankungen, die eine Erschwernis für einen vorgeschädigten Beckenboden bedeuten

Mit zunehmendem Alter häufen sich Bluthochdruck, Herzerkrankungen, Lungenerkrankungen, aber auch Diabetes und andere Krankheiten, wie z. B. Alkoholismus, Schlaganfall, Multiple Sklerose etc. Solche Erkrankungen können sich im Kortex, im Hirnstamm und im Rückenmark nachteilig auf die verschiedenen Reflexbögen, die für die Kontinenz wichtig sind, auswirken oder zu vermehrter Ausscheidung führen.

Fäkale Inkontinenz kommt bei 5 – 15 % von insulinabhängigen Diabetikern vor. Der Stuhl ist oft lose, die Wahrnehmung im analen Bereich kann durch Sensibilitätsstörungen reduziert sein. Bei Schwächung des inneren und des äußeren Sphinkters und des M. puborektalis drohen gestörte phasische Kontraktionen. Die Unterscheidungsfähigkeit von Winden, flüssigem und hartem Stuhl ist dann vermindert (Foxx-Orenstein 2000). Erkrankungen der Lunge, wie Emphysem oder Asthma, beanspruchen den geschwächten Beckenboden, weil viel gehustet wird. Andere Patienten leiden an Verstopfung und belasten ihren Beckenboden bei jeder Stuhlentleerung.

Einfluss von Medikamenten

Medikamente für verschiedene Erkrankungen können die Blasenfunktion beeinflussen. Entwässerungsmittel, z. B. bei Herzinsuffizienz und Diabetes, verstärken die Symptome bei Stress- und Urgeinkontinenz, so auch Medikamente gegen Bluthochdruck eine bereits vorhandene Stressinkontinenz. Dagegen führen manche Antidepressiva, oder Medikamente gegen Erkältungskrankheiten und Antihistamine und schließlich Kalziumblocker zu Retentionen von Urin, d. h. die Ausscheidung wird erschwert. Während Antihistamine, manche Hustenmittel und Calziumblocker den Widerstand und den Druck im Urethrabereich verstärken, wirken sich Bluthochdruckmedikamente entspannend auf die Urethra aus (Retzky und Rogers 1995, Wall 1997, Walters und Karram 1997).

Die Nebenwirkungen von Medikamenten auf die Blasenfunktion zeigt, wie wichtig es ist, den Arzt über begleitende Erkrankungen und verordnete Medikamente zu informieren, auch über gebräuchliche Heilmittel wie z. B. gegen Husten.

Tabelle 5.1 zeigt eine Übersicht über einige häufig eingenommene Medikamente.

5.2.2   Störungen bei der Blasenfüllung und Entleerung

5.2.2.1 Störungen bei der Blasenfüllung (Speicherstörung)

Eine Störung in der Füllphase begünstigt ungewollte Kontraktionen der Blase, bevor sie voll ist. Dies wird als instabile Blase (Detrusorinstabilität) oder motorische Dranginkontinenz und bei neurologischen Erkrankungen (wie sie bei Multipler Sklerose vorkommt) mit Hyperreflexie bezeichnet. Probleme entstehen auch, wenn die Blase keine Füllung signalisiert, weil die Sensorik versagt, z. B. bei Rückenmarkerkrankungen und -Verletzungen. Die Entleerung ist dann gestört, weil der Harndrang fehlt. Bei Rückenmarkverletzungen sind auch unkontrollierte Kontraktionen des Blasenmuskels und unfreiwilliger Harnabgang durch eigenständige Reflexaktivität möglich. Diese Inkontinenz wird deshalb Reflexinkontinenz genannt (Pages 1997). Patienten mit derartigen Problemen müssen in der Regel katheterisiert werden. Tabelle 5.2 enthält eine Übersicht der häufigsten Blasenspeicherstörungen.

5.2.2.2 Blasenentleerungstörungen (Störungen der Miktion)

In der Entleerungsphase der Blase, die kurz ist, entspannen sich Urethra und Beckenbodenmuskulatur und die sympathischen Nervenfasern wirken hemmend auf den Detrusor ein und stimulieren gleichzeitig das Trigonum vescicae und den M. sphincter internus vesicae. Der Parasympathicus-Nerv wird aktiviert. Die Blase kontrahiert sich. Wenn das nicht fein koordiniert ist, kommt es zu Entleerunsstörungen, die sehr vielfältig sein können. Eine Anzahl von Varianten sind bei Verspriller-Fischer (1997) und bei Füsgen und Melchior (1997) beschrieben.

Tab. 5.1 Häufig eingenommene Medikamente

Medikament	Wirkung
Alpha-Blocker, Muskelrelaxanzien	Verstärken Inkontinenz (Verringern den urethralen Widerstand und entspannen den Beckenboden)
Beta-Blocker	Verstärken Ausscheidung
Alkohol	Verstärkt Ausscheidung, Drang
Koffein	Verstärkt Ausscheidung, Drang
α-adrenergische Antagonisten (gegen hohen Blutdruck)	Verstärken bestehende Inkontinenz (Verringern den urethralen Widerstand, wird deshalb auch zur Behandlung von Harnverhaltung verschrieben)
Diuretika (zur Entwässerung) bei Diabetis, Herzinsuffizienz	Verstärkt Inkontinenz (Vermehrtes häufiges Ausscheidung von Harn, Polyurie)
Östrogen	Wiederherstellung des Kollagens und Verbesserung der submukösen Durchblutung
Gegen Husten, Erkältungen	Harnverhaltung (verstärkt den urethralen Widerstand)
Antidepressiva (Imipramine gegen Depressionen) Antihistamine, Antiparkinsonmedikamente Ophtalmologika (Augenmedikamente)	Harnverhaltung (anticholinerge Wirkung) Diese Medikamente können auch Verstopfung hervorrufen!

Tab. 5.2 Übersicht der häufigsten Blasenspeicherstörungen

Speicherungsstörungen	Symptome und mögliche Ursache
Stressinkontinenz (Polyurie, wenn übermäßig große Mengen Urin ausgeschwemmt werden)	Abgang von Urin bei Lachen, Husten, Nießen, Laufen, Heben (abdomineller Druck größer als urethraler Gegendruck) Ursache: Muskelschwäche des Beckenbodens, Östrogenmangel etc.
Urge- oder Dranginkontinenz Motorisch: durch Überaktivität des Detrusors Sensorisch: Überempfindlichkeit der Blase Bei neurololgischen Erkrankungen: Hyperreflexie	Drang, schnell die Blase entleeren zu müssen, auch wenn sie nicht voll ist. Das kann mit unfreiwilligem Urinabgang einhergehen. Ursache: instabile Blase, Entzündungen, Prolaps etc.
Gemischte Inkontinenz	Kombination von Stress und Urge Symptome und Ursache wie oben
Häufiges Urinieren (Frequencies, Pollakisurie)	Das Bedürfnis die Blase häufig zu entleeren, ohne die Drangkomponente. Ursache: schlechte Angewohnheiten, Angst vor Schmerz, kleine oder geschrumpfte Blase etc.
Enuresis	Bettnässen Ursache: Unreife der Blase, zu tiefes Schlafen; zu frühes Topftraining; selten psychisch
Nykturie	Mehr als 1 – 2-mal in der Nacht aufstehen, um zu urinieren Ursache: Stressinkontinenz, Angst, bei zu voller Blase bei Bewegung das Bett einzunässen, Drang, zu viel Trinken, kleine Blase, Herzinsuffizienz etc.
Polyurie	Abgang großer Urinmengen

Häufig gibt es nach Geburten und Operationen im Beckenboden und Unterleib, zum Glück meist nur vorübergehend, Entleerungprobleme sowohl der Blase als auch des Darmes (Defäkationsstörungen). Sie beruhen auf Schwellungen des strapazierten Gewebes im Becken und Beckenbodenbereich, die das fein abgestimmte Nervengewebe komprimieren und die Nervenreizleitung irritieren. Zusätzlich kann der N. pudendus, der die Beckenbodenmuskulatur und die äußeren Sphinkter von Urethra und Rektum versorgt, gedehnt oder verletzt sein, und schließlich vermindert auch die Angst vor Schmerzen die zur Blasen- und Darmentleerung notwendige Beckenbodenentspannung.

Unter sensorischer Dranginkontinenz versteht man den permanenten Entleerungszwang, der bei Blaseninfektionen vorkommt. Ist hierbei häufiges Urinieren typisch, kommen aber aus neurologischen Gründen auch Harnverhaltungen vor, wenn der Patient nicht spürt, dass die Blase voll ist. Ebenso kann ein Prolaps die Urethra einengen und die Blasenentleerung erschweren. Beim Mann ist häufig eine entzündlich geschwollene oder vergrößerte Prostata die Ursache von Harnverhaltungen. Niedriger Muskeltonus im Detrusor bei erhöhtem Widerstand in der Urethra und auch Fehltonus im Beckenboden sind weitere Gründe für eine Entleerungsstörung. Immer besteht dann die Gefahr einer mangelnden Entleerung und damit von Harnverhaltungen mit möglichen Komplikationen wie z. B. Überlaufinkontinenz. Bezeichnend für eine derartige Inkontinenz ist der tropfenweise Harnabgang, wenn der Blasendruck größer ist als der urethrale Gegendruck. Diese Inkontinenz kommt gelegentlich bei Patienten mit Diabetes mellitus oder bei Alkoholikern vor, wenn eine Neuropathie im Sakralbereich besteht. Allerdings kann eine unregelmäßige, ungenügende Blasenentleerung zu denselben Symptomen führen. Bei derartigen Beschwerden ist eine genaue ärztliche Diagnosestellung wichtig.

Tab. 5.3 Übersicht der häufigsten Blasenentleerungstörungen

Entleerungsstörungen (Dysurien)	Symptome und mögliche Ursachen
Harnverhaltungen (Ischurie)	Die Blase entleert sich nur mühsam oder gar nicht, verlangsamter, schwacher Strahl Ursachen: der urethrale Gegendruck ist größer als der Blasendruck, hypotone Blase mit mangelnder Kontraktion, neurologische Erkrankungen, z. B. Schlaganfall, MS, Parkinson. Prostatavergrößerung, Prolapse, die auf die Urethra drücken, Divertikulitis der Urethra, Schmerzen, Reaktionen auf Medikamente, nach Operationen etc.
Unvollständige Entleerung	Gefühl der vollen Blase nach der Entleerung Ursache: sich nicht genug Zeit beim Urinieren zu nehmen, neurologische Störungen, sensorische Störungen, Schmerzen, Entzündungen, Prolaps etc.
Überlaufinkontinenz (Ischurie paradoxa, paradoxe Inkontinenz)	Tröpfchenweiser Abgang von Urin Steigerung einer Harnverhaltung, Ursache: siehe Harnverhaltungen
Reflexinkontinenz	Blase entleert sich reflexartig Ursache: meist Verletzungen des Rückenmarks

5.3 Proktologische Störungen/Defäkationsstörungen

Wie bei der Blase gibt es für die Darmkontinenz und Entleerung zwei Sphinkter: Den *M. sphincter ani internus,* der unter *autonomer* Kontrolle ist und den *M. sphincter ani externus,* der unter *willentlicher* Kontrolle steht und vom N. pudendus innerviert wird.

Der M. sphincter ani internus hat glatte Muskelfasern und unterliegt sympathischer Kontrolle. Normalerweise sind beide Sphinktere gleichzeitig geschlossen. Das Bedürfnis, den Darm zu entleeren, entsteht durch den Defäkationsreflex, der aktiviert wird, wenn eine Portion Stuhl in das Rektum gelangt. Der interne Sphinkter ani entspannt sich reflektorisch. Sobald der Darminhalt mit dem rektalen Epithel in Berührung kommt, unterscheidet dieses, ob sich Luft, Wasser, fester oder wässriger Stuhl im Darm befinden. Der Drang sich zu entleeren entsteht durch Druck oder Dehnung des Rektums. Gibt man diesem Drang nach, entspannen sich die Beckenbodenmuskeln und der Defäkationsreflex wird ausgelöst. Das Zwerchfell (Diaphragma pulmonale) und die abdominale Muskulatur kontrahieren sich und das Diaphragma pelvis wird nach unten gedrückt. Der anorektale Winkel, der in Ruhe ca. 90° beträgt, erweitert sich bis zu 135°. Durch die peristaltischen Darmaktivitäten wird der Stuhl abgesetzt (Versprille-Fischer 1997).

Wer seinen Defäkationsreflex nicht für die Entleerung des Darmes ausnützt, ihn stattdessen unterdrückt, bekommt Beschwerden und muss auf das nächste Dranggefühl mitunter einen halben bis zu zwei Tagen warten. Der Stuhl dickt ein und bleibt im Rektum, dehnt es und mitunter auch inneren und äußeren Sphinkter. Es kommt zu Funktionsstörungen der Schließmuskeln und Obstipation, sowie bei starkem Pressen, um den harten Stuhl zu entleeren, auch zu Hämorrhoiden und Prolapsen.

Nach einer Geburt oder einem Trauma im Beckenbereich treten Entleerungsstörungen auf, weil eine Gewebeschwellung in dem traumatisierten Gebiet die nervale Versorgung beeinträchtigt. Eine zusätzliche Schwächung des N. pudendus verhindert das Gleichgewicht der somatischen, sensiblen und autonomen Kontrolle. Angst vor Schmerzen und Medikamente (z. B. Schmerzmittel, Opiate), die zur Obstipation führen, begünstigen Defäkationsprobleme.

Durch sorgfältiges, präzises Üben mit Verbesserung der Sensorik des äußeren Sphinkters und des Beckenbodens kann die Kontinenz von Winden und Stuhl in vielen Fällen wieder hergestellt werden. Dieser Prozess verlangt auch eine gute Ernährung. Es kann viele Monate dauern, bis sich eine gestörte Defäkation wieder normalisiert (Carrière 2001).

5.4 Gynäkologische Störungen – Senkungen (Deszensus) bis Prolapse von Uterus und Vagina

Die wichtigsten hier beschriebenen gynäkologischen Störungen sind Senkungen und Prolapse, die je nach Lage und Ausmaß physiotherapeutisch, mit Hilfsmitteln (z. B. Pessar), medikamentös oder operativ behandelt werden, in der Hoffnung, die vielfältigen Symptome zu mindern oder aufzuheben. Oft haben Senkungen urologische Auswirkungen mit Stress- oder Dranginkontinenz oder mit Harnverhalten. Ebenso gehen gynäkologische Probleme häufig mit proktologischen einher (z. B. anale Sphinkterinkontinenz, Defäkationsstörungen, Hämorrhoiden, Rektozele) oder verursachen sie, weswegen sie gemeinsamer Beurteilung und Behandlung bedürfen. Der Beckenboden ist eine Einheit und „territoriale Betrachtungen", wie Wall und DeLancy (1991) treffend hervorheben, nützen keiner Frau. Nur bei genauem Hinhören, gründlichem Untersuchen und bei Auswertung des Beschwerdebildes vermag der Untersuchende zusätzliche Verletzungen zu erkennen und so zum Erfolg der ersten Operation beizutragen und falls operiert werden muss, das erfolgversprechende spezielle Operationsverfahren (siehe nachfolgend) auszuwählen. Ziel ist immer, ein Rezidiv und somit eine Nachfolgeoperation zu vermeiden.

5.4.1 Symptome und Beschwerden bei Senkungen und Prolaps von Uterus und Vagina

Typische Symptome bei Senkungen und beginnenden oder vorhandenen Prolapsen sind Stress-, Dranginkontinenz, häufiges Wasserlassen, Harnverhaltung, ungenügende Entleerung der Blase, die Notwendigkeit, zum Urinieren eine andere Position einnehmen zu müssen oder den Prolaps manuell vorm Wasserlassen evtl. auch bei der Stuhlentleerung zu reponieren. Inkontinenz von Winden, flüssigem oder festem Stuhl, Darmdranggefühl und Schmerzen bei der Defäkation treten bei *Rekto-* und *Enterozelen* auf.

Schmerzen im Beckenbodenbereich und Druckgefühl im Unterleib, oder das Gefühl einen Golfball zwischen den Beinen zu haben, sind häufige Beschreibungen bei vaginalen und kombinierten Prolapsen. Ebenso Dyspareunie (Schmerzen beim Sexualverkehr) und Inkontinenz während des Sexualverkehrs, Rückenbeschwerden, Schweregefühl im Becken etc. (Nichols 1997, Bump et al. 1996, Versprille-Fischer 1997).

Teilweise entstehen diese Symptome als Folge eines Prolapses deren Ursachen sein können:

– Angeborene Mängel der Organe oder der sie umgebenden endopelvinen Faszie,
– schwache Muskulatur oder mangelhafte Innervation des Beckenbodens,
– Bindegewebsschwäche,
– physiologische Veränderungen durch Menopause (Östrogenmangel, Atrophie der endopelvinen Strukturen),
– mangelnde Verankerung der Zervix bei Hysterektomie
– wiederholtes falsches Heben von schweren Lasten,
– chronische Belastung durch verstärkten intraabdominalen Druck z. B. Husten etc.
– *postpartale Prolapse* (selten) haben ihre Ursache in Geburtstraumen und zu langem vorzeitigem Pressen, die Zervix kann sich vor das Kind schieben und so den Halteapparat der endopelvinen Faszie in der Austreibungsphase überdehnen oder abreißen.

Ein Descensus (Senkung) ist die Vorstufe zu einem Prolaps und eine absolute Indikation für physiotherapeutische Behandlung (Abb. 5.**2**). Lernen die Betroffenen in diesem Frühstadium ihre Beckenbodenmuskulatur richtig zu trainieren und Belastungen der gefährdeten Strukturen zu vermeiden, können Inkontinenz bei Alltagsbewegungen und Belastungen, Urinverlust während des Koitus und manchmal eine Operation vermieden werden. Da Physiotherapie helfen kann, die Voraussetzungen für eine gute Haltung zu schaffen und biomechanisch korrektes Heben bei reduzierter Belastung des Beckenbodens zu schulen, sollten Patienten, bevor eine Operation auch nur erwogen wird, mindestens 3–6 Monate unter fachgerechter Anleitung üben. Zur Behandlung gehört auch Beratung über Miktions- und Defäkationsverhalten (Kap. 4.2.1.11) und Behandlung einer vorhandenen Obstipation, sowie von Narben im Bauchraum.

Zur Physiotherapie gehört
– Haltungsschulung,
– Dehnung der verkürzten und Kräftigung der antagonistischen Haltemuskulatur,
– Lagerung (in Rückenlage Gesäß mit Keil höherlagern),
– Koordination der Atmung mit den Aktivitäten des Alltags und den Übungen,
– Kräftigung der Beckenbodenmuskultur in entlasteter und belasteter Stellung.

a

Descensus uteri
(Prolaps 1. Grades)

b

Zervix tritt durch Introitus durch
(Prolaps 2. Grades, Partialprolaps)

Abb. 5.**2** Descensus uteri

»Fallbeispiel:
Eine Patientin war ziemlich verzweifelt, sie litt unter Druckgefühl in der Scheide, musste während der Arbeit oft auf die Toilette, litt an Obstipation und hatte ein vermindertes Selbstwertgefühl, weil sie beim Sexualverkehr Urin verlor. Sie litt auch darunter, dass sie während der Arbeit oft halbstündlich einen Harndrang verspürte und sie keine Kontrolle über abgehende Darmwinde hatte. All dies begann Jahre zuvor nach einer schweren Geburt ihres 2. Kindes.

Eine Operation zur Behebung der Senkung wurde vorgeschlagen, die hochmotivierte Patientin aber vorher zur Physiotherapie geschickt. Nach ca. 15 Behandlungen hatte sich der Zustand so gebessert, dass die Patientin nicht mehr operiert werden musste. Die Druckbeschwerden in der Scheide waren nicht mehr vorhanden, ebenso litt die Patientin nicht mehr unter Urinverlust während des Sexualverkehrs. Während der Arbeit musste sie nur alle 2–3 Stunden ihre Blase entleeren und mit Hilfe der erlernten Massage hatte sie ihre Obstipation im Griff. Sie hatte ihrem Mann beigebracht, ihr den Bauch regelmäßig zu massieren. Vor allem aber war das Selbstwertgefühl der Patientin wieder gestiegen, sie hatte wieder Kontrolle über die Darmwinde und das Dranggefühl bei der Arbeit. **«**

Befunderhebung bei Prolapsen

Der Befund sollte durch gründliche standarsierte Untersuchungen erhoben sein, wie sie die Internationalen Contience Society (ICS) empfiehlt (Bump et al. 1996, Ralph und Baumgartner 1998). Dazu ist eine Präzisierung des in 5 Schweregrade eingeteilten Prolapses erforderlich. Differentialdiagnostisch können verschiedene Maßnahmen wie z. B.

Ausscheidungsurogramm, Zystourethrographie, Druckurethrographie, Videozystourethrographie, Ultraschall, Kernspintomographie (MRT), Röntgenaufnahmen des Bauches oder endoskopische Untersuchungen indiziert sein. Von selbst versteht sich Urinanalyse und Bestimmung des Restharns (Wall 1997, Walters und Karram 1997). Ein *Blasentagebuch,* welches drei Tage vom Patienten ausgefüllt, die Aufnahme und Ausscheidung von Flüssigkeiten und Inkontinenzerscheinungen von Blase und Darm registriert, gibt Aufschluss über das Ausmaß und die Art der Störung.

Prolapse werden nach ihrer anatomischen Lage unterschieden. Wenn sich z. B. die Blase durch eine Verletzung der endopelvinen Faszie oder eine Bindegewebsschwäche oder chronischer Belastung durch erhöhte intraabdominelle Druckverhältnisse senkt, ist das eine Zystozele (Blasenvorfall, Abb. 5.**3**).

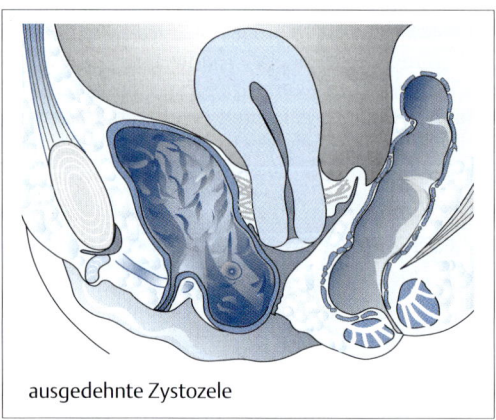

ausgedehnte Zystozele

Abb. 5.**3** Ausgedehnte Zystozele

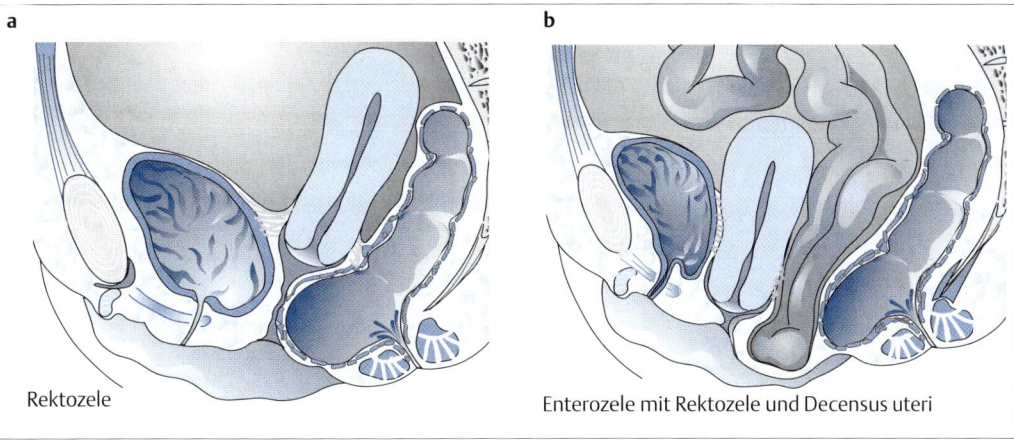

Abb. 5.**4** Rektozele und Enterozele

Wird die vordere Scheidenwand belastet, spricht man von einem vorderen Vaginalprolaps und beschreibt dann anhand von 6 anatomischen Orientierungspunkten, die in einer messbaren Relation zum Hymenalsaum stehen, in welcher Höhe (Stadium) sich der Vorfall befindet (Bump et al. 1996). Im Gegensatz zur Zystozele verursacht eine

Rektozele (Ausstülpung des Rektums) einen hinteren Scheidenwandprolaps, auch Enterozelen (Dünndarmprolaps) betreffen in der Regel die hintere Scheidenwand (Abb. 5.**4**).

In Tabelle 5.**4** eine Übersicht über Prolapse, mögliche Verletzungsursache und Beschwerden:

Tab. 5.**4** Übersicht über Prolapse, mögliche Verletzungsursache und Beschwerden

Prolaps	Beschwerden	Mögliche Ursachen
Zystozele und Urethrozele	Inkontinenz oder Harnverhaltung, Druck- und Schweregefühl der Vagina, Entleerungsprobleme, evtl. besondere Stellung notwendig, Dyspareunia	Einrisse und Abrisse der pubozervikalen Faszie, Abrisse des Arcus Tendineus, Risse unterhalb der Blase mit Druck auf die vordere Scheidenwand. Begünstigt durch erhöhten intraabdominalen Druck (Pressen)
Rektozele, Enterozele (kommen häufig kombiniert vor)	Druck- oder Schweregefühl in der Vagina. Mühe, den Darm zu entleeren, mitunter nur mit manipulativer Hilfe möglich. Schmerzen bei der Defäkation, die manchmal Inkontinenz von Stuhl oder Urin verursachen. Rückenschmerzen	Vorwölbung der hinteren Scheidenwand durch Einrisse, Abrisse des rektovaginalen Septums der endopelvinen Faszie und Destabilisierung des Perineums. Bei der Enterozele fällt der Dünndarm wegen Verletzung des hinteren Teiles der endopelvinen Faszie in den retroperitonalen (Douglas) Raum. Auch durch kongenitale Missbildung möglich. Begünstigt durch erhöhten intraabdominalen Druck (Pressen)
Vaginalprolaps, Vaginalstumpfprolaps (nach Hysterektomie), auch kombiniert mit Enterozele, Rektozele oder beidem	Gefühl einen Golfball in der Scheide zu haben, Schwere-, Druck- Völlegefühl, Heraushängen der Vagina, Dyspareunia, gelegentlich Inkontinenz, Rückenschmerzen, oft nach längerem Stehen, oft verbessert durch Hinlegen. Trockenheit und evt. Ulzerierung, evt. Blutungen der prolaptierten Vagina, Darmentleerungsstörungen	Verletzung der endopelvinen Faszie, besonders des kardinalen und sacro-uterinen Bandes. Zu frühes Pressen bei Geburten, chronisches Pressverhalten bei schon vorgeschädigter Faszie und schwachem Bindegewebe beim Husten und Heben. Durch Menopause bedingte Gewebe- und Strukturveränderungen

5.4.2   Mögliche Operationen bei Prolaps

Es kann nicht genug betont werden, dass die erste Operation die beste Erfolgschance hat. Deswegen ist gründlich abzuwägen, ob, wann und wie operiert wird. Immerhin gibt es mindestens 200 verschiedene Operationen und wenig Untersuchungen über Langzeiterfolge. Das Alter der Person, das Gewicht, die körperliche Verfassung, zusätzliche Krankheitsbilder, vor allem aber das Ausmaß der Beschwerden und die Motivation der Patientin bestimmen die Indikation. Bei Verletzungen der endopelvinen Faszie kann eine Operation nur dann erfolgreich sein, wenn die Verankerung der Beckenorgane wiederhergestellt wird. Die Erfassung und Korrektur aller pathologischen Defekte bei der *ersten* Operation ist wichtig, um Folgeoperationen zu vermeiden. Nichols (1997) beschreibt, dass bei Defekten die primär im „oberen" Aufhängungssystem sind, beim Pressen zuerst die Zervix und der Uterus an der Scheide sichtbar werden, gefolgt von Rektozele oder Zystozele. Wenn das „untere" stützende System verletzt ist, gehen beim Valsalva-Pressdruck Rektozele und Zystozele voran, gefolgt von Zervix und Uterus. Bei der Reparatur der Aufhängung der Organe, die im Scheidenbereich vorfallen, ist die Wiederherstellung des Winkels zwischen Blase und Urethra (90–100°) notwendig, da er entscheidend für die Kontinenz ist. Dieser Winkel verändert sich oft bei einer Detrusor-Inkontinenz. Eine Überkorrektur kann ebenso zu Folgestörungen führen wie eine Unterkorrektur (Wall 1997, Nichols und Randall 1996, Retzky und Rogers 1995).

Aus der Vielzahl der Operationen muss individuell entschieden werden, welche Operation oder Kombination von Eingriffen am besten die Beschwerden auf lange Zeit behebt.

Transvaginale und transabdominale Operationen

Karram und Walters (1997) nennen die vordere Kolporaphie (vordere Scheidenwandplastik) mit Raffung des Blasenhalses die häufigste Indikation zur Behandlung der Zystozele, während bei einer Rektozele oft eine hintere Kolporraphie, mitunter mit zusätzlichen Eingriffen, notwendig wird. Enterozelen werden vaginal oder abdominal operiert. Bei einer vaginalen Hysterektomie wird manchmal durch eine Kuldoplastik die Gefahr einer späteren Enterozele vermieden (Nichols 1997). Es gibt verschiedene transabdominale und transvaginale Operationen, um paravaginale Defekte, wie z. B. die abgerissene pubozervikale Faszie wieder am Arcus tendineus zu befestigen

Vaginale Prolapse und Eversionen (Ausstülpungen), sowie Zysto- und Rektozelen sind ebenfalls Indikationen für transabdominale und transvaginale Operationen.

Nadel-Suspensionen

Nadel-Suspensionen kombinieren transvaginale mit transabdominaler Operation. Mit einer langen Nadel wird das pubofasziale Gewebe mit einer Naht zwische Vagina und der Bauchwand befestigt. Pereya, Ray, Stamez und Gittes haben Variationen dieser Operation entwickelt. Sie dient vor allem der Unterstützung und Anhebung der Blase.

Laparotomie bei retropubischer Schlingenprozedur

Eine Laparotomie (Bauchschnitt) wird oft für retropubische Aufhängungsoperationen wie nach Burch oder Marshall-Marchetti-Krantz gewählt.

TVT (Tension free vaginal tape)

1995 begann Dr. Ulmsten aus Schweden eine neue Operation vorzuführen, die immer beliebter wird und sich in rasantem Tempo verbreitet. Die Gründe sind, dass die Prozedur sehr kostengünstig ist, nur ca. 30 Minuten dauert und die Patienten am selben Tag entlassen werden können. Bereits nach 1–2 Wochen können die Patienten ihre Alltagsbelastungen wieder aufnehmen. Bei der ambulanten Operation wird unter lokaler Anaesthesie eine lockere Schlinge aus netzartigem Prolene als Unterstützung der Rückseite der mittleren Urethra durch Schnitte in der Vagina mit einer Nadel zum Unterbauch durchgefädelt. Das netzartige Band aus Prolene verbindet sich mit dem Gewebe, muss also nicht eingenäht werden. Nachteile diese Therapie sind, dass das Band nicht leicht wieder entfernt werden kann und es keine Langzeiterfahrungen gibt. Wichtig ist auch zu bedenken, dass diese Operation nur bei Stressinkontinenz nützt, sie ist keine Hilfe bei Urgeinkontinenz. Zu festes Anlegen des Bandes führt zu Harnverhalten. Die Gefahr besteht, dass es während der Operation zu Verletzungen von der Blase und Gefässen kommen kann.

Künstlicher Sphinkter

Nur gelegentlich wird von erfahrenen Operateuren bei ausgeprägter Stressinkontinenz ein künstlicher Sphinkter angelegt, was große technische und mechanische Herausforderungen stellt und dennoch oft nicht zum gewünschten Erfolg führt.

Periurethrale Injektionen

Die periurethrale Injektion ist eine Möglichkeit der Behandlung einer Sphinkterinsuffizienz, die ambulant unter lokaler Anesthesie bei Patienten vorgenommen wird, die keine größere Operation vertragen. Die periurethrale Unterpolsterung (mit einer teflonartigen Paste oder Contigen) verbessert die Koaptation des Gewebes um die Harnröhre herum. Problematisch sind Verträglichkeit und Dosierung des injizierten Materials.

Es gibt detaillierte Beschreibungen der verschiedenen oben genannten Operationsmöglichkeiten bei Karam und Walters (1997), Nichols (1997), Wall (1997) etc. und übersichtliche Zusammenfassungen bei Retzky und Rogers (1995), Versprille-Fischer (1997), Füsgen und Melchior (1997) etc.

Hysterektomie

Es sind nicht nur Prolapse, die eine Hysterektomie (griech. Gebärmutterentfernung) erforderlich machen können. Eine häufige Ursache für Hysterektomie sind z. B. gutartige Tumoren (Leiomyome), Polypen, zervikaler und endometrialer Krebs, aber auch unkontrollierbare Blutungen und Uterusruptur nach der Geburt. Auf keinen Fall sollte man eine Hysterektomie nur wegen prämenstrueller Beschwerden erwägen oder um in der Menopause ohne Gefahr für Krebs und Endometrium-Hyperplasie Östrogene einnehmen zu können (Thompson und Warshaw 1997).

Eine Hysterektomie kann transvaginal oder transabdomial ausgeführt werden. Bei Prolaps des Uterus, wenn das „untere" stützende System verletzt ist, kommt eine zusätzliche sakrospinale Kolpopexie in Frage mit sorgfältiger Fixation des Scheidenstumpfes, wenn die kardinalen und uterosakralen Bänder schwach sind (Operation nach Amreich-Richter). Bei komplettem Scheidenvorfall ist eine vordere Kolporraphie mit Blasenhalssuspension indiziert. Bei älteren Frauen, die keinen Geschlechtsverkehr mehr wünschen, ist eine Kolpokleisis (operativer Verschluss der Scheide) möglich, welche nur eine kurze Operationszeit erfordert (Karram und Walters 1997).

Langzeiterfolge und Folgeerscheinungen nach erfolgloser Operation

Alle Operationen haben Vor und Nachteile (Nichols 1997). Sie bergen Gefahren wie Blutungen, Infektionen, bleibende Schmerzen, Verletzungen von Nerven, Gefäßen und umliegenden Organen, Stress- und Urgeinkontinenz in sich, schließlich gibt es Rezidive und Folgeprolapse, die weitere Operationen notwendig machen.

Bei einer erfolglos verlaufenen Operation verstärken sich Depressionen und Schlafstörungen (Rosenzweig et al. 1991). Prolapse und Inkontinenz führen zu vermindertem Selbstbewusstsein und sozialer Isolierung, die Betroffene schämt sich und leidet oft im Stillen. Bestehende oder entstandene sexuelle Dysfunktionen und Schmerzen im Beckenbodenbereich begünstigen ebenfalls ein mangelndes Selbstwertgefühl.

Es gibt wenig Informationen über Langzeiterfolge von Prolapsoperationen und immer wieder berichten Patientinnen von einer zweiten oder dritten Operation. Wegen altersbedingter physiologischer Veränderungen und unterschiedlicher täglicher Belastung des Beckenbodens sind Langzeiterfolge schwer objektivierbar. Als wesentlich für die postoperative Rekonvaleszenz wird empfohlen, ca. 3 Monate keine Gegenstände über 5 Pfund zu heben und keine Hausarbeiten im Bücken zu verrichten, weil solche Belastungen und Bewegungen den intraabdominellen Druck erhöhen. Ebenso ist bei der Stuhlentleerung unnötiges Pressen zu vermeiden. Realistisch betrachtet gibt es wenig Frauen, die diese für den Heilerfolg wichtigen Forderungen monatelang durchhalten.

Mechanische Behandlungsmöglichkeiten bei Prolapsen und Hysterektomie

Pessare und vaginale Diaphragmen, die es in verschiedenen Ausführungen gibt, gehören zu mechanischen Hilfsmitteln, die bei einer Senkung den urethrovesiklalen Übergang anheben. Sie werden unterschiedlich vertragen und bedeuten auch in Kombination mit einer medikamentösen Behandlung (z. B. Östrogen) und physiotherapeutischen Maßnahmen eine Alternative zu Operationen. Insbesondere bei einer beginnenden Senkung können diese Hilfsmittel zusätzlich zu physiotherapeutischen Übungen eine große Hilfe sein.

5.5 Physiotherapeutische Maßnahmen

Physiotherapie bietet ein breites Spektrum von Behandlungsmöglichkeiten, die als konservative Beckenboden-Übungstherapie aber auch bereits vor einer notwendigen Operationen helfen können, den Patienten in einen bestmöglichen körperlichen Zustand zu versetzen. Dazu gehört: Kräftigung der geschwächten Muskulatur, Verbesserung der Haltung durch Haltungsschulung und Dehnung von verkürzten Muskeln, sowie funktionsrichtige Bauchatmung als Voraussetzungen für eine physiologische Belastung der Beckenbodenstrukturen. Fehlatmungen sollten korrigiert werden, sie sind eine häufige Begleiterscheinung bei Beckenbodenbefunden, wie auch bei Rücken- und Nackenbeschwerden.

Der *postoperativen* Physiotherapie kommt zunächst große Bedeutung für eine Thrombose-/Embolieprophylaxe, Pneumonieprophylaxe, Kreislaufanregung zu. Für die Kräftigung der Rumpfwandmuskulatur muss unterschieden werden

– eine abdominale Operationstechnik, Vorgehensweise wie bei Sectio, siehe Kap. 4.2.2
– eine vaginale Operationstechnik.

Für beide Operationsformen gilt: Durch Atemschulung, kann die mit dem Diaphragma pelvis synergistisch arbeitende Muskulatur des Zwerchfells (Diaphragma pulmonale) trainiert und mit der Beckenbodenaktivität koordiniert werden.

Zum Beispiel fehlt vielen Betroffenen die koordinierte Anspannung des Beckenbodens vorm Husten und Nießen, was korrigierbar ist (Heller 1998, Miller et al. 1998). Atmung, Entspannung und körperliche Wahrnehmung sind bereits in der Geburtsvorbereitung (Heller 1998) erlernbar. Das einmal Gelernte kann im Wochenbett und auch in späteren Lebensabschnitten der Frau abgerufen werden. Sanftes, dosiertes mit der Atmung koordiniertes Anspannen der Beckenbodenmuskulatur ist durchblutungs- und heilungsfördernd, vor allem, wenn in einer Beckenboden entlastenden Ausgangsstellung geübt wird.

5.5.1   Übersicht der Behandlungsmöglichkeiten

Bei postoperativen akutem Trauma mit Schwellung und Schmerzen nach vaginaler Operation:
Lymphdrainage, kühle Kompressen, ggf. im Kreuzbereich zur Entspannung warme Packungen, evtl. Akupunktur, entlastende Lagerung für das Becken, und Atemtherapie (Physiotherapie).

Bei chronischen Beschwerden zusätzlich zur konservativen Beckenbodentherapie:
Manualtherapie, Weichteilmobilisation, Nerven- und Muskeldehnung, Bindegewebsmassage, heisse Rolle, gelegentlich Elektrotherapie oder Biofeedback (Tab. 5.5).

Wie nach einer komplizierten vaginalen Geburt oder einem Kaiserschnitt muss auch nach vaginalen und abdominalen Operationen langsam steigernd der Beckenboden mit gezielten Übungen gekräftigt werden. Immer wieder wird festgestellt, dass der Beckenboden auch nach einem Kaiserschnitt geschwächt sein kann (Gordon und Logue 1985, Digesu et al. 2000, Chaliha et al. 2000). Dies kann an dem Zustand des Beckenbodens vor der Geburt liegen, außerdem wird häufig ein Kaiserschnitt bei komplizierter Austreibungsphase eingeleitet. Im Zusammenhang mit dem Rumpfkapselsynergismus ist auch zu bedenken, dass eine Verletzung bzw. eine Überdehnung des M. transversus abdominis die Funktion des Beckenbodens beinträchtigen kann. Der M. transversus abdominis trägt nicht nur zur Stabilisation der Wirbelsäule bei (Richardson et al. 1999), er hat auch Einfluss auf die Aktivität des Beckenbodens (Sapsford und Hodge 2000). Wird der M. transversus abdominis im Stand angespannt ohne Abflachung der Lendenwirbelsäule, kann die gleichzeitige Kontraktion der Beckenbodenmuskulatur gespürt werde, vorausgesetzt, die Wahrnehmungfähigkeit ist entsprechend geschult.

Tab. 5.5 Übersicht über notwendige und mögliche physiotherapeutische Behandlungen nach vaginalen und abdominalen Operationen

Diagnose	Notwendige Behandlung in den ersten 4 – 6 Wochen	Mögliche Behandlungen in den ersten 4 – 6 Wochen
Operationen nach Prolapsen	– Atemtherapie – Wahrnehmungstraining durch Visualisieren, Verbessern der Sensorik und vorsichtiges Anspannen und Entspannen der Beckenbodenmuskulatur – Schulen von korrektem Husten – Lagerung – Instruktion von richtigem Heben und Tragen	– Lymphdrainage – Akupunktur – Kälte- und Wärmeanwendungen Kräftigungsübungen für den Beckenboden in entlasteter Stellung – Haltungsschulung

Untersuchungen von Mørkved und Bø (1996) und Bø et al. (1990) ergaben, dass Patienten, die nach der Geburt gezielt und regelmäßig üben, deutlich kräftigere Muskulatur und weniger Beckenbodenbeschwerden haben.

Beachte beim Üben:
- Übungen dürfen keine Schmerzen hervorrufen.
- Die Patienten müssen unterscheiden können, ob sie die Beckenboden- oder die Gesäßmuskulatur anspannen.
- Die Anspannung der Beckenbodenmuskulatur soll beim Üben mit der Ausatmung und ohne Valsalva (Pressen) trainiert werden.

Jeder Versuch, eine funktionsrichtige aufrechte Körperhaltung einzunehmen, trainiert Muskeln, die bei einer unfunktionellen Haltung überlastet oder insuffizient werden. Gleichzeitig entspannt eine funktionsrichtige Haltung Strukturen, die bei unfunktioneller Haltung überlastet werden. Dies gilt auch für den Halteapparat im Becken, die endopelvine Faszie.

Voraussetzungen für eine gute Haltung sind:
- frei bewegliche Gelenke
- normal bewegliche Muskeln (keine Verkürzungen)
- gute Kraft
- normales Körpergewicht (entsprechend der Größe, des Trainingszustandes und des Alters).

5.5.2   Übungen bei Harninkontinenz

In Kapitel 4 sind die Grundlagen für das Übungsprinzip bei allen Dysfunktionen der abdominopelvinen Rumpfkapsel aufgezeigt.

Jede Beckenbodenübungstherapie schließt ein:
- die Haltungsschulung, siehe dazu Klötzchen-zum-Türmchen-Prinzip, Kap. 4.2.1.5 und Statik, Kap. 4.3.2.1
- kostoabdominale Atemrichtungen über Wahrnehmung schulen und beim Üben einsetzen, siehe dazu Kap. 4.2.1.4 u. 4.3.2.5.

Hinweis: Wenn die Patientin mit der Ausatmung das Prinzip Unterbauchspannung verfolgt, kommt mit der reaktiven Anspannung des M. transversus abdominis die Anspannung des Beckenbodens.

- Rektusdiastase korrigieren, vgl. Out of Alignement, Kap. 4.2.3.7

Hinweis: In jedem Lebensalter sollte bei vorhandener Rektusdiastase über das Verschmälern der Rippenbögen die Kräftigung der obliquen Bauchmuskeln erfolgen. Falsches Aufrollen des Oberkörpers (gerades Hochkommen) wie beim „Sit up" aus Rückenlage meist üblich, sollte vermieden werden.

- Üben von Beckenboden schonendem Husten und anderen, den Beckenboden belastenden abdominalen Druckerhöhungen, siehe dazu Kap. 4.2.1.10.

Hinweis: Das Erlernen der Hustenhilfen zur Druckentlastung des Beckenbodens ist besonders wichtig bei Patienten mit chronischen Erkrankungen der Atemwege, wenn sie Beckenbodenbeschwerden haben. Übungen, die nach einer Geburt wirkungsvoll sind, eignen sich auch nach Operationen zur Rehabilitation des Beckenbodens.

Weitere Therapieübungsvorschläge bei Beckenbodenschwäche:

- Richtiges Beckenboden- und Wirbelsäule schonendes Heben
  In der Spätphase nach Operationen, wie auch für Patienten, die nicht operiert worden sind, ist es besonders wichtig, ihren Beckenboden nicht durch falsches Heben und Tragen zu belasten. Gewichte sollen körpernah gehalten und getragen werden, in Verbindung mit Ausatmung und ohne Pressen gehoben werden (Abb. 5.**5**). Wer täglich Kleinkinder halten oder heben muss, sollte auch als Rezidivprophylaxe und vor allem nach Operationen daran denken, Kinder und Enkelkinder, wenn überhaupt nötig, richtig zu heben. Voraussetzung sind dafür auch eine gut gekräftigte Beinmuskulatur.
- Später kann das Körpergewicht des Kindes zum Trainern der eigenen Bauch- und Beckenbodenmuskulatur eingesetzt werden (Abb. 5.**6**).
- Üben mit Hilfsmitteln
  Ob Hilfsmittel wie z. B. ein *Ball* oder *Thera-Band* eingesetzt werden, hängt davon ab, welche Ziele das Beckenbodentraining zusätzlich haben soll, aber auch, wie die Patientin gern üben möchte. Der *Ball* fördert die Aktivierung stabilisierender Muskulatur des Rumpfes und erlaubt, die Beckenbodenmuskulatur in Richtung der Muskelfasern zu trainieren (Abb. 5.**7a** u. **b**). Außerdem können Alltagssituationen die zu Inkontinenz führen, gezielt geübt werden, wie z. B. vom Sitz zum Stand kommen oder in Rückenlage die auf dem Ball liegenden Beine zur Seite zu bewegen, was einer Bewegung wie beim Aussteigen aus dem Auto gleicht (Carrière 2001).

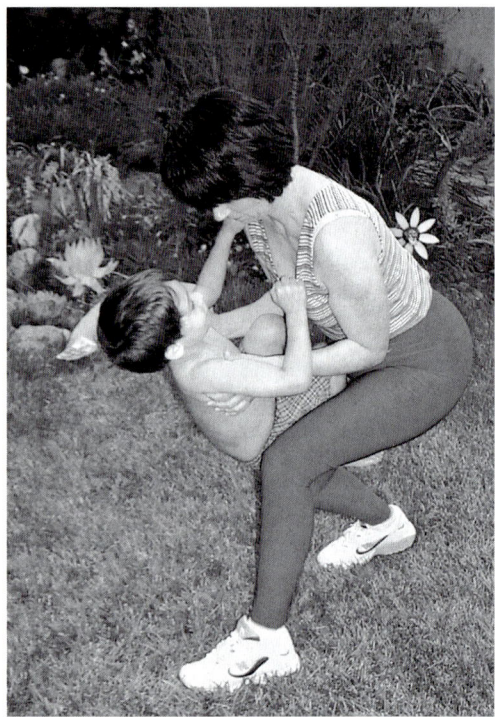

Abb. 5.5 Das Körpergewicht des Kindes wird zum Trainieren ...

Das *Thera-Band* kann zur gleichzeitigen Kräftigung der Hüftmuskulatur eingesetzt werden (Abb. 5.**8a**). Die Kräftigung der Rückenmuskulatur empfiehlt sich mit dem Theraband als Osteoporoseprophylaxe beim Beckenbodentraining (Abb. 5.**8b**) Das Stabilisieren der Körperlängsachse bei guter Einstellung der Beinachsen und gleichzeitiger Anspannung des Beckenbodens beim Aufstehen zeigt Abb. 5.**8c**.

Hinweis: Bevor mit dem Theraband geübt wird, muss erst der erforderliche Kraftaufwand ohne die Belastung durch das Theraband trainiert werden. Es wird erst eingesetzt, wenn die Bewegung automatisch abläuft und die Anspannung der Beckenbodenmuskulatur als Vorkontraktion von selber *reaktiv* geschieht (z. B. reagiert der Beckenboden bereits auf das Ausstrecken der Arme reaktiv).

– Übungen zur *Entlastung* des Beckenbodens *bei Senkungen*
  Für Patienten mit einer Senkung ist es am Anfang wichtig, auch in entlasteter Ausgangsstellung zu üben. Dazu gehören die *Tönnchenstellung* (Heller 1998 und vgl. Übungen und Abbildungen in Kap. 4.3.2.6), bei der sich die Patientin im Vierfüßlerstand auf die Unterarme, den Kopf auf die geballten Fäuste ablegt. Der Beckenboden steht annähernd vertikal im Raum. In dieser Stellung kann die Anspannung des M. transversus abdominis gegen die Schwerkraft in einer Brückenaktivität (Symphyse in Richtung Rücken ziehen, ohne den Rücken abzuflachen) geübt werden. Außerdem lässt sich die Koordination der Beckenbodenmuskulatur mit der Atmung trainieren, z. B. sich vorstellen, bei der Ausatmung den analen Sphinkter und die Scheide zusammenzuschnüren. Das Zwerchfell muss dabei auch etwas gegen die Schwerkraft arbeiten, während die Beckenbodenmuskulatur sich kontrahieren kann, ohne die Gewichte der Organe halten zu müssen.

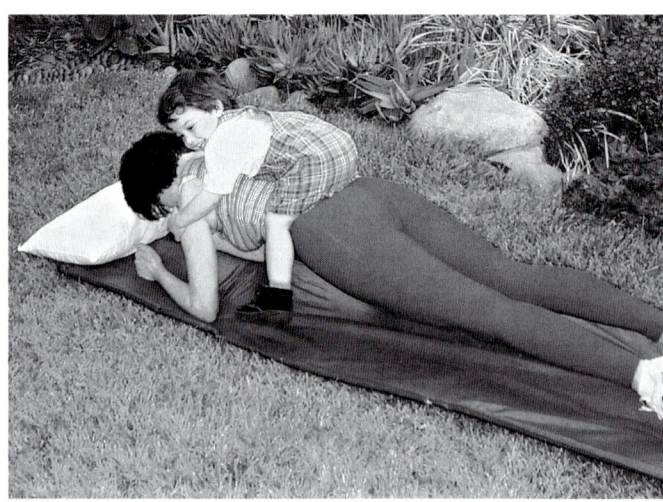

Abb. 5.**6** ... der eigenen Bauch- und Beckenmuskulatur eingesetzt.

– *In Rückenlage* mit angestellten Beinen ist der Beckenboden entlastet. Einfacher für die Patientin ist, das Gesäß zunächst auf einen Keil zur Unterstützung dieser Ausgangsstellung abzulegen. Die Patientin kann so lernen, die Muskulatur des Beckenbodens anzuspannen, ohne das Gewicht der Organe halten zu müssen. Wenn

die Beckenbodenkontrolle in entlasteter Stellung besteht, kann die Übung gesteigert werden, indem die Patientin die Beckenbodenanspannung mit der Aktivität der Glutealmuskulatur kombiniert. Späterhin wird das Üben noch mit der Kräftigung der Hüft-Außenrotatoren verbunden, immer in Kombination mit der Atmung (Abb. 5.**7b**).

Hinweis: Anschließend wird in anderen Ausgangsstellungen, wie z. B. im Sitzen oder Stand geübt, damit die Patientin lernt, das Beckenbodentraining in Alltagssituationen zu übertragen. Es gibt eine Vielzahl von Übungen, die zum Training der Beckenbodenmuskulatur angepasst eingesetzt werden können.

5.5.3   Übungen bei Stuhl- und Windinkontinenz

Für Patienten, die an Stuhl und Windinkontinenz leiden, ist es besonders wichtig, das Gefühl für die Anspannung des M. sphincter ani zu bekommen. Da der Muskel des Darmendes in ähnlicher Weise wie der Ringmuskel des Mundes zusammengezogen werden kann, hilft den Patienten die Vorstellung, den Anus wie den Mund zusammenzuziehen. Das bedeutet, den M. sphincter ani anzuspannen. Die Patientin kann auch in Seitlage ihre flache Hand auf den Gesäßmuskel legen, wobei die Fingerspitzen den Anus berühren. Über die Vorstellung den Anus zusammenzuschnüren oder Winde zu halten, kann eine Kontraktion des M. sphincter ani ausgelöst werden, ohne dass sich dabei die Gesäßmuskulatur anspannt. Die Patien-

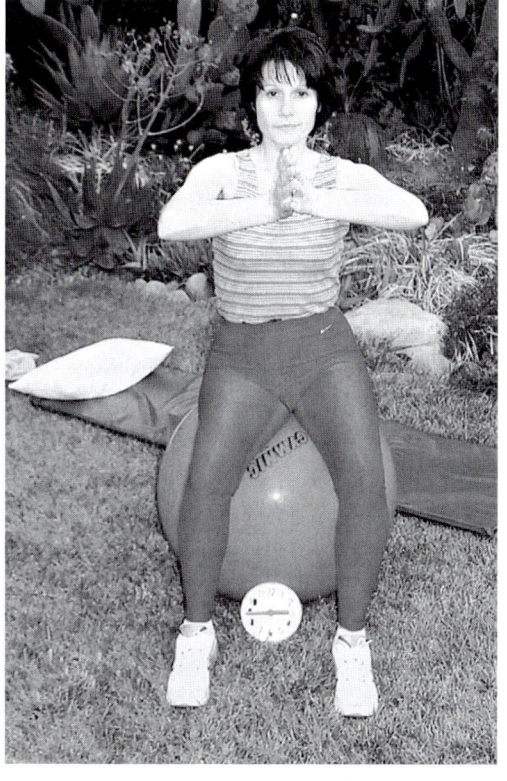

a

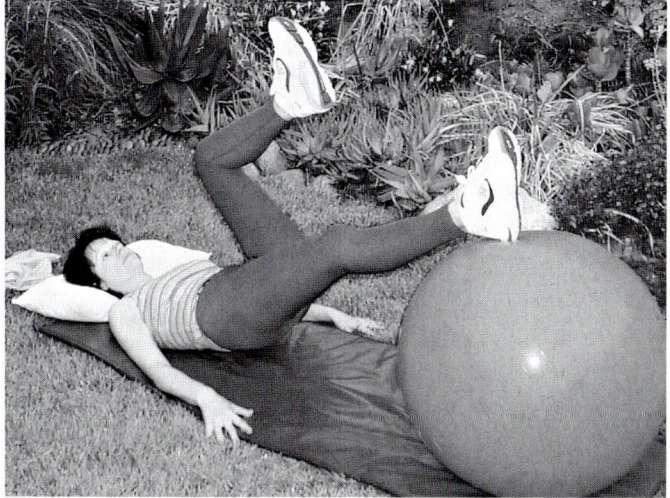

b

Abb. 5.**7** Der Ball fördert die Aktivierung stabilisierender Muskulatur des Rumpfes und erlaubt die Beckenbodenmuskulatur in Richtung der Muskelfasern zu trainieren (**a**).

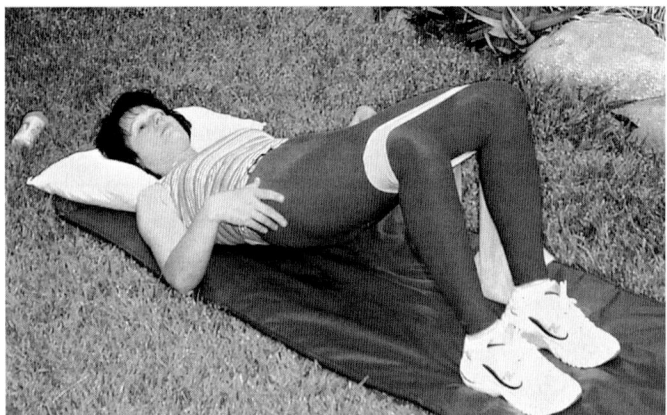

Abb. 5.8 Das Thera-Band wird zur Kräftigung eingesetzt.

a

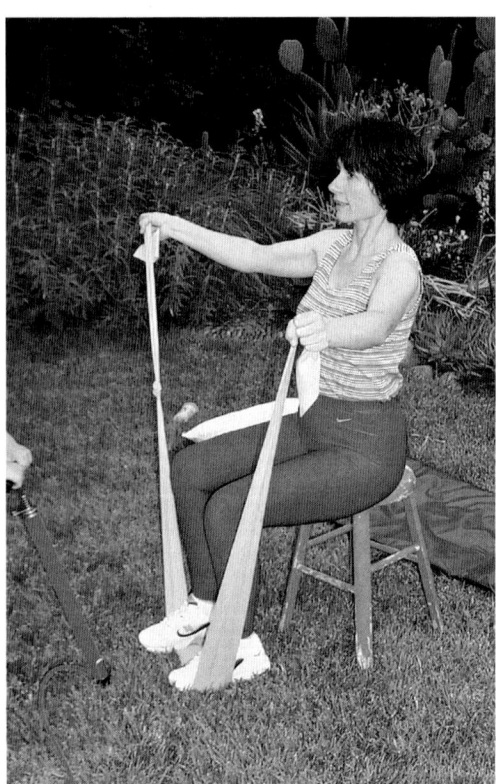

b

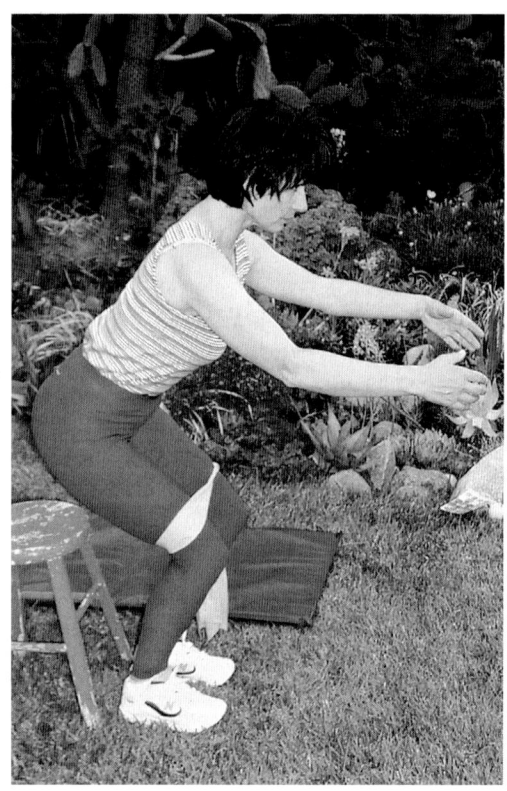

c

tin spürt dann eine Kontraktion unter ihren Fingerspitzen und hat gleichzeitig die Rückmeldung, dass der M. glutaeus entspannt ist, wenn der Gesäßmuskel in der Hand „weich" bleibt.

Wenn die Wahrnehmung geschult ist, was auch über andere Reize der Körperwahrnehmung geschehen kann, können alle oben beschriebenen Übungen mit zur Behandlung von Stuhl und Windinkontinenz hinzugezogen werden. Dabei soll immer auf die Anspannung des M. sphincter ani bei der *Ausatmung* hingewiesen werden („zuschnüren"), während sich die Muskulatur bei der *Einatmung* entspannt. (Weitere Übungen s. Kap. 4.3.2.6.)

5.5.4   Biofeedback und Elektrotherapie

Biofeedback und Elektrotherapie sind als zusätzliche Behandlung bei manchen Patienten eine wertvolle Ergänzung. Ihre Wirkung wird aber erst durch eine vorangegangene und gleichzeitige gezielte Übungsbehandlung gesichert, weil bei allen Störungen im Beckenbodenbereich die Wiederherstellung der Koordination von Zwerchfell (Diaphragma pulmonale) und Beckenboden (Diaphragma pelvis) und eine aufrechte Haltung wichtig sind, damit die Druckverhältnisse im Bauchraum wieder stimmen. Langzeitbehandlung mit isolierter Elektrotherapie wird oft von den Patienten nicht besonders gut angenommen, weil sie nicht motivationsfördernd ist.

Wenn Wahrnehmungsstörungen im Beckenbodenbereich bei Harninkontinenz wie auch bei Defäkationsstörungen noch Monate nach der Geburt bestehen, kann eine *Elektrostimulation* das Gefühl für die Kontraktionen der äußeren Sphinktere verbessern helfen. Die Elektroden werden entweder in das Rektum oder in die Scheide eingeführt (transrektal oder transvaginal) oder als Oberflächenelektroden benutzt. Vor allem, wenn eine Operation oder die Geburt noch nicht lange zurückliegt, hat Elektrotherapie zusätzlich eine lokale durchblutungfördernde Wirkung, die hilfreich sein kann.

Da ein großer Prozentsatz von Frauen durch ein Geburtstrauma (siehe vorangegangene Kap. 1.4.1 bis 1.4.12) noch nach zwei bis vier Jahren nach der Geburt an analer und/oder urinaler Inkontinenz leiden (Tetzschner et al. 1996), ist bei manchen dieser Frauen in diesem Zeitraum eine kurzzeitige zusätzliche Behandlung mit Elektrotherapie eine wirksame Hilfe. Selbstverständlich ist bei einer vermuteten Denervation der Beckenbodenmuskulatur Elektrotherapie einen Versuch wert, um die Muskulatur zu stimulieren und die Wahrnehmung zu fördern. Bei einer kompletten Lähmung ist auch durch Elekrotherapie keine Besserung zu erwarten. Aber gerade bei solchermaßen Betroffenen sollte man allen Behandlungsmöglichkeiten eine Chance geben, besonders wenn die vollständige Lähmung des N. pudendus nicht durch diagnostische Maßnahmen erwiesen wurde. Knight et al. (1998) empfehlen den betroffenen Patientinnen erst ein spezielles und fachgerechtes Übungsprogramm durchzuführen, bevor an andere Behandlungsmöglichkeiten gedacht wird. Eine Ausnahme sind die Patientinnen, welche bereits seit langer Zeit entsprechende Symptome haben oder jene, die eine schwache Beckenbodenmuskulatur haben. Auch Bø (1998) empfiehlt ein Übungsprogramm und Elektrotherapie vor allem nur für solche Patientinnen, die die Anspannung des Beckenbodens zunächst nicht spüren können.

Feedback bedeutet eine Rückmeldung für den Patienten, ob er die richtigen Beckenbodenmuskeln anspannt. Dies kann sowohl über das eigene Ertasten erfolgen als auch durch einfache Drucksonden, die in die Scheide oder den Darm eingeführt, bei einer Anspannung der Muskulatur einen Zeiger auf einer sichtbaren Skala ausschlagen lassen. Je stärker die Kontraktion, desto größer ist der Ausschlag. Ebenso wird die Muskelentspannung sichtbar gemacht. Wenn ein Hilfsmittel eingesetzt wird, um ein Feedback zu erhalten, spricht man normalerweise von *Biofeedback*.

Bei moderneren Geräten kann gemessen und für die Patienten sichtbar gemacht werden, wie *stark* und wie *lange* der Tonus der Beckenbodenmuskulatur gehalten aber auch, ob die Muskulatur wieder richtig entspannt werden kann.

Eine weitere Möglichkeit die An und Entspannung, Ausdauer und Kraft, z. B. bei Beginn und nach Abschluss der Behandlung zu messen, bieten EMG Oberflächenelektroden. Moderne Geräte mit unterschiedlichen Elektroden (Druck, EMG oder Elektrostimualtion) bieten Kombinationen von Behandlungsmöglichkeiten und eignen sich auch dazu, einen Behandlungsverlauf zu dokumentieren. Viele Patienten sind dankbar, zu Beginn der Behandlung zu wissen, dass sie die richtigen Muskeln anspannen und entspannen und dass sie Auskunft über die Qualität und Intensität der Kontraktion erhalten, weil diese sichtbar gemacht werden.

Wenn die Patientin eine gute Wahrnehmungsfähigkeit für die Muskelanspannung und -entspannung ihres Beckenbodens hat, sollte für sie ein Übungsprogramm zusammengestellt werden, welches sie allein und motiviert bei all ihren Aktivitäten des täglichen Lebens einsetzt und durchführt. Eine Verbesserung des Zustandes ist in jedem Fall auch eine Form von Biofeedback, nur eben nicht eine auf dem Computer sicht- und messbare. In jedem Fall sollte individuell abgewogen werden, welche Therapie oder welche Kombination von Behandlungsmöglichkeiten für jeden der Patienten am besten geeignet ist, um die Rehabilitation des Beckenbodens einzuleiten und zu erhalten.

Literatur

1. Allen RE, Hosker GL, Smith ARB, Warrell DW: Pelvic floor damage and childbirth. British J of of Obstet and Gynaecol. 1990; 97:770–779
2. Benninghoff A: Lehrbuch der Anatomie, Zweiter Band 1. Teil. J. F. Lehmans Verlag München 1942, S. 225–327

3. Bø K, Hagen RH, Kvarstein B, Jørgensen, Larsen S: Pelvic floor muscle exercise for the teatment of female stress urinary incontinence. Neurology and Urodynamics 1990, 9: 489–502

4. Bø K: Effect of electrical stimulation on stress and urge urinalry incontinence. Acta Obstet Gynecol Scand 1998, 77: 3–11

5. Bump RC, Mattiasson A, Bø K, Brubaker LP, DeLancey JOL, Klarskov P, Shull BL, Smith ARB: The standardization of terminology of female pelvic organ prolapse and pelvic floor dysfunction. Am J Obstet Gynecol, 1996, 7:10–17

6. Bump RC, Mc Clish DK: Cigarette smoking and urinary incontinence in women, Am J Obstet Gynecol, 1992: 167: 1213–1218

7. Cantieni B. Tiger feeling. Verlag Gesundheit, Ullstein Berlin, 7th edn. 1998

8. Carrière B. Der große Ball in der Physiotherapie. Springer Verlag, Berlin, Heidelberg, New York, 1999, S. 343–376

9. Carrière B. Strengthening the pelvic floor muscles. Physical Therapy Products 1999, 9:48–50

10. Carrière B: Fitness des Beckenbodens. Thieme Verlag 2001

11. Chaliha C, Khullar V, Sultan AH, Stanton SLS: Post partum stress incontinence: a genuine symptom. Proceedings if the international continence society 2000, abstract 98, S. 505

12. Digesu A, Toozs-Hobson P, Bidmead J, Cardoza L, Robinson D: Pregnancy, childbirth and urinary incontinence: caesarean for all? Proceedings if the international continence society 2000, abstract 100, S. 508

13. Dwyer PL, Lee ETC, Hay DM: Obesity and urinary incontinence in women, Brit. J of Obstetrics and Gynaecology, 1988 Vol. 95 1: 91–96

14. Foxx-Orenstein, AE: Fecal Incontinence: a silent epidemic. Lecture for the section of women's health, CSM meeting of the APTA in New Orleans, LA 2.-6. Feb. 2000

15. Franz HBG, Schneider D, Benda N, Erz W, Neuer A, Gonser M: Die unkomplizierte Geburtsverletzung als Risikofaktor analer Inkontinenz? Z. Geburtsh. Neontatol. 1999: 203:24–28

16. Füsgen I, Melchior H: Inkontinenzmanual 2. Aufl. Springer-Verlag Berlin 1997

17. Gesellschaft für Inkontinenzhilfe, Information Webseite Internet 2000

18. Gordon H, Logue M: Perineal Muscle Function after childbirth. Lancet 1985, Vol.2 8447: 123–125

19. Heller A. Geburtsvorbereitung. Thieme Verlag Stuttgart 1998

20. Hirsch W, Koch W, Morack G: Die Stemmübungen nach Brunkow in der konservativen Therapie der weiblichen Harninkontinenz. Krankengymnastik 1990, (42), 8:884–886

21. Jänig W: Vegetatives Nervensystem. In Schmidt RF, Thews G (Herausg.) Physiologie des Menschen, 26. Ausg. Springer-Verlag, Berlin, Heidelberg, 1995, S. 340–369

22. Klein-Vogelbach S: Ballgymnastik zur funktionellen Bewegungslehre 1990, 3. Auflage, Springer Verlag, Berlin, Heidelberg, New York

23. Knight S, Laycock J, Naylor D: Evaluation of neuro-musular electrical stimulation in the treatment of genuine stress incontinence. Physiotherapy 1998, Vol. 84: 61–71

24. Mallet VT, Richardson DA: Gynocologic urology. In Nichols und Sweeney (Herausg.) Ambulatory gynocology, 2nd ed. Lippincott Company, Philadelphia, 1995, S. 315

25. Miller JM, Ashton-Miller JA, DeLancey J. O. L: A pelvic muscle precontraction can reduce cough-related urine loss in selected women with mild SUI. JAGS 1998: 46: 870–874,

26. Mørkved S, Bø K: The effect of post-natal exercises to strengthen the pelvic floor muscles. Acta Obstet Gynecol Scand 1996, Vol. 75: 382–386

27. Nichols DH, Randall CL: Vaginal surgery. William& Wilkins, Baltimore 1996, S. 384–3390

28. Nichols DH: Central compartment defects. In Te Linde's operative gynecology 8th ed. Herausg. Rock JA, Thompson JD. Lippincott-Raven, Philadelphia, 1997, S. 1006- 1029

29. Pages I-H: Komplexe Physiotherapie der weiblichen Harninkontinenz, SPV, 1997: 1: 5–10

30. Ralph G, Baumgartner B: Urogynäkologische Funktionsdiagnostik bei Genitalprolaps. Collegium publicum, 1998, 4:4–5

31. Retzky SS. Rogers RM: Urinary incontinence in women, clinical symposia, 1995: 47:3

32. Richardson C, Jull G, Hodges P, Hides J: Therapeutic exercise for spinal segmental stabilization in low back pain. Churchill Livingstone, Edinburgh, 1999 S. 51–58

33. Rosenzweig BA, Hischke D, Thomas S, Nelson AL, Bathia NN: Stress Incontinence in Women. J of Reproductive Medicine 36, 12: 835–838

34. Rosenzweig BA, Hischke D, Thomas S, Nelson AL, Bhatia NN: Stress Incontinence in Women, Journal of reproductive medicine 1991: (36) 12: 885–838

35. Ryhammer AM, Møller Bek K, Laurberg S: Multiple vaginal deliveries increase the risk of permanent incontinence of flatus ans urine in normal premenopausal women Ds Colon Rectum 1995; 38: 1206–1209

36. Sapsford RR, Hodges PW: Voluntary abdominal exercise and pelvic floor muscle activity. Proceedings if the international continence society 2000, abstract 102, S. 510–511

37. Snooks SJ, Sitchill M, Swash M, Henry MM: Injury to the innervation of the pelvic floor sphinkter musculature in childbirth. Lancet, 1984; 2: 546–550

38. Sultan AH, Kamm MA: Fecal incontinence after childbirth. British J of Obstet and Gynaecol 1997, 104:979–982

39. Tanzberger R: In Carrière B. Der große Ball in der Physiotherapie. Springer Verlag, Berlin, Heidelberg, New York 1999 S. 343–376

40. Tetzschner, T, Sørensen M, Lose G, Christiansen J: Anal and urinary incontinence in women with obstetric anal sphincter rupture. British J of Obstet and Gynaecol. 1996, 103: 1034–1040

41. Thompson JD, Warshaw J: Hysterectomy. In Te Linde's operative gynecology 8th ed. Herausg. Rock JA, Thompson JD. Lippincott-Raven, Philadelphia, 1997, S. 771–795

42. Travell JG, Simons DG: Myofacial Pain and Dysfunction William & Wilkins, Baltimore 1992: Vol.2 S. 110–131

43. Van Kampen M: Urogenitaltrakt in Van den Berg (Herausg.) Angewandte Physiologie. Thieme Verlag Stuttgart, New York 2000, S. 235–289
44. Versprille-Fischer ES: Inkontinenz und Beckenbodendysfunktionen. Ullstein-Mosby Berlin 1997
45. Wagner TH, Hu TW: Economic costs of urinary incontinence in 1995, Urology, 1998: 51: 355–361
46. Wall LL, DeLancey J OL: The politics of prolapse in Perspectives in Biology and Medicine, The University of Chicago, 1991: 34: 4 S. 486–496
47. Wall LL, Norton PA, DeLancy JOL: Practical Urogynocology. William & Wilkins Baltimore, 1993: S. 143
48. Wall LL: Urinary stress incontinence. In Te Linde's operative gynecology 8th ed. Herausg. Rock JA, Thompson JD. Lippincott-Raven, Philadelphia, 1997, S. 1087–1133
49. Wesselmann U, Burnett AL, Heinberg LJ: The urogenital and rectal pain syndromes. Pain 1997 Vol 73: 269–294

6 Gestaltung der Rückbildungsgymnastik

6.1 Kursleitung

Wurde in Kap. 4 exemplarisch aufgezeigt, „was" die Kursleiterin in der Rückbildungsgymnastik befundbezogen und zielorientiert vermittelt, wird in diesem Kapitel thematisiert, „wie" sie mit Gewinn für die Wöchnerin therapiert, um eine möglichst dauerhafte strukturelle und funktionelle Rückanpassung zu erzielen.

6.1.1 Trainingstherapie und zu beachtende Prinzipien

– *Trainingswirksame Belastungsreize* sind eine grundlegende Voraussetzung, wenn durch körperliches Üben eine höhere funktionelle Belastbarkeit und Leistungsfähigkeit erreicht oder wiedererreicht werden soll. (Haas, 2001)
Für die Wöchnerin bedeutet das zunächst eine Rückanpassung an ihren Zustand vor Schwangerschaftsbeginn. In dieser Zeit werden Schwerpunkte sein: Die Rückanpassung von Bauchwandmuskulatur, des Atmungsdiaphragmas, des Beckenbodens, der Fuß- und Beinmuskulatur, das Sichern der Statik aber auch das Fördern der Entspannungsfähigkeit aller Strukturen, die durch Fehlhaltungen und Fehlspannungen im Alltag überlastet werden. Erst wenn dieses Ziel erreicht ist – und das ist in der Regel auch das Ende des Wochenbetts – gilt der Grundsatz, dass trainingswirksame Reize für *gesunde* Strukturen *deutlich* über den normalen Alltagsbelastungen liegen sollen. Die kritische Reizschwelle ist dann abhängig von der individuellen Leistungsfähigkeit der Frau (des Menschen) und der Höhe der einwirkenden Reize. Wie dann nach Beendigung der Rückbildungszeit Körpertraining erfolgt, steht außerhalb der Kompetenz der Rückbildungstherapeuten und dies kann die Frau dann für sich ganz individuell festlegen.
– In das *Frühwochenbett* fällt die Wundheilungszeit. Nach einer Verletzung (z. B. Dammnähte, Sectionähte) ist der Schwellenwert für eine trainingswirksame Belastung hier deutlich reduziert, was berücksichtigt werden muss. Da aber, wie in Kap. 1.4.4 ausgeführt, zur Wundheilung angepasste Belastungsreize notwendig sind, kann und soll auch im Frühwochenbett auf therapiewirksame sanfte Bewegungs- und Belastungsreize nicht verzichtet werden.
In der Rehabilitation muss die Belastung allmählich gesteigert werden, darf nie, wie das im Sport bei gesunden Menschen oft geschieht, sprunghaft erfolgen.
– *Die Kontinuität beim Trainieren.* Dazu muss man wissen, dass Krafttraining die Kraft erhöht, während regelmäßiges Ausdauertraining die Leistung und die Kapazität des Herz-Kreislauf-Systems und der beteiligten Muskulatur verbessert. Wird das Training eingestellt, sinkt der adaptierte Trainingsgewinn schnell wieder. Je schneller auftrainiert wurde, desto schneller geht die Kraft wieder verloren.
– *Die Individualität* muss berücksichtigt werden, weil jeder Mensch in seinen adaptiven Möglichkeiten für Training und für andere Umwelteinflüsse anders ausgestattet ist. (wofür die Erbanlagen verantwortlich sind). Deshalb wirkt ein- und dasselbe Übungsprogramm für jeden Menschen / für jede Wöchnerin anders. Das kann sich zwischen starker Verbesserung, wenig Reaktion oder Überbelastung beim gleichen Therapieangebot bewegen. Deshalb muss bei der Übungsauswahl in der Rehabilitation die Individualität, d. h. die unterschiedliche Belastbarkeit der einzelnen Wöchnerinnen berücksichtigt werden. Das gelingt der Therapeutin besser, wenn sie Kenntnis hat, welche strukturellen und funktionellen Veränderungen des jeweiligen Gewebes (Muskeln, Bänder, Faszien, Knochen, Gelenke) nach Schwangerschaft und Geburt zu erwarten sind, und wie in der Zeit der Rekonvaleszenz individuell dosiert werden soll.
– *Das Prinzip der Spezifität* erfordert genaue Kenntnis, *welche* Strukturen wie trainiert werden bzw. in der Rehabilitation Verbesserungen erzielt werden sollen, z. B. wenn die gerade Bauchmuskulatur aus ihrem Alignement nach lateral stark abgewichen ist. Ein anderes Beispiel ist die Kenntnis, ob der Beckenboden muskelschwach oder strukturverletzt ist. Erst wenn diese Spezifität festgestellt ist, können entsprechende Behandlungs- und Übungsangebote ausgewählt werden. Während im Training

mit gesunden belastbaren Strukturen und Organen Belastungstraining erfolgen kann und soll, müssen in der Rehabilitation – und dazu gehört das Früh- und Spätwochenbett(!) – verletzte Strukturen durch spezifische Bewegungsreize ihre ursprüngliche Ausrichtung und Zusammensetzung der Gewebsstrukturen wieder erhalten. (Haas, 2000) Hier muss mit spezifischen Trainingsreizen geübt werden, um den Aufbau und die Belastbarkeit bis zur vollen Leistungsfähigkeit zurückzugewinnen, was das erstrebenswerte Ziel ist.

– *Der optimale Wechsel von Belastung und Erholung.* Bei zu *geringer* oder zu *seltener* Belastung wird zwar die strukturelle Anpassung ausgelöst, aber der nächste Belastungsreiz erfolgt zu spät, um einen wirksamen stabilen Muskelaufbau auszulösen. Auch wenn in *zu dichter* oder *zu intensiver* Folge Belastungsreize ausgelöst werden, kann sich die Leistungsfähigkeit nicht verbessern. Dieses „Übertrainieren" löst subjektiv bei Wöchnerinnen (und anderen Patienten) das Gefühl der Überbelastung aus. Dann ist die Belastung durch Therapie und Training zu hoch, der Wechsel von Belastung und Erholung erfolgt nicht optimal. Den Leitsatz von H. J. Haas (2001) zitiere ich an dieser Stelle: „Grundsätzlich gilt: Richtig dosierte Belastungen lösen Adaptationsvorgänge in Zellen, Substrukturen, Organen und letztlich des Gesamtorganismus aus. Die Anpassung der belasteten Strukturen und Organe findet in der Erholungsphase statt. Eine chronische Störung der anabolen (Aufbaustoffwechsel; die Verf.) Vorgänge durch erneute Belastungen (zu früh, zu hoch) stört die gewünschte Adaptation auf ein höheres strukturelles Niveau. Ist der Zeitraum der Belastung zu lang, findet ebenfalls keine Adaptation auf einem höheren Niveau statt, bzw. sind erreichte Adaptationen schon wieder verloren gegangen." Diesen Leitsatz sollten alle Therapeuten/innen die Rückbildungsgymnastik anbieten, kennen.

– Grundmethoden des aeroben Ausdauertrainings sind die *Dauer-* und die *Intervall*-Methoden. Die *Dauer-Methode* setzt sich aus *Belastungsdauer* und *Belastungsumfang* zusammen. Von einer kontinuierlichen Belastung von 20 – 60 Minuten (im Sport durchaus mehr) ist in der Rückbildungsgymnastik im Spätwochenbett abzuraten, auch wenn viele junge Frauen das möchten, weil sie dem Irrtum „viel hilft viel" unterliegen. Bereits 20 Minuten Dauerbelastung ist eine Überforderung. Es ist ratsam, mit Wöchnerinnen nicht in kontinuierlicher Belastung ohne Pausen zu arbeiten, sondern das Therapiekonzept (ohne Konzept kann man nicht therapieren!) als *Intervallbelastung* zu planen und durchzuführen. Die Belastungsintensität einer Übung, ob gering, mittel oder später hoch, hat immer eine Bedeutung. (s. o.)

Eine ausreichende Erholungsdauer muss auch bei der *Intervallmethode* erfolgen, weil sich das Herz-/Kreislaufsystem und die Muskulatur erst wieder erholen müssen. Wird die Belastungsintensität durch zu schwierige, temporeiche Übungen zu hoch gewählt und ist die Belastungsdauer zu lang, können angestrebte Erholungswerte (metabolische Erholung) nicht erfolgen. Wöchnerinnen sollten mit optimalem Wechsel von *anfordernder Belastung* (nicht überfordernd) und *Erholung* ihre Rückbildungsgymnastik erfahren dürfen.

Aerobes Ausdauertraining hat positive Auswirkung auf die Wundheilung (nach H. J. Haas, 2001)

– weil die Durchblutung der belasteten Strukturen verbessert wird,
– weil der erhöhte Stoffwechsel durch körperliche Aktivität und Training einen leichten Temperaturanstieg bewirkt und die erhöhte Gewebetemperatur wieder die Stoffwechselaktivität erhöht,
– weil durch neuronale Anpassungen (inter- und intramuskuläre Koordination) in kürzester Zeit die Bewegung ökonomisiert wird und dadurch der Energiebedarf für eine gegebene Belastung sinkt,
– weil einer durch Inaktivität (z. B. bei tiefen Dammverletzungen, bei schmerzhaften Symphysenproblemen) bedingten Atrophie von Muskeln , Sehnen, Bändern, Knorpeln und Knochen vorgebeugt wird,
 weil durch intensive kurzzeitige wie auch durch gering intensiv längerdauernde Muskelarbeit der Endorphinspiegel ansteigt, die Schmerzwahrnehmung wird reduziert, das geistige Wohlbefinden gesteigert,
– weil bei niedrigen Belastungen der Kortisonspiegel, der eine negative Wirkung auf die Neubildung und Regeneration von Bindegewebe hat, *nicht* ansteigt,
– weil die Mehrdurchblutung auch die Verfügbarkeit von Hormonen für die Heilung bindegewebiger Strukturen verbessern könnte. (Tripton et al., 1959, in Haas, 2001)

Hinweise: Aerobes Ausdauertraining heißt, Energiebereitstellung zur Leistungserbringung unter gesicherter Sauerstoffversorgung, Gegenteil: anaerob. Die aufgezeigten positiven Auswirkungen auf die Wundheilung betreffen in der Geburtshilfe wie in anderen medizinischen Fachbereichen alle operativen und traumatischen Gewebsverletzungen bei denen eine Wundheilung der Gewebe erfolgen muß.

6.1.2   Einige Anmerkungen zu Gruppenleitung und Gesprächsführung

6.1.2.1 Gruppenleitung

Die Gruppenleiterin sollte darauf achten, dass eine dem Lernen und dem vertrauensvollen Miteinander-Arbeiten zuträgliche Atmosphäre in der Gruppe entsteht. Voraussetzungen hierzu sind:

– Sie sollte hinter den von ihr vermittelten Therapie-Inhalten stehen, um diese überzeugend vermitteln zu können. Das setzt voraus, dass sie ein solides Fachwissen mitbringt und ihren Kenntnisstand in Fortbildungskursen immer wieder aktualisiert.
– Sie sollte selbst ein gutes Körpergefühl haben, um die therapeutischen Übungen erfolgreich weiter vermitteln zu können.
– Zwischen der Kursleiterin und jeder „ihrer" Rückbildungs-Wöchnerinnen sollte sich eine Vertrauensbasis entwickeln können, weil bei fehlendem Vertrauen die vielfach möglichen Probleme, die es im Wochenbett geben kann, unausgesprochen bleiben. Gerade in der Rückbildungsgruppe werden die intimsten Körperbereiche thematisiert. Darüber lässt sich nur in einem vertrauensvollen Klima gut sprechen.
– Dazu muss die Kursleiterin mit jeder neuen Rückbildungsgruppe eine einfühlsame, partnerschaftliche Zusammenarbeit aufbauen, in der sie für jede der Frauen Verständnis signalisiert. Damit bringt sie zum Ausdruck, dass sie die Probleme oder gar Nöte der Wöchnerin versteht und versucht, konstruktive Lösungsvorschläge anzubieten. Das bezieht selbstverständlich das Kind mit ein.
– Für jede Kursleiterin ist es von Vorteil, wenn sie neben ihrer Kompetenz und Erfahrung eine gute Beobachtungsgabe einbringen und geduldig zuhören kann. Nur so erkennt sie auch in einer Gruppe, wenn Wöchnerinnen *psychische* oder *soziale* Probleme haben. Der Kursleiterin muss bewusst sein, dass Probleme latente Einflüsse auf das Verhalten der Frauen haben. Über taktvolles Nachfragen lässt sich evtl. klären, ob die Wöchnerin an eine fachkompetente Stelle verwiesen werden kann, um ihre spezifischen Probleme anzugehen.

Was muss eine Kursleiterin noch beachten?

– Wichtig ist, dass die Wöchnerinnen die vermittelten Inhalte und Übungen – ganz gleich, ob in Einzelbehandlung oder Gruppenarbeit – verstehen und umsetzen können. Das setzt präzise Übungsangaben (Instruktionen) voraus. Eine einleuchtende Erklärung, sowie eine leicht verständliche, eventuell auch bildhaft einprägsame Übungssprache hilft dem besseren Verstehen. Die Fachsprache mit lateinischen Bezeichnungen, wie auch die zwischen Körpertherapeuten übliche funktionelle Bewegungssprache (Therapeutensprache) soll vermieden werden. Die sog. „Patientensprache", bei der Übungen häufig eigene Namen haben können, fördert die Motivation. (s. Kap. 4.1.3)

In jeder Gruppe finden gruppendynamische Gesetzmäßigkeiten statt. Die Gruppenleiterin tut gut daran, einige dieser Faktoren zu beachten, um das Gruppenleben positiv zu beeinflussen. Rollenbildung findet in Gruppen immer statt. Die Rolle der Gruppenleiterin sollte die Therapeutin im besten Sinne übernehmen. Sie ist fachkompetent, hat die Verantwortung für ihre Arbeit in diesem vorgegebenen Rahmen und für die anwesenden Frauen übernommen und garantiert somit, dass sowohl der Inhalt, als auch der Rahmen der Veranstaltung verlässlich ist.

Es bilden sich, je nach der Persönlichkeit der anwesenden Frauen auch bestimmte Rollen innerhalb der Gruppe aus, welche die Gruppenleiterin beachten sollte. Eine dominante Frau sollte sie eher etwas bremsen, eine zu stille Teilnehmerin fördern. Insgesamt sollte eine wohlwollende, ermutigende Atmosphäre entstehen. Diese erlaubt, dass die Frauen ohne Scheu miteinander üben und die Gruppenstunde als willkommene Abwechslung oder gar Erholung von ihrem „Babyalltag" ansehen können.

Etwas über Gesprächsführung

Auf der verbalen Interaktionsebene ist das Gruppenleben geprägt von den Anweisungen und Erklärungen der Therapeutin sowie von dem Dialog zwischen Therapeutin und Teilnehmerinnen. Der Dialog zwischen den Teilnehmerinnen nimmt innerhalb der Stunde einen kleinen Raum ein. Vor und nach der Stunde entsteht dieser Dialog auf der informellen Ebene sicherlich spontan.

Der Stundenbeginn sollte durch ein kurzes Gespräch gekennzeichnet sein, in dem die Frauen über ihre Erfahrungen mit den Übungen oder Hinweisen aus der letzten Stunde sprechen können.

Es können Fragen gestellt und Themen angeregt werden. Auf diese Weise erfährt die Therapeutin auch, wie ihre Angebote „ankommen", auf welche Inhalte sie noch einmal eingehen muss. Zudem erhält sie Hinweise auf die Art und Weise ihrer Gruppenleitung, ihres Stundenaufbaues und auf das Ausmaß der Verständlichkeit ihrer Instruktionen, die sie in der weiteren Kursleitung mit verwerten kann (E. Braun, 2001).

Wenn Kursteilnehmerinnen nicht mehr kommen

Während in Geburtsvorbereitungskursen die Schwangeren und ihre Partner bei möglichen Konflikten, die aus verschiedenen Gründen, z. B. unerfüllte Erwartungshaltung resultieren können, in der Regel den Geburtsvorbereitungskurs nicht abbrechen, lösen Wöchnerinnen die Situation, wenn sie sich in der Rückbildungsgruppe nicht wohl fühlen oder sich überfordert fühlen, anders: sie bleiben einfach weg.

Wenn eine Kursleiterin feststellen muss, dass immer wieder Teilnehmerinnen ohne Angabe von Gründen den Kurs abbrechen, sollte sie diesem Umstand nachgehen. Sie muss ihr inhaltliches Angebot überprüfen, hierzu evtl. die Teilnehmerinnen befragen, auch über ihre didaktische und rhetorische Vorgehensweise nachdenken. Anfängerinnen könnten eine erfahrene Kollegin bitten, einige Kursstunden anwesend zu sein, um von ihr eine offene Rückmeldung bezüglich der eigenen Arbeit zu erhalten.

Wenn Themen auftauchen, die den Rahmen des Rückbildungskurses überschreiten.

Gerade in der sensiblen Zeit nach der Geburt des Kindes stellen sich für manche Frau soziale oder psychische Probleme heraus, für die spezifische Hilfe notwendig sein kann. Eine Kursleiterin wird sich mit wachsender Erfahrung hierfür eine Sensibilität erwerben, mit der sie erkennen kann, welche ihrer Kursteilnehmerinnen davon betroffen sein könnte. Oft ist dann interdisziplinäre Zusammenarbeit die Basis, der Wöchnerin helfen zu können. Für diese Fälle sollte die Kursleiterin Verbindungen zu Fachtherapeuten, Sozialdiensten und Beratungsstellen herstellen können.

Für andere Fragen der Wöchnerinnen, die im weitesten Sinne nicht zum Thema Rückbildungsgymnastik gehören – und davon gibt es für junge Mütter sehr viele, zu denen sie sich austauschen möchten – können zusätzliche Treffen angeboten werden, z. B. Stillgruppen, Kurse für Babymassage, Babyschwimmen, Krabbel-Gruppen, Pekip-Gruppen (Prager-Eltern-Kind-Programm) u. a.

Das eigentliche Ziel muss im Auge behalten werden: Die zehn vom Kassenträger erstatteten Rückbildungsstunden (à 60 Minuten) sollten schwerpunktmäßig die körperliche Rekonvaleszenz der Mutter und ihre sich in dieser Findungsphase wieder steigernde Belastbarkeit zum Inhalt haben.

6.2 Organisation der Rückbildungskurse

Rückbildungsgymnastik im Spätwochenbett ist Gruppenarbeit. Von der Gruppengröße her ist bei 10 teilnehmenden Wöchnerinnen eine individuelle aufmerksame Begleitung durch die Kursleiterin voll in Anspruch genommen.

> **Beachte:** Aufgrund unserer sozialen Fähigkeiten sind uns Grenzen gesetzt, mit sehr großen Gruppen eine nahe, zwischenmenschliche Beziehung aufzubauen!

Große Gruppen erschweren, auf individuelle Bedürfnisse jeder einzelnen Frau eingehen zu können und überfordern die Kursleiterin. Das gilt besonders für die mit Gruppenarbeit unerfahrenen Kursleiterinnen.

Da bei großen Gruppen rasch der Überblick verloren gehen kann, ist „Neueinsteigerinnen" zu empfehlen, zunächst mit 4–6 Wöchnerinnen in kleinerer Gruppe zu beginnen, um den funktionellen und strukturellen Defiziten aller Wöchnerinnen gerecht werden zu können.

Als medizinisch orientierte Kassenleistung muss auch in der Rückbildungsgymnastik vor Beginn der Übungsstunden, die schließlich einen Therapieerfolg zum Ziele hat, für jede Wöchnerin ein individueller Befund (s. Kap. 2) erhoben werden. Neben den allgemeinen therapeutischen Zielsetzungen müssen auch befundabhängige zusätzliche Ziele (s. Kap. 3) einbezogen sein. Aus Befund und Zielen leitet sich dann, wie bei jeder medizinischen Behandlung gleich welcher Fachrichtung, das Therapiekonzept (s. Kap. 4) ab. Dieses erfordert durch mögliche individuell-unterschiedliche Problemstellungen einzelner Wöchnerinnen eine Anpassung der Behandlung.

Im Frühwochenbett wird Wochenbettgymnastik in Geburtskliniken durch Physiotherapeuten oder Hebammen durchgeführt. Hatte eine Frau eine ambulante Geburt oder hat sie in einem von Hebammen geleiteten Geburtshaus oder als Hausgeburt mit Hilfe einer Hebamme ihr Kind zur Welt gebracht, ist die Wochenbettgymnastik Aufgabe der Hebamme/Nachsorgehebamme. (vgl. Kap. 1.8)

Wochenbettgymnastik sollte am Tag nach der Geburt beginnen. (s. Kap. 4.2)

Im Spätwochenbett wird Rückbildungsgymnastik von Hebammen und Physiotherapeutinnen angeboten. Rückbildungsgymnastik sollte zwischen der 3.–5. Woche post partum beginnen, wobei dann die hormonelle Umbauphase der Wöchnerin (s. Kap. 1.2 und 1.3). durch die Sanftheit der aufbauenden körpertherapeutischen Maßnahmen noch unterstützt wird.

> **Beachte:** Bei späterem Beginn der Rückbildungsgymnastik bedeutet das für eine Vielzahl der Wöchnerinnen, gerade in ihrer all ihre Lebensbereiche betreffenden Neuorientierungsphase nach der Geburt des Kindes, mit ihren funktionellen und strukturellen Defiziten bei gewachsener häuslicher Belastung (Baby – Stillen) alleingelassen zu sein.

Ein sanfter rechtzeitiger Beginn der Rückbildungsgymnastik zwischen 3.–5. Woche nach der Geburt hilft, körperlichen Belastungen gewachsen zu sein. Dieser *sanfte Beginn* schließt dann auch die Wöchnerinnen nach komplizierten vaginalen Geburtsbeendigungen und nach Kaiserschnittentbindung mit ein. Hier darf jedoch der Zeitpunkt des Beginns nicht starr gehandhabt werden.

10 Rückbildungs-Gymnastikstunden bedeuten bei (fast) regelmäßiger Teilnahme der Spätwöchnerin, dass sie in 10 bis 12 Wochen wieder mit einer sie körperlich aufbauenden Therapie annähernd zu ihrem Zustand vor Schwangerschaftsbeginn zurückgeführt werden kann (vgl. Kap. 1.1.2).

Hinweis: Von einem viel späteren Beginn des Rückbildungskurses, welcher heute oft erst 8–10 Wochen nach der Geburt beginnt, ist abzuraten. Wird doch in diesen Kursen für alle Wöchnerinnen gleichermaßen dosiert mit anstrengender Fitness-Gymnastik begonnen. Das stellt für all jene Frauen, die bis dahin nichts für ihre körperliche Rehabilitation nach der Geburt taten und deren individueller Leistungsstand in einer Gruppe dann nicht berücksichtigt wird, eine Überforderung dar.

Hinweis: Wir brauchen keine Rückbildungtrainer sondern Physiotherapeuten und Hebammen, welche die funktionellen Zusammenhänge des Problems einer Wöchnerin erkennen und problemorientiert die Übungsauswahl nach therapeutischen Gesichtspunkten treffen.

Solange eine Frau ihr Kind stillt – und dieser Zeitraum reicht in der Regel über die angebotenen Rückbildungsgymnastikkurse hinaus – wird durch die körperliche Adaptation an das Stillen der völlige Rückbildungsprozeß nicht ganz abgeschlossen sein.

Möchten Frauen nach Beendigung der 10 Rückbildungsstunden gern weiter Gymnastik machen, ist das in der Regel keine Kassenleistung mehr. Das Angebot kann dann eine andere Kursbezeichnung erhalten, z. B. Rückenschule, Beckenbodengymnastik u. a., damit die Frau aufhören kann, sich als „Wöchnerin" zu fühlen, was das Wort Rückbildung impliziert. Auch andere sportliche Betätigungen sind dann wieder möglich, welche die Frau vor der Schwangerschaft bereits ausführte. Die Kursleiterin soll sie dabei beraten.

Der Aufbau einer Rückbildungsgymnastik nach der Geburt

Im *Frühwochenbett* sollte am 1. Tag nach der Geburt grundsätzlich mit einer Wöchnerin am Bett allein gearbeitet werden, da, wie vorher mehrfach ausgeführt, über die Befundaufnahme die *individuelle* therapeutische Vorgehensweise erfolgen soll. Das ist auch bei Klinikaufenthalt wichtig und bedarf dort einer entsprechenden Organisation (vgl. Kap. 4.2).

Ab dem 2. Tag nach der Geburt bis zur Klinikentlassung kann in Kleinstgruppen Wochenbettgymnastik durchgeführt werden, ob das im Wochenbettzimmer oder in einem Gymnastikraum geschieht, ist von Klinik zu Klinik anders organisiert. Die Wegstrecke vom Bett zum Übungsraum sollte jedoch nicht zu weit entfernt sein.

Für die Nachsorgehebamme, welche die Wöchnerin nach Klinikentlassung täglich bis mindestens zum 10. Tag post partum daheim besucht, ist Wochenbettgymnastik dann eine Einzelbehandlung. Für Wöchnerinnen nach Hausgeburt bzw. Ambulanter Geburt ist die Einzelbehandlung gesichert.

Im *Spätwochenbett* muß dem *geschlossenen Kurssystem* vor dem offenen Kurssystem, welches besagt, dass jederzeit neue Frauen in den Kurs hinzu kommen können, der Vorzug gegeben werden.

Geschlossenes Kurssystem bedeutet den gemeinsamen Beginn einer Gruppe von Wöchnerinnen etwa 3–5 Wochen nach der Geburt. M. E. gilt hier das gleiche, wie von mir bereits für Geburtsvorbereitungskurse formuliert: Bei offenem Kurssystem können Körperzustand, vorhandene Probleme, Informationsbedürfnis und die Interessen der Wöchnerinnen zwischen der 4.–6. Woche post partum/post sectionem und der 10.–16. Woche nach der Geburt nicht auf einen Nenner gebracht werden. So fühlt sich die eine Wöchnerin vom Übungsangebot der Kursleiterin überfordert, die andere unterfordert. Das rechtfertigt aber nicht den späteren Beginn für *alle* Wöchnerinnen!

Weder für die Wöchnerinnen noch für die Kursleiterin können derartige Kurse zufriedenstellend sein. Auch ein mehrfacher Wechsel der Kursleiterin während des Rückbildungskurses ist ungünstig, weil so kein Vertrauensverhältnis entstehen, eine Gruppendynamik nicht wachsen kann.

> **Beachte:** Eine interdisziplinäre Zusammenarbeit zu Themen, welche die Kursleiterin nicht abdecken kann, sollte selbstverständlich sein. In Kap. 1.4 wurde bei allen möglichen Beschwerden und Problemen der Wöchnerin immer wieder darauf verwiesen.

Baby dabei – ja oder nein?

Diese Frage, ob die Rückbildungsgymnastik mit oder ohne Baby besucht wird, stellt sich immer wieder, sie ist auch nicht mit einem klaren ja oder nein zu beantworten.

Wenn man die funktionellen und strukturellen Defizite jeder einzelnen Wöchnerin erkennen und in der Behandlung mit entsprechenden Übungen oder auch passiven Maßnahmen darauf eingehen möchte – was letztlich Aufgabe einer Rückbildungsgymnastik ist – lassen das 10 anwesende Babys nicht zu! Die meisten therapeutischen Übungen sind nicht geeignet, dass Baby mit einzubeziehen. Wird z. B. mit dem Pezziball gearbeitet, kann das Baby nicht mit auf der Matte sein, seine Sicherheit wäre gefährdet. Aus meiner Erfahrung gibt es auch Stunden, in denen die Babys sich gegenseitig zum „Chorschreien" anstecken. Die Mütter sind dann nur damit beschäftigt, ihr Kind auf dem Arm wiegend oder an der Brust zu beruhigen. Diese Stunde verstreicht und bringt den Wöchnerinnen kaum Gewinn.

Da es heute so viele Angebote für Treffen mit Babys gibt (s. u.) wäre es sinnvoll, wenn der Rückbildungskurs *ohne* Babys stattfindet. Stimmen die Kurszeiten, lässt sich das für die meisten jungen Mütter organisieren, dass der Vater oder eine andere Vertrauensperson für diese eine Zeitstunde das Baby hütet.

Stillende Mütter haben für solche und ähnliche Situationen oft abgepumpte Muttermilch auf Vorrat bereitgestellt. Aus Sicht der jungen Mütter ist diese eine Stunde in der Woche dann etwas, was ihnen allein gehört, wo sie mal etwas für sich selbst tun. Ihre Motivation für ihren Alltag, der durch das Baby sowieso einer Neufindung und Neuorientierung bedarf, wächst, da sie von

Übungsstunde zu Übungsstunde spürt, wie ihre Kondition zurückkehrt, die Defizite verschwinden.

Hat eine Mutter keinerlei Betreuung für ihr Baby, so sollte das dann die Ausnahme sein, ihr Baby zum Kurs mitbringen, das muss im Kurs aber als „Sonderregelung" erklärt werden.

In der Praxis zeigte sich, dass es die meisten Spätwöchnerinnen begrüßen, die Rückbildungsstunde allein besuchen zu können, sie schöpfen daraus Kraft und Motivation für ihre Alltagsbelastungen. Alle anderen Treffen, die sie als Wöchnerin besuchen kann, schließen dann selbstverständlich ihr Baby ein, wie Stillgruppen, Babymassage, Babyschwimmen, Pekip-Gruppe u. a. Bei diesen Gruppentreffen bleibt dann auch genügend Zeit für einen Austausch mit anderen jungen Müttern.

Der Gymnastikraum und die Grundausstattung

- Der Gymnastikraum sollte für 10 Teilnehmerinnen so groß sein, dass alle Teilnehmerinnen ausreichend Bewegungsfreiraum haben und der ist größer als in Geburtsvorbereitungskursen.
- Der Raum muss gut lüftbar und heizbar und nicht bodenkalt sein. Eine Toilette muss in unmittelbarer Nähe erreichbar sein.
- Für jede Wöchnerin sollte bereitgestellt werden:
  - 1 Gymnastikmatte, die rutschfest, fußwarm und abwaschbar ist. (Zu empfehlen ist das Fabrikat Airex oder jede andere Matte mit gleichen Eigenschaften)
  - 2 Lagerungskissen (40 × 40 cm), die als Kopfkissen und als Lagerungshilfe , z. B. in Bauchlage unter den Bauch, in Seitlage zwischen beide Knie, verwendet werden.
  - Spür- und Übungshilfen, wie z. B. Kirschkernsäckchen, Reissäckchen, Noppenball, Overball, Pezziball, Ballscheibe u. a. (s. Kap. 4.3)
  - Wird mit Musik gearbeitet, muss ein CD/-Tape-Abspielgerät bereitstehen.

Erfassen der Daten

Aus organisatorischen Gründen und zur eigenen Information wird empfohlen, für jede Wöchnerin eine Karteikarte anzulegen, da man von 10 Frauen nicht alle Besonderheiten im Kopf speichern kann. In dieser Karte werden gleich bei Kursbeginn oder bei Anmeldung, außer den persönlichen Daten, die Parität, Geburtsverlauf und Besonderheiten bei der Geburt, nach der Geburt aufgetretene körperliche Beschwerden/Probleme, auch aus der

Schwangerschaft ins Wochenbett mitgebrachte Beschwerden/Probleme u. a. vermerkt. Alle sich erst im Wochenbett entwickelnden Beschwerden und Probleme werden dann ergänzend erfasst.

Diese „Gedächtnisstütze" ist hilfreich, um von Woche zu Woche Therapieerfolge z. B. bei Harn/Stuhlinkontinenz, Kreuzschmerzen, Beckenring-beschwerden, Gefäßproblemen, Schwäche der Rumpfwandmuskulatur, Rektus-Abstand u. a. zu registrieren und weitere Therapieschritte gehen zu können. Die Therapeutin hat auf diese Weise einen sicheren Informationshintergrund und die Wöchnerin fühlt sich gut aufgehoben und betreut, mit ihren möglichen Problemen ernst genommen.

7 Schlussbetrachtung

Wer dieses Buch vom Anfang bis zu diesem Kapitel aufmerksam gelesen hat, wird mir gewiss zustimmen können, dass nach der Geburt des Kindes die Phase des Wochenbetts und die sich dabei vollziehenden Rückbildungsprozesse und die leider immer wieder auftretenden Fehlsteuerungen von gleicher Bedeutung sind, wie die monatelange Umstellung, die sich in Körper und Seele einer Frau während der Schwangerschaft vollziehen.

Wochenbett und Rückbildung stellen einen Neubeginn dar. Diese Phase ist für Mutter und Kind so wichtig, weil hier das Fundament geschaffen wird für so weitreichende Entscheidungen wie der weiteren Familienplanung; bleibt es bei der Ein-Kind-Ehe oder findet das Paar den Mut eine große kinderreiche Familie aufzubauen?

Gerade in dieser Phase wird in unserer emanzipierten Gesellschaft von vielen dieser jungen Frauen und Mütter eine Neuorientierung gefordert, wenn sich z. B. der Abschied vom geliebten Beruf, und sollte es auch nur vorübergehend sein, als notwendige aber schmerzlich empfundene Konsequenz erweist. In dieser Phase kann das zu seelischen Irritationen führen.

Meine Absicht war es also, die Wege zu einer normalen physischen und psychischen Rückbildung zu weisen. Von den mannigfaltigen Gefahren, die dieses Geschehen in sich birgt, habe ich versucht die physische und auch psychische Seite eingehend zu beleuchten.

Wie so oft im Leben hängt diese Entwicklung von einer fachkompetenten und vor allem aufmerksamen Begleitung ab, hier der jungen Mutter. Dabei ist neben dem Partner besonders die Fürsorge der Hebamme gefragt, welche oft in der Schwangerschaft beginnt und bei der Geburt im Kreißsaal unerlässlich ist. Oft hängt der Verlauf des Wochenbetts von der aufmerksam begleitenden Nachsorgehebamme ab. Die Arbeit meiner Berufsgruppe wird dann unabdingbar notwendig, wenn es darum geht, Fehlentwicklungen bei Mutter und Kind vorsorglich abzuwenden oder solche Entwicklungen aufzufangen und zu verbessern. Hervorzuheben ist hier die Begleitung der jungen Mütter in der Wochenbettzeit durch funktionsrichtige Körperarbeit, welche die Involution unterstützt, Körperprobleme rechtzeitig erkennen hilft, um diese fachkompetent zu behandeln.

Das Buch hat seine Aufgabe erfüllt, wenn es eindringlich zeigt, welche Gefahren das Wochenbett in sich birgt und welcher aufmerksamen Zuwendung es bedarf, den Prozess der Rückbildung aus einer Ausnahmesituation heraus von Schwangerschaft und Geburt hin zu einem ganz natürlichen Weg in die Normalität des Alltags werden zu lassen.

Ein Aspekt scheint mir dabei besonders wichtig und man kann nicht oft genug darauf hinweisen: Der Prozess der Rückbildung beginnt mit der Geburt. In diesem außergewöhnlichen Ereignis liegt für viele, vielleicht für alle Frauen die Basis für ein gutes Gelingen der Rückbildung in der kommenden Zeit des Wochenbetts.

Wenn ich nachfolgend einige Frauen zu Wort kommen lasse, die mir ihre Erlebnisse beschrieben haben, so sollte es nicht verwundern, dass dabei immer wieder die Geburt im Zentrum ihres Erlebens stand. Weiß man nun aber, welche großen Aufgaben mit der Umstellung und Neuorientierung auf die Frauen wartet, dann kann man die Spannweite zwischen Geburtserfahrung und einer gelungene Rückbildung ermessen und verstehen. So gesehen impliziert „Vorbereitung auf die Geburt" bereits die entscheidende Weichenstellung für den Prozess der „Rückbildung".

Was fällt besonders bei den Rückmeldungen der Wöchnerinnen auf: Da ist einmal bei sehr vielen Frauen das Bedürfnis „ihre" Geburt teilnehmend wach miterleben zu wollen. Dafür haben viele von Ihnen die „Bequemlichkeit" des Kaiserschnitts ausgeschlagen. Werden diese Frauen dann in der Rückenlage entbunden, kann das in dieser Hinsicht durch eingeschränktes Miterleben eine Enttäuschung bedeuten.

Für andere Frauen stehen Dammprobleme oder unzureichende Stillanleitung in den Kliniken im Vordergrund und werden darum am häufigsten genannt. Ein Problem ist auch der Umgangston, in dem sie während der Geburt von der Geburtsleitung angesprochen werden. Wie weit wird ihnen in diesem Zustand der Abhängigkeit „ihre" Würde gelassen? Das ist für manche Frauen im Wochenbett und lange darüber hinaus eine schwer zu verarbeitende Erfahrung.

Hier möchte ich einige Frauen zitieren, aus deren unterschiedlichen Erlebnissen positive und negative Eindrücke prägend waren, oft über die Zeit des Wochenbetts hinaus.

Zitat: *„Meine Kräfte waren ziemlich aufgebraucht und zu den Presswehen war die PDA dann wieder ohne Wirkung. Leider war es dann eine Geburt nahezu in Rückenlage und mit heftigstem Dammschnitt. Ich erhole mich langsam aber stetig von Schwangerschaft und Geburt aber meine Psyche ist leider auch noch nicht stabil!"*

Zitat: *„Ohne Ihre Vorbereitung hätte ich sicher nicht im Sitzen entbunden – es war eine „gewaltige" Erfahrung."*

Zitat: *„Ich habe jetzt auch gelernt, die Traurigkeit darüber zuzulassen und nicht zu verdrängen. Bei dem Gedanken daran, dass er mir regelrecht herausgerissen wurde, kommen mir schon manchmal noch die Tränen."*

Demgegenüber steht:

„Ich kann nur allen Frauen in Ihrer Vorbereitung eine solche Bilderbuchgeburt ohne Probleme wünschen. Ich stehe auf und kann laufen als wäre es nur ein anstrengender Arbeitstag gewesen. Keine Schmerzen und einen stabilen Kreislauf. Das einzige Medikament, das ich bekam, war die übliche Spritze, dass sich Gefäße schneller zusammenziehen."

Zitat:

„Mit der nächsten Wehe zog er das Kind aus mir heraus, ich sah es nur 1 Sekunde lang, es kam gleich ins andere Zimmer und wurde abgesaugt, hatte die Nabelschnur um den Hals, 2-mal, es schrie nicht. Dann wurde festgestellt, die Nachgeburt war nicht vollständig, ich wurde ausgeschabt, dann noch eine Stunde genäht, währenddessen ließ die Betäubung nach und musste nochmals betäubt werden. Inzwischen die Mitteilung, unsere Tochter muss in die Kinderklinik gebracht werden. Lungenentzündung und künstliche Beatmung. Wir kamen von einer Aufregung in die andere. Nach vier Tagen entzündete sich der Schnitt, musste wieder aufgeschnitten und gespült werden. Die Ärztin, die es jeden Tag kontrollierte, merkte es nicht. Der Oberarzt behandelte mich dann. Ich weinte immer wieder, konnte mich nicht beruhigen, es hieß dann, ich soll mich nicht so hängen lassen. Als ich entlassen wurde, konnte ich weder sitzen noch richtig laufen, musste ambulant in die Klinik und ausgespült werden. Dies alles habe ich bis heute nicht verkraftet."

Demgegenüber:

„In meinem Körper ist mit einem Schlag totale Ruhe eingekehrt. Und in dieser Stimmung sitzen bzw. liegen wir auch, wir drei."

Wöchnerinnen müssen eine Anlaufstelle haben, um über ihre Geburt nochmals sprechen zu können:

„Ein ganz dickes „Dankeschön" für die hervorragende Geburtsvorbereitung und ebenso für das sinnvolle, wohltuende und für mich sehr wichtige Nachgespräch. Ich hoffe, dadurch mein Gleichgewicht (seelisch und körperlich) etwas schneller und besser wiederzufinden."

Wie der Dammschnitt erlebt wurde:

„Ich hatte einen Dammschnitt bekommen, der nicht gut heilte und der sich bei der Untersuchung wieder öffnete, so dass man ihn wieder nähen musste, was für mich so alles andere als angenehm war."

Oder so:

„Die Entbindung ist prima gelaufen, obwohl ich zum Schluss ziemlich Pech gehabt habe. Der angelegte Schnitt hat nämlich nicht gehalten und der Damm ist weitergerissen bis in den Schließmuskel hinein, der an zwei Stellen angerissen ist. Auf die Frage, wie dieser Riss passieren konnte, wurde mir nur gesagt, das Kind sei ja nicht gerade klein."

Oder diese Erfahrung:

„Beim Nähen ging der Arzt so gefühllos vor, dass er mir noch lange in schlechter Erinnerung bleiben wird. Dazu kommt, dass ich noch einen Blasenkatheder gelegt bekam, was bestimmt auch eine halbe Stunde dauerte, da sie es nicht fertig brachten, ihn an Ort und Stelle zu bringen."

Oder gar so:

„Leider kämpfe ich seit der Geburt mit den Schnittfolgen. Die Narbe ist zwar sehr gut verheilt, aber es hat sich ein faustdicker Bluterguss gebildet. Ohne Schmerzmittel konnte ich es anfangs nicht aushalten. Jetzt wird es so langsam besser, sitzen und laufen ist jedoch immer noch eine Quälerei."

Ihre Enttäuschung darüber, die Geburt aus eigener Kraft nicht beendet zu haben, drückte diese Frau so aus:

„Dann muss ich die Besinnung verloren haben. Das Kind ist gesund zur Welt gekommen und ich könnte zufrieden sein. Dennoch – ein bitterer Nachgeschmack bleibt. Die Trauer, es nicht geschafft zu haben, obwohl man alles gegeben hat, die Enttäuschung, die Geburt des eigenen Kindes nicht erlebt zu haben, das Gefühl der Distanz und des Fremdseins beim ersten Zusammentreffen mit dem Kind sind kaum beschreibbar."

Was eine gute Hebamme und eine Frau, die „es sich zutraut" oft (nicht immer!) gemeinsam schaffen und was im Erleben der Frau ewig in Erinnerung bleiben wird, zeigt das nächste Beispiel:

„Der Arzt erklärte mir, dass er mir erst eine Spritze geben würde, und wenn die nicht helfen würde, käme dann leider der Kaiserschnitt. Also so etwas Frustrierendes wie das! Da mühte ich mich stundenlang ab, nur um am Schluss beim Kaiserschnitt zu landen. Die eine Schwester drückte mir die Knöpfe für das EKG auf die Brust und den Bauch, die nächste nahm mir Blut ab und die dritte wollte die Unterschrift für die Narkose. Da dachte ich nur noch „verdammt noch mal, so nicht, die Spritze muss einfach wirken." Zum Glück war jetzt die Hebamme permanent bei mir und half mir ungeheuer bei den nächsten schlimmen Wehen. Sie gab mir nämlich nicht Atemkommandos, sondern atmete mir vor bzw. mit mir. Als sie mich dann noch einmal untersuchte, strahlte sie über das ganze Gesicht und verkündete „Ich habe gezaubert, der Muttermund ist ganz offen!" Das war ein so tolles Gefühl, dass ich gleich gesagt habe, nichts mehr mit Kaiserschnitt, jetzt schaff ich es so, denn ich hatte auf einmal wieder so einen Mut und Willen."

Den Schmerz über ihr viel zu früh geborenes Kind schildert eine junge Mutter:
„So wurde also unser Junge durch Kaiserschnitt geboren, mit einem Geburtsgewicht von 1355 g. Anschließend kam er sofort auf die Frühgeborenen-Intensivpflege-Station. Dort habe ich ihn dann zwei Tage später das erste Mal gesehen und obwohl es ihm gut ging, stand ich fassungslos und unendlich traurig vor diesem winzigen verdrahteten Menschlein."

Auch die Betreuung auf der Wochenstation wünschen sich Wöchnerinnen oft anders:
„Auf der Wochenstation war ich allerdings wenig begeistert und kann im Nachhinein Ihre Forderung, Hebammen sollten auch die Betreuung der Neugeborenen und Wöchnerinnen übernehmen, nur unterstützen."

Probleme beim Stillen, bei der Stillanleitung unterstreichen nochmals die Wichtigkeit, dass in Geburtskliniken, auf den Wochenstationen die Betreuung der Wöchnerinnen durch Hebammen erfolgen sollte:
„Problematisch war nur meine Brust und meine Versuche, zu stillen, die nach sechs schmerzhaften Tagen (Quark, Akupunktur und Abpumpen) dann leider eingestellt werden mussten. Durch mehrere Punktionen ist das Gewebe in der Brust so in Mitleidenschaft gezogen, dass meine Tochter nun als Flaschenkind groß werden muss."
Eine weitere Wöchnerin schreibt:
„Die lange Kette von Problemen beim Stillen hat meinem Selbstbewusstsein als Mutter sehr zugesetzt. Ich hätte vorher nie geglaubt, dass die Geburt und das Stillen derart psychische Wirkung haben kann. Und je mehr Probleme man hat, je mehr Ratschläge bekommt man und man muß sich ständig für irgend etwas rechtfertigen. – Heute habe ich eine lange Liste mit Punkten, die ich bei der nächsten Geburt vermeiden möchte."

Wochen später nach der Geburt erinnern sich Frauen:
„Ohne seelische Unterstützung meines Partners und der mir immer wieder Mut zusprechenden Hebamme wäre das Geburtstrauma bestimmt schlimmer gewesen, auch die Zeit während des Wochenbetts danach."
Und dazu diese Erfahrungen:
„Meine ersten Gedanken nach der Geburt waren: „Sofort wieder" weil es ein so schönes Erlebnis war."
„Ich denke noch oft an Ihre Worte im Kurs und an K.'s Geburt, insbesondere ihre Betonung, dass wir Frauen ein Kind gebären, nicht entbunden werden. Ich habe bei der Erinnerung an die Geburt meiner Tochter das sehr schöne Gefühl, ganz alleine aus mir heraus die Kraft gehabt zu haben, sie zu gebären."

Eine Mutter schrieb ihre dreifache Erfahrung und ihre Gefühle im Wochenbett bei den Geburten ihrer Söhne Tom (10), Robin (3) und Leon (5 Wochen) auf. Für das Foto der drei Buben und ihren Bericht danke ich ihr (Abb. 7.1):
„Als erstes war das Tom-Baby da, lang, lang ist's her. Ich war eigentlich nur glücklich über das süße und gesunde Baby. Die Hebamme kam in der kleinen Belegklinik täglich in mein Zimmer, auch ein Arzt war immer mal da. Nach der Klinikentlassung war es dann so, dass wir immer mit unserem Baby in die Klinik zur Hebamme gefahren sind. Aber ich hatte keine besorgniserregenden Probleme. Auch unser zweites Baby Robin war für mich Liebe auf den ersten Blick. Allerdings waren hier Angst und Sorge groß, weil das Baby ein Nierenproblem hatte und uns die Ungewissheit quälte, wie das weitergeht. In dieser Belegklinik war ich fünf Tage, die Nachsorgehebamme sah ich dort drei mal, einen Arzt nur zur Abschlussuntersuchung. Zu Hause war dann die Betreuung durch meine Nachsorgehebamme sehr gut. Die Hebamme war immer da, wenn ich sie brauchte und gab mir viele gute Ratschläge. Diesmal hatte ich einige Probleme mit dem Kreislauf, hatte zuviel Stress und dadurch mal zuviel, mal zu wenig Milch.
Schon wieder Liebe auf den ersten Blick bei unserem dritten Baby Leon. Weil die Geburt so schnell ging, landete ich, anders als beabsichtigt, in einer Universitätsfrauenklinik und wurde dort, obwohl

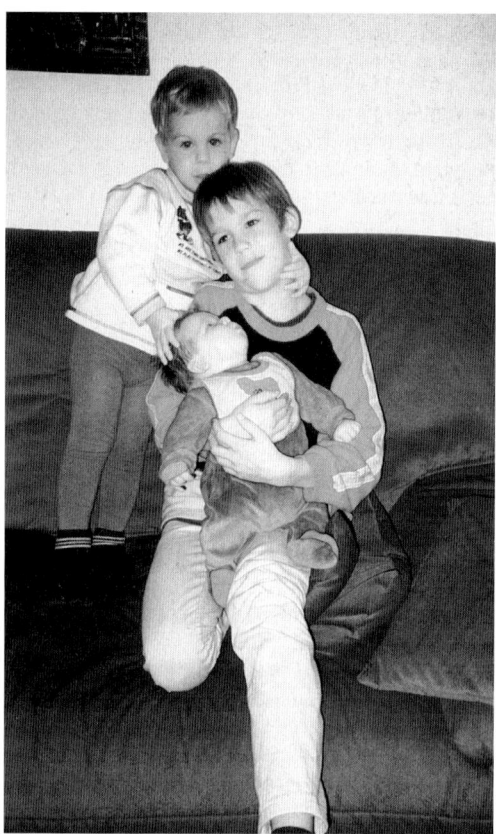

Abb. 7.1

ich das nicht wollte und so noch nie geboren hatte, in die Rückenlage gezwungen, obwohl alle so glatt und normal ging. Damit bin ich lange Zeit nicht fertig geworden. In dieser Klinik gab es keine Nachsorge durch eine Hebamme. Falls ich Probleme gehabt hätte, kamen dafür täglich ein Kinderarzt und ein Gynäkologe. Zu Hause war ich dann ein langes Wochenende auf mich alleingestellt, da meine gewünschte Hebamme im Urlaub war und erst am Wochenanfang eine Vertretung zur Nachsorge kam. Das Wochenbett verlief problemlos.

Meine Gefühle beim Empfang meiner drei Söhne waren jedes Mal „tränenreich", obwohl ich sonst nicht ans Wasser gebaut habe. Alle drei habe ich von Anfang an gleichermaßen in mein Herz geschlossen. Es heißt doch immer, dass das nicht so sein muss, da Mutter und Kind sich erst kennen lernen müssen. Jedes Mal war es bei mir aber die gleiche Freude."

Die hier zitierten Berichte junger Mütter untermauern meine eingangs gemachte Aussage, dass mit der Geburt und vor allem auch mit den dabei auftretenden Problemen das Erleben des Wochenbetts und die damit verbundene Rückbildungsphase für Seele und Körper der jungen Mutter gleichermaßen einprägsame Spuren hinterlassen.

Nach der Geburt ist es wichtig, dass die jungen Mütter mit der Bewältigung ihrer Probleme nicht allein gelassen werden. Oftmals ist der Austausch untereinander, über Geburtserlebnisse und Probleme miteinander sprechen zu können eine wichtige Hilfe. Im Gruppengespräch können sich die Aussagen über positive Erlebnisse und negative Erfahrungen einander nähern und den eigenen Standpunkt dazu relativieren. Jedoch behalten die an Körper und Seele verletzten Frauen leider nicht zu selten bleibende Narben zurück. Die daraus erwachsenden körperlichen Spätfolgen und seelischen Verwundungen verlangen nach einer Lösung, mit denen sie sich erfahrenen Fachfrauen anvertrauen sollten. Das kann zunächst ihre Geburtsvorbereiterin oder die Nachsorgehebamme sein. Ein aktives Zuhören-Können ist dann gefordert und bei erkennbaren schwerwiegenden Problemen die Weiterleitung an die entsprechende Fachkompetenz zu empfehlen.

Das Erlebnis im späten Wochenbett, wenn sich die volle körperliche und geistige Aktivität wieder einstellt, soll aber auch die beglückende und frohe Seite betonen! Dann kommt es häufig zu „Nachtreffen" bei denen die stolzen Mütter ihre Babys zeigen wollen. Auf diesen Treffen findet ein angeregter Erfahrungsaustausch statt, welcher oft auch hilft, Geburtserlebnisse aufzuarbeiten. Die Abbildung zeigt solch ein Mütter-Babytreffen zwei meiner Gruppen in einem sommerlichen Park (Abb. 7.2).

Eine Elternschaft sollte, soweit das möglich ist, den Vater als Partner einbeziehen. So selbstverständlich das eigentlich ist (sein sollte!), scheint es mir dennoch wichtig, an dieser Stelle auf die Verantwortung beider Elternteile hinzuweisen.

Resümee:

Auf dem langen Weg der biologischen Evolution ist die Frau physisch dazu bestimmt, zu empfangen, die Frucht im Mutterleib auszutragen und das Kind zu gebären. Eine Zeitlang sollte sie es auch noch nähren aber dann müssen ihr, und das kann in unserer Zeit durchaus auch ein evolutionärer Schritt sein, neue Wege in alle Richtungen der Lebensgestaltung möglich gemacht und wieder geöffnet werden. Um dieses Ziel zu erreichen,

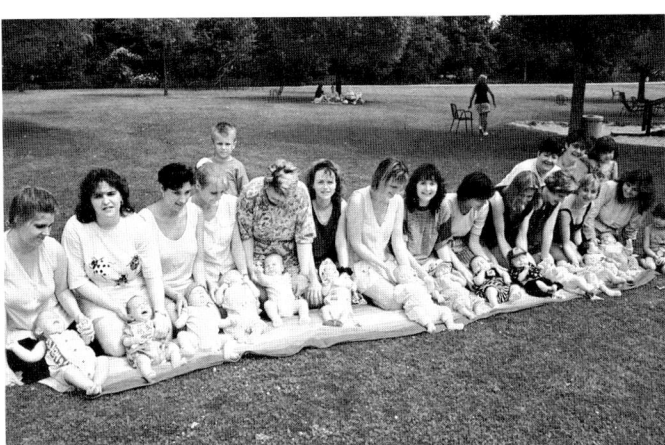

Abb. 7.2

ist das Wochenbett mit dem darin eingeschlosse-
nen Rückbildungsprozess von elementarer Bedeutung.

Nachdem ich mein Buch mit dem letzten Satz
abgeschlossen habe, möchte ich mich von meinen
Lesern mit einem Spruch aus dem Codex Cairensis
(Kolophon II 895 n. Chr.) persönlich verabschieden:

„Wer liest, der höre, wer hört, der merke auf und
wer sieht, der gebe acht."

Literatur

Aeschlimann A, Michel BA. Differenzialdiagnose der Sacroiliacalgelenk-Affektionen. In: Kissling R, Michel BA. (Hrsg.) Das Sacroiliacalgelenk. Suttgart: Enke; 1997

Albrecht-Engel I, Albrecht M. Kaiserschnitt-Geburt. Reinbek: rororo-Sachbuch; 1995

Baeßler K, Fischer W. Beckenbodentraining nach Geburten – müssen wir umdenken? DHZ. 1997; 6

Bender HG, Distler W. Der Beckenboden der Frau. Berlin: Springer; 1992

van den Berg F, Cabri J. Angewandte Physiologie. Band 1. Das Bindegewebe des Bewegungsapparates verstehen und beeinflussen. Stuttgart: Thieme; 1999

van den Berg F. Angewandte Physiologie. Band 2. Organsysteme verstehen und beeinflussen. Stuttgart: Thieme; 1999

van den Berg F. Therapeutische Effekte der Massagetherapie. van den Berg F. (Hrsg.) Angewandte Physiologie. Band 3. Therapie, Training, Tests. Stuttgart: Thieme; 2000

van den Berg F, Wehrstein U. Blut, Immunsystem und Herz-Kreislauf-System. In: van den Berg F. (Hrsg.) Angewandte Physiologie. Band 2. Organsysteme verstehen und beeinflussen. Stuttgart: Thieme; 1999

Beuder HG, Distler W. Der Beckenboden der Frau. Berlin: Springer; 1992

Biedermann H. Kiss-Kinder. Ursachen, Spätfolgen und manualtherapeutische Behandlung frühkindlicher Asymmetrie. 2. Aufl. Stuttgart: Thieme; 2001

Biedermann H. Vertebragene Faktoren bei Schreikindern – Diagnostische und therapeutische Konsequenzen. Manuelle Therapie. 2000; 3

Biedermann H. Das Atlas-Blockiersyndrom des Neugeborenen und Kleinkindes: Diagnostik und Therapie. KG-Intern. 1999; 4

Bold R, Grossmann A, Block R. (Hrsg.) Stemmführung nach R. Brunkow. Stuttgart. Enke; 1989

Brandl E. Harninkontinenz. Physiotherapie (ÖPV). 1998; 3

Brunner-Traut E. Ägypten. 5. Aufl. Stuttgart: Kohlhammer; 1982

Bruzek R, Bieber-Zschau M, Herz A. Die Bauchmuskulatur als ventrales Aufrichtesystem? Manuelle Medizin. 1995; 33:115 – 120

Buchheit H. Die vaginale Akupunktur. Heidelberg: Haug; 1985

Burgos-Lingán MO. Das kulturelle Verständnis von Wochenbett im andinen Raum. In: Schiefenhövel W, Sich D, Gottschalk-Batschkus C. (Hrsg.) Gebären – Ethnomedizinische. Perspektiven und neue Wege. Berlin: VWB Verlag für Wissen und Bildung Sonderband 8; 1995

Cantieni B. Tiger-Feeling. Berlin: Verlag Gesundheit; 1997

Carrière B. Fitness für den Beckenboden. Stuttgart: Thieme; 2000

Carrière B. Tagungsbericht der ICS in Tampere, Finnland. Krankengymnastik. 2000; 11:1930 – 1933

Claußen H. Biodynamische Arbeit mit Eltern und Babys. In: Harms T. Auf die Welt gekommen. Berlin: U. Leutner Verlag; 2000

Conrath-Pelotte A. Das Stillen von Frühgeborenen. DHZ. 1999; 9

Dölken M. Lehrbuchreihe Physiotherapie. Band 7. Orthopädie. Stuttgart: Thieme; 1998

Eberl J. Kompressionstherapie. Lazarus. 1993; 9:4 – 9

Edelmann L, Höfer U. Die Ernährungsfibel. Herausgeben von: Chiffra e. V., Hebamme und Familie in Zusammenarbeit mit dem Bundesverband für Gesundheitsinformation und Verbraucherschutz e.V.

Eder M, Tilscher H. Chirotherapie vom Befund zur Behandlung. 4. Aufl. Stuttgart: Hippokrates; 1998

Egarter C. Vaginale Entbindung und Stuhlinkontinenz. GYN AKTIV Urogynäkologie. 1998; 2:14 – 16

Ehrenberg H, v. Ungern-Sternberg A. Krankengymnastik bei peripheren Gefäßerkrankungen. München: Pflaum; 1987

Eicher W. Orgasmus und Orgasmusstörungen bei der Frau. VCH-Verlag, Edition Medizin; 1991

Faller A. Der Körper des Menschen. 12. Aufl. Stuttgart: Thieme; 1995

Feucht E. Das Kind im alten Ägypten. Frankfurt: Campus Verlag; 1995

Fischer W, Lamm D, Methfessel HD, Retzke U. Urogynäkologie für Klinik und Praxis. Leipzig: Thieme; 1982

Fischer W, Kölbl H. Urogynäkologie in Praxis und Klinik. Berlin: de Gruyter; 1995

Flehmig I. Normale Entwicklung des Säuglings und ihre Abweichungen. Stuttgart: Thieme; 1996

Franz, Schneider, Benda, Erz, Neuer, Gonser. Die unkomplizierte Geburtsverletzung als Risikofaktor analer Inkontinenz? Geburtshilfe und Neonatologie. 1999; 203:24 – 28

Fritsch J, Sherokee I. Unendlich ist der Schmerz. Eltern trauern um ihr Kind. München: Kösel; 1995

Gauruder-Burmester A. Analsphinkterrisse bei der vaginalen Geburt. Die Hebamme. 1999; 1

Gerber I, Lüthi S, Radlinger L. Kraftausdauertest der Rumpfmuskulatur. Manuelle Therapie. 2000; 1

Gifford L. Schmerzphysiologie. In: van den Berg F. (Hrsg.) Angewandte Physiologie. Band 2. Organsysteme verstehen und beeinflussen. Stuttgart: Thieme; 1999

Gosselink R, Haas HJ, Reybrouck T. Leistungsphysiologie. van den Berg F. (Hrsg.) Angewandte Physiologie. Band 2. Organsysteme verstehen und beeinflussen. Stuttgart: Thieme; 1999

Großbichler R, Pichler A. Die Wunschsektio aus der Sicht der Österreichischen Hebammen. Österreichische Hebammenzeitung. 1999; 5

Güth H, Schröter, Overbeck , Klein. Mechanische Eigenschaften der Skelettmuskulatur. KG-Intern. 1997; 4

Haas HJ. Trainingstherapie. In: van den Berg F. Angewandte Physiologie. Band 3. Therapie, Training, Tests. Stuttgart: Thieme; 2000

Haase, Ehrenberg H, Schweizer M. Lösungstherapie in der Krankengymnastik. München: Pflaum; 1985

Hamilton C, Richardson C. Stabilität eine vielfältige Aufgabe. In: Klein-Vogelbach S, Werbeck B, Spirgi-Gantert I. Funktionelle Bewegungslehre. 5. Aufl. Berlin: Springer; 2000

Hanzal E. Die Sectio caesarea als Präventivmaßnahme der Beckenbodeninsuffizinz – Sinn oder Unsinn? Collegium Publicum. 1998; 4:8

Hanzal E. Die Sectio caesarea – eine realistische Präventivmaßnahme? GYN AKTIV Urogynäkologie. 1998; 2:18–20

Harms E. Beckenbodentrauma und Geburt. Sexualmedizin für den Arzt. 2000; 2

Hartge R. Zur Geburtshilfe und Säuglingsfürsorge im Spiegel der Geschichte Afrikas. In: Schiefenhövel W, Sich D, Gottschalk-Batschkus C. (Hrsg.) Gebären – Ethnomedizinische Perspektiven und neue Wege. Berlin: VWB Verlag für Wissen und Bildung Sonderband 8; 1995

Hartmannsgruber R, Wenzel D. Lehrbuchreihe Physiotherapie. Band 12. Pädiatrie. Stuttgart: Thieme; 1999

Heesen G. Verdauungstrakt. In: van den Berg F. (Hrsg.) Angewandte Physiologie. Band 2. Organsysteme verstehen und beeinflussen. Stuttgart: Thieme; 1999

Heimbach B. Mukoviszidose in den ersten Lebenswochen. DHZ 2001; 1:8

Heller A. Geburtsvorbereitung – Methode Menne-Heller. Stuttgart: Thieme; 1998

Hirsch, Käser, Iklè, Neeser. Atlas der gynäkologischen Operationen. 6. Aufl. Stuttgart: Thieme; 1999

Hirsch HA. Episiotomie und Dammriss. Stuttgart: Thieme; 1989

Höfer U. Heuletage oder Depression? DHZ. 2000; 6

Hoepke H, Landsberger A. Das Muskelspiel des Menschen. 7. Aufl. München: Fischer; 1979

Hoppenfeld S. Klinksche Untersuchung der Wirbelsäule und der Extremitäten. Stuttgart: Fischer; 1982

Hüter-Becker A. Geschichte der Physiotherapie: Von der Heilgymnastik zur Physiotherapie. Krankengymnastik. 1998; 3

Ide W. Kontinenztraining mit Biofeedbackgeraten. Krankengymnastik. 2000; 11

de Jong TM. Wie ein Vögelchen, das aus dem Nest gefallen ist. Psychologie heute. 1996; 5:52–56

Just H, Martin K. Herz und Kreislauf. In: Friedberg V, Rathgen GH. (Hrsg.) Physiologie der Schwangerschaft. Stuttgart: Thieme; 1980

Kallmeyer H. Heilkraft durch Atem und Bewegung. Heidelberg: Haug; 1975

Kaltenborn F, Evjenth O, Baldauf T. Wirbelsäule – Manuelle Untersuchung und Mobilisation. Norwegen: Olav Norlis Bokhandel; 1992

Van Kampen M. Urogenitaltrakt. In: van den Berg F. (Hrsg.) Angewandte Physiologie. Band 2. Organsysteme verstehen und beeinflussen. Stuttgart: Thieme; 1999

Kapandji IA. Funktionelle Anatomie der Gelenke. Band 3. Rumpf und Wirbelsäule. Stuttgart: Enke; 1985

Kempf HD, Schmelcher F, Ziegler C. Trainingsbuch Theraband. Reinbek: rororo-Sport, 1996

Kendall FP, Kendall McCreary E. Muskeln, Funktionen und Test. München: Fischer; 1985

Kerl J. Die Anatomie des weiblichen Beckenbodens. Krankengymnastik. 1990; 8:871–880

Kirkilionis E. Tragen eines Säuglings – Prophylaxe bei angeborener Hüftdysplasie. Krankengymnastik. 1998; 3 (und Diskussion 7:12005–12007)

Kristen H. Pathophysiologie, Klinik, Untersuchungsmethoden und Therapie der Venenerkrankungen.

Klein-Vogelbach S. Funktionelle Bewegungslehre. 4. Aufl. Berlin: Springer; 1993

Klein-Vogelbach S. Therapeutische Übungen zur funktionellen Bewegungslehre. 3. Aufl. Berlin: Springer; 1992

Klein-Vogelbach S. Ballgymnastik zur funktionellen Bewegungslehre. 3. Aufl. Berlin: Springer; 1990

Klein-Vogelbach S, Werbeck B, Spirgi-Gantert I. Funktionelle Bewegungslehre. 5. Aufl. Berlin: Springer; 2000

Kloppenburg B, Klauß B. Lagerung des kranken Kindes. Krankengymnastik. 2001; 2

Kluge S. Psychosexuelle Entwicklung. Rolle der Frau in unserer Gesellschaft. In:
Geist, Harder, Kriegerowski-Schröteler, Stiefel. (Hrsg.) Hebammenkunde. Berlin: De Gruyter; 1995

Krüll M. Die Geburt ist nicht der Anfang. 4. Aufl. Stuttgart: Klett-Cotta; 1997

Larsen C. Spiraldynamik. Krankengymnastik. 1999; 4

Larsen C. Spiraldynamik – Spannendes und Entspannendes zum Thema Beckenboden. Krankengymnastik. 2000; 11

Larsen C. Spiraldynamik – dreidimensionale Atemtherapie. Krankengymnastik. 2001; 7

Lason G, Peeters L. Handbuch für die Osteopathie: Das Becken und Viszerale Manipulationen. Gent: OSTEO 2000 GmbH; 1994

Leboyer F. Das Fest der Geburt. München: Kösel; 1982

Lindemann H. Mukoviszidose: Neue Therapieansätze. DHZ. 2001; 1:6–8

Lommel E. Handling und Behandlung auf dem Schoß. 2. Aufl. München: Pflaum; 1999

Lothrop H. Gute Hoffnung – jähes Ende. 7. Aufl. München: Kösel; 1998

Mändle, Opitz-Kreuter, Wehling. Das Hebammenbuch – Lehrbuch der praktischen Geburtshilfe. 3. Aufl. Stuttgart: Schattauer; 2000

Maggi B. Das Sakroiliakalgelenk vor, während und nach der Geburt. Manuelle Therapie. 1999; 3:136–140

von Maillot K, Fischer E. Ernährungsratgeber für Stillende. Elternschule Frauenklinik Aalen e.V. 2. Auf. 2/1999

Marcovich M, de Jong TM. Frühgeborene – zu klein zum Leben? Die Methode Marina Marcovich. München: Fischer-Ratgeber; 1999

Marquardt H. Reflexzonentherapie am Fuß. Stuttgart: Hippokrates; 1994

Martius G, Heidenreich W. Hebammenlehrbuch. 6. Aufl. Stuttgart: Thieme; 1995

Montagu A. Körperkontakte. 8. Aufl. Stuttgart: Klett-Cotta; 1995

Muhar F. Atemergänzung beim Sprechen und Singen. Krankengymnastik. 1992; 8

Netter F. Farbatlanten der Medizin. Band 3. Genitalorgane. Stuttgart: Thieme; 1987

Niggemeier A, Ehrenberg H, Wireaus L. Krankengymnastik im Rahmen der konservativen Therapie. In: Ehrenberg H, v. Ungern-Sternberg A. (Hrsg.) Krankengymnastik bei peripheren Gefäßerkrankungen. München: Pflaum; 1987

Oettmeier R. Naturheilkundliche Arzneimitteltherapie: Homöopathie. In: van den Berg F. (Hrsg.) Angewandte Physiologie. Band 2. Organsysteme verstehen und beeinflussen. Stuttgart: Thieme; 1999

Perl F; Helms G. Wie sinnvoll sind Episiothomien? Hebamme. 2000; 1

Petri E, Kölbl H, Bub P. Gyäkologisch-urologische Diagnostik. In: Petri E. (Hrsg.) Gynäkologische Urologie. 3. Aufl. Stuttgart: Thieme; 2001

Pfeifenberger-Lambrecht B. Unter 1000 g Lebendgewicht. Diplomarbeit an der Universität. Klagenfurt; 1998

Pfleiderer A, Breckwoldt M, Martius G. (Hrsg.) Gynäkologie und Geburtshilfe: Mutter und Kind nach der Geburt. 3. Aufl. Stuttgart: Thieme; 2000

Pikler E. Laßt mir Zeit. München: Pflaum;1997

Prekop J. Von der Liebe, die Halt gibt. München: Kösel; 2000

Pulker E, Hohenfellner B, Zajc M. Wirkungsweise physiotherapeutischer Behandlung bei Patienten mit Stressharninkontinenz. Krankengymnastik. 2000; 11

Reiffenstuhl G, Platzer W, Knapstein PG. Die vaginalen Operationen. 2. Aufl. München: Urban & Schwarzenberg; 1994

Retzky S, Rogers RM. Urinary Incontinence in Women. Clinical Symposia. Vol. 47. 1995; 3

Retzke U, Welsch H. Juristische Aspekte der Wunschsectio. Die Hebamme. 2000; 2:

Richter K. (bearbeitet u. herausgegeben von) Heinz F, Terruhn V. Gynäkologische Chirurgie des Beckenbodens. Stuttgart: Thieme; 1998

Richter K, Käser O. Lehrbuch der Gynäkologie und Geburtshilfe. Band 3. Stuttgart: Thieme; 1985

Rohen W. Funktionelle Anatomie des Menschen. Stuttgart: Schattauer; 1984

Salis B. Tagungsbericht über das Jahrestreffen der Selbsthilfegruppen „Licht und Schatten – Krise nach der Geburt" e.V. DHZ. 1999; 12

Sapsford R, Hodges PW. Neurourology and Urodynamics: Voluntary Abdominal Exercise and Pelvic Floor Muscle Activity. In: The Official Journal of International Continence Society. 2000; 8: 510 – 511

Sapsford R, Bullock-Saxton J, Markwell S. Women's Health. A Textbook for Physiotherapists. Sydney: Saunders; 1998

Scheele M, Edelmann L. Wunschsectio. DHZ. 2000; 7:362 – 363

Scheele M, Edelmann L. Wunschsektio berechtigte Bitte. Ein bedenklicher Trend. DHZ. 2000; 7:362 – 365

Schippers G. Wochenbettdepressionen. In: Geist, Harder, Kriegerowski-Schröteler, Stiefel. (Hrsg.) Hebammenkunde. Berlin: De Gruyter; 1995

Schlack HG. Therapiekonzepte zur Behandlung von Kindern mit Zerebralparese. Der Kinderarzt: 1996; 3 (übernommen von KG-Intern. 1996; 5)

Schmidt-Matthisen H. Gynäkologie und Geburtshilfe. 8. Aufl. Stuttgart: Schattauer; 1992

Schmitt JL. Atemheilkunst. Bern: Humataverlag Harold S. Blume; 1981

Schücking BA. Kaiserschnitt auf Wunsch, Gesundheitswissenschaftliche und Frauenspezifische Aspekte der elektiven Sectio. Österreichische Hebammenzeitung. 1999; 5

Schünke M. Funktionelle Anatomie – Topografie und Funktion des Bewegungssystems. Stuttgart: Thieme; 2000

Schulz M. Bewegen und Bewegtsein im Wasser. München: Pflaum; 1999

Schüßler B, Dimpfl T, Hepp H. Der Einfluss der Geburt auf die Funktion des Beckenbodens. In: Beuder HG, Distler W. (Hrsg.) Der Beckenboden der Frau. Berlin: Springer; 1992

Stadelmann I. Die Hebammensprechstunde. Eigenverlag. 1997

Stahl K. Sexualleben nach der Geburt (Studie aus Glazener CMA, 1997). DHZ. 1999; 4 (HeLiDi 7(1)1999)

Steffen G. Ist der routinemäßige, prophylaktische Dammschnitt gerechtfertigt. Mabuse Verlag Wissenschaft; 1992

von Stockhausen HB, Albrecht K. Leitlinien zur Betreuung des gesunden Neugeborenen im Kreißsaal und während des Wochenbetts der Mutter. Die Hebamme. 1997; 10:146 – 148

Szász N. Zur Geschichte des Hebammenberufs. In: Geist, Harder, Kriegerowski-Schröteler, Stiefel. (Hrsg.) Hebammenkunde. Berlin: De Gruyter; 1995

Tanzberger R. Inkontinenz. In: Carrière B. Der große Ball in der Physiotherapie. Berlin: Springer; 1999

Tanzberger R. Krankengymnastik nach der Geburt. Krankengymnastik. 1991; 9

Tanzberger R. Krankengymnastiktherapie bei Inkontinenz. Krankengymnastik. 1991; 12

Thorwald J. Das Jahrhundert der Chirurgen. Stuttgart: Steingrüben Verlag; 1967

Tutschek E. Beckenbodentherapie – ein ganzheitliches Behandlungskonzept. Physiotherapie (ÖPV). 1998; 3:30 – 34

Upledger JE, Vreedevoogd JD. Lehrbuch der Kraniosakraltherapie. 2. Aufl. Heidelberg: Haug; 1994

Versprille-Fischer ES. Inkontinenz und Beckenbodendysfunktion. Wiesbaden: Ullstein- Mosby; 1997

Voormann C, Dandekar G. Babymassage. Ratgeber Kinder. München: Gräfe und Unzer; 1999

Wandström, Borg, Olsson, Sköld, Wall. Die Geburtserfahrung: Eine Studie mit 295 Wöchnerinnen. Die Hebamme. 1998; 4 (aus: Birth. 1996; 23:3, 144 – 153)

Weber B. Medizinhistorisches Institut der Johann Gutenberg Universität Mainz, ‚Johann Peter Weidmann und das Mainzer Accouchement' Mainz 1985

Weiß T. Zentralnervensystem. In: van den Berg F. (Hrsg.) Angewandte Physiologie. Band 2. Organsysteme verstehen und beeinflussen. Stuttgart: Thieme; 1999

Weiss F. Schwangerschaft, Geburt und die Zeit danach. In: Schiefenhövel W, Sich D, Gottschalk-Batschkus C. (Hrsg.) Gebären – Ethnomedizinische Perspektive und neue Wege. Berlin: VWB Verlag für Wissen und Bildung Sonderband 8; 1995

Wieben K, Falkenberg B. Muskelfunktion. 2. Aufl. Stuttgart: Thieme; 1997

Winter R, Wagenbichler P, Murth ‚Schröcksnadel, Schmid-Tews G, Staudach A, Salzer H. Stellungnahme der medizinisch-wissenschaftlichen Leiter der Österreichischen Hebammenakademien zur elektiven Sectio und der Präsidenten der Österreichischen Gesellschaft für Gynäkologie und Geburtshilfe. Österreichische Hebammenzeitung. 1999; 5

von Zcglinicki F. Geburt und Kindbett im Spiegel der Kunst und Geschichte. Aachen: UNAS-Verlag; 1990 (Sonderausgabe)

Literatur zu Kapitel 1.2.4
Veränderte Physiologie bei Zustand nach Sectio caesarea

Benedum J. Die Geburtshilfe in Deutschland zur Zeit der Gründung der Accouchieranstalt in Gießen. Frauenarzt. 2000; 4:418–426

Berg D, Eldering G, Feige A, Huch A, Husslein P, Künzel W, Schlund GH, Ulsenheimer K. Sectio auf Wunsch. Gynäkol.Praxis. 1999; 23:223–233

Beusch-Ackermann K. Der „Erschöpfungskaiserschnitt" aus der Sicht der betroffenen Frauen. Die Hebamme. 2000; 2:83–86

Ebeling B. Anästesiebedingte maternale Mortalität bei Sectio caesarea. Frauenarzt. 1998; 9

Eldering G. Misgav Ladach Kaiserschnitt – eine neue Sectiomethode. Gynäkol. Praxis. 1998; 22:443–452

Ellis H. The aetyology of post-operative abdominal adhesions. Bv.J.Surg. 1962 , 50:10–16

Hohngren G. The Misgav Ladach method of Caesarean section: evolved by Joel-Cohen and Michael Stark in Jerusalem. Tropical Doctor. 1996; 26:150–157

Joel-Cohen S. Abdominal and Vaginal Hysterectomy: New Techniques Based on Time and Motion Studies. London William Heinemann Medical Books 1972, 170

Krause M. Die Sectio caesarea, Indikationen, Morbidität und Mortalität. Die Hebamme. 2000; 2:76–81

Kienholz-Ohly C. Im Spannungsfeld: Die Sectio caesarea, Notwendigkeit und Risiko, Frauenarzt 1998; 39: 1439–1440

Roemer VM. Grundregeln zur Verminderung der Kaiserschnittfrequenz. Frauenarzt. 1997; 38:505–506

Schäfer D. Geburt aus dem Tod. Der Kaiserschnitt an Verstorbenen in der abendländischen Kultur. Guido Pressler Verlag; 1999

Schlumbohm J. Rituale der Geburt. Verlag C.H. Beck; 1998

Stark M, Chavkin Y, Kupfersztain C, Guedj P, Finkel A. Evaluation of combinations of procedures in cesarean section, Int.J. Gynecol Obstet. 1995; 48:273–276

Sachverzeichnis

A

Abhebeproben 281
Abhusthilfen 269
Adaptation 11
Adnexitis puerperalis 97
Akupunktur 205
Algopareunie 123
Allgemeinanästhesie 32
Alltagsverhalten, Frühwochenbett 257
– Rückbildungsgruppe 325
Analfunktion 48
Analöffnung, Verschluss 51
Anti-Konzeptions-Beratung 17
Apgar-Wert 167
Atembewegungen 56, 243
Atemeigenrhythmus 58
Atemschulung, Kaiserschnitt 277
Atemtherapie, Korken 360
– Frühwochenbett 244
– Mundraumarbeit 360
– Sprechatem 360
Atmungswahrnehmung 358
Ausscheidungsurogramm 404

B

Babymassage 209
Babyschaukel 348
Babywippe 348
Ballübungen 319
Bauchatmung erlernen 245
– in Bauchlage 248
Bauchbinde 301
Bauchblase 52
Bauchformen 129
Bauchlagestand 284
Bauchmuskelkräftigung, Frosch 341
Bauchmuskeln, globale, Test 67
Bauchmuskeltraining, Rückenlage 228
Bauchmuskulatur aktivieren 249
– Beckenboden, Zusammenspiel 68
– Befund 128
– Brückenaktivität 258
– Funktionseinschränkungen 128
– ventrolaterale 61
Bauchtanzgruppe 391
Bauchwandmuskulatur, ventrale 59
Becken und Geburt 87
Becken, knöchernes, Geburt 84
Beckenboden, Muskelfaserverläufe 366
– Aufbau 71
– Aufgabe 365
– Fantasiehilfen 255
– Funktionseinbußen durch Geburt 82

– Geburt 81
– Koordination mit anderen Muskelgruppen 367
– Körperarbeit 364
– Muskelarbeit 367
– Muskelarten 365
– Muskelfasertypen 366
– Muskeltonus 365
– Neurophysiologie 393
– oberflächliche Muskeln 77
– postpartale Muskelschwäche 365
– – Strukturverletzung 365
– Rückbildung, Spätwochenbett 364
– sanfte Aktivierung 254
– Schichten 74
– sprechender 375
– Strukturschädigung mit Funktionsstörung, Übungen 380
– Wundheilungsstörung 103
Beckenboden-Bauchmuskel-Synergismus, Stimulation 253
Beckenbodendiagnostik 83
Beckenbodenentlastung, Übungen 410
Beckenbodengruppe 391
Beckenbodenmuskulatur, Aufbau 72
– Faserarten 73
– Innervation 80
Beckenbodenschule 391
Beckenbodensystem 47, 70
– funktionelles Zusammenwirken 70
Beckenbodentherapie, Ausgangsstellungen 368
– Rückbildung, Spätwochenbett 368
Beckenbodentraumen 119
Beckenbodenübungen 370
Beckenring, Beschwerden im Wochenbett 140
– Kraftübertragung 85
– Untersuchung 146
Beckenvenenthrombose 34
Behandlung zwischen Klinik und Rückbildungsgymnastik 308
Bein- u. Beckenvenensystem, Störungen 105
Beinadduktoren bei der Geburt 88
Beinvenenkompression 237
Beinvenenthrombose 34
– Therapie 295
Belastungsdauer 417
Belastungsumfang 417
Bereitschaftstonus 70
Besenreiservarizen 107
Bewegungsanleitung, Frühwochenbett, Behandlung 229
Bewegungsübergänge, Frühwochenbett 258
– Kaiserschnitt 267

Bindegewebe, Regeneration und Heilung 100
Blasenschließmuskel 393
Blasentonusminderung, progesteronabhängige 48
Blüte 255
Blutungen, akute, Frühwochenbett 96
– Spätwochenbett 97
Bobath-Konzept 183
Bonding 30
Braunüle 34
Brücke, chinesische 337
Brückenbauch 342
Brückenbogen aus Seitlage 336
Brückenleiter, Abstieg von der 338
Brustentzündung, siehe Mastitis puerperalis 112

C

Centrum tendineum perinei 79
Chloasma uterinum 41
Cowboy 330

D

Dammnaht im Frühwochenbett 290
– Ballgymnastik 318
– Nahtpflege 291
– Sekundärheilung 291
Dammnähte, Nachbehandlung 103
Dammschnitt, Wundheilungsstörung 103
Darmentleerung, verzögerte, postpartum 52
Darmfunktion 48
Defäkation, erschwerte, Hilfen 265
Defäkationsstörungen 116, 402
Defäkationsverhalten, Frühwochenbett 264
Dehnlage 361
Dehnungs-Verkürzungs-Zyklus 223
Depression, postpartale 137
Descensus uteri 403
Diaphragma pelvis 74
– urogenitale 75
Drehkreuz 347
Druckerhöhung, abdominale, Selbsthilfe 261
Druckurethrographie 404
Dysfunktion, muskuläre, Therapieansatz 64

E

Endometritis puerperalis   98
Enterozele   405
Entstauungstherapie   356
Entwicklungsstörungen, motorische
   182
Entzündungsphase   99
Enuresis   401
EPH-Gestose   34
Esel streck dich   352

F

Fehlbildung, Neugeborenes   179
Fehlreaktion, orthostatische   37
Fieber im Wochenbett   289
Flatus vaginalis   124
Fluddel   316
Frosch   340
Frösche, stehende   348
Frühgeburt   188
Frühwochenbett, akute Blutun-
   gen   96
– Alltagsverhalten   258
– Bauchlage   233
– Befundaufnahme   212
– Behandlungsbeginn   232
– Behandlungsziele   217
– Bewegungsübergänge   258
– Definition   4
– Massage   234
Frühwochenbettverstimmung   136
Fundusstand nach der Geburt   20
Fußbelastung, funktionelle   324

G

Gallionsfigur   342
Ganzkörperspannung   286
Gebärmutter, Rückbildung   17
Gebärmutterbänder, Rückbildung
   21
Gebärmutterhöhle, Wundheilung
   20
Geburt, ambulante   4
Geburtsverarbeitung   193
Gehen, Rückbildungsgruppe   325
Gelenkmobilisation   342
Gesprächsführung   418
Glottis, Funktion   53
Goldfisch   352
Gruppenleitung   418
Gruppenstunde, Ausklang   386

H

Haltungsaufbau, Rückbildungsgruppe
   325
Hämatom, infralevatorielles   97
– parametranes, Behandlung   292
– supralevatorelles   97
Hämatome, postpartale   97
Hämorrhoiden   122
– Behandlung Thrombophlebitis,
   Therapie   292

Harnabgang, unkontrollierter   114
Harnblase, autonome Innervation
   396
– – Kontrolle   394
– Lage und Verschluss   46
– Miktionsstörung   400
– sensible Innervation   396
– somatische Innervation   396
– Speicherstörung   400
Harnfunktion, Wochenbett   47
Harninkontinenz, Übungen   409
Harnretention   113
Harnröhre, Verschluss   76
Harntrakt, unterer, Aufbau und Funk-
   tion   45
Harnverhalt   113
Hausgeburt   4
Haut, Regeneration und Heilung   102
Hautveränderungen, Schwanger-
   schaft   41
– Wochenbett   41
Herzarbeit, post partum   37
Hoch das Bein   337
Homöopathie   207
Huckepack-Transport   386
Hüftgelenk, Bewegungseinschrän-
   kung und Geburt   88
Hüftmuskulatur, Spannungsaufbau
   355
Hula-hula   342
– Beckenboden   370
Hyperbilirubinämie   181
Hyperkoagulabilität   105

I

Ikterus, neonataler   181
Iliosakralgelenk, Belastungstest   155
– Triggerpunkte   154
– Untersuchung im Wochen-
   bett   154
Iliosakralgelenksblockierung   153
Iliosakralgelenksprobleme   151
– Therapie   303
Iliosakralverschiebung   152
Inkontinenz   397
– anale   116
Inkontinenzursachen   398
Involution   11, 17
ISG-Beschwerden, Übungen   354

K

Käferstellung   240
Kaiserschnitt, absolute Indikation
   25
– Atemschulung   278
– Beckenbodendysfunktion   26
– Befundaufnahme   214
– Behandlung im Frühwochenbett
   266
– Behandlungsziele erste Tage   218
– Bewegungsübergänge   267
– Geschichte   23
– Indikation   25
– Methoden   26
– Narbenprobleme   104

– primärer   25
– psychosomatische Probleme   33
– relative Indikation   25
– Sensibilitätsstörungen   105
– Thromboseprophylaxe   274
– Vorgehen   26, 31
– Wundheilungsstörungen   104
Kaiserschnittnarbe, Keloidbildung
   105
Kaiserschnitt-Wöchnerin, Probleme
   33
Känguru-Methode   190
Kantenschmerz, Lochialstauung   96
Kick-und-Kick   375
Kindbettfieber   8, 98
Kindstod, plötzlicher   200
Kirschkernsäckchen   314
KISS = Kopfgelenk-Induzierte-Sym-
   metriestörung   185
KISS-Kind   185
Klötzchenspiel zum Türmchen   323
Koaption, muköse   399
Kohabitationsbeschwerden   124
Kohabitationsschmerzen   125
Kolostrum   111
Kompressionsdruck-Klassen   238
Kompressionsstrümpfe   237
Kompressionsverbände   237
Korken   360
Körperabschnitte einordnen   248
Körperbild   381
Körperwahrnehmung bei der Bewe-
   gung   383
– Rückbildungsgruppe   381
– Übungen   387
Krampfadern   105
Kreislaufanregung   270
Kreislaufrückanpassung im Wochen-
   bett   35
Kreuzschmerzbehandlung   276
Kreuzschmerzen, Übungen   354
Kriechen, tiefes   344
Kurse, offene   313
Kurz und bündig   329

L

Laktation   89
Laktationsamenorrhoe   17
Levatorplatte   75
Ligamenta cardinalia   21
Linea fusca   41
Lochialfluss   17
Lochialstauung   97
Lochien   21
Lost Penis Syndrome   126
Luftballon   316
Lungenembolie   105, 110

M

Markovich-Konzept   191
Massage, Frühwochenbett   234
Mastitis puerperalis   98, 112
Mekoniumileus   180
Membran, perineale   76
MFP = Muskelfunktionsprüfung   67

Miktion, Ablauf 394
– suprapontine Kontrolle 396
Miktionsreflexe 396
Miktionsstörungen 113
Miktionsverhalten, Frühwochenbett 263
Miktionszentrum 396
Milchmenge, geringe 111
Milchstau 112
Misgave-Ladach-Methode 29
– Vorteile 30
Mondlage 361
Münchhausen auf der Kugel 373
Mundraumarbeit 360
Musculi iliococcygei 75
Musculi pubococcygei 75
Musculi puborectales 75
Musculus bulbospongiosus 78
Musculus coccygeus 75
Musculus compressor urethrae 77
Musculus detrusor vesicae 76
Musculus ischiocavernosus 79
Musculus levator ani 74
Musculus obliquus externus, Muskelfunktionsprüfung 68
– – – abdomini 61
– – internus abdominis 62
Musculus obturatorius internus 86
Musculus piriformis 86
– – Eigenbehandlung 156
– – Iliosakralgelenksprobleme 155
Musculus pyramidalis 60
Musculus quadratus lumborum 63
Musculus rectus abdominis 59
– – – Muskelfunktionsprüfung 67
Musculus sphincter urethrae 76, 77
– – urogenitalis 76
– – ani externus 79
Musculus transversus abdominis 62
– – perineus profundus 75
– – vaginae 77
Musik in der Rückbildungsgymnastik 387
Muskelaktivitäten 223
Muskelaufbau 221
Muskelfunktion 221
Muskelgewebe, Regeneration und Heilung 101
Muskelkontraktionsformen 222
Muskelkraft 222
Muskelstrukturen 220
Muskelsystem, globales 64
– lokales 64

N

Nabelhernie 105
Nachsorgehebamme, Wochenbettbesuch 205
Nachwehen 19
– Kaiserschnitt 33
– Wirkung 19
Naht-Infektion 103
Narbenbehandlung 286
Narkoseformen 32
Nebenastvarizen 107
Neugeborenes, Reifetests 167
– Stoffwechselerkrankungen 180

Nierenfunktion, Schwangerschaft 42
Noppenball 316
Not-Sectio 26
Nykturie 401

O

Obstipationsbeschwerden 120
Orthostase 36
Oxytozin 16

P

Päckchenstellung 387
Parametrien 21
Pars urethrovaginalis 76
Partnerschaft 165
PBU = Pressure Biofeedback Unit 66
Periduralanästhesie 32
Peritonitis puerperalis 98
Pezziball 317
– Wirkung 317
Pezziballübungen, Prinzipien 319
Phlebitis, akute 34, 107
Phlebothrombose 34, 105, 107
Plexusparese, obere 181
– untere 181
Pneumonieprophylaxe 270
Polyurie 401
PPPP = Peri Partum Pelvic Pain 151
Prolaktin 16
Prolaps durch Schwangerschaft und Geburt 83
– Behandlungsmöglichkeiten 408
– Biofeedback 413
– Elektrotherapie 413
– Therapie 407
– uteri 403
– – Befunderhebung 404
Prolapsoperationen 406
Proliferationsphase 100
Psychose, postpartale 137
PTS = Syndrom, postthrombotisches 110
Puborektalisschlinge, geburtstraumatische Verletzung 51
Puerperalfieber 98
Puerperalsepsis 98
Pyelonephritis puerperalis 98

Q

Quadratusarkade 64

R

Redon 34
Reflexzonentherapie am Fuß 208
Regio analis 79
– urogenitalis 77
Regionalanästhesie 32
Reissäckchen 314
Rektozele 405
Rektusdiastase 134
– Therapie 303

Risikokind 169
Risikoneugeborene 179
Ritt auf dem Overball 374
Rückbildung im Wochenbett 11
– Behandlungsziele 217
– Körpergewicht 35
Rückbildungsbehandlung, Unterlassung 14
Rückbildungsgruppe, Alltagsverhalten 326
– Ausklang 386
– Gehen 325
– Haltungsaufbau 325
– Lagerungshilfen 314
– Rumpfstabilisation 327
– Sichern der Körperstatik 322
– Spürhilfen 314
– Stehen 323
– Übungshilfen 317
Rückbildungsgymnastik, Aufbau 420
– Beginn 15
– Geschichte 11
– Schwerpunkte 320
– was kommt danach 390
– Ziel 13
Rückbildungskurs, Grundausstattung 421
– Kohabitationsbeschwerden 127
– Organisation 419
– Stillen 90
Rückbildungsvorgänge, Körpertherapie 13
Rückenschmerzen, lumbale 159
Rumpfkapsel, Funktionseinheit 52
Rumpfkapselsynergismus 53
Rumpfstabilisation, Rückbildungsgruppe 327
Rumpfwandmuskulatur, dorsale 63
– Funktion 58
– Kraftanalyse 66
– Stabilisierung 256
Rund wie ein Igel 349

S

Säugling, Entwicklungsabweichungen 178
– Entwicklungsschritte 170
– Handling 171
– Tragen 173
Scheidenhämatom 97
Schluckvorgang 54
Schmerzanamnese 142
Schmerzarten 141
Schnelligkeitsausdauer 270
Schreikind 184
Schwangerenplattfuß 322
Schwebebrücke 335
Sectio caesarea siehe Kaiserschnitt 22
Seeanemone 255
Seeigel 352
Semmelweis 8
Senkung, Therapie 407
Serola-Beckengürtel 298
Sexualität 165
Sitzbeinhöcker-Taschenlampen 378

Sitzscheibe 319
Spannungsregulierung durch Körper-
 wahrnehmung, Übungen 387
Spätwochenbett, Befundaufnahme
 215
– Behandlungsziele 218
– Definition 5
– Einzeltherapie, Indikation 313
– reduzierter Befund 313
– Rückbildungskurs 313
Spinalanästhesie 32
Sport nach der Rückbildung 391
Sprechatem 360
Sprechatmen 253
Stabilisation, segmentale 328
– Theraband 339
Stammvarizen 107
Statik bei Wöchnerinnen 322
– Rückbildung 321
Stehen, Rückbildungsgruppe 323
Steinschnittlage 88
Steißbeinprobleme 157
– Therapie 303
Steißbeinverlagerungen 158
Stillberatung 90
Stillen 90
– Anlegepositionen 92
– Grundlagenwissen 91
Stillphasen 91
Stillprobleme 110
Stillrhythmus 92
Stillwehen 19
Stimmungsschwankungen im Wo-
 chenbett 5
Stressinkontinenz 115
Striae distensae 42
– gravidarum 13, 42
Stuhlinkontinenz, Übungen 411
Subinvolutio uteri 95
Symphysenprobleme 144
– Therapie 296
Symphysentest 147
Symphysenverletzungen 141

T

Theraband 320
– Stabilisation 339
Thrombophlebitis 34

Thrombosedruckpunkte 108
Thrombosegefährdung, Abschätzung
 39
Thromboseprophylaxe, aktive 241
– Frühwochenbett 236
– Kaiserschnitt 274
Tönnchenstellung 240
Totgeburten 196
Training, Dauermethode 417
– Intervallmethode 417
Trainingskontinuität 416
Trainingsprinzipien 416
Trainingsspezifität 416
Türmchen 248
– bleibt stabil 329
– rühr' dich 323
– sitzendes 322
– verneigt sich 370
– wird höher 330

U

Übungsauswahl 225
Uhr 277
Umbauphase 100
Urethra 393
Urethrozele 405
Uterotomieschnitte 28
Uterus, atonischer 289
– Geburtsarbeit 17
– Rückbildungsstörungen 95
– Schwangerschaft 17
Uterusrückbildung, Ablauf 19
Uteruswand, Muskelfaserverlauf 18

V

Vagina, Rückbildung 22
Vaginalprolaps 405
Vaginalstumpfprolaps 405
Vaginismus 125
Varizen 105
Venae perforantes, Insuffizienz 107
Videozystourethrographie 404
Vierfüßler wird Dreifüßler 334
– – Zweifüßler 334
– sich bewegende 333
Vigilanz 381

Virchow-Trias 39, 108
Vojta-Konzept 183
Vorlaufphänomen 152
Vulva, Rückbildung 22
Vulvahämatom 97
– Behandlung 292
Vulvavarizen 123

W

Wachstumsretardierung 179
Wadenmuskelpumpe, aktivieren
 358
Wartetonus 70
Wasserretention 37
Watschelgang 322
Wochenbett, Anamnese 211
– Befund 211
– Beginn 4
– Darmfunktion 51
– Definition 3
– Ernährung 162
– Körperpflege 164
– Körpertemperatur und Puls 35
– Physiologie 16
– psychische Störungen 136
Wochenbettbehandlung, funktionelle
 Gesichtspunkte 225
Wochenbettfieber 98
Wöchnerin, Phasen 5
Wundheilung und Eis 102
– physiologische 99
Wundheilungsphasen 99
Wunschsectio 25

Z

Zeig den Ball 347
Zwerchfell, Diaphragma pulmonale
 55
– Funktion 53
– Lage und Wirkungsweise 55
Zwerchfellhochstand 58
Zystitis puerperalis 114
Zystourethrographie 404
Zystozele 405